SpringerWienNewYork

Gerhard Stumm

Alfred Pritz

Paul Gumhalter

Nora Nemeskeri

Martin Voracek (Hrsg.)

Personenlexikon der Psychotherapie

SpringerWienNewYork

Dr. Gerhard Stumm
Wien, Österreich

Hon.-Prof. Dr. Alfred Pritz
Wien, Österreich

DSA Paul Gumhalter
Wien, Österreich

Dr. Nora Nemeskeri
Wien, Österreich

DDr. MMag. Martin Voracek
Wien, Österreich

© 2005 Springer-Verlag/Wien
Printed in Germany
SpringerWienNewYork ist ein Unternehmen von
Springer Science + Business Media
springer.at

Textkonvertierung und Umbruch: Grafik Rödl, 2486 Pottendorf, Österreich
Druck und Bindung: Strauss GmbH, 69509 Mörlenbach, Deutschland
Gedruckt auf säurefreiem, chlorfrei gebleichtem Papier – TCF
SPIN: 10874867

Mit zahlreichen Abbildungen

Bibliografische Information Der Deutschen Bibliothek
Die Deutsche Bibliothek verzeichnet diese Publikation in der Deutschen Nationalbibliografie;
detaillierte bibliografische Daten sind im Internet über http://dnb.ddb.de abrufbar.

ISBN-10 3-211-83818-X SpringerWienNewYork
ISBN-13 978-3-211-83818-1 SpringerWienNewYork

Wer wenig weiß, glaubt zu wissen,
wer viel weiß, der zweifelt.
(J.W. Goethe)

Vorwort

Wenn man die Wissenschaft und Praxis der Psychotherapie beschreiben will, kann man sich von unterschiedlichen Gesichtspunkten her annähern: Die empirische Studie, die Einzelfallstudie und das theoretische Werk umgrenzen und beschreiben in der Regel das Wesen psychotherapeutischen Handelns und Denkens.

Das vorliegende Buch versucht, die Psychotherapie über die Biografien von 286 Persönlichkeiten zu verstehen, die – jede auf ihre Weise – Substanzielles zur Entwicklung und Ausdifferenzierung der Psychotherapie beigetragen haben.

Die Aufgabe, der wir uns stellten, war nicht einfach: Wohl gibt es bereits Kompendien über Persönlichkeiten der Psychotherapie aus einzelnen Fachgebieten oder spezifischen Methoden. Unser Ehrgeiz war es aber, das Gesamtgebiet der Psychotherapie abzudecken. Im Sinne einer Synopse sollte der Einfluss von Personen aus allen Ansätzen und Feldern untersucht und dokumentiert werden. Nicht einbezogen wurden dabei berühmte Patientinnen und Patienten. Auch Philosophen (und Dichter) wurden nur soweit berücksichtigt, als sie direkten Einfluss auf die Psychotherapie hatten. Dabei wurde uns bei der Auswahl der Personen sehr schnell klar, dass unsere Arbeit kursorisch werden würde. Die Auswahl entspringt dem gemeinsamen Wissen der Herausgeber (und vieler Feedbacks aus der Kollegenschaft) zu einem bestimmten Zeitabschnitt. Je länger wir am Buch arbeiteten, desto häufiger erschienen uns neue Biografien notwendig. Die Realität des Beendens (Beenden-Müssens) dieser Arbeit beantwortete dieses Problem. So ist uns klar, dass eine künftige Erweiterung dieses Buches notwendig werden wird, denn die Forschung hinsichtlich der Psychotherapiegeschichte steckt erst in den Kinderschuhen. Wenn Sie also wichtige Persönlichkeiten vermissen, so denken Sie daran, dass hier ein Werk in Progress vorliegt. Auch aus diesem Grunde interessiert uns Ihre Rückmeldung, Stellungnahme und Kritik, die nach Möglichkeit auch bei einer Neuauflage Berücksichtigung finden kann[1].

Die alphabetisch geordneten Darstellungen teilen sich neben einer Kurzcharakterisierung in der Regel in vier Abschnitte:

a) das Foto
b) Biografischer Teil zum Nachvollzug der Lebensgeschichte (in zwei Fällen, wo keine Geburtsdaten angeführt sind, und auch in zwei Fällen, bei denen kein Foto enthalten ist, geschah dies aufgrund des ausdrücklichen Wunsches der vorgestellten Personen)
c) Beiträge zu Theorie und Praxis vor allem zur Psychotherapie
d) Wesentliche Publikationen der beschriebenen Person und Literatur zur Person und zu ihrem Werk (wichtige Sekundärliteratur)

Persönliche Wertungen sind weitgehend hintan gehalten worden. Obwohl einzelne Beiträge in dieser Hinsicht eine Tendenz erkennen lassen, die wir als Herausgeber für (noch) vertretbar erachten, war es unser Anliegen, hagiografische oder auch rein kritische Porträts auszuklammern.

---

[1] Korrespondenzadresse: Personenlexikon der Psychotherapie, c/o Gerhard Stumm, Kalvarienberggasse 24, 1170 Wien, Österreich; e-mail: gerhard.stumm@tplus.at

Entscheidend für das Gelingen des Projekts war die Bereitschaft, Kompetenz und Geduld der insgesamt 153 AutorInnen, sich in die Welt der von ihnen beschriebenen Personen einzulassen und den Gehalt des jeweiligen Werkes zu finden und zu vermitteln. Ihnen gilt unser vorrangiger Dank.

Als Koordinatoren, die uns vor allem bei der Auswahl der Persönlichkeiten und der AutorInnen für ganz bestimmte Bereiche eine große Hilfe waren, haben mitgewirkt: Erwin Bartosch (Selbstpsychologie), Andrea Brandl-Nebehay (Systemische Psychotherapie), Gion Condrau (Daseinsanalyse), Wilfried Datler (Individualpsychologie), Barbara Farkas-Erlacher und Jutta Fürst (Psychodrama), Peter Geißler (Analytische Körperpsychotherapie), Andreas Heydwolff (Analytische Psychologie), Kathleen Höll (Gestalttherapie), Horst Kächele (Psychotherapieforschung), Helga Krückl (Transaktionsanalyse), Alfried Längle (Existenzielle Psychotherapie), Gerhard Lenz (Verhaltenstherapie), Elke Mühlleitner (Psychoanalyse), Johannes Reichmayr (Psychoanalyse), Marianne Ringler† (Psychoanalyse), Volker Tschuschke (Psychotherapieforschung) sowie Hans Peter Weidinger (Transpersonale Psychotherapie).

Mit einer Reihe von Hinweisen und Anregungen war uns Hilarion Petzold behilflich. Kathy Joslyn hat uns sehr bei der Suche nach ausständigen Fotos von PsychotherapeutInnen aus den USA unterstützt.

Ihnen allen gilt unser besonderer Dank!

Die Verbindung zum „Wörterbuch der Psychotherapie", das im Jahre 2000 in erster Auflage erschienen ist, ist nicht zufällig. Vielmehr ist das nun vorgelegte Buch im Zuge dieser Arbeit, die die Begriffsbildungen in der Psychotherapie zum Gegenstand hat, entstanden. Und wir danken daher auch dem Springer-Verlag in Wien herzlich für das erneute Interesse und die Unterstützung des nun vorliegenden Buches. Besonders danken wir Herrn Petri-Wieder, Frau Eichhorn und Frau Naschenweng, die als Verlagsverantwortliche unseren Herausgebereigenheiten gerecht zu werden versuchten.

Wien, im April 2005   Gerhard Stumm, Alfred Pritz, Paul Gumhalter,
                                                Nora Nemeskeri und Martin Voracek

Inhaltsverzeichnis

Anmerkungen zu den Literaturangaben XI

Abraham, Karl 1
Ackerman, Nathan 3
Adler, Alfred 4
Aichhorn, August 7
Ainsworth, Mary Dinsmore Salter 8
Alexander, Franz 10
Alexander, Gerda 12
Allers, Rudolf 13
Ancelin Schützenberger, Anne 15
Andersen, Tom 17
Andreas-Salomé, Lou 18
Ansbacher, Heinz L. 20
Anzieu, Didier 21
Assagioli, Roberto 23
Balint, Michael 26
Bandler, Richard Wayne 28
Bandura, Albert 30
Bateson, Gregory 32
Bauriedl, Thea 34
Beck, Aaron T. 35
Benedetti, Gaetano 37
Bergin, Allen E. 38
Berne, Eric 40
Bernfeld, Siegfried 42
Bernheim, Hippolyte Marie 44
Bettelheim, Bruno 46
Bibring, Edward 48
Binswanger, Ludwig 49
Bion, Wilfred Ruprecht 50
Birnbaum, Ferdinand 52
Bitter, Wilhelm 54
Blankenburg, Wolfgang 55
Boadella, David 57
Boss, Medard 58
Boszormenyi-Nagy, Ivan 60
Bourdieu, Pierre Félix 62
Bowen, Murray 65
Bowlby, John 66
Boyesen, Gerda 69
Braid, James 70

Breuer, Josef 72
Buber, Martin Mordechai 73
Bugental, James F. T. 75
Bühler, Charlotte 77
Burrow, Trigant 79
Caruso, Igor Alexander 82
Caspar, Franz 83
Charcot, Jean Martin 85
Chasseguet-Smirgel, Janine 86
Ciompi, Luc 88
Cohn, Ruth Charlotte 90
Condrau, Gion 92
Coué, Émile 94
Cremerius, Johannes 96
Davis, Will 98
De Shazer, Steve 99
Deutsch, Helene 101
Devereux, George 103
Dolto, Françoise 105
Dreikurs, Rudolf 107
Dührssen, Annemarie 109
Dürckheim, Karlfried Graf 110
Eissler, Kurt R. 112
Eitingon, Max 114
Elkaim, Mony 116
Ellis, Albert 117
English, Fanita 119
Erdheim, Mario 121
Erickson, Milton H. 122
Erikson, Erik H. 124
Eysenck, Hans-Jürgen 126
Fairbairn, William Ronald Dodds 129
Farrelly, Frank 131
Federn, Ernst 133
Federn, Paul 135
Feldenkrais, Moshé 136
Fenichel, Otto 138
Ferenczi, Sándor 139
Foerster, Heinz von 141
Fonagy, Peter 143
Fordham, Michael 145
Forel, August(e) 146

Inhaltsverzeichnis

Foucault, Paul Michel	148	Jaspers, Karl Theodor	234
Foulkes, Siegmund Heinrich	150	Johnson, Virginia Eshelman	236
Fraiberg, Selma	152	Jones, Ernest Alfred	238
Frankl, Viktor Emil	154	Jung, Carl Gustav	240
Franz, Marie-Louise von	156	Kächele, Horst	243
Freud, Anna	157	Kanfer, Frederick H.	244
Freud, Sigmund	160	Kardiner, Abraham	246
Fromm, Erich	163	Karp, Marcia	248
Fromm-Reichmann, Frieda	164	Kast, Verena	249
Fuchs, Marianne	166	Kelley, Charles R.	251
Garfield, Sol L.	168	Kernberg, Otto Friedmann	253
Gebsattel, Victor Emil Freiherr von	169	Klein, Melanie	254
Gendlin, Eugene T.	170	Kohut, Heinz	256
Giegerich, Wolfgang	172	Krause, Rainer	258
Gindler, Elsa	174	Kris, Ernst	260
Goldstein, Kurt	175	Künkel, Fritz	262
Goodman, Paul	177	Lacan, Jacques	264
Goolishian, Harold A.	179	Laing, Ronald David	266
Goulding, Robert L.	181	Landauer, Karl	268
Grawe, Klaus	182	Langen, Dietrich	269
Green, André	184	Langer, Marie	271
Greenacre, Phyllis	186	Laplanche, Jean	273
Greenberg, Leslie Samuel	188	Lazarus, Arnold A.	275
Greenson, Ralph Romeo	190	Lebovici, Serge	277
Grinder, John Thomas	191	Leuner, Hanscarl	279
Groddeck, Georg	193	Leutz, Grete Anna	281
Grof, Stanislav	194	Lévinas, Emmanuel	283
Grunberger, Béla	196	Lewin, Kurt	286
Guidano, Vittorio Filippo	198	Lichtenberg, Joseph D.	288
Haley, Jay	200	Liébeault, Auguste Ambroise	289
Hartmann, Heinz	202	Liotti, Giovanni	291
Heidegger, Martin	203	Lorenzer, Alfred	293
Heigl-Evers, Annelise	205	Lowen, Alexander	295
Heimann, Paula	207	Luborsky, Lester	297
Hellinger, Bert	208	Ludewig, Kurt	298
Hermann, Imre	210	Luhmann, Niklas	300
Heyer, Gustav Richard	212	Mahler, Margarethe	303
Hillman, James	214	Mahoney, Michael J.	304
Hippius, Maria Theresie	216	Mannoni, Maud	306
Höck, Kurt	217	Marcel, Gabriel	307
Hoffer, Wilhelm	219	Marks, Isaac	309
Horney, Karen	220	Maslow, Abraham Harold	310
Howard, Kenneth I.	222	Masters, William Howell	312
Jackson, Don D.	224	Maturana, Humberto R.	313
Jacobson, Edith	226	May, Rollo Reese	315
Jacobson, Edmund	227	McClure Goulding, Mary	317
James, William	229	Meichenbaum, Donald Herbert	319
Janet, Pierre Marie Félix	231	Mentzos, Stavros	320
Janov, Arthur	233	Merleau-Ponty, Maurice	322

Mesmer, Franz Anton	325	Schilder, Paul	421
Meyer, Adolf-Ernst	327	Schindler, Raoul	422
Mindell, Arnold	329	Schindler, Walter	424
Minuchin, Salvador	331	Schmidt, Rainer	426
Moreno, Jakob Levy	332	Schmitz, Hermann	428
Moreno, Zerka T.	335	Schultz, Johannes Heinrich	430
Morgenthaler, Fritz	337	Schultz-Hencke, Harald	433
Moser, Tilmann	339	Segal, Hanna	434
Neumann, Erich	341	Selvini Palazzoli, Mara	436
Ogden, Thomas	344	Shapiro, Francine	438
Orlinsky, David	345	Simon, Fritz B.	440
Ornstein, Anna	346	Simonton, Oscar Carl	441
Ornstein, Paul H.	348	Skinner, Burrhus Frederick	443
Orr, Leonard	351	Slavson, Samuel Richard	445
Orth, Ilse	352	Sperber, Manès	447
Parin, Paul	356	Spiel, Oskar	449
Pawlow, Iwan Petrowitsch	358	Spitz, René A.	451
Perls, Friedrich	360	Steiner, Claude Michel	452
Perls, Laura	362	Stekel, Wilhelm	453
Peseschkian, Nossrat	364	Sterba, Richard	455
Peter, Burkhard Pankraz	366	Stern, Daniel N.	456
Petzold, Hilarion Gottfried	368	Stierlin, Helm	458
Pfeiffer, Wolfgang M.	371	Stolorow, Robert D.	461
Pfister, Oskar	373	Stolze, Helmuth	462
Pierrakos, John C.	375	Strotzka, Hans	464
Polster, Erving	376	Strupp, Hans H.	466
Polster, Miriam	376	Sullivan, Stack Harry	467
Pontalis, Jean-Bertrand	379	Szondi, Leopold	470
Puységur, Marquis de	380	Tausch, Reinhard	473
Radó, Sándor	383	Tellenbach, Hubertus	475
Raknes, Ola	385	Thomä, Helmut	477
Rank, Otto	386	Uexküll, Thure von	479
Reich, Wilhelm	388	Varela, Francisco Javier	482
Reik, Theodor	390	Varga von Kibéd, Matthias	484
Reil, Johann Christian	392	Vogt, Oskar	486
Revenstorf, Dirk	394	Vygotskij, Lev Semjonovič	488
Richter, Horst-Eberhard	396	Wälder, Robert	492
Ricœur, Paul	398	Wallnöfer, Heinrich	493
Riemann, Fritz	401	Walter, Hans-Jürgen	496
Ringel, Erwin	403	Watzlawick, Paul	497
Rogers, Carl Ransom	404	Weakland, John H.	499
Rojas Bermudez, Jaime	407	Weiss, Edoardo	500
Rosenfeld, Herbert	409	Weizsäcker, Viktor Freiherr von	501
Rossi, Ernest	410	Wexberg, Erwin	504
Rühle, Otto	412	Whitaker, Carl Alanson	506
Rühle-Gerstel, Alice	413	White, Michael	508
Sartre, Jean-Paul	416	Wilber, Ken	510
Satir, Virginia	417	Willi, Jürg	511
Scheler, Max	419	Winnicott, Donald Woods	513

Inhaltsverzeichnis

Wolf, Alexander 515
Wolpe, Joseph 518
Wurmser, Leon 520
Yablonsky, Lewis 522
Yalom, Irvin D. 523
Zeig, Jeff 526

Zulliger, Hans 527
Zuretti, Mónica 529

Herausgeber 531
Autoren 531

Anmerkungen zu den Literaturangaben

Die Literaturangaben verstehen sich in der Regel als Auszug aus der Bibliografie der dargestellten Persönlichkeiten. Sie sind chronologisch geordnet, beginnend mit den ältesten Publikationen. Herausgeberwerke folgen danach. Veröffentlichungen mit anderen Autoren zusammen sind nachgestellt, und zwar in alphabetischer Reihenfolge. Hier ist hinsichtlich der Reihenfolge nicht mehr zwischen Autoren- und Herausgeberwerken unterschieden.

Zwei Jahreszahlen in runder Klammer bedeuten Original und angegebene Auflage. Ist keine Auflage genannt, dann gibt die erste Jahreszahl die Erstausgabe in der Originalsprache an.

- A -

Abraham, Karl

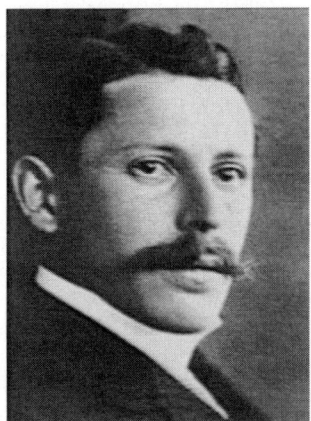

* 3.5.1877 in Bremen; † 25.12.1925 in Berlin.

Mitbegründer der psychoanalytischen Bewegung; Beiträge zur Libidoentwicklung und zur Psychosentherapie.

Stationen seines Lebens und wichtige theoretische Beiträge und Orientierungen

Abraham war der Sohn einer jüdischen Kaufmannsfamilie; Studium der Medizin in Würzburg und Berlin, 1901 Promotion in Freiburg im Breisgau, drei Jahre Arzt in der Berliner Irrenanstalt Dalldorf unter dem Gehirnanatomen Liepmann; 1904-07 an der psychiatrischen Universitätsklinik Burghölzli in Zürich; Assistent von Eugen Bleuler, Mitarbeiter und Kollege von C.G. → Jung, in Zürich wurde er auf die Psychoanalyse aufmerksam, ein enger Kontakt zwischen Zürich und Wien wurde aufgebaut; 1907 kam es zu ersten Zusammentreffen mit Sigmund → Freud in Wien; Beginn eines Briefwechsels und Freundschaft; 1907 ging Abraham zurück nach Berlin und eröffnete Ende des Jahres eine psychoanalytische Praxis; ab 1908 fanden die ersten Referate und Diskussionsabende

über Psychoanalyse in seiner Privatwohnung statt; zu den frühen Interessenten an der Psychoanalyse in Berlin zählten Magnus Hirschfeld, Iwan Bloch, Heinrich Körber, Otto Juliusburger; 1910 war Abraham Mitbegründer der Berliner Psychoanalytischen Vereinigung, die der Internationalen Psychoanalytischen Vereinigung als Ortsgruppe unterstellt wurde; er war der Präsident des Vereins bis zu seinem Tod im Jahr 1925. Mitbegründer des Berliner Psychoanalytischen Instituts 1920 (Poliklinik); 1912 wurde Abraham Mitglied des Geheimen Komitees um Sigmund Freud; 1922 Sekretär, 1924 Präsident der Internationalen Psychoanalytischen Vereinigung. Abraham arbeitete über die Hysterie und Zwangsneurosen, publizierte über die frühkindlichen Entwicklungsphasen und ihren Zusammenhang mit späteren Charaktereigenschaften. Seine Einteilung der Charakterentwicklung folgte dabei drei Phasen: orale Phase (die in eine passive und aktive unterteilt ist), zwei anal-sadistische Phasen (die durch das Reinwerden beendet werden) und die genitale Phase. Einige seiner Arbeiten und Formulierungen gingen Hand in Hand mit Freuds Publikationen. So werden die Einflüsse zum Beispiel in Freuds „Totem und Tabu" sowie in „Trauer und Melancholie" ersichtlich; und in seiner Studie über Amenhotep IV hat Abraham Gedanken von Freuds Todestriebtheorie antizipiert. Er publizierte über kindliche Sexualität, Melancholie, Biografik sowie über die Anwendungen der Psychoanalyse auf Mythologie, Ethnologie und Kunst. 1911 widmete er dem bedeutenden symbolistischen Maler Giovanni Segantini eine Studie. Seine Arbeiten „Versuch einer Entwicklungsgeschichte der Libido auf Grund der Psychoanalyse seelischer Störungen" (1924) und „Psychoanalytische Studien zur Charakterbildung" (1925) zählen zu seinen einflussreichsten Werken. Abraham galt als überaus gebildet und sprach mehrere Sprachen fließend. Abraham war nicht nur „in der analytischen Durchleuchtung der Psychosen führend" (Freud; zit. nach Brecht et al., 1985: 16), wie seine Studien zur Dementia praecox und zum manisch-depressiven Irresein ausweisen, er leistete auch hervorragende Beiträge zur Libido-Theorie – insbesondere zur prägenitalen Phase der Libidoentwicklung, wie der frühen Oralerotik und dem Analcharakter. Ludwig → Binswanger urteilte darüber: „Abraham war einer der wenigen, die die Libidotheorie begriffen und sie richtig angewendet haben und einer der wenigen, die sie klinisch weiter ausgebaut und bleibende Resultate hinterlassen haben" (zit. nach Brecht et al., 1985: 16). In seinen Arbeiten blieb die Argumentation sichtbar auf seiner psychiatrischen Ausbildung klinisch fundiert. Während des Ersten Weltkriegs etablierte er eine Beobachtungsstation für psychopathische Soldaten und diente vier Jahre in Allenstein in Ostpreußen. Seine Erfahrungen sind 1919 in „Zur Psychoanalyse der Kriegsneurosen" erschienen. Abraham bemühte sich um die Anerkennung und Verbreitung der Psychoanalyse, unter anderem um einen Lehrstuhl für Psychoanalyse, der ihm jedoch verweigert wurde. Gemeinsam mit dem Analytiker Hanns Sachs arbeitete er an der Umsetzung des ersten psychoanalytischen Films, „Geheimnisse einer Seele". Abraham war der Lehranalytiker zahlreicher namhafter Persönlichkeiten: Karen → Horney, Melanie → Klein, Felix Boehm, Carl Müller-Braunschweig, Helene → Deutsch, Ernst Simmel, Theodor → Reik, Hans Liebermann, Sándor → Radó, Edward und James Glover. Abraham starb Ende 1925 an den Folgen einer Entzündung, die eine Fischgräte in seiner Luftröhre verursacht hatte. Die „Internationale Zeitschrift für Psychoanalyse" publizierte 1926 mehrere Nachrufe. Seine Tochter Hilda wurde ebenfalls Psychoanalytikerin und hat eine Biografie über ihren Vater verfasst (H. Abraham, 1976).

Wesentliche Publikationen

(1912) Amenhotep IV (Ichnaton): Psychoanalytische Beiträge zum Verständnis seiner Persönlichkeit und des monotheistischen Atonkultes. Imago 1: 334–360
(1916) Untersuchungen über die früheste prägenitale Entwicklungsstufe der Libido. Internationale Zeitschrift für Psychoanalyse 4: 71–97
(1921) Klinische Beiträge zur Psychoanalyse aus den Jahren 1907–1920. Leipzig, Internationaler Psychoanalytischer Verlag
(1924) Versuch einer Entwicklungsgeschichte der Libido auf Grund der Psychoanalyse seelischer Störungen: Neue Arbeiten zur ärztlichen Psychoanalyse. Leipzig-Wien-Zürich, Internationaler Psychoanalytischer Verlag
(1925) Giovanni Segantini: Ein psychoanalytischer Versuch. Wien, Deuticke
(1925) Psychoanalytische Studien zur Charakterbildung. Leipzig-Wien-Zürich, Internationaler Psychoanalytischer Verlag
(1927) Selected papers of Karl Abraham. London, Hogarth Press and Institute
(1971) Psychoanalytische Studien: Gesammelte Werke (hg. von J. Cremerius). Frankfurt/M., Fischer [(1999) Gießen, Psychosozial Verlag]

Literatur zu Biografie und Werk

Abraham H (1976) Karl Abraham: Sein Leben für die Psychoanalyse. München, Kindler
Abraham K, Freud S (1965) Briefe 1907–1926 (hg. von H. Abraham & E.L. Freud). Frankfurt/M., Fischer
Brecht K, Friedrich V, Hermanns L, Kaminer I, Juelich D (Hg) (1985) „Hier geht das Leben auf eine sehr merkwürdige Weise weiter …": Zur Geschichte der Psychoanalyse in Deutschland. Hamburg, Kellner
Grotjahn M (1966) Karl Abraham 1877–1925: The first German psychoanalyst. In: Alexander F, Eisenstein S, Grotjahn M (Eds), Psychoanalytic pioneers (pp 1–13). New York-London, Basic Books
Hermanns L, Kimmerle G (1997) Karl Abraham. Luzifer-Amor, Zeitschrift zur Geschichte der Psychoanalyse 10 (20)

Elke Mühlleitner

Ackerman, Nathan

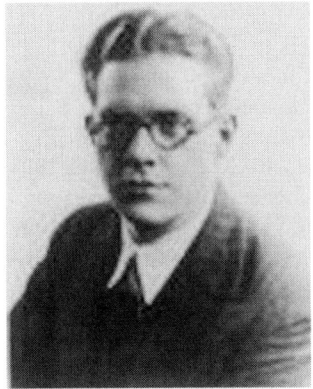

*22.11.1908 in Bessarabien, Russland; †12.6.1971 in New York.

Pionier der Familientherapie.

Stationen seines Lebens

Seit dem vierten Lebensjahr in den USA ansässig, erhält Ackerman 1920 die amerikanische Staatsbürgerschaft; 1929: Erlangung des B.A. Degrees, 1933 des M.D. Degrees an der University of Columbia; 1937: Beginn seiner Tätigkeit als Chefpsychiater der Child Guidance Clinic an der Menninger Clinic in Topeka, Kansas; 1937–51 Chefpsychiater des Jewish Board of Guardians, New York City; 1957 gründete er die Family Mental Health Clinic in New York und wurde Professor für Psychiatrie an der Columbia Medical School. Er eröffnete 1960 in New York das Family Institute, das nach seinem Tod 1971 in Ackerman Institute umbenannt wurde und in den USA eine herausragende Rolle in der Aus- und Fortbildung von Familientherapeuten spielt.

Wichtige theoretische Beiträge und Orientierungen

Nathan Ackerman entwickelte schon früh die Fähigkeit, über das Verhalten der einzelnen Mitglieder hinaus die Gesamtorganisation von Familien zu verstehen. Er benutzte seinen starken Willen und seinen provokativen Interview-Stil (theatralische Überschwenglichkeit, geistige Beweglichkeit, fast schockierende Zu-

dringlichkeit in die privaten Bereiche des persönlichen und familiären Lebens), um die Abwehr- und Verteidigungsmechanismen der Familien aufzudecken und ihnen zu erlauben, ihre Gefühle, Hoffnungen und Wünsche an die Oberfläche kommen zu lassen. Ackermans vorwiegend psychoanalytisch orientierte Ausbildung ist in seinen Beiträgen und im theoretischen Herangehen an die Familientherapie evident. Schwerpunkt seiner Arbeit waren Familien mit emotional gestörten Kindern. Es ging ihm darum, den Familien Einsicht in ihre Probleme zu geben, die er als Manifestation zurückliegender Erfahrungen verstand. Ackerman postulierte, dass unter der scheinbaren Einheit von Familien eine Fülle von intrapsychischen Konflikten existierte, die Familienmitglieder in Fraktionen spalten. Anfänglich folgte Ackerman dem Modell der Child Guidance Clinic, bei dem das Kind von einem Psychiater und die Mutter von einem Sozialarbeiter behandelt wurde. Seine Erfahrungen im ersten Jahr an der Klinik bewogen Ackerman, die ganze Familie einzubeziehen, wenn eine Störung bei einem Mitglied behandelt wurde, und er schlug vor, dass die Familientherapie als primäre Behandlungsform in Kinderbetreuungskliniken angewendet werde. In Fachkreisen zählt Ackerman zu den Vorläufern der strukturellen Familientherapie, zumal deren Begründer Salvador → Minuchin durch Ackerman in die Familientherapie eingeführt wurde. Während Ackerman durchgängig eine durch psychodynamische Begrifflichkeiten geprägte Sprache verwendete, entwickelte Minuchin jene Sprache, Grammatik und den begrifflichen Rahmen, welche unter dem strukturellen Modell bekannt wurden. 1955 organisierte Ackerman die erste Diskussion über Familiendiagnose bei einem Treffen der amerikanischen Orthopsychiatrischen Vereinigung, um die Kommunikation im sich entwickelnden Feld der Familientherapie zu fördern. Ackerman fühlte sich verpflichtet, seine Ideen und seinen theoretischen Ansatz mit anderen Fachleuten in diesem Gebiet zu teilen. Zusammen mit Don → Jackson gründete er 1962 das erste Journal für Familientherapie, „Family Process", das immer noch die führende Fachzeitschrift auf diesem Gebiet ist.

Wesentliche Publikationen

(1958) The psychodynamics of family life: Diagnosis and treatment of family relationships. New York, Basic Books

(1966) Treating the troubled family. New York, Basic Books

Ackerman NW, Beatman FL, Sherman SN (Eds) (1967) Expanding theory and practice in family therapy. New York, Family Service Association of America

Ackerman NW, Franklin PF (1975) Familiendynamik und die Umkehrbarkeit von Wahnbildung: Eine Fallstudie in Familientherapie. In: Boszormenyi-Nagy I, Framo L (Hg), Familientherapie: Theorie und Praxis, 2. Teil (S 9–52). Reinbek, Rowohlt

Ackerman NW, Jahoda M (1950) Antisemitism and emotional disorder. New York, Harper

Ackerman NW, Lieb J, Pearce JK (Eds) (1970) Family therapy in transition. Boston, Little, Brown & Co.

Billie Rauscher-Gföhler & Paul Gumhalter

Adler, Alfred

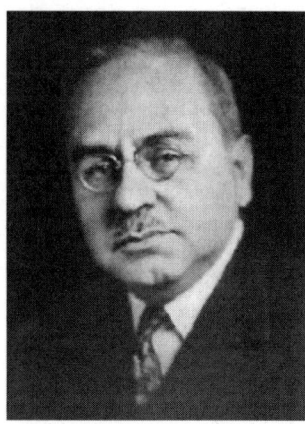

* 7.2.1870 in Wien; † 28.5.1937 in Aberdeen, Schottland.

Begründer der Individualpsychologie.

Stationen seines Lebens

1888: Matura an einem Wiener Gymnasium und Beginn des Studiums der Medizin an der Universität Wien; 1895: Promotion zum Dr. med.; 1897: Heirat mit der russischen Sozialistin Raissa Timofejewna Epstein, mit der er vier Kinder hatte, darunter Alexandra und Kurt, die sein Werk v. a. in den USA fortführten; 1898 „Gesundheitsbuch für das Schneidergewerbe", in der das sozialmedizinische Engagement Adlers deutlich wird; 1899: Eröffnung einer allgemeinen ärztlichen Praxis in Wien; spätestens 1899 erste persönliche Kontakte mit → Freud; 1902: aufgrund einer Einladung Freuds wird Adler eines der fünf Gründungsmitglieder der „Psychologischen Mittwoch-Gesellschaft", die 1908 in die „Wiener Psychoanalytische Vereinigung" übergeführt wird und an der Adler bis 1911 regelmäßig teilnimmt; ab 1904: Veröffentlichungen, in denen unter anderem psychoanalytische und pädagogische Anliegen miteinander verbunden werden; 1907: Veröffentlichung der Studie „Über die Minderwertigkeit der Organe", in der das Konzept der Kompensation erstmals systematisch entfaltet wird (Organminderwertigkeit); 1908: Einführung der Annahme eines eigenständigen Aggressionstriebes; persönliche und inhaltliche Spannungen mit Freud nehmen zu; noch wird Adler aber von Freud um den Verbleib in der Wiener Psychoanalytischen Vereinigung gebeten; 1910: Adler wird Obmann der Wiener Ortsgruppe der neu gegründeten Internationalen Psychoanalytischen Vereinigung und gemeinsam mit → Stekel Schriftleiter des „Zentralblatts für Psychoanalyse"; 1911: Adler hält zwei Vorträge, in denen er Freuds Triebtheorie kritisiert und postuliert, dass jene (neurotischen) Phänomene, die Freud auf den Sexualtrieb und dessen Verdrängung zurückführt, primär im Versuch der Kompensation von Minderwertigkeitsgefühlen gründen; auf Drängen Freuds scheidet Adler aus der Redaktion des Zentralblatts und in der Folge auch aus der Wiener Psychoanalytischen Vereinigung aus; gemeinsam mit sechs anderen ehemaligen Teilnehmern an Freuds Mittwoch-Gesellschaft, zu denen unter anderem Carl Furtmüller zählte, gründet er den „Verein für freie psychoanalytische Forschung", der 1913 in „Verein für Individualpsychologie" umbenannt wird; mit der Wahl des Begriffs „Individualpsychologie" bringt Adler zum Ausdruck, dass in den verschiedensten Verhaltensweisen, Eigenheiten und Auffälligkeiten eines jeden Menschen stets die typische Art und Weise zum Ausdruck kommt, in der eine Person in ihrer unteilbaren Ganzheit erlebt, wahrnimmt und handelt; 1912: in seinem Buch „Über den nervösen Charakter" stellt er seine bis dahin entwickelte Theorie in geschlossener Form dar: Besondere Beachtung findet das subjektive Erleben von Kleinheit, Schwäche, Abhängigkeit oder Unterlegenheit sowie das final orientierte Verlangen, solche Zustände des Erlebens zu überwinden; dies kann Kompensationsbemühungen nach sich ziehen, die Adler positiv bewertet; das wiederholte Erleben von Kleinheit, Schwäche, Abhängigkeit oder Unterlegenheit kann aber auch zur Ausbildung von schmerzlichen Minderwertigkeitsgefühlen führen, die das Verlangen wecken, sich vor dem bewussten Gewahrwerden solcher Minderwertigkeitsgefühle zu schützen; folgen Menschen diesem Verlangen, so setzen sie unbewusster Weise spezifische Sicherungsaktivitäten, die ihnen den vordergründigen (fiktiven) Eindruck vermitteln, stark, überlegen, mächtig, unabhängig, besonders beachtet, attraktiv oder geliebt zu sein; auch psychopathologische Zustandsbilder sind Ausdruck und Folge solcher Sicherungsbemühungen, die unbewusst verfolgt werden; 1914: Herausgabe des Bandes „Heilen und Bilden", gemeinsam mit Carl Furtmüller; 1915: aufgrund eines negativen Gutachtens von Wagner-Jauregg lehnt die medizinische Fakultät der Universität Wien Adlers Habilitationsansuchen ab; 1918: nach dem Ende des Ersten Weltkriegs problematisiert Adler mit Vehemenz persönliches und politisches Machtstreben und führt das Konzept des Gemeinschaftsgefühls ein, das eine Art „Kraft" darstellt, die dem Streben nach persönlicher Macht und Überlegenheit entgegenwirkt; diese Annahme eines angeborenen, letztlich aber auf Förderung angewiesenen „Gemeinschaftsgefühls" entfaltet Adler in den Jahren danach zu einer vielschichtigen Theorie, in der er wiederholt zum Ausdruck bringt, dass der Mensch ein soziales Wesen darstellt, das von Beginn an in soziale Bezüge eingebettet und auf diese auch angewiesen ist; dass der Mensch deshalb seine Fähigkeit, mit anderen förderlich-kooperativ zusammenzuleben und zusammenzuarbeiten, zu kultivieren hat; und dass es jedem Menschen daher aufgegeben ist, Beiträge zu einem kooperativen Miteinander und damit zu einer Weiterentwicklung von sozialen Gegebenheiten zu leisten, die dem Einzelnen möglichst wenig Anlass zur Ausbildung schmerzli-

cher Minderwertigkeitsgefühle geben, in denen das unbedachte Verlangen nach Macht und Überlegenheit gründet; ab 1918/19 begünstigen zahlreiche Vorträge, Seminare und Kurse Adlers die Ausbreitung der Individualpsychologie innerhalb und außerhalb Europas, unterstützt durch einen wachsenden Kreis an Mitarbeiterinnen und Mitarbeitern, zu denen bald Persönlichkeiten wie Erwin → Wexberg, Fritz → Künkel, Manès → Sperber, Rudolf → Dreikurs, Otto → Rühle oder Alice → Rühle-Gerstel zählen; Adlers Interesse an gesellschaftspolitischen, sozialpsychologischen und pädagogischen Fragen, die eng mit dem Konzept des Gemeinschaftsgefühls verbunden ist, führt u. a. zur Einrichtung individualpsychologischer Erziehungsberatungsstellen sowie zu Reformen im schulischen Bereich, an denen nicht zuletzt Oskar → Spiel und Ferdinand → Birnbaum maßgeblich beteiligt sind; 1920: Veröffentlichung des Sammelbandes „Praxis und Theorie der Individualpsychologie", in dem sich Adler auch mit dem individualpsychologischen Verständnis ausgewählter psychopathologischer Zustandsbilder sowie mit Fragen des psychotherapeutischen Arbeitens befasst; 1924: Ernennung zum Professor am Pädagogischen Institut der Stadt Wien; ab 1926 Vorträge in den USA; 1927: nach zahlreichen Aufsatz- und Buchpublikationen, die verschiedenste Themen der Individualpsychologie behandeln, erscheint wiederum eine systematische Darstellung seiner Theorie in dem Buch „Menschenkenntnis"; 1929: Medizinischer Leiter des Mariahilfer Ambulatoriums, einer Klinik zur Neurosenbehandlung; Gastprofessor an der Columbia University in New York; erste Bücher erscheinen in ihrer Originalfassung in englischer Sprache („Problems of neurosis", „The science of living"); 1932: Lehrstuhl für Klinische Psychologie am Long Island Medical College; 1934 verlegt Adler seinen Wohnsitz gänzlich nach New York; 1937 stirbt er während einer Vortragsreise in Aberdeen; die Weiterführung seiner Theorie erhält insbesondere in Nordamerika (→ Ansbacher; Dreikurs) eine etwas andere Ausrichtung als in Europa; v. a. in Mitteleuropa kommt es nach 1945 zur Ausarbeitung eines stärker tiefenpsychologischen bzw. psychoanalytischen Selbstverständnisses der von Adler begründeten Individualpsychologie (→ Schmidt; → Ringel).

Wichtige theoretische Beiträge und Orientierungen

Nach der anfänglichen Zusammenarbeit mit Freud rückt Adler mit dem Konzept des Minderwertigkeitsgefühls das menschliche Verlangen nach der Kompensation von bewusst und unbewusst erlebten Mangellagen ins Zentrum der Aufmerksamkeit. Damit verbindet er: die Kritik an metapsychologischen Begriffen, die Entwicklung von populär gewordenen Begriffen wie Lebensstil oder Gemeinschaftsgefühl sowie die Thematisierung von Zusammenhängen zwischen sozialen Gegebenheiten, der Entwicklung psychischer Strukturen und der Ausbildung von Krankheitszuständen (als Beispiele seien Adlers Ausführungen zum männlichen Protest, zum neurotischen Arrangement sowie zur Geschwisterkonstellation genannt). Aktuelle psychoanalytische Diskussionen über Narzissmus, über die Regulation des Selbst (Einheit der Person), über frühkindliche Entwicklung (Zärtlichkeitsbedürfnis) oder über sogenannte „Frühstörungen" (Entwertungstendenz) knüpfen explizit oder implizit an Ansätze Adlers an. Adler ist als Pionier des fokussierenden psychotherapeutischen Arbeitens anzusehen, der bereits früh die Beachtung negativer Übertragungstendenzen betonte. Adler regte zahlreiche Entwicklungen innerhalb der Tiefenpsychologie bzw. Psychoanalyse an, darunter auch Reformbemühungen, die außerhalb von Psychotherapie im engeren Sinn angesiedelt sind (etwa im Bereich der Erziehungsberatung).

Wesentliche Publikationen

(1907, 1977) Studie über Minderwertigkeit von Organen. Frankfurt/M., Fischer
(1912, 1997) Über den nervösen Charakter: Grundzüge einer vergleichenden Individual-Psychologie und Psychotherapie [Reprint in einer kommentierten, textkritischen Ausgabe hg. von K.H. Witte, A. Bruder-Bezzel & R. Kühn]. Göttingen, Vandenhoeck & Ruprecht
(1920, 1974) Theorie und Praxis der Individualpsychologie: Vorträge zur Einführung in die Psychotherapie für Ärzte, Psychologen und Lehrer. Frankfurt/M., Fischer

(1927, 1966) Menschenkenntnis. Frankfurt/M., Fischer
(1928, 1974) Die Technik der Individualpsychologie (Erster Teil: Die Kunst, eine Krankengeschichte zu lesen. Zweiter Teil: Die Seele des schwer erziehbaren Schulkindes). Frankfurt/M., Fischer
(1933, 1973) Der Sinn des Lebens. Frankfurt/M., Fischer
(1982/83) Psychotherapie und Erziehung. Ausgewählte Aufsätze (Bd. I: 1919–1929; Bd. II: 1930–1932; Bd. III: 1933–1937) (hg. von H.L. Ansbacher & R.F. Antoch). Frankfurt/M., Fischer
Adler A, Furtmüller C (1914, 1973) Heilen und Bilden: Ärztlich-pädagogische Arbeiten des Vereins für Individualpsychologie. Frankfurt/M., Fischer

Literatur zu Biografie und Werk

Handlbauer B (1990) Die Adler-Freud-Kontroverse. Frankfurt/M., Fischer
Handlbauer B (1996) Von „schlampigen Konflikten" und „großen Neurosen": Ein neuer Blick auf die Freud-Adler-Kontroverse. In: Lehmkuhl U (Hg), Heilen und Bilden: Behandeln und Beraten: Individualpsychologische Leitlinien heute (S 33–47). München, Reinhardt
Hoffman E (1997) Alfred Adler: Ein Leben für die Individualpsychologie. München, Reinhardt
Rattner J (1972) Alfred Adler. Reinbek, Rowohlt
Rüedi J (1992) Die Bedeutung Alfred Adlers für die Pädagogik: Eine historische Aufarbeitung der Individualpsychologie aus pädagogischer Perspektive. Bern, Haupt
Schiferer R (1995) Alfred Adler: Eine Bildbiographie. München, Reinhardt
Wengler B (1995) Betrachtungen zu Adlers Behandlungstechnik. Zeitschrift für Individualpsychologie 20: 273–287

Wilfried Datler

Aichhorn, August

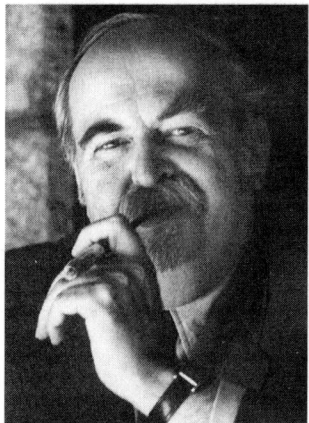

* 27.7.1878 in Wien, † 13.10.1949 in Wien.

Pionier der psychoanalytischen Sozialpädagogik.

Stationen seines Lebens

1894–98: Besuch der Staatslehrerbildungsanstalt; 1901: Reifeprüfung in Laibach (Slowenien, damals Österreich-Ungarn); 1903: erste Staatsprüfung an der Technischen Hochschule Wien im Fach Maschinenbau; Aichhorn besucht auch Lehrveranstaltungen an der Philosophischen Fakultät der Universität Wien im Fach Chemie; 1906: Heirat mit Hermine Lechner, mit der er zwei Söhne, August und Thomas, hat; Aufgabe des Studiums; bis 1908 Arbeit als Volksschullehrer, Beschäftigung mit Medizin und Psychologie, insbesondere mit der personalistischen Psychologie William Sterns; 1909: Aichhorn wird Zentraldirektor und pädagogischer Leiter des „Zentralvereins für die Errichtung und Erhaltung von Knabenhorten in Wien", Auseinandersetzung mit Fragen der Jugendfürsorge und des Jugendstrafrechts; 1912–14: heilpädagogische Ausbildung bei Erwin Lazar an der Universitätskinderklinik; 1914–18: Organisation der Kriegsjugendfürsorge; 1918–23: Leitung einer Fürsorgeanstalt in Oberhollabrunn, dann in St. Andrä (Niederösterreich), dort Arbeit mit delinquenten Jugendlichen, Beschäftigung mit der Psychoanalyse; 1921: Besuch von Anna → Freud in St. Andrä und Kontakt mit Sigmund → Freud; 1922: Aichhorn hält seinen ersten Vortrag in der Wiener Psychoanalytischen Vereinigung (WPV), „Über Erziehung in Besserungsanstalten", Mitgliedschaft in der WPV, Freundschaft mit Anna Freud und Wilhelm → Hoffer, Lehranalyse bei Paul → Federn; 1923–30: Leitung der Erziehungsberatung an den Bezirksjugendämtern der Stadt Wien, Abhaltung von Kursen und Seminaren zur psychoanalytischen Pädagogik am Ambulatorium der WPV, teilweise zusammen mit Anna Freud und Wilhelm Hoffer; 1925: „Verwahrloste Jugend", Aichhorns Hauptwerk, erscheint im Internationalen Psychoanalytischen Verlag (IPV). Er beschreibt darin seine Erfahrungen in Oberhollabrunn und St. Andrä; 1931–33: Unterrichtstätigkeit an einer von Dorothy Burlingham gegründeten Versuchsschule in Wien (zusammen mit Siegfried → Bernfeld, Peter Blos, Erik Homburger → Erikson und Anna Freud); 1932: Leiter der Erziehungsberatungsstelle der WPV, Mitarbeit am Aufbau und an der Durchführung des zweijährigen „Pädagogenkurses" der WPV, Mitherausgeber der „Zeitschrift für psychoanalytische Pädagogik"; 1938: Nach dem Anschluss Österreichs an das nationalsozialistische Deutschland wird Aichhorns Sohn Thomas nach einem gescheiterten Fluchtversuch in die Schweiz im Konzentrationslager Dachau inhaftiert, was Aichhorn – neben anderen Gründen – dazu veranlasst, nicht auszuwandern. Aichhorn als Mitglied der „Wiener Arbeitsgemeinschaft" wird dadurch als einziger Österreicher zugleich Mitglied der „Arbeitsgruppe A" von Matthias Heinrich Görings „Deutschem Institut für Psychologische Forschung und Psychotherapie" und erhält den Berufstitel „behandelnder Psychologe". Aichhorn führt zusammen mit anderen in Wien verbliebenen Psychoanalytikern und Individualpsychologen – u. a. Igor A. → Caruso, Ella Lingens, Karl Nowotny und Karl von Montesiczky – Lehranalysen und Erziehungsberatungen durch; 1946: Wiedereröffnung der WPV, deren Obmann er wird. Bedingt durch die Vertreibung fast aller Psychoanalytiker und durch die mangelnden sozialen und ökonomischen Voraussetzungen im Nachkriegsösterreich kann die Lehrtätigkeit der Vereinigung nur schwer aufrechterhalten werden, Aichhorn wird Mitherausgeber des „International Journal of Psycho-Analysis"; 1947:

Verleihung des Titels „Professor h.c." an Aichhorn durch den Bundespräsidenten in Anerkennung seiner Verdienste um die Jugendfürsorge; 1949: Aichhorn stirbt an den Folgen einer Zerebralthrombose; das von ehemaligen Wiener Analytikern in den USA gegründete „August Aichhorn-Forschungsinstitut für Verwahrloste" nimmt seine Arbeit auf.

Wichtige theoretische Beiträge und Orientierungen

Aichhorn gilt als Pionier der Anwendung psychoanalytischer Erkenntnisse auf die Sozialpädagogik, insbesondere auf die Arbeit mit verwahrlosten Jugendlichen. Bedingt durch seine jahrzehntelange Erfahrung in der Auseinandersetzung mit schwererziehbaren Kindern und Jugendlichen und seine Gabe, klinische und theoretische Einsichten der Psychoanalyse praktisch-pädagogisch umzusetzen, vermochte es Aichhorn, eine kind- und jugendlichengerechte Fürsorgetätigkeit zu entfalten, die der Realität unbewusster Motivierung selbst- und fremdschädigenden Handelns Rechnung trug. Durch die einfühlend-dialogische Auseinandersetzung mit seinen jugendlichen Klienten abseits moralischer und wertender Prämissen gelang es Aichhorn, eine verständnisvolle und vertrauliche Atmosphäre herzustellen, welche die nötigen Voraussetzungen bot, den Klienten langsam die Gründe ihres Handelns einsichtig werden zu lassen. Aichhorn gilt außerdem als Wegbereiter der modernen Erlebnispädagogik.

Wesentliche Publikationen

(1923) Über die Erziehung in Besserungsanstalten. Imago 9: 189–221
(1925, 1951) Verwahrloste Jugend: Die Psychoanalyse in der Fürsorgeerziehung. Bern, Huber
(1972) Erziehungsberatung und Erziehungshilfe: Zwölf Vorträge über psychoanalytische Pädagogik. Reinbek, Rowohlt

Literatur zu Biografie und Werk

Aichhorn T (Hg) (2001) „Die Protokolle des Seminars für Psychoanalytische Erziehungsberatung" der Wiener Psychoanalytischen Vereinigung aus den Jahren 1946/47. In: Wiener Psychoanalytische Vereinigung (Hg), Psychoanalyse für Pädagogen (S 147–201). Wien, Picus
Lingens E (1983) Psychoanalyse unter dem Nationalsozialistischen Regime. Sigmund Freud House Bulletin 7(2): 12–14
Mühlleitner E (1992) August Aichhorn (1878–1949). In: Biographisches Lexikon der Psychoanalyse: Die Mitglieder der Psychologischen Mittwoch-Gesellschaft und der Wiener Psychoanalytischen Vereinigung 1902–1938 (S 20–23). Tübingen, Edition diskord
Perner A (2000) August Aichhorn: Ein Grenzgänger zwischen Psychoanalyse und Pädagogik. Luzifer-Amor 25: 7–24
Rothländer C (1998) „Und mit der Hausmusik ging er in den Tod …": Über das Leben des Wiener Psychoanalytikers Karl von Montesiczky. Werkblatt, Zeitschrift für Psychoanalyse und Gesellschaftskritik 41: 3–34

Gernot Nieder

Ainsworth, Mary Dinsmore Salter

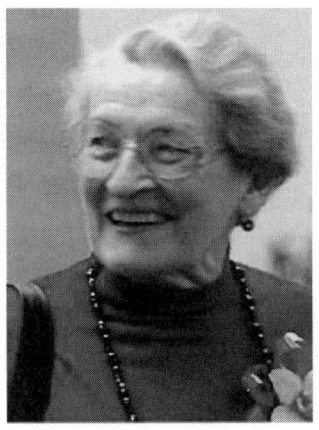

*1.12.1913 in Glendale, Ohio, USA; †21.3.1999 in Charlottesville, Virginia, USA.

Zusammen mit John → Bowlby Begründerin der Bindungstheorie.

Stationen ihres Lebens

Älteste von drei Töchtern einer Mittelschichtfamilie; Vater Geschäftsmann; 1918 Umzug nach Toronto, Kanada; Psychologie-Studium in den 1930er Jahren; 1939 Promotion zum Ph.D. an der Universität Toronto bei William Blatz; erste Erwähnung des Begriffs „sichere Basis"; anschließend Tätigkeit an der Universität Toronto; ab 1942 Freiwillige im Frauencorps der kanadischen Armee im Range eines Majors; Arbeitsschwerpunkte: psychologische Beratung, Testdiagnostik, Interviews; nach dem Krieg erneut Tätigkeit an der Universität Toronto; Arbeitsschwerpunkt: Rorschach-Diagnostik; 1950 Heirat mit Leonard Ainsworth; keine Kinder; 1950–53 Zusammenarbeit mit John Bowlby und James Robertson in London; 1954 Versetzung ihres Mannes, eines Commonwealth-Beamten, nach Uganda; während des dortigen Aufenthalts (1954/55) naturalistische, längsschnittliche Beobachtung an Mutter-Säuglings-Paaren im ersten Lebensjahr; Klassifikation von Kindern in sicher gebundene, unsicher gebundene und noch nicht gebundene (erste Publikationen dazu 1963; Buch: „Infancy in Uganda", 1967); 1955 Rückkehr nach Baltimore, USA; arbeitet diagnostisch und als Klinische Psychologin am Shepard Pratt-Krankenhaus; ab 1958 an der Johns Hopkins-Universität, zunächst als Dozentin, dann als Professorin für Entwicklungspsychologie; Beginn der berühmten Baltimore-Studie, in deren Verlauf die Fremde-Situation als Beobachtungsinstrument eingeführt wird (erste diesbezügliche Publikationen Anfang der 1960er Jahre; Buch: „Patterns of attachment", 1978); Ende der 1950er, Anfang der 1960er Jahre Scheidung von Leonard Ainsworth; Depression; Beginn einer längeren, erfolgreichen Psychoanalyse auf Empfehlung ihres Freundes Joseph → Lichtenberg; Ainsworth war seitdem vom Wert der Psychoanalyse und von der Bedeutung des Ödipuskomplexes und des Unbewussten überzeugt („the unconscious is a marvelous thing"; zit. nach Main, 1999: 724); sie betrachtete die Psychoanalyse, Piagets Theorie und die Ethologie als die drei Hauptinspirationsquellen ihres Denkens; ab 1973 Professorin an der Universität Charlottesville in Virginia (USA); Emeritierung im Alter von 70 Jahren; danach weitere Forschungs- und Publikationstätigkeit (z. B. Ainsworth & Eichberg, 1991); im August 1998 – im Alter von 84 Jahren – Mentoring Award und Award for Lifetime Scientific Achievement der American Psychological Association; humorvoller Kommentar: „Ich bin sehr glücklich, hätte mir aber gewünscht, die Auszeichnungen früher zu erhalten, denn jetzt bekomme ich sie für Dinge, an die ich mich nur noch zur Hälfte erinnern

kann" (zit. nach Main, 1999: 691); stirbt im März 1999, einige Monate nach einem schweren Schlaganfall in Charlottesville; bekannte Schüler: Mary Blehar, Inge Bretherton, Jude Cassidy, Patricia Crittenden, Alicia Liebermann, Mary Main, Robert Marvin, Everett Waters.

Wichtige theoretische Beiträge und Orientierungen

Ainsworths zentrales theoretisches Postulat, das auch empirisch gut gesichert ist, lautet: Mütterliche interaktive Feinfühligkeit während des ersten Lebensjahres ist eine wichtige Determinante der Bindungsqualität, die das Kind im Alter von einem Jahr zeigt. Die Bindungsqualität wird in der sogenanten Fremden Situation erhoben. Diese ist ein quasi-experimentelles Setting, in dem einjährige Kinder zwei kurzen Trennungen ausgesetzt werden, um ihr Bindungssystem zu aktivieren. Ainsworth unterscheidet drei Formen von Bindung. Sichere Bindung, vermeidende Bindung und ambivalente Bindung. Als ebenfalls gut gesicherter empirischer Befund gilt: Mütter, die auf die Signale ihres Kindes im ersten Jahr feinfühlig – d. h. prompt und angemessen – reagieren, erhalten Kinder, die mit einem Jahr in der Fremden Situation sicher gebunden sind; solche, die manchmal angemessen, manchmal aber zurückweisend oder überbeschützend (also insgesamt inkonsistent) reagieren, haben eher ambivalente Kinder; solche, die mit Kummer und Trostbedürfnissen eher zurückweisend umgehen, haben vorwiegend vermeidend gebundene Kinder. Neuerdings wird ein möglicher Zusammenhang zwischen kindlichen Konstitutionsmerkmalen (Temperament) und Bindungsqualität diskutiert. Gegen Ende ihres Lebens interessierte sich Ainsworth verstärkt für den möglichen Zusammenhang zwischen unbewältigtem Trauma der Mutter und einem vierten Bindungtypus, der sogenannten desorganisierten Bindung.

Wesentliche Publikationen

(1963) The development of infant-mother interaction among the Ganda. In: Foss BM (Ed), Determinants of infant behavior, vol. 1 (pp 67–103). New York, Wiley

(1967) Infancy in Uganda: Infant care and the growth of love. Baltimore, Johns Hopkins University Press

(1969) Object relations, dependency, and attachment: A theoretical review of the infant-mother relationship. Child Development 40: 969–1025

(1989) Attachments beyond infancy. American Psychologist 44: 709–716

Ainsworth M, Wittig B (1969) Attachment and exploratory behavior of one-year-olds in a strange situation. In: Foss BM (Ed), Determinants of infant behavior, vol. 4 (pp 111–136). London, Methuen

Ainsworth M, Bell S (1970) Attachment, exploration, and separation: Illustrated by the behavior of one-year-olds in a strange situation. Child Development 41: 49–67

Ainsworth M, Blehar M, Waters E, Wall S (1978) Patterns of attachment: A psychological study of the strange situation. Hillsdale (NJ), Erlbaum

Ainsworth M, Bowlby J (1991) An ethological approach to personality development. American Psychologist 46: 331–341

Ainsworth M, Eichberg C (1991) Effects on infant-mother attachment of mother's unresolved loss of an attachment figure, or other traumatic experience. In: Parkes CM, Stevenson-Hinde J, Marris P (Eds), Attachment across the life cycle (pp 160–183). London-New York, Tavistock/Routledge

Literatur zu Biografie und Werk

Ainsworth M (1983) A sketch of a career. In: O'Connell A, Russo N (Eds), Models of achievement: Reflections of eminent women in psychology (pp 200–219). New York, Columbia University Press

Ainsworth M, Marvin R (1995) On the shaping of attachment theory and research: An interview with Mary Ainsworth. In: Waters E, Vaughn B, Posada G, Kondo-Ikemura K (Eds), Caregiving, cultural, and cognitive perspectives on secure-base behavior: New growing points of attachment theory and research (pp 3–21). Chicago, University of Chicago Press

Bretherton I (1995) Die Geschichte der Bindungstheorie. In: Spangler G, Zimmermann P (Hg), Die Bindungstheorie: Grundlagen, Forschung und Anwendung (S 27–49). Stuttgart, Klett-Cotta

Dornes M (2000) Die emotionale Welt des Kindes. Frankfurt/M., Fischer

Karen R (1998) Becoming attached. New York-Oxford, Oxford University Press

Main M (1999) Mary D. Salter Ainsworth: Tribute and portrait. Psychoanalytic Inquiry 19: 682–730

Martin Dornes

Alexander, Franz

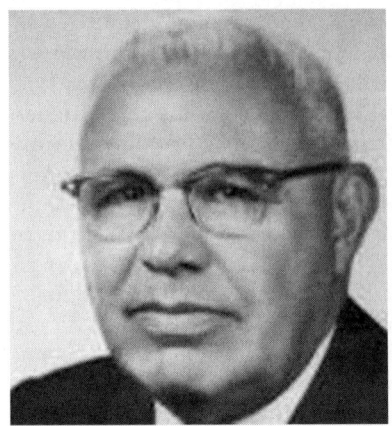

* 22.1.1891 in Budapest; † 8.3.1964 in Palm Beach, Kalifornien.

In Chicago tätiger Psychoanalytiker; bedeutender Vertreter der psychosomatischen Medizin.

Stationen seines Lebens

Alexander war der Sohn des Philosophen Bernard Alexander und studierte in Göttingen und Budapest Medizin; er spezialisierte sich zunächst auf hirnphysiologische Studien, war im Ersten Weltkrieg Militärarzt und begann sich zunehmend auf die Psychoanalyse zu konzentrieren. Er machte bei Sigmund → Freud eine Lehranalyse, bei Hanns Sachs seine Kontrollanalyse und wurde 1920 einer der ersten Studenten und 1921 Assistent des neu gegründeten Berliner Psychoanalytischen Instituts. In Berlin entstanden mehrere – nicht unumstrittene – Arbeiten zur Psychokriminologie (1929, zusammen mit H. Staub: „Der Verbrecher und seine Richter: Ein psychoanalytischer Einblick in die Welt der Paragraphen"), wo versucht wurde, Neurosen aus einem Strafbedürfnis heraus zu erklären. Alexander war Dozent und Lehranalytiker des Berliner Psychoanalytischen Instituts. 1930 wurde er in die Vereinigten Staaten eingeladen und sollte den ersten Lehrstuhl für Psychoanalyse an der University of Chicago einnehmen. 1932 gründete er – nach Querelen mit den Kollegen – sein eigenes Institut für Psychoanalyse, dem er dann ein Vierteljahrhundert vorstand. Die Einrichtung war dem Berliner

Psychoanalytischen Institut ähnlich, zahlreiche Publikationen veröffentlichte er über die psychotherapeutische Technik. Sein Talent bestand in der Organisation von analytischen Teams, und er begründete die sogenannte Chicagoer Schule der Psychoanalyse. Alexander war ein Verfechter der Modernisierung der Psychoanalyse und suchte Antworten auf Fragen wie: Was sind die Vorteile von rigiden Standards, wie können Psychoanalytiker von äußeren Erfahrungen lernen und wie kann die psychoanalytische Methode klinisch getestet werden (Grotjahn, 1966). Seine Ansichten sind kontroversiell diskutiert worden, für einige bedeuteten sie Fortschritt, für andere Verflachung von Theorie und Praxis. Alexander hat die Ausbildung insofern geändert, als er das Verhältnis von Therapeut und Patient entschieden im Mittelpunkt der therapeutischen Ausbildung gesehen hat. Von der Ebene der Übertragung-Gegenübertragung wollte er mehr auf die interaktive Beziehung zwischen den beiden hinweisen. Auf mehreren Ebenen sollte eine Beziehung aufgebaut werden, und die Verbalisierung und Einsicht spielten für ihn eine größere Rolle. 1938 wurde Alexander Professor für Psychiatrie an der University of Illinois, und 1956 wechselte er – nach einer Unterbrechung am Center for Advanced Study in Behavioral Sciences in Palo Alto – als Direktor der Abteilung für psychiatrische Forschung am Mount Sinai Hospital nach Los Angeles. Im selben Jahr etablierte er zusammen mit Roy Grinker die American Academy of Psychoanalysis (AAP). In Los Angeles baute er einen Forschungsschwerpunkt für die objektive Erforschung des therapeutischen Prozesses aus. Ziel seiner Untersuchungen war es auch, die Psychoanalyse als Teil der akademischen Psychiatrie zu etablieren. Alexander war ursprünglich Freudianer; mit dem Auf- und Ausbau seiner Forschungseinrichtungen war er an multidisziplinärer Methodologie interessiert, und er interessierte sich zunehmend für die Psychosomatik. Heute gilt Alexander als einer der bedeutendsten Vertreter der psychosomatischen Medizin. Seiner Ansicht nach entstünden die psychosomatischen Symptome durch das Zusammentreffen von Persönlichkeitstypen, die für bestimmte Erkrankungen disponiert sind, und einer spezifischen Konfliktlage, die wiederum zur Ausbildung bestimmter Organkrankheiten disponiert wäre. Er hat das Konzept der Vektor-Analyse eingeführt: „Almost all organs of the body can be disturbed by different emotions, heading in different dynamic directions: the wish to receive, to retain, and to eliminate. All vectors have loving as well as aggressive, hateful connotations. Receiving can turn to hostile taking; elimination can be generous giving or hostile-aggressive. The three vector qualities of incorporation, retention, and elimination are actually the dynamics of the life process" (Grotjahn, 1966: 392). Mit Hilfe der Vektor-Analyse hat Alexander therapeutische Ansätze für psychosomatische Krankheiten entwickelt. Berühmt geworden sind die Forschungen über Asthma in Chicago. Jedoch haben seine Forschergruppen und statistischen Erhebungen auch Kritik hervorgerufen (vgl. Fenichel, 1998), er galt dennoch über Jahre hinweg als einflussreichster amerikanischer Analytiker. Ab 1939 gab er zusammen mit Flanders Dunbar, Stanley Cobb, Carl Binger und anderen die Zeitschrift „Psychosomatic Medicine" heraus. Seine philosophischen Ansichten veröffentlichte er 1942 in dem Buch „Our age of unreason" und 1960 in seinem autobiografischen Werk „The Western mind in transition".

Wesentliche Publikationen

(1922) Kastrationskomplex und Charakter: Eine Untersuchung über passagere Symptome. Internationale Zeitschrift für Psychoanalyse 8: 121–152
(1927) Psychoanalyse der Gesamtpersönlichkeit. Leipzig, Internationaler Psychoanalytischer Verlag
(1942) Our age of unreason: A study of the irrational forces in social life. Philadelphia-New York, Lippincott [dt.: (1946) Irrationale Kräfte unserer Zeit: Eine Studie über das Unbewußte in Politik und Geschichte. Stuttgart, Klett]
(1946) Psychoanalytic therapy. New York, Ronald Press
(1948) Fundamentals of psychoanalysis. New York, Norton
(1950) Psychosomatic medicine. New York, Norton [dt.: (1971) Psychosomatische Medizin. Berlin, de Gruyter]
(1956) Psychoanalysis and psychotherapy: Development in theory, technique, and training. New York, Norton
(1960) The Western mind in transition. New York, Random House

(1961) The scope of psychoanalysis: Selected papers 1921–1961. New York, Basic Books

Alexander F, Healy W (1935) Roots of crime. New York, Knopf

Alexander F, Staub H (1929) Der Verbrecher und seine Richter: Ein psychoanalytischer Einblick in die Welt der Paragraphen. Wien, Internationaler Psychoanalytischer Verlag

Literatur zu Biografie und Werk

Benedek T (1964) In Memoriam Franz Alexander 1891–1964. Journal of the American Psychoanalytic Association 12: 877–881

Fenichel O (1998) 119 Rundbriefe. Bd. 1: Europa (1934–1938); Bd. 2: Amerika (1938–1945) (hg. von E. Mühlleitner & J. Reichmayr). Basel-Frankfurt/M., Stroemfeld

Grotjahn M (1966) Franz Alexander 1891–1964: The Western mind in transition. In: Alexander F, Eisenstein S, Grotjahn M (Eds), Psychoanalytic pioneers (pp 384–398). New York-London, Basic Books

McLean H (1965) Franz Alexander 1891–1964. International Journal of Psycho-Analysis 46: 247–250

Pollack S (1964) Franz Alexander's observations on psychiatry and law. American Journal of Psychiatry 120: 458–464

Elke Mühlleitner

Alexander, Gerda

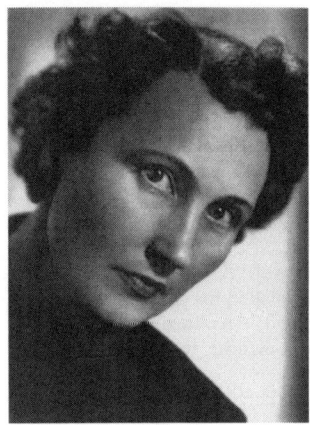

* 15.2.1908 in Wuppertal; † 21.2.1994 in Wuppertal.

Begründerin der Eutonie.

Stationen ihres Lebens

Musikalisches Elternhaus; Vater besaß Musikalienhandlung; ein jüngerer Bruder. Als Kind war sie häufig krank (Gicht und andere entzündliche Erkrankungen). Ausbildung bei Otto Blensdorf (Rhythmiklehrer, von Emile Jaques-Dalacroze ausgebildet), 1927 Staatsexamen als „Lehrerin für rhythmische Gymnastik" an der Blensdorfschule für körperlich-musikalische Erziehung (gegründet 1910, in Abgrenzung zur leistungsorientierten Bewegungsschulung durch „Turnvater" Jahn), anschließend Tätigkeit in Jena bei Otto Blensdorf und bei Peter Petersen (Schulreformer, der besonderen Wert auf die Eigenverantwortung des Menschen legte). Mit Charlotte, der Tochter von Otto Blensdorf, bestand eine lebenslange freundschaftliche Verbindung und Zusammenarbeit. Zweimalige Einladung von C.G. → Jung, mit ihm zu arbeiten; fühlte sich jedoch noch nicht genügend vorbereitet und hat daher das Angebot nicht angenommen, was sie später sehr bedauerte. Von Kindheit an große Begeisterung für das Theater. Tätigkeit auch an Theatern in Dänemark und Schweden, zahlreiche Inszenierungen. 1928 Einladung zu einer Versuchsschule in England, um die Arbeit von Otto Blensdorf vorzustellen. Von dort aus erfolgte eine weitere Einladung nach Dänemark an die „Fröbel Schule" in Seeland (Fröbel war Pädagoge, der 1840 in Deutschland den ersten Kindergarten gegründet hatte und den entwicklungspsychologischen Wert des Spieles besonders betonte). Von da an wirkte Gerda Alexander vorwiegend in Dänemark und Schweden (Lund). Ab 1940 Ausbildung von eigenen Lehrern in der von ihr entwickelten Methode; seit 1945 hat sie ihre Methode in der ganzen Welt vorgestellt: internationale Kongresse und Arbeitswochen in Europa, Israel, USA und Lateinamerika. Kontakt mit anderen Frauen, die ähnlich gearbeitet haben, insbesondere mit Dore Jacobs, mit der sie seit der gemeinsamen Ausbildung bei Blensdorf befreundet war, und deren Schülerinnen. Sie blieb ihr Leben lang unverheiratet und hatte keine Kinder.

Wichtige theoretische Beiträge und Orientierungen

Von künstlerischen Ansätzen ausgehend entdeckte Gerda Alexander die therapeutische Wirkung von Bewegungswahrnehmung für die Persönlichkeitsentwicklung. Besonderes Anliegen war ihr die körperliche und psychische

Anpassung an die Realität des Augenblicks, die Arbeit an der Präsenz. Über die spezielle Wahrnehmung der Oberflächen- und Tiefensensibilität entwickelt sich ein Bewusstsein für die eigene Person und deren Möglichkeiten. Wie viele Frauen zu ihrer Zeit hat sie vorwiegend praktisch gearbeitet und ihre Arbeit ständig weiterentwickelt: „Sich auf eine Methode festlegen: das ist das Toteste vom Toten." Daraus erklärt sich auch die geringe Frequenz an schriftlichen Publikationen, da diese eine gewisse Festschreibung bedeutet hätten: „Das ist vielleicht auch das allerwichtigste an meiner Arbeit geworden: die Anpassung an die Realität des Augenblicks. Gerade das können die meisten Leute nicht, viele glauben, dass sie einem System folgen müssen. Aber das kann man in der Arbeit mit lebendigen Wesen nicht machen" (zit. nach Moscovici, 1989: 52). Ihr ursprüngliches Bemühen um Entspannung relativierte sich im Laufe ihrer Arbeit und entwickelte sich mehr in Richtung Spannungsregulierung. So ist der Begriff „Eutonie" als der der Situation angepasste Spannungszustand zu verstehen. Dieser Begriff geht auf einen Vorschlag von Alfred Bartussek aus dem Jahr 1957 zurück.

Wesentliche Publikationen

(1964) Die Lehre von der Entspannung und Eutonie. In: (o. A.), Eutonie. Haltung und Bewegung in psychosomatischer Sicht. Vorträge des Ersten Internationalen Kongresses für Entspannung und funktionelle Bewegung, Kopenhagen 1959 (S 36–50). Ulm/Donau, Karl F. Haug
(1968) Die Bedeutung der Körperbildschulung für Gymnastik und Allgemeinerziehung. Sonderdruck aus: Atem. Die Zeitschrift für Atempflege – Massage – Entspannung – Moderne Gymnastik (2/3)
(1977) Eutonie: Ein Weg der körperlichen Selbsterfahrung. München, Kösel

Literatur zu Biografie und Werk

Moscovici HK (1989) „Vor Freude tanzen, vor Jammer halb in Stücke gehen": Pionierinnen der Körpertherapie. Darmstadt, Luchterhand
Pierre Y (1970) Eutonie: Pédagogie de la relaxation de Gerda Alexander. Mémoire présenté en vue de l'obtention du grade de Licensié en education physique. Louvain, Université Catholique de Louvain
Schaefer K (2001) Die Eutonie Gerda Alexander. In: Steinmüller W, Schaefer K, Fortwängler M (Hg), Gesundheit – Lernen – Kreativität: Alexander-Tech-

nik, Eutonie Gerda Alexander und Feldenkrais als Methoden zur Gestaltung somatopsychischer Lernprozesse (S 50–58). Bern, Hans Huber

Elisabeth Sprinz

Allers, Rudolf

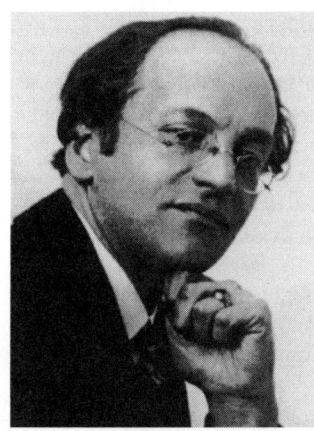

* 13.1.1883 in Wien; † 14.12.1963 in Hyattsville, Maryland, USA.

Psychiater, Philosoph, Individualpsychologe.

Stationen seines Lebens

Sohn von Augusta, geborene Grailich, und Marcus Abeles, einem jüdischen Arzt; 1901: Beginn des Studiums der Medizin an der Universität Wien; 1906: Promotion zum Dr. med.; 1907: Rudolf Abeles lässt seinen Nachnamen auf Allers ändern; 1908: Heirat mit Carola Meitner; 1920: Geburt seines Sohnes Ulrich; nach Beendigung des Studiums arbeitet Allers an der II. Medizinischen Klinik unter Professor Edmund von Neußer und im chemischen Laboratorium der Spiegler-Stiftung; 1908: Assistentenstelle an der Psychiatrischen Klinik der Deutschen Universität in Prag; 1909: Assistentenstelle an der Psychiatrischen Klinik in München, die von Emil Kraepelin geleitet wird; hier arbeitet er vor allem im chemischen Labor und führt zeitweilig die Ambulanz der Klinik; 1913: Habilitation und Leitung einer Abteilung der Klinik; 1914: Einberufung zum Militärdienst, Allers arbeitet als Chirurg in verschiedenen Militärspitälern; 1917: Berufung ins Kriegsministerium zur Bearbeitung sozialhygienischer Fragen; 1918: Anstellung als Assistent am Physiologischen Institut der Universität Wien; da er neben seiner vielseitigen Forschungstätigkeit auch über ausgezeichnete Kenntnisse in Französisch, Englisch und Italienisch verfügt, wird er häufig zu Vortragsreisen ins Ausland eingeladen; etwa ab Anfang der 1920er Jahre engagiert sich Rudolf Allers als Individualpsychologe und wird enger Mitarbeiter Alfred → Adlers. Er hält zahlreiche Vorträge im Verein für Individualpsychologie, an der Volkshochschule, im „Akademischen Verein für medizinische Psychologie" und publiziert in der Internationalen Zeitschrift für Individualpsychologie; 1924: Leitung einer Erziehungsberatungstelle des Caritas-Verbandes der Erzdiözese Wien im 9. Bezirk, wobei Allers die pädagogischen Ansätze der Individualpsychologie einführt; 1925: Vorsitz der medizinischen Fachgruppe, die zum Zweck einer intensiven wissenschaftlichen Arbeit gegründet worden war; 1926–27 ist er stellvertretender Vorsitzender im Vorstand des Vereins für Individualpsychologie; 1927: Austritt aus dem Verein aus Anlass eines heftigen Streits um inhaltliche Fragen mit Alfred Adler; 1934: Doktorat der Philosophie an der Università Cattolica del Sacro Cuore in Mailand; 1938: Berufung an die School of Philosophy der University of America in Washington, D.C., wo Allers die Lehrkanzel für Psychologie übernimmt. Kurz nach seiner Abreise wird im April 1938 seine Venia legendi an der Universität Wien von den Nationalsozialisten aus „rassischen" Gründen stillgelegt; 1948: Professur für Philosophie an der Georgetown University, Washington, D.C., die Allers bis zu seinem Tod innehat.

Wichtige theoretische Beiträge und Orientierungen

Rudolf Allers' reiche wissenschaftliche Publikationstätigkeit umfasst Aufsätze über chemische Vorgänge auf dem Gebiet der Physiologie, Psychiatrie und Neuropathologie, Arbeiten über Stoffwechselpathologie in der Psychiatrie wie etwa über den Stoffwechsel des Epileptikers, den Stoffwechsel bei der progressiven Paralyse und bei funktionellen Psychosen; angeregt durch Allers' Tätigkeit in Militärspitälern

befassen sich weitere Arbeiten mit der kriegschirurgischen Behandlung neurologischer Erkrankungen, etliche Aufsätze behandeln sinnes- und arbeitsphysiologische Themen wie etwa Arbeit und Ermüdung, die Lokalisation von Höreindrücken, das Wesen der Gewichtsempfindung etc. Psychologisch-physiologische Fragestellungen, wie etwa die Verarbeitung von unbewussten Eindrücken bei Assoziationen oder die Reaktionszeit bei sinnloser und sinnvoller Reizgebung, beschäftigen Allers ebenso wie die Psychologie des Geschlechtslebens oder charakterologische Überlegungen. Als vehementer Gegner der Psychoanalyse äußert Allers sich in verschiedenen Publikationen in sehr kritischer Weise über → Freud und die Psychoanalyse. Er setzt sich auch intensiv mit dem philosophischen Hintergrund der Individualpsychologie auseinander. Als überzeugter Katholik ist Allers bemüht, religionsphilosophische Ansätze in die Individualpsychologie einzubringen. In der von ihm entworfenen Charakterologie versucht er, die Individualpsychologie mit katholischer Weltanschauung und Wertvorstellung zu vereinbaren. Seine Ansätze führen jedoch schließlich zu Auseinandersetzungen mit Alfred Adler und zum Bruch mit dem Verein für Individualpsychologie. In späteren Werken setzt sich Allers auch mit philosophischen Fragestellungen in der Psychiatrie auseinander.

Wesentliche Publikationen

(1912) Psychologie des Geschlechtslebens. München, Reinhardt
(1922) Über Psychoanalyse. Berlin, Karger
(1923) Gemeinschaft als Idee und Erlebnis. Internationale Zeitschrift für Individualpsychologie 2(1): 7–10
(1924) Ein Fall von Pavor nocturnus. Internationale Zeitschrift für Individualpsychologie 2(6): 26–27
(1924) Charakter als Ausdruck. In: Utitz E (Hg), Jahrbuch der Charakterologie (o. S.). Berlin, Pan
(1926) Heilerziehung bei Abwegigkeit des Charakters. Köln, Benzinger
(1927) Arbeit, Ermüdung und Ruhe. In: Allers R (Hg), Soziale Physiologie und Pathologie (o. S.). Berlin, Springer
(1929) Das Werden der sittlichen Person. Freiburg, Herder
(1931) The psychology of character. London, Sheed & Ward
(1932) The new psychologies. London, Sheed & Ward
(1939) Self improvement. New York, Benzinger

(1940) The successful error: A critical study of Freudian psychoanalysis. New York, Sheed & Ward
(1961) Existentialism and psychiatry. Springfield (IL), Thomas

Literatur zu Biografie und Werk

Handlbauer B (1984) Die Entstehungsgeschichte der Individualpsychologie. Wien-Salzburg, Geyer
Livy A (2002) Rudolf Allers: Ein katholischer Individualpsychologe. In: Livy A, Mackenthun G (Hg), Gestalten um Alfred Adler: Pioniere der Individualpsychologie (S 27–36). Würzburg, Königshausen und Neumann
Mühlberger K (1990) Vertriebene Intelligenz 1938: Der Verlust geistiger und menschlicher Potenz an der Universität Wien von 1938 bis 1945. Wien, Eigenverlag der Universität
Schiferer R (1995) Alfred Adler: Eine Bildbiographie. München, Reinhardt
Strauss HA, Röder W (Eds) (1983) International biographical dictionary of central European emigrés 1933–1945, vol. II/1. München-New York-London-Paris, Saur [p 19]
Uehli Stauffer B (1995) Mein Leben leben: Else Freistadt Herzka 1899–1953. Zwischen Leidenschaft, Psychologie und Exil. Wien, Passagen

Clara Kenner

Ancelin Schützenberger, Anne

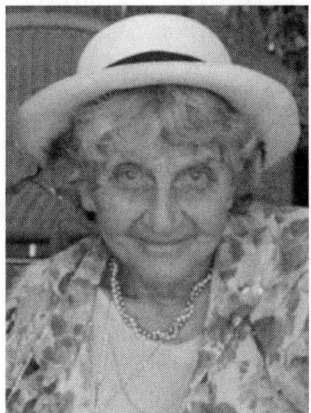

* 29.3.1919 in Moskau.

Hauptvertreterin des triadischen Psychodramas; entwickelte das Genosoziogramm.

Stationen ihres Lebens

Sie wächst im Paris der Zwischenkriegszeit auf, geprägt von der Tradition einer intellektuellen russischen Großfamilie, deren Vorfahren Ende des 19. Jahrhunderts in den Westen emigrierten. Die Faszination, die das Psychologiestudium früh auf sie ausübt, lässt sie ihr gesamtes Leben nicht mehr los, auch wenn sie ihr Studium erst spät, unter anderem auf Drängen J.L. → Morenos, abschließt. Geprägt von einem starken Gerechtigkeitssinn, besucht sie die Faculté de Droit der Universität Paris und schließt 1940 in Straßburg (Université repliée à Clermont-Ferrand) ab. Während des Krieges engagiert sie sich in der Untergrundbewegung (Mouvement de Libération nationale) in Lozère und Montpellier und kehrt 1947 nach Paris zurück, um ihr Studium der Psychologie wieder aufzunehmen. 1948 erhält sie den „Prix de l'Aide Alliée à la Résistance" für ihre Verdienste im französischen Widerstand. 1947–68 arbeitet Ancelin in einem Forschungszentrum (CERP), das sich der Untersuchung menschlichen Verhaltens widmet, und leitet eine Forschungsabteilung, in der non-verbales Verhalten in einer Langzeitstudie untersucht wird. Deren Ergebnisse bilden später die Grundlage ihrer Doktorarbeit (Gruppentherapie und Training) und Habilitation (Non-verbale Kommunikation). 1948 Heirat mit Marcel Paul Schützenberger (Professor an der Sorbonne und in Harvard, Mitglied der Französischen Akademie der Wissenschaften) in London. 1950–52 nimmt sie als erste Nicht-Amerikanerin am Gruppendynamiktraining an der Universität von Michigan (Ann Arbor) und in den National Training Laboratories (NTL) (in Bethel) in Kurt → Lewins Gruppe teil und arbeitet in der Folge mit Carl → Rogers, Margaret Mead und Gregory → Bateson und der Palo Alto-Gruppe bzw. in deren Forschungsgruppe für non-verbale Kommunikation. Zur selben Zeit wird sie Schülerin bei J.L. Moreno in Beacon und James Enneis (St. Elisabeths Hospital, Washington, D.C.). Ancelin Schützenberger studiert bei E. Kübler-Ross und M. → Feldenkrais in Paris. Ihre psychoanalytische Ausbildung erfolgt bei Robert Gessain, der in ihr als Anthropologe das Verständnis für fremde Kulturen vertieft, und bei Françoise → Dolto. Ihre Erfahrungen in Gruppenanalyse erfolgen bei S.H. → Foulkes und Eduardo Corteseao. Moreno aber ist es, der dazu beiträgt, in ihr die kreativen Bilder, den Sinn für Begegnung und die Hartnäckigkeit, den Leidenden zu helfen, zu entwickeln. 1951 wird sie Psychodramaleiterin am Moreno-Institut in New York. Nach ihrer Rückkehr nach Frankreich 1953 beginnt sie erstmals mit einer Psychodramagruppe in Frankreich, 1955 Gründung der „Groupe français d'études de sociométrie, dynamique des groupes et psychodrame", 1956/57 Installierung einer Psychodramagruppe mit Schizophrenen an der Frauenklinik der medizinischen Fakultät in Paris unter der Leitung von James Enneis. 1956 organisiert und leitet sie auf Einladung von Margaret Mead in Utrecht beim Internationalen Kongress für „New Education Fellowship" das erste europäische experimentelle Trainingsworkshop in Rollenspiel und Psychodrama. 1958 wird sie Mitbegründerin der Französischen Gesellschaft für Gruppenpsychotherapie und organisiert 1964 den ersten Internationalen Kongress für Psychodrama in Paris. 1967 erfolgt die Berufung als Professorin für Klinische Psychologie an die Universität von Nizza sowie an die Juridische Fakultät in Paris; seit 1970 Expertin für Psychodrama bei den Vereinten Nationen. Trainerin für Psychodrama in zahlreichen Ausbildungseinrichtungen in Frankreich („Ecole française de psychodrame", „P'Somatics", „Institut La Source"). 1973 Gründungs- und Vorstandsmitglied der Internationalen Gesellschaft für Gruppenpsychotherapie (IAGP). Es folgen 30 Jahre Ausbildungstätigkeit in vier Kontinenten, zuerst in der Begleitung Jakob L. und Zerka → Morenos, später allein, regelmäßig in Skandinavien, Schweiz, Belgien und Quebec, aber auch psychotherapeutische Arbeit mit schwerkranken Menschen sowie Forschungsarbeiten und zahlreiche Veröffentlichungen.

Wichtige theoretische Beiträge und Orientierungen

Vertreterin des triadischen Psychodramas (Psychodrama, Soziometrie / Gruppendynamik und Gruppenpsychotherapie) und damit Beschreiten eines anderen Wegs als durch die in Frankreich weit verbreiteten psychoanalytischen Psychodramatiker (S. → Lebovici, M. Monod, D. → Anzieu). Später entwickelt sie, basierend auf den Arbeiten von Ivan → Boszormenyi-Nagy,

Nicolai Abraham, Francoise Dolto und J.L. Moreno, das Genosoziogramm. Ihr Ansatz wurde zweifellos befruchtet durch die frühen Kontakte mit den Anthropologen M. Mead und G. Bateson, aber auch durch ihre vertieften Studien zur non-verbalen Kommunikation. Sie bezieht sich unter anderem auch auf Paul → Watzlawick, Louis und Diana Everstine, den Linguisten Ray Birdwhistell und Erving Goffman. Konzepte wie „family loyalities and bookkeeping" und „parentification" (Boszormenyi-Nagy), „crypt and phantom" (N. Abraham, M. Torok), „Ersatzkind-Phänomen" (André → Green) und das „Jahrestags-Syndrom" (Josephine Hilgard), die Beobachtung non-verbaler Signale und das „Hören mit dem dritten Ohr" (T. → Reik) sind wesentliche Werkzeuge in ihrer Arbeit, während sie das „gemeinsame Bewusste und Unbewusste der Gruppe" (J.L. Moreno) über freie Assoziation mitnutzt, um unbekannte Verknüpfungen aufzufinden. Das Genosoziogramm oder „contextual transgenerational psychogenealogy" ist eine visuelle soziometrische Repräsentation eines Familienbaumes, die Familien- und Vornamen, Orte, Daten, örtliche Ereignisse, Bindungen und wesentliche Lebensereignisse enthält. Es unterscheidet sich vom einfachen Genogramm in der Ausführlichkeit und rekonstruiert die Vergangenheit so weit wie möglich, oft über zwei Jahrhunderte.

Wesentliche Publikationen

(1966) Précis de psychodrame. Paris, Editions Universitaires [dt.: (1979) Psychodrama: Ein Abriß. Erläuterung der Methode. Stuttgart, Hippokrates]
(1971) La Sociométrie. Paris, Editions Universitaires
(1977) Das triadische Psychodrama: Gruppenanalyse, Gruppendynamik und Psychodrama. Übersicht nach 20 Jahren Erfahrung mit triadischen Gruppen. Integrative Therapie 1: 10–19
(1981) Le jeu de rôle. Paris, ESF
(1985) Vouloir guérir, l'aide au malade atteint d'un cancer. Paris, DDB
(1986) Stress, cancer, liens transgénérationnels. Question de Médecines Nouvelles et Psychologies Transpersonnelles (numéro spécial) 64: 77–101
(1991) The drama of the seriously ill patient: Fifteen years experience of psychodrama and cancer. In: Holmes P, Karp M (Eds), Psychodrama: Inspiration and technique (pp 103–205). London-New York, Routledge/Tavistock

(1993) Aïe, mes aïeux! Liens transgénérationnels, secrets de famille, sindrome d'anniversaire et pratique du génosociogramme. Paris, DDB [dt.: (2001) Oh, meine Ahnen! Wie das Leben unserer Vorfahren in uns wiederkehrt. Heidelberg, Carl Auer-Systeme]
(2000) Health and death: Hidden links through the family tree in psychodrama and trauma. Dealing with the pain. In: Kellermann PF, Hudgins MK (Eds), Psychodrama with trauma survivors: Acting out your pain (pp 283–299). Philadelphia-London, Jessica Kingsley

Literatur zu Biografie und Werk

Ancelin Schützenberger A (2001) Draft pre-history of psychodrama in Western Europe. In: Fontaine P (Ed), Psychodrama training: A European view, 2th ed. (pp 25–38). Leuven, Fepto Publications

Jutta Fürst

Andersen, Tom

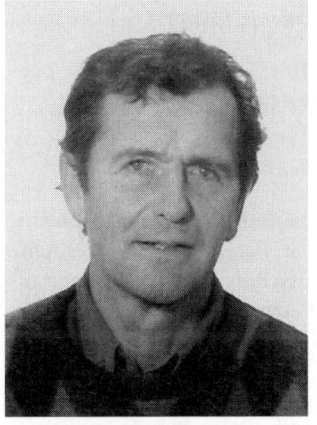

* 2.5.1936 in Oslo, Norwegen.

Schöpfer des Reflektierenden Teams, mittlerweile Standard der systemischen Therapie und spezifische Form eines therapeutischen Settings.

Stationen seines Lebens

Tom Andersen absolvierte nach einer Gymnasialausbildung das Studium der Allgemeinmedizin, das er 1961 abschloss. In weiterer Folge spezialisierte er sich auf den Bereich der Psychiatrie und erhielt schließlich eine Professur für Sozialpsychiatrie an der Universität von Tromsö in Nordnorwegen, wo er heute noch tätig ist.

Neben diesem Lehrauftrag ist Tom Andersen als Arzt und Supervisor tätig.

Wichtige theoretische Beiträge und Orientierungen

In seiner Eigenschaft als Sozialpsychiater und Supervisor beschäftigte sich Tom Andersen von je her mit der praktischen Arbeit von Sozialarbeitern, Kinderschwestern, Physiotherapeuten und Ärzten in Gebieten mit unterentwickelter Infrastruktur. Gleichzeitig bemühte er sich, sein theoretisches und methodisches Repertoire zu erweitern. Dabei stieß er einerseits auf die Physiotherapeutin Aadel Bülow-Hansen, eine Mitarbeiterin des in Norwegen populären Psychiaters Trygve Braatoey. Bülow-Hansen beeindruckte Andersen mit ihren Beobachtungen über Spannungszustände bei physisch oder emotional belasteten Personen und deren Behandlung. Daneben begann er sich mit Gregory → Batesons öko-systemischen Ansätzen, den biologischen Theorien Humberto → Maturanas, von → Foersters und von Glasersfelds kybernetisch-konstruktivistischen Gedanken und den Arbeiten der Mailänder Gruppe um Mara → Selvini-Palazzoli auseinanderzusetzen. Ein wesentlicher Impuls ging jedoch von seinen in den 1980er und frühen 1990er Jahren erfolgten Begegnungen mit Harold A. → Goolishian vom Galveston Family Institute in Texas aus. Besonders der Ansatz des „Problemdeterminierten Systems" half ihm im Rahmen seiner praktischen und supervisorischen Tätigkeit beim Verständnis des Umgangs mit sogenannten „still stehenden" Systemen. D.h., Goolishians Hypothese, dass ein Problem ein System konstituiert und nicht umgekehrt, führte bei Andersen zu weitreichenden Schlussfolgerungen. Er ging im Zusammenhang mit Batesons („Unterschiede, die einen Unterschied machen") und Maturanas Hypothesen („strukturelle Koppelung bei gleichzeitiger Integrität biologischer Systeme") dazu über, den Therapeuten und dessen Sicht-, Kommunikations- und Interventionsweisen bezüglich der Klienten („beobachtetes System") zu hinterfragen und ihm ein „beobachtendes System" als paradigmatische Alternative anzubieten. Dieses „beobachtende System" sollte sein Hauptaugenmerk auf die im Hier-und-Jetzt stattfindenden positiven Bemühungen richten. Weiters sollten diagnostische Bewertungen vermieden und positive Zukunftsszenarien und Ideen generiert werden. Da es sich dabei um Konversation in Form von Reflexion handeln sollte, wurde von Andersen dafür der Begriff des „Reflektierenden Teams" eingeführt, der von da an untrennbar mit seinem Namen verbunden ist. In der Folge seiner Publikationen verbreitete sich dieser Ansatz sowohl in Europa als auch in Amerika und zählt mittlerweile zum Standard systemischer Methodik. Tom Andersen ist die längste Zeit seines beruflichen Lebens in Nordnorwegen tätig und kümmert sich in besonderem Maße um eine adäquate sozialmedizinische und psychotherapeutische Versorgung dieses dünnbesiedelten Gebietes. Er ist neben seiner lehrenden und praktischen Tätigkeit als Universitätsprofessor, Arzt und Supervisor besonders daran interessiert, einen kontinuierlichen, staatenübergreifenden Erfahrungsaustausch von Praktikern im infrastrukturell mit besonderen Schwierigkeiten konfrontierten hohen Norden herzustellen. Dementsprechend beteiligt er sich in entscheidender Weise an der Organisation periodischer Zusammenkünfte von Ärzten, Psychologen, Sozialarbeitern, Physiotherapeuten und Kinderschwestern aus Nordnorwegen, Nordschweden, Nordfinnland und Nordrußland.

Wesentliche Publikationen

(1984) Consultation: Would you like co-evolution instead of referral? Family Systems Medicine 2: 370–379
(1987) Systemisches Denken und systemisches Handeln in Nordnorwegen: Ein Gespräch mit Tom Andersen. Zeitschrift für systemische Therapie 5: 95–100
(1990) The reflecting team: Dialogues and dialogues about the dialogues. Broadstairs, Borgmann [dt.: (1990) Das Reflektierende Team: Dialoge und Dialoge über die Dialoge. Dortmund, Modernes Lernen]
(1991) Beziehung, Sprache und Verstehen in reflektierenden Prozessen. Systeme 5: 102–111
(1995) Reflecting processes: Acts of informing and forming. You can borrow my eyes, but you must not take them away from me! In: Friedman S (Ed), The reflecting team in action (pp 11–37). New York, Guilford Press
(1997) Steigerung der Sensitivität des Therapeuten durch einen gemeinsamen Forschungsprozeß von Klienten uund Therapeuten. Zeitschrift für systemische Therapie 15: 160–167
Fredman G, Andersen T (1998) Death talk: Conversations with children and families. London, Karnac Books

Ferdinand Wolf

Andreas-Salomé, Lou

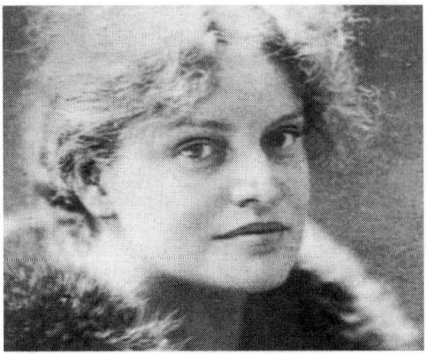

* 12.2.1861 in St. Petersburg; † 5.2.1937 in Göttingen.

Schriftstellerin, „Muse" und Förderin der psychoanalytischen Bewegung.

Stationen ihres Lebens

Andreas-Salomé stammte aus der aristokratischen Oberschicht St. Petersburgs. Sie besuchte eine englische Privatschule, dann die protestantisch-reformierte Petrischule in St. Petersburg. Im September 1880 begann sie ihr Studium der Philosophie und Religionswissenschaften in Zürich, brach jedoch aus gesundheitlichen Gründen ihr Studium ab. Zur Erholung ging sie nach Holland und Italien, wo sie Friedrich Nietzsche und Paul Rée kennenlernte. 1882 übersiedelte sie nach Berlin, nahm am philosophischen Kreis Rées teil, und 1885 erschien ihr erstes Buch „Im Kampf um Gott". Nach ihrer Heirat mit dem Orientalisten Carl Friedrich Andreas zog sie mit ihm nach Göttingen und hat vor allem schriftstellerisch gearbeitet. Mit ihrem 1894 erschienenen „Friedrich Nietzsche in seinen Werken" hat sie sich einen Ruf als Schriftstellerin begründet. Die Arbeit stellt eine erste Analyse der Werke Nietzsches dar. Sie zählte zu Beginn des 20. Jahrhunderts zu den bedeutendsten Frauen der Geistesgeschichte in

Europa. Andreas-Salomé lernte auch Rainer Maria Rilke kennen und verfasste über ihn nach seinem Tod ebenfalls ein Buch. → Freud bezeichnete sie als Muse und Mutter für Rilke. Zusammen mit dem Dichter hatte sie zwei Russlandreisen unternommen, über ihn kam sie auch mit der Psychoanalyse in Berührung. Der Stockholmer Psychotherapeut Poul Bjerre führte sie am Dritten Internationalen Psychoanalytischen Kongress in Weimar bei den Psychoanalytikern ein. Anschließend begab sie sich zur Psychoanalyse bei Sigmund Freud in Wien, führte Tagebuch über ihre Erfahrungen im Winter 1912/13 und veröffentlichte die Erinnerungen unter dem Titel „In der Schule bei Freud". Dass sie auch in der Wiener Literatenszene bekannt war, bezeugt der Vortrag des Verlegers Hugo Hellers, der eine Woche vor ihrem ersten Besuch in der Wiener Psychoanalytischen Vereinigung über sie referierte. Sie nahm in Wien auch bei den Vereinssitzungen Alfred → Adlers teil, und sammelte – vermittelt über ihren Freund Viktor Tausk – Erfahrungen an der Klinik Frankl-Hochwarts. 1913 erschien in der Zeitschrift „Imago" ihre erste psychoanalytische Arbeit unter dem Titel „Vom frühen Gottesdienst", und im gleichen Jahr begann sie ihre psychoanalytische Praxis in Göttingen aufzubauen. Sie blieb eine enge Vertraute der Familie Freud, mit Sigmund Freud korrespondierte sie regelmäßig, mit → Anna Freud arbeitete sie auch wissenschaftlich zusammen. Der wissenschaftliche Austausch mündete in die gemeinsame Arbeit über „Schlagephantasie und Tagtraum", die Anna Freud als Aufnahmevortrag in der Wiener Psychoanalytischen Vereinigung vortrug. Daraufhin wurden beide Frauen Mitglieder des Vereins. Sie analysierte an der Klinik für Interne Medizin in Königsberg 1923/24. Später schrieb sie einen autobiografischen „Lebensrückblick" und 1931 erschien ihre Würdigung der Psychoanalyse, „Mein Dank an Freud", anlässlich Freuds 75. Geburtstages. Sie starb 1937 in Göttingen. Ihre psychoanalytischen Arbeiten sind weniger zahlreich als ihre literarischen Produktionen; 1914 erschien in der Zeitschrift Imago „Zum Typus Weib"; Appignanesi und Forrester (1992: 269) schrieben dazu: „As in so much of her writing, Lou casts her theories here in her own image. The cheerful egoism, the gift for happiness she attributes to the feminine, the intuition of a primal unity, is all hers; as is the spiritualization of the sexual, the ability to identify wholly and merge with man – the representative of god – while still maintaining the sovereign integrity of her own person." Weniger um die Stufen des Entwicklungsgangs der Frau ging es als um ein positives narzisstisches Lebensgefühl. Ihre 1916 ebenfalls in der Zeitschrift Imago erschienene Arbeit „Anal und Sexual" hat auf Freud Eindruck gemacht, und er hat sie öfters zitiert. Sie beschreibt die Wichtigkeit des analen Erotismus in der Entwicklung des Kleinkindes, ihrer Meinung nach ist das anale Erlebnis, erst die Verdrängung der analen Lust, dann die eventuelle Kontrolle, mit der menschlichen Kreativität verbunden. Andreas-Salomé unterstreicht die Wichtigkeit der frühen Kindheit eher im metaphysischen Sinn als im psychoanalytischen. In ihrer 1921 veröffentlichten langen Arbeit „Narzißmus als Doppelrichtung" erweitert sie den Narzissmus-Begriff Freuds. Es handelt sich beim Narzissmus nicht um einen Abschnitt, ein Durchgangsstadium, sondern um die lebenslange Selbstliebe. Andreas-Salomé war eine der bedeutendsten Frauen der Geistesgeschichte in Europa zu Beginn des 20. Jahrhunderts, ihre psychoanalytischen Erfahrungen spiegeln sich in ihrem literarischen Werk, ihre Themen kreisen um die Deutung der weiblichen Sexualität und Emanzipation der Frau.

Wesentliche Publikationen

Lou H [Pseudonym] (1885) Im Kampf um Gott. Leipzig, Verlag Wilhelm Friedrich
(1894) Friedrich Nietzsche in seinen Werken. Wien, Carl Konegen [Nachdr.: (1983) Frankfurt/M., Insel]
(1913) Vom frühen Gottesdienst. Imago 2: 457–467
(1914) Zum Typus Weib. Imago 3: 1–14
(1915/16) „Anal" und „Sexual". Imago 4: 249–273
(1921) Narzißmus als Doppelrichtung. Imago 7: 361–386
(1923) Ródinka: Eine russische Erinnerung. Jena, Eugen Diedrichs [Nachdr.: (1985) Berlin, Ullstein]
(1928) Rainer Maria Rilke. Leipzig, Insel
(1931) Mein Dank an Freud. Wien, Internationaler Psychoanalytischer Verlag
(1951) Lebensrückblick: Grundriß einiger Lebenserinnerungen (hg. von E. Pfeiffer). Zürich, Max Niehans
(1958) In der Schule bei Freud: Tagebuch eines Jahres (1912/13) (hg. von E. Pfeiffer). Zürich, Max Niehans

Literatur zu Biografie und Werk

Appignanesi L, Forrester J (1992) Freud's women. London, Weidenfeld & Nicolson [dt.: (1994) Die Frauen Sigmund Freuds. München, List]

Freud S, Andreas-Salomé L (1966) Briefwechsel (hg. von E. Pfeiffer). Frankfurt/M., Fischer

Mühlleitner E (1992) Biographisches Lexikon der Psychoanalyse: Die Mitglieder der Psychologischen Mittwoch-Gesellschaft und der Wiener Psychoanalytischen Vereinigung 1902–1938. Tübingen, Edition diskord

Rothe D, Weber I (Hg) (2001) „… als käm ich heim zu Vater und Schwester". Lou Andreas-Salomé – Anna Freud Briefwechsel 1919–1937. Göttingen, Wallstein

Weber I, Rempp B (1990) Das „zweideutige" Lächeln der Erotik. Freiburg i. B., Kore

Welsch U, Wiesner M (1988) Lou Andreas Salomé: Vom Lebensurgrund zur Psychoanalyse. München-Wien, Verlag Internationale Psychoanalyse

Elke Mühlleitner

Ansbacher, Heinz L.

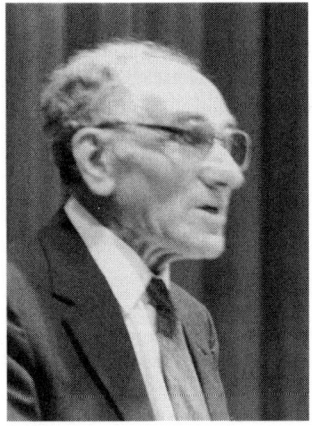

* 21.10.1904 in Frankfurt/M.

Systematiker der Adlerschen Individualpsychologie.

Stationen seines Lebens

Er kam 1924 in die USA und arbeitete in New York an der Börse. Er lernte Alfred → Adler im Frühjahr 1930 kennen, als dieser Vorträge an der Columbia University hielt. Ansbacher wandte sich in der Folge mit persönlichen Fragen an den Begründer der Individualpsychologie, eine war seine berufliche Unzufriedenheit. Adler schlug ihm vor, Psychologie zu studieren und lud ihn auch nach Wien ein, um bei Charlotte und Karl Bühler und ihm selber Kurse zu besuchen. 1933 lernte Ansbacher unter gütiger Mithilfe Adlers seine spätere Frau Rowena kennen, die bereits 1929 bei Charlotte → Bühler dissertiert hatte. 1934 heirateten sie und bekamen zwischen 1935 und 1942 vier Söhne. Ansbacher verfolgte sein Ziel, Psychologie zu studieren und schloss 1937 mit dem Doktorat in Psychologie an der Columbia University ab. Verschiedene Tätigkeiten folgten, zum Beispiel Übersetzer- und Herausgeberaufträge und eine Anstellung bei der Psychologischen Kriegsführung während des Zweiten Weltkriegs. 1946–54 war Ansbacher „Associate Professor of Psychology" an der University of Vermont, 1954–70 lehrte er dort als ordentlicher Professor. Von 1935 an publizierte er regelmäßig; seine Publikationsliste umfasst über 400 Arbeiten, unzählige Vorlesungen, Seminare und unveröffentlichte Beiträge nicht eingerechnet. In einem autobiografischen Beitrag (1994: 439) hat Ansbacher selber sein Leben in drei Abschnitte eingeteilt: 1904–32: Jugend und ungewisse Suche; 1933–50 auf dem Weg zum etablierten Psychologen, zum Ehemann und Familienvater und ab 1951: Systematisierung, Verbreitung und Vorwärtsbringen der Adlerschen Theorie. Die dritte Phase schätzte er als die in wissenschaftlicher Hinsicht bedeutendste ein. Zahlreiche Mitgliedschaften in psychologischen Gesellschaften und akademische Ehrungen folgten, 1957–60 war er Präsident der amerikanischen Gesellschaft für Individualpsychologie, 1957–73 zusammen mit seiner Frau Herausgeber des „Journal of Individual Psychology", seit 1969 Ehrenmitglied der „Deutschen Gesellschaft für Individualpsychologie", seit 1982 Ehrenpräsident der „Internationalen Vereinigung für Individualpsychologie".

Wichtige theoretische Beiträge und Orientierungen

Alfred Adler selber kam nie zu einer umfassenden systematischen Zusammenfassung seiner Lehre. Das Verdienst von Heinz und Rowena

Ansbacher ist es, das große Adlersche Werk zusammengestellt, systematisch dargestellt und kommentiert zu haben. 1956 erschien diese Darstellung mit Auszügen aus Adlers Schriften in englischer Sprache (1964 erschien eine Paperback-Ausgabe mit geringfügigen Änderungen, von 1972 an folgten deutsche Übersetzungen, ab 1995 zusammen mit Robert F. Antoch herausgegeben). Das Ansbachersche Lehrbuch der Individualpsychologie hat somit seit 1956 viele tausend Leserinnen und Leser in die Grundzüge des Adlerschen Denkens eingeführt und wesentlich dazu beigetragen, dass die Individualpsychologie international wiederentdeckt wurde. Heinz Ansbacher hat aber die Individualpsychologie nicht nur systematisiert und verbreitet, er hat sie auch theoretisch vorangebracht, indem er einzelne Fragestellungen, z. B. Adlers Sexualtheorien, detailliert beleuchtete und die historische Entwicklung einzelner Konzepte nachzeichnete. Bekannt geworden ist Ansbachers Aufsatz zur „Entwicklung des Begriffs ‚Gemeinschaftsgefühl' bei Adler" (1981), in dem er für die Jahre 1898 bis 1937 vier theoretische Entwicklungsstufen des „Gemeinschaftsgefühls" unterschied und so die Übersichtlichkeit der individualpsychologischen Theorie wesentlich verbesserte.

Wesentliche Publikationen

(1974) Individual psychology. In: Arieti S (Ed), American handbook of psychiatry, vol. 1: The foundations of psychiatry, 2nd ed. (pp 789–808). New York, Basic Books

(1977) Individual psychology. In: Corsini R (Ed), Current personality theories (pp 45–82). Itasca (IL), Peacock

(1981) Die Entwicklung des Begriffs „Gemeinschaftsgefühl" bei Adler. Zeitschrift für Individualpsychologie 6: 177–194

(1988) Alfred Adler: Vorläufer der Humanistischen Psychologie. Zeitschrift für Individualpsychologie 13: 274–275

(1989) Alfred Adlers Sexualtheorien. Frankfurt/M., Fischer

Ansbacher H, Ansbacher R (Eds) (1956) The individual psychology of Alfred Adler: A systematic presentation in selections from his writings. New York, Basic Books [dt.: (1972) Alfred Adlers Individualpsychologie: Eine systematische Darstellung seiner Lehre in Auszügen aus seinen Schriften. München, Ernst Reinhardt; 4., erg. Aufl.: (1995) Bearbeitung

der Quellenangaben und der Adler-Biografie von Robert F. Antoch]

Ansbacher H, Ansbacher R (Eds) (1964) Superiority and social interest: A collection of later writings. Evanston (IL), Northwestern University Press

Ansbacher H, Ansbacher R (Eds) (1978) Co-operation between the sexes: Writings on women and men, love and marriage, and sexuality. Garden City (NY), Anchor Books

Ansbacher H, Antoch R (Hg) (1982) Alfred Adler: Psychotherapie und Erziehung. Ausgewählte Aufsätze. Bd. 1: 1919–1929; Bd. 2: 1930–1932 (mit Einführungen von R. Antoch). Frankfurt/M., Fischer

Literatur zu Biografie und Werk

Ansbacher H (1994) Psychology: A way of living (autobiography). Individual Psychology: The Journal of Adlerian Theory Research & Practice 50: 417–458 [special issue: Tribute to Heinz L. Ansbacher]

Individual Psychology (1994) The Journal of Adlerian Theory, Research & Practice 50 (4) [special issue: Tribute to Heinz L. Ansbacher; including a bibliography of Heinz Ansbacher, pp 459–475]

Jürg Rüedi

Anzieu, Didier

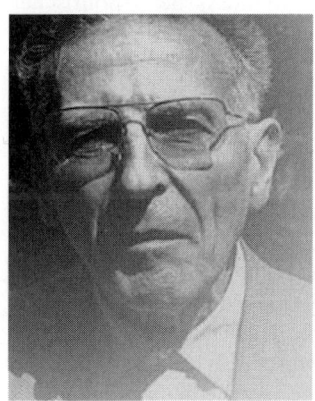

* 8.7.1923 in Melun, Frankreich.

Begründer des analytischen Psychodramas.

Stationen seines Lebens und wichtige theoretische Beiträge und Orientierungen

Er verbrachte seine Kindheit und seine Jugend in seinem Geburtsort. Seine Eltern arbeiteten beide bei der Post. Danach besuchte er das Internat des Lyzeums Henri IV in Paris und bereitete sich auf die Aufnahme in die École Normale Supérieure vor, eine der Elite-Universitäten Frankreichs. Während der Pubertät war für ihn die Begegnung mit Auguste Champeau, einem Philosophieprofessor, eine große intellektuelle Entdeckung. Diese Begegnung beeinflusste zweifellos seine Wahl der Klasse von Philosophie und Literatur. Seine ersten klinischen Jahre als Psychologe verbrachte er am von Juliette Favez Boutonier und Georges Mauco gegründeten Psychopädagogischen Zentrum Claude Bernard. Er lernte Psychodrama bei Mireille Monod und Evelyne Kestemberg. Als Volontärpsychologe verbrachte er einige Zeit im dermatologischen Dienst bei Pierre Graciansky, wo er Patienten, die unter Ekzem litten, den Rorschach-Test anbot, eine Vorgangsweise, die den Anfang seines ersten wichtigen Buches über das „Haut-Ich" bilden sollte. Danach lernte er Jacques → Lacan kennen, der ihm vorschlug, eine Analyse bei ihm zu machen. Bei dieser Analyse, die vier Jahre dauern sollte, begab er sich in eine intensive väterliche Übertragung. Er orientierte sich danach an Daniel Lagache, bei dem er die Ausbildung zum Psychoanalytiker abschloss. Sein politischer Werdegang ist vor allem gekennzeichnet durch sein Engagement für ein Berufsgesetz der Psychologen. Er wurde von Edgar Faure, Unterrichtsminister, beauftragt, in seinem Kabinett zu diesem Zweck mitzuarbeiten. Anzieu war und ist immer noch einer der großen Ausbildner von klinischen Psychologen an der Universität. Er hat eine ganze Generation von Studenten beeinflusst, indem er ihnen den Weg der Fragen und des Wissens mit Aufmerksamkeit und mit Respekt für den Anderen eröffnet hat. Sein Unterricht wurde als außergewöhnlich apostrophiert. Seine psychoanalytische Praxis stellt ihn vor allem unter die humanistischen Sucher unserer Zeit. Er entfernte sich von der Praxis nach Lacan und tendierte dann zu M. → Klein, W. → Bion oder D. → Winnicott, die ihn in seiner Forschung tief beeinflusst und inspiriert haben. 1975 schrieb er in der Revue Française de psychanalyse: „Das Problem ist, nicht zu wiederholen, was Freud angesichts der Krise der viktorianischen Ära erfand, sondern eine psychoanalytische Antwort auf die Krankheit des modernen Menschen in unserer aktuellen Zivilisation zu finden". 1962 gründete er gemeinsam mit rund einem Dutzend Kollegen, die mit ihm beim analytischen Psychodrama und in diagnostischen Gruppen zusammengearbeitet hatten, den CEFRAP (Cercle d'études françaises pour la formation et la recherche active en psychologie), den er im Zentrum zwischen der Sozialpsychologie und der Psychoanalyse situiert sehen wollte. Sein Werk beschäftigt sich mit verschiedenen Gebieten, wiewohl es eine Hauptachse gibt, die von „Moi peau" („Das Haut-Ich", 1985) zu „Penser" („Denken", 1994) verläuft. Anzieus Originalität ist immer in der Begegnung der Innenwelt mit der Außenwelt zu orten. Seine zwei ersten Werke beschäftigen sich mit der Untersuchungsmethode einerseits des Funktionierens der individuellen Psyche („Die projektiven Methoden", 1961) und andererseits des Funktionierens der kollektiven Psyche („Die Dynamik der restriktiven Gruppen", 1968). Anzieu, der sich für den kreativen Schaffensprozess interessierte, überarbeitete später seine erste Arbeit über Freud (1975b). Er wollte damit eine Brücke zwischen den Arbeiten über Freuds Entdeckung der Psychoanalyse und der Auseinandersetzung mit dem Schaffensprozess schlagen, wie er ihn in „Le corps de l'oeuvre" (1981) darstellt. Für Anzieu trägt das Psychodrama → Morenos noch zu stark die Anzeichen seiner Ursprünge aus dem Theater. Seine Vorschläge zeigen seine Bemühungen, dem Psychodrama eine strengere wissenschaftliche Struktur innerhalb des psychoanalytischen Geistes zu verleihen. Für ihn bedeutet die psychische Arbeit der Symbolisierung den wesentlichen Vorteil des analytischen Psychodramas. In einer Tagung der Französischen Gesellschaft für Gruppenpsychotherapie zum Thema „Das psychoanalytische Studium der reellen Gruppen" stellte Anzieu eine Analogie zwischen der Gruppe und dem Traum fest: „Die Menschen treten in Gruppen ein in derselben Weise, in der sie in den Traum eintreten während des Schlafs. Vom Standpunkt der psychischen Dynamik ist die Gruppe der Traum." Zwei wesentliche Konzepte wurden von Anzieu entwickelt: die paradoxe Gegenübertragung und die transitionelle Analyse. Das Studium der paradoxen Kommunikation nach der Schule von Palo Alto (Paul → Watzlawick) bot ihm den Schlüssel zu den Schwierigkeiten, mit denen er bei der psychoanalytischen Behandlung bei bestimmten Arten von Übertragung und Gegenübertragung konfrontiert war. Darüber hinaus definierte er die topischen Wirkungen der paradoxen Situation. Nach seiner Lehre bildet sich das psychische Ich, ein quasiphysisches Vor-Ich, das er das „Haut-Ich" nannte. Die theoretische und klinische Forschung zum „Haut-Ich" ging konform mit der Methode der transitionellen Analyse. Das Haut-Ich ist zugleich eine psychische Hülle und ein Instrument, das das Denken über psychische Inhalte ermöglicht. Sein Konzept des „Haut-Ich" und dessen Weiterführung haben weitreichendes Echo hervorgerufen.

Wesentliche Publikationen

(1961) Les méthodes projectives. Paris, PUF
(1968) La dynamique des groupes restreints. Paris, PUF
(1974) Psychanalyse du génie créateur. Paris, Dunod
(1975a) Le groupe et l'inconscient. Paris, Dunod
(1975b) L'auto-analyse de Freud et la découverte de la psychanalyse. Paris, Dunod [dt.: (1990) Freuds Selbstanalyse und die Entdeckung der Psychoanalyse. München, Verlag Internationale Psychoanalyse]
(1977) Psychanalyse et langage. Paris, Dunod [dt.: (1982) Psychoanalyse und Sprache: Vom Körper zum Sprechen. Paderborn, Junfermann]
(1979) Le psychodrame analytique chez l'enfant et l'adolescent. Paris, PUF [dt.: (1984) Analytisches Psychodrama mit Kindern und Jugendlichen. Paderborn, Junfermann]
(1981) Le corps de l'oeuvre: Essais psychanalytiques sur le travail créateur. Paris, Gallimard
(1985) Le moi-peau. Paris, Dunod [dt.: (1991) Das Haut-Ich. Frankfurt/M., Suhrkamp]
(1987) Les enveloppes psychiques. Paris, Dunod
(1994) Le penser: Du moi-peau au moi-pensant. Paris, Dunod

Nicole Aknin

Assagioli, Roberto

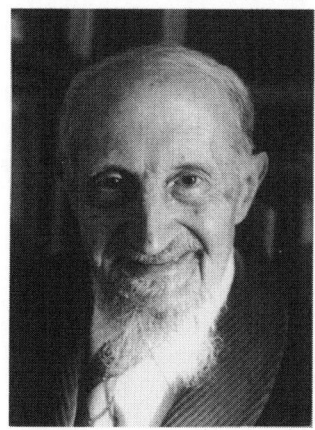

* 27.2.1888 in Venedig; † 23.8.1974 in Florenz.

Begründer der Psychosynthese.

Stationen seines Lebens

Sohn jüdischer Eltern; mit 2 Jahren verlor er den Vater, seine Mutter Elena Kaula heiratete 1891 Dr. Emanuele Assagioli; 1904 Abitur; 1905 Umzug der Familie nach Florenz, dort Studium der Medizin; 1905 beginnende Auseinandersetzung mit → Freud; 1906 erste Publikation; Beschäftigung mit mystischen Autoren, sichtbar an der Übersetzung und Einleitung eines Werkes von Johann Georg Hamann; 1909 liegen die ersten Grundlagen der Psychosynthese in zwei Artikeln bereits vor, anschließend intellektuelle Auseinandersetzung mit Freud, aktive Teilnahme am intellektuellen und philosophischen Leben in Florenz; 1907–10 Doktorarbeit über Psychoanalyse, Mitglied der Freud-Gesellschaft Zürich und der Internationalen Psychoanalytischen Vereinigung als einziger Italiener, Artikel im Jahrbuch für Psychoanalytische Forschung und im Zentralblatt für Psychoanalyse, Gründungsmitglied der italienischen psychologischen Gesellschaft; 1911 Beitrag über das Unbewusste auf dem IV. Internationalen Kongress für Philosophie in Bologna; 1912–15 Gründung und Herausgabe der Zeitschrift „Psiche"; 1922 Heirat mit Nella Ciapetti, 1923 Geburt des Sohnes Ilario; 1926 Gründung des „Istituto di Cultura e di Terapia Psichica" in Rom, ab 1933 umbenannt in „Istituto d Psicosintesi" mit eigenen Kursen; 1930 Beitritt zur Arcana-Schule von Alice Bailey; 1940 Verhaftung durch die Faschisten wegen pazifistischer Aktivitäten; 1951 stirbt sein Sohn; Gründung einer italienischen Union für fortschrittliches Judentum; Ende der 1950er Jahre Neugründung des Instituts für Psychosynthese in Florenz; 1957 Gründung der „Psychosynthesis Research Foundation" in Delaware, USA; seit 1957 jährliche Tagungen in verschiedenen europäischen Ländern und Ausbreitung über Europa; seit 1969 Mitglied des Herausgebergremiums des „Journal of Transpersonal Psychology"; in seinen letzten Lebensjahren Besuch verschiedener Psychotherapeuten und „Sucher" aus dem „Human Potential Movement", die die Gedanken und Methoden Assagiolis in ihre Arbeit integrieren oder eigenständige Institute für Psychosynthese in den Vereinigten Staaten und Europa gründen.

Wichtige theoretische Beiträge und Orientierungen

Assagiolis Absicht war es, eine Psychologie für das 20. Jahrhundert zu entwerfen, in der sowohl die Erkenntnisse der Psychoanalyse und der modernen Psychologie Platz haben als auch die Weisheit der spirituellen Traditionen. Aus diesem Grund hat er auch fast alle neuen psychologischen Strömungen seiner Zeit, soweit sie ihm bekannt waren, integriert. Die einzige Weltanschauung, die Assagioli mit der Psychosynthese inkompatibel findet, ist eine materialistische. Die Psychosynthese ist eine transpersonale Psychologie insofern, als sie von einem spirituellen Wesenskern des Menschen ausgeht, den die mystischen Traditionen den „Seelenfunken" genannt haben und den Assagioli das „Höhere Selbst" nennt, ein Begriff, der wohl aus der Theosophie kommt. Assagioli griff Freuds Lehre vom Unbewussten auf, grenzte aber von der Freudschen Begrifflichkeit des Unbewussten, das er das tiefere Unbewusste nannte, das „höhere Unbewusste" ab, das er als eine Art Reservoir „höherer", d.h. transpersonaler Inhalte oder Ressourcen ansah, zu denen er Qualitäten wie Liebe, Wille, Mitgefühl, Mut, Intuition und Inspiration, Schön-

heit, Geduld u. ä. rechnete. Das Leben sah Assagioli als eine Entwicklungslinie der Selbstverwirklichung, in welcher der je eigene innere Wesenskern zum Ausdruck zu bringen wäre. Dies ist gleichzeitig immer auch Selbsthingabe an ein größeres Ganzes. Die Psychosynthese versteht sich in diesem Sinne als eine Hilfe zur Selbstwerdung. Das kann, je nach persönlichem Standort, zunächst klassische Psychotherapie sein. Deswegen ist Psychosynthese eher als Meta-Psychologie oder zusätzliche Qualifikation zu verstehen denn als eigenständige psychotherapeutische Schule. In dieser sogenannten personalen Psychosynthese geht es darum, jene Hemmnisse, die aus traumatisierenden Erfahrungen oder mangelnden Lernerfahrungen der Vergangenheit stammen, aufzulösen. Schlichte Leid- und Symptomfreiheit ist aber nicht Ziel, vielmehr beginnt dort erst der eigentliche Weg der transpersonalen Psychosynthese; dies heißt, Zugang zu seinen eigenen inneren Quellen und ein Wissen um die eigene Lebensaufgabe zu erhalten und diese in die Wirklichkeit umzusetzen. Besonderen Wert legte Assagioli dabei auf den Willen, der erst in der modernen Selbststeuerungspsychologie wieder Aufmerksamkeit erlangt hat. Er hebt hervor, dass ein geschulter Wille zentral für die theoretische und praktische Psychologie der Entwicklung ist. Denn es bedarf nicht nur der Einsicht in Zusammenhänge und der Vorsätze, sein Leben in Verantwortung und Freiheit neu zu gestalten, sondern auch der praktischen Fähigkeit hierzu. Die Psychosynthese kennt kein eigenes psychopathologisches Störungskonzept. Assagioli lehnte sich vielmehr an das Jungsche Konzept der Komplexe an, die bei ihm als „Teilpersönlichkeiten" wieder auftauchen. Die Elemente der therapeutischen Arbeit sind eklektisch: Häufig werden Imaginationen und kreative Medien eingesetzt. Hier besteht eine Nähe zu Ansätzen des Katathymen Bilderlebens. Aber auch sehr strukturierende, verhaltensnahe Interventionen werden eingesetzt. Insgesamt ist die Psychosynthese als Methode pragmatisch. Psychische Probleme werden dort bearbeitet, wo sie auftauchen. Deshalb ist die Psychosynthese kompatibel mit sehr vielen therapeutischen Schulen und bietet sich als integratives Modell an.

Wesentliche Publikationen

(1965, 1993) Psychosynthese: Handbuch der Methoden und Techniken. Reinbek, Rowohlt [dt. Erstausgabe: (1978) Handbuch der Psychosynthesis: Angewandte transpersonale Psychologie. Freiburg i. Br.,
Aurum]
(1982) Die Schulung des Willens. Paderborn, Junfermann
(1988) Psychosynthese und transpersonale Entwicklung. Paderborn, Junfermann

Literatur zu Biografie und Werk

Ferrucci P (1984) Werde was Du bist. Basel, Sphinx
Hardy J (1987) A psychology with a soul: Psychosynthesis in evolutionary context. London, Routledge
and Kegan Paul

Aron Saltiel & Harald Walach

- B -

Balint, Michael

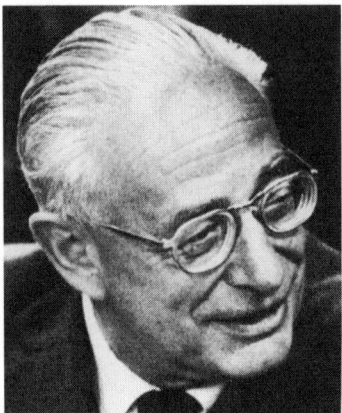

* 3.12.1896 in Budapest; † 31.12.1970 in London.

Mutiger und origineller Denker; hochgebildet, ideenreich und fantasievoll, ein Analytiker mit hoher Sensibilität; Objektbeziehungstheoretiker, Fokaltherapie, Begründer der Balint-Gruppenarbeit.

Stationen seines Lebens

Eine unersättliche Wissbegier kennzeichnete seine Jugend und er bewahrte sie bis zum letzten Augenblick seines Lebens. Die aufstrebende Wissenschaft der Biochemie zog ihn an, nachdem er aber 1919 → Ferenczis Vorlesung über Psychoanalyse gehört hatte, wandte er sich diesem anderen aufstrebenden Wissensgebiet zu. Nach seiner Graduierung an der medizinischen Fakultät 1920 begab er sich nach Berlin und arbeitete dort als Chemiker. Dort interessierte er sich für eine Wissenschaft, die ebenso neu war, die psychosomatische Medizin. Er begann eine Analyse bei Hanns Sachs, war aber mit dieser Erfahrung sehr unzufrieden. Er bezeichnete sie einmal als „allzu kognitiv". Er kehrte bald nach Budapest zurück und setzte seine Analyse bei

Sándor Ferenczi fort. Er stieg sehr schnell in der psychoanalytischen Hierarchie in Budapest auf und zählte bald zu Ferenczis berühmtesten Schülern, später wurde er sein Freund und der Verwalter seines literarischen Nachlasses.

Wichtige theoretische Beiträge und Orientierungen

Balints Beitrag zur Psychoanalyse ist von besonderer Bedeutung und Originalität. Er beschäftigte sich vor allem (gemeinsam mit seiner ersten Frau Alice) mit den psychischen Entwicklungen in der frühen Kindheit und den verschiedenen Aspekten der entsprechenden Konsequenzen für die Theorie und für den Behandlungsprozess. Am bekanntesten ist sein Konzept der „primären Liebe", das er dem Freudschen Begriff des „primären Narzissmus" gegenüberstellte. Er erstellte dieses Konzept sehr früh in seiner psychoanalytischen Karriere und gehört damit zu jenen ungarischen Psychoanalytikern, die die Objektbeziehungstheorie auf dem Kontinent einführten. Vom Konzept der primären Liebe waren seine klinischen Untersuchungen über die psychoanalytische Technik – sein hauptsächliches, wenn auch nicht einziges Interesse – durch vierzig Jahre hindurch geleitet. Er war einer der Wenigen, die früh erkannten, dass die Psychoanalyse eine Theorie der Entwicklung der Objektbeziehungen braucht, vergleichbar aber unabhängig von der, wie er es sah, „biologisierenden Theorie der Entwicklung der Triebe" – was erst heute breite Anerkennung findet. Da er es verabscheute, eine neue psychoanalytische Schule zu begründen, wertete er dieses reichhaltige Konzept nicht hinreichend aus. Erst heute wird in verschiedenen Trends der gegenwärtigen Psychoanalyse Balints Konzept der „primären Liebe" in seiner Bedeutung und in seinem transformativen Einfluss auf die gesamte Psychoanalyse anerkannt – allerdings ohne Balint zu nennen. Eine weitere grundlegende Idee Balints ist „der Neubeginn", die sich auf eine Phase im Behandlungsprozess bezieht, in der alte Abwehrstrukturen unerwartet aufgegeben werden und damit einen glücklichen Ausgang der Analyse einleiten. In Zusammenhang damit soll auch gesagt sein, dass Balint, obwohl er kein typisch „passiver" Analytiker war, ein besonderes Maß an Respekt dafür hatte, was dem Patienten gerade möglich ist, in der Therapie zu erreichen, deswegen auch seine ungewöhnliche Toleranz, auf das Auftauchen des „Neubeginns" in der Therapie warten zu können. Balints theoretische und klinische Beiträge zur Psychoanalyse sind in kompakter Form in seinem Buch „The basic fault: Therapeutic aspects of regression" zusammengefasst. In Fachkreisen wurde er weltweit bekannt für seinen Zugang zur Psychotherapie im Allgemeinen, zur Fokaltherapie im Besonderen und für seine Ausbildung von Ärzten der Allgemeinmedizin in den bekannten „Balint-Gruppen", die er (gemeinsam mit seiner zweiten Frau Enid) entwickelt hat. Balints Pädagogik in diesen Gruppen war von besonderer Bedeutung und verdient weitere Untersuchungen, da es sich dabei um einen ungewöhnlich erfolgreichen Weg des Lehrens handelt, der auf den Fähigkeiten aufbaut, die den Teilnehmern innewohnen. Seine Theorie der Krankheit im allgemeinen als auch sein Konzept von Behandlung sind in seinem Buch „The doctor, his patient and the illness" enthalten, einem Meilenstein in der Geschichte der Psychotherapie. Balint war in all seinen Arbeiten von einer Objektbeziehungstheorie geleitet. Er beschrieb diese Position allerdings nicht spezifisch in ihren Unterschieden zur herkömmlichen Psychoanalyse. Er bezeichnete sich nicht ausdrücklich als „Objektbeziehungstheoretiker", sondern bloß als Psychoanalytiker – „durch und durch". Er stellte sein richtungsweisendes – und zu dieser Zeit recht gewagtes – Konzept der „primären Liebe" → Freuds „primärem Narzissmus" gegenüber und legte damit die Grundlage für sein Lebenswerk. Auf dieser Basis erweiterte er seine klinischen Beobachtungen und seinen therapeutischen Zugang in viele Richtungen und über die formalen Grenzen der Psychoanalyse hinaus. Er band sich nie an eine bestimmte Theorie; seine klinischen Beobachtungen führten ihn immer wieder zu Modifizierungen seiner theoretischen Ansichten. Wohl von Ferenczi stark beeinflusst, ging er seinen eigenen Weg. Sein Interesse war wie das von Ferenczi primär therapeutischer Natur, wie viele seiner Schriften beweisen, besonders die Monografie „The basic fault". An diesem Werk wird besonders deutlich, wie Balint kontinuierlich daran arbeitete, sein Wissen in den vielen Bereichen seiner Interessen, des klinischen, des theoretischen und des pädagogischen Bereiches, zu vertiefen. Ein detailliertes Studium seiner Schriften zeigt den Einfluss von Balints Beiträgen zur Zeit ihrer Veröffentlichung ebenso wie ihre weiterhin bestehende Bedeutung im Licht gegenwärtiger Psychoanalyse – insbesondere der psychoanalytischen Selbstpsychologie. Das gegenwärtige psychoanalytische Klima ist Balints innovativen Ideen gegenüber viel offener, während rigide theoretische Positionen und Dogmatismus in den Vereinigten Staaten seine Beiträge noch vor nicht allzu langer Zeit außerhalb des Mainstreams der Psychoanalyse gehalten haben. In England und in anderen europäischen Ländern dagegen wurde Balints Werk immer hoch geschätzt.

Wesentliche Publikationen

(1952) Primary love and psychoanalytic technique. London, Hogarth Press [dt.: (1966) Die Urformen der Liebe und die Technik der Psychoanalyse. Bern, Huber]

(1964) The doctor, his patient and the illness, 2nd ed. London, Pitman Medical Publishing [dt.: (1970) Der Arzt, sein Patient und die Krankheit. Frankfurt/M., Fischer]

(1968) The basic fault: Therapeutic aspects of regression. London, Tavistock Publications [dt.: (1973) Therapeutische Aspekte der Regression: Die Theorie der Grundstörung. Reinbek, Rowohlt]

Balint M, Balint E (1961) Psychotherapeutic techniques in medicine. London, Tavistock Publications [dt.: (1962) Psychotherapeutische Techniken in der Medizin. Bern, Huber]

Balint M, Ornstein PH, Balint E (1972) Focal psychotherapy: An example of applied psychoanalysis. London, Tavistock Publications / Philadelphia, Lippincott

Literatur zu Biografie und Werk

Bacal HA, Newman KM (1990) Theories of object relations: Bridges to self psychology. New York, Columbia University Press [dt.: (1994) Objektbeziehungstheorien – Brücken zur Selbstpsychologie. Stuttgart-Bad Cannstatt, frommann-holzboog]

Khan MR (1969) On the clinical provision of frustration, recognition, and failures in the analytic situation. An essay on Dr. Michael Balint's researches on the theory of psychoanalytic technique. The International Journal of Psychoanalysis 50: 237–248

Ornstein PH (1992) How to read the basic fault: An introduction to Michael Balint's seminal ideas on the psychoanalytic treatment process. Forward to the basic fault. Chicago, North Western University Press

Stewart H (1996) Michael Balint: Object relations pure and applied. London, Routledge

Sutherland JD (1971) Michael Balint (1896–1970) [Obituary]. The International Journal of Psychoanalysis 52: 331–333

Whitman RM (1977) Balint, Michael (1896–1970). In: Wolman BB (Ed), International encyclopedia of psychiatry, psychology, psychoanalysis and neurology (pp 279–280). New York, Henry Holt

Paul H. Ornstein
(Übersetzung: Erwin Bartosch)

Bandler, Richard Wayne

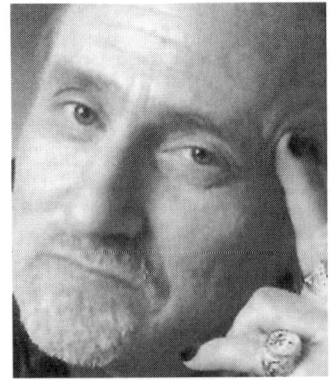

* 1.2.1950 in New Jersey.

Mitbegründer des Neurolinguistischen Programmierens (NLP).

Stationen seines Lebens

Während seiner High-School-Zeit machte er die Bekanntschaft mit dem Psychiater Robert Spitzer, dessen Kindern er Musikunterricht gab. Durch Spitzer kam er in Kontakt mit Virginia → Satir. Nach dem High-School-Abschluss 1968 Studium der Philosophie und Psychologie, 1973 Abschluss des Studiums (BA). Im Rahmen des Studiums Auseinandersetzung mit den Methoden von Fritz → Perls, Virginia Satir und später Milton → Erickson. 1974 begann die Zusammenarbeit mit John → Grinder, welcher damals als Professor für Linguistik an der Universität von Santa Cruz, Kalifornien, wirkte; gemeinsam mit John Grinder Erforschung der Sprachmuster und kognitiven Muster von Fritz Perls, Milton Erickson und Virginia Satir und Zusammentreffen mit Gregory → Bateson und Auseinandersetzung mit seinen Theorien. Der konzeptuelle Ansatz von Bandler und Grinder war, ein Modell für das Kommunikationsverhalten erfolgreicher Kommunikatoren zu finden. Sie nahmen dabei eine radikale und psychotherapiekritische, geradezu „antipsychotherapeutische" Position ein (teilweise beeinflusst durch die Antipsychiatrie-Bewegung um → Laing, Szasz und Basaglia). Es folgte eine sieben Jahre dauernde Zusammenarbeit der beiden, in der die Basis für das Neuro-Linguistische Programmieren (NLP) gelegt wurde. Der Begriff „neurolinguistic" (1933) stammt vom polnisch-amerikanischen Gesundheitsphilosophen und Begründer der General Semantics (Allgemeine Bedeutungslehre) Alfred Korzybski. Es entstanden Bücher über die Arbeit von Erickson, Perls und Satir („The structure of magic", volumes I and II, 1975, 1976; „Patterns of hypnotic techniques of Milton H. Erickson", volumes 1 and 2, 1975, 1977; „Changing with families", 1976) und über die Weiterentwicklung des NLP. Bandlers Hauptinteresse fokussiert in der Folge auf der Erforschung der Submodalitäten und spezifischen Formen der menschlichen Wahrnehmung; Seminar- und Lehrtätigkeit, Konsultationstätigkeit in Politik und Wirtschaft sowie weitere Publikationen.

Wichtige theoretische Beiträge und Orientierungen

Bandler und Grinder entwickelten das Neuro-Linguistische Programmieren als ein Modell menschlicher Kommunikation und Veränderung. Das Modell wurde explizit anhand der Arbeitsweisen von Virginia Satir (Familientherapeutin), Fritz Perls (Gestalttherapie) und Milton H. Erickson (Hypnotherapie) und deren spezifischem Umgang mit Menschen entwickelt. Der Vorgang der Modellbildung (Modellieren) bildete einen wichtigen theoretischen Grundbaustein des NLP und war gleichzeitig ein Instrument der Weiterentwicklung der Methode. Den Hintergrund formten Theorien von William → James (Sinnespsychologie und Bewusstseinszustände), Noam Chomsky und Alfred Korzybski über linguistische Muster, die insbesondere durch John Grinder eingebracht wurden; darüber hinaus Beeinflussung durch Pribram, Galanter, Miller (Theorie des Handelns) und Albert → Bandura (Sozial-kognitive Lerntheorie). Von einem radikalen, ressourcen- und zielorientierten Standpunkt aus postulierten sie, dass Möglichkeiten der Veränderungen in jedem Menschen stecken und dass nicht die aufgewendete Zeit, sondern die Utilisierung der kreativen inneren Ressourcen zur Veränderung der Wahrnehmung von sich und der Welt entscheidend sind. Sie fokussierten insbesondere auch auf die Kompetenz und die spezifischen Fähigkeiten des Beraters, um Veränderungen beim Klienten zu bewirken. Es wurde eine große Zahl von Mustern der intra- und interpersonellen Kommunikation dargestellt, welche die Zielsetzung hatten, die Chance auf konstruktive und ökologische Veränderung zu vergrößern. Kommunikation ist nach Bandler und Grinder ein lehr- und lernbarer Prozess. Methodologisch richtungsweisend war die Darstellung störungsspezifischer Behandlungstechniken, die gleichzeitig auf die individuellen Bedürfnisse der Klienten und deren Informationsverarbeitungsstruktur zugeschnitten waren (Zielmodell, Phobie-Technik, Trauma-Arbeit, Reframing-Techniken, Change History-Techniken etc.).

Wesentliche Publikationen

(1985) Using your brain – for a change. Moab (UT), Real People Press [dt.: (1987) Veränderung des subjektiven Erlebens: Fortgeschrittene Methoden des NLP. Junfermann, Paderborn]

(1993) The adventures of anybody. Capitola (CA), Meta Publications

(1993) Time for a change. Cupertino (CA), Meta Publications [dt.: (1995) Time for a change: Lernen, bessere Entscheidungen zu treffen. Neue NLP-Techniken. Junfermann, Paderborn]

Bandler R, Grinder J (1975, 1976) The structure of magic, volumes I and II. Palo Alto (CA), Science and Behavior Books [dt.: (1981, 1982) Metasprache und Psychotherapie: Struktur der Magie I und II. Junfermann, Paderborn]

Bandler R, Grinder J (1975, 1977) Patterns of the hypnotic techniques of Milton H. Erickson, volumes I and II. Cupertino (CA), Meta Publications [dt.: (1996) Patterns: Muster der hypnotischen Techniken Milton H. Ericksons. Junfermann, Paderborn]

Bandler R, Grinder J (1979) Frogs into princes. Moab (UT), Real People Press [dt.: (1989) Neue Wege der Kurzzeit-Therapie: Neurolinguistische Programme. Paderborn, Junfermann]

Bandler R, Grinder J (1982) Reframing. Moab (UT), Real People Press [dt.: (1988) Reframing: Ein ökologischer Ansatz in der Psychotherapie (NLP). Paderborn, Junfermann]

Bandler R, Grinder J, Satir V (1976) Changing with families. Palo Alto (CA), Science and Behavior Books

Grinder J, Bandler R (1981) Trance formations: Neurolinguistic programming and the structure of hypnosis. Moab (UT), Real People Press [dt.: (1989) Therapie in Trance. Hypnose: Kommunikation mit dem Unbewußten. Stuttgart, Klett-Cotta]

MacDonald W, Bandler R (1989) An insider's guide to submodalities. Cupertino (CA), Meta Publications

Helmut Jelem

Bandura, Albert

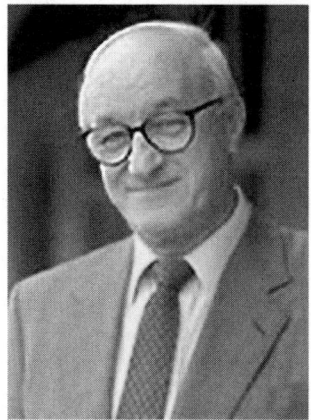

* 4.12.1925 in Mundare, Alberta, Kanada.

Begründer der Theorie des sozialen Lernens und der Selbsteffizienz.

Stationen seines Lebens

Einziger Sohn in einer Familie mit fünf älteren Schwestern; seine Eltern waren Weizenfarmer polnischer Abstammung. Bereits während seiner Zeit als Schüler lernte er zwangsläufig die Bedeutung von Eigeninitiative kennen, da an der einzigen Schule des Ortes nur zwei Lehrkräfte für den gesamten Unterricht zuständig und hoffnungslos überfordert waren. Nach Abschluss seiner Schulzeit half Bandura im hohen Norden Kanadas einen Monat lang bei Ausbesserungsarbeiten des Alaska Highway mit. Bei dieser Gelegenheit kam er mit vielen seltsamen und eigenartigen Charakteren in Kontakt, was sein Interesse für die Psyche und Psychopathologie von Alltagsmenschen weckte. Bei seiner Entscheidung für eine Psychologen-Karriere spielte aber auch der Zufall mit: So pendelte er zu Beginn seines Studiums an der Universität von British Columbia täglich mit einer Gruppe von Ingenieur- und Medizinstudenten zur Universität. Da die Fahrgemeinschaft morgens regelmäßig viel zu früh auf dem Campus ankam, entdeckte er am Schwarzen Brett das Angebot eines Psychologiekurses, der genau in die zeitliche Lücke in seinem Tagesplan passte. Also nahm er daran teil und wurde davon so sehr in den Bann gezogen, dass er sich

entschloss, Psychologie zu studieren. Drei Jahre später (1949) graduierte er mit dem „Bolocan Award in Psychology" zum Bachelor. Danach wechselte Bandura an die Universität von Iowa, die wegen ihrer behavioristischen und lerntheoretischen Tradition (Kenneth W. Spence) einen guten Ruf hatte und viele engagierte Forscher beschäftigte. Dort erhielt er 1951 seinen M.A. und 1952 seinen Ph.D. In Iowa City lernte er auch seine Frau Virginia Varns kennen, die damals an der örtlichen Schwesternschule unterrichtete. Sie heirateten und bekamen später zwei Töchter (Carol und Mary). Nach dem Studienabschluss arbeitete Bandura eine Zeit lang am Witchita Guidance Center in Witchita (Kansas), bevor er 1953 Dozent an der Stanford University in Palo Alto (Kalifornien) wurde. Durch sein Interesse an der Erforschung von Einflussfaktoren aggressiven Verhaltens bei Kindern stieß er auf die zentrale Bedeutung des „Lernens am Modell" und erhellte in vielen Experimenten die Mechanismen des Lernens durch Beobachtung und Imitation. Die jahrelange fruchtbare Forschungsarbeit dort fand ihren Niederschlag in einem ersten gemeinsamen Buch mit seinem ersten Doktoranden Richard Walters („Adolescent aggression", 1959), der leider einige Jahre später bei einem Motorradunfall ums Leben kam. 1964 wurde Bandura Professor an der Universität von Stanford. Bandura stand zwar klar auf Seiten der wissenschaftlichen Tradition, fand aber bereits zu Beginn seiner Karriere die Konzentration des Behaviorismus auf ausschließlich äußerlich beobachtbare Verhaltensweisen als zu einengend und simplifizierend. Sein innovativer Beitrag lag darin, dass er die Bedeutung kognitiver Vermittlungsprozesse (inklusive Vorstellung/Imagination und Sprache) hervorhob und die Gesetzmäßigkeiten sozialen Lernens für Theorie, Forschung und Therapie zugänglich machte. 1969 erschien sein Buch „Principles of behavior modification", in dem er seine Erkenntnisse explizit für die Praxis der Verhaltenstherapie zusammenfasste.

Wichtige theoretische Beiträge und Orientierungen

Betrachtet man die Schwerpunkte seines Lebenswerks im Überblick, so konzentrierte sich

Bandura seit den 1950er Jahren zunächst auf das Modelllernen bzw. Lernen durch Beobachtung, Nachahmung oder Imitation, dessen Bedeutung als Lernprinzip wohl mit → Pawlows klassischer und → Skinners operanter Konditionierung gleichzusetzen ist. Ab den 1970er Jahren formulierte er dann die Theorie der Selbsteffizienz („self-efficacy"), welche – verkürzt ausgedrückt – besagt, dass es für das psychologische Funktionieren von Menschen entscheidend darauf ankommt, ob und in welcher Form sie innerlich davon überzeugt sind, auf wesentliche Faktoren ihres Lebens Einfluss nehmen zu können. Über die theoretischen und praktischen Implikationen informieren seine einschlägigen Beiträge (Bandura, 1977b, 1997a, 1997b). Banduras Theorien liegt ein Menschenbild zugrunde, das Menschen als aktive Wesen begreift, die zu Selbstreflexion und Selbstregulation in der Lage sind. Jedes Verhalten stellt ein interaktives Zusammenspiel aus persönlichen und Umgebungsfaktoren dar, die sich wechselseitig beeinflussen (reziproker Determinismus: Bandura, 1978). Im Wissen, dass die meisten unserer Erfahrungen – als soziale Grundlagen von Denken und Handeln – auf den beobachteten Erfahrungen anderer Menschen („vicarious learning") basieren, weitete Bandura seine ursprüngliche Theorie immer mehr auf allgemeine zentrale Gesetzmäßigkeiten sozialen Lernens aus (Bandura, 1977a, 1985, 1997). Dabei zeigte er, dass Modelllernen weitaus mehr ist als passive Nachahmung und arbeitete viele „innere" Verarbeitungsmechanismen heraus, die Menschen im Zusammenspiel von Wahrnehmung, Motivation, Emotion und dem persönlichen Ziel- und Wertsystem zu bestimmtem Verhalten veranlassen. Dabei hilft uns Menschen vor allem unsere außergewöhnliche Fähigkeit zur Symbolisierung von Erfahrungen. Sie erleichtert uns das Erfassen unserer Umgebung, zielführendes Handeln, Lösen von Problemen, Antizipieren/Reflektieren von Konsequenzen, vorausschauendes Planen sowie die raum- und zeitüberschreitende Kommunikation mit anderen. In den letzten Jahren betonte Bandura dabei immer mehr die Rolle von Medien bei der Verbreitung von Ideen, Wertvorstellungen und Verhaltensweisen und plädierte dafür, bisherige psychologische Theorien an diese neuen Realitäten anzupassen. Zahlreiche Titel und Ehrungen repräsentieren die Relevanz Banduras für die wissenschaftliche Psychologie: 1972 erhielt er den „Guggenheim Fellowship Award" und wurde 1974 zum Präsidenten der American Psychological Association (APA) gewählt. 1980 bekam er den „APA Award for Distinguished Scientific Contributions". Ein Jahr später wurde er Präsident der Western Psychological Association. Neben vielen kleineren wissenschaftlichen Auszeichnungen erhielt Bandura 1999 den „Thorndike Award for Distinguished Contributions to Education" der APA und 2001 den „Lifetime Achievement Award" der Association for the Advancement of Behavior Therapy (AABT). Dazu kommen noch insgesamt 13 Ehrendoktortitel von Universitäten aus aller Welt. Albert Bandura ist bis heute in Stanford (Kalifornien) mit großer Begeisterung als „David Starr Jordan Professor of Social Sciences in Psychology" tätig. Seine Publikationsliste umfasst sieben Bücher als Autor, zwei als Ko-Autor und fast 200 Zeitschriftenbeiträge. Bei über 20 Fachzeitschriften war oder ist er Mitherausgeber und Redaktionsmitglied. Als familienverbundener Mensch genießt er Ablenkung vom Beruf durch gemeinsame Ausflüge, wo ihn neben der kalifornischen Küste auch die Oper von San Francisco, viele Restaurants der Bay Area und die Weinberge des Napa und Sonoma Valley locken. Ein weiterer Grund zur Freude sind ihm seine Enkel Andy und Tim (eineiige Zwillinge).

Wesentliche Publikationen

(1969) Principles of behavior modification. New York, Holt
(1977a) Social learning theory. Englewood Cliffs (NJ), Prentice-Hall [dt.: (1979) Sozial-kognitive Lerntheorie. Stuttgart, Klett-Cotta]
(1977b) Self-efficacy: Toward a unifying theory of behavioral change. Psychological Review 84: 191–215
(1978) The self system in reciprocal determinism. American Psychologist 33: 344–358
(1986) Social foundations of thought and action: A social cognitive theory. Englewood Cliffs (NJ), Prentice-Hall
(1989) Self-regulation of motivation and action through internal standards and goal systems. In: Pervin LA (Ed), Goal concepts in personality and social psychology (pp 19–85). Hillsdale (NJ), Lawrence Erlbaum

(1997a) Self-efficacy in changing societies. Cambridge (MA), Cambridge University Press

(1997b) Self-efficacy: The exercise of control. New York, Freeman

(2000) Social cognitive theory: An agentic perspective. Annual Review of Psychology 52: 1–26

Bandura A, Walters R (1959) Adolescent aggression: A study of the influence of child training practices and family interrelationships. New York, Ronald

Literatur zu Biografie und Werk

Boeree CG (o.J.) Personality theories: Albert Bandura. URL www.ship.edu/~cgboeree/bandura.html

Moore A (1998) Albert Bandura. URL muskingum. edu/~psychology/psycweb/history/bandura.htm

Pajares F (2000) Albert Bandura biographical sketch. URL www.emory.edu/EDUCATION/mfp/bandurabio.html

O'Donohue WT, Henderson DA, Hayes SC, Fisher JE, Hayes LJ (Eds) (2001) A history of the behavioral therapies: Founders' personal histories. Reno (NV), Context Press

Schorr A (1984) Die Verhaltenstherapie: Ihre Geschichte von den Anfängen bis zur Gegenwart (S 257–265). München/Weinheim, Psychologie Verlags Union

Dieter Schmelzer & Christina Schmelzer

Bateson, Gregory

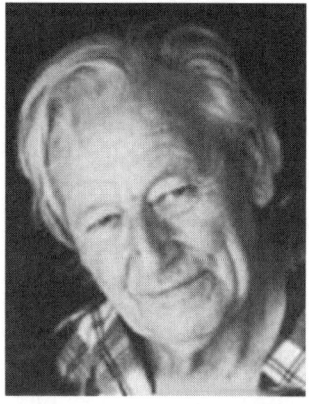

* 9.5.1904 in Grantchester, England; † 4.7.1980 in San Francisco.

Entwickelte wichtige informations- und erkenntnistheoretische Grundlagen der systemischen Theoriebildung und Kommunikationsforschung; Schöpfer des Begriffs „double bind" in der Schizophrenieforschung.

Stationen seines Lebens

Sohn von William Bateson, dem Begründer der modernen Genetik; Kindheit und Jugend in England; Zoologie-Diplom in Cambridge (England); Reisen nach Galapagos; ab 1925 Studium der Anthropologie und Reisen nach Neu-Guinea; 1935 Heirat mit seiner Forscherkollegin, Ethnologin und Schriftstellerin Margaret Mead (†1978). Nach einer Forschungsreise nach Bali erscheint sein erstes Buch „Naven"; 1942 lernt er auf einer Tagung die Prinzipien der systemischen Methode kennen und greift die kybernetischen Ideen Norbert Wieners auf; 1947 Visiting Professor für Anthropologie an der Harvard University; 1949 Umzug nach Kalifornien; Studium der Kommunikation von Delphinen am Ozeanografischen Institut in Hawaii; Arbeit am Palo Alto Veterans Administration Hospital; 1950 Scheidung von Margaret Mead, zweite Ehe; ab 1952 großes Forschungsprojekt der Rockefeller-Foundation über Schizophrenie in Menlo Park (Kalifornien); Formation der Gruppe um Bateson mit John Weakland, Don → Jackson und Jay → Haley. Aus der Arbeit dieser Gruppe, die später als die „Palo Alto-Gruppe" in die Geschichte der Familientherapie eingehen sollte, entstand u. a. die Doppelbindungstheorie der Schizophrenie („Toward a theory of schizophrenia"; Bateson et al., 1956), kombiniert mit Russels Theorie der Logischen Typen; 1958 Gründung des Mental Research Institute (MRI) in Palo Alto (mit den späteren Mitarbeitern Virginia → Satir, John → Weakland, Paul → Watzlawick, u. a.), Entstehung von Texten zur Familie und Familientherapie; ab 1970 Beschäftigung mit ökologischen Problemen großer Städte.

Wichtige theoretische Beiträge und Orientierungen

Batesons Denken reicht weit über den psychiatrischen und psychotherapeutischen Bereich hinaus. Er hat Erfahrungen, Erkenntnisse und Daten aus Kunst und Kybernetik, Biologie, Soziologie und Anthropologie, Linguistik, Geschichte und Psychologie miteinander verglichen und ihre Strukturen und Entwicklungsprozesse analysiert. Der Bogen seiner Arbeiten reicht von Abhandlungen über Lernprozesse bei Delfinen über die Wurzeln ökologischer Krisen oder die Kunst in Bali bis zu Untersuchungen über die Kommunikation in Familien mit einem schizophrenen Mitglied. Batesons Hauptinteresse gilt dabei der Frage nach der Dialektik von Erkenntnis- und Umweltstrukturen. Epistemologische Fragestellungen gewinnen therapeutische Relevanz aus der Einsicht, dass die „innere Landkarte", d. h. das Modell der Welt, das ein Individuum oder Familiensystem entwickelt hat, bestimmt, wie es sich verhält, fühlt und denkt, welche Symptome es zeigt, ob und wie es leidet. Die Informationen, die die „innere Landkarte" gestalten, basieren auf Unterscheidungen, die der Beobachter trifft. Mit dem berühmten Satz „Es ist der Unterschied, der den Unterschied macht", wird Bateson wohl am häufigsten zitiert. Für die Entwicklung der Familien- und systemischen Therapie bahnbrechend war weiters die Anwendung von ökosystemischen und kybernetischen Prinzipien auf die menschliche Interaktion und auf Beziehungsmuster in Familien. Wichtige Erkenntnisse für das Verständnis kybernetischer Vorgänge in der menschlichen Kommunikation gewannen Bateson und seine Mitarbeiter aus dem Studium der Kommunikation zwischen psychiatrischen Patienten und ihren Angehörigen. Häufig sind Kommunikationsmuster dadurch gekennzeichnet, dass sie sich exponentiell durch gegenseitige Reaktionen entwickeln. Bateson beschreibt sich selbst verstärkende Zyklen, bei denen die Handlungsweise von A Reaktionen bei B auslöst, die dann wieder eine verstärkte Reaktion von A zur Folge haben usw. Bei „symmetrischen" Zyklen sind die sich steigernden Verhaltensweisen von A und B einander ähnlich, zum Beispiel bei Rivalitäten oder Wettkämpfen. Davon unterscheidet Bateson „komplementäre" Beziehungsmuster, bei denen die einander gegenseitig erzeugenden Handlungen unterschiedlich sind, wie z. B. bei den Zyklen von Dominanz/Unterwerfung oder Hilfe/Abhängigkeit. Als „schysmogenen" Zyklus bezeichnet Bateson sich selbst verstärkende Sequenzen in Beziehungen, die zu verschiedenen Geisteskrankheiten führen können. Bateson erwähnt besonders die Paranoia, bei der der Patient, da er misstrauisch ist, bei anderen Reaktionen auslöst, die dann seine Befürchtungen

rechtfertigen und ihn noch misstrauischer machen. Ein anderes Beispiel sind eheliche Konflikte, die sich ergeben, wenn ein Partner äußerst selbstbewusst und der andere sehr nachgiebig ist. Diese Charakteristika werden immer stärker betont, wobei der eine Partner umso nachgiebiger ist, je selbstbewusster der andere wird. Bateson weist darauf hin, dass diese Vorgänge nicht nur in interpersonellen, sondern auch in kulturellen und politischen Beziehungen zwischen Gesellschaften eine Rolle spielen. Die symmetrische Spirale zeigt sich etwa im Wettrüsten, die komplementäre in den Spannungen zwischen sozialen Klassen.

Wesentliche Publikationen

(1936) Naven: A survey of the problems suggested by a composite picture of the culture of a New Guinea tribe drawn from three points of view. Cambridge, Cambridge University Press

(1972) Steps to an ecology of mind. San Francisco, Chandler [dt.: (1981) Ökologie des Geistes. Frankfurt/M., Suhrkamp]

(1979) Mind and nature. New York, Dutton [dt.: (1979) Geist und Natur: Eine notwendige Einheit. Frankfurt/M., Suhrkamp]

Bateson G, Bateson MC (1988) Angels fear: An investition into the nature and the meaning of the sacred. London-Melbourne, Rider

Bateson G, Jackson DD, Haley J, Weakland J (1956) Toward a theory of schizophrenia. Behavior Science 1: 251–264 [dt.: (1969) Auf dem Weg zu einer Schizophrenie-Theorie. In: Bateson G, Jackson DD, Laing R, Lidz T, Wynne L (Hg), Schizophrenie und Familie (S 11–43). Frankfurt/M., Suhrkamp]

Bateson G, Jackson DD, Laing R, Lidz T, Wynne L (Hg) (1969) Schizophrenie und Familie. Frankfurt/M., Suhrkamp

Literatur zu Biografie und Werk

Bateson MC (1986) Mit den Augen einer Tochter: Meine Erinnerungen an Margaret Mead und Gregory Bateson. Reinbek, Rowohlt

Lipset D (1980) Gregory Bateson: The legacy of a scientist. Englewood Cliffs, Prentice Hall

Stierlin H (1995) Nietzsche und Bateson. Familiendynamik 20: 438–441

Wittezaele JJ, García T (1992) A la recherche de l'école de Palo Alto. Paris, Seuil

Andrea Brandl-Nebehay

Bauriedl, Thea

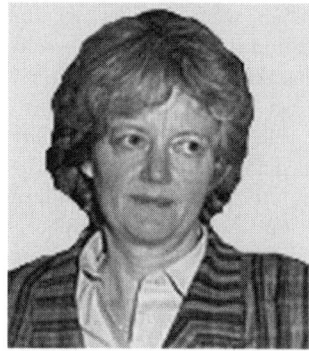

* 25.7.1938 als Thea Kraus in Berlin.

Begründerin der Beziehungsanalyse.

Stationen ihres Lebens

1944–56 Schulbesuch in Tirol, Oberbayern und München (Abitur); 1956–60 Studien: Musik (München) und Sprachen (Genf); 1960 Heirat mit Ruprecht Bauriedl, Geburt zweier Töchter (1962, 1964); 1966–70 Studium der Psychologie, Philosophie und Psychopathologie (Universität München), 1971–75 Assistentin am Institut für Psychologie der Universität München; 1975 Promotion (Dr. phil.) über „Theoretische Probleme der ichpsychologischen Diagnostik" (publiziert 1982); 1971–78 psychoanalytische Weiterbildung an der Akademie für Psychoanalyse und Psychotherapie e. V. München. 1975 Scheidung; 1982 Heirat mit Dr. Friedrich Wölpert und Geburt eines Sohnes; 1981–95 und wieder seit 1999 Aufbau und Leitung der Abteilung für psychoanalytische Paar- und Familientherapie und -beratung an der Akademie für Psychoanalyse und Psychotherapie e. V. München; 1985 Habilitation (Priv.-Doz.) an der Universität München über Beziehungsanalyse, psychoanalytische Krisenintervention und Familientherapie und Familiendiagnostik; seit 1986 Aufbau und Leitung des Instituts für Politische Psychoanalyse München; seit 1989 Dozentin, Lehr- und Kontrollanalytikerin in der Ausbildung von Ärztlichen und Psychologischen Psychoanalytikern sowie von analytischen Kinder- und Jugendlichenpsychotherapeuten an der Akademie für Psychoanalyse und

Psychotherapie e. V. München; 1995–99 Vorstandsvorsitzende der Akademie für Psychoanalyse und Psychotherapie e. V. München; Ehrenmitglied des Vorstands der Arbeitsgemeinschaft Beziehungsanalyse e. V., stellvertretende Vorsitzende des Bundesverbandes Psychoanalytische Paar und Familientherapie e. V., Leiterin der Weiterbildung in psychoanalytischer Paar- und Familientherapie und der Weiterbildung in psychoanalytisch orientierter Familienberatung und Sozialtherapie an der Akademie für Psychoanalyse und Psychotherapie e. V. München; Mitglied im wissenschaftlichen Beirat zahlreicher Fachzeitschriften sowie politischer und gesellschaftlicher Institutionen (insbesondere der Friedens- und Konfliktforschung).

Wichtige theoretische Beiträge und Orientierungen

Wissenschaftstheoretische Grundlagen der Psychoanalyse, psychoanalytische Prozessforschung aus beziehungsanalytischer Sicht, angewandte Psychoanalyse (insbesondere psychoanalytische Paar- und Familientherapie, psychoanalytisch orientierte Familienberatung, Sozialtherapie und Supervision), politische Psychoanalyse und psychoanalytische Friedens- und Konfliktforschung; zahlreiche Artikel zur Beziehungsanalyse innerhalb der Psychoanalyse (zum psychoanalytischen Prozess, zur Therapeut-Patient-Beziehung und zum Begriff der psychoanalytischen Abstinenz, sowie zu Fragen der psychoanalytischen Ethik) und in ihren Anwendungsformen: psychoanalytische Paar- und Familientherapie, Supervision, Kinder- und Jugendlichenpsychotherapie, politische Psychoanalyse und psychoanalytische Friedens- und Konfliktforschung; kritische Auseinandersetzung mit manipulativen und suggestiven Methoden der Psychotherapie. Das Konzept der Beziehungsanalyse ist eine Weiterentwicklung der psychoanalytischen Objektbeziehungstheorie. Sie ist verwandt mit dem gleichzeitig (in den 1970er Jahren) in den USA entstandenen Konzept der Interpersonalen Psychoanalyse. Die therapeutische Beziehung in der Psychoanalyse wird hier als symmetrisch verstandener, interaktiver Prozess konzipiert, der auf der weitgehend unbewussten Verflechtung von Übertragung und Gegenübertragung beider Seiten (in der Mehrpersonentherapie: aller Beteiligten) beruht. Bauriedls zentrale These zu den Wirkmechanismen der Psychoanalyse lautet: Die Veränderung beginnt im Therapeuten. Diese These macht darauf aufmerksam, dass die Hauptarbeit des Psychoanalytikers (in allen Settings) darin besteht, sich selbst immer wieder ins innere psychische Gleichgewicht zu bringen (bei → Freud: gleichschwebende Aufmerksamkeit) und dadurch in bezogener Abgrenzung zum Analysanden diesem einen psychischen Freiraum anzubieten, in dem er in freier Assoziation (Freud) die in seinem bisherigen Leben verdrängten Gefühle und Beziehungsfantasien wieder in sich finden und integrieren kann. Der Veränderungsprozess in der Psychoanalyse besteht in der differenzierenden Veränderung intrapsychischer und interpsychischer Beziehungsstrukturen. Die zur intrapsychischen Struktur gewordenen interaktionellen Szenen aus der Geschichte der beteiligten Personen können sich im geschützten Beziehungsraum der Psychoanalyse im emanzipatorischen Sinn verändern. Diese Überlegungen beinhalten auch eine Beschreibung der Prinzipien von Beziehungsstörungen sowie deren Veränderung im Zusammenhang mit einer spezifischen Behandlungsmethodik.

Wesentliche Publikationen

(1980) Beziehungsanalyse: Das dialektisch-emanzipatorische Prinzip der Psychoanalyse und seine Konsequenzen für die psychoanalytische Familientherapie. Frankfurt/M., Suhrkamp
(1982) Zwischen Anpassung und Konflikt: Theoretische Probleme der ichpsychologischen Diagnostik. Göttingen, Vandenhoeck & Ruprecht
(1985) Psychoanalyse ohne Couch: Zur Theorie und Praxis der Angewandten Psychoanalyse. München, Urban & Schwarzenberg
(1986) Die Wiederkehr des Verdrängten: Psychoanalyse, Politik und der Einzelne. München, Piper
(1988) Das Leben riskieren: Psychoanalytische Perspektiven des politischen Widerstands. München, Piper
(1992) Wege aus der Gewalt: Analyse von Beziehungen. Freiburg, Herder
(1996) Leben in Beziehungen: Von der Notwendigkeit, Grenzen zu finden. Freiburg, Herder

(1994) Auch ohne Couch: Psychoanalyse als Beziehungstheorie und ihre Anwendungen. Stuttgart, Klett-Cotta
(2001) Wege aus der Gewalt: Die Befreiung aus dem Netz der Feindbilder. Freiburg, Herder

Simone Zimansl

Beck, Aaron T.

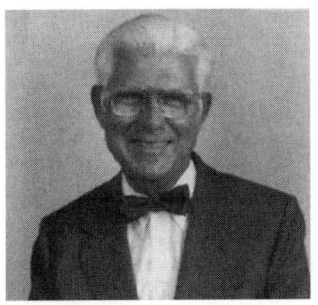

* 18.7.1921 in Providence, Rhode Island, USA.

Begründer der Kognitiven Therapie.

Stationen seines Lebens

Sohn jüdischer Einwanderer aus der Ukraine; 1942 Abschluss an der Brown-Universität, 1946 M.D. für Psychiatrie an der Universität Yale. Die nun folgenden Jahre seiner medizinischen Ausbildung stehen bereits im Zeichen der Auseinandersetzung mit der Psychiatrie und der Psychotherapie. Kurz wendet er sich der Neurologie zu, die er, verglichen mit der Psychiatrie, für die präzisere Wissenschaft hält, und er befasst sich bereits während dieser Zeit mit der Rolle von Kognitionen in der Psychotherapie. In diesen Lebensabschnitt fällt auch seine psychoanalytische Ausbildung am Philadelphia Psychoanalytic Institute, die er trotz bereits bestehender Skepsis gegenüber der Psychoanalyse beginnt und 1958 abschließt. Die Ergebnisse seiner psychoanalytischen Therapien erlebt er als nicht zufriedenstellend, der Versuch, das psychoanalytische Konzept der Depression empirisch zu fundieren und verifizieren, scheitert. Diese Arbeit leistet er bereits als Wissenschaftler der Universität Pennsylvania, an der er 1954 zu forschen begann und an der er sein Leben lang bleiben sollte. Das wissenschaftliche

Scheitern an der Psychoanalyse sowie enormes Wissen über das Wesen der Depression leiten eine rege Forschungstätigkeit ein. Am Ende einer ersten Phase steht die Entwicklung der kognitiven Therapie, einer neuen klinischen Behandlungsform. Beck verlässt damit endgültig den Boden der Tiefenpsychologie und begründet in den nächsten Jahren seine Methode. Im weiteren Verlauf verfolgt er die Ausarbeitung und Verfeinerung dieses Ansatzes, vor allem aber auch dessen empirische Überprüfung. Es erfolgte eine Erweiterung auf andere Störungsbilder: Angststörungen, Panik, Sucht, Essstörungen, Persönlichkeitsstörungen, bipolare Störungen, Schizophrenien. Es gibt kaum ein psychiatrisches Störungsbild, das in der Zwischenzeit nicht mit kognitiver Therapie behandelt wurde. Dabei spielt die Wirksamkeitsforschung eine tragende Rolle. Beck entwickelte spezifische Skalen, die die Veränderungsmessung unterstützen sollen (Beck Depression Inventory – BDI; Beck Hopeless Scale – BHS; Beck Anxiety Inventory – BAI; Beck Scale for Suicide Ideation – BSS; Beck's Youth Inventories) und die heute zum Standardrepertoire einer allgemeinen klinischen Untersuchung gehören, wenn Schweregrade bestimmter Störungen beurteilt werden sollen. Die Kreativität Becks findet ihren Ausdruck in einer ausgedehnten publikatorischen Tätigkeit, die mehr als 370 Arbeiten enthält, sowie in zahlreichen wissenschaftlichen Ehrungen. Ein weiterer Höhepunkt wurde durch die Gründung des „Beck Institute for Cognitive Therapy and Research" gesetzt, das neben Forschungs- auch Ausbildungszwecken gewidmet ist und derzeit von Judith Beck, der Tochter Aaron Becks, geleitet wird.

Wichtige theoretische Beiträge und Orientierungen

Das Charakteristikum der kognitiven Therapie liegt in der Bedeutung, die gedanklichen und bildhaften Abläufen zugeschrieben wird. Beck bezeichnet Gedanken als Auslöser für spezifische Gefühle, Stimmungen und Verhalten. Dysfunktionale Kognitionen gelten als relevante Faktoren in der Entstehung, Auslösung und Aufrechterhaltung psychischer Störungen.

Zentrale Begriffe sind die der „automatischen Gedanken" (Selbstverbalisationen, die uns und unsere Handlungen begleiten) sowie der „Grundannahmen" (zentrale Einstellungen des Individuums, z. B. zu sich selbst oder zu anderen Menschen). Eine Veränderung der (dysfunktionalen) Kognitionen in Richtung realitätsgerechterer Neubewertungen führt zu Veränderungen auf emotioneller, psychophysiologischer und Verhaltensebene. Da das therapeutische Vorgehen eine Kombination von verbaler Therapie und klassischen verhaltenstherapeutischen Methoden beinhaltet, wurde die kognitive Therapie sehr rasch in die Verhaltenstherapie integriert und ist seither relevanter Bestandteil kognitiv-behavioraler Behandlung.

Wesentliche Publikationen

(1967) Depression: Causes and treatment. Philadelphia, University of Pennsylvania Press
(1967) Depression: Clinical, experimental, and theoretical aspects. New York, Harper & Row
(1967) The diagnosis and management of depression. Philadelphia, University of Pennsylvania Press
(1976) Cognitive therapy and the emotional disorders. New York, International Press
(1988) Love is never enough. New York, Harper & Row [dt.: (1994) Liebe ist nie genug. München, dtv]
(1999) Prisoners of hate: The cognitive basis of anger, hostility, and violence. New York, Harper Collins
Beck AT, Emery G (with Greenberg RL) (1985) Anxiety disorders and phobias: A cognitive perspective. New York, Basic Books [dt.: (1981) Kognitive Verhaltenstherapie bei Angst und Phobien. Tübingen, dgvt]
Beck AT, Freeman A (1990) Cognitive therapy of personality disorders. New York, Guilford Press [dt.: (1993) Kognitive Therapie der Persönlichkeitsstörungen. Weinheim, Psychologie Verlags Union]
Beck AT, Resnick HLP, Lettieri DJ (Eds) (1974) The prediction of suicide. Bowie (MD), Charles Press
Beck AT, Rush AJ, Shaw BF, Emery G (1979) Cognitive therapy for depression. New York, Guilford Press [dt.: (1996) Kognitive Therapie der Depression. Weinheim, Psychologie Verlags Union]
Beck AT, Wright FW, Newman CF, Liese B (1993) Cognitive therapy of substance abuse. New York, Guilford Press [dt.: (1997) Kognitive Therapie der Sucht. Weinheim, Psychologie Verlags Union]

Literatur zu Biografie und Werk

Weishaar ME (1993) Aaron T. Beck. London, Sage

Bibiana Schuch

Benedetti, Gaetano

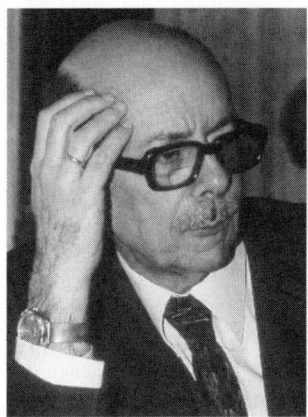

* 7.7.1920 in Catania, Sizilien.

Weg- und richtungsweisend für die Entwicklung der Psychotherapie von Psychosen; vermehrte Zuwendung zur therapeutischen Imagination hat – gemeinsam M. Peciccia – zur Entwicklung des progressiven therapeutischen Spiegelbildes geführt.

Stationen des Lebens

Geboren als ältester Sohn eines Chirurgen, aufgewachsen in einer Familientradition mit einer Vielzahl von Ärzten, von denen Benedetti die Grundhaltung einer ganzheitlichen Krankenbehandlung vermittelt bekommen hatte; Eheschließung mit einer Schweizerin (1949), 4 Kinder. Das Vorbild seines Vaters vermittelte ihm das Interesse für Leidenszustände von Menschen und die dahinter liegenden psychischen Konfliktsituationen. Dieses lebenslange Interesse fand seinen Ausdruck in der Berufswahl Benedettis, obwohl er sich auch intensiv für Geisteswissenschaften interessiert hatte. Nach dem Staatsexamen Beginn der Ausbildung in Psychiatrie, die in Catania damals allerdings hauptsächlich neurologisch dominiert war. Die Unzufriedenheit mit dem mangelnden Interesse für das Innenleben von Kranken führte Benedetti zu Manfred Bleuler nach Zürich, wo er begann, Psychopathologie zu studieren (1947). In dem sehr motivierenden Klima von Burghölzli, das damals eine Vielzahl später berühmter Psychiater und Psychotherapeuten zu kur-

zen und längeren Aufenthalten veranlasste, wurde Bleuler der Mentor von Benedetti und ermutigte ihn, nach einem neunmonatigen Amerika-Aufenthalt, sich zu habilitieren (1953) und seine weitere berufliche Karriere in der Schweiz einzuschlagen. Habilitation in Rom als „Libero Docente" (1955), Berufung als außerordentlicher Professor für Psychohygiene und Psychotherapie an die Medizinische Fakultät der Universität Basel (1956), zusammen mit Christian Müller Gründung des internationalen Symposiums für Psychotherapie der Schizophrenie (1956), das im Jahr 2003 mittlerweile zum 13. Mal tagt. Berufung an die Universität Frankfurt (1960), die er jedoch aufgrund einer schwerwiegenden Erkrankung ausschlagen musste. Gründung eines Instituts für Psychoanalyse und Psychotherapie („Associatione e scuola di studi psychoanalitici", 1963) in Mailand, an dem in den folgenden mehr als 25 Jahren eine Großzahl von Ärzten und Psychologen vieler italienischer psychiatrischer Kliniken ausgebildet wurde. Dieses Institut hat heute eine Größe von mehr als 100 Mitarbeitern und Studierenden erreicht. In den 1980er Jahren Gastprofessor an der Medizinischen Fakultät der Universität Perugia. Emeritierung an der Universität Basel 1985, wobei Benedetti bis heute weiterhin sowohl wissenschaftlich wie auch in privater Praxis äußerst tätig ist. Während seiner gesamten Unterrichts- und Lehrtätigkeit versuchte Benedetti, die Idee und das Interesse für Psychotherapie von Psychosen, insbesondere schizophrenen Erkrankungen, zu unterstützen und zu fördern, was ihn auf zahlreiche Kongressreisen und Einzelsymposien sowie zu Tagungsteilnahmen in Europa, Amerika, und Japan führte. Seine wissenschaftliche Tätigkeit wurde durch verschiedene Preise ausgezeichnet (Frieda Fromm-Reichmann-Preis, Jakob Burckhardt-Preis, Hans Prinzhorn-Preis, Margrit Egner-Preis, Preis der Accademia Theatina). Das unermüdliche wissenschaftliche und lehrende Interesse Benedettis führte zu einem Oeuvre von 550 Einzelpublikationen auf verschiedenen Gebieten der Psychiatrie und 30 Monografien.

Wichtige theoretische Beiträge und Orientierungen

Wichtige Impulse seiner psychiatrischen und psychotherapeutischen Ausrichtung erhielt Benedetti durch die Bekanntschaft und Freundschaft mit Manfred Bleuler sowie durch seine psychoanalytische Ausbildung. Während seiner Tätigkeit in Burghölzli lernte Benedetti die Möglichkeit eines psychotherapeutischen Umgangs mit psychotischen Menschen kennen, die auch später ein Schwerpunkt seiner therapeutischen und theoretischen Entwicklung blieb. Benedetti vertritt eine Richtung der Psychosen-Psychotherapie die auf psychoanalytischen Grundlagen beruht, aber wesentlich durch die schöpferische therapeutische Imagination durch Benedetti erweitert wurde. Erstmalig formulierte Benedetti diese Gedanken in seinem Buch „Psychiatrische Aspekte des Schöpferischen und schöpferische Aspekte der Psychiatrie" (1975). Grundgedanke dieses Zugangs ist der Versuch einer durch Worte, Bilder oder Handlungen erweiterten, imaginativen Ausschöpfung der Fantasiemöglichkeiten des Patienten mit dem Ziel, seine späteren Handlungsoptionen und Freiheitsgrade zu erweitern. Seit den 1990er Jahren wurde dieser Ansatz durch die Kunsttherapie ergänzt. Gemeinsam mit Peciccia wurde eine neue therapeutische Methode, das progressive therapeutische Spiegelbild, entworfen. Hierbei entwickeln Patient und Therapeut gemeinsam in einem Dialog, der auf einer bildnerischen Ebene abgehandelt wird, positivierte Spiegelbilder. Dies sind therapeutische, verbale oder zeichnerische Darstellungen der psychotischen Erlebnisse der Patienten, Gegenbilder, die zunächst im Erleben des Therapeuten entstehen und den Kranken projektiv zurückgegeben werden, sodass diese sich eben im Spiegel der Therapeuten erleben können. Sie sind aber auch Abwandlungen der negativen Selbstbilder, die von der Psychose erzeugt werden, in die Richtung einer therapeutischen Positivierung. Dadurch, dass sie nicht objektivierend mit psychopathologischen Termini die innere Situation des Patienten widergeben, sondern subjektiv-positivierend im Erleben des Therapeuten entstehen, sind diese Spiegelbilder oft gegenseitige Darstellungen, die aus der Erfahrung der Dualität hervorgehen und die Beziehungen ausdrücken, welche die sich wandelnde Selbstidentität der Patienten beschreiben. Die Methode des progressiven therapeutischen Spiegelbildes wurde in etlichen Studien weiter entwickelt und auch katamnestisch erhärtet.

Wesentliche Publikationen

(1975) Ausgewählte Aufsätze zur Schizophrenielehre. Göttingen, Vandenhoeck & Ruprecht
(1976) Der Geisteskranke als Mitmensch. Göttingen, Vandenhoeck & Ruprecht
(1983) Todeslandschaften der Seele. Göttingen, Vandenhoeck & Ruprecht
(1992) Psychotherapie als existentielle Herausforderung. Göttingen, Vandenhoeck & Ruprecht

Literatur zu Biografie und Werk

Gysling A (1995) Die analytische Antwort: Eine Geschichte der Gegenübertragung in Form von Autorenportraits. Tübingen, Edition diskord [S 340–355]

Michael Ertl

Bergin, Allen E.

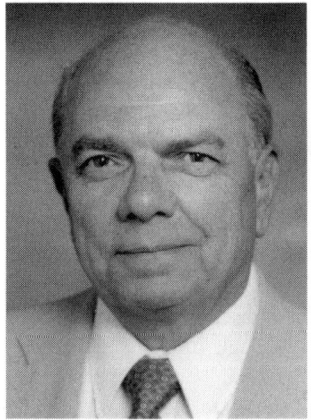

* 4.8.1934 in Spokane, Washington.

Psychotherapieforscher, Beiträge auf dem Gebiet der Religionspsychologie.

Stationen seines Lebens und wichtige theoretische Beiträge und Orientierungen

Wurde als Nachfahre schwedischer, irischer, deutscher und englischer Immigranten in Spokane (Washington) geboren. Er besuchte das Massachusetts Institute of Technology und das Reed College, bevor er das letzte Jahr an der Brigham Young University in Provo, Utah, absolvierte und dort seinen Bachelor in Psychologie erwarb. Während dieses wichtigen Jahres bekannte er sich zum mormonischen Glauben und heiratete Marian Shafer, die eine ergebene Ehefrau, Therapeutin und Mutter von neun Kindern wurde. Nachdem er seinen Master of Science von der Brigham Young University erhielt, wurde Bergin ermutigt, einen Doktor in Klinischer Psychologie an der Stanford University zu machen. 1960 vollendete er seine Dissertation mit Albert → Bandura, der ihm ein wichtiger Freund war und seine Karriere nachhaltig beeinflusste. Bergin verbrachte das folgende Jahr nach seiner Promotion als Fellow mit Carl → Rogers am Psychiatrischen Institut der University of Wisconsin, der ebenfalls einen wichtigen Einfluss auf seine Karriere ausübte. Rogers empfahl ihn für eine Stelle im Programm für Klinische Psychologie des Teachers College an der Columbia University, wo er elf Jahre lang blieb und eine ordentliche Professur erhielt. Diese elf Jahre, die Bergins erste akademische Stellung repräsentierten, waren prägend für seine Entwicklung. Neben der anregenden Atmosphäre einer berühmten Universität war vor allem die Zusammenarbeit und Freundschaft mit Sol → Garfield und Hans → Strupp von großer Bedeutung. Er war mit Strupp Herausgeber von „Changing frontiers in the science of psychotherapy" sowie etlichen Aufsätzen. Mit Garfield, dem Direktor des Klinischen Programms an der Columbia University (1964–70), gab Bergin die ersten vier Auflagen des bekannten „Handbook of psychotherapy and behavior change", das als höchst angesehener Klassiker gilt, heraus. 1972 kehrte Bergin als Professor für Psychologie an die Brigham Young University zurück. Er hatte jetzt neuerliches Interesse an dem Zusammenhang zwischen Glauben und Werten einerseits und Verhalten andererseits und leitete 1976–78 das Values Institute der Universität. Obwohl er starkes Interesse an religiösen Werten bekundete, engagierte und identifizierte er sich doch weiterhin mit der psychotherapeutischen Forschung, was durch die Veröffentlichung der Auflagen von „Hand-book of psychotherapy and behavior change (1978, 1986, 1994) deutlich wird. 1989–93 war er Direktor für Klinische Psychologie an der Brigham Young und emeritierte 1999. Im Laufe seiner Karriere veröffentlichte er (zum Teil als Mitherausgeber) zwölf Bücher und über 100 Aufsätze. Seine zuletzt publizierten Bücher sind das „Handbook of psychotherapy and religious diversity" (2000), herausgegeben mit P. Scott Richards, sowie „A spiritual strategy for counseling and psychotherapy" (1997), das Richards mitverfasste. Beide erhielten überaus positive Rezensionen. Bergin hat auch viele Ehrungen und Anerkennungen für seine Beiträge erhalten, darunter den „Distinguished Professional Contribution to Knowledge Award" (1989), den „William James Award for Psychology of Religion Research" von der American Psychological Association, den „Oscar Pfister Award in Psychiatry and Religion" von der American Psychiatric Association und den „Distinguished Career Award" von der Society for Psychotherapy Research. Er ist zudem ehemaliger Präsident der Society for Psychotherapy Research und der Association of Mormon Counselors and Psychotherapists.

Wesentliche Publikationen

Bergin AE, Garfield SL (Eds) (1971) Handbook of psychotherapy and behavior change: An empirical analysis. New York, Wiley
Bergin AE, Garfield SL (Eds) (1994) Handbook of psychotherapy and behavior change, 4th ed. New York, Wiley
Bergin AE, Strupp HH (1972) Changing frontiers in the science of psychotherapy. Chicago, Aldine
Garfield SL, Bergin AE (Eds) (1978) Handbook of psychotherapy and behavior change, 2nd ed. New York, Wiley
Garfield SL, Bergin AE (Eds) (1986) Handbook of psychotherapy and behavior change, 3rd ed. New York, Wiley
Richards PS, Bergin AE (1997) A spiritual strategy for counseling and psychotherapy. Washington (DC), American Psychological Association
Richards PS, Bergin AE (Eds) (2000) Handbook of religious diversity. Washington (DC), American Psychological Association

Sol L. Garfield
(Übersetzung: Katia Siegle)

Berne, Eric

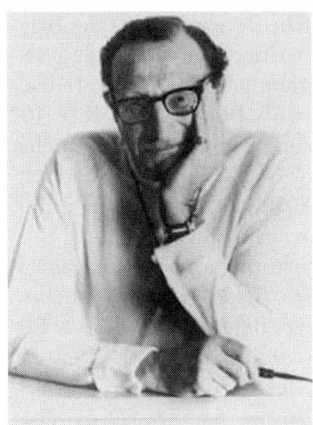

* 10.5.1910 in Montreal, Kanada; †15.7.1970 in Monterey, Kalifornien.

Begründer der Transaktionsanalyse.

Stationen seines Lebens

Sohn eines praktischen Arztes und einer Schriftstellerin und Verlegerin, unter dem Namen Eric Lennard Bernstein geboren. Studium der Medizin in Montreal, 1935 Promotion; Weiterbildung zum Psychiater in den USA; 1938/39 Erwerb der US-amerikanischen Staatsbürgerschaft; Namensänderung auf Eric Berne; 1941 Beginn einer Lehranalyse bei Paul → Federn sowie der Ausbildung zum Psychoanalytiker am New Yorker Psychoanalytischen Institut; 1943–46 als Psychiater in der US-Armee, zuletzt im Dienstgrad eines Major; anschließend Niederlassung als Psychiater in Carmel (Kalifornien); außerdem beratender Psychiater und Gruppentherapeut bei verschiedenen Institutionen in San Francisco sowie Lehrtätigkeit; 1946 Fortsetzung der psychoanalytischen Weiterbildung in San Francisco sowie (1947–49) Lehranalyse bei Erik → Erikson; 1956 Ablehnung von Bernes Gesuch um Aufnahme als anerkanntes Mitglied der Psychoanalytischen Vereinigung, verbunden mit der Anregung, sich nach weiterer Fortbildung und Analyse nochmals zu bewerben. Berne hatte sich bereits zu dieser Zeit – wie seine später in dem Band über „Intuition" zusammengefassten Arbeiten zeigen – vom Gedankengut der orthodoxen Psychoanalyse entfernt. Die Ablehnung seines Gesuchs um Mitgliedschaft förderte jedenfalls Bernes Ambition, der Psychoanalyse etwas Neues hinzuzufügen. Noch 1956 verfasste er zwei Arbeiten, die sich mit den Ich-Zuständen befassen. Im ersten Aufsatz (Berne, 1957a) erläutert er unter Bezugnahme auf seinen ersten Lehranalytiker Paul → Federn, auf Eugen Kahn und Herbert Silberer, wie er zum Konzept der Ich-Zustände kam und woher die Idee, das Erwachsenen-Ich vom Kind-Ich zu trennen, stammte. Im zweiten Aufsatz (Berne, 1957b) entwickelt er das dreiteilige Schema der Strukturanalyse der Ich-Zustände und spricht von einem neuen psychotherapeutischen Ansatz. Eine nächste Veröffentlichung (Berne, 1958) betitelte er dann „Transaktionsanalyse: Eine neue und effektive Methode der Gruppentherapie" [übersetzt]. Die Ich-Zustände werden erneut dargestellt, die Begriffe Spiele und Skript eingeführt. Damit sind die wesentlichen Grundlagen der Transaktionsanalyse gelegt. Bereits in den frühen 1950er Jahren hatte Berne in seiner Wohnung in San Francisco damit begonnen, Dienstag abends klinische Seminare abzuhalten, die er 1958 in die San Francisco Social Psychiatry Seminars for the Study of Transactional Analysis and Social Dynamics als gemeinnützige Gesellschaft umorganisierte. Diese Gesellschaft veröffentlichte ab 1962 das Transactional Analysis Bulletin. 1964 wurde die Internationale Transaktionsanalyse-Gesellschaft (ITAA) mit Sitz in San Francisco gegründet, die die San Francisco Social Psychiatry Seminars als Herausgeberin des Transactional Analysis Bulletin – seit 1971: Transactional Analysis Journal – ablöste. Ebenfalls 1964 erschien Bernes Buch „Games people play", welches, in viele Sprachen übersetzt, ein Bestseller wurde, der wesentlich zur Popularisierung der Transaktionsanalyse in den USA beitrug. Berne stellt in ihm seine Ideen zur Spielanalyse dar und analysiert eine große Zahl von ihm originell benannter Spiele. Er revidierte seine Spieltheorie zum Teil allerdings in späteren Publikationen. Manche der in „Spiele der Erwachsenen" (dt. Titel) dargestellten Spiele entsprechen nicht mehr der späteren Berneschen und heute verbreiteten Spieltheorie. Auch in den folgenden Jahren übte Berne mit äußerster Disziplin nebeneinander seine Tätigkeiten als niedergelassener Arzt in Carmel und San Francisco, als beratender Krankenhausarzt, als Dozent (u. a. an der University of California in Langley Porter) sowie als Verfasser weiterer Bücher und vieler wissenschaftlicher Publikationen aus. Bernes Persönlichkeit wird ungewöhnlich unterschiedlich geschildert. Seine drei Ehen wurden geschieden. Er starb an einem Herzinfarkt.

Wichtige theoretische Beiträge und Orientierungen

Berne entwickelte die Transaktionsanalyse vor dem Hintergrund seiner psychoanalytischen Fortbildung. In seinen ersten Veröffentlichungen zur Transaktionsanalyse sah er sie als Ergänzung zur Psychoanalyse. In der Folgezeit stellte er die Enttrübung des Erwachsenen-Ich in den Vordergrund sowie die Analyse der Kommunikationsvorgänge, wobei er mit der Transaktionsanalyse im engeren Sinn und mit der Spielanalyse wesentliche Beiträge zur Kommunikationspsychologie leistete. Beeindruckt von den Untersuchungen von René Spitz maß er dem Grundbedürfnis nach Zuwendung (Stroke-Konzept) besondere Bedeutung bei. Schwerpunkt seines letzten Werkes (Berne, 1972) war die Skripttheorie, die er als verbesserte Methode der Psychoanalyse ansah. Berne vereinigte in der Transaktionsanalyse tiefenpsychologische, kommunikationspsychologische und verhaltenstherapeutische Sicht- und Vorgehensweisen zu einem eigenständigen, theoretisch fundierten pragmatischen Ansatz, der in Ich-Zustands-, Transaktions- und Spielanalyse vom aktuellen Erleben und Verhalten ausgeht und auf dieser Ebene Veränderungen ermöglicht, gleichzeitig aber (über das Skript) auch die lebensgeschichtliche Dimension (im Sinne einer tiefenpsychologischen Transaktionsanalyse) erfasst und einer grundlegenden Bearbeitung zugänglich macht. Sowohl bei der Theoriebildung als auch in der praktischen Arbeit spielten für Berne immer wieder Verhaltensbeobachtungen eine besondere Rolle. Im übrigen maß er sowohl theoretische Ideen als auch Interventionen in der Therapie daran, ob sie zu einer schnelleren, zielgerichteten Heilung der Patienten nützlich seien. Es stand für ihn nicht Einsicht, sondern Veränderung im Mittelpunkt. Berne ging davon aus, dass Menschen „OK" (als Grundeinstellung) sind, denken können und über ihr Schicksal entscheiden, ihre Entscheidungen also auch verändern können. Vor dem Hintergrund dieser Grundannahmen betonte Berne die Gleichwertigkeit von Therapeut und Patient, weshalb er sich einer auch für Laien verständlichen Sprache, gut vermittelbarer Modelle und grafischer Darstellungen bediente; sie zeichnen die Transaktionsanalyse noch heute aus. Da Berne Therapie als Prozess aktiven Zusammenwirkens von Therapeut und Patient verstand, arbeitete er mit Verträgen, die wesentlichen Einfluss auf die Effektivität der therapeutischen Arbeit haben. Deren Ziel, die „Autonomie" des Klienten, umfasst u. a. dessen Fähigkeit zu Intimität. Bernes Ideen wirkten über den Bereich der Psychotherapie und Beratung hinaus: Sie haben heute auch in Pädagogik, Erwachsenenbildung und Organisationsentwicklung einen festen Platz.

Wesentliche Publikationen

(1947) The mind in action. New York, Simon and Schuster [in 2. Aufl. 1957 und in 3. Aufl. 1968 unter dem Titel „A laymans guide to psychiatry and psychoanalysis". Die 3. Aufl. enthält ein von J. Dusay beigesteuertes Kapitel über Transaktionsanalyse; dt.: (1970) Sprechstunde für die Seele. Reinbek, Rowohlt (allerdings ohne das Kapitel über Transaktionsanalyse)]
(1949) The nature of intuition. Psychiatric Quarterly 23: 203–226
(1952) Concerning the nature of diagnosis. International Record of Medicine 165: 283–292
(1953) Concerning the nature of communication. Psychiatric Quarterly 27: 185–198
(1957a) The ego image. Psychiatric Quarterly 31: 611–627
(1957b) Ego states in psychotherapy. American Journal of Psychotherapy 11: 293–309
(1958) Transactional analysis: A new and effective method of group therapy. American Journal of Psychotherapy 12: 735–743
(1961) Transactional analysis in psychotherapy. New York, Grove Press
(1963) The structure and dynamics of organizations and groups. Philadelphia, Lippincott [andere Ausgabe: New York, Grove Press, 1966; dt.: (1979) Struktur und Dynamik von Organisationen und Gruppen. München, Kindler]
(1964) Games people play. New York, Grove Press [dt.: (1967) Spiele der Erwachsenen. Reinbek, Rowohlt]

(1966) Principles of group treatment. New York, Oxford University Press

(1968) Staff-patient staff conferences. American Journal of Psychiatry 125: 286–293

(1969) Introduction to reparenting in schizophrenia. Transactional Analysis Bulletin 8: 45–47

(1970) Sex in human loving. New York, Simon and Schuster [dt.: (1974) Spielarten und Spielregeln der Liebe. Reinbek, Rowohlt]

(1972) What do you say after you say hello? Grove Press, New York [dt.: (1973) Was sagen Sie, nachdem Sie „Guten Tag" gesagt haben? Kindler, München]

(1977) Intuition and ego-states. TA Press, San Francisco [Es handelt sich um einen von McCormick herausgegebenen Sammelband von Bernes Studien über Intuition aus den Jahren 1949–62; dt.: (1991) Transaktionsanalyse der Intuition. Paderborn, Junfermann]

Literatur zu Biografie und Werk

Cheney WD (1971) Eric Berne: Biographical sketch. Transactional Analysis Journal 1: 14–22

Cranmer RM (1971) Eric Berne: Annotated bibliography. Transactional Analysis Journal 1: 23–29

Hostie R (1984) Eric Berne in search of ego states. In: Sterne E (Ed), TA: The state of the art. A European contribution (pp 11–29). Dordrecht, Foris Publications

Hostie R (1987) Analyse transactionnelle: L´âge adulte. Sur le traces d´Eric Berne vingt ans après. Paris, InterEditions

Jorgensen EW, Jorgensen HI (1984) Eric Berne: Master gamesman. New York, Grove Press

Kohlhaas-Reith A, Steiner C (1991) Interview: On the early years of transactional analysis – Eric Berne and his disciple Claude Steiner. Waldkirch, Eigenverlag

Stewart I (1992) Eric Berne. London, Sage

Richard R. Reith

Bernfeld, Siegfried

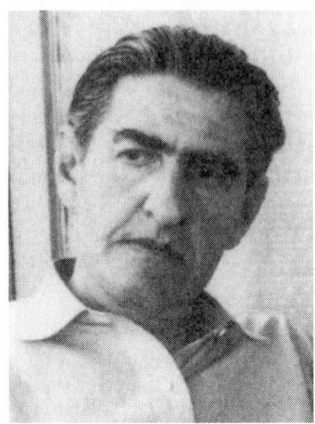

* 7.5.1892 in Lemberg, Galizien; † 2.4.1953 in San Francisco.

Begründer der psychoanalytischen Pädagogik.

Stationen seines Lebens

Bernfeld kam am Geburtsort seiner Mutter zur Welt und wuchs in Wien als Sohn eines jüdischen Kaufmannes auf. 1911 maturierte er am K. u. k. Staatsgymnasium, anschließend studierte er Naturwissenschaften, Pädagogik und Psychologie an der Wiener Universität, ein Semester belegte er in Freiburg im Breisgau. Hier lernte er auch seine erste Frau Anne Salomon kennen. Bernfeld wurde während seiner Schulzeit als herausragender Führer der Wiener Jugendkulturbewegung bekannt; er hatte Kontakt mit dem deutschen Reformpädagogen Gustav Wyneken aufgenommen und gründete Ende 1912 das Akademische Comité für Schulreform in Wien. Zusammen mit Georges Barbizon gab er die Zeitschrift für die Jugend, „Der Anfang", heraus, ein selbstverwaltetes Jugendorgan für Schülerselbstverwaltung, Schulreform, Gleichberechtigung der Geschlechter, Kritik am autoritären Unterricht etc. Bernfeld begann, die Jugendkultur systematisch zu erforschen. Dazu gründete er das Archiv für Jugendkultur und eröffnete die ersten sogenannten Wiener Sprechsäle. 1915 promovierte er mit seiner Studie „Über den Begriff der Jugend". Er betonte die Eigenständigkeit des Jugendalters, das kein vorläufiger Zustand oder Durchgangsstadium mehr sein sollte.

Ab 1915 war er Gast der Wiener Psychoanalytischen Vereinigung, und 1919 wurde er nach seinem Vortrag „Das Dichten Jugendlicher" Mitglied des Vereins. In diesem Jahr gründete er das Kinderheim Baumgarten, wo er ein reformpädagogisches Erziehungsprojekt für jüdische Kriegswaisen aufbaute. Hier flossen auch psychoanalytische Erkenntnisse über das Kindesalter ein; das Projekt musste jedoch wenige Monate nach der Gründung wegen finanzieller und verwaltungstechnischer Probleme wieder schließen. Bernfeld engagierte sich nach dem Ersten Weltkrieg für eine zionistische Jugendbewegung, gründete ein jüdisches Pädagogium für Lehrer und Erzieher in Wien. 1921 arbeitete er auch für die von Martin → Buber herausgegebene Zeitschrift „Der Jude" mit. Ohne selbst eine Analyse absolviert zu haben, begann Siegfried Bernfeld seine psychoanalytische Praxis aufzubauen, er wurde Sekretär und Bibliothekar der Wiener Psychoanalytischen Vereinigung und Stellvertreter von Helene → Deutsch am Lehrinstitut. Bernfeld war ein begabter Vortragender und Autor. Schon 1913/14 erschienen seine ersten psychoanalytischen Arbeiten in der „Internationalen Zeitschrift für Psychoanalyse", 1914 veröffentlichte er sein erstes Buch „Die neue Jugend und die Frauen". Bernfeld interessierte sich für die psychoanalytische Pädagogik, für die Entwicklung des Kindes und die Erziehung. In den 1960er Jahren wurde er als Vorläufer der antiautoritären Erziehung wiederentdeckt. 1925 erschienen zwei seiner bekanntesten Bücher: „Die Psychologie des Säuglings" und „Sisyphos oder die Grenzen der Erziehung". Ende 1925 übersiedelte er nach Berlin, wurde Mitglied und Lehranalytiker der Deutschen Psychoanalytischen Gesellschaft; er arbeitete über das Verhältnis von akademischer Psychologie und Psychoanalyse, beschäftigte sich mit Marxismus und der Psychoanalyse als sozialkritischem Instrument. Er zählt mit Otto → Fenichel, Wilhelm → Reich und Erich → Fromm zu den marxistischen Psychoanalytikern. In Berlin wurde er auch als Leiter einer pädagogischen Arbeitsgemeinschaft geschätzt. Ende der 1920er Jahre versuchte er zusammen mit seinem Freund Sergej Feitelberg mit der „Libidometrie" eine experimentell-naturwissenschaftlich abgesicherte Basis für die Psychoanalyse zu schaffen. 1926–30 war Bernfeld

Dozent an der deutschen Hochschule für Politik, sein Bemühen um eine akademische Stellung an der Technischen Hochschule in Braunschweig scheiterte jedoch. In Berlin machte Bernfeld dann auch eine eigene Analyse bei Hanns Sachs (1930–32). Er trennte sich von seiner zweiten Frau, der Wiener Schauspielerin Elisabeth Neumann, und ging Ende 1932 wieder zurück nach Wien, wurde erneut in der Wiener Psychoanalytischen Vereinigung aktiv und wurde 1933 in den Vorstand gewählt. Mit seiner dritten Frau Susanne Cassirer ging er 1934 nach Südfrankreich ins Exil. 1937 emigrierte er über London in die Vereinigten Staaten und ließ sich in San Francisco nieder. Er wurde zwar als Nicht-Arzt in die lokale Gruppe der Analytiker aufgenommen, doch bekam er nur den Sonderstatus des Laienanalytikers. Er war Kritiker der Verschulung und Bürokratisierung des Ausbildungsbetriebs und beschäftigte sich in seinen letzten Lebensjahren mit der wissenschaftlichen Freud-Biografik. Damit wurde er zu einem der ersten und bis heute geschätzten Wissenschaftshistoriker der psychoanalytischen Bewegung.

Wesentliche Publikationen

(1914) Die neue Jugend und die Frauen. Wien, Kamoenen-Verlag
(1919) Das jüdische Volk und seine Jugend. Wien-Berlin, R. Löwit
(1921) Kinderheim Baumgarten: Bericht über einen ernsthaften Versuch mit neuer Erziehung. Berlin, Jüdischer Verlag
(1924) Vom dichterischen Schaffen der Jugend: Neue Beiträge zur Jugendforschung. Leipzig, Internationaler Psychoanalytischer Verlag
(1925) Psychologie des Säuglings. Wien, Springer
(1925, 1973) Sisyphos oder die Grenzen der Erziehung. Frankfurt/M., Suhrkamp
(1969) Antiautoritäre Erziehung und Psychoanalyse: Ausgewählte Schriften 1–3 (hg. von L. v. Werder, R. Wolff). Frankfurt/M., März
(1988ff.) Sämtliche Werke (hg. von U. Herrmann). Basel-Weinheim, Beltz
Bernfeld S, Bernfeld-Cassirer S (1981) Bausteine der Freud-Biographik (hg. von I. Grubrich-Simitis). Frankfurt/M., Fischer
Bernfeld S, Feitelberg S (1930) Energie und Trieb: Psychoanalytische Studien zur Psychophysiologie. Wien, Internationaler Psychoanalytischer Verlag
Bernfeld S, Fuchs G, Hoffer W, Kohn E (1922) Vom Gemeinschaftsleben der Jugend. Leipzig, Internationaler Psychoanalytischer Verlag

Literatur zu Biografie und Werk

Ekstein R (1966) Siegfried Bernfeld 1892–1953: Sisy-
phus or the boundaries of education. In: Alexander
F, Eisenstein S, Grotjahn M (Eds), Psychoanalytic
pioneers (pp 415–429). New York-London, Basic
Books

Fallend K, Reichmayr J (Hg) (1992) Siegfried Bernfeld
oder Die Grenzen der Psychoanalyse. Basel-Frank-
furt/M., Stroemfeld

Mühlleitner E (1992) Biographisches Lexikon der Psychoanalyse: Die Mitglieder der Psychologischen
Mittwoch-Gesellschaft und der Wiener Psychoanalytischen Vereinigung 1902–1938. Tübingen, Edition diskord

Elke Mühlleitner

Bernheim, Hippolyte Marie

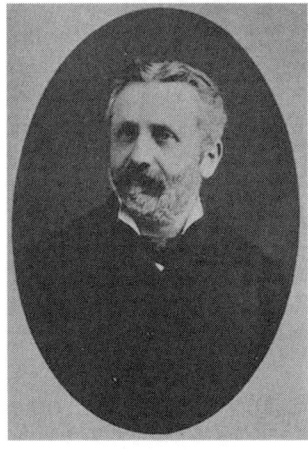

* 17.4.1840 in Mühlhausen, Frankreich; † 22.2.1919 in
Paris.

Theoretischer Begründer der Suggestionstheorie der Hypnose und Leitfigur der „Schule von
Nancy" (→ Liébeault).

Stationen seines Lebens

1871 nach der Besetzung des Elsaß durch die
Deutschen gab Bernheim seine Stellung am
Krankenhaus und an der Universität Straßburg
auf und ging an die Universität von Nancy, wo
er 1879 Professor für Innere Medizin wurde.
1882 konsultierte er bei einem schwierigen Fall
den Landarzt Liébeault. Von den Erfolgen beeindruckt, lernte er von Liébeault die Anwendung von Hypnose und bezeichnete sich ein

Leben lang als dessen Schüler. Aus der engen
Kollegialität und Freundschaft der beiden entstand die sogenannte Schule von Nancy, zusammen mit dem Physiologieprofessor Beaunis und
dem Juraprofessor Liégeois. Bernheim war
Kommissionsmitglied beim ersten und zweiten
Internationalen Kongress für experimentelle
und therapeutische Hypnose, 8.–12.8.1889 sowie 12.–18.8.1900 in Paris. Um 1900 war er der
wohl bekannteste Vertreter der Psychotherapie
in Europa. Dies hatte seinen Grund allein in der
Hypnose- und Suggestivtherapie, die aus der
„Schule von Nancy" erwuchs: Um 1890 gehörte
es sich für alle jungen Ärzte, die sich mit Ner-
ven- oder Geisteskrankheiten befassten, die
Theorie und Praxis von Liébeault und Bernheim zu studieren. So entwickelte sich ein loser
Verbund von bekannten Psychiatern, bald als
„Schule von Nancy" bekannt: z. B. Albert Moll,
Schrenck-Notzing und Oskar → Vogt aus
Deutschland, Krafft-Ebing aus Österreich,
August(e) → Forel aus der Schweiz, Otto Wetterstrand aus Schweden, Frederik van Eden und
van Renterghem aus Holland, Milne Bramwell
aus England, Boris Sidis und Morton Price aus
den USA. Sigmund → Freud verbrachte 1889
einige Wochen in Nancy.

*Wichtige theoretische Beiträge und
Orientierungen*

(1) Hypnose ist kein pathologischer Zustand:
Kurz nachdem → Charcot 1882 seinen berühmten Vortrag an der Académie des Sciences gehalten hatte, in dem er Hypnose des wissenschaftlichen Interesses wieder würdig befand, erkannte Bernheim, dass Hypnose kein psychopathologischer Zustand ist, wie Charcot behauptet
hatte; Hypnose beruhe vielmehr auf psychologischen Prozessen der Suggestion. (2) Suggestionstheorie der Hypnose: Suggestion ist die Erzeugung einer dynamischen Veränderung im
Nervensystem und davon abhängender Funkti-
onssysteme eines Menschen durch die Hervor-
rufung der entsprechenden Vorstellung (Ideodynamik bzw. Vorstellungsdynamik). Im Zustand des hypnotischen Schlafes würden diese
Vorstellungen mit solcher Schnelligkeit und Intensität in das Gehirn eingeführt, dass der kritische Verstand darüber nicht zur Ausführung

gelange (1888). Dieses Verfahren der Suggestivtherapie wird von Bernheim bald (1891) Psychotherapie genannt und wird zum bestimmenden psychotherapeutischen Verfahren des ausgehenden 19. Jahrhunderts. (3) Suggestibilität ist die im Wachzustand mehr oder minder ausgeprägte Fähigkeit, auf Suggestionen zu reagieren und „einen Gedanken in eine Handlung umzuwandeln"; sie ist in Hypnose erhöht. Von dieser Position wich Bernheim später (1911) allerdings wieder ab: Hypnose sei für die Annahme und Ausführung von Suggestionen unnötig. (4) Indikationen: Aus Bernheims eigenen und den Büchern seiner Anhänger lässt sich ein umfangreicher Indikationskatalog für die neue Suggestivtherapie zusammenstellen. An erster Stelle stehen neurotische Störungen; ferner gab es eine große Gruppe, die man heute unter dem Begriff psychosomatische oder somatoforme Störungen zusammenfassen würde; eine dritte Gruppe bildeten Menstruations- und Laktationsstörungen; eine vierte Gruppe bestimmte Suchtkrankheiten wie Alkoholismus, Morphinismus oder Kokainismus; eine fünfte Gruppe waren Schmerzzustände aller Art; ferner wurden durchaus auch organische Krankheiten wie Epilepsie, Brustkrebs, Tuberkulose oder Multiple Sklerose behandelt; und schließlich wandte eine kleine Gruppe von Ärzten Hypnose und Suggestion auch bei Sexualstörungen an. (5) Auswirkungen: Fast alle weiteren Entwicklungen auf dem Gebiet der Hypnose des 20. Jahrhunderts gehen mehr oder minder direkt auf die Suggestionstheorie der Schule von Nancy zurück; hierzu gehören die fraktionierte Induktion (Oskar Vogt), die gestufte Aktivhypnose (Ernst Kretschmer, Dietrich → Langen), die Ablationshypnose (Gerhard Klumbies) und vor allem das Autogene Training (I.H. → Schultz). Letzteres war noch als autohypnotisches Verfahren konzipiert, entwickelte sich aber zunehmend zu einem reinen Entspannungsverfahren; alle anderen Formen der Hypnose verloren jedoch mehr und mehr an Bedeutung. Nachdem Sigmund Freud Hypnose als ein die Symptome zudeckendes Verfahren abgelehnt hatte, galt die Suggestivpsychotherapie à la Bernheim und Liébeault nicht mehr als ernsthaftes psychotherapeutisches Verfahren, bis in den 1970er Jahren Milton H. → Erickson der Hypnotherapie zu

einer Renaissance verhalf. (6) Suggestionstechnik: Ähnlich wie Bernheim es von Liébeault gelernt hatte, hypnotisierte er die Patienten meist einzeln in der Gruppe, sodass alle zusehen konnten, was geschah. Er hieß in eher autoritärer Form den jeweiligen Patienten, ihn zu fixieren und sich auf die Idee des Schlafes zu konzentrieren, wiederholte dann Suggestionen der Müdigkeit, Schläfrigkeit und Schwere der Augenlider und Glieder, das Schließen der Augen und das Eintreten des Schlafes. Ähnlich wie Abbé Faria befahl er eher im Kommandoton: „Sie schlafen jetzt, schlafen Sie jetzt!" Falls die Lider des Patienten sich nicht nach kurzer Zeit geschlossen hatten, drückte er sie zu, mit der Suggestion, dass die Lider nun zusammenkleben würden. (7) Bedeutung: Bernheim prägte das Bild der Hypnose und Suggestivtherapie Ende des 19. Jahrhunderts; seine spezielle Definition von Hypnose und Suggestion reichte bis weit ins 20. Jahrhundert und wurde erst durch die Arbeiten Milton H. Ericksons abgelöst. Allerdings waren es gerade auch die Schwächen der Bernheimschen Suggestionstheorie, welche notwendigerweise zu einer Weiterentwicklung der Psychotherapie führten, angefangen von der Psychoanalyse seines Schülers Sigmund Freud bis hin zur Begründung der Verhaltenstherapie (vgl. Wolpe, 1996).

Wichtige Publikationen

(1888) Die Suggestion und ihre Heilwirkung (Übers. von Sigmund Freud). Leipzig-Wien, Deuticke [Fotomech. Nachdruck: (1985) Tübingen, Edition diskord]
(1891) Neue Studien über Hypnotismus, Suggestion und Psychotherapie (Übers. von Sigmund Freud). Leipzig, Deuticke
(1911) De la suggestion. Paris, Albin Michel

Literatur zu Biografie und Werk

Gauld A (1992) A history of hypnotism. Cambridge, Cambridge University Press
Peter B (2000) Zur Geschichte der Hypnose in Deutschland. Hypnose und Kognition 17: 47–106
Weitzenhoffer AM (1993) Suggestibilität und Hypnose im zwanzigsten Jahrhundert. Hypnose und Kognition 10: 78–86
Wolpe J (1996) Hypnosis and the evolution of behavior therapy. In: Peter B, Trenkle B, Kinzel FC, Duffner

C, Iost-Peter, A (Eds), Munich lectures on hypnosis and psychotherapy (pp 137–139). München, M.E.G.-Stiftung

Burkhard Peter

Bettelheim, Bruno

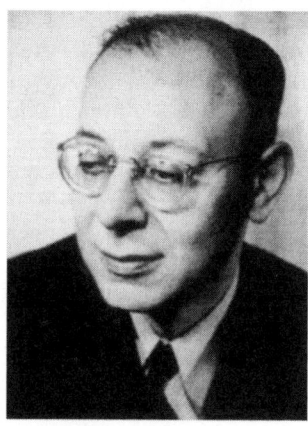

* 25.8.1903 in Wien, † 13.3.1990 in Silver Spring, USA.

Psychoanalytischer Pädagoge, Mitbegründer der psychoanalytischen Milieutherapie, Pionier auf dem Gebiet des kindlichen Autismus.

Stationen seines Lebens

Bruno Bettelheim wuchs als Kind einer jüdischen Familie in Wien auf. Er besuchte ein Realgymnasium und war Mitglied einer sozialistisch-pazifistischen Jugendbewegung. Bereits als 13-Jähriger kam er über Otto → Fenichel mit der Psychoanalyse und den Freudschen Schriften in Kontakt. 1921 begann er an der Universität Wien Philosophie zu studieren und promovierte 1938 über „Das Problem des Naturschönen und die moderne Ästhetik". Ab 1928 unterzog er sich einer dreijährigen Analyse bei Richard → Sterba. 1930 ehelichte er Regina Altstadt und nahm mit ihr 1932 ein autistisches Kind einer Amerikanerin auf; zeitweise lebte noch ein zweites Pflegekind in ihrem Haus. 1938 wurde Bettelheim von den Nationalsozialisten inhaftiert und anschließend in das KZ Dachau und später ins KZ Buchenwald überstellt. Aufgrund einer Intervention von amerikanischer Seite wurde er 1939 freigelassen, unter der Bedingung, innerhalb von zwei Tagen

auszuwandern. Daraufhin emigrierte Bettelheim in die USA. Kurze Zeit später trennte er sich von seiner Frau und heiratete 1941 Trude Weinfeld, mit der er drei Kinder hatte (Ruth, Naomi und Eric). 1940 arbeitete Bettelheim an der Universität Chicago, wo er zunächst an einem Projekt zur Psychologie von Kunst und Kunsterziehung forschte. 1942–44 war er Associate Professor am Rockford College (Illinois). 1944 übernahm Bettelheim die Leitung der 1913 als Einrichtung der Chicagoer Universität gegründeten Sonia Shankman Orthogenic School, die von schwer gestörten und psychotischen Kindern besucht wird. Bis zu seiner Emeritierung arbeitete er als Direktor an dieser Schule. 1944–52 war er außerdem als wissenschaftlicher Mitarbeiter für Entwicklungspsychologie und ab 1952 als Professor für Pädagogik an der Universität Chicago tätig. 1973 begab sich Bettelheim in den Ruhestand und übersiedelte nach Kalifornien. Nach dem Tod seiner Frau 1984 ging er in ein Altersheim nach Silver Spring (Maryland). Am 13. März 1990 wählte Bettelheim den Freitod.

Wichtige theoretische Beiträge und Orientierungen

Bettelheim erzielte beachtliche Erfolge in der Behandlung von autistischen Kindern. Er zeigte, dass der frühkindliche Autismus nicht wie angenommen eine unheilbare organische Krankheit ist, sondern milieutherapeutisch behandelbar und heilbar ist. Er entwickelte die psychoanalytische Milieutherapie, die alle Lebensbereiche des Kindes in den Heilungsprozess integrieren soll. Die Idee ist es, sich und das gesamte Milieu an das geistig kranke / emotional gestörte Kind anzupassen, um dann gemeinsam schrittweise in die Normalität zu gelangen. Die Forschungsergebnisse zu dieser Thematik publizierte er 1967 in seinem Werk „Die Geburt des Selbst". Nach seiner aktiven Tätigkeit in der Orthogenic School richtete er sein Interesse auf allgemeinpädagogische Themen und veröffentlichte Schriften zur Kindererziehung. Sein populärstes Buch „Kinder brauchen Märchen" (1975) wurde mit dem National Book Award und dem Book Circle Award ausgezeichnet und verweist auf den hohen pädagogischen Nutzen von Märchen. Seiner Ansicht nach ermöglichen diese dem Kind eine unbewusste Auseinandersetzung mit eigenen inneren Spannungen und bieten eine Orientierung im Leben. Seine Lagererfahrungen von Dachau und Buchenwald veröffentlichte Bettelheim im Oktober 1943 erstmals im Artikel „Individuelles und Massenverhalten in Extremsituationen" (im „Journal of Abnormal and Social Psychology"). Im August 1944 erschien eine gekürzte Fassung in der Zeitschrift „Politics". Auch seine Aufsatzsammlung „Erziehung zum Überleben" zählt zu diesem Themenkreis. 1954 erschien seine anthropologische Studie „Symbolische Wunden", in der er spezielle Initiationsriten von Urgesellschaften und den Gebärneid des Mannes untersucht. In dem Band „Freud und die Seele des Menschen" setzt sich Bettelheim mit den durch Übersetzungsfehlern entstandenen Verfälschungen der Freudschen Schriften auseinander.

Wesentliche Publikationen

(1950) Love is not enough. Glencoe, Free Press [dt.: (1970) Liebe allein genügt nicht. Stuttgart, Klett]

(1954) Symbolic wounds. Glencoe, Free Press [dt.: (1982) Symbolische Wunden. Frankfurt/M., Fischer]

(1955) Truants from life. Glencoe, Free Press [dt.: (1973) So können sie nicht leben. Stuttgart, Klett]

(1962) Dialogues with mothers. New York, Free Press of Glencoe [dt.: (1977a) Gespräche mit Müttern. München, Piper]

(1967) The empty fortress. New York, Free Press [dt.: (1977; 1983) Die Geburt des Selbst. München, Kindler / Frankfurt/M., Fischer]

(1974) A home for the heart. New York, Knopf [dt.: (1975; 1984) Der Weg aus dem Labyrinth. Stuttgart, Deutsche Verlagsanstalt / München, dtv]

(1976) The uses of enchantment. The meaning and importance of fairy tales. New York, Knopf [dt.: (1977b) Kinder brauchen Märchen. Stuttgart, Deutsche Verlagsanstalt]

(1979) Surviving and other essays. New York, Knopf [dt.: (1980a) Erziehung zum Überleben: Zur Psychologie der Extremsituation. Stuttgart, Deutsche Verlagsanstalt]

(1980b) Individuelles und Massenverhalten in Extremsituationen. In: Bettelheim B, Erziehung zum Überleben (S 58–96). Stuttgart, Deutsche Verlagsanstalt

(1982) On learning to read. New York, Knopf [dt.: (1982) Kinder brauchen Bücher. Stuttgart, Deutsche Verlagsanstalt]

(1983) Freud and man's soul. New York, Knopf [dt.: (1984; 1986) Freud und die Seele des Menschen. Düsseldorf, Claassen / München, dtv]

(1987) A good enough parent. New York, Knopf [dt.: (1987) Ein Leben für Kinder: Erziehung in unserer Zeit. Stuttgart, Deutsche Verlagsanstalt]

(1990) Freud's Vienna and other essays. New York, Knopf [dt.: (1990) Themen meines Lebens. Stuttgart, Deutsche Verlagsanstalt]

Bettelheim B, Rosenfeld A (1993) The art of the obvious. New York, Knopf [dt.: (1993) Gespräche über Psychotherapie. Stuttgart, Deutsche Verlagsanstalt]

Literatur zu Biografie und Werk

Fisher DJ (Hg) (2003) Psychoanalytische Kulturkritik und die Seele des Menschen. Essays über Bruno Bettelheim. Gießen, Psychosozial

Kaufhold R (Hg) (1994) Annäherung an Bruno Bettelheim. Mainz, Grünewald

Kaufhold R (1994) Leben und Sterben von Bruno Bettelheim. Kinderanalyse 4: 428–447

Kaufhold R (2003) Bruno Bettelheim (1903–1990) Biographie und psychoanalytisch-pädagogisches Werk. Zeitschrift für Politische Psychologie 11 (1–3): 37–70

Krumenacker F-J (1998) Bettelheim: Grundpositionen seiner Theorie und Praxis. München, UTB

Pollak R (1997) The creation of Dr. B: A biography of Bruno Bettelheim. New York, Simon & Schuster

Schneiderbauer E (1994) Bruno Bettelheim. In: Frischenschlager O (Hg), Wien, wo sonst! Die Entstehung der Psychoanalyse und ihrer Schulen (S 154–160). Wien, Böhlau

Sutton N (1996) Bruno Bettelheim. Hamburg, Hoffmann und Campe

Tanja Klautzer

Bibring, Edward

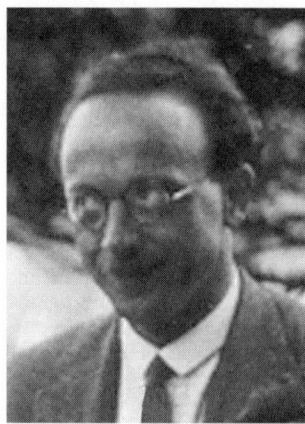

* 20.4.1894 in Stanislau, Galizien; † 11.1.1959 in Boston.

Beiträge zur Psychoanalyse bei psychiatrischen Krankheitsbildern; wichtige Rolle im Aufbau der psychoanalytischen Bewegung.

Stationen seines Lebens und wichtige theoretische Beiträge und Orientierungen

Bibring war jüdischer Herkunft, nach Abschluss des Gymnasiums in Czernowitz begann er 1913 das Studium der Geschichte und Philosophie in Czernowitz. Bei Ausbruch des Ersten Weltkriegs meldete er sich freiwillig zum Militärdienst und gelangte in russische Kriegsgefangenschaft. Nach dem Ausbruch der Revolution in Russland floh er nach Wien und begann hier sein Medizinstudium. Während des Studiums begann er sich für die Psychoanalyse zu interessieren; er nahm an dem von Otto → Fenichel ab 1919 organisierten Seminar für Sexuologie forschend und referierend teil. Seine spätere Frau Grete Lehner gehörte ebenfalls zu den Studierenden der Medizin, die am Seminar mitwirkten. Später ließ sie sich wie ihr Mann am Psychoanalytischen Lehrinstitut in Wien ausbilden. 1922 promovierte Edward Bibring in Wien, und im gleichen Jahr wurde er als ständiger Gast der Wiener Psychoanalytischen Vereinigung zugelassen. Eine eigene Analyse absolvierte er bei Paul → Federn. Bibring arbeitete über die

psychiatrischen Krankheitsbilder der Paranoia und Depression, und 1936 erschien seine zusammenfassende Arbeit „Zur Entwicklung und Problematik der Triebtheorie", in der er die dualistische zweite Triebtheorie (Eros, Thanatos) → Freuds gegen monistische Ansätze verteidigt. Die Arbeit stellt heute einen interessanten Beitrag zur Geschichte der psychoanalytischen Theorie dar. Er bekleidete innerhalb der Wiener Psychoanalytischen Vereinigung mehrere Funktionen: Er war Kassier, Lehr- und Kontrollanalytiker sowie Schriftleiter des Lehrausschusses; 1929 folgte er Paul → Schilder als Leiter der Abteilung für Psychosen am Ambulatorium, 1932 wurde er Stellvertreter von Eduard Hitschmann am Wiener Psychoanalytischen Ambulatorium, 1934 übernahm er die Redaktion der „Internationalen Zeitschrift für Psychoanalyse" von Paul Federn. Bibring und seine Frau emigrierten 1938 nach England, 1941 nach den Vereinigten Staaten. Am Tufts Medical College hatte er eine Lehreinladung, die Familie ließ sich in Boston nieder. Bibring wurde als Lehranalytiker des Boston Psychoanalytic Society and Institute aufgenommen und übernahm einflussreiche Positionen in der Internationalen Psychoanalytischen Ausbildung; er präsidierte die Bostoner Vereinigung 1947–49. Bibring praktizierte auch am Beth Israel Hospital.

Wesentliche Publikationen

(1928) Klinische Beiträge zur Paranoiafrage: I. Zur Psychologie der Todesideen bei paranoider Schizophrenie. Internationale Zeitschrift für Psychoanalyse 14: 508–517

(1929) Klinische Beiträge zur Paranoiafrage: II. Ein Fall von Organprojektion. Internationale Zeitschrift für Psychoanalyse 15: 44–66

(1936) Zur Entwicklung und Problematik der Triebtheorie. Imago 22: 147–176

(1937) Versuch einer allgemeinen Theorie der Heilung. Internationale Zeitschrift für Psychoanalyse 23: 18–37

(1943) The conception of the repetition compulsion. The Psychoanalytic Quarterly 12: 486–519

(1950) Considerations in the establishment of training facilities. Bulletin of the American Psychoanalytic Association 6: 36–40

(1952) Das Problem der Depression. Psyche 6: 82–101

Foto © Sigmund-Freud-Privatstiftung.

Literatur zu Biografie und Werk

Gifford S, Menashi A (1979) In Memoriam: Edward and Grete L. Bibring. Memorial addresses and catalogue of the Edward and Grete L. Bibring Collection. Boston, The Boston Psychoanalytic Society and Institute

Mühlleitner E (1992) Biographisches Lexikon der Psychoanalyse: Die Mitglieder der Psychologischen Mittwoch-Gesellschaft und der Wiener Psychoanalytischen Vereinigung 1902–1938. Tübingen, Edition diskord

Elke Mühlleitner

Binswanger, Ludwig

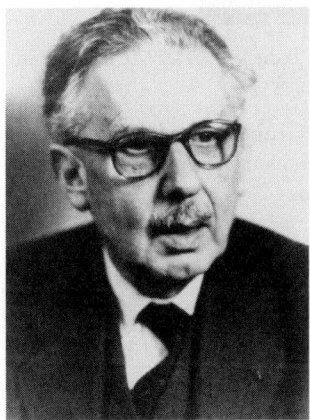

* 13.4.1881 in Kreuzlingen am Bodensee, Schweiz;
† 5.2.1966 in Kreuzlingen.

Schweizer Psychiater, Begründer der Daseinsanalyse.

Stationen seines Lebens

Binswanger wuchs im Sanatorium Bellevue in Kreuzlingen am Bodensee auf, das damals unter ärztlicher Leitung seines Vaters Robert stand. Diese von seinem Großvater gegründete psychiatrische Privatklinik genoss internationalen Ruf und betreute eine reiche Klientel. Nach dem Studium der Medizin bildete sich Binswanger ab 1906 an der psychiatrischen Klinik Burghölzli (Zürich) bei Eugen Bleuler aus. Über C.G. → Jung, bei dem er dissertierte, lernte er die Psychoanalyse → Freuds kennen, der er sich anschloss. 1909 erste psychoanalytische Fallstudie über Hysterie. Nach einem Assi-

stenzjahr in Jena kehrte er ins Sanatorium Bellevue zurück und übernahm 1910 nach dem Tod seines Vaters die ärztliche Leitung der Klinik, die er bis 1956 innehatte. Sein erster Reformschritt war die Einführung der Psychoanalyse als Therapiemethode. Verschiedene Reisen zu Freud nach Wien und ein Gegenbesuch Freuds 1912 in Kreuzlingen begründeten eine lebenslange Freundschaft. Doch führten die theoretisch-philosophischen Studien Binswangers bald zur Kritik an ungeklärten Voraussetzungen der Psychoanalyse. Es wurde sein Hauptziel, eine philosophische Grundlegung der Psychiatrie zu erarbeiten.

Wichtige theoretische Beiträge und Orientierungen

In Binswangers Werk lassen sich drei Phasen unterscheiden. In der ersten Phase, dokumentiert durch die „Einführung in die Probleme der Allgemeinen Psychologie" (1922), gründet er die Psychiatrie auf den Begriff der Person; er nimmt dabei Bezug auf Husserls Phänomenologie, den Neu-Kantianismus, die Lebensphilosophie sowie die philosophische Anthropologie → Schelers. Die zweite Phase bringt mit der Bezugnahme auf Martin → Heideggers „Sein und Zeit" (1927) die Begründung und Entfaltung der Daseinsanalyse. An die Stelle des Begriffes der Person tritt nun Heideggers Begriff des menschlichen Daseins als In-der-Welt-sein. Erstmals nimmt Binswanger Heideggersche Theoreme im Aufsatz „Traum und Existenz" (1930) auf, ausführlicher dann in seinen Studien „Über Ideenflucht" (1933). Binswangers Hauptwerk „Grundformen und Erkenntnis menschlichen Daseins" (1942) bietet den Entwurf einer eigenständigen philosophischen Anthropologie, die in Kritik an Heideggers Verständnis des Daseins als „Sorge" vom liebenden Miteinandersein ausgeht. Die hier entwickelte Bestimmung des Menschen als In-der-Welt-über-die-Welt-hinaus-sein wird zum hermeneutischen Leitfaden der Schizophrenie-Studien „Ellen West", „Jürg Zünd", „Lola Voss", „Suzanne Urban", die 1955 gesammelt unter dem Titel „Schizophrenie" erscheinen. Binswanger beansprucht, den Kranken als individuellen Menschen mittels „liebender Daseinserkenntnis" zu erfassen; diese bietet die Basis für eine psychotherapeutische Begegnung mit dem Kranken als „Daseinspartner". In einer dritten Phase, Ende der 1950er Jahre, wendet sich Binswanger unter dem Einfluss des Philosophen Wilhelm Szilasi wieder der Phänomenologie Husserls zu. In „Melancholie und Manie" (1960) sowie „Wahn" (1965) entwickelt er eine phänomenologische Konstitutionsanalyse der in den Geisteskrankheiten versagenden Bewusstseinsleistungen. Binswanger zielte bewusst nicht auf die Gründung einer Schule. Sein Einfluss auf die Psychiatrie war aber beträchtlich (W. → Blankenburg, R. Kuhn, H. → Tellenbach). Aktuell bleibt sein Werk als Verkörperung einer auf phänomenologischem Verstehen (daseinsanalytische Hermeneutik) gegründeten Psychiatrie.

Wesentliche Publikationen

(1992–94) Ausgewählte Werke in 4 Bänden. Heidelberg, Asanger

Literatur zu Biografie und Werk

Fichtner G (Hg) (1992) Sigmund Freud/Ludwig Binswanger: Briefwechsel 1908–1938. Frankfurt/M., Fischer
Herzog M (1994) Weltentwürfe: Ludwig Binswangers phänomenologische Psychologie. Berlin, de Gruyter
Holzhey-Kunz A (1994) Einleitung der Herausgeberin. In: Binswanger L, Ausgewählte Werke, Bd. 4 (S 13–55). Heidelberg, Asanger
Theunissen M (1977) Ludwig Binswangers Phänomenologie der Liebe. In: Der Andere (S 439–476). Berlin, de Gruyter

Alice Holzhey-Kunz

Bion, Wilfred Ruprecht

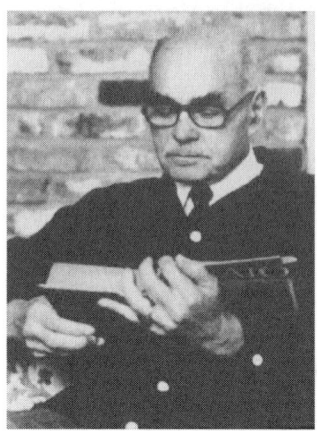

* 8.9.1887 in Mutra, Indien; † 8.11.1979 in Oxford, England.

Mitbegründer der Gruppenpsychoanalyse und einer der einflussreichsten Theoretiker der kleinianischen Schule der Psychoanalyse.

Stationen seines Lebens

Als Sohn eines britischen Kolonial-Ingenieurs hugenottischer Abstammung in Indien geboren, Schulbildung in England, 1915 Kriegsfreiwilliger, Panzerkommandeur und Mitglied der Legion of Honour (1918); Studium der Geschichte und Philosophie in Oxford, Magister 1920; danach Studium der Medizin, zunächst Ausbildung als Chirurg, dann als Psychiater; ab 1938 Lehranalyse bei John Rickman, nach 1945 bei Melanie → Klein; während des Zweiten Weltkriegs ab 1940 als Stabsarzt der Armee erste Versuche mit „führerlosen Gruppen", ursprünglich als ein Verfahren zur Offiziersauslese; nach dem Kriege weiter Gruppenpsychotherapie in der Tavistock Clinic London bis 1950, ab 1952 dort Chefarzt; 1962–65 Präsident der British Psycho-Analytical Society, ab 1968 Professor für Psychotherapie in San Francisco und 1977 in Sao Paolo; Tod bald nach Rückkehr nach England. Insgesamt veröffentlichte Bion vierzehn Bücher und mehr als zwanzig Aufsätze von Bedeutung. In seinen Spätschriften wechselte Bion jedoch von einer aufklärerischen zu einer etwas mystifizierenden Grundhaltung.

Wichtige theoretische Beiträge und Orientierungen

Bions Gruppentheorie entstand unter dem Einfluss der Massenpsychologie McDougalls, Le Bons und → Freuds und geht von der Einsicht aus, dass Einführung von Struktur Gruppenspannungen reduziert (1961). Bions gruppenanalytischer Ansatz besteht in der Intervention auf die Gruppe als Ganzes. Zur Regression in der Gruppe kommt es nach Bion aufgrund der Hilflosigkeit des Gruppenmitglieds gegenüber der Gruppe: Jedes Mitglied müsse Kontakt mit dem affektiven Leben der Gruppe herstellen, was der Situation des Neugeborenen gegenüber der Mutter(brust) ähnlich sei. Folge der Auflösung der individuellen Ich-Grenzen in dieser Regression sei ein Depersonalisationszustand. Entsprechende Fantasien der Mitglieder bewirkten auch die Verlagerung der gemeinsamen Grenzen nach außen (Gruppenkohäsion). Den Erlebnissen von Ängsten vor Auflösung des Einzelnen wirke die Gruppe mit Organisationsbestrebungen entgegen. Die realitätsbezogene Ebene der Gruppe nennt Bion Arbeitsgruppe („work group"), die wunschbezogene Ebene Grundannahmen-Gruppe („basic assumption group"). Grundannahmen entstehen nach Bion aus gemeinsamen, unbewussten Einstellungen der Mitglieder, die als Valenzen im Gruppenprozess wirksam werden. Arbeitsgruppe und Grundannahmen-Gruppe sind als Antagonismen zu sehen, die als Affektregulativ im Gruppengeschehen zusammenwirken (Lemche, 1994). Bions Beiträge zur Gruppenanalyse wie zur Psychoanalyse rücken das Moment des Erfahrungslernens in den Mittelpunkt der therapeutischen Wirkung (1962). Ausgehend von Untersuchungen von schizophrenen Denkstörungen und Abwehrmechanismen beschrieb Bion (1963, 1967) Tendenzen von Auflösung und Zerstörung von tiefen Objektbeziehungen bei Persönlichkeitsstörungen. Unter dem Einfluss des Fregeschen Logischen Positivismus bemühte sich Bion um eine formalisierte Darstellung intrapsychischer Vorgänge. Im Rahmen einer Theorie des Denkens entwickelte Bion einen Symbolraster, welcher psychische Prozesse entsprechend ihres Bewusstheitsgrades formalisiert abbilden soll. Für die Psychotherapie psychosenaher Störungen ist das von Bion entwickelte Containment-Modell auf der Basis von Kleins Konzept der projektiven Identifikation von weitreichender Bedeutung: Die Mutter nimmt vom Kinde nicht verstehbare Emotionen (Beta-Elemente) auf, „bewahre" und transformiere diese für das Kind zu verstehbaren Vorgängen (Alpha-Funktion). Ähnlich der Mutter könne auch der Therapeut aufgrund einer semiotischen „Präkonzeption" die Zeichen des Patienten sinnvoll aufnehmen, verstehen und deuten. Kreative Erkenntnis („knowing") ist nach Bion eine der Hauptstrebungen des Menschen von Anbeginn, die den Grundmotiven Liebe und Hass als gleichwertig beigesellt wird.

Wesentliche Publikationen

(1961) Experiences in groups and other papers. London, Tavistock [dt.: (1971) Erfahrungen in Gruppen und andere Schriften. Stuttgart, Klett]
(1962) Learning from experience. London, Heinemann [dt.: (1990) Lernen durch Erfahrung. Frankfurt/M., Suhrkamp]
(1963) Elements of psycho-analysis. London, Heinemann [dt.: (1992) Elemente der Psychoanalyse. Frankfurt/M., Suhrkamp]
(1967) Second thoughts: Selected papers on psychoanalysis. London, Heinemann

Literatur zu Biografie und Werk

Bleandonu G (1990) Wilfred R. Bion: La vie et l'oeuvre, 1897–1979. Paris, Dunod [engl.: (1994) Wilfred Bion: His life and works 1897–1979. London, Free Association Books]
Grotstein JS (Ed) (1981) Do I dare disturb the universe? A memorial to Wilfred R. Bion. Beverly Hills, Caesura Press [auch: (1983) London, Maresfield Reprints]
Schmid-Kitsikis E (1999) Wilfred R. Bion. Paris, Presses Universitaires de France
Symington J, Symington N (1996) The clinical thinking of Wilfred Bion. London, Routledge

Erwin Lemche

Birnbaum, Ferdinand

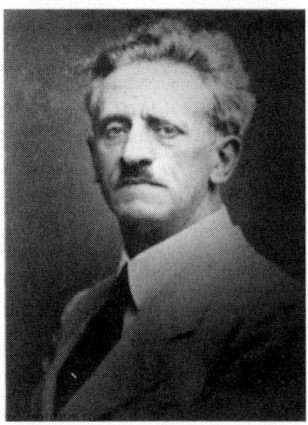

* 16.5.1892 in Wien; † 6.12.1947 in Wien.

Individualpsychologe und Pädagoge.

Stationen seines Lebens

1907: Birnbaum erhält aufgrund seiner guten Leistungen ein staatliches Stipendium für den Besuch der Staatslehrerbildungsanstalt; 1911: Reifeprüfung mit Auszeichnung und Anstellung als „provisorischer Lehrer 2. Klasse" an einer Bürgerschule; 1912: im Zuge der Übernahme einer Klasse mit schwererziehbaren Kindern beginnt Birnbaum, sich mit psychologischen Themenstellungen zu beschäftigen; 1914–18: Militärdienst, erkrankt zweimal schwer an Ruhr und Malaria; 1918: Heirat mit seiner Lehrerkollegin Maria Reh; 1919: Spitalsbehandlung und Zuerkennung einer 35%-igen Invalidität; 1919: Absolvierung der Lehrbefähigung für Bürgerschulen in den Fächern Deutsch, Geografie und Geschichte; in diesem Jahr Beginn der Mitarbeit in einem Arbeitskreis der Wiener Schulreform; 1920: neben seinem Beruf als Hauptschullehrer beginnt Birnbaum, Mathematik und Physik an der Universität Wien zu studieren; er setzt seine Beschäftigung mit den Erkenntnissen der Psychoanalyse fort, wobei er in einem psychoanalytischen Arbeitskreis von Otto → Fenichel mitarbeitet; Birnbaum lernt Alfred → Adler kennen und beginnt mit seiner Vortragstätigkeit in Wien, die ihn bis 1934 schließlich in etliche Städte im In- und Ausland führt (u. a. in Linz, Riga, Berlin, Budapest);

1923: Birnbaum schließt sich endgültig der Individualpsychologie an und fungiert als Mitbegründer des Journals „Elternhaus und Schule", das im Laufe der 1920er Jahre zum offiziellen Organ der Elternschaft Wiens wird; 1927: Birnbaum übernimmt in den folgenden Jahren leitende Funktionen innerhalb der Sektion Wien des Internationalen Vereins für Individualpsychologie, zumeist in der Rolle des 2. Vorsitzenden; 1929–34: Birnbaum übernimmt von Alfred Adler die Aufgabe eines Dozenten am Pädagogischen Institut der Stadt Wien; 1931–34: Birnbaum gestaltet gemeinsam mit Oskar → Spiel und Franz Scharmer den individualpsychologischen Schulversuch in der öffentlichen Sprengelschule Staudingergasse im 20. Wiener Gemeindebezirk; 1934: Birnbaum verliert im Gefolge der politischen Umwälzungen nach den Ereignissen im Februar 1934 seine Stelle als Vortragender am Pädagogischen Institut; der individualpsychologische Schulversuch in der Staudingergasse wird ebenfalls beendet und Birnbaum wird versetzt; 1937: Birnbaum promoviert an der Philosophischen Fakultät der Universität Wien mit der Dissertation „Versuch einer Systematisierung der Erziehungsmittel"; 1939: das Angebot einer Dozentur an der Universität Chicago schlägt Birnbaum u. a. aus gesundheitlichen Gründen aus; 1942–45: gemeinsam mit Oskar Spiel arbeitet Birnbaum in einer von dem Psychoanalytiker August → Aichhorn geleiteten Arbeitsgruppe des „Deutschen Zentralinstituts für psychologische Forschung und Psychotherapie" mit; 1944: Birnbaum wird gezwungen, in einer Munitionsfabrik zu arbeiten, doch nach kurzer Zeit aus gesundheitlichen Gründen wieder entlassen; 1946: Birnbaum wird Direktor der Lehrerinnen- und Lehrerbildungsanstalt Hegelgasse; gemeinsam mit anderen Individualpsychologen ruft er den Verein für Individualpsychologie wieder ins Leben und nimmt seine Vortragstätigkeit am Pädagogischen Institut der Stadt Wien wieder auf; 1947: Birnbaum stirbt an einer Gehirnblutung.

Wichtige theoretische Beiträge und Orientierungen

Birnbaum lernte 1920 Alfred Adler kennen und schätzen, wobei sich das anfängliche Lehrer-

Schüler-Verhältnis bald zu einer Freundschaft wandelte. Seine verstärkte Beschäftigung mit der Individualpsychologie veranlasste ihn, diese Lehre zum einen in psychologisch-philosophischer, zum anderen in pädagogisch-didaktischer Hinsicht zu vertiefen. Sein Grundgedanke war dabei, dass die Individualpsychologie als Wissenschaft anderen Systemen der Psychologie nicht einfach zugeordnet werden kann, umgekehrt jedoch „alle anderen Psychologien ihren logischen Ort innerhalb der Individualpsychologie finden können, und zwar ohne ihre spezifische Bedeutung zu verlieren oder gar entbehrlich zu werden" (Spiel, 1948: 5). Den tiefenpsychologischen Aspekt der Individualpsychologie betonte Birnbaum, indem er dafür plädierte, nur dort von individualpsychologischer Erziehung oder Psychotherapie zu sprechen, wo versucht wird, die dem beobachtbaren Verhalten zugrundeliegende Leitlinie eines Menschen zu verstehen, der den Sinnzusammenhang seines Handelns, also seine Leitlinie, selbst nicht zu verstehen imstande ist. Neben weiteren Publikationen zur Psychologie des Denkens und über Begabungstheorien beschäftigte sich Birnbaum auch mit dem zentralen individualpsychologischen Begriff des Gemeinschaftsgefühls, den er nicht nur in der Forderung einer Welt menschlicher Kooperation, sondern letztlich im Mystisch-Religiösen verankert wissen wollte. Seit seiner Zusammenarbeit mit August Aichhorn im Rahmen einer Arbeitsgruppe des „Deutschen Zentralinstituts für psychologische Forschung und Psychotherapie" (ab 1942) beschäftigte sich Birnbaum zunehmend mit der Frage der Konvergenz der tiefenpsychologischen Schulen. In seinen pädagogischen Schriften stand vor allem das Problem der Technik des Handelns in bestimmten erzieherischen Situationen im Zentrum, das er schließlich in seiner Dissertation „Versuch einer Systematisierung der Erziehungsmittel" umfassend zu behandeln versuchte. Anfang der 1930er Jahre wirkte Birnbaum gemeinsam mit Oskar Spiel und Franz Scharmer am Aufbau der individualpsychologischen Versuchsschule in der Staudingergasse im 20. Wiener Gemeindebezirk mit, deren „führender Kopf" (Spiel, 1948: 9) er war. Mithilfe der dort praktizierten Unterrichtsmethoden sollte Chancengleichheit für Kinder aus weniger begünstigten Familien herbeigeführt werden, wobei in Form von Klassenbesprechungen und einem Helfersystem, bei dem bessere Schüler schwächere unterstützen, das Gemeinschaftsgefühl der Schüler gestärkt werden sollte. Neben einer differenzierten Methodik des Klassenunterrichtes wurde dabei außerdem die intensive Kooperation mit den Eltern in der pädagogischen Arbeit gesucht.

Wesentliche Publikationen

(1923) Der Denkakt im Lichte der Individualpsychologie. Internationale Zeitschrift für Individualpsychologie 2(2): 17–20
(1924) Das prälogische Denken und sein Aufstieg zum logischen vom Standpunkt der Individualpsychologie. Internationale Zeitschrift für Individualpsychologie 2(5): 23–26
(1926) Das Begabungsproblem. In: Wexberg E (Hg), Handbuch der Individualpsychologie (S 83–113). München, Bergmann
(1928) Erziehungstechnik. In: Lazarsfeld S (Hg), Die Technik der Erziehung (S 29–39). Leipzig, Hirzel
(1932) Die individualpsychologische Versuchsschule. Internationale Zeitschrift für Individualpsychologie 10: 176–183
(1935) Wertpädagogik und Individualpsychologie. Internationale Zeitschrift für Individualpsychologie 13: 161–166
(1947) Die Bedeutung Alfred Adlers für die Gegenwart. Internationale Zeitschrift für Individualpsychologie 16: 13–28
(1948) Gibt es eine Konvergenz der tiefenpsychologischen Lehrmeinungen? Internationale Zeitschrift für Individualpsychologie 17: 60–71
(1950) Versuch einer Systematisierung der Erziehungsmittel. Wien, Jugend & Volk
(1951) Das Lust-Unlustprinzip in der Erziehung: Gesehen vom Standpunkt der Individualpsychologie. Internationale Zeitschrift für Individualpsychologie 20: 27–34

Literatur zu Biografie und Werk

Handlbauer B (1999) Ferdinand Birnbaum (1892–1947). Archiv für Geschichte der Soziologie in Österreich, Newsletter 18: 3–5
Kenner C (2000) Der Verein für Individualpsychologie. Emigration und Exil seiner Mitglieder. Diss. Univ. Graz
Spiel O (1948) Dr. Ferdinand Birnbaum! Internationale Zeitschrift für Individualpsychologie 17: 1–13
Wittenberg L (1997) Stationen eines Lebens für die Schulreform: Zum 50. Todestag Dr. Ferdinand Birnbaums. Erziehung und Unterricht 10: 1120–1123

Johannes Gstach

Bitter, Wilhelm

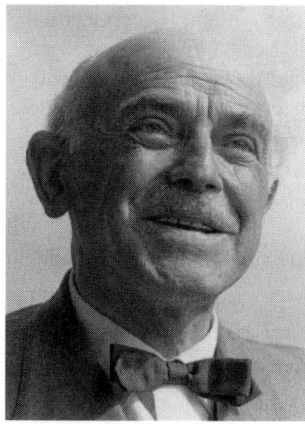

* 18.3.1893 in Langenberg/Rheinland; † 12.1.1974 auf Teneriffa.

Für die Entwicklung der Tiefenpsychologie in Deutschland maßgeblicher Nervenarzt und Analytiker.

Stationen seines Lebens

Aus wirtschaftlicher Not gründete Bitter nach der mittleren Reife mit der Mutter ein Reformhausunternehmen. 1915 Abitur in Berlin. Studium der Nationalökonomie und Staatswissenschaften in Heidelberg. Dissertation über „Die Eroberung Mittelamerikas durch den Bananentrust" (1921). 1920–34 von Hamburg, Paris und London aus Leitung von Organisationen auf internationaler Ebene mit der Aufgabe, die Abfindung von enteigneten Auslandsdeutschen herbeizuführen und den völkerrechtlichen Schutz von Ausländereigentum wiederherzustellen. 1931 particlle Übersiedlung nach Blonay oberhalb von Montreux. Mit finanziellen Mitteln aus seinem Beruf konnte Bitter ab 1934 in Deutschland, vornehmlich in Berlin, ein Studium aufnehmen, das seinen ureigensten Interessen entsprach, nämlich Medizin, Psychiatrie und Psychotherapie. 1939 Promotion über Agoraphobie. Über vier Jahre Lehranalysen nach Freud, Adler und Jung. Anerkennung als Analytiker durch das Berliner Institut für Psychotherapie. Die Synthese der Schulen blieb Bitter zeitlebens ein zentrales Anliegen. Bitter war neben der analytischen Arbeit als wissen-

schaftlicher Assistent an der Nervenklinik der Charité tätig. Mit einflussreichen Schweizer Freunden unternahm er 1942/43 Schritte zur Herbeiführung eines Friedensschlusses in höchster Instanz. Das misslang. 1943 wurde Bitter denunziert und floh daraufhin gleichen Tags mit seiner Familie in die Schweiz. Intensive Studien bei C.G. Jung in Zürich. 1948 Übersiedlung nach Stuttgart. Gründung der Stuttgarter Gemeinschaft „Arzt und Seelsorger", aus welcher die interdisziplinäre Internationale Gesellschaft für Tiefenpsychologie hervorging. Bekannt sind deren Lindauer Jahrestagungen und die in Buchform erschienenen Tagungsberichte. 1949 gründete er die Deutsche Gesellschaft für Psychotherapie und Tiefenpsychologie mit (DGPT, heute Deutsche Gesellschaft für Psychoanalyse, Psychotherapie, Psychosomatik und Tiefenpsychologie), deren Vorsitzender er 1953–58 war. Auch bei der Gründung des Stuttgarter Instituts für Psychotherapie und Tiefenpsychologie (heute „Stuttgarter Institut für Psychotherapie und Tiefenpsychologie und analytische Psychotherapie") war Bitter wesentlich beteiligt; von diesem kamen die Gründer des 1972 entstandenen Stuttgarter C.G. Jung-Instituts. Eine wesentliche Rolle spielte Bitter im 1958 mit gegründeten Verein „Haus für Neurosekranke" in Stuttgart (später Psychotherapeutisches Zentrum). Dessen von Bitter auch mit einem großen Geldbetrag unterstütztes Ziel, eine Einrichtung zur stationären analytischen Psychotherapie zu schaffen, wurde mit der – als öffentlich geförderte Modellinstitution – 1967 eröffneten und schwerpunktmäßig nach der Analytischen Psychologie C.G. Jungs arbeitenden Stuttgarter Sonnenberg-Klinik erreicht, die heute 102 Behandlungsplätze hat.

Wichtige theoretische Beiträge und Orientierungen

Neben Bitters essentiellen Beiträgen zur Schaffung von institutionellen Strukturen für die Entwicklung der deutschen Psychotherapie in der zweiten Hälfte des 20. Jahrhunderts gibt es von ihm auch Bücher, Artikel und Beiträge in den von 1951–74 jährlich herausgegebenen obengenannten Tagungsbänden. Über Bitter seien Worte von Gerhard Zacharias (1968) zum 75. Geburtstag wiedergegeben: „Der Verzicht, im Eindeutig-Überblickbaren beheimatet zu sein, das Wagnis, Brücken auch dort zu schlagen, wo das Land hinter den Ufern noch unausgeforscht ist, das scheint die ‚Ur-Wahl‘, der Entwurf dieses Lebens zu sein."

Wesentliche Publikationen

(1948) Die Angstneurose: Entstehung und Heilung. Mit zwei Analysen nach Freud und Jung. Bern, Huber

(1955) Über die Verdrängung bei S. Freud und den Schatten bei C.G. Jung. Zeitschrift für Psychosomatische Medizin 1: 201–206

(1957) Heilen statt Strafen: Zur Therapie und Prophylaxe jugendlicher Krimineller. Schweizer Monatshefte 36: 780–789

(1966) Analytische Psychologie und Religion. In: (o. Hg.), Transzendenz als Erfahrung: Festschrift zum 70. Geburtstag von Graf Dürckheim (S 141–151). Weilheim, O.W. Barth

(1969) Der Verlust der Seele: Ein Psychotherapeut analysiert die moderne Gesellschaft. Freiburg, Herder

(Hg) (1952) Angst und Schuld in theologischer und psychotherapeutischer Sicht. Stuttgart, Klett [darin: Furchtkrankheiten (Angstneurosen), S 68–78; Rückblick und Ergänzung, S 159–183]

(Hg) (1965) Größenwahn in Geschichte und Gegenwart. Stuttgart, Klett

Literatur zu Biografie und Werk

Gärtner-Amrhein E (1993) Geleitwort. In: Schmitt G, Seifert T, Kächele H (Hg), Stationäre analytische Psychotherapie: Zur Gestaltung polyvalenter Therapieräume bei der Behandlung von Anorexie und Bulimie (S 1–3). Stuttgart, Schattauer

Kirsch T (2000) The Jungians: A comparative and historical perspective. London, Routledge

Zacharias G (Hg) (1968) Dialog über den Menschen: Eine Festschrift für Wilhelm Bitter zum fünfundsiebzigsten Geburtstag [u. a. mit Beiträgen von A. Maeder, G.R. Heyer, K. Graf v. Dürckheim, K. Rahner, J. Gebser, M.-L. von Franz]. Stuttgart, Klett

Andreas von Heydwolff

Blankenburg, Wolfgang

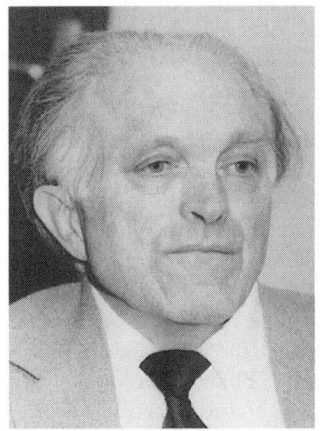

* 1.5.1928 in Bremen; † 16.10.2002.

Emeritierter Lehrstuhlinhaber für Psychiatrie an der Universität Marburg mit phänomenologisch-anthropologischer Ausrichtung.

Stationen seines Lebens

Ab 1947 Studium der Philosophie in Freiburg bei → Heidegger, Fink, Szilasi u. a., der Psychologie (bei Heiß), ab 1950 der Medizin. Die Dissertation „Daseinsanalytische Studie über einen Fall paranoider Schizophrenie" führte zu Kontakten mit Ludwig → Binswanger. Ehe mit Ute Hägele, drei Kinder; nach Abschluss des Studiums zwei Jahre internistische und psychosomatische Ausbildung in Heidelberg bei H. Plügge; ab 1959 Assistent der Psychiatrischen und Nervenklinik der Universität Freiburg (Direktor: H. Ruffin), eine der ersten deutschen Universitätskliniken, die sich tiefenpsychologischer und zudem anthropologisch orientierter Psychotherapie und Psychosomatik (V. v. → Weizsäcker) öffneten; 1963 Oberarzt, 1968 Habilitation; ab 1969 Oberarzt der Psychiatrischen Universitätsklinik Heidelberg; nach Emeritierung W. v. Baeyers deren kommissarischer Direktor (1972/73); 1973 Leiter der Fachgruppe Psychiatrie/Psychosomatik der Universität Heidelberg; 1975–79 Direktor der Psychiatrischen Klinik I in Bremen; 1978 Ruf auf den Lehrstuhl für Psychiatrie in Marburg; 1979–93 dort Ordinarius und Leiter der Klinik für Psychiatrie; seit Oktober 1993 emeritiert; private Praxis und bis zu seinem Tode in der psychotherapeutischen Weiterbildung und Supervision tätig.

Wichtige theoretische Beiträge und Orientierungen

Die wissenschaftlichen Schwerpunkte Blankenburgs liegen in der Verbindung klinischer Psychiatrie mit phänomenologisch-anthropologischen Konzepten sowie qualitativer, d. h. hermeneutisch orientierter Soziologie. Aus der letzten Verbindung ging später das gemeinsam mit Hildenbrand u. a. verfolgte Projekt „Familiensituation und alltägliche Orientierung Schizophrener" hervor. „Phänomenologie" betrachtet Blankenburg als eine Methode, vorprädikativ Gewahrtes (z. B. Anmutungsqualitäten) in konturierte, diskursive (evtl. operationalisierbare) Begrifflichkeit zu transformieren (in der Sprache neurobiologischer Hypothesen: rechtshemisphärisch Gewahrtes in linkshemisphärisch zu Verarbeitendes überzuführen). Besonders die Schizophrenie-Forschung zog Blankenburg an. Seine Dissertation und die zum Buch ausgearbeitete Habilitationsschrift „Der Verlust der natürlichen Selbstverständlichkeit" (1971) bahnten – mit Hilfe einer Technik des Wörtlichnehmens von Patientenaussagen – einen neuartigen Zugang zur Welt und zum Erleben der Betroffenen. Von führenden Psychiatern ins Japanische, Französische, Italienische und Spanische übersetzt, fand das Buch bis heute anhaltendes Interesse. In der Folgezeit beschäftigten Blankenburg unter anderem Biografieforschung, Zeit, Identität, Perspektivität sowie Autonomie und Heteronomie. An konkreten einzelnen Syndromen waren es: Wahn (auch der Wahn Depressiver), Manie („Belastungsmanie" gegenüber Schultes' „Entlastungsdepression"), Hysterie, Zwang und Angst (Angst um aufgegebenes versus Angst um vorgegebenes Dasein). Phänomenologische Methodik verband sich bei ihm zunehmend mit dialektischem Denken. „Disorders" fasste er als Amalgam von Ausfall und Coping auf und versuchte, ihnen mit der Frage „Wogegen (gegen welche ganz andersartige Einseitigkeit) könnte eine bestimmte Deviation gerichtet sein?" stets auch positive Seiten abzugewinnen; → Benedettis Konzept einer „Positivierung" wie auch →

Frankls paradoxer Umgang mit Symptomen standen dabei Pate. In den letzten Lebensjahren befasste sich Blankenburg mit dem gestaltkreisartigen Ineinandergreifen von Affektion und Emotion; ferner mit Fragen nach der „Zumutbarkeit" z. B. einer „Willensanspannung" – nicht unter gutachterlichen Aspekten (forensisch kaum beantwortbar), sondern sozialpsychiatrisch bei der Rehabilitation chronisch Kranker. Verschiedene Handbuchbeiträge (z. B. zum psychiatrischen Krankheitsbegriff) sowie zahlreiche Lexikon-Artikel und Besprechungen runden das wissenschaftliche Œuvre Blankenburgs ab.

Wesentliche Publikationen

(1958) Daseinsanalytische Studie über einen Fall paranoider Schizophrenie. Schweizerisches Archiv für Neurologie und Psychiatrie 81: 9–105

(1971) Der Verlust der natürlichen Selbstverständlichkeit: Ein Beitrag zur Psychopathologie symptomarmer Schizophrenien. Stuttgart, Enke

(1978) Grundlagenprobleme der Psychopathologie. Nervenarzt 49: 140–146

(1981) „Wie weit reicht die dialektische Betrachtungsweise in der Psychiatrie?" Jahrbuch für Medizinische Psychologie, Anthropologie und Psychotherapie 29: 45–66

(1981) Körper und Leib in der Psychiatrie. Schweizerisches Archiv für Neurologie, Neurochirurgie und Psychiatrie 131: 13–39

(1989) Phänomenologie der Leiblichkeit als Grundlage für ein Verständnis der Leiberfahrung psychisch Kranker. Daseinsanalyse 6: 161–193

(1990) Wirkfaktoren paradoxen Vorgehens in der Psychotherapie. In: Lang H (Hg), Wirkfaktoren in der Psychotherapie (S 122–138). Berlin, Springer

(1996) Vitale und existentielle Angst. In: Lang H, Faller H (Hg), Das Phänomen Angst (S 43–73). Frankfurt/M., Suhrkamp

(1998) Le phénomène psychosomatique et la relation du corps à l'esprit: Implications pour la médecine et pour la psychiatrie. In: Jonckheere P (Ed), Passage à l'acte (pp 181–197). Paris-Bruxelles, De Boeck & Larcier

(1998) Perspective du future antérieur et histoire intérieure de la vie. L'Art du Comprendre 7: 199–211

(1999) Interaktions-Wirklichkeit: Basis der Psychiatrie. In: Krisor M, Pfannkuch H (Hg), Psychiatrie auf dem Weg: Menschenbild, Krankheitsverständnis und therapeutisches Handeln (S 66–83). Lengerich, Pabst

(1999) Zur Psychopathologie und Therapie des Wahns unter besonderer Berücksichtigung des Realitätsbezugs. In: Hartwich P, Pflug B (Hg), Schizophrenien:

Wege der Behandlung (S 59–94). Sternfels, Verlag Wissenschaft und Praxis

(Hg) (1989) Biographie und Krankheit. Stuttgart, Thieme

(Hg) (1991) Wahn und Perspektivität. Stuttgart, Enke

Literatur zu Biografie und Werk

Dörr-Zegers O (2000) Existential and phenomenological approach to psychiatry. In: Gelder MG, López-Ibor J, Andreasen N (Eds), New Oxford textbook of psychiatry (pp 357–362). Oxford, Oxford University Press

Dumfarth M (1994) Phänomenologie, Dasein, Dialektik: Zum Kontext der Daseinsanalyse bei Wolfgang Blankenburg. Diss. Univ. Wien

Scudellari P (1998) Il progetto di Wolfgang Blankenburg per una psicopatologia fenomenologica. Comprendre – Archive International pour l'Anthropologie et la Psychopathologie Phénoménologique 9: 171–186

Tatossian A (1979) Phénoménologie des psychoses. Paris, Masson

Alfried Längle

Boadella, David

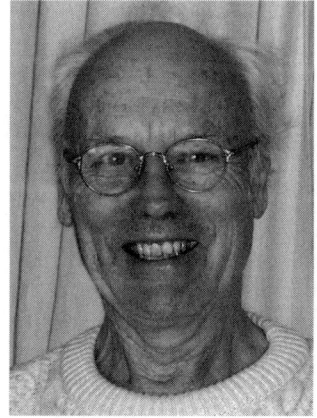

* 6.7.1931 in London.

Begründer der Biosynthese.

Stationen seines Lebens

Studierte englische Literatur, Pädagogik und Psychologie an der Universität in London. Angeregt durch die Beschäftigung mit D.H. Lawrence schrieb er sein erstes Buch und stieß auf das Werk von Wilhelm → Reich. Er absolvierte eine Lehranalyse in charakteranalytischer Vegetotherapie und studierte Vegetotherapie und die bioenergetischen Konzepte am Peer Institute in Nottingham, das von Paul und Jean Ritter geleitet wurde. Ab 1957 arbeitete er parallel zu seiner Tätigkeit als Lehrer für emotional gestörte Kinder auch psychotherapeutisch mit Einzelklienten. 1970 gründete er die Zeitschrift „Energy and Character", seit 1990 auch in einer deutschsprachigen Ausgabe: „Energie und Charakter: Zeitschrift für Biosynthese" (prä- und perinatale Psychologie, somatisch und tiefenpsychologisch fundierte Psychotherapie und Therapie, transpersonale Psychologie), die heute zu den weit verbreiteten und angesehenen Fachzeitschriften für Körperpsychotherapie zählt. In den 1970er Jahren schloss er eine weitere Ausbildung beim Reich-Schüler Ola → Raknes ab. Weiters wurde Boadella durch die Begegnung mit der Arbeit von Francis Mott inspiriert, der sich mit „Configurational Psychology" beschäftigte. Schließlich bildete er sich bei Frank Lake, der in der Tradition der Englischen Objektbeziehungsschule stand, weiter und leitete später zusammen mit Lake das Institute for Development of Human Potential in London. Nach 14 Jahren Praxis als Psychotherapeut und der Erarbeitung eines eigenen körperpsychotherapeutischen Ansatzes, den er, einem ursprünglich von Mott geprägten Ausdruck folgend, Biosynthese nannte, begann er ab 1975 mit Ausbildungstätigkeit und unterrichtete an seinem eigenen sowie weiteren Instituten in London, unter anderem am Institute for Biodynamic Psychology. Ab 1980 begann er eine weitreichende Reisetätigkeit und hielt an Universitäten und Instituten Gast-Seminare und Vorträge. Mitte der 1980er Jahre gründete er zusammen mit seiner Frau Dr. phil. Silvia Specht Boadella das Internationale Ausbildungsinstitut für Biosynthese IIBS, heute in Heiden (CH). 1989 wurde er Gründungspräsident der European Association for Body-Psychotherapy (EABP) und 1995 erhielt er das Ehrendoktorat der Open University for Complementary Medicine für seine Arbeiten im Bereich der Human- und Sozialwissenschaften.

Wichtige theoretische Beiträge und Orientierungen

Durch seine zahlreichen Veröffentlichungen hat er nicht nur zur Beschreibung der Konzepte für körperpsychotherapeutische Verfahren beigetragen, sondern auch bedeutsame Brücken zum wissenschaftlichen Austausch zwischen verschiedenen Schulen gelegt. Seine intensive Beschäftigung mit W. Reich fand in zwei Büchern seinen Ausdruck. In der Biosynthese führte er seine eigenen Forschungen und Erkenntnisse mit drei Traditionen zu einer umfassenden psychotherapeutischen Methode zusammen: Die charakteranalytische Vegetotherapie (W. Reich) und daraus entstandene Richtungen (wie Alexander → Lowen, Gerda → Boyesen); die Konzepte der englischen Objekt-Beziehungs-Schule (F. Lake, H. Guntrip, J.D. → Fairbairn, D. → Winnicott) und den auf das pränatale Erleben und die organischen Wurzeln im embryonalen Dasein fokussierenden Ansatz (Otto → Rank; F. Mott) sowie ein tiefes Verständnis der spirituellen Essenz des Menschen (jahrzehntelange Ausbildung bei Robert Moore und Studien der transpersonalen Psychologie und Philosophie).

Wesentliche Publikationen

(1956) The spiral flame. Nottingham, Ritter Press
(1973) Wilhelm Reich: The evolution of his work. London, Vision Press [dt.: (1981, 1995) Wilhelm Reich. Bern, Scherz
(1987) Psicoterapia del Corpo. Rom, Astrolabia
(1987) Lifestreams: An introduction to biosynthesis. London, Routledge (dt.: (1991) Befreite Lebensenergie: Einführung in die Biosynthese. München, Kösel]
(1989) Biosynthese-Therapie. Oldenburg, Transform
(1990) Biosynthese. In: Rowan J, Dryden W (Hg), Neue Entwicklungen der Psychotherapie (S 169–197). Oldenburg, Transform
(1992) Wissenschaft, Natur und Biosynthese: Allgemeine wissenschaftliche Grundprinzipien der Biosynthese. Energie und Charakter 23(5): 2–60

Gerhard Lang

Boss, Medard

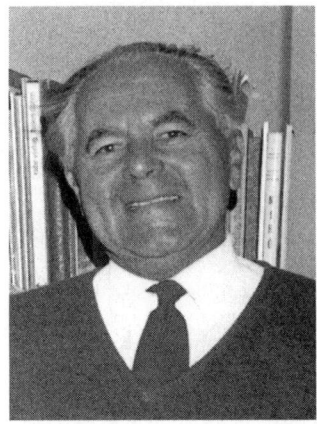

* 4.10.1903 in St. Gallen; † 21.12.1990 in Zollikon.

Begründer der Zürcher Richtung der Daseinsanalyse.

Stationen seines Lebens

Als Sohn eines Verwalterehepaares in St. Gallen geboren; Arbeits- und Wohnortswechsel der Familie nach Zürich; früher Berufswunsch, Arzt oder Kunstmaler zu werden; entschloss sich aber für das Medizinstudium in Zürich; 1924 während des Studiums ein Semester an der Salpêtrière in Paris, ging 1925 nach Wien, wo er Sigmund → Freud persönlich kennenlernte (Condrau, 1965: 19) und „unversehens" auf dessen Couch landete (Boss, 1973: 81); nach dem medizinischen Staatsexamen in Zürich fünf Jahre Assistenzarzt an der Psychiatrischen Universitätsklinik Burghölzli und an der Psychiatrischen Poliklinik in Zürich bei H.W. Maier; dazwischen Studienaufenthalte am National Hospital for Nervous Diseases und am Psychoanalytic Institute bei Ernest → Jones in London; 1931/32 Ausbildungskandidat am Eitingonschen Psychoanalytischen Institut in Berlin und am Moabiter Krankenhaus bei Kurt → Goldstein; dreijährige Lehranalyse bei Hans Behn-Eschenburg in Zürich; 1934–39 Chefarzt am privaten Nervensanatorium Schloss Knonau im Kanton Zürich; gleichzeitig psychoanalytische Privatpraxis in Zürich. Zunächst spezialisierte Boss sich auf die individuelle Behandlung Schizophrener; 1936–46 Arbeitsgemeinschaft mit C.G. → Jung, R. Baenziger und G. Bally; 1947 Habilitation an der Medizinischen Fakultät der Universität Zürich („Sinn und Gehalt der sexuellen Perversionen"); 1954 Titularprofessur für Psychotherapie; im gleichen Jahr Präsident der International Federation for Medical Psychotherapy; Gastvorlesungen in Nord- und Südamerika, Indonesien und Indien, wo er von Swami Govinda Kaul in Kaschmir Unterricht erhielt („Indienfahrt eines Psychiaters", 1959); anschließend während mehrerer Semester Vorlesungen an der Harvard University in den USA.

Wichtige theoretische Beiträge und Orientierungen

Seit 1947 intensive, freundschaftliche Beziehung zu Martin → Heidegger, die auch vielseitige wissenschaftliche Früchte trug; 1959–69 Zollikoner Seminare; zahlreiche Ehrungen, u. a. 1971 der Great Therapist Award durch die American Psychological Association. Während die ersten Schriften von Boss noch eindeutig psychoanalytisches Gedankengut vertraten („Körperliches Kranksein als Folge seelischer Gleichgewichtsstörungen", 1940), änderte sich dies zunächst unter dem Einfluss von Ludwig → Binswanger („Freuds Auffassung vom Menschen im Lichte der Anthropologie"), durch den er auch mit Heideggers „Sein und Zeit" bekannt wurde. Revision der Binswangerschen Ansätze und Trennung von ihm („Psychoanalyse und Daseinsanalytik", 1957), Schriften zur Traumauslegung und zur Psychosomatik; Lehrbeauftragter am Institut für Ärztliche Psychotherapie (gemeinsam mit Gustav Bally), Mitbegründer einer eigenen Zürcher Schule der Daseinsanalyse und des Daseinsanalytischen Instituts für Psychotherapie und Psychosomatik in Zürich 1970/71 (Medard Boss-Stiftung, 1974); 1971 Hauptwerk: „Grundriß der Medizin" (2. Aufl., 1975: „Grundriß der Medizin und der Psychologie"), in welchem er unter aktiver Mitwirkung Heideggers der bisherigen naturwissenschaftlichen Grundlage der ärztlichen und psychologischen Heilkunde eine phänomenologische Sicht menschlichen Krankseins gegenüberstellte; 1987: Edition der von Heidegger in seinem Hause gehaltenen „Zollikoner Semina-

re", unter Einschluss persönlicher Gespräche mit dem Philosophen und verschiedener Briefe desselben. Bis kurz vor seinem Tod war Boss (gemeinsam mit Gion → Condrau und A. Hicklin) aktiv an der Lehrtätigkeit am Daseinsanalytischen Institut in Zürich engagiert.

Wesentliche Publikationen

(1947) Sinn und Gehalt der sexuellen Perversionen: Ein daseinsanalytischer Beitrag zur Psychopathologie des Phänomens der Liebe. Bern, Huber
(1953) Der Traum und seine Auslegung. Bern, Huber
(1954) Einführung in die psychosomatische Medizin. Bern, Huber
(1957) Psychoanalyse und Daseinsanalytik. Bern, Huber
(1959) Indienfahrt eines Psychiaters. Pfullingen, Neske
(1975) Es träumte mir vergangene Nacht. Bern, Huber
(1975) Von der Psychoanalyse zur Daseinsanalyse. Wien, Europaverlag
(1975) Grundriß der Medizin und der Psychologie: Ansätze zu einer phänomenologischen Physiologie, Psychologie, Pathologie, Therapie und zu einer daseins-gemäßen Präventiv-Medizin in der modernen Industriegesellschaft, 2. Aufl. Bern, Huber

Literatur zu Biografie und Werk

Becker G (1997) Philosophische Probleme der Daseinsanalyse von Medard Boss und ihre praktische Anwendung. Marburg, Tekton
Boss M (1973) Medard Boss. In: Pongratz LI (Hg), Psychotherapie in Selbstdarstellungen (S 75–106). Bern, Huber
Condrau G (1965) Die Daseinsanalyse von Medard Boss und ihre Bedeutung für die Psychiatrie. Bern, Huber
Craig G (1988) Psychotherapy for freedom: The daseinsanalytic way in psychology and psychoanalysis. The Humanistic Psychologist 16 [special issue]

Gion Condrau

Boszormenyi-Nagy, Ivan

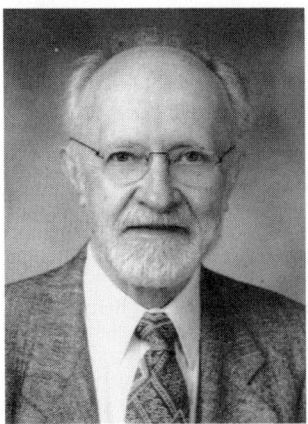

* 19.5.1920 in Budapest.

Begründer der kontextuellen Therapie.

Stationen seines Lebens

1944: Promotion zum Dr. med. an der Universität Budapest; 1948: Assistenzprofessor für Psychiatrie daselbst; 1949–50: Konsulent der Internationalen Flüchtlingsorganisation (Salzburg); er leistete Hitlers und Stalins Regimes Widerstand und verhalf mit Gutachten vielen Menschen zum Überleben; 1950: aufgrund stalinistischer Verfolgungen Emigration in die USA; 1950–56: Forschungsassistent an der Universität Chicago; 1956–57: Assistenzprofessor für Psychiatrie an der State University New York; 1957: Gründung eines der ersten Entwicklungszentren für Familientherapie, des Department of Family Psychiatry am Eastern Pennsylvania Psychiatric Institute (EPPI) in Philadelphia, gemeinsam mit Geraldine Spark. Ausschlaggebend für diesen Schritt waren empirische Daten, dass die Behandlung jener Schizophrenen besser vorankam, bei denen die Familienmitglieder einbezogen wurden. Das EPPI wurde das größte Ausbildungszentrum für Familienpsychiatrie in den USA. Zu den bekanntesten Mitarbeitern dieses Projekts zählten J.L. Framo, Gerald H. Zuk und D. Rubinstein. Anfang der 1960er Jahre baute Boszormenyi-Nagy intensive Kontakte auf zum Institut für Familientherapie in New York (Nathan → Ackerman Institute) und zum Mental Research Institute in

Palo Alto unter Don → Jackson, die damals gegründet wurden; 1957–80: Direktor der Familienpsychiatrischen Abteilung am EPPI; 1967: Leitung des ersten europäischen Trainingsprogramms in Leiden (Niederlande). In Deutschland sind u. a. die Arbeiten von E. Sperling und Helm → Stierlin von ihm beeinflusst; der Gedanke vom Gerechtigkeitsausgleich findet sich neuerdings bei Bert → Hellingers „Familienstellen" wieder. 1973 erscheint sein Hauptwerk „Invisible loyalities" (dt. „Unsichtbare Bindungen"). Seit 1974: Professor für Psychiatrie und Chef der Familientherapeutischen Abteilung der Hahnemann-Universität in Philadelphia; 1977: Gründungsmitglied der American Family Therapy Association (AFTA); 1992: Verleihung des Distinguished Professional Contribution to Family Therapy Award, der höchsten Auszeichnung der American Association for Marriage and Family Therapy (AAMFT). Sein Ansatz der Allparteilichkeit prädestinierte Boszormenyi-Nagy dazu, sich neben seiner wissenschaftlichen Tätigkeit zunehmend auch politisch für die Unterdrückten und Nicht-Gehörten zu engagieren, z. B. in der UNPO, der Unrepresented Nations People's Organisation. Boszormenyi-Nagy ist verheiratet mit der Psychiaterin und Familientherapeutin Catherine Ducommun-Nagy.

Wichtige theoretische Beiträge und Orientierungen

Wesentliches Charakteristikum der Kontextuellen Therapie ist die Neudefinierung des familiären Beziehungskontextes aus ethischer Sicht über mehrere Generationen hinweg. Das Behandlungsmodell integriert psychoanalytisches, existenzialphilosophisches, systemisches und beziehungsethisches Gedankengut. Als geistige Väter bezeichnet Boszormenyi-Nagy unter anderem Hegel, → Buber und → Fairbairn. Seine Methode kombiniert vier Behandlungsdimensionen: (a) das Faktische (biologische und soziologische Gegebenheiten), (b) das Individualpsychologische (emotionale und kognitive Elemente), (c) die Transaktionalität (systemische Elemente), (d) die „Beziehungsethik" (Gleichgewicht von Geben und Nehmen). Boszormenyi-Nagy hat als Pionier der

Familientherapie die Begriffe der „Loyalität", „Parentifizierung" und „Allparteilichkeit" eingeführt. Er nimmt eine dialektische Sichtweise menschlicher Beziehungen an. Die Kontextuelle Therapie fokussiert nicht auf Pathologie, sondern auf die Nutzbarmachung von Beziehungsressourcen. Sie sucht nach Möglichkeiten, in denen sich jedes Familienmitglied durch angemessenes Geben Ansprüche gegenüber den anderen erwerben kann. Seine familientherapeutische Grundregel für die Sitzung ist: „Versuchen Sie, soweit es Ihnen möglich ist, miteinander über die Dinge zu sprechen, über die Sie bisher nicht sprechen konnten." Das Artikulieren bisher verdeckter Konflikte, von Verrat und Ungerechtigkeiten, soll ermöglicht werden, sodass es am Ende zu einer Versöhnung und Wiedervereinigung der Generationen kommt. Er beschreibt als technische Haltung die „Allparteilichkeit", bei welcher sich der Therapeut nacheinander in die jeweiligen Sichtweisen der betroffenen Familienmitglieder einfühlt und deren Notlage und Verdienste erkennt. Dies hält er auch im Einzelgespräch so. Er fühlt sich der Ethik des Gerechtigkeitsausgleichs innerhalb der Familie verpflichtet. Damit hofft er, die gegenseitige Wahrnehmungsfähigkeit für verletzte zwischenmenschliche Gerechtigkeit fördern zu können. Hierbei kommt ihm der insgeheime Wunsch nach „Fairness" und „Ausgleich der Verdienstkonten" entgegen. Nach Boszormenyi-Nagy führen Familienmitglieder ein Konto darüber, was sie von anderen Mitgliedern an Gutem empfangen oder Schlechtem erlitten haben, ebenso darüber, was sie selbst gegeben oder nicht gegeben haben und was ihnen zusteht. Er misst der „Verdienstkontenführung" im Familiengeschehen eine ähnlich handlungsrelevante Bedeutung zu, wie sie in der Psychoanalyse dem Triebbegriff zukommt. Er eröffnet Ressourcen und verweist auf positive Kräfte im Sinne bisher verdeckter, ungewürdigter Leistungen eines Familienmitglieds. Dabei beschreibt er symptomatisches Verhalten oft als Zeichen tiefer, wenn auch bislang unsichtbarer Loyalität oder Treuebindung. Kinder können hierbei für „Loyalitäten" missbraucht worden sein, weil sie ausgleichen mussten, was die Eltern von ihren Eltern nicht bekommen hatten. So werden sie durch „Konfliktumleitung" zu „Delegierten" für elterliche Bedürfnisse. Er spricht in diesem Zusammenhang von „parentifizierten Kindern". Konflikthafte Gefühle von Verbundenheit und Verpflichtung führen oft zu einer schwer auflösbaren „gespaltenen Loyalität". Boszormenyi-Nagy untersucht das Entstehen und Verändern von Loyalitätsbindungen im Mehrgenerationenkontext. Den bisherigen Symptomen werden neue Bedeutungen zugeschrieben und es wird nach weniger selbstaufopfernden oder destruktiven Möglichkeiten gesucht, Loyalitäten einzulösen. In den Therapiesitzungen werden Verdienste, Ansprüche und Schulden offengelegt und den eigentlichen Adressaten zugewiesen. Der Hauptmechanismus der Veränderung ist der Ausgleich von Gerechtigkeit und Verpflichtungen als dynamisches Schlüsselprinzip, wobei der Therapeut eine einfühlende, aktive Rolle übernimmt. Er verbündet sich dabei mit den noch unverbrauchten Kraftquellen der Familienmitglieder und schließt in seinem Fallverstehen emotionale Begegnung mit ein.

Wesentliche Publikationen

(1962) The concept of schizophrenia from the perspective of family treatment. Family Process 1: 103–113

(1975) Dialektische Betrachtung der Intergenerationen-Familientherapie. Ehe 12: 117–131

(1977) Mann und Frau: Verdienstkonten in den Geschlechtsrollen. Familiendynamik 2: 35–49

(1981) Kontextuelle Therapie: Therapeutische Strategien zur Schaffung von Vertrauen. Familiendynamik 6: 176–195

(1987) Foundations of contextual therapy: Collected papers of Ivan Boszormenyi-Nagy. New York, Brunner/Mazel

Boszormenyi-Nagy I, Framo JL (Eds) (1965) Intensive family therapy: Theoretical and practical aspects. New York, Harper & Row Mazel

Boszormenyi-Nagy I, Grunebaum J, Ulrich D (1991) Contextual therapy. In: Gurman AS, Kniskern DP (Eds), Handbook of family therapy (pp 200–238). New York, Brunner/Mazel

Boszormenyi-Nagy I, Krasner BR (1978) Gruppenloyalität als Motiv für politischen Terrorismus. Familiendynamik 3: 199–208

Boszormenyi-Nagy I, Krasner BR (1986) Between give and take: A clinical guide to contextual therapy. New York, Brunner/Mazel

Boszormenyi-Nagy I, Spark GM (1973) Invisible loyalities: Reciprocity in intergenerational family therapy. New York, Harper & Row [dt.: (1973) Unsichtbare Bindungen: Die Dynamik familiärer Systeme. Stuttgart, Klett-Cotta]

Literatur zu Biografie und Werk

Baethge G, Deissler K, Reich G (1982) Kontextuelle Therapie: Ein Interview mit Ivan Boszormenyi-Nagy. Kontext 5: 73–89
Boszormenyi-Nagy I (1995/96) The field of family therapy: Review and mandate. AFTA Newsletter (Winter issue): 32–36

Renate Riedler-Singer

Bourdieu, Pierre Félix

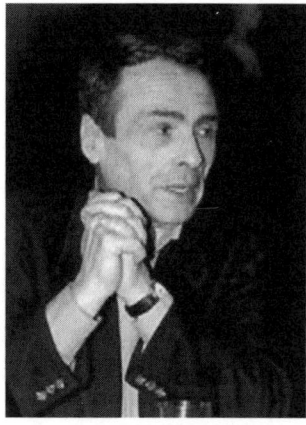

* 1.8.1930 in Denguin; † 23.1.2002 in Paris.

Sozialwissenschafter, Kulturanthropologe, Philosoph, einer der bedeutendsten modernen Sozialkritiker.

Stationen seines Lebens

Vorab: Bourdieu (2002) misstraute Biographien wegen ihrer Aktenhaftigkeit, Illusions-/Ideologieanfälligkeit. Er stammte aus einfachen, bäuerlichen Verhältnissen in den Pyrenäen. Der Vater, Briefträger, ein hilfsbereiter, kleiner Gewerkschaftsfunktionär, unterstützte die Résistance. Zu ihm als Vorbild für soziales Engagement empfand Bourdieu große Zuneigung. Klassenprimus und Rugbyspieler – Bourdieu fügte sich in keine Konventionen. 1951 Philosophiestudium, Sorbonne und École Normale Supérieure, 1954 Agrégation (Philosophie), 1954/

1955 Professeur am Lycée de Moulins, 1955–1958 Militärdienst in Algerien, 1959–1960 Assistent, Faculté des Lettres, Algier, 1960–1962 Sorbonne, Assistent bei dem hochrenommierten, rechtsstehenden Philosophen/Soziologen Raymond Aron, der Bourdieu Lehrveranstaltungen über Max Weber untersagt; nie promoviert; 1964 Dozent in Lille, danach in Paris Studiendirektor und Professor für Soziologie an der École Pratique des Hautes Études bis 1984 und 1982–2002 am Collège de France. 1968–1988 Gründer und Direktor des Centre de Sociologie de l'Éducation et de la Culture (assoziiert dem Centre National de la Recherche Scientifique, CNRS). Ab 1975 Herausgeber der „Actes de la recherche en sciences sociales", Boardmember des „American Journal of Sociology" ; seit 1981 Berater der Gewerkschaft C.F.D.T.; 1985 formulierte er im Auftrag Mitterands die Grundsätze des Collège de France für das Bildungswesen der Zukunft mit; 1993 Mitinitiator des internationalen Schriftstellerparlamentes; Auszeichnungen: u.a. Goldmedaille CNRS, Goethe-Preis, Goffman-Preis, Ernst-Bloch-Preis.

Das Bildungswesen seiner Zeit, Spiegelbild der Gesellschaft, sah er als „Klassenrassismus". Er betrieb als erklärter Links-Weberianer Wissenschaft als „Judokunst" – so der Dokumentarfilm 2001 von Pierre Carles über Bourdieus Lebenswerk: „La sociologie est un sport de combat". Bei deutlichen Unterschiedlichkeiten freundschaftliche, denkerische Nähe zu Derrida, Habermas und → Foucault, der Bourdieus Kandidatur am Collège de France unterstützte. Beide waren Schüler von Canguilhem (Medizinhistoriker/Wissenschaftstheoretiker), engagierten sich für die bedrohte polnische Solidarnosc. Verschiedene späte Arbeiten Bourdieus scheinen u.a. aus Vorhaben mit Foucault herzurühren, etwa die eines „kollektiven Einmischungsbuches" wie „Das Elend der Welt" oder „Gegenfeuer". Bourdieu hielt 1983 die Ehrenrede am Grab Foucaults.

Wirken und Wirkung

Bourdieu sah – eine Fülle von Autoren kreativ verbindend (u.a. antike Stoa, Rhetorik, Sophistik, Pascal, Spinoza, Hume, Kant, Machiavelli,

→ Merleau-Ponty, Bachelard, Wittgenstein, Durkheim, Halbwachs, Elias, Goffman, Labov, Cicourel, natürlich Weber und Marx) – den Berufssoziologen als Verfasser von Tragikomödien, um die „Aufzwingungen, Einschüchterungen, Tricks und Schwindeleien, […] die die Mächtigen und Wichtigen aller Zeiten ausmachen, mit den Mitteln der Parodie und Übertreibung zu demaskiere[n]" (1989: 58) und der „libido dominandi" mittels der „libido scientifica" sublimierend Einhalt zu gebieten. In einer gesellschaftstherapeutischen Perspektive kämpfte er gegen sozialen Sadomasochismus und gegen „unterlassene Hilfeleistung" (verübt von Politikern, Wissenschaftern, Wirtschaftsmagnaten an Mitbürgern/innen), zugleich gegen erlernte (d.h. aufgezwungene, eingeredete, insinuierte) Hilflosigkeit von Mitbürgern/innen. Er verstand seine Soziologe auch als „Selbsttherapie" (Leitner 2003), die dazu befähige, ein wirkliches, narzissmusfreies „alter ego" zu sein, sich an die Stelle anderer Menschen im „sozialen Raum" zu versetzen, ihnen dabei zu helfen, Zwangssituationen aufzubrechen, sich (in Alltag/Slums/Ghettos etc.) weder ein- noch aussperren zu lassen. Er beeinflusste damit die Konzepte der Integrativen Therapie: „Praxeologie", „Soziale Empathie", „Soziotherapie", „Biographiearbeit", „Menschenarbeiter". Diese sind die helfenden Berufe (Petzold 2003), die ihre Schutzpflicht den Klienten gegenüber unbeirrbar wahrnehmen müssen, mit Verlässlichkeit, Empörungsfähigkeit, Berufsmoral, um sie und sich selber zu schützen, mutig Unrecht öffentlich zu erzählen, den Sozial- und Rechtsstaat mit aller Kraft zu bewahren. Statt „Wegwerfdenken" soll Erzählen von Lebensgeschichten Menschen Lebenschancen bieten, statt „Wegwerfleben" ihnen ihr Leben zurückgeben: jede erzählte Lebensgeschichte ein politisches Argument. Bourdieu hoffte hier auf die durch Unterdrückungserfahrungen machtsensibilisierten Frauen, auf beispielgebende Menschen, die „der Gewalt widerstehen" können, nicht bereit, sich an die Gewalt zu gewöhnen. In Bourdieus Werk finden sich Parallelen zu Piagets entwicklungspsychologischem genetischem Konstruktivismus (vgl. Bourdieus Habitusbegriff und Piagets/→ Janets Handlungsschemata), Verweise auf Bachelards kritische

Bezüge zur Psychoanalyse („Widerstand", „Verkennen", „Verleugnen", „Verneinen") – Psychoanalytiker haben indes sein Werk weitgehend ignoriert/verleugnet. Er will Psychoanalyse – mit Elementen Piagets, des Feminismus, Habermas'scher Aufklärung/gewaltfreier Kommunikation - durch eine „Sozioanalyse" ersetzen, die Perspektiven des sozialen Konstruktivismus aufgreift, die „Welt als Wille und Vorstellung", d.h. gestaltbar ansieht (vgl. Parallelen zu Fromms antinarzisstischem, Spinozäischem Humanismus). Bourdieus „Gewalterhaltungssatz" formuliert, höchst therapierelevant, soziale Pathogenese: „Gewalt geht nie verloren. Die strukturelle Gewalt, die von den Finanzmärkten ausgeübt wird, der Zwang zu Entlassungen und die tiefgreifende Verunsicherung der Lebensverhältnisse, schlägt auf lange Sicht als Selbstmord, Straffälligkeit, Drogenmißbrauch, Alkoholismus zurück, in all den kleinen und großen Gewalttätigkeiten des Alltags" (1998b: 49). Angesichts solcher neoliberaler Gegenwart fordert er provokativ ein öffentliches „Regressionsverbot" (einzelseelisches, soziales/politisches, kulturelles/zivilisatorisches), statt dessen kämpferische Nutzung demokratischer Meinungs-, Denk-, Redefreiheit, um dysfunktionalen „habitus" (Aristoteles), die „Grenzen des Hirns", erlernte Wahrnehmungs-, Denk-, Bewertungs-, Handlungs-, Verhaltensschemata (Webers „Gehäuse der Hörigkeit") von Habitusträgern zu überschreiten (vgl. Foucault).

Als einer der meistzitierten Sozialwissenschafter und Intellektuellen der Gegenwart begründete er „Raisons d'agir" (RDA) mit, um die französischen, antineoliberalen, spontanen Streikbewegungen des Jahres 1995 zu unterstützen und zu internationalisieren, eine Zusammenarbeit von Wissenschaftern, Künstlern, NGOs, Sozialbewegungen strukturell zu ermöglichen. Nach Bourdieus Tod löst sich RDA immer mehr hin zu ATTAC (von ihm mitbegründet) auf, das wie das „Europäische Sozialforum" seine Organisationsvorschläge aus „Gegenfeuer 2" z. T. realisiert. Das „Elend der Welt" wurde nach Bourdieus Regieanweisungen als Fernsehserie verfilmt. Günther Grass u.a. publizierten 2002 als Hommage an „Das Elend der Welt" prekäre Lebensgeschichten aus der unmittelbaren deutschen Gegenwart („In einem reichen Land"). Entsprechend dem österreichischen Neoliberalismus: die Bourdieu affine, mit dem Bruno-Kreisky-Preis ausgezeichnete Studie „Das ganz alltägliche Elend" (hg. 2003 von E. Katschnig-Fasch) sowie die von Camera Austria in Zusammenarbeit mit F. Schultheis initiierte internationale Wanderausstellung „Pierre Bourdieu in Algerien". Das österreichische Sozialstaatsvolksbegehren 2001/2002, initiiert durch den Arzt Werner Vogt, geht in Richtung von Bourdieus Forderung nach einer „europäischen Sozialcharta". Eine nicht-abstinente Psychotherapie mit Patienten/innen als Partner/innen findet bei Bourdieu den unverzichtbaren Boden für eine *gerechtigkeitszentrierte, engagierte Praxeologie*.

Wesentliche Publikationen

(1958) Sociologie de l'Algérie. Paris, P. U. F.
(1964) Les héritiers, les étudiants et la culture. Paris, P.U.F. [dt.: (1971) Die Illusion der Chancengleichheit. Stuttgart, Klett]
(1972) Esquisse d'une théorie de la pratique, précédé de trois études d'ethnologie kabyle. Genf, Droz [dt.: (1976) Entwurf einer Theorie der Praxis, auf der ethnologischen Grundlage der kabylischen Gesellschaft. Frankfurt/M., Suhrkamp]
(1973) Grundlagen einer Theorie der symbolischen Gewalt. Frankfurt/M., Suhrkamp
(1977) Structures économiques et structures temporelles. Paris, Éditions de Minuit [dt.: (2001) Die zwei Gesichter der Arbeit. Konstanz, UVK]
(1979) La distinction. Critique sociale du jugement. Paris, Éditions de Minuit [dt.: (1982) Die feinen Unterschiede. Kritik der gesellschaftlichen Urteilskraft. Frankfurt/M., Suhrkamp]
(1980) Le sens pratique. Paris, Éditions de Minuit [dt.: (1987) Sozialer Sinn. Kritik der theoretischen Vernunft. Frankfurt/M., Suhrkamp]
(1984) Homo academicus. Paris, Éditions de Minuit [dt.: (1988) Frankfurt/M., Suhrkamp]
(1989) Satz und Gegensatz. Berlin, Klaus Wagenbach
(1991) Die Intellektuellen und die Macht. Hamburg, VSA
(1993) Soziologische Fragen. Frankfurt/M., Suhrkamp
(1993) La misère du monde. Paris, Éditions du Seuil [dt.: (1997) Das Elend der Welt. Zeugnisse und Diagnosen alltäglichen Leidens an der Gesellschaft. Konstanz, UVK]
(1997) Der Tote packt den Lebenden. Hamburg, VSA
(1998a) Praktische Vernunft. Frankfurt/M., Suhrkamp
(1998b) Gegenfeuer. Konstanz, UVK
(2001) Gegenfeuer 2. Konstanz, UVK
(2002) Ein soziologischer Selbstversuch. Frankfurt/M., Suhrkamp
(2003) Die männliche Herrschaft. Frankfurt/M., Suhrkamp
Bourdieu P, Wacquant L (1996) Reflexive Anthropologie. Frankfurt/M., Suhrkamp

Literatur zu Biographie und Werk

Gebauer G, Wulf Ch (1993) Praxis und Ästhetik. Neue Perspektiven im Denken Pierre Bourdieus. Frankfurt/M., Suhrkamp
Krais B, Gebauer G (2002) Habitus. Bielefeld, transcript
Leitner ECh (2000) Bourdieus eingreifende Wissenschaft. Wien, Turia+Kant
Leitner ECh (2002) Schutz & Gegenwehr. Menschenleben und Widerstandswissen von Hesiod bis Bourdieu. Wien, Turia+Kant
Leitner ECh (2003) Politik statt Psychotherapie. Integrative Therapie 29(1): 91–104 [Themenheft: Unrecht, Gerechtigkeit, Menschenwürde (hg. v. H. Petzold)]
Mörth I, Fröhlich G (2002) HyperBourdieu. www.iwp.uni-linz.ac.at/lxe/sektf/bb/start.htm [enthält aktuelle Bibliographie, 1800 Titel]
Papilloud Ch (2003) Bourdieu lesen. Einführung in eine Soziologie des Unterschieds. Bielefeld, transcript
Petzold HG (2003) Lebensgeschichten erzählen. Biographiearbeit, narrative Therapie, Identität. Paderborn, Junfermann
Rehbein B, Saalmann G, Schwengel H (Hg) (2002) Pierre Bourdieus Theorie des Sozialen. Konstanz, Universitätsverlag
Schwingel M (1995) Pierre Bourdieu zur Einführung. Hamburg, Junius
Verdès-Leroux J (1998) Le savant et le politique. Essai sur le terrorisme sociologique de Pierre Bourdieu. Paris, Éditions du Seuil
Webb J (2002) Understanding Bourdieu. Crows Nest (NSW), Allen & Unwin

Egon Christian Leitner, Hilarion G. Petzold

Bowen, Murray

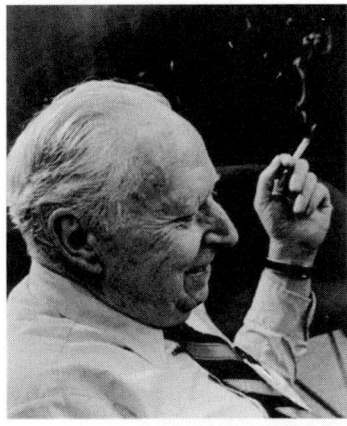

* 31.1.1913 in Waverly, Tennessee; † 9.10.1990 in Chevy Chase, Maryland.

Pionier der Familientherapie; erkannte schon früh die Bedeutung der Familiendynamik für die Genese psychiatrischer Erkrankungen und erforschte unter anderem die Rolle von Dreiecksbeziehungen in der Familieninteraktion.

Stationen seines Lebens

Aufgewachsen als ältestes Kind einer großen Familie in Waverly, Tennessee; 1937: Graduierung zum M.D. an der University of Tennessee Medical School; anschließend ärztliche Tätigkeit als Allgemeinmediziner im Cumberland Homestead Project in Crossville, Tennessee; 1938–41 als Assistenzarzt am Bellevue Hospital in New York City sowie am Grasslands Hospital in Valhalla, New York; 1941–46 Militärdienst, wo er seine ursprünglichen Pläne, sich an der Mayo-Klinik der Chirurgie zu widmen, zugunsten einer Tätigkeit im psychiatrischen Bereich aufgab. Während dieser Zeit lernte er auch seine spätere Frau kennen, mit der er vier Kinder hatte; 1946–54 Ausbildung zum und Tätigkeit als Psychiater an der Menninger University in Topeka, Kansas; anschließend psychiatrische Forschungstätigkeit am National Institute for Mental Health in Bethesda, Maryland; 1959 Wechsel an das Georgetown University Medical Center, Department of Psychiatry; 1975 Gründung des Georgetown Family Centers, dem er bis zu seinem Tode vorstand. Er war Mitglied der American Psychiatric Association und über zwei Funktionsperioden hinweg Präsident der American Family Therapy Association. Zusätzlich widmete er sich der Lehrtätigkeit an einer Vielzahl von amerikanischen Universitäten sowie seiner Privatpraxis in Chevy Chase, Maryland, und erhielt für seine Verdienste eine Vielzahl von Auszeichnungen.

Wichtige theoretische Beiträge und Orientierungen

Bowens historisches Verdienst besteht darin, zur Entwicklung der Familientherapie in deren frühen Zeiten grundlegende Konzepte beizusteuern. Ursprünglich psychoanalytisch ausgebildet, richtet er sein Augenmerk bald vom Individuum weg und hin auf die Mutter-Kind-Interaktion und über Generationen reichende Beziehungsmuster, die er für die Entstehung von Schizophrenie als maßgeblich ansah („Multigenerationenübertragung", → Boszormenyi-Nagy). Als einer der Ersten seines Fachs bezog er dabei ganze Familien, nicht nur den einzelnen Patienten, in seine Untersuchungen ein. Somit gab Bowen das historisch-psychoanalytisch bedingte Postulat der linearen Weitergabe von pathologischen Mustern (etwa durch eine symbiotische Mutter-Kind-Beziehung) auf zugunsten einer Erweiterung des Blickwinkels auf die gesamte Ursprungsfamilie in all ihren Verzweigungen. Bowen vertrat die Ansicht, dass über verschiedene Grade von „Differenzierung" bei Ehepartnern (d. h. Reife und Ganzheit der Persönlichkeiten) in der dritten Generation schließlich Schizophrenie entstehen kann. Der Begriff der Differenzierung des Selbst steht im Zentrum von Bowens theoretischen Konzepten und meint u. a. den Grad der Selbstständigkeit einer Person gegenüber äußeren – vor allem familiären – Einflüssen, die der pathogenen „undifferenzierten Familien-Ego-Masse", später von Wynne als „Pseudogegenseitigkeit" und von → Minuchin als „verstrickte Familie" beschrieben, entgegenwirkt. Von ebenso großer Bedeutung sind Bowens Untersuchungen zu Dreierbeziehungen und ihre Auswirkungen auf Familiendynamik und Psychopathogenese. Er beobachtete, dass zwei Personen unter Stress und in Ermangelung entsprechender Selbst-

Differenzierung dazu neigen, eine dritte in die Interaktionen einzubeziehen, um sie vom Außenseiter zum Vertrauten zu machen. Diese triadische Dynamik (Triangulation) kann Personen innerhalb der Kernfamilie bis hin zu entfernteren Verwandten, aber auch Institutionen wie Sozialämter, Gesundheitsbehörden etc. umfassen. Er forderte seine Patienten – wohl auch aufgrund entsprechender Erfahrungen, die er in seiner eigenen Familie gemacht hatte – dazu auf, in ihre Ursprungsfamilien zu gehen und von den noch lebenden Mitgliedern Hinweise auf mögliche pathogene Muster zu erforschen, dabei auch – quasi als Nebeneffekt – sich mit diesen Personen neu zu verbinden. Neben diesen zentralen Beiträgen erstellte Bowen Konzepte zu gesellschaftlichen emotionalen Prozessen (also Parallelen in den Funktionsweisen der emotionalen Dynamik von familiären und sozialen Systemen), zur Bedeutung von Geschwister-Positionen, zum emotionalen Beziehungsabbruch, zu Projektions-Prozessen in Familien sowie zu typischen Beziehungsmustern in Kernfamilien. Darüber hinaus legte er mit seinen genauen Diagrammen von psychodynamischen Abläufen in Familien über mehrere Generationen hinweg den Grundstein für die moderne familientherapeutische Technik der Genogramm-Arbeit und festigte so insgesamt seinen Ruf als eine der bedeutendsten Gründerpersönlichkeiten der Familientherapie.

Wesentliche Publikationen

(1966) The use of family theory in clinical practice. Clinical Psychiatry 7: 345–374
(1969, 1984) Die Familie als Bezugsrahmen für die Schizophrenieforschung. In: Bateson G, Jackson DD, Laing R, Lidz T, Wynne L (Hg), Schizophrenie und Familie (S 181–219). Frankfurt/M., Suhrkamp
(1978, 1985) Family therapy in clinical practice. New York, Jason Aronson

Literatur zu Biografie und Werk

Hall M (Ed) (1983) The Bowen family theory and its uses. New York, Jason Aronson
Kerr ME (2002) One family's story. A primer on Bowen theory. Washington (DC), Georgetown Family Center
Sagar RR (Ed) (1997) Bowen theory and practice: Feature articles from the Family Center Report 1979–1996. Washington (DC), Georgetown Family Center
Titelman P (Ed) (1998) Clinical applications of Bowen family systems theory. New York, Haworth Press

Paul Gumhalter

Bowlby, John

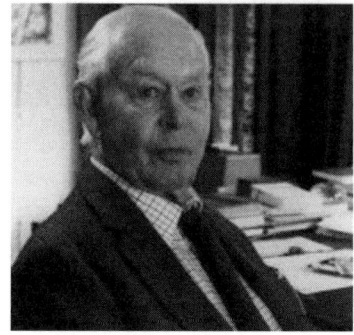

* 26.2.1907 in London; † 2.9.1990 in Skye, Schottland.

Zusammen mit Mary → Ainsworth Begründer der Bindungsforschung.

Stationen seines Lebens

Viertes von sechs Kindern, Vater hochangesehener Chirurg, Mutter adeliger Herkunft; mit acht Jahren Eintritt in ein Internat außerhalb Londons; nach dem Ersten Weltkrieg Marineschule in Dartmouth; 1925 Beginn des Medizinstudiums in Cambridge; 1928 nach Abschluss des Vorklinikums ein Jahr lang Mitarbeit an zwei Schulen für verhaltensgestörte Kinder; ab 1929 Fortführung des Medizinstudiums in London; 1933 Beendigung des Studiums und Beginn der Ausbildung zum Psychiater im Maudsley Hospital; ab 1936 arbeitet er in der Child Guidance Clinic; 1933–37 psychoanalytische Ausbildung, Lehranalyse bei Joan Riviere; bei der anschließenden kinderanalytischen Ausbildung Divergenzen mit Melanie → Klein; 1938 Heirat mit Ursula Longstaff, mit der er vier Kinder hatte; während des Zweiten Weltkriegs als Militärpsychiater für die Auswahl von Offizieren eingesetzt; in seinem Vortrag zur Erlangung der ordentlichen Mitgliedschaft in der Britischen Psychoanalytischen Gesellschaft betont Bowlby (1940) erstmals die Bedeutung der Rolle von Umweltbedingungen bei der Genese psychischer Störungen und die negativen Folgen von Mutter-Kind-Trennungen; diese Gedanken führt er im Beitrag über „Forty-four juvenile thieves: Their character and home life" (1944) weiter aus; nach dem Zweiten Weltkrieg leitet Bowlby das Children's Department an der Londoner Tavistock Clinic und baut zusammen mit Ester Bick die kinderanalytische Ausbildung auf; im Auftrag der WHO untersucht er die seelische Gesundheit heimatloser Kinder und zeigt in seinem vielbeachteten Bericht (1951) die negativen Folgen für jene Kinder auf, die langfristig von ihren Müttern getrennt und in Institutionen ohne ersatzweise Bezugspersonen aufwachsen; gemeinsam mit James Robertson, der die Beobachtungsstudie „A two-year-old goes to hospital" filmte, aktiv an der Veränderung des gesundheitspolitischen Systems beteiligt; bei seinen Forschungen zur Frage, was die Natur des Bandes zwischen Mutter und Kind ausmacht, integriert Bowlby in den 1950er Jahren ethologische Erkenntnisse (vor allem von Lorenz und von Tinbergen) in seine bisherigen Überlegungen; 1950–53 fruchtbare Zusammenarbeit mit Mary Ainsworth an der Tavistock Clinic; in drei Vorträgen vor der psychoanalytischen Gesellschaft (publiziert 1958, 1960a, 1960b) präsentiert er seine neue Sichtweise, die Missfallen bzw. Ablehnung bei vielen Psychoanalytikern auslöst und zu heftigen, kontroversiellen Diskussionen führt; in den Vorträgen, die die Grundlage für sein Hauptwerk, die Trilogie „Bindung", „Trennung" und „Verlust" (1969, 1973, 1980), darstellen, relativiert er die vorherrschende triebtheoretische Sichtweise der Entstehung von Beziehungen sowie von Angst, postuliert stattdessen ein unabhängiges Bindungsbedürfnis, sieht Angst darin begründet, dass kindliche Bindungsbedürfnisse nicht erfüllt werden, und beschreibt Kummer und Trauer bei Kindern als Reaktionen auf andauernden Verlust; bis 1961 leitende Positionen in der Britischen Psychoanalytischen Gesellschaft; bis 1972 stellvertretender Direktor der Tavistock Clinic und dort Leiter des Departments for Children and Parents; danach weitere Forschungs- und Publikationstätigkeiten; zahlreiche akademische Würdigungen; seine letzte Veröffentlichung 1990 ist eine Biografie über Charles Darwin; im gleichen Jahr stirbt er in seiner langjährigen Sommerresidenz in Schottland, wo er auch begraben ist.

Wichtige theoretische Beiträge und Orientierungen

Basierend auf psychoanalytischen Theorien, die er um ethologische Erkenntnisse bereicherte, geht Bowlby davon aus, dass ein Baby mit der Neigung geboren wird, die körperliche Nähe einer vertrauten Person zu suchen und aufrecht zu erhalten. Fühlt es sich unsicher, allein, müde oder krank, werden sogenannte Bindungsverhaltensweisen wie Lächeln, Schreien, Rufen, Anklammern und Nachfolgen aktiviert, um die Nähe zur vertrauten Person wieder herzustellen. Das Bindungssystem existiert schon bei Säuglingen eigenständig und relativ unabhängig neben Nahrungs- und Sexualtrieb. Es ist ein eigenständiges Motivationssystem, das nicht von anderen Motivationssystemen abgeleitet werden kann. Werden Bindungsbedürfnisse erfüllt, erlebt ein Kind das Gefühl von Sicherheit. Im Verlauf des ersten Lebensjahres werden Bindungsverhaltensweisen, die vom Säugling anfänglich noch relativ unspezifisch geäußert werden, gezielt auf eine bzw. mehrere vertraute Bezugsperson(en) gerichtet. Die Bindungsverhaltensweisen des Kindes und die darauf folgenden Reaktionen der wesentlichen Bindungspersonen (meistens die Eltern) führen zum Aufbau von gefühlsmäßigen Bindungen zwischen ihnen und in der weiteren Entwicklung zur Fähigkeit, emotionale Bindungen zu Kindern und Erwachsenen ausbilden zu können. In welcher Weise ein Kind die interaktiven Erfahrungen mit seinen Bindungspersonen erlebt, führt zu unterschiedlichen Qualitäten, wie Bindung vom Kind erfahren wird. Diese wurden von Ainsworth weiterführend in die sichere, die unsicher-ambivalente und die unsicher-vermeidende Bindung klassifiziert. Die interaktiven Erfahrungen mit den Bindungsfiguren bilden die Grundlage für die Ausbildung innerer Repräsentationen von Bindung, die Bowlby „innere Arbeitsmodelle" („inner working models") nannte. Sie haben die Funktion, erwartbare Ereignisse gedanklich vorweg zu nehmen, somit eigenes Handeln vorausschauend zu gestalten und es an die gegebene Umwelt anzupassen. Innere Arbeitsmodelle enthalten affektive und kognitive Komponenten, sind nicht nur bewusst und neigen – einmal ausgebildet – zu gewisser Stabilität, wobei sie durch neue Erfahrungen wie auch durch Reflexion eigenen Denkens und Handelns veränderbar sind. Mit der wissenschaftlich mittlerweile etablierten Bindungstheorie eröffnete Bowlby eine neue Sichtweise der menschlichen Entwicklung, die auch die empirische Säuglingsforschung maßgeblich beeinflusste, was wiederum zur Revision des psychodynamischen Verständnisses der frühen Entwicklung wie auch der frühen Störungen und ihrer Behandlungsmöglichkeiten in zahlreichen psychotherapeutischen Richtungen, wie etwa in der Psychoanalyse oder in der Selbstpsychologie, führte, ebenso zu verbreiteter Implementierung von Eltern-Säuglings-Psychotherapie.

Wesentliche Publikationen

(1940) The influence of early environment in the development of neurosis and neurotic character. International Journal of Psycho-Analysis 21: 154–178

(1944) Forty-four juvenile thieves: Their characters and home life. International Journal of Psycho-Analysis 25: 154–178

(1951) Maternal care and mental health. WHO, Monograph Series No. 2 [dt.: (1973) Mütterliche Zuwendung und geistige Gesundheit. München, Kindler]

(1958) The nature of the child's tie to his mother. International Journal of Psycho-Analysis 39: 350–373 [dt.: (1959) Über das Wesen der Mutter-Kind-Bindung. Psyche 13: 415–456]

(1960a) Separation anxiety. International Journal of Psycho-Analysis 41: 89–113 [dt.: (1961) Die Trennungsangst. Psyche 15: 411–446]

(1960b) Grief and mourning in infancy and early childhood. Psychoanalytic Study of the Child 15: 9–52

(1969) Attachment and loss. Vol. 1: Attachment. London, The Hogarth Press [dt.: (1975) Bindung: Eine Analyse der Mutter-Kind-Beziehung. München, Kindler]

(1973) Attachment and loss. Vol. 2: Separation, anxiety and anger. London, The Hogarth Press [dt.: (1976) Trennung: Psychische Schäden als Folgen der Trennung von Mutter und Kind. München, Kindler]

(1979) The making and breaking of affectional bonds. London, Tavistock [dt.: (1982) Das Glück und die Trauer: Herstellung und Lösung affektiver Bindungen. Stuttgart, Klett-Cotta]

(1980) Attachment and loss. Vol. 3: Loss, sadness and depression. London, The Hogarth Press [dt.: (1983) Verlust, Trauer und Depression. Frankfurt/M., Fischer]

(1988) A secure base. London, Routledge [dt.: (1995) Elternbindung und Persönlichkeitsentwicklung: Therapeutische Aspekte der Bindungstheorie. Heidelberg, Dexter]

Bowlby J, Robertson J, Rosenbluth D (1952) A two-year-old goes to hospital. Psychoanalytic Study of the Child 7: 82–94

Literatur zu Biografie und Werk

Bowlby J, Hunter V (1995) John Bowlby: Ein Gespräch mit Virginia Hunter. In: Bowlby J, Elternbindung und Persönlichkeitsentwicklung: Therapeutische Aspekte der Bindungstheorie (S 1–16). Heidelberg, Dexter

Bretherton I (1995) Die Geschichte der Bindungstheorie. In: Spangler G, Zimmermann P (Hg), Die Bindungstheorie: Grundlagen, Forschung und Anwendung (S 27–49). Stuttgart, Klett-Cotta

Dornes M (2000) Die emotionale Welt des Kindes. Frankfurt/M., Fischer

Figlio K, Young R (1986) An interview with John Bowlby on the origins and reception of his work. Free Associations 6: 36–64

Holmes J (1993) John Bowlby and attachment theory. London, Routledge [dt.: (2002) John Bowlby und die Bindungstheorie. München, Ernst Reinhard]

Karen R (1994) Becoming attached. New York-Oxford, Oxford University Press

Van Dijken S (1998) John Bowlby: His early life. A biographical journey into the roots of attachment theory. London, Free Association Books

Kornelia Steinhardt

Boyesen, Gerda

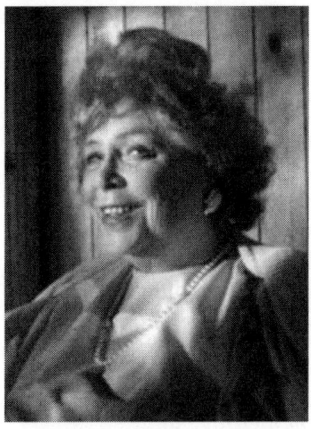

* 18.5.1922 in Bergen, Norwegen.

Begründete die Biodynamische Psychologie und Psychotherapie (Biodynamik).

Stationen ihres Lebens

Boyesen studierte Psychologie an der Universität in Oslo. Durch eine Lehranalyse bei Ola → Raknes, der selbst von Wilhelm → Reich ausgebildet worden war, kam sie mit der Verbindung von Psychoanalyse und Körperarbeit in Kontakt. Um die am Körper ansetzende Behandlung gründlich zu lernen, absolvierte sie eine Ausbildung in Physiotherapie und arbeitete 1960–68 an verschiedenen psychiatrischen Krankenhäusern. Dabei erlernte sie in einer von Aadel Bulow-Hansen geleiteten Abteilung die Dynamische Physiotherapie, bei der den vegetativen und psychischen Reaktionen der Patienten große Aufmerksamkeit geschenkt wurde. Neben der Arbeit an der Klinik untersuchte sie in ihrer Privatpraxis eine große Anzahl von Therapieverläufen, beschäftigte sich dabei mit Fragen der Indikation und Dosierung von direkt am Körper ansetzenden Interventionen und entdeckte dabei eine primäre organische Regulationsfunktion, die Psychoperistaltik. Davon ausgehend erarbeitete sie die Konzepte der Biodynamischen Psychologie. 1968 übersiedelte sie nach London, eröffnete eine Praxis und begann ihre Methoden, Biodynamische Massage, Biodynamische Vegetotherapie und Organische Psychotherapie, zu unterrichten.

1976 gründete sie in London das Gerda-Boyesen-Institut, das eine umfassende Ausbildung in biodynamischen Methoden anbietet. Im Rahmen des Instituts wurde auch eine Klinik für ambulante Behandlungen bei psychischen und psychosomatischen Problemen eingerichtet. Die Ausbildungsprogramme breiteten sich in den 1980er Jahren in verschiedenen europäischen Ländern aus. In Österreich gibt es Weiterentwicklungen unter dem Titel „Biodynamische Körperpsychotherapie".

Wichtige theoretische Beiträge und Orientierungen

Im klinischen Kontext schließt Boyesen an die Auffassungen von W. Reich an und erweitert diese mit der Regulationsfunktion der Psychoperistaltik und den Konzepten eines gestörten Flüssigkeitsdrucks im Gewebe, die sie zur Einführung des Begriffs eines „viszeralen Panzers" führten. Sie bezieht sich weiters auf die Libidotheorie → Freuds und versucht den Fluss der Libido in seiner organischen Grundlage zu erfassen. Die Ausarbeitung der Hypothesen zur psychoperistaltischen Selbstregulation bietet aber auch Bezüge zur Klientenzentrierten Psychotherapie von C. → Rogers, sodass die Biodynamik auch in der Tradition der Humanistischen Psychologie zu sehen ist. Bezüge ergeben sich auch zur Bioenergetik von A. → Lowen, wobei die Biodynamik noch deutlicher die Wechselwirkungen zwischen psychischen und vegetativen Prozessen betont. Ihre drei Kinder haben den biodynamischen Ansatz in verschiedene Richtungen weiterentwickelt: Ebba Boyesen entwickelte Birth-Release-Techniken zur Aufarbeitung von prä- und perinatalen Traumen und die psychoorgastische Therapie, wo mit rituellen Übungen an einer Vertiefung des libidinösen Flusses und mit Ekstase-Zuständen gearbeitet wird. Mona-Lisa Boyesen hat ein Selbsthilfeprogramm unter dem Namen „Biorelease" entworfen und durch ihre zahlreichen Veröffentlichungen sehr zur theoretischen Fundierung der Biodynamik beigetragen. Paul Boyesens Weiterentwicklung begann mit dem „Primary-Impulse-Konzept", das ungelöste Konflikte nach drei Kategorien analysiert: nach dem primären Impuls, der sekundären Reaktion und dem daraus resultierenden Kompromiss (hier gibt es deutliche Bezüge zu → Pierrakos' Konzept der Core-Lower-Self-Maske in der Core Energetik). Später bezeichnete Paul Boyesen seine Richtung als Psychoorganische Analyse.

Wesentliche Publikationen

(1987) Über den Körper die Seele heilen. München, Kösel

Boyesen G, Boyesen M-L (1987) Biodynamik des Lebens. Essen, Synthesis

Boyesen G, Boyesen M-L (1992) Biodynamische Theorie und Praxis. In: Petzold H (Hg), Die neuen Körpertherapien (S 122–139). München, dtv

Boyesen G, Leudesdorff C, Santner C (1995) Von der Lust am Heilen. München, Kösel

Boyesen P, Huber H-G (1991) Eigentlich möchte ich: Leben zwischen Wunsch und Wirklichkeit. München, Kösel

Gerhard Lang

Braid, James

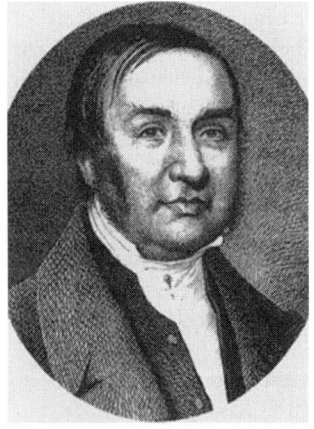

*um 1795 in Fifeshire, Schottland; †25.3.1860 in Manchester, England.

Begründer des Hypnotismus, der den animalischen Magnetismus → Mesmers ablöste.

Stationen seines Lebens

Studierte Medizin an der Universität Edinburgh und praktizierte als Chirurg in einer Allgemeinpraxis in Schottland, bevor er nach Manchester zog, wo er sein weiteres Leben verbrachte. Am 13.11.1841 besuchte er dort eine öffentliche Vorstellung des französischen Laienmagnetiseurs Lafontaine. Seine Beobachtungen sowie eigene Versuche danach ließen ihn zu der Erkenntnis kommen, dass er die eigentliche Erklärung für die Phänomene und Behandlungserfolge des „Magnetismus" gefunden habe. Er begann am 27.12.1841 mit öffentlichen Vorlesungen, Demonstrationen und einer ganzen Reihe von Veröffentlichungen seine Theorie zu verbreiten und musste sich bald gegen heftige Kritik zur Wehr setzen, die ihm sowohl von seinen eigenen medizinischen Standeskollegen als auch von den Mesmeristen entgegengebracht wurde (z. B. 1842).

Wichtige theoretische Beiträge und Orientierungen

Braid wies alle Spekulationen der Mesmeristen über ein magnetisches Fluidum zurück und sah als Grundlage aller durch Mesmerismus und Hypnotismus bewirkten Phänomene einen „nervösen Schlaf", der durch Änderungen in cerebrospinalen Bereichen entstehe. Diese Änderungen in der physiologischen Kondition einer Person werden am wirksamsten dadurch ausgelöst, dass die betreffende Person ein kleines, helles Objekt etwas oberhalb der Augen fixiert, sodass diese ermüden und sich unwillkürlich schließen (Fixationstechnik). Hierdurch werden zunächst bestimmte motorische Phänomene wie z. B. Katalepsie ausgelöst, und es kommt zu einer Erhöhung der Sinnes-Wahrnehmung. Nach dieser ersten Stufe des nervösen Schlafes folgt die zweite, in welcher hauptsächlich eine Verminderung der Sinnes-Wahrnehmung dominiert, wie z. B. Anästhesie und Analgesie. Entsprechend dieser physiologischen Vorstellungen vom „Nervenschlaf" nannte Braid sein Verfahren zunächst Neurypnologie (1843), woraus sich später dann der Begriff Hypnotismus bzw. Hypnose entwickelte. Im Verlauf seiner Erfahrungen veränderte er die strikt physiologische Theorie in eine mehr psychophysiologische, indem er z. B. die „Macht des Geistes über den Körper" (1846) erklärte und später in „Physiologie des Bezauberns" (1855) darlegte, wie Menschen auch von irrationalen Ideen und Impulsen fasziniert sein können. Hier tauchte dann das Konzept des „Monoideismus" auf: Die Konzentration auf einen einzigen Gedankeninhalt bewirkt dessen Verwirklichung; ein Gedanke, der später sowohl bei Pierre → Janets „idées fixes" wie auch in dem Konzept der Ideodynamik der Schule von Nancy (→ Bernheim und → Liébeault) wieder aufscheint. In „Kritik der Kritiker" (1855) beschrieb Braid Fälle von Selbsthypnose: wie Personen ohne äußere Beeinflussung in einen hypnotischen Zustand geraten können, im therapeutischen wie im pathologischen Sinne. Nach Braids Tod nahm in England kaum noch jemand Notiz von seinen Ideen, wohl aber in Frankreich, wo zunächst um 1859 Dr. Azam in Bordeaux über eine Kopie von Braids Buch „Neurypnology" sich die Methode des Hypnotisierens aneignete und darüber 1860 in den „Archives de Médecine" berichtete. Zur gleichen Zeit war auch Paul Broca mit der Braidschen Methode bekannt geworden, führte unter Hypnose die schmerzlose Operation eines Abszesses durch und berichtete dies an die französische Akademie der Wissenschaften im Dezember 1859, sodass auch andere französische Ärzte bald Braids Methode des Hypnotisierens anwandten. Durand de Gros veröffentlichte 1860 in Paris (unter dem Pseudonym A.J.P. Phillips) einen „Cours théorique et pratique de Braidisme". In Deutschland war es hauptsächlich Wilhelm Preyer, Professor der Physiologie in Jena, der die Arbeiten von Braid bekannt gemacht hat. Unabhängig von Preyer unternahm um 1870 auch der Physiologe Czermak Tierexperimente, die sich an Braids Fixationsmethode anlehnten. Und ähnlich Braid erklärten sowohl Czermak wie Preyer für das Zustandekommen der „echten hypnotischen Erscheinungen" physiologische Ursachen verantwortlich, womit sie die von den Magnetisten immer noch und immer wieder vorgebrachten Fluidumtheorien zurückwiesen. 1881/82 hat Preyer dann die wichtigsten Werke Braids ins Deutsche übersetzt und herausgegeben, gerade rechtzeitig, um dem alten Magnetismus in der neu entfachten Diskussion eine medizinisch-wissenschaftlich akzeptable Position zu verschaffen. Die war nötig geworden, weil Ende der 1870er und Anfang der 1880er Jahre der dänische Bühnenhypnotiseur Carl Hansen durch verschiedene Städte reiste, mit seinen „magnetischen" Demonstrationen die Massen hypnotisierte und einige Wissenschaftler für die hypnotischen Phänomene interessierte, wie z. B. auch Professor Heidenhain (1880) in Breslau. Ausgehend von eigenen Experimenten mit diesem sogenannten „thierischen Magnetismus" – den er in Anlehnung an Braid „Hypnotismus" nannte, weil die hypnotischen Phänomene seiner Überzeugung nach eben nichts mit der Übertragung eines magnetischen Fluidums zu tun hätten – entwickelte Heidenhain den physiologischen Begriff der zentralen Hemmung und Erregung im Gehirn, woran später → Pawlow (1923) anknüpfte. Heidenhain sah – wie Braid in seiner ersten physiologischen Theorie – Reizmonotonie als wesentliche Bedingung für Hypnose an. Diese Forscher waren um 1880 – also noch vor dem Einfluss der Schule von Nancy im wesentlichen nur neurophysiologisch-experimentell an der Hypnose und ihren Phänomenen interessiert, kaum therapeutisch. Immerhin war der Hypnose so ein Zugang zur naturwissenschaftlichen Forschung verschafft und es war eine Unterscheidung möglich zu dem als unwissenschaftlich apostrophierten und nur von Laienpraktikern durchgeführten „Heilmagnetismus".

Braid hat nicht nur zur Begrifflichkeit und Technik der heutigen Hypnose, sondern auch zu ihrer wissenschaftlichen Fundierung entscheidend beigetragen.

Wesentliche Publikationen

(1842, 1970) Satanic agency and mesmerism reviewed, in a letter to the Rev. H. Mc. Neile, A.M., of Liverpool. In: Tinterow MM (Ed), Foundations of hypnosis: From Mesmer to Freud (pp 318–330). Springfield (IL), C.C. Thomas

(1843) Neurypnology; or, the rationale of nervous sleep, considered in relation with animal magnetism. London-Edinburgh, Churchill and Black

(1846) The power of the mind over the body. London, Black [dt.: (1882a) Die Macht des Geistes über den Körper. In: Preyer W (Hg), Der Hypnotismus: Ausgewählte Schriften von J. Braid (S 1–39). Berlin, Paetel]

(1855) The critics criticised. Manchester, Grant [dt.: (1882b) Kritik der Kritiker. In: Preyer W (Hg), Der Hypnotismus: Ausgewählte Schriften von J. Braid (S 265–277). Berlin, Paetel]

(1855) The physiology of fascination. Manchester, Grant [dt.: (1882c) Zur Physiologie des Bezauberns.

In: Preyer W (Hg), Der Hypnotismus: Ausgewählte Schriften von J. Braid (S 257–264). Berlin, Paetel]

Literatur zu Biografie und Werk

Bramwell JM (1906) Hypnotism: Its history, practice and theory, 2nd ed. London, Alexander Moring
Gauld A (1992) A history of hypnotism. Cambridge, Cambridge University Press
Heidenhain R (1880) Der sog. thierische Magnetismus. Physiologische Beobachtungen. Leipzig, Breitkopf
Pawlow IP (1923) Inhibition, hypnosis and sleep. British Medical Journal 2: 256–257
Peter B (1983) Hypnotherapie. In: Corsini RJ (Hg), Handbuch der Psychotherapie, Bd. 2 (S 336–367). Weinheim, Beltz
Preyer W (1881) Die Entdeckung des Hypnotismus: Nebst einer ungedruckten Original-Abhandlung von Braid (Über den Magnetismus) in deutscher Übersetzung. Berlin, Paetel
Preyer W (1882) Der Hypnotismus: Ausgewählte Schriften von J. Braid. Berlin, Paetel

Burkhard Peter

Breuer, Josef

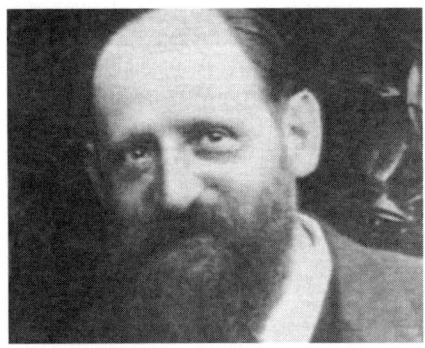

* 15.1.1842 in Wien; † 25.6.1925 in Wien.

Begründer der Kathartischen Methode in der Psychotherapie.

Stationen seines Lebens

1858: Matura an einem Wiener Gymnasium und Inskription an der philosophischen Fakultät der Universität Wien; 1859: im Wintersemester Wechsel zur Studienrichtung Medizin, seine Lehrer sind u. a. Rokitansky, Skoda, Brücke, Oppolzer und Hebra; 1864: Promotion zum Dr. med.; 1867: Assistent beim Internisten Johann Oppolzer, Untersuchungen zur Fiebertheorie; 1868: gemeinsam mit Ewald Hering Entdeckung der reflektorischen Selbststeuerung der Atmung (Hering-Breuer-Reflex), Hochzeit mit Mathilde, mit der er fünf Kinder hat; 1871: nach dem überraschenden Tod Oppolzers verlässt Breuer dessen Klinik und eröffnet eine internistische Privatpraxis; 1873/74: Breuer gelingt es – im Anschluss an theoretische Überlegungen Ernst Machs – experimentell nachzuweisen, dass die Bogengänge das Organ für die Wahrnehmung der Kopfdrehung und Kopfneigung sind (Mach-Breuersche Strömungstheorie der Endolymphe); 1875: Habilitation zum Dozenten für Innere Medizin; 1880–82: Behandlung von Anna O. (= Bertha Pappenheim), die an einer hysterischen Neurose leidet; zunächst Anwendung von Hypnose, Entdeckung der therapeutischen Bedeutung der Katharsis (Abreaktion durch Erzählen traumatischer Ereignisse seitens des Patienten); 1882: Beginn der Zusammenarbeit mit Freud; 1885: Niederlegung der Dozentur; 1891: Publikation der Ergebnisse von Breuers Untersuchungen zur Otholitenfunktion; 1894: Wahl zum korrespondierenden Mitglied der Akademie der Wissenschaften; 1895: die gemeinsam mit → Freud verfassten „Studien über Hysterie" erscheinen; 1897–1908: Publikation weiterer Arbeiten über das Gleichgewichtsorgan, Untersuchungen zur Hörtheorie.

Wichtige theoretische Beiträge und Orientierungen

Breuers Denken war tief in der empirisch-experimentellen Tradition der Zweiten Wiener Medizinischen Schule verwurzelt. So beschäftigte er sich intensiv mit neuro- und sinnesphysiologischen Fragen, insbesondere mit der Vestibularisphysiologie und der Hörtheorie. Er war aber auch ein begabter Kliniker und gehörte zu den führenden Internisten Wiens. Breuers besondere Bedeutung für die Psychotherapie ist auf die Entdeckung der Kathartischen Methode zurückzuführen, eines Verfahrens, welches Freud sehr beeindruckte und diesen maßgeblich beeinflusste. Die Kathartische Methode kann daher zu den unmittelbaren Vorläufern der Psychoanalyse gezählt werden.

Wesentliche Publikationen

(1868) Die Selbststeuerung der Atmung durch den Nervus vagus. Sitzungsberichte der Akademie der Wissenschaften Wien, mathematisch-naturwissenschaftliche Klasse 58: 909–937

(1873) Über die Bogengänge des Labyrinths: Vorläufige Mitteilung. Anzeiger der Gesellschaft der Ärzte Wien Nr. 7 (20.11.1873): 15–18

(1874) Über die Function der Bogengänge des Labyrinths. Medizinisches Jahrbuch Wien 29: 72–124

(1891) Über die Funktion der Otholiten-Apparate. Archiv für Physiologie 48: 195–306

Breuer J, Chrobak R (1867) Zur Lehre vom Wundfieber: Experimentelle Studie. Medizinisches Jahrbuch Wien 22: 3–12

Freud S, Breuer J (1895, 1970) Studien über Hysterie. Frankfurt/M., Fischer

Literatur zu Biografie und Werk

Hirschmüller A (1978) Physiologie und Psychoanalyse in Leben und Werk Josef Breuers. Bern, Huber

Lesky E (1965) Die Wiener medizinische Schule im 19. Jahrhundert. Wien, Böhlau

Wiener Festwochen (Hg) (1989) Wunderblock. Eine Geschichte der modernen Seele. Wien, Löcker

Gernot Nieder

Buber, Martin Mordechai

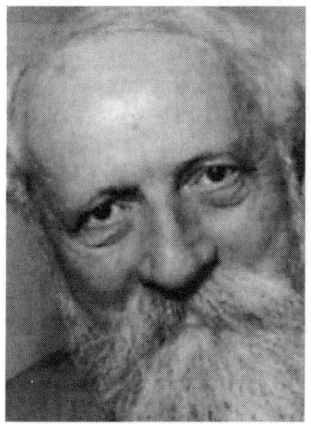

* 8.2.1878 in Wien; † 13.6.1965 in Jerusalem.

Einflussreicher jüdischer Philosoph und religiöser Denker; hatte weitreichenden Einfluss auf viele Denkrichtungen in der Psychiatrie, Psychologie und Psychotherapie sowie auf erzieherisches und soziales Denken.

Stationen seines Lebens

Er studierte in Wien, Leipzig, Zürich und München, wo er Paula Winkler traf, die später seine Frau wurde. Ab 1923 lehrte er jüdische Religion und Ethik an der Universität Frankfurt; ab 1930 war er Professor für Religionsgeschichte an der Universität Frankfurt, bis er 1933 von den Nazis gezwungen wurde, sein Amt niederzulegen. 1938 zog Buber mit seiner Familie von Deutschland nach Palästina, wo er zunächst eine Professur in Sozialphilosophie annahm und später eine in Soziologie an der Jüdischen Universität in Jerusalem. Gründer und Vorstand der Abteilung Soziologie an der Jüdischen Universität; 1951 trat er in den Ruhestand.

Wichtige theoretische Beiträge und Orientierungen

Das ausgereifte, klassische Werk, das ihm weltweiten Ruhm und Einfluss einbrachte, war „Ich und Du" (1923), herausgegeben im selben Jahr wie → Freuds „Das Ich und das Es". Die zentrale Aussage – und aller späteren Werke, die Bubers Philosophie des Dialogs offenlegten – war die typologische Unterscheidung zwischen der „Ich-Du-Beziehung" und dem „Ich-Es-Verhältnis": Erstere bringt mit sich Offenheit, Direktheit oder Unmittelbarkeit, Anwesenheit und Zugegensein sowie einige Ausformungen von Gegenseitigkeit und Reziprozität. Letzteres ist ein Beispiel für das typische Subjekt-Objekt-Verhältnis von Wissen und Verwenden, Kategorisieren und Manipulieren. Bubers „essenziellem Du" und „essenziellem Wir" liegen die Fähigkeiten von einem Niederlassen in einer Entfernung und das Eingehen eines Verhältnisses zugrunde, die uns als Menschen auszeichnen. Das Ich-Es-Verhältnis ist die Stabilisierung der Entfernung, die die natürliche Wechselwirkung von Distanz und Beziehung verhindert. Für unser menschliches Sein und die Zivilisation ist dies unabdingbar, aber allein darin zu existieren würde bedeuten, weniger als menschlich zu sein. „Das innerste Wachsen des Selbst geschieht nicht, wie die Menschen heute annehmen, durch unser Verhältnis zu uns selbst, sondern dadurch, dass es durch den anderen präsent gemacht wird, und durch das Wissen, dass wir durch den anderen präsent gemacht werden", so Buber. Als eine Person präsent gemacht zu werden, ist die Kernaussage dessen, was Buber „Bestätigung" nennt. Die Bestätigung des Anderen muss ein tatsächliches Erleben der anderen Seite der Beziehung beinhalten, sodass sich der andere ziemlich genau vorstellen kann, was ein anderer denkt, fühlt und weiß. Diese „Umfassung" oder Realfantasie stellt ein gewagtes Hinüberwechseln in das Leben der Person dar, die man damit konfrontiert. Nur dadurch kann eine Person in ihrer Ganzheit, Einheit und Einzigartigkeit präsent gemacht werden (nicht zu verwechseln mit Empathie, die nicht ausreicht, wenn man jemanden anderen trifft). Dieses Erfahren der anderen Seite ist von großer Wichtigkeit für die von Buber gemachte Unterscheidung zwischen „Dialog", bei dem ich mich der Andersartigkeit der Person, die ich treffe, öffne, und „Monolog", bei dem ich der Person, auch wenn ich mit ihr lange spreche, nur zugestehe, als Gegenstand meines Erlebten zu existieren. Auf eine Person aufmerksam zu werden, bedeute, ihre Ganzheit wahrzunehmen, als eine Person, die durch den Geist definiert wird, das dynamische Zentrum wahrzunehmen, das allen Äußerungen, Handlungen und Einstellungen seinen Stempel als erkennbares Zeichen der Einzigartigkeit aufdrückt. Ein solches Bewusstsein ist nicht möglich, sobald und solange sich der andere als losgelöstes Objekt meiner Betrachtungen darstellt, da diese Person ihre Ganzheit oder ihre Mitte nicht preisgeben wird. Dies ist erst möglich, wenn sie für mich als ein Partner im Dialog präsent wird. Bubers Philosophie des Dialogs mit ihrer Betonung von Umfassung und Bestätigung hatte einen bedeutenden Einfluss auf Vertreter vieler psychotherapeutischer Schulen und hat Eingang gefunden in die Bewegung der „dialogischen Psychotherapie". 1923 hielt Buber einen Vortrag über die Grenzen des „Psychologismus" vor dem „Psychologischen Club", dem Forum für Analytische Psychologie in Zürich. Eine Folge davon war, dass der Jungsche Analytiker Hans Trüb, ein enger Mitarbeiter von → Jung und zugleich auch Therapeut von Jungs Frau Emma, ein lebenslanger Anhänger und Freund von Martin Buber wurde. Seine Aufsätze und sein posthum erschienenes Buch „Heilung aus der Begegnung: Eine Auseinan-

dersetzung mit der Psychologie C. G. Jungs", mit einem von Buber selbst verfassten einleitenden Aufsatz (1952), machten ihn zum ersten „dialogischen Psychotherapeuten", der die Begegnung zwischen dem Psychotherapeuten und dem Patienten, Familienmitgliedern oder einer Gruppe eher als ein zentrales als ein untergeordnetes Element des Heilungsprozesses betrachtet. Andere dialogisch orientierte Psychotherapeuten, die alle entscheidend von Buber beeinflusst waren – im Gegensatz zu den Psychotherapeuten, die teilweise von Buber beeinflusst waren (vgl. Maurice Friedman, „Dialogue and the human image: Beyond humanistic psychology") – sind Leslie H. Farber („Will and wilfulness"), Maurice Friedman („The healing dialogue in psychotherapy"), Richard Hycner („Between person and person"), William Heard („The healing between"), Mordechai Rotenberg („Dia-logo therapy"), Ivan → Boszormenyi-Nagy und Barbara Krasner („Between give and take: A clinical guide to contextual therapy"). Auf Einladung von Leslie H. Farber, Vorsitzender der Washington School of Psychiatry, hielt Buber 1957 die vierte William Alanson White Vortragsreihe über „What can philosophical anthropology contribute to psychiatry" sowie sieben weitere Seminare über das Unbewusste und Träume vor einer Gruppe von dreißig Psychoanalytikern, Philosophen und Theologen. Im selben Jahr fand auch an der University of Michigan der Dialog zwischen Martin Buber und Carl → Rogers statt, der von Maurice Friedman moderiert wurde. Dieser Dialog wurde in mehreren Sprachen veröffentlicht und war Gegenstand einer zwei Bände umfassenden Studie von Kenneth Cissna und Rob Anderson, Professoren der Sprachkommunikation. Bubers William Alanson White Vortragsreihe wurde später in England und Amerika als Teil von Bubers Buch „The knowledge of man" publiziert und fand Eingang in Bubers philosophische Publikation „Gesammelte Werke". Maurice Friedmans Aufzeichnungen von Bubers Seminaren in Washington wurden in Bubers „Nachlese" abgedruckt. In „Gottesfinsternis" kritisierte er, was er als C.G. Jungs Überschreitung der Grenzen der Psychologie betrachtete, indem er das Vorhandensein von Transzendenz verneinte.

74

Wesentliche Publikationen

(1923, 1977) Ich und Du. Heidelberg, Schneider

(1948, 1999) Der Weg des Menschen nach der chassidischen Lehre, 13. Aufl. Gütersloh, Gütersloher Verlagshaus

(1962) Werke. Band 1: Schriften zur Philosophie [u. a.: „Daniel", „Ich und Du", „Zwiesprache", „Elemente des Zwischenmenschlichen", „Beiträge zu einer philosophischen Anthropologie", „Bilder von Gut und Böse", „Über das Erzieherische", „Aus einer philosophischen Rechenschaft"]. München, Kösel bzw. Heidelberg, Schneider

(1962, 1997) Das dialogische Prinzip, 8. Aufl. Heidelberg, Schneider [enthält u. a.: „Ich und Du", „Zwiesprache"; 1954 unter dem Titel „Die Schriften über das Dialogische Prinzip" erschienen]

(1963) Martin Buber (hg. von P.A. Schilpp & M. Friedman). Stuttgart, Kohlhammer [enthält u. a.: „Autobiographische Fragmente", „Antwort"]

(1964) Martin Buber section. Philosophical interrogations (ed. by S. Rome & B. Rome). New York, Holt, Rinehart and Winston

(1965, 1993) Nachlese, 3. Aufl. Heidelberg, Schneider [u. a. Essays: „Das Unbewußte" und „Heilung aus der Begegnung"]

(1978) Beiträge zu einer philosophischen Anthropologie. Heidelberg, Schneider

(1988) The knowledge of man: A philosophy of the interhuman (ed. with an introductory essay by M. S. Friedman). Atlantic Highlands (NJ), Humanities Press [jetzt: Amherst (NY), Prometheus Books]

(1999) Martin Buber on psychology and psychotherapy (ed. by J. Buber Agassi). Syracuse (NY), Syracuse University Press

Publikationen zu Biografie und Werk

Bloch J, Gordon H (Hg) (1983) Martin Buber: Bilanz seines Denkens. Freiburg, Herder

Friedman MS (1982, 1983, 1984) Martin Buber's life and work: The early years, 1878–1923; The middle years, 1923–1945; The later years, 1945–1965. New York, Dutton

Friedman MS (1985, 1987) Der heilende Dialog in der Psychotherapie. Köln, Edition Humanistische Psychologie

Friedman MS (1991, 1999) Begegnung auf dem schmalen Grat: Martin Buber – ein Leben. Münster, Agenda Verlag

Friedman MS (Ed) (1996) Martin Buber and the human sciences. Albany (NY), State University of New York Press

Schilpp PA, Friedman MS (Hg) (1963) Martin Buber. Stuttgart, Kohlhammer

Maurice Friedman
(Übersetzung aus dem amerik.
Orig. vom Autor durchgesehen)

Bugental, James F. T.

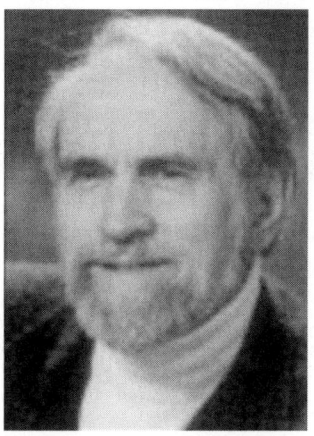

* 25.12.1915 in Fort Wayne, Indiana, USA.

Gehörte einer Gruppe von amerikanischen Psychologen an, die Mitte der 1960er Jahre gegen Behaviorismus und Psychoanalyse rebellierten, und legte mit das philosophische und institutionelle Fundament für die Humanistische Psychologie.

Stationen seines Lebens

Aufgewachsen in Ohio, Michigan und Kalifornien, erhielt Bugental 1940 den Grad eines Bachelor (B.Sc.) in Pädagogik vom West Texas Teachers College verliehen und 1941 einen Master (M.Sc.) in Soziologie vom George Peabody College in Nashville. 1945 besuchte er die Ohio State University, inspiriert von Carl → Rogers' „Counseling and psychotherapy" (1942), wo er mit Victor Raimy und George Kelly studierte. 1948 erhielt der das Doktorat (Ph.D.) in Psychologie. Er lehrte an der University of California, Los Angeles, (1948–53) und war Gründungsmitglied der Psychological Services Associates (1953–69), Präsident der California State Psychological Association (1960/61) und erster Präsident der „Association for Humanistic Psychology" (1962/63). Auf Bugentals Artikel „Humanistic psychology: A new breakthrough" (1963) beruhen die Philosophie und die Richtlinien der erst kurz zuvor gegründeten Association for Humanistic Psychology. Er redigierte eines der ersten Bücher auf dem Gebiet der Humanistischen Psychologie: „Challenges of Humanistic Psychology" (1967). Er war Gründungsmitglied des Institute for Existential-Humanistic Psychology and Psychotherapy (San Francisco) und hatte verschiedene Positionen im Bereich der Lehre, Forschung und Klinik am Stanford Research Institute, an der U.S. International University, an der California School of Professional Psychology und am California Institute of Integral Studies inne. Zuletzt war Bugental in seiner Privatpraxis tätig und emeritiertes Mitglied der Fakultät am Saybrook Institute und an der Stanford Medical School.

Wichtige theoretische Beiträge und Orientierungen

Bugental nannte seine Herangehensweise an die Psychotherapie „existenziell-analytisch" und „existenziell-humanistisch". In dieser Sichtweise der menschlichen Sphäre gibt es eine Welt von Zufällen, über die wir wenig oder gar keine Kontrolle haben und die wir wenig oder gar nicht verstehen. Die sich ergebende Wahrnehmung aus dieser Unbegreiflichkeit und Angst erzeugt Gefühle von Hoffnungslosigkeit hinsichtlich unseres Seins in dieser Welt und unserer Bestimmung. Diese Aussage erzeugt, was Bugental zusammen mit anderen Existenzialisten als „the existential anxiety of emptiness and meaninglessness" bezeichnete. Um damit umgehen zu können, sind wir auf der Suche nach Konstrukten, die es uns ermöglichen, die Welt zu verstehen und unserer Existenz einen Sinn zu geben. Wenn diese Konstrukte nun das Bewusstsein des inneren Selbst und eine realistische Wahrnehmung der Ereignisse in der Welt reflektieren, dann befinden wir uns in Harmonie mit den inneren und äußeren Gegebenheiten und sind in der Folge frei, um authentisch zu werden und unser inneres Potenzial zu erkennen. Für authentische Menschen verläuft eine offene Konfrontation mit bestehenden existenziellen Ängsten positiv („ontogogic" in der Terminologie von Bugental), da sie zur Konfrontation zwingt, ihre Verantwortlichkeit für ihr Sein in der Welt zu akzeptieren. Das Selbst und das Konstrukt „Welt" sind dennoch nicht fixiert und unveränderlich. Das zentrale Element von Verpflichtung und Identität, das sie erzeugen,

ist ein kontinuierlicher Prozess. Wir sind subjektive Wahrnehmung, die sich in einem kontinuierlichen Prozess befindet, oder wie Bugental es nannte: „I am the I-ing!". In diesem Zusammenhang kann gesagt werden, dass Bugentals Konzept des „emergent man" („person" in heutigem Englisch) sehr viel gemein hatte mit Abraham → Maslows Selbstverwirklichung und Carl Rogers' organismischem Wachstum, aber ohne den genetischen Ansatz, den die Konzepte von Maslow und Rogers beinhalten. Die Selbstverwirklichung von Bugentals „emergent man" resultiert eher aus der Authentizität und der Hinwendung zu einem ausgewählten Bereich des Seins. Dennoch ist das Bewusstsein über das Selbst und die Ereignisse im Leben („organismic awareness of our human situation" in der Terminologie von Bugental) in sich selbst nicht authentisch, sondern gespalten. Erst wenn diese mit einem Zweck verbunden sind, erzeugen sie einen Prozess, der es dem Individuum erlaubt, einen einzigartigen Weg des In-der-Welt-Seins zu beschreiten. Man kann sich selbst dessen nie wirklich bewusst sein. Der „I-Process" ist genau das, ein Prozess. Er kann nicht gesehen werden, weil es Sehen ist, und eine zu große Beschäftigung damit behindert den Vorgang des Werdens. Ohne Zweck verfügt man nicht wirklich über die Möglichkeit auszuwählen und wird nicht authentisch in Bezug auf die Wahrnehmung hinsichtlich des eigenen Seins als Subjekt und Gestalter der eigenen Existenz. Das Bewusstsein darüber alleine reicht nicht aus für die Konstruktion der Identität. Aktive und vollständige Beteiligung, Wünschen, Wollen und Wille sind ebenso dazu erforderlich. Bugental argumentierte, dass die menschliche Natur gleichzeitig dieses Bewusstsein und Wahlmöglichkeit ist; es ist ein fließender Prozess von „being-aware-and-choosing". Andererseits verringert die Vermeidung einer Konfrontation mit den existenziellen Ängsten und weltlichen Ereignissen die Authentizität des Seins. Da die Menschen unfähig sind, ohne Sinn zu leben, tendieren sie dazu, äußere Umstände wie moralische Prinzipien, magische Beschwörungen und wissenschaftliche „Gewissheiten" zu suchen, die sie in ihrem Handeln führen und ihrem Dasein Sinn geben. In diesem Prozess entziehen sich die Menschen selbst der

Verantwortung für ihr Handeln und verlieren den Kontakt zu ihrem inneren Selbst, d. h. sie werden zu Marionetten, die von allem anderen außer der persönlichen Wahlmöglichkeit bestimmt werden. Das bedeutet, sie werden unauthentisch. Die existenziell-humanistische Psychologie, so wie Bugental sie vorschlug, trachtet danach, diesen Prozess umzukehren. Sie fördert ein tieferes subjektives Bewusstsein des Selbst und der Umwelt, unterstützt die Konfrontation mit existenziellen Gegebenheiten und reduziert die gestörten oder unauthentischen Wege des Seins in der Welt (z. B. „training in authenticity"). Sobald dies erreicht ist, wird der Zweck den Weg des Patienten zu Sein und zu Werden auf ein authentischeres Niveau bringen.

Wesentliche Publikationen

(1963) Humanistic psychology: A new break-through. American Psychologist 18: 563–567
(1965) The search for authenticity: An existential-analytic approach to psychotherapy. New York, Holt, Rinehart & Winston
(1976) The search for existential identity: Patient-therapist dialogues in humanistic psychotherapy. San Francisco, Jossey-Bass
(1978) Psychotherapy and process: The fundamentals of an existential-humanistic approach. Reading (MA), Addison-Wesley
(1987) The art of the psychotherapist. New York, Norton
(1990) Intimate journeys: Stories from life-changing therapy. San Francisco, Jossey-Bass
(Ed) (1967) Challenges of Humanistic Psychology. New York, McGraw-Hill

Literatur zu Biografie und Werk

Anonymous (1996) Tribute to Jim Bugental for his 80th birthday. Journal of Humanistic Psychology 36(4) [special section: 5 essays from different authors]
deCarvalho R (1991) The founders of Humanistic Psychology. New York, Praeger [pp 209–216]

Roy J. deCarvalho
(Übersetzung aus dem amerik. Orig. vom Autor durchgesehen)

Bühler, Charlotte

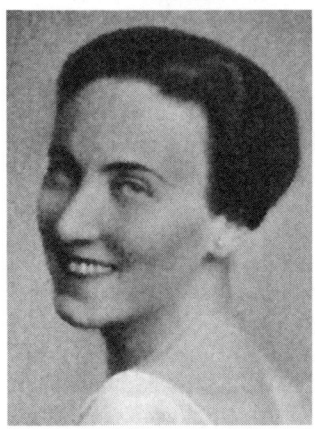

* 20.12.1893 in Berlin; † 3.2.1974 in Stuttgart.

Mitbegründerin der Humanistischen Psychologie.

Stationen ihres Lebens

Tochter einer assimilierten jüdischen Familie aus großbürgerlichem Milieu; Studium der Psychologie in Freiburg im Breisgau, Kiel und Berlin, mit großem Interesse an Denkexperimenten; 1915 Inskription in München und erster Kontakt zu Karl Bühler; heiratet ihn 1916 in Berlin; 1917 Geburt des ersten Kindes Ingeborg, 1918 Doktorat in München (Dissertation: „Über Denkprozesse") und Übersiedlung nach Dresden nach Berufung von Karl Bühler an die Technische Hochschule. 1919 Geburt des zweiten Kindes Rolf Dietrich; Habilitationsarbeit über „Entdeckung und Erfindung in Literatur und Kunst" und 1920 Ernennung zur ersten Privatdozentin Sachsens. 1922 Berufung von Karl Bühler an den Lehrstuhl für Psychologie in Wien, wohin ihm Charlotte Bühler 1923 folgte; Lehrtätigkeit am Pädagogischen Institut der Stadt Wien und Übertragung ihrer Lehrbefugnis an die Universität Wien; 1924/25 zehnmonatiger Studienaufenthalt in Amerika mit Beginn ihrer entwicklungspsychologischen Studien und ersten Kontakten zum Behaviorismus. Nach ihrer Rückkehr nach Wien beginnt ihre produktive Zeit als Lehrende und Forscherin an der Universität Wien und an der Wiener Kinderübernahmestelle. Gemeinsam mit Hildegard

Hetzer und später auch Lotte Schenk-Danzinger und Paul Lazarsfeld umfangreiche kinderpsychologische Forschungsarbeiten, mit dem Ziel, durch genaue Beobachtungsstudien Entwicklungsstufen, Biografien und Lebensziele von Kindern und Jugendlichen zu erfassen. 1929 Verleihung des Titels Extraordinarius der Universität Wien, Dezember 1936 Eröffnung des Kinderpsychologischen Instituts an der Universität Wien, mehrfach Gastprofessuren in Europa und Amerika. Die politischen Ereignisse dieser Zeit wurden von den Bühlers zunächst nicht ernst genug eingeschätzt; so wurde ein 1937 erhaltener Ruf an die Fordham University New York erst 1938 von den beiden angenommen. Im März 1938, knapp nach dem Einmarsch der Nazis, wurde Karl Bühler von der Gestapo in Haft genommen. Charlotte Bühler befand sich zu diesem Zeitpunkt in London, als Direktorin des von ihr gegründeten Parents Association Institute. Erst im November 1938 gelang es ihr, von Norwegen aus, ihren Mann und ihre Kinder aus Wien zu sich zu holen. Bis 1940 verblieb die Familie Bühler in Oslo, dann Emigration in die USA. In den Jahren 1940–45 nahmen sowohl Charlotte als auch Karl Bühler Berufungen an verschiedene Universitäten in den USA an, zeitweise waren sie auch getrennt. In ihrer Selbstdarstellung beschreibt sie diese Zeit als eine Art inneren Zusammenbruches, in der sie nicht fähig war zu schreiben und ihr Mann an einer starken Depression litt. 1945 Übersiedlung nach Kalifornien (Pasadena), wo auch ihr Sohn Rolf lebte. Stelle als klinische Psychologin in Los Angeles und eigene psychologische Praxis und Beratungsstelle in Hollywood, nachdem ihr Mann das Angebot von Hubert Rohracher, zurück nach Wien zu kommen, abgelehnt hatte. Intensive Auseinandersetzung mit der Psychoanalyse und Weiterentwicklung ihrer eigenen Ideen, womit sie gemeinsam u. a. mit Abraham → Maslow, Kurt → Goldstein und Carl → Rogers wesentlich zur Begründung der „dritten Kraft" in der Psychotherapie, der Humanistischen Psychologie, beigetragen hat. Ab 1951 beginnt sie wieder umfangreich zu forschen und zu publizieren sowie zu praktizieren. Ab 1961 Gründung und Mitherausgeberin des „Journal of Humanistic Psychology", 1965/66 Präsidentin der American Association for Humanistic Psychology. Nachdem Karl Bühler 1963 verstorben war, widmete sie sich weiterhin stark ihren Publikationen und der Entwicklung der Humanistischen Psychologie. 1970 Übersiedlung nach Stuttgart, wo ihr Sohn Professor an der Technischen Hochschule war. Bis zu ihrem Tod aktiv, u. a. Vorträge über ihr Lebenswerk.

Wichtige theoretische Beiträge und Orientierungen

Charlotte Bühler hat zwei wesentliche große Beiträge mit ihrer wissenschaftlichen und theoretischen wie auch praktischen Arbeit hinterlassen: Einerseits leistete sie mit ihren frühen Forschungsarbeiten (1920–38) einen Meilenstein für den entwicklungspsychologischen Forschungsbereich. Phänomenologisch genau beobachtend begleitete und erforschte sie Lebensläufe von Kindern vom ersten Lebensjahr an und interessierte sich primär für das Erleben des Subjekts wie auch für seinen sozialen Kontext. Sie selbst schreibt dazu (1972: 29): „Meine Hauptidee war, Lebensziele von Menschen zu erfassen. Ich fand, dass Menschen einem Befriedigungserlebnis und Ergebnissen zustreben, die ich unter dem Begriff der Erfüllung zusammenfaßte". Daraus entwickelte sich ihr zweiter großer Beitrag, der zur Gründung einer dritten Kraft in der Psychologie des 20. Jahrhunderts, der Humanistischen Psychologie, mitverholfen hat. Nach ihren eigenen Worten (1972: 38): „Entscheidend für meine Begriffsbildung waren folgende Gesichtspunkte: erstens, daß ich im Gegensatz zu [→] Freud die Realität als eine primär positive Erfahrung ansah, welcher Tiere und Menschen mit positiven Erwartungen, das heißt die Erfahrung unbewußt vorwegnehmend, als einem befriedigenden Betätigungsfeld entgegengingen; zweitens betrachtete ich das Schöpferische im Menschen als primär gegebene Tendenz. […] drittens sah ich als primäres Ziel des Lebens Selbsterfüllung durch relativ erfolgreiche Selbstverwirklichung sowie Hingabe an andere." Bühler gelangte schließlich zur Formulierung von vier Grundtendenzen aller menschlicher Strebungen: 1. die Tendenz zur Bedürfnisbefriedigung, 2. die Tendenz zur Selbstbeschränkung in Anpassung an die Umwelt, 3. die schöpferische Expansion und 4. die Tendenz zur Aufrechterhaltung der inneren Ordnung. Im Lebensverlauf haben diese Strebungen jeweils unterschiedliche Priorität, sind jedoch allzeit vorhanden und entsprechen dem, was Rogers Aktualisierungstendenz genannt hat. Bühlers theoretisches Werk hatte auch Einfluss auf die Entwicklung und Umsetzung in psychotherapeutischen Ansätzen und fand Beachtung in dem 1962 erschienenen Werk „Values in psychotherapy".

Wesentliche Publikationen

(1922) Das Seelenleben des Jugendlichen: Versuch einer Analyse und Theorie der psychischen Pubertät. Jena, Fischer
(1927) Die ersten sozialen Verhaltungsweisen des Kindes. In: Bühler C, Hetzer H, Tudor-Hart B (Hg), Soziologische und psychologische Studien über das erste Lebensjahr (S 1–102). Jena, Fischer
(1928) Kindheit und Jugend: Genese des Bewußtseins. Leipzig, Hirzel
(1951) Maturation and motivation. Personality 1: 184–211
(1954) The reality principle: Theories and facts. American Journal of Psychotherapy 8: 626–647
(1959) Basic tendencies of human life. American Journal of Psychotherapy 13: 561–581
(1962) Values in psychotherapy. New York, Free Press [dt.: (1975) Die Rolle der Werte in der Entwicklung der Persönlichkeit und in der Psychotherapie. Stuttgart, Klett]
(1979) Humanistic psychology as a personal experience. Journal of Humanistic Psychology 19: 5–22
Bühler C, Allen M (1972) Introduction to humanistic psychology. Monterey, Brooks/Cole [dt.: (1973) Einführung in die humanistische Psychologie. Stuttgart, Klett]
Bühler C, Hetzer H (1932) Kleinkindertest: Entwicklungstest für das erste bis sechste Lebensjahr. Leipzig, Hirzel
Bühler C, Massarik F (1969) Lebenslauf und Lebensziele: Studien in humanistisch-psychologischer Sicht. Stuttgart, Fischer

Literatur zu Biografie und Werk

Bühler C (1972) Selbstdarstellung, In: Pongratz LJ, Traxel W, Wehner EG (Hg), Psychologie in Selbstdarstellungen (S 9–42). Bern, Huber
Schenk-Danzinger L (1985) Werk und Bedeutung von Charlotte Bühler. In: Dietrich A (Hg), Bericht über der 34. Kongreß der Deutschen Gesellschaft für Psychologie in Wien 1984 (S 88–93). Göttingen, Hogrefe

Benetka G (1995) Psychologie in Wien: Sozial- und Theoriegeschichte des Wiener Psychologischen Instituts von 1922–1938. Wien, WUV

Barbara Reisel

Burrow, Trigant

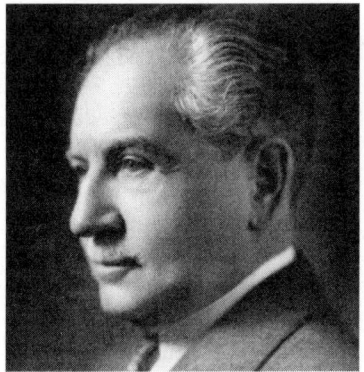

* 7.9.1875 in Norfolk, Virginia; † 24.5.1950 in Westport, Connecticut.

Psychoanalytiker, Psychiater und Psychologe; begründete und entwickelte die Gruppenanalyse sowie wissenschaftliche Grundlagen für eine Weiterentwicklung der Psychoanalyse auf der Basis der Einbeziehung gesellschaftlicher Voraussetzungen und Bedingtheiten psychoanalytischen Denkens und Handelns.

Stationen seines Lebens

Jüngstes von vier Kindern wohlhabender französischstämmiger Eltern, sein Vater war ein hochgebildeter protestantischer Freigeist, die Mutter eine überzeugte engagierte Katholikin. Die Eltern trennten sich, als Burrow 1890–95 an der Fordham University Literatur studierte. Ein Jahr nach der Graduierung (1895) verstarb der Vater. Unmittelbar danach begann Burrow an der Universität von Virginia Medizin zu studieren. Noch während dieses Studiums entstand in ihm das starke Bedürfnis, „die Arbeit meines Lebens dem Bemühen zu widmen, das beizutragen, was mir möglich war, den Funken zu entfachen, der notwendig war, die Natur abnormer seelischer Zustände zu erhellen" (Burrow, 1958: 17). Deshalb fügte Burrow seinem Medizin-Studium (M.D., 1900) ein vollständiges Psychologie-Studium an der Johns Hopkins University hinzu, wobei er sich besonders der experimentellen Wahrnehmungspsychologie widmete (Ph.D., 1909). 1904 Heirat, 1905 Geburt des Sohnes John Devereux und 1909 der Tochter Emily Sherwood. Noch im selben Jahr Beginn der Arbeit am New York State Psychiatric Institute unter Adolf Meyer. Genau zu dieser Zeit wurde er während der Pause einer Theateraufführung in New York von A.A. Brill zwei Ärzten vorgestellt, die gerade zu einer Vorlesungsreise in den USA weilten: Sigmund → Freud und C.G. → Jung. Noch im selben Jahr fuhr Burrow mit seiner Familie für ein Jahr nach Zürich, um sich einer Analyse bei Jung zu unterziehen. Zurückgekehrt in die Staaten praktizierte er 1911–26 als Psychoanalytiker in Baltimore. Er war 1911 Gründungsmitglied der American Psychoanalytic Association. Er stimmte 1921 zu, dass einer seiner Lehranalysanden ihn zeitweilig analysierte. Dabei wurde deutlich, dass beide blinde Flecken und starke (gesellschaftlich bedingte) Abwehrmaßnahmen zeigten. Burrow kam zu dem Schluss, dass diese Verzerrungen der analytischen Arbeit unabdingbar mit der analytischen Zweierbeziehung verknüpft seien und eine Verringerung der neurotischen Verzerrungen der Wahrnehmung und des Fühlens nur im Rahmen der gemeinsamen analytischen Klärungsarbeit in einer Gruppe möglich sei. Die Psychoanalyse müsse zur Gruppenanalyse erweitert werden. Zwischen 1924 und 1926 erschienen seine drei klassischen Arbeiten zur Gruppenanalyse (dt.: Burrow, 1926, 1928, 1998). 1924/25 war Burrow Präsident der American Psychoanalytic Association, fiel aber bei Freud in Ungnade, weil er ihn von der Bedeutung der Weiterentwicklung der Psychoanalyse zur Gruppenanalyse überzeugen wollte. 1926 gab Burrow seine Praxis als Analytiker in Baltimore auf und gründete „The Lifwynn Foundation for Laboratory Research in Analytic and Social Psychiatry". Im gleichen Jahr erschien sein erstes großes Werk, „The social basis of consciousness", eine Zusammenfassung aller bisherigen Überlegungen und Ergebnisse, was die wissenschaftliche Begründung der Psychoanalyse als Sozialwissenschaft und ihre Weiterentwicklung zur Gruppenanalyse anbelangt. 1927–50 leitete er diese Foundation

als Forschungsdirektor, wobei er sich insbesondere für die physiologischen Grundlagen gedeihlich-harmonischen Miteinanders sowie rivalisierend-aggressiven Gegeneinanders der Menschen in Gruppen, aber auch im gesellschaftsweiten und zwischenstaatlichen Bereich, und der hirnelektrischen Messung dieser unterschiedlichen psychischen und sozialen, „organismischen" Beziehungskonstellationen widmete (u. a. durch die Messung spezifischer Augenbewegungen). Burrow verstarb unerwartet an einer Viruserkrankung.

Wichtige theoretische Beiträge und Orientierungen

Der wichtigste Beitrag von Burrow zur Psychoanalyse und zur Psychotherapie generell sind seine bahnbrechenden wissenschaftstheoretischen Ausführungen zu einer sozialwissenschaftlichen Fundierung der Psychoanalyse bzw. die grundlegende methodologische Idee, dass die Psychoanalyse zur Gruppenanalyse weiterentwickelt werden muss: Burrow kam zu dem Schluss, dass individuelle und sozial bedingte emotionale und kognitive Wahrnehmungsverzerrungen, sozusagen gesamtorganismische Abwehrmaßnahmen, unabdingbar mit der analytischen Zweierbeziehung verknüpft seien und diese verringert bzw. überhaupt erst vermehrt als solche wahrgenommen werden können, indem die Psychoanalyse zur Gruppenanalyse weiterentwickelt wird: Hierbei studieren alle Teilnehmer der Gruppe die in der Gruppe vor sich gehenden emotionalen Prozesse, indem sie ihre unterschiedlichen Wahrnehmungen und emotionalen Anmutungen austauschen und in konsensuell validierender Weise psychoanalytisch identifizieren. Nur auf diese Weise lasse sich der bewusste und unbewusste Sinn der individuellen psychischen „Bewegungen" der einzelnen Teilnehmer psychoanalytisch-wissenschaftlich, wir würden heute sagen – auf qualitativ-hermeneutischem Wege – erfassen. Durch seine Gruppenanalysen kam er zu dem Ergebnis, dass die analytische Arbeit generell wie überhaupt alle individuellen psychischen Bewegungen wesentlich bestimmt sind von gesellschaftsweit vorhandenen sozialen Abwehrvorgängen. Im Gegensatz zu den kulturtheoretischen Annahmen Freuds war Burrow der Auffassung, dass sich im Laufe der historischen Entwicklung das menschliche Zusammenleben zunehmend von einem ursprünglich relativ harmonischen Zustand zu einem Kampf jedes gegen jeden hin entwickelt hat, mit der besonderen Betonung von gut/schlecht und wahr/falsch. Die so entstandene vorwiegend destruktive interpersonelle Dynamik sei am ehesten durch gemeinschaftliche gruppenanalytische Arbeit wahrnehmbar und zu verringern, weshalb Burrow die Weiterentwicklung seiner Gruppenanalyse zur Phyloanalyse (Gattungsanalyse) betrieb, d. h. die Analyse gesellschaftsweit vorhandener pathologischer Beziehungsstrukturen, wie sie sich konkret in den aktuellen Interaktionen in der Kleingruppe zeigten. Die revolutionierenden Überlegungen von Burrow sind in der Geschichte der Psychoanalyse und der Gruppenanalyse weitgehend der Amnesie verfallen: Freud selbst hat bereits 1926 den Bann über Burrow ausgesprochen, die ihm vorliegenden Arbeiten von Burrow zur Gruppenanalyse als „wirre Faselei" bezeichnet. Obwohl sowohl S.H. → Foulkes als auch Alexander → Wolf, zwei Klassiker der Gruppenanalyse, wesentliche Anregungen für ihre Konzeptionen von Burrow erhielten (Sandner, 2001), wurden seine Überlegungen insbesondere im deutschen Sprachraum erst in allerneuester Zeit wieder aufgegriffen und einer Diskussion zugänglich gemacht (Gatti Pertegato, 1999; Rosenbaum, 1986; Sandner, 1990, 1998, 2001a).

Wesentliche Publikationen

(1926) Die Gruppenmethode in der Psychoanalyse. Imago 12: 211–222
(1927) The social basis of consciousness. London, Kegan Paul
(1928) Die Laboratoriumsmethode in der Psychoanalyse, ihr Anfang und ihre Entwicklung. Internationale Zeitschrift für Psychoanalyse 14: 375–386
(1937) The biology of human conflict: An anatomy of behavior, individual and social. New York, Macmillan
(1949) The neurosis of man. London, Routledge and Kegan Paul
(1953) Science and man's behavior. New York, Philosophical Library
(1964) Preconscious foundations of human experience (ed. by W.E. Galt). New York-London, Basic Books

(1958) A search for man's sanity: The selected letters of Trigant Burrow with biographical notes. New York, Oxford University Press [enthält auch eine Bibliografie der Veröffentlichungen von T. Burrow, S 595–601]
(1998) Das Fundament der Gruppenanalyse oder die Analyse der Reaktionen von normalen und neurotischen Menschen. Luzifer-Amor 21: 104–113

Literatur zu Biografie und Werk

Gatti Pertegato E (1999) Trigant Burrow and unearthing the origin of group analysis. Group Analysis 32: 269–284
Rosenbaum M (1986) Trigant Burrow: A pioneer revisited. Group Analysis 19: 167–177
Sandner D (1990) Modelle der analytischen Gruppenpsychotherapie: Indikation und Kontraindikation. Gruppenpsychotherapie und Gruppendynamik 26: 87–100
Sandner D (1998) Die Begründung der Gruppenanalyse durch Trigant Burrow: Eine eigentümliche Amnesie innerhalb der gruppenanalytischen Tradition. Luzifer-Amor 11: 7–29
Sandner D (2001a) Die Begründung der Gruppenanalyse durch Trigant Burrow: Seine Bedeutung für die moderne Gruppenanalyse. In: Pritz A, Vykoukal E (Hg), Gruppenpsychoanalyse (S 135–160). Wien, Facultas
Sandner D (2001b) Psychoanalyse mit Freud über Freud hinaus: Trigant Burrow. Vortrag auf der Jahrestagung der Gesellschaft für Psychoanalyse und Psychotherapie (München) zum Thema „Was ist Psychoanalyse?" 21.–23.9.2001 in Speyer
Syz H (1961) Problems of perspective from the background of Trigant Burrow's group-analytic researches. International Journal of Group Psychotherapy 11: 143–165

Dieter Sandner

- C -

Caruso, Igor Alexander

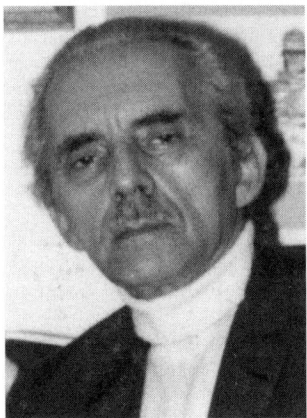

* 4.2.1914 in Tiraspol, Moldawien; † 28.6.1981 in Salzburg).

Psychoanalytiker, hob dialogische und soziale Aspekte der Psychoanalyse hervor; Professor für Klinische Psychologie, Sozial- und Tiefenpsychologie an der Universität Salzburg (1967–79), Begründer der Österreichischen Arbeitskreise für Psychoanalyse.

Stationen seines Lebens und wichtige theoretische Beiträge und Orientierungen

Kindheit und Jugend in Kischinew und Brüssel; Psychologiestudium in Löwen; über Brüssel und Estland sowie nach kurzem NS-Lageraufenthalt nach Wien; psychoanalytische Ausbildung bei → Gebsattel und → Aichhorn; Caruso elaborierte, ohne → Freud zu dogmatisieren, Freudsche Ideen im Sinne einer integralen Anthropologie. Er erweiterte Ansätze der klassischen Psychoanalyse um die Dimension des Politisch-Sozialen (z. B. in „Soziale Aspekte der Psychoanalyse", 1962, 1972); Wegbereiter eines personali-

Foto: Alexandra Caruso (Archiv: Peter Stöger).

stisch orientierten Theorie- und Praxisverständnisses; thematisierte das dialektische Verhältnis von Individuum und Gesellschaft. Er sah die Psychoanalyse dazu verpflichtet, Beiträge zu einer Theorie des Subjekts zu leisten (Caruso bereitete für viele das Verständnis von → Kohut). Caruso, keineswegs „Sachwalter" der Psychoanalyse, entzauberte früh die positivistischen wie die marktorientierten Ansätze in der Psychologie und begründete 1947 den Wiener Arbeitskreis für Psychoanalyse. Sein Personalisationskonzept, in provisorischen Synthesen die christliche Philosophie, die Evolutionstheorie Teilhard de Chardins und die Frankfurter Schule miteinbeziehend, spiegelt eine Haltung, Denken und Handeln als Entwicklungsangebot stets dialektisch zu überprüfen. Dies mündet in „progressive Personalisation": Teilerkenntnisse führen zu immer weiteren Einsichten (Widersprüche sind in der nächstfolgenden Synthese „aufgehoben"). Statt Abwehrmechanismen fokussiert er früh schon die psychosozialen Austauschmechanismen, gilt es doch, Menschen in der Entfremdung von sozialer Welt zu begreifen. Die Neurose spiegelt neben dem Verfehlen individueller Entwicklung ein Stück der allgemeinen gesellschaftlichen Entfremdung wider. Psychoanalyse ist ihm eine Erkenntnislehre. Sie darf nicht als Anpassung an Entfremdung verstanden werden. Ein konkretes Individuum, inmitten seiner wesentlichen gesellschaftlichen Bindungen, soll von einem Objekt seines Schicksals zum Subjekt seiner Entwicklung gelangen. In diesem Zusammenhang spricht er auch von psychischen Mutationen („Die Trennung der Liebenden", 1968). Kennzeichnend ist für ihn, schon bald nach 1945, die Dialogsuche mit anderen Disziplinen („Psychoanalyse und Synthese der Existenz", 1952). Arbeitskreise seiner Internationalen Föderation der Arbeitskreise für Tiefenpsychologie gibt es in Österreich, Argentinien, Brasilien und Mexiko.

Wesentliche Publikationen

(1952) Psychoanalyse und Synthese der Existenz: Beziehungen zwischen psychologischer Analyse und Daseinswerten. Wien, Herder
(1962) Soziale Aspekte der Psychoanalyse. Stuttgart, Klett
(1968) Die Trennung der Liebenden: Eine Phänomenologie des Todes. Bern-Stuttgart, Huber

Literatur zu Biografie und Werk

Frank-Rieser E (1996) Der psychoanalytische Ansatz von Igor Caruso. In: Walter HJ (Hg), 50 Jahre Innsbrucker Arbeitskreis für Psychoanalyse (S 27–31). Innsbruck-Wien, Studien Verlag
Stöger P (1987) Personalisation bei Igor Caruso. Freiburg-Basel-Wien, Herder

Peter Stöger

Caspar, Franz

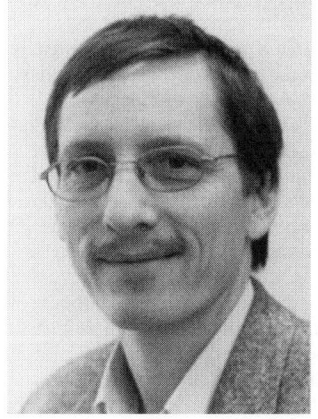

* 11.2.1953 in Hamburg, Deutschland.

Die ursprünglich von Klaus → Grawe entwickelte Plananalyse wurde von ihm zur Erfassung übergeordneter und teils unbewusster Motive weiter entwickelt. Arbeiten zum Konzept der „Komplementären Beziehungsgestaltung".

Stationen seines Lebens

Zunächst aufgewachsen in Zürich studierte er Psychologie und Politikwissenschaften in Hamburg (Diplom 1977), wo er auch eine erste Psychotherapieausbildung in Klientenzentrierter Therapie und Verhaltenstherapie absolvierte. 1979–99: tätig als Assistent, Oberassistent und Lektor am Institut für Psychologie in Bern (1985 Dissertation, 1995 Habilitation). 1987–89: Forschungsaufenthalte in Boulder (USA) und Toronto (Canada), 1995/96 Lehrstuhlvertretung in Tübingen, 1997–99 auch Leitender Psychologe in der Psychiatrischen Klinik „Sanatorium Kilchberg", mehrere Lehraufträge, u. a. in Wien; seit 1999 Ordinarius für Klinische Psychologie und Psychotherapie in Freiburg im Breisgau; ehrenamtliche Aktivitäten: früher u. a. im Vorstand des Verbands der Bernischen Psychologen und in der Schweizer Gesellschaft für Psychologie, Mitglied der Zertifizierungskommission für Psychotherapie der Berner Gesundheitsdirektion und der Bachelor/Master-Kommission der Deutschen Gesellschaft für Psychologie; derzeit Präsident der Society for Psychotherapy Research (SPR) und Chairman des Research Committees der Society for the Exploration of Psychotherapy Integration (SEPI); Beirat bei verschiedenen Psychotherapie-Ausbildungsinstitutionen und Zeitschriften („In Session / Journal of Clinical Psychology", „Psychotherapy Research", „Verhaltenstherapie", „Psychotherapeut"), Mitherausgeber der „Zeitschrift für Psychotherapie, Psychosomatik, Medizinische Psychologie"; Ausbilder in verschiedenen Psychotherapie-Ausbildungsprogrammen; Träger des „Fakultätspreises für Dissertation" (1985); 1993 „Early Career Contribution Award" der Society for Psychotherapy Research.

Wichtige theoretische Beiträge und Orientierungen

Die Methode der ursprünglich von Klaus Grawe entwickelten „Plananalyse" wurde von Caspar in den frühen 1980er Jahren aufgegriffen und als Basis von psychotherapeutischen Fallkonzeptionen weiterentwickelt und evaluiert. Die kontinuierliche Erweiterung des Ansatzes ist ein Prozess, der anhält. Die Plananalyse ist eine Methode zur Analyse individueller psychischer Probleme und Eigenheiten im Beziehungsverhalten, auch gegenüber dem Therapeuten. Ein psychodynamische und verhaltenstheoretische Konzepte ergänzendes Merkmal des Ansatzes ist die systematische Verbindung konkreten Verhaltens mit übergeordneten Motiven aus einer instrumentellen Perspektive („wozu dient ...?"; „welches – großteils unbewusste – Mittel wird eingesetzt, um zu ...?"). Die verhaltenstherapeutische Problem- und Bedingungsanalyse konnte so um eine „vertikale Dimension" bereichert werden, welche nicht nur die dem Verhalten übergeordneten und langfristig wirksamen Motive hervortreten lässt (nicht zuletzt in ihren konflikthaften Verschränkungen), sondern auch das Verhalten in Beziehungen klarer als bisher beleuchtet. Daraus ergaben sich hilfreiche Anregungen für die spezifische Gestaltung der therapeutischen Beziehung. Das gemeinsam mit Grawe vertretene Konzept der „Komplementären Beziehungsgestaltung" geht zunächst davon aus, dass therapeutische Arbeit eine sichere Beziehungsbasis voraussetzt. Dabei wird der Patient in seinen Ressourcen bestärkt und dem Problemverhalten wird die motivationale Basis entzogen, indem die dahintersteckenden Motive weitestmöglich befriedigt werden, ohne dabei das Problem auf der Verhaltensebene zu verstärken. Ein besonderes, konzeptuell und empirisch bearbeitetes Thema ist Widerstand von Patienten in der Psychotherapie. Es zeigte sich, dass dieser nicht um jeden Preis vermieden werden muss, um gute Therapieergebnisse zu erzielen, dass andererseits Therapeuten Widerstand oft aus einem ungenügenden Verständnis des Patienten oder aus mangelnder Flexibilität unnötigerweise provozieren. Die Anwendung psychologischer Grundlagen (insbesondere aus der Sozialpsychologie und der Kognitiven Psychologie) in der Psychotherapie war und ist ein durchgängiges Anliegen von Caspar, davon ausgehend, dass viele scheinbar psychotherapiespezifischen Phänomene durchaus aus der Grundlagenpsychologie verstehbar sind und dass Erkenntnisse und Methoden aus anderen Bereichen der Psychologie bzw. aus anderen Fächern in der Psychotherapieforschung und Psychotherapieausbildung nutzbringend verwendet werden können. Weiters ist Caspar in verschiedenen Bereichen der Psychotherapie-Prozess-Forschung und der Qualitätssicherung engagiert. Seit Mitte der 1980er Jahre beschäftigt er sich intensiver mit inneren Prozessen bei Psychotherapeuten,

einem bislang vergleichsweise wenig untersuchten Gebiet. Die Entwicklung und Evaluation des Trainings von Informationsverarbeitungs- und Entscheidungsprozessen bei Psychotherapeuten konnte in der Folge ausgebaut werden, u. a. zum gezielten Einsatz professioneller Intuition (dies teilweise sogar computergestützt). Seit den späten 1980er Jahren setzt sich Caspar auch mit Grundlagenmodellen für das kognitiv-emotionale Funktionieren von Menschen auseinander (insbesondere mit den Theorien des Konnektionismus und der Neuronalen Netzwerke), welche in neuester Zeit auch zur Modellierung psychischer Störungen eingesetzt werden können und die individuelle Anpassung des psychotherapeutischen Angebots ermöglichen.

Wesentliche Publikationen

(1985) Widerstand: Ein fassbares Phänomen? Verhaltenstherapie und Psychosoziale Praxis 4: 515–530

(1989, 1996) Beziehungen und Probleme verstehen: Eine Einführung in die psychotherapeutische Plananalyse, 2., überarb. Aufl. Bern, Huber

(1995) Plan analysis: Toward optimizing psychotherapy. Seattle, Hogrefe-Huber

(1996) Die Anwendung standardisierter Methoden und das individuelle Neukonstruieren therapeutischen Handelns. In: Reinecker H, Schmelzer D (Hg), Verhaltenstherapie, Selbstregulation, Selbstmanagement (S 23–47). Göttingen, Hogrefe

(1997a) Plan analysis. In: Eells T (Ed), Handbook of psychotherapeutic case formulations (pp 260–288). New York, Guilford Press

(1997b) Selbsterfahrung und Psychotherapie als kreatives Handeln. In: Lieb H (Hg), Selbsterfahrung für Psychotherapeuten (S 69–90). Göttingen, Verlag für Angewandte Psychologie

(1997c) What goes on in a psychotherapist's mind? Psychotherapy Research 7: 105–125

(1998) A connectionist view of psychotherapy. In: Stein DJ, Ludik J (Eds), Neural networks and psychopathology (pp 88–131). Cambridge (UK), Cambridge University Press

(2000a) Therapeutisches Handeln als individueller Konstruktionsprozess. In: Margraf J (Hg), Lehrbuch der Verhaltenstherapie, Bd. 1, 2. Aufl. (S 155–166). Göttingen, Hogrefe

(2000b) Das Bindeglied zwischen allgemeinem Wissen und dem hilfesuchenden Menschen: Diagnostik in der Verhaltenstherapie aus der Sicht von Plananalyse und allgemeiner Psychotherapie. In: Laireiter A (Hg), Diagnostik in der Psychotherapie (S 143–163). Wien, Springer

(Hg) (1996) Psychotherapeutische Problemanalyse: Bestandsaufnahme und Perspektiven. Tübingen, DGVT

Caspar F, Rothenfluh T, Segal ZV (1992) The appeal of connectionism for clinical psychology. Clinical Psychology Review 12: 719–762

Grawe K, Caspar F, Ambühl HR (1990) Die Berner Therapievergleichsstudie. Differentielle Psychotherapieforschung: Vier Therapieformen im Vergleich. Zeitschrift für Klinische Psychologie 19: 294–376

Erwin Parfy

Charcot, Jean Martin

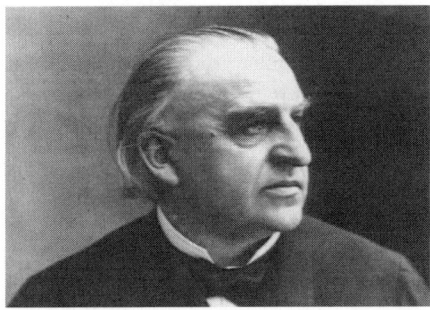

* 29.11.1825 in Paris; † 17.8.1893 in Morvan, Frankreich.

Reformpsychiater des 19. Jahrhunderts in Paris; behandelte Hysterien mit psychotherapeutischen Mitteln (Hypnose).

Stationen seines Lebens und wichtige theoretische Beiträge und Orientierungen

Charcot gilt als einer der wichtigsten Neurologen des 19. Jahrhunderts; er begann seine professionelle Karriere als Anatom und Neuropathologe. 1862 übernahm er eine der größten Abteilungen am alten Pariser Krankenhaus Salpêtrière, wo er seine ersten wichtigen klinischen Beobachtungen machen konnte. 1870 übernahm er zusätzlich die Frauen-Abteilung und kam in Kontakt mit zahlreichen Epileptikerinnen und Hysterikerinnen; die Patientinnen, so seine These, spielten die epileptischen Anfälle nach, und in der Folge suchte er nach den Kriterien zur Unterscheidung von Hysterie und Epilepsie. Er beschrieb mit seinem Schüler Paul Richer das Krankheitsbild der Hysterie. Die Methode seiner Untersuchungen war die Hyp-

nose, mit der er Lähmungen hervorrufen konnte, d. h. hysterische Lähmungen von organischen unterschied und nachwies. Charcot hat die Hypnose als Methode systematisiert, sie war lange Zeit als „Magnetismus" in Verruf geraten, und in der Folge wurde sie als therapeutische Methode wiederentdeckt. 1872 erhielt Charcot eine Professur für Pathologische Anatomie in Paris. „Charcot ordnete die hysterischen, posttraumatischen und hypnotischen Lähmungen der Gruppe der ‚dynamischen Paralysen' zu, im Gegensatz zu ‚organischen Paralysen', die die Folge einer Läsion des Nervensystems sind. Er veranstaltete eine ähnliche Demonstration über hysterischen Mutismus und hysterische Coxalgie. Auch in diesen Fällen reproduzierte er experimentell, mit Hilfe der Hypnose, klinische Erscheinungsbilder, die den hysterischen Zuständen genau glichen. 1892 unterschied Charcot die ‚dynamische Amnesie', bei der die verlorene Erinnerung in der Hypnose wiedergewonnen werden kann, von der ‚organischen Amnesie', bei der dies unmöglich ist" (Ellenberger, 1973: 146). In den 1880er Jahren stand Charcot am Zenit seiner Laufbahn, seine Vorlesungen und Darbietungen mit Patienten waren legendär. Sigmund → Freud reiste 1885 mit einem Stipendium zum Studium bei Charcot nach Paris und begann während seines Aufenthalts die Vorlesungen Charcots über die Hysterie ins Deutsche zu übersetzen. 1886 erschienen sie mit einem Vorwort Freuds. Dabei war Charcot von Anfang an nicht unumstritten. Seine Einführung der Hypnose forderte die alten Gegner des Magnetismus zu erbitterter Kritik heraus. Mit seinem Kollegen Hippolyte → Bernheim in Nancy führte er Streit: Bernheim zweifelte Charcots Entdeckungen an. „Die extremen Ansichten über Charcot, die Faszination, die er ausübte, einerseits, und die grimmigen Feindschaften, die er sich zugezogen hatte, auf der anderen Seite, machten es zu seinen Lebzeiten äußerst schwierig, den Wert seiner Arbeit richtig einzuschätzen, und entgegen den Erwartungen hat das Verstreichen der Zeit diese Aufgabe nicht sehr erleichtert. [...] Erstens vergißt man oft, daß Charcot als Internist und Pathologe zur Kenntnis der Lungen- und Nierenkrankheiten wertvolle Beiträge geleistet hat, und daß seine Vorlesungen über Krankheiten des Alters lange

Zeit ein klassisches Werk dessen waren, was man heute ‚Geriatrie' nennt. Zweitens hat er in der Neurologie, seiner ‚zweiten Karriere', hervorragende Entdeckungen gemacht, die zweifellos seinen dauernden Ruhm begründet haben. [...] Andererseits ist es äußerst schwierig, das objektiv zu werten, was man als Charcots ‚dritte Karriere' bezeichnen könnte, d. h. seine Erforschung der Hysterie und der Hypnose. Wie viele Wissenschaftler verlor er die Herrschaft über die neuen Ideen, die er formuliert hatte, und wurde von der Bewegung mitgerissen, die er geschaffen hatte" (Ellenberger, 1973: 155). Freud formulierte 1893, in dem Jahr, als seine zusammen mit Josef → Breuer geschriebene Studie „Über den psychischen Mechanismus hysterischer Phänomene" erschien, einen Nachruf auf Charcot, in dcm cr die Funde seines Lehrers hervorhebt und ihm den Rang in der dynamischen Psychiatrie zuschreibt, der ihm gebührt. Gleichzeitig hat er eingeräumt: „Charcot überschätzte die Heredität als Ursache [der Hysterie, Anm. E.M.] so sehr, daß kein Raum für die Erwerbung von Neuropathien übrig blieb, er wies der Syphilis nur einen bescheidenen Platz unter den agents provocateurs an, und er trennte weder für die Ätiologie, noch sonst hinreichend scharf die organischen Nervenaffektionen von den Neurosen" (Freud, 1893: 35).

Wesentliche Publikationen

(1872–87) Leçons sur les maladies du système nerveux faites à la Salpêtrière (3 vols.). Paris, Delahaye
(1886) Neue Vorlesungen über die Krankheiten des Nervensystems insbesondere über die Hysterie (Übers. von S. Freud). Leipzig-Wien, Deuticke
(1888–94) Œuvres complètes (9 Bde.). Paris, Progrès Médical
(1892) Leçons du mardi à la Salpêtrière. Polyclinique (vol. 1: 1887/88; vol. 2: 1888/89). Paris, Lecrosnier et Babé
Charcot JM, Richer P (1887) Les démoniaques dans l'art. Paris, Delahaye & Lecrosnier
Charcot JM, Richer P (1889) Les difformes et les malades dans l'art. Paris, Lecrosnier et Babé

Literatur zu Biografie und Werk

Didi-Huberman G (1982) Invention de l'hystérie, Charcot et l'iconographie photographique de la Salpêtrière. Paris, Macula
Ellenberger H (1970, 1973) Die Entdeckung des Unbewußten. Bern, Huber
Freud S (1893) Charcot †. Wiener Medizinische Wochenschrift 54: 1513–1520 [auch in: (1964) Gesammelte Werke, Bd. I: Werke aus den Jahren 1892–1899 (S 21–35). Frankfurt/M., Fischer]
Guillain G (1955) Jean Martin Charcot. Paris, Masson
Roudinesco E (1986, 1994) Wien – Paris: Die Geschichte der Psychoanalyse in Frankreich, Bd. 1. Weinheim-Berlin, Beltz

Elke Mühlleitner

Chasseguet-Smirgel, Janine

* in Paris.

Französische Psychoanalytikerin mit den Forschungsschwerpunkten Psychoanalyse der Sexualität und Anwendungen der Psychoanalyse auf Kunst, Kultur und Politik.

Stationen ihres Lebens

Ihre Eltern, russischen und polnischen Ursprungs, kamen als Emigranten nach Frankreich. Trotz der atheistischen Einstellung der Eltern besuchte sie während des Krieges eine Klosterschule in einem nördlichen Vorort von Paris. Die väterlichen Großeltern, arme polnische Juden, hatten 12 Kinder. Ein Bruder des Vaters wurde Psychiater, eine Tante, Sängerin am Hof des Zaren, heiratete 1920 einen Amerikaner und emigrierte in die Vereinigten Staaten. Die mütterliche Familie lebte teils in Polen, teils in Rußland und nach 1937 hat man nichts mehr von ihr gehört. Die Mutter war oft krank und Janine wurde von einer Tante aufgezogen. Die Tante, von der sie aufgezogen wurde, wurde nach Auschwitz deportiert, ihre Großeltern wurden in Chelmno mit Gas ermordet. Sie las schon als Kind sehr viel, mit ungefähr 13 Jahren vertiefte sie sich in die russischen Romane, besonders in jene Dostojewskis. Sie begann Philosophie zu studieren, auch Politikwissenschaften, und ihr Engagement für den Kommunismus währte bis zu einer Reise nach Ungarn im Jahr 1956, drei Monate vor der Revolte in Budapest. Nach Erhalt ihres Diploms in den Politik-

Geburtsdatum und Foto auf ausdrücklichen Wunsch von Mme. Chasseguet-Smirgel nicht angeführt.

wissenschaften studiert sie an der Sorbonne Psychologie. Das Doktorat macht sie erst 1982. 1953–56 unterzog sie sich einer Psychoanalyse, einer zweiten im Jahr 1960. Ihre Supervisoren waren Pierre Marty und Sascha Nacht. Chasseguet-Smirgel ist „Docteur des lettres et des sciences humaines" der Sorbonne und diplomierte Politologin. 1982/83 hatte sie den „Freud Memorial Chair" an der Universität von London inne. 1992–96 war sie Professorin für klinische Psychologie und Psychopathologie an der Universität Lille. Sie ist Mitglied des wissenschaftlichen Beirats von Publikationsorganen, u. a. des „International Journal of Psycho-Analysis" und Trägerin zahlreicher Preise und Ehrungen: 1995 erhielt sie den Award for Distinguished Contribution to Women and Psychoanalysis der American Psychological Association. Sie ist Gastvortragende in psychoanalytischen Gesellschaften aller Kontinente. Von den Aktivitäten in psychoanalytischen Organisationen sind jene in der Société Psychanalytique de Paris zu nennen: Generalsekretärin 1961–71, 1971–75 Vizepräsidentin und 1975–77 Präsidentin. Weiters war sie Vizepräsidentin der Federation Européenne de Psychoanalyse 1974–78 und der Internationalen Psychoanalytischen Vereinigung (1983–89).

Wichtige theoretische Beiträge und Orientierungen

Das Werk von Chasseguet-Smirgel ist besonders durch ihr Engagement für eine Psychoanalyse der Literatur, der Gesellschaft, also jenseits einer „Psychoanalyse als Heilbehandlung" charakterisiert. Die erste Periode von fünf unterscheidbaren Schaffensperioden ist jene der Erforschung der weiblichen Sexualität. 1964 erschien der erste ausführliche psychoanalytische Text dieser Art nach dem Krieg, in welchem auch die Konzepte → Freuds und der Post-Freudianer über die Weiblichkeit kritisch beleuchtet werden. Die Beschäftigung mit der Komplexität der weiblichen psychosexuellen Entwicklung – besonders den hemmenden Auswirkungen eines phallischen Monismus – führte zur Reflexion über Kreativität. In ihrer Studie über den Film von Alain Resnais „Letztes Jahr in Marienbad" (nach dem Roman von Alain Robbe-Grillet) setzt Chasseguet-Smirgel neue Standards zur Psychoanalyse von künstlerischen Produktionen. Abweichend von dem üblichen Stil der Pathografien wird die Funktion der Kreativität für die Restitution des narzisstischen Traumas ins Zentrum gestellt. Das Interesse am kreativen Prozess und ihre auffallende Sensibilität gegenüber politischen Strömungen und insbesondere Gewalt jeder Art spiegeln sich in den Inhalten der zweiten Schaffensperiode und deren zeitlicher Verknüpfung mit den politischen Ereignissen des Mai 1968 wider, nämlich der Kreativität und der Analität. Im Zentrum der dritten Periode sind ihre theoretischen Ausführungen über das Ich-Ideal und die Krankheit an der Idealisierung zu sehen (1975, 1981). In den folgenden Jahren steht vor allem ihre Kritik an der Anti-Ödipus-Position von G. Deleuze und F. Guattari im Zentrum (1974, 1978); außerdem ist diese vierte Periode dem Studium der Perversionen gewidmet, wie in der zuerst auf englisch erschienenen Publikation „Sexuality and mind" (1986) dargelegt. Ihre zentralen Thesen können wie folgt zusammengefasst werden: In jedem Menschen gibt es einen „perversen Kern", der unter bestimmten Bedingungen aktiviert werden kann. Die Geschlechtsunterschiede und die Unterschiede zwischen den Generationen stellen das Fundament der Wirklichkeit dar. Wenn bei kleinen Knaben das prägenitale Begehren und dessen Befriedigung durch entsprechende Verführung höher gestellt werden als das genitale Begehren und die genitale Befriedigung, so wird damit eine Illusion genährt, welche genitale Reife ausschließt. Die damit verbundene Regression auf die analsadistische Phase „scheint mir im wesentlichen dasselbe wie Perversion zu sein" (Chasseguet-Smirgel, 1986: 9). Die neuesten Arbeiten von Chasseguet-Smirgel sind schwer einzuordnen. Die Themenstellung ist vielfältig, Fragen der psychoanalytischen Technik und die ethischen Positionen des Analytikers sowie die Psychoanalyse in der Kultur sind hervorzuheben. Ihr Interesse und Engagement betreffend gesellschaftliche Strömungen und deren Einfluss auf weibliche Sexualität zeigten sich in dem Vortrag „Contemporary forms of revival of misogyny", gehalten in der Wiener Psychoanalytischen Vereinigung im Februar 2002.

Wesentliche Publikationen

(1975, 1981) Das Ichideal: Psychoanalytischer Essay über die „Krankheit der Idealität". Frankfurt/M., Suhrkamp

(1984, 1986) Kreativität und Perversion. Frankfurt/M., Nexus

(1986) Sexuality and mind: The role of the father and the mother in the psyche. New York, New York University Press

(Hg) (1964, 1974) Psychoanalyse der weiblichen Sexualität. Frankfurt/M., Suhrkamp

(Hg) (1974, 1978) Wege des Anti-Ödipus. Frankfurt-Berlin-Wien, Ullstein

Literatur zu Biografie und Werk

Bourdin D (1999) Janine Chasseguet-Smirgel. Paris, Presses Universitaires de France

Marianne Springer-Kremser

Ciompi, Luc

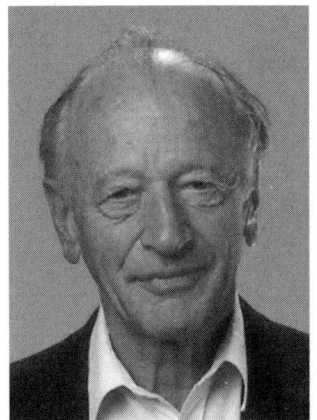

* 10.10.1929 in Florenz.

Begründer der Affektlogik (Theorie, die die Wechselwirkung von Affekt und Intellekt beschreibt) und eines neuen Ansatzes der Psychosen-Psychotherapie.

Stationen seines Lebens und wichtige theoretische Orientierungen und Beiträge

Sohn eines italienischen Arztes und einer Schweizer Mutter, wuchs in der Schweiz im Emmenthal auf. Die Tatsache, dass er von Geburt an bis zu seinem fünften Lebensjahr im-

mer zwischen Florenz und Emmenthal hin und her fahren musste, machte dem kleinen Buben sehr zu schaffen. Heute meint Ciompi, dass ihn dies früh gezwungen habe, Körper und Geist, Biologisches und Psychosoziales zu vereinen. Diese Ressource sollte für ihn lebensbestimmend werden, wenn man sein wissenschaftliches Werk betrachtet. Nach dem Studium der Medizin in der Schweiz schwankte er zunächst zwischen Interner Medizin und Psychiatrie, entschied sich jedoch für letztere und schloss diese Ausbildung, verbunden mit einer Psychotherapieausbildung, 1966 an der Universität Lausanne ab. 1959 heiratete Ciompi die Griechin Mary Ilion. 1960 und 1963 wurden ihre beiden Söhne geboren. 1963–77 etablierte er als Oberarzt und Leiter von zwei großen Forschungsprojekten an der Psychiatrischen Universitätsklinik Lausanne ein Netzwerk von gemeindezentrierten sozialpsychiatrischen Übergangsinstitutionen. Wiederholt reiste Ciompi zu mehrmonatigen Studienaufenthalten in die USA. 1969 wurde er zum Privatdozenten ernannt und 1977 zum ordentlichen Universitätsprofessor für Psychiatrie und Psychotherapie und als solcher erster Direktor der neugegründeten Sozialpsychiatrischen Universitätsklinik Bern, die er bis 1994 leitete. 1984 begründete er die gemeindenahe psychotherapeutische und soziotherapeutische Wohngemeinschaft für akut Schizophrene, „Soteria Bern", die er bis 1998 leitete. Seine vielseitige psychotherapeutische Ausbildung und Aktivität umfasst sowohl die psychoanalytische wie die systemisch-familientherapeutische Richtung und führte zur Entwicklung von eigenen praktisch-psychotherapeutischen und theoretischen Konzepten zur Behandlung, Krisenintervention und sozialen Rehabilitation von schweren psychischen Erkrankungen (akute und chronische Schizophrenie, Borderline- und andere Persönlichkeitsstörungen, Depressionen und schwere Neurosen). 1994–96 war Ciompi Gastprofessor am Konrad-Lorenz-Institut für Evolutions- und Kognitionsforschung in Altenberg bei Wien. Die wichtigsten Errungenschaften des psychiatrisch-psychotherapeutischen Lebenswerkes Ciompis gruppieren sich um drei unterschiedliche, aber untereinander engstens verbundene Schwerpunkte, nämlich (1) den empirisch forschenden, (2) einen theoretisch-konzeptuellen und (3) einen praktisch-therapeutischen Themenbereich. Wieder geht es Ciompi um eine Synthese dieser drei Bereiche im Sinne eines relevanten Therapieansatzes. (1) Seine Forschungsschwerpunkte waren u. a. höchst aufwendige Untersuchungen der Langzeitverläufe (3–4 Jahrzehnte) von tausenden ehemaligen Psychiatriepatienten, die u. a. neue Resultate zum Problem der Chronifizierung psychischer Störungen, speziell der Schizophrenie, erbrachten. (2) Ciompi entwickelte das Konzept der fraktalen Affektlogik auf der Basis der bedeutendsten Psychotherapietheorien und der neuesten naturwissenschaftlichen Erkenntnisse im Bereich der Neurobiologie, der Chaostheorie, der evolutionären Theorie, entwicklungspsychologischer Konzepte und der genetischen Epistemologie von Jean Piaget. Diese Theorie wurde 1982 erstmals in Buchform publiziert. Die fraktale Affektlogik geht vom gleichzeitigen Vorhandensein allgegenwärtiger Wechselwirkungen zwischen kognitiven und emotionalen Phänomenen aus, die das Wesen des Menschen bestimmen und sich situationsbezogen verändern. Ciompi postuliert Basisemotionen wie Interesse/Neugier, Angst, Wut, Freude, Trauer, die als gerichtete energetische Zustände mit tiefen evolutionären Wurzeln alles Denken und Verhalten in bisher unbekanntem Ausmaß kanalisieren und organisieren, also Gestimmtheiten erzeugen und unter Umständen chaostheoretisch relevant werden können, da sie eine sogenannte fraktale Struktur aufweisen. Das heißt, dass in steigender innerer Spannung eine minimale äußere Veränderung zu kompletten inneren nicht-linearen Umschlägen, sogenannten „Schmetterlings-Effekten" des ganzen Denkens und Verhaltens, führen kann. (3) Damit war eine neue wichtige Alltags-, aber vor allem Psychosetheorie geschaffen, deren psychotherapeutische Konsequenzen Ciompi in der einzigartigen sozialpsychiatrischen Kriseninterventionsstelle „Soteria Bern" für Patienten mit akuter schizophrener Psychose realisierte. Allein im deutschsprachigen Raum sind rund 20 ähnliche Institutionen in Planung. Die weitreichende Bedeutung dieses höchst komplexen Lebenswerkes von Ciompi liegt in dem sowohl humanwissenschaftlichen wie auch naturwissenschaftlichen Konzept der Affektlogik als Beitrag zu einem besseren Verständnis der Gefühle und ihrem Zusammenwirken mit dem Denken. Da Affekte sehr viel steuern, nämlich sowohl das Denken wie Handeln, können sie in hohem Ausmaß unser soziales Gefüge positiv wie auch negativ beeinflussen. Nur positive Affekte bewirken sozialen Zusammenhalt und Bindungen in Gemeinschaften oder Gruppen. Die menschliche Gesellschaft ist daher darauf angewiesen, dass positive Gefühle wie Akzeptanz oder Liebe die negativen Affekte überwiegen, da sie sonst zerfällt. Sein wissenschaftliches Werk umfasst fast 250 Titel, aus dem wesentliche Publikationen auf Englisch, Deutsch, Französisch, Italienisch, Spanisch, Japanisch und Chinesisch übersetzt wurden.

Wesentliche Publikationen

(1969) Katamnestische Untersuchungen zur Altersentwicklung psychischer Krankheiten. Nervenarzt 40: 349–355

(1979) Zum Problem der psychiatrischen Primärprävention. In: Kisker KP, Meyer JE, Müller M, Strömgren E (Hg), Psychiatrie der Gegenwart, Bd. I/1 (S 343–386). Berlin-Heidelberg-New York, Springer

(1980) Ist die chronische Schizophrenie ein Artefakt? Argumente und Gegenargumente. Fortschritte der Neurologie und Psychiatrie 48: 237–248

(1981) Psychoanalyse und Systemtheorie: Ein Widerspruch? Ein Ansatz zu einer psychoanalytischen Systemtheorie. Psyche 35: 666–86

(1981) Wie können wir die Schizophrenen besser behandeln? Ein neues Krankheits- und Therapiekonzept. Nervenarzt 52: 506–515

(1982) Affektlogik: Über die Struktur der Psyche und ihre Entwicklung. Ein Beitrag zur Schizophrenieforschung. Stuttgart, Klett-Cotta

(1984) Zum Einfluss sozialer Faktoren auf den Langzeitverlauf der Schizophrenie. Schweizerisches Archiv für Neurologie, Neurochirurgie und Psychiatrie 135: 101–113

(1986) Zur Integration von Fühlen und Denken im Licht der „Affektlogik": Die Psyche als Teil eines autopoietischen Systems. In: Kisker KP, Lauter H, Meyer J-E, Müller C, Strömgren E (Hg), Psychiatrie der Gegenwart, Bd. 1 (S 373–410). Berlin-Heidelberg-New York, Springer

(1988) Außenwelt – Innenwelt: Die Entstehung von Zeit, Raum und psychischen Strukturen. Göttingen, Vandenhoeck & Ruprecht

(1988) Learning from outcome studies: Toward a comprehensive biological-psychological understanding of schizophrenia. Schizophrenia Research 1: 373–384

(1991) Affects as central organising and integrating factors: A new psychosocial/biological model of the psyche. British Journal of Psychiatry 159: 97–105

(1993) Krisentheorie heute: Eine Übersicht. In: Schnyder U, Sauvant J-D (Hg), Krisenintervention in der Psychiatrie (S 13–25). Bern, Hans Huber

(1997) Die emotionalen Grundlagen des Denkens: Entwurf einer fraktalen Affektlogik. Göttingen, Vandenhoeck & Ruprecht

(1998) Die affektiven Grundlagen des Denkens: Kommunikation und Psychotherapie aus der Sicht der fraktalen Affektlogik. In: Hildenbrand B, Welter-Enderlin R (Hg), Gefühle und Systeme: Die emotionale Rahmung beraterischer und therapeutischer Prozesse (S 77–100). Heidelberg, Carl Auer

(1999) An affect-centered model of the psyche and its consequences for a new understanding of nonlinear psychodynamics. In: Tschacher W, Dauwalder HP (Eds), Dynamics, synergetics, autonomous agents (pp 123–131). Singapore, Word Scientific

(Hg) (1985) Sozialpsychiatrische Lernfälle: Aus der Praxis – für die Praxis. Bonn, Psychiatrie-Verlag

Ciompi L, Hoffmann H, Broccard M (Hg) (2001) Wie wirkt Soteria? Eine atypische Schizophreniebehandlung – kritisch durchleuchtet. Bern, Hans Huber

Ciompi L, Hubschmid T (1985) Psychopathologie aus der Sicht der Affektlogik: Ein neues Konzept und seine praktischen Konsequenzen. In: Janzarik W (Hg), Psychopathologie und Praxis (S 115–123). Stuttgart, Enke

Ciompi L, Müller C (1976) Lebensweg und Alter der Schizophrenen: Eine katamnestische Langzeitstudie bis ins Senium. Berlin-Heidelberg-New York, Springer

Vera Zimprich

Cohn, Ruth Charlotte

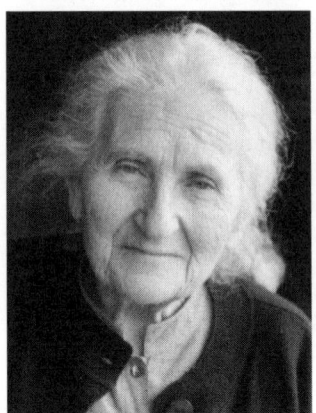

* 27.8.1912 in Berlin.

Begründerin der Themenzentrierten Interaktion (TZI).

Stationen ihres Lebens

Aufgewachsen in einer liberal-jüdischen Familie als zweites Kind von Arthur Hirschfeld (Bankier) und Elisabeth Hirschfeld (Pianistin); 1931 Abitur; der ursprüngliche Berufswunsch (Lyrikerin) verändert sich zur eigentlichen Berufung, Psychoanalytikerin zu werden. 1931/32 Studium der Nationalökonomie und Psychologie an den Universitäten Heidelberg und Berlin. 1933 Flucht nach Zürich, Beginn der Ausbildung zur Psychoanalytikerin in der Internationalen Gesellschaft für Psychoanalyse; 1934–39 Lehranalyse bei Medard → Boss, Studium an der Universität Zürich: Psychologie, vorklinische Medizin und Psychiatrie, Philosophie, Literatur, ergänzt durch Theologie und Pädagogik. Überlegungen in Richtung einer „Gesellschaftstherapie", um die eigenen, positiven Erfahrungen der Psychoanalyse möglichst vielen Menschen zugänglich zu machen. 1938 Heirat mit dem deutsch-jüdischen Medizinstudenten Hans-Helmut Cohn. 1939/40 Praktikum an der psychiatrischen Klinik in Wil, St. Gallen; 1940 Geburt der Tochter Heidi; 1941 Emigration in die USA. Das einzige analytische Institut in New York City ist nur offen für Mediziner und empfiehlt der zertifizierten Psychoanalytikerin eine Spezialisierung in Kinderpsychotherapie.

1941/42 Ausbildung und Praxis als Lehrerin an der progressiven Bankstreet School for Early Childhood Education, die schwerpunktmäßig das Persönlichkeitswachstum der Kinder fördert, für Ruth Cohn eine Quelle „lebendigen Lernens"; 1941–44 psychotherapeutische Studien am William Alanson White Institute und der Columbia University, M.A. in Psychologie; 1943 Tätigkeit als Psychologin und Kinderpsychotherapeutin an einer psychiatrischen Klinik; 1944 Geburt des Sohnes Peter, Scheidung von Hans Cohn 1946; Umzug nach Englewood (New Jersey) und Aufbau einer erfolgreichen Praxis in New York City unter extrem belastenden gesundheitlichen und finanziellen Bedingungen als alleinerziehende Mutter. In der Interpersonellen Beziehungstherapie von Harry → Stack Sullivan wächst ihr Vertrauen in die eigene Kompetenz. Die Rolle des therapeutisch partizipierenden Beobachters findet später in der partnerschaftlichen Gruppenleitung der TZI ihre Entsprechung. 1948–73 Mitarbeit am Aufbau der von Theodor → Reik gegründeten National Psychological Association for Psychoanalysis (NPAP) als Reaktion auf die Ausgrenzung von Nicht-Medizinern am New Yorker Psychoanalytischen Institut; spätere Lehrtätigkeit und Vorsitz des Ausbildungskomitees. In ihrer eigenen psychoanalytischen Praxis verbindet sie Körperarbeit nach Elsa → Gindler, die ganzheitliche psychotherapeutische Denkweise Wilhelm → Reichs mit ihren Erfahrungen aus der Interpersonellen Beziehungstherapie. 1948–51 Ausbildung in Gruppentherapie bei Asya Kadis, Samuel Flowerman, Alexander → Wolf; 1950 Ehe mit dem Psychologen Gus Woltman, Scheidung 1962; 1955 führt sie den ersten Workshop in ihrem persönlichen Interessensschwerpunkt (Gegenübertragung) durch, Ausgangsbasis zur methodischen Entwicklung ihrer erlebnistherapeutischen Arbeit und späteren Entwicklung der Themenzentrierten Interaktion; 1957–73 Lehrtätigkeit am Postgraduate Center for Psychotherapy; ab 1961 in der American Academy of Psychotherapy intensives Experimentieren und Weiterentwicklung der psychotherapeutischen Arbeit, u. a. mit George Bach, Albert → Ellis, Henry und Vivian Guze, Alexander → Lowen, Fritz → Perls, Ervin → Polster, Carl → Rogers, Vin Rosenthal, Virginia → Satir, John Warkentin und Carl → Whitaker. 1965–66 Gestalttherapieausbildung bei Fritz Perls. Die Anwendung der methodischen Elemente aus den Gegenübertragungs-Workshops auf Beratungsstellen, psychiatrische Kliniken und großindustrielle Firmen führt zur Entwicklung der Themenzentrierten Interaktion, einer gesellschaftspädagogischen und therapeutischen Methode der Gruppenarbeit auf den Grundlagen der Humanistischen Psychologie und Psychoanalyse. Ruth Cohn erträumt die Basis ihrer Theorie: eine Pyramide mit vier Eckpunkten – Ich, Wir, Es und Globe – die später grafisch als gleichseitiges Dreieck in der Kugel (Globe) dargestellt wird. TZI ermöglicht lebendiges und aufgabenorientiertes Arbeiten mit Gruppen in den unterschiedlichsten Arbeitsfeldern. Dabei werden die einzelnen Individuen (Ich), die Gesamtheit der Gruppe (Wir), das Sachanliegen/Thema (Es) sowie das Gesamtfeld direkter und indirekter Einflüsse, die von außen kommen (Globe), als gleichgewichtige Elemente angesehen. Der am Gruppenprozess partizipierende TZI-Leiter fördert durch Themen- und Struktursetzung die dynamische Balance dieser Faktoren. Für Ruth Cohn sind Haltung und Methodik der TZI untrennbar miteinander verbunden. Sie deduziert drei Axiome, die den Menschen zugleich als autonom und interdependent ansehen, wertgeleitete Entscheidungen treffend in der Bewusstheit eigener innerer und äußerer Grenzen. Zwei Postulate dienen der Verwirklichung der Axiome („Chairperson"- und „Störungspostulat"), ergänzt durch „Hilfsregeln". Echtheit findet im Prinzip der „selektiven Authentizität" ihren Ausdruck. 1966 erfolgt in New York die Gründung des Workshop Institute for Living-Learning (WILL) als Weiterbildungs- und Forschungsinstitut für TZI. 1968 nimmt Ruth Cohn auf Einladung von Helmut → Stolze am Internationalen Kongress für Gruppenpsychotherapie in Wien teil. Sie leitet danach TZI-Workshops bei den Lindauer Psychotherapiewochen, bei den DAGG-Konferenzen in Bonn und am Psychotherapeutischen Institut in London, teilweise mit Großgruppen von mehreren hundert Teilnehmern. 1971 Auszeichnung mit dem Psychologist of the Year Award durch die New York Society for Clinical Psychology; 1972 Gründung von

WILL-Europa in Zürich, 1973 Gastprofessur für TZI an der Clark University, Massachusetts. Ruth Cohn schließt ihre New Yorker Praxis, um sich der Verbreitung von TZI mehr widmen zu können; 1973 führt sie TZI in das Westfälische Kooperationsmodell (WKM) in Vlotho ein, einer Organisation für Jugend-, Lehrer- und Familienbildung. 1974 Rückkehr nach Europa mit Wohnsitz in Hasliberg-Goldern, Schweiz, mit Beratungs- und Supervisionstätigkeit an der Ecole d'Humanité, einer internationalen Internatsschule, in der sie TZI einführt; seitdem psychotherapeutische Praxis, Beratung und Supervision, Workshops und insbesondere Aus- und Fortbildungsseminare in TZI. 1979 Verleihung der Ehrendoktorwürde der Universität Hamburg, 1986 Gründung des Dachverbandes WILL International (2002 Umbenennung in Ruth Cohn Institute for TCI international) mit zur Zeit 17 Mitgliedsvereinen in verschiedenen Ländern Europas und in Indien, mit mehr als 5.000 Mitgliedern, schwerpunktmäßig im deutschsprachigen Bereich; Verleihung des Großen Bundesverdienstkreuzes 1992, Ehrendoktorwürde der Universität Bern 1994.

Wesentliche Publikationen

(1975) Von der Psychoanalyse zur Themenzentrierten Interaktion. Stuttgart, Klett-Cotta
(1989) Es geht ums Anteilnehmen. Freiburg, Herder
(1990) Zu wissen dass wir zählen: Gedichte, Poems. Bern, Zytglogge
Cohn RC, Farau A (1984) Gelebte Geschichte der Psychotherapie: Zwei Perspektiven. Stuttgart, Klett-Cotta
Cohn RC, Herrmann H, Kroeger M (1994) TZI und Aggression: Ein Gespräch. In: Hahn K, Schraut M, Schütz K-V, Wagner C (Hg), Aggression in Gruppen (S 193–268). Mainz, Grünewald
Cohn RC, Klein I (1993) Großgruppen gestalten mit Themenzentrierter Interaktion. Mainz, Grünewald
Cohn RC, Schulz von Thun F (1994) Wir sind Politiker und Politikerinnen – wir alle! Ein Gespräch über mögliche Hilfen von TZI und Kommunikationslehre. In: Standhardt R, Löhmer C (Hg), Zur Tat befreien: Gesellschaftspolitische Perspektiven der TZI-Gruppenarbeit (S 30–62). Mainz, Grünewald
Cohn RC, Terfurth C (Hg) (1995) Lebendiges Lehren und Lernen: TZI macht Schule. Stuttgart, Klett-Cotta
Ockel A, Cohn RC (1995) Das Konzept des Widerstandes in der Themenzentrierten Interaktion: Vom psychoanalytischen Konzept des Widerstands über

das TZI-Konzept der Störung zum Ansatz einer Gesellschaftstherapie. In: Löhmer C, Standhardt R (Hg), Pädagogisch-therapeutische Gruppenarbeit nach Ruth C. Cohn (S 177–206). Stuttgart, Klett-Cotta

Literatur zu Biografie und Werk

Cohn RC (1994) Gucklöcher. Zur Lebensgeschichte von TZI und Ruth C. Cohn. Gruppendynamik 25: 345–370
Deutsche Gesellschaft für Humanistische Psychologie (Hg) (1980) Festschrift für Ruth C. Cohn. Zeitschrift für Humanistische Psychologie 3(4) [Schwerpunktheft]
Herrmann H (1995) Ruth C. Cohn: Ein Porträt. In: Löhmer C, Standhardt R (Hg), TZI: Pädagogisch-therapeutische Gruppenarbeit nach Ruth C. Cohn (S 19–36). Stuttgart, Klett-Cotta
Zundel E, Zundel R (1987) Leitfiguren der Psychotherapie: Leben und Werk (S 66–82). München, Kösel

Shirley Reinhaus & Alexander Trost

Condrau, Gion

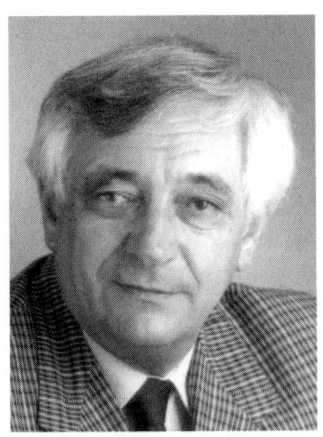

* 9.1.1919 in Disentis, Schweiz.

Mitbegründer der daseinsanalytischen Bewegung (Daseinsanalyse) und der phänomenologisch orientierten Psychosomatik.

Stationen seines Lebens

Geboren und aufgewachsen in einer Ärztefamilie Graubündens, wo Vater, Groß- und Urgroßvater als Landärzte tätig waren; Medizinstudium, das er 1943 in Bern abschloss; Weiterbildung als Assistenzarzt an verschiedenen medizinischen Kliniken in der Schweiz, 1946 an der Salpêtrière in Paris, 1947 in Lissabon und 1950/51 in Providence (USA); 1953 Spezialarzt FMH (Foederatio Medicorum Helveticorum) für Neurologie, Psychiatrie und Psychotherapie; gleichzeitig Studium der Philosophie, Psychologie, Soziologie und Heilpädagogik; Doktorat in Philosophie 1949 in Zürich; 1945 kurzfristige Tätigkeit im Dienste des Internationalen Roten Kreuzes, Evakuationen aus dem Konzentrationslager Mauthausen und Lebensmittellieferungen in Kriegsgefangenenlager; 1953 Mitglied einer schweizerischen Militärdelegation zur neutralen Überwachung des Waffenstillstandes im Korea-Krieg; 1959–69 Besuch der Zollikoner Seminare bei Martin → Heidegger; 1964 Habilitation an der Medizinischen Fakultät in Zürich für Psychosomatik und an der Philosophisch-Historischen Fakultät der Universität Freiburg (Schweiz) für Neurosenlehre und Psychotherapie; 1967 Titularprofessur; Lehraufträge an der Medizinischen Fakultät der Universität Zürich für Psychosomatik, an der Naturwissenschaftlich-Medizinischen Fakultät der Universität Freiburg (Schweiz) für Medizinische Psychologie, an der Philosophischen Fakultät Zürich für Daseinsanalyse und Neurosenlehre, am Institut für Angewandte Psychologie in Zürich für Daseinsanalyse; 1962–77 psychiatrisch-psychosomatischer Konsiliarius an der Universitäts-Frauenklinik Zürich; 1963 Gründung der Schweizerischen Gesellschaft für Psychosomatische Medizin (gemeinsam mit Balthasar Staehelin); 1970 Mitbegründer der Schweizerischen Gesellschaft für Daseinsanalyse, 1971 des Daseinsanalytischen Instituts für Psychotherapie und Psychosomatik in Zürich; 1971–2001 Direktor des Daseinsanalytischen Instituts für Psychotherapie und Psychosomatik in Zürich, ab 1990 Präsident der Internationalen Vereinigung für Daseinsanalyse; Mitbegründer der österreichischen Gesellschaft für Daseinsanalyse, während einiger Jahre Präsident der Schweizerischen Gesellschaft katholischer Psychotherapeuten; in der Armee Oberst der Sanität; 1962–79 politische Tätigkeit (u. a. als Gemeinderat, Kantonsrat und Nationalrat), wo er seine Gedanken zu einer sinnvollen Gesundheitspolitik einbrachte („Aufbruch in die Freiheit", 1972; „Der Januskopf des Fortschritts", 1974). Gion Condrau ist verheiratet und hat drei Kinder; zwei Söhne haben in Psychologie dissertiert und die daseinsanalytische Laufbahn eingeschlagen.

Wichtige theoretische Beiträge und Orientierungen

Über 200 wissenschaftliche Arbeiten, davon 15 Buchpublikationen; neben der Lehrtätigkeit befasste er sich vor allem mit psychosomatischen Fragestellungen, mit Grundfragen der Psychotherapie und deren philosophischen Voraussetzungen. Bereits früh hatte Gion Condrau sich definitiv der Daseinsanalyse zugewandt. 1962: „Angst und Schuld als Grundprobleme der Psychotherapie", 1963: „Daseinsanalytische Psychotherapie". Vorträge und Vorlesungen zur Einführung in die Daseinsanalyse in der Schweiz, in Deutschland, Österreich, der Tschechoslowakei, Ungarn und Norwegen, an der Sorbonne in Paris und mehrfach in den USA; Mitglied der American Association for Psychoanalysis, Herausgeber und Redaktor der Zeitschrift Daseinsanalyse. Die wichtigsten wissenschaftlichen Werke zur Daseinsanalyse entstanden, sieht man von den bereits erwähnten Schriften und der Hommage an Medard → Boss („Die Bedeutung der Daseinsanalyse von Medard Boss für die Psychiatrie und Psychotherapie", 1965) ab, zwischen 1989 und 1992. Im Werk „Daseinsanalyse" behandelt Condrau die philosophisch-anthropologischen Grundlagen der Daseinsanalyse und die Bedeutung der Sprache in der Psychotherapie; im zweiten Werk, „Sigmund Freud und Martin Heidegger", entwickelt er eine daseinsanalytische Neurosenlehre und Psychotherapie; beide sind heute Standardwerke der Daseinsanalyse. Das Werk „Der Mensch und sein Tod: Certa moriendi condicio" (1991) ist eine Anthologie des Todes, vor allem aus der Sicht von Heideggers Sein-zum-Tode.

Wesentliche Publikationen

(1962) Angst und Schuld als Grundprobleme der Psychotherapie. Bern, Huber
(1963) Daseinsanalytische Psychotherapie. Bern, Huber

(1965) Psychosomatik der Frauenheilkunde. Bern, Huber

(1989) Einführung in die Psychotherapie. Frankfurt/ M., Fischer

(1991) Der Mensch und sein Tod: Certa moriendi condicio. Stuttgart, Kreuz

(1998) Daseinsanalyse: Philosophisch-anthropologische Grundlagen. Die Bedeutung der Sprache, 2., erw. Aufl. Dettelbach, Röll

(1992) Sigmund Freud und Martin Heidegger: Daseinsanalytische Neurosenlehre und Psychotherapie. Freiburg, Universitätsverlag / Bern, Huber

(1996) Wirksamkeitsforschung in der Daseinsanalyse? Daseinsanalyse 13: 223–268

(2000) Anmerkungen zur Geschichte der Daseinsanalyse. Jahrbuch für Daseinsanalyse 16: 4–32

Literatur zu Biografie und Werk

Condrau GF, Condrau C (1999) Ama et fac quod vis: Gion Condrau zum 80. Geburtstag. Albbruck, Siggset

Hicklin A (1978) Der Mensch zwischen gestern und morgen – verharrend – sich verändernd? Gion Condrau zum 60. Geburtstag: Notizen zu seinem Leben und zu Zeitproblemen. Bern, Benteli

Hicklin A (1999) Zeitgeist und Zeitwende in Psychotherapie und Kultur. Festschrift für Prof. Dr. med. et phil. Gion Condrau. Daseinsanalyse [Sonderheft zu Band 15: 1–258]

Jenewein JC (2002) Grundgedanken zur Daseinsanalyse und daseinsanalytischen Psychotherapie bei Gion Condrau unter spezieller Berücksichtigung der Unterschiede zu Medard Boss. Daseinsanalyse – Jahrbuch für phänomenologische Anthropologie und Psychotherapie 18: 104–114

Hans Dieter Foerster

Coué, Émile

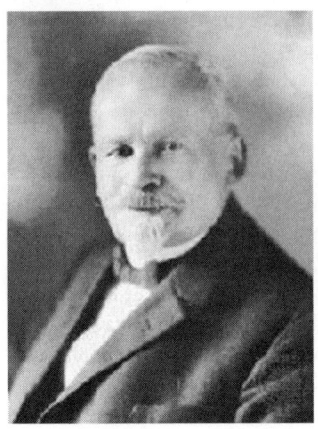

* 26.2.1857 in Troyes, Champagne; † 2.7.1926 in Nancy, Frankreich.

Begründer einer eigenen autosuggestiven Methode (Couéismus), zweite oder Neue (Hypnose-)Schule von Nancy.

Stationen seines Lebens

Der Vater war ein untergeordneter Eisenbahnbeamter, daraus resultierend viele Umzüge der Familie und Unterbrechung der Schulzeit. Es wird ihm nachgesagt, dass er ein strebsamer Schüler war und trotz der beschriebenen Widrigkeiten das Abitur ablegte. Ursprünglich wohl Neigung zum Chemiestudium; damals ohne entsprechenden finanziellen Hintergrund, bot dieses wenig Erfolgsaussichten, darum Entscheidung zum Apothekerberuf; Besuch der „Höheren Apothekerschule" in Paris. 1882: Diplom „Apotheker 1. Klasse" als Jahrgangsbester; 1883: Teilhaber einer Apotheke in seiner Heimatstadt, die er später zeitweilig ganz übernahm. Die Ehefrau stammte aus Nancy. Über sie etwa 1885 Kontakte zur ersten Hypnoseschule von Nancy und 1885 Begegnung mit → Liébault; therapeutische Weiterbildung neben Aufbau einer Praxis in Nancy; deswegen Übergabe der Apotheke an einen Verwalter; 1896 Medizinkurse an der Universität zu Nancy; Fernkurs zu „20 Lektionen bei einem Institut in New York", dessen Leiter der „Neugeistbewegung" nahestand; Übernahme aus amerikanischen Laienbroschüren von einfachen Suggestibilitätstests (Handfalte- und Umfall-Test); akribische Protokollierung seiner Fallstudien; etwa um 1910 Methode Coué als geschlossenes Ganzes; Verkauf der Apotheke im Heimatort und endgültige Niederlassung in Nancy; hier bald lokale Berühmtheit durch Handlungen und Demonstrationsvorträge; soziales Engagement; 1913: „Lothringische Gesellschaft für angewandte Psychologie" gegründet, die bis 1940 eine eigene Zeitschrift herausbrachte; Übernahme des Vorsitzes. Dem späteren Prof. Charles Baudouin gelang es, akademische Kreise für Coué zu interessieren. Durch seine Dissertation 1920 internationale Anerkennung, da diese auch ins Englische und später ins Deutsche übersetzt wurde; ab 1922 umfangreiche Reisetätigkeiten in fast alle europäischen Länder, Rußland und USA. Coués Tätigkeit fand teilweise auch großen Anklang bei potentiellen Sponsoren. Seine persönlichen, recht beträchtlichen Einnahmen des sich sehr schnell ausbreitenden Couéismus stellte er der Coué-Vereinigung zur Verfügung. In seinem Umfeld gab es jedoch eine teilweise recht erfolgreiche Geschäftemacherei. 1925: Zeichen gesundheitlicher Erschöpfung; eine erneute Reise 1926 nach Deutschland konnte er nicht mehr realisieren.

Wichtige theoretische Beiträge und Orientierungen

Auf der Grundlage seiner emsigen Reise- und Vortragstätigkeit verfasste Coué lediglich ein Buch („Die Selbstmeisterung durch bewusste Autosuggestion"). Auch in diesem Büchlein verstand er es, seine Gedanken einer sehr breiten Leserschaft zugänglich zu machen. So konnte eine hohe Auflagenzahl erreicht werden und eine Übersetzung erfolgte in über 20 Sprachen. Praktische Coué-Übungen von anderen Autoren wurden zum Teil auch kostenlos verteilt. Coué setzte sich mit dem unbewussten und einem bewussten Ich auseinander. Er beschrieb „das Gesetz der das Gegenteil bewirkenden Anstrengung". In Übereinstimmung mit seinen Vorgängern Liébeault und → Bernheim kam er zu der Auffassung, dass eine Heterosuggestion letztlich immer nur als Autosuggestion verwirklicht werden könne. Mit seinem Namen verbunden ist seine längst sprichwört-

lich gewordene Formel „Es geht mir mit jedem Tag in jeder Hinsicht immer besser und besser". Diese Formel empfahl er seinen Patienten rosenkranzartig morgens und abends mit monotoner, gerade noch hörbarer Stimme zwanzigmal aufzusagen. War Coué bereits zu Lebzeiten einerseits sehr populär, kam gerade aus medizinischen und psychologischen Bereichen große Kritik, besonders auch nach seinem Tode. J.H. → Schultz beschreibt ihn als Laiennachfolger des großen Bernheim, meinte aber, dass er zur Popularisierung psychischer Heilwirkungsmöglichkeiten erhebliche Verdienste gehabt habe. „Zudem hat Coué […] Schilderungen seiner eigenen Arbeit gegeben, die deutlich erkennen lassen, dass er leichte direkte hypnotische Beeinflussung in die Arbeit einsetzte, womit bei sehr empfänglichen Individuen Ansätze zur Umschaltung angeregt werden mögen. Außerhalb dieser spezifischen Beeinflussung aber ist der ‚autosuggestive Weg' (Coué und Baudouin) nur für Wortrauschfähige gangbar, zweifellos ein spezifisches romanisches Verfahren" (Schultz, 1987: 345). Letzterer Aussage dürfte die momentane Realität widersprechen, ist Coué doch in Frankreich nahezu vergessen und dagegen im süddeutschen Raum, der Schweiz und Österreich hauptsächlich von medizinischen Laien in Coué-Vereinigungen weiter verbreitet. Gedanken von Coué sind beim positiven Denken (Dr. Joseph Murphy), bei der → Simonton-Methode, bei der paradoxen Intention nach Viktor → Frankl und der sogenannten Symptomverschreibung von → Bateson verarbeitet worden.

Wesentliche Publikationen

(1978) Die Selbstmeisterung durch bewusste Autosuggestion. Basel, Schwabe & Co

Literatur zu Biografie und Werk

Baudouin C (1926) Psychologie der Suggestion und Autosuggestion. Dresden, Sibyllen
Brauchle A (1963) Hypnose und Autosuggestion. Stuttgart, Reclam
Mayer K (1994) Erziehung der Einbildungskraft: Emile Coué und sein Heilsystem der „Selbstmeisterung durch bewusste Autosuggestion". Zeitschrift für Medizinische Psychologie 3: 82–89

Müh P (o. J.) Coué in der Westentasche! Pfullingen, Prana

Neffe F-J (1995) Coué – wer was über ihn schrieb: Kommentierte Bibliographie der Autosuggestion. Pfaffenhofen a. d. Roth, Neffe-Verlag für Könnenschaft

Stokvis B, Wiesenhütter E (1979) Lehrbuch der Entspannung. Stuttgart, Hippokrates

Strünckmann K (1926) Ein Beitrag zur Autosuggestion. Weiße Fahne 7: 459–460

Wolf-Rainer Krause

Cremerius, Johannes

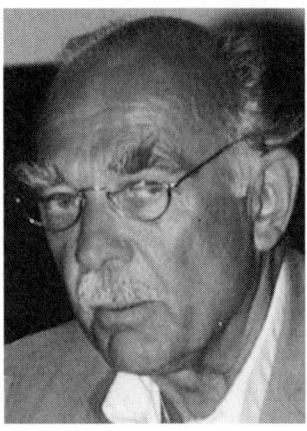

* 16.5.1918 in Moers/Rhein, Deutschland.

Bedeutender Psychiater und Psychoanalytiker der deutschen Nachkriegszeit; Verfechter und Förderer der Psychosomatischen Medizin in Deutschland.

Stationen seines Lebens

Johannes Cremerius wurde als Sohn jüdischer Eltern geboren. Frühkindliche und adoleszente Sozialisations- und Entwicklungsaspekte forcierten seine spätere Entwicklung hin zur Psychiatrie und in weiterer Folge hin zur Psychoanalyse. Mit zunehmendem Alter zentrierte sich seine Neugierde auf den Menschen und auf interpersonelle Verhältnisse. Er studierte Medizin in Gießen, Leipzig, Freiburg und Pavia und besuchte Vorlesungen in Psychologie, Philosophie und vergleichender Literaturwissenschaft. 1945 erhielt er eine Assistenzarztstelle in einer Heil- und Pflegeanstalt (Grafenberg) in seiner Heimatstadt Düsseldorf. → Weizsäckers „Studien zur Pathogenese" eröffneten ihm eine neue Welt. Es folgte der erste bedeutsame Kontakt mit der Psychoanalyse und mit der psychoanalytischen Theorie nach Sigmund → Freud. 1948 Arbeit an der Medizinischen Poliklinik der Universität München unter der Leitung von Professor Walter Seitz (1950 gemeinsame Gründung der Beratungsstelle für KZ-Opfer des Zweiten Weltkriegs). Nach Erhalt der Zulassung zur Ausbildung am psychotherapeutischen Ausbildungsinstitut in München erhielt Cremerius einen Lehranalyseplatz. Er wohnte einer psychoanalytischen Arbeitsgruppe bei, die von dem Freudianer Fritz Riemann geleitet wurde. Durch die Zeitschrift Psyche erfuhr Cremerius erstmals von der Existenz einer Psychosomatischen Medizin in den USA. Im Sommer 1950 sechsmonatiger Studienaufenthalt in den USA; dort Besuch psychosomatischer Kliniken, wo analytische Psychotherapie stationär angewandt wurde. Nach seiner Rückkehr nach Deutschland gründete er in Rahmen der Universitätsklinik München die erste psychosomatische Abteilung innerhalb der Inneren Medizin, welche er bis 1960 leitete. Der Versuch, sich mit den Ergebnissen fünfjähriger Diabetes-Forschung zu habilitieren, scheiterte. Es folgte die Aufnahme von Cremerius und seiner Frau am Züricher Seminar, das sich vorwiegend mit der Beziehung zwischen der psychoanalytischen Theorie und der psychoanalytischen Technik befasste. Im Züricher Lehrbetrieb erfolgte eine Supervision und Analyse mit Bally. Buchpublikation: „Die Bedeutung des Behandlungserfolges in der Psychotherapie". 1963 erreichten Cremerius Anfragen von Professor Schulte aus Tübingen und Professor Richter aus Gießen, an ihre jeweilige Klinik zu kommen. Cremerius entschied sich für das Klinikum in Gießen, weil er der Auffassung war, dort sein Vorhaben, die bisherigen Ausbildungen im Fachgebiet psychosomatische Medizin zu vereinen, am besten realisieren zu können. Dies erfüllte sich durch die Mitarbeit bei Professor von → Uexküll an der Medizinischen Poliklinik. Berufung zur Mitarbeit an der Universität Freiburg und Erhalt eines Lehrstuhls. 1969 Forschungspreis der Schweizer Gesellschaft für Psychosomatische Medizin; 1970 Gründung des Instituts für Psychoanalytische Psychotherapie in Mailand mit Gaetano → Benedetti; 1972 Direktor der Abteilung für Psychotherapie und Psychosomatische Medizin am Klinikum der Freiburger Albert-Ludwigs-Universität; Vortragstätigkeiten in Deutschland, Österreich, Italien und in Skandinavien. In Freiburg Gründung der „Freiburger literaturpsychologischen Gespräche", einer Plattform, welche die Literatur und den Umgang mit ihr psychoanalytisch untersuchen und ihre Verfahren, wie auch deren Voraussetzungen, reflektieren sollte. Gemeinsam mit dem Freiburger Germanisten Mauser gründete Cremerius das Forum „Literatur und Psychoanalyse". 1983 Wahl zum Vizepräsidenten der Deutschen Psychoanalytischen Vereinigung (DPV); 1984/85 Bildung des Bernfeld-Kreises, welcher Arbeitsgruppen zum Thema „Kritik an der Institution Psychoanalyse und an ihrem Ausbildungssystem" präsentierte. Diskriminierungs- und Anfeindungsversuche unterminierten die Aktivitäten des Bernfeld-Kreises. Seine Vorliebe für fremde Kulturen kommt zum Ausdruck durch zahlreiche Reisen mit seiner Gattin, u. a. nach Kambodscha, Japan und China.

Wichtige theoretische Beiträge und Orientierungen

Bedingt durch die medizinalisierte Ausbildung von Cremerius lieferte er zahlreiche Beiträge und Publikationen zur Psychosomatik. Bei all seinen theoretischen Überlegungen und Ansätzen stand jeweils ein biopsychosoziales Modell im Hintergrund. Im Genre der Psychotherapie bzw. Psychologie lieferte Cremerius zahlreiche Beiträge zur Entwicklung der Psychoanalyse im Deutschland der Nachkriegszeit. Auch während seiner Mitarbeit im Züricher Seminar konnte er bedeutsame psychoanalytische Ansatzpunkte und Beiträge mit einbringen. Aber auch im Bereich der Literaturwissenschaften ist der Einfluss von Cremerius von Bedeutung. In diesem Zusammenhang ist seine Mitarbeit an den „Freiburger literaturpsychologischen Gesprächen" anzuführen. Ebenso von Bedeutung ist sein Bestreben, die Psychoanalyse aus einer literaturwissenschaftlichen Perspektive heraus zu betrachten und zu beschreiben, sowie der Versuch, eine Verbindung zwischen Psychoana-

lyse und Literatur herzustellen. Cremerius forcierte zahlreiche Entwicklungen und Bemühungen innerhalb der Psychoanalyse bzw. psychoanalytischen Bewegung in Deutschland, darunter Reformbemühungen, institutionelle Belange sowie das Bestreben, den institutionsrechtlichen Hintergrund von psychoanalytischen Organisationen und Ausbildungsinstitutionen dahingehend zu reformieren, alte dogmatische Ideologien bzw. institutionelle Richtlinien fallen zu lassen, um zu einer Interdisziplinarität im psychoanalytischen Anwendungs- und Bezugsfeld einen Beitrag zu leisten.

Wesentliche Publikationen

(1951) Psychotherapie als Kurzbehandlung in der Sprechstunde. München, Lehmann
(1981) Die Präsenz des Dritten in der Psychoanalyse: Zur Problematik der Fremdfinanzierung. Psyche 35: 1–41
(1984a) Die psychoanalytische Abstinenzregel, vom regelhaften zum operationalen Gebrauch. Psyche 38: 769–800
(1984b) Vom Handwerk des Psychoanalytikers: Das Werkzeug der psychoanalytischen Technik, Bd. 1. Stuttgart, Frommann-Holzboog
(1984c) Vom Handwerk des Psychoanalytikers: Das Werkzeug der psychoanalytischen Technik, Bd. 2. Stuttgart, Frommann-Holzboog
(1986a) Psychoanalyse – Neopsychoanalyse. Bemerkungen zum Beitrag von Christa Studt: Psychoanalyse – Neopsychoanalyse. Forum der Psychoanalyse 2: 256–257
(1986b) Spurensicherung: Die „Psychoanalytische Bewegung" und das Elend der psychoanalytischen Institution. Psyche 40: 1063–1091
(1987) Der Einfluß der Psychoanalyse auf die deutschsprachige Literatur. Psyche 41: 39–54
(1989) Kritische Überlegungen zum psychoanalytischen Ausbildungssystem. Psychoanalyse im Widerspruch 1: 39–50
(Hg) (1995) Die Zukunft der Psychoanalyse. Frankfurt/M., Suhrkamp

Literatur zu Biografie und Werk

Hermanns LM (Hg) (1994) Psychoanalyse in Selbstdarstellungen, Bd. 2. Tübingen, Edition diskord
Kutter P (1990) Eine umstrittene Anwendung der Psychoanalyse und die Frage der Neutralität. Offener Brief an Johannes Cremerius. Psyche 44: 953–965
Reif H (Hg) (2002) Johannes Cremerius zum Gedenken. Quo vadis Psychoanalyse? Gießen, Psychosozial

Martin Kumnig

- D -

Davis, Will

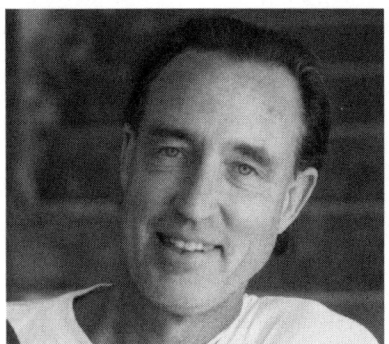

* 21.8.1943 in New York City.

Gründer des Institute for Functional Analysis (früher European Reichian School); entwickelte das Instroke-Konzept und die „Points and Positions"-Körpertechnik, zwei körpertherapeutische Ansätze in der Tradition von W. → Reich.

Stationen seines Lebens

1965: Diplom (B.A.) in Psychologie und Geschichte, Albright College, Reading, Pennsylvania; 1968: Diplom (M.A.) in klinischer Psychologie, Springfield College, Springfield, Massachusetts; 1966–70: Sonderschullehrer für Kinder mit Verhaltens- und Lernstörungen in New York City und New Jersey; 1970–74: Lehrer für allgemeine und Entwicklungspsychologie in Seattle, Washington; 1970–72: Encounter-Ausbildung am Green River Community College, Auburn, Washington; 1973–75: Ausbildung in Gestalttherapie am Cleveland Institute; 1975: Praxiseröffnung in Seattle; 1976–77 und 1981–83: Radix-Ausbildung in Los Angeles und Ojai, California; 1976: Mitbegründung des Crysalis Energy Center, eines Zentrums für alternative Heilmethoden in Seattle, Washington; 1976/77: Postgraduate-Studium an der Universität von Washington, Seattle; ab 1978: Entwicklung der Instroke-Methode als Komplementär-Ansatz zur damals entladungsorientierten Reich'schen- und Radix-Arbeit, wodurch beide Phasen der Pulsation therapeutisch nutzbar wurden; 1980: Arbeit in Commonweal, einer auf Umweltmedizin spezialisierten stationären medizinischen Einrichtung in Bolinas, California; 1981: Übersiedlung nach Santa Barbara, California; Weiterentwicklung der Instroke-Methode; 1983/84: Tätigkeit als Radix-Lehrer in Europa; Entwicklung der Points and Positions-Methode, zunächst als somatische Mobilisierung emotionaler Entladung, bald jedoch als funktioneller Ansatz, der auf einem Verständnis der Rolle des Bindegewebes im energetischen Prozess beruht; 1984: Übersiedlung nach München, BRD; 1985: Heirat mit Annette (Lilly) Raabe; 1986: Übersiedlung nach Aujargues, Frankreich; Beginn der Ausbildung von Körperpsychotherapeuten in der Points und Positions-Methode; 1991 und 1993: zwei Kinder; 1996: Gründung der European Reichian School (2002 umbenannt in Institute for Functional Analysis), einer offenen Vereinigung von Körperpsychotherapeuten in Europa.

Wichtige theoretische Beiträge und Orientierungen

Arbeiten zum Verständnis des Instroke der Pulsation und seiner Bedeutung in der Reich'schen Therapie, besonders in der energetisch orientierten Arbeit mit schizoiden, oralen, Borderline- und niedrig geladenen Charakterstrukturen, bei denen Reich'sche Entladungsarbeit nicht angebracht ist; Entwicklung der Points- und Positions-Körperpsychotherapie, in der er die existenziell-organismische Ebene und ein entsprechendes funktionelles Verständnis, die als grundlegender als die Arbeit auf der Symptom- und Verhaltensebene und die psychosomatische Sichtweise angesehen werden können, in den Mittelpunkt stellt; Weiterentwicklung von Reichs Verständnis der Bedeutung des Plasmas für menschliche Gesundheit, indem er das Augenmerk auf das plasmatische Funktionieren des Bindegewebes richtet und dort die funktionale Identität von Psyche und Soma ansiedelt; Konzeptualisierung der Panzerung als stressbedingter Aufbau von Bindegewebe und Dehydrierung des Plasmas, wodurch die Einschränkung des Energieflusses sowohl im muskulären als auch im zerebralen Bereich verständlich wird; Neuformulierung der Charakterentwicklung auf der Basis des „plasmatischen Verständnisses", wonach Frühstörungen aufgrund stress- und traumabedingter plasmatischer Kontraktion entstehen, weil zu dieser Zeit kein anderer Abwehrmechanismus verfügbar ist; erst später werden Abwehrformen auf der Basis kognitiver und neuromuskulärer Reaktionen möglich; Entwicklung der verbalen Arbeit nach denselben Kriterien, Entstehung der Funktionalen Analyse.

Wesentliche Publikationen

(1984) Working with the instroke. Energy & Character 15(1): 17–25 [dt.: (1988) Arbeit mit dem Instroke. Ströme 2(2): 12–20]

(1985) Releasing muscular armor. Energy & Character 16(1): 73–76

(1988) On working energetically, part I. Energy & Character 19(2): 17–45 [dt.: (1989) Arbeit aus einer energetischen Perspektive, Teil I: Deutung, Bedeutung und Ausdruck. Ströme 3: 6–26]

(1989) Transference. Energy & Character 21(1): 22–51 [dt.: (1990) Übertragung. Bukumatula 2: 14–23 sowie 3: 4–17]

(1991) Points and positions: Skizze einer neo-reichianischen Methodologie. Energie & Charakter 22(4): 16–32

(1992) On working energetically, part II. Energy & Character 20(1): 43–55 [dt.: (1992) Arbeit aus einer energetischen Perspektive, Teil II: Über die Arbeit mit der Vergangenheit. Ströme 5: 22–33]

(1997/98) The biological foundations of the schizoid process, parts I & II. Energy & Character 28: 57–77 und 29: 55–66 [dt.: (1997) Die biologischen Grundlagen des schizoiden Prozesses. Bukumatula 2: 4–18]

(1999a) An introduction to the instroke. Energy & Character 30(1): 79–94

(1999b) Instroke und Neuordnung. In: Lassek H (Hg), Wissenschaft vom Lebendigen (S 169–193). Berlin, Ulrich Leutner

(2001) Energetic and therapeutic touch. In: Heller M (Ed), The flesh of the soul (pp 59–81). Bern, Peter Lang

Werner Pitzal

De Shazer, Steve

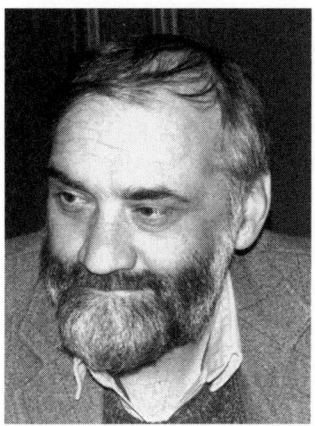

* 25.6.1940 in Milwaukee, Wisconsin, USA.

Begründer der Lösungsfokussierten Kurztherapie („Solution focused Brief Therapy") und Schöpfer der „Wunderfrage" (Miracle Question), die zum Standardrepertoire systemischer Fragetechnik hinsichtlich Zielerfassung und Ergebnisdefinition zählt.

Stationen seines Lebens

De Shazer entstammt einer Familie mit elsässisch-sephardischen und deutschen Wurzeln. Seine Kindheit war geprägt von multikulturellen Erfahrungen (seine Familie lebte damals in einem Viertel von Milwaukee mit deutscher und polnischer Minderheit). Zunächst beschäftigte er sich auf Betreiben des an Architektur interessierten Vaters mit den Bereichen Kunstgeschichte, Architektur und Philosophie, um sich wenig später (1969/70) zunächst in Milwaukee und ab 1971 in Palo Alto (Kalifornien) der Soziologie und – beeinflusst vor allem durch Jay → Haleys „Strategies of psychotherapy" – der Psychotherapie zuzuwenden. 1972/73 erfolgte im Rahmen eines Projekts an der Universität Stanford eine Auseinandersetzung mit der Balance-Theorie Fritz Heiders und den Ansätzen von Milton H. → Erickson bei der Analyse von

Fallstudien betreffend die Vorgangsweisen bei Psychotherapien. De Shazer begann damals bereits auf der Basis Ericksonscher Ansätze kurztherapeutische Vorgehensweisen zu entwickeln. In dieser Zeit lernte er auch seine spätere Partnerin und Co-Leiterin am später gegründeten Brief Family Therapy Center (BFTC), Insoo Kim Berg, eine graduierte Sozialarbeiterin, kennen. Ab 1973 ergaben sich auch vermehrt Kontakte zu John → Weakland und dem Team des Brief Therapy Center am Mental Research Institute in Palo Alto, die in einer Einladung zu einem Panel über Kurztherapie an der „Second Don D. Jackson Memorial Conference" im Juni 1976 ihren sichtbaren Ausdruck fanden. 1978 begründete De Shazer gemeinsam mit Insoo Kim Berg, Eve Lipchik, Elam Nunally, Jim Derks, Marvin Wiener, Alex Molnar, Wallace Gingerich und Michele Weiner-Davis das Brief Family Therapy Center (BFTC) in Milwaukee. Mit zunehmender Bekanntheit von De Shazer und seiner Gruppe ergaben sich für ihn (meist zusammen mit seiner Partnerin Insoo Kim Berg) schließlich vermehrt Gastvorträge, Workshops und Trainings, zunächst in den Vereinigten Staaten und ab Mitte der 1980er Jahre schließlich auch in Europa (Skandinavien, Belgien, Spanien, Deutschland, Österreich, Tschechien, Frankreich, Schweiz), Asien und Australien.

Wichtige theoretische Beiträge und Orientierungen

Ausgehend von strategischen Ansätzen Jay Haleys und hypnotherapeutischen Konzepten Milton H. Ericksons begann De Shazer seine eigenen kurztherapeutischen Konzeptionen zu entwickeln, die in der Zeitschrift „Family Process" erstmals 1975 unter dem Titel „Brief therapy: Two's company" veröffentlicht wurden. In weiterer Folge ergaben sich durch Begegnungen De Shazers mit John Weakland vom Mental Research Institute in Palo Alto und durch Beschäftigung mit systemischen Ansätzen der Mailänder Gruppe unter → Selvini-Palazzoli Verfeinerungen des Modells, die zunächst unter dem Titel „Brief family therapy" und ab 1982 als „Solution focused brief therapy" in die Fachdiskussion Eingang fanden. Zen-

trales Element dieses Ansatzes ist die Kooperation zwischen Therapeut und Klient auf der Basis von beim Klienten vorhandenen (und zu aktivierenden) Ressourcen. Die Herstellung dieser Kooperation erfolgt durch das Fokussieren von Unterschieden zwischen Problemzustand und „Ausnahmen" vom Problem. Die Ausnahmen werden als Elemente der „Lösung" begriffen und als Basis für Interventionen verwendet. In seinen Arbeiten legt De Shazer sein Hauptaugenmerk auf genaue Beobachtung und damit präzise Falldokumentation, was in seinen Büchern durch umfangreiche Transkripte von Schlüsselsequenzen und damit einhergehenden Interventionen seinen sichtbaren Ausdruck findet. Dem entsprach auch die 1978 erfolgte Gründung des Brief Family Therapy Center (BFTC) in Milwaukee (Wisconsin). Ziel dieser Institutsgründung war vor allem, neben der Arbeit mit Klienten, Studien zur Theorie, Methodik und Effizienz der Kurztherapie durchzuführen und dabei auch Ausbildung und Fortbildung zu ermöglichen. Dabei wurden standardisierte Settingelemente wie Therapeut und Klienten in einem Raum mit Einwegspiegel und Videoaufnahmemöglichkeit mit beobachtendem Team hinter dem Spiegel eingesetzt. Weiters erfolgte die Entwicklung, Verfeinerung und Erweiterung der kurztherapeutischen Methodik (lösungsorientiertes Interview, Pause, Teamkonsultation, Komplimente und „Message" mit Interventionen), um diese im Zusammenhang mit Effizienzstudien und theoretischen Überlegungen in mehreren Publikationen zu veröffentlichen. Mit Beginn der 1990er Jahre begann De Shazer sich vermehrt mit sprachphilosophischen und poststrukturalistischen Ansätzen auseinanderzusetzen, wobei sein Hauptaugenmerk im besonderen den Arbeiten Wittgensteins und Derridas galt. Angesichts der häufigen Gastvorträge und Workshops von De Shazer und der damit einhergehenden Verbreitung seines Modells in Europa erfolgte anfangs der 1990er Jahre mit seiner besonderen Unterstützung die Gründung der European Brief Therapy Association (EBTA). Weiters wurde 1996 ebenfalls mit Unterstützung von De Shazer im Internet als Diskussionsforum die sogenannte Solution Focused Therapy-List (sft-l@maelstrom.stjohns.edu) eingerichtet, der im Herbst 2000 ein deutschsprachiges Pendant (sysloa-l-request@listserv.gmd.de) folgte. Durch diese Diskussionsforen ist ein kontinuierlicher Meinungsaustausch mit De Shazer selbst und den in diesem Feld tätigen Therapeuten zu verschiedensten Fragestellungen möglich.

Wesentliche Publikationen

(1975) Brief therapy: Two's company. Family Process 14: 78–93
(1982) Patterns of brief family therapy. New York-London, Guilford Press [dt.: (1992) Muster familientherapeutischer Kurzzeittherapie. Paderborn, Junfermann]
(1984) The death of resistance. Family Process 23: 11–21
(1985) Keys to solution. New York-London, Norton [dt.: (1989) Wege der erfolgreichen Kurztherapie. Stuttgart, Klett-Cotta]
(1986) Ein Requiem der Macht. Zeitschrift für Systemische Therapie 4: 208–213
(1988) Clues: Investigating solutions in brief therapy. New York-London, Norton [dt.: (1989) Der Dreh: Überraschende Wendungen und Lösungen in der Kurzzeittherapie. Heidelberg, Carl Auer Systeme]
(1991) Putting difference to work. New York-London, Norton [dt.: (1991) Das Spiel mit Unterschieden. Heidelberg, Carl Auer Systeme]
(1994) Words were originally magic. New York-London, Norton [dt.: (1996) „…Worte waren ursprünglich Zauber": Lösungsorientierte Therapie in Theorie und Praxis. Dortmund, Modernes Lernen]
(2003) Sinn stiftende Verfahren. Familiendynamik 28: 95–108
De Shazer S, Kim Berg I, Lipchik E, Nunally E, Molnar A, Gingerich W, Weiner-Davis E (1986) Kurztherapie: Zielgerichtete Entwicklung von Lösungen. Familiendynamik 11: 182–205
Miller G, De Shazer S (1991) Jenseits von Beschwerden. In: Reiter L, Ahlers C (Hg), Systemisches Denken und therapeutischer Prozeß (S 117–135). Berlin-Heidelberg-New York, Springer
Miller G, De Shazer S (2000) Mit Gefühlen arbeiten: Die Sprache der Gefühle in der lösungsorientierten Kurztherapie. Familiendynamik 25: 206–228

Ferdinand Wolf

Deutsch, Helene

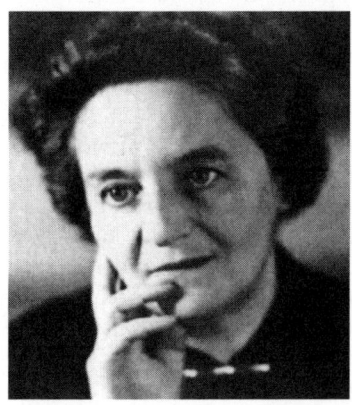

* 9.10.1884 als Helene Rosenbach in Przemysl, Galizien; † 29.4.1982 in Cambridge, Massachusetts.

Psychoanalytische Theoretikerin der Psychologie der Frau und der weiblichen Sexualität.

Stationen ihres Lebens und wichtige theoretische Beiträge und Orientierungen

Deutsch war die Tochter eines jüdischen Rechtsanwalts und studierte Medizin in Wien und München; 1912: Promotion an der Medizinischen Fakultät der Universität Wien, Heirat mit dem Internisten Felix Deutsch, 1912–18: Assistenzärztin an der Psychiatrischen Universitätsklinik (Wagner-Jauregg) in Wien, Mitarbeit an der Kinder-Klinik (Erwin Lazar), psychoanalytische Ausbildung (Sigmund → Freud), 1918: Mitglied der Wiener Psychoanalytischen Vereinigung; 1923: Lehranalyse in Berlin (Karl → Abraham); 1925–34: erste Vorsitzende des Lehrinstituts der Wiener Psychoanalytischen Vereinigung, 1932: Nachfolgerin Wilhelm → Reichs in der Leitung des Technischen Seminars der Vereinigung; 1934: Emigration in die Vereinigten Staaten, Mitglied und Lehranalytikerin des Boston Psychoanalytic Society and Institute, Psychiaterin am Massachusetts General Hospital (Stanley Cobb). Helene Deutsch gilt als eine der wichtigsten Frauen in der Geschichte der Psychoanalyse; sie wurde als Schülerin Freuds, als Theoretikerin der weiblichen Sexualität – wenn auch nicht unkritisiert – der Neurosenlehre und der Charakterpathologie ebenso wie als Lehranalytikerin

101

dreier Generationen hochgeschätzt. Seit den frühen 1920er Jahren publizierte Deutsch zur Psychologie der Frau und der weiblichen Sexualität. 1925 erschien ihre Arbeit „Zur Psychologie der weiblichen Sexualfunktionen", ein wesentlicher Baustein für ihr 1944/45 publiziertes Hauptwerk „The psychology of women", das in zwei Bänden den gesamten psychosexuellen Zyklus des Mädchens hin zur Frau beschreibt. Anhand von Fällen ihrer klinischen Praxis sowie von Frauenfiguren aus der Literatur folgt Deutsch zwar dem Freudschen Ansatz und übernimmt seine Vorstellungen von Ödipuskomplex, Penisneid und Kastrationskomplex, unterstreicht aber darüber hinaus den biologisch-anatomischen Unterschied zwischen Mann und Frau, der von Freud im wesentlichen abgelehnt wurde und ihr die Kritik des Biologismus von Seiten mancher Psychoanalytiker einbrachte. Der anatomische Unterschied, so ihre Annahme, führe zu Schamgefühlen des Mädchens, das sich seines Mangels bewusst wird. Eine narzisstische Kränkung bedinge die Abkehr von ihrer aktiven Sexualität und führe zu Passivität, und diese passive Disposition der Frau wird als die elementare Kraft ihrer psychischen Entwicklung gesehen. Weiblicher Instinkt ist somit eng an das anatomische Schicksal gebunden. Defloration, Menstruation und Geburt als schmerzvolle Erlebnisse sind die Gründe für den weiblichen Masochismus und die Passivität. Das Mädchen muss, im Gegensatz zum Knaben, im Laufe seiner psychosexuellen Entwicklung drei Verschiebungen vornehmen, den Wechsel der sexuellen Zone (von Klitoris zu Vagina), des Ziels und des Objekts (von der Mutter als primärem Liebesobjekt zum Vater). Deutsch räumt jedoch ein, dass in der phallischen Phase die Möglichkeit gegeben wäre, der weiblichen Vagina den gleichen Stellenwert zuzuteilen wie dem männlichen Penis. Deutsch geht von einem konservativen Frauenideal, einem normativen Entwurf von Weiblichkeit aus, was speziell unter den Feministinnen Widerstand hervorgerufen hat. Für Deutsch setzt sich der erotische weibliche Typus, der phallische Macht repräsentiert, aus dem anatomisch begründeten Masochismus und einem gesunden Narzissmus zusammen. In ihren Arbeiten über die Psychologie der Frau und weiblichen Sexua-

lität flossen autobiografische Erfahrungen ein (Deutsch, 1973). In ihren Arbeiten beschäftigte sie sich immer wieder mit gestörten Identifizierungen, dem Narzissmus, wobei sie das Hauptaugenmerk auf die frühe Mutter-Kind-Beziehung setzt. In den Vereinigten Staaten publizierte sie – beeinflusst von der psychoanalytischen Ich-Psychologie – theoretische Arbeiten zur Neurosenlehre und Charakterpathologie (Deutsch, 1965). Bereits 1930 waren ihre klinischen Erfahrungen in eines der ersten Lehrbücher der Psychoanalyse geflossen. Sie widmete sich den Problemen von Jugendlichen (Deutsch, 1967) und der Mythologie (Deutsch, 1969), und 1973 erschien ihre Autobiografie „Confrontations with myself".

Wesentliche Publikationen

(1921) Zur Psychologie des Mißtrauens. Imago 7: 71–83
(1925) Zur Psychoanalyse der weiblichen Sexualfunktionen. Leipzig-Wien-Zürich, Internationaler Psychoanalytischer Verlag
(1930) Psychoanalyse der Neurosen: Elf Vorlesungen gehalten am Lehrinstitut der Wiener Psychoanalytischen Vereinigung. Wien, Internationaler Psychoanalytischer Verlag
(1934) Don Quijote und Donquijotismus. Imago 20: 444–449
(1944/45) The psychology of women; A psychoanalytic interpretation. Vol. 1: Girlhood; Vol. 2: Motherhood. New York, Grune & Stratton [dt.: (1948, 1954) Psychologie der Frau. Bern, Huber]
(1965) Neuroses and character types: Clinical psychoanalytic studies. International Universities Press, New York-London, Hogarth Press and Institute
(1967) Selected problems of adolescence. New York, International Universities Press
(1969) A psychoanalytic study of the myth of Dionysos and Apollo. New York, International Universities Press
(1973) Confrontations with myself: An epilogue. New York, W.W. Norton
(1992) The therapeutic process, the self, and female psychology: Collected psychoanalytic papers (ed. by P. Roazen). New Brunswick-London, Transaction Publishers

Literatur zu Biografie und Werk

Appignanesi L, Forrester J (1992) Freud's women. London, Weidenfeld & Nicolson [dt.: (1994) Die Frauen Sigmund Freuds. München, List]
Boothe B (2002) Helene Deutsch: Mütterlichkeit als Lebensentwurf. In: Volkmann-Raue S, Lück H

(Hg), Bedeutende Psychologinnen (S 45–59). Weinheim-Basel, Beltz

Briehl MH (1966) Helene Deutsch: The maturation of women. In: Alexander F, Eisenstein S, Grotjahn M (Eds), Psychoanalytic pioneers (pp 282–298). New York-London, Basic Books

Buchinger E (1988) Beiträge zur Biographie von Helene Deutsch. Forum der Psychoanalyse 4: 60–75

Mühlleitner E (1992) Biographisches Lexikon der Psychoanalyse: Die Mitglieder der Psychologischen Mittwoch-Gesellschaft und der Wiener Psychoanalytischen Vereinigung 1902–1938. Tübingen, Edition diskord

Roazen P (1989) Freuds Liebling Helene Deutsch: Das Leben einer Psychoanalytikerin. München-Wien, Verlag Internationale Psychoanalyse

Thompson N (1987) Helene Deutsch: A life in theory. Psychoanalytic Quarterly 56: 317–353

Elke Mühlleitner

Devereux, George [Dobo, Gyorgy]

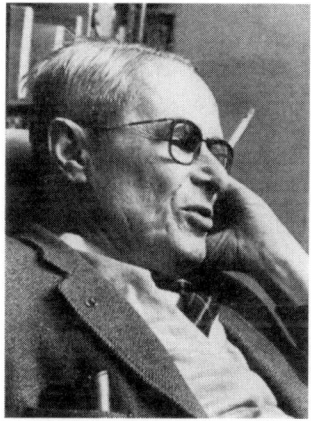

* 13.9.1908 in Lugos, Siebenbürgen, Ungarn; †30.5. 1985 in Paris.

Ethnologe, Psychoanalytiker, Begründer der komplementaristischen Ethnopsychiatrie.

Stationen seines Lebens

Sohn von Margaret und Eugene Dobo; die bürgerlich-jüdische Familie war in Lugos (Siebenbürgen) ansässig, das bis 1919 zu Ungarn und danach zu Rumänien gehörte. Er studierte ab 1926 in Paris zunächst theoretische Physik, bevor er sein Studium der Ethnologie bei Marcel Mauss, Lucien Lévy-Bruhl und Paul Rivet be-

gann. Nach Studienabschluss erhielt er ein Rokkefeller-Stipendium und ging 1932 in die USA, um sich auf Feldforschung bei den Sedang-Moi, einem südvietnamesischen Bergstamm, vorzubereiten. Diesem Projekt ging eine ethnologische Untersuchung bei den Mohave-Indianern voraus, über deren Geschlechtsleben er 1935 bei Alfred L. Kroeber promovierte. Im Jahr seiner Promotion änderte er seinen Familiennamen von Dobo auf Devereux und konvertierte zum Katholizismus. Nach achtzehnmonatiger Feldarbeit bei den Sedang-Moi (1933–35) kehrte er in die USA zurück. Er war danach als Ethnologe an verschiedenen psychiatrischen Institutionen als Lehrer und Forscher angestellt. Nach dem Zweiten Weltkrieg wandte sich Devereux der Psychoanalyse zu, unternahm kurze Analysen bei Róheim in New York und Schlumberger in Paris und beendete 1952 an der Menninger-Klinik in Topeka (Kansas) bei Robert Jokl die psychoanalytische Ausbildung. Er übersiedelte 1956 nach New York, wo er 1959–63 als Psychoanalytiker eine Privatpraxis betrieb und an der Temple University in Philadelphia im Fach Ethnopsychiatrie unterrichtete. Seine wichtigsten wissenschaftlichen Arbeiten hatte Devereux in den Vereinigten Staaten konzipiert und veröffentlicht, ein breites Echo erhielten seine Arbeiten erst nach seiner Übersiedlung nach Paris, wohin er auf Einladung und Förderung von Claude Lévi-Strauss 1963 zurückkehrte und bis 1981 auf dem Gebiet der Ethnopsychiatrie an der L'École des Hautes Études en Sciences Sociales forschte. In den Jahren nach seiner Lehrtätigkeit in Paris hatte er sich vor allem dem Studium und der Analyse von Themen aus der griechischen Antike zugewandt. In Frankreich hat Devereux mit seinem komplementaristischen Konzept einer transkulturellen Psychiatrie, für das er auch den Ausdruck komplementaristische Ethnopsychoanalyse gebrauchte, neue Akzente bei der Verbindung von Ethnologie und Psychoanalyse gesetzt. Devereux meinte, dass jedes Individuum ein individuelles und ein kulturelles Unbewusstes oder ebenso zwei Psychen hat, die „obligat komplementär" sind und infolgedessen psychoanalytisch und daneben soziologisch beschreibbar sind. In Frankreich war dieser Ansatz auf klinisch-psychologischem und psychotherapeutischem Gebiet einflussreich und für die Entwicklung der ethnopsychiatrischen und ethnopsychoanalytischen Praxis grundlegend; so etwa bei seinem Schüler Tobie Nathan, der 1993 das Centre George Devereux in Paris gründete, und bei Marie Rose Moro, die beide das Konzept von Devereux für die interkulturelle Psychotherapie in einem multikulturellen Gruppensetting anwenden. Devereux' Werk fand auch breite Resonanz im deutschsprachigen Raum, sieben Bücher erschienen in deutscher Übersetzung, in mehreren Sammelbänden wurden verschiedene Aspekte seiner Arbeiten gewürdigt, wobei sein Buch „Angst und Methode in den Verhaltenswissenschaften" in bezug auf Methodenfragen in der qualitativen Sozialforschung und in ethnopsychoanalytischen Untersuchungen besondere Beachtung fand.

Wichtige theoretische Beiträge und Orientierungen

Seine ethnografische Arbeit bei den Mohave-Indianern, in deren Kultur Träume hoch bewertet wurden, seine Auseinandersetzungen mit Vertretern der „Culture and Personality"-Forschung, und die Entwicklungen der dynamischen Psychiatrie sowie seine klinischen Erfahrungen als Ethnologe in verschiedenen psychiatrischen Institutionen hatten Devereux veranlasst, sich der Psychoanalyse zuzuwenden. Seine klinisch-psychologischen und ethnologisch-kulturellen Fragestellungen entwickelten sich aus seiner psychotherapeutischen und psychoanalytischen Praxis in Verbindung mit Themen der Akkulturation, den Fragen der Anpassung und der geistigen Gesundheit und der Bestimmung der Grenzen zwischen dem Normalen und Anormalen in der Kultur. Viele seiner Patienten stammten aus indianischen Kulturen und hatten in der amerikanischen Kultur, in der sie lebten, unterschiedliche Störungen entwickelt. Devereux veröffentlichte 1951 das Werk „Dream and reality", in dem er über die Psychotherapie eines Prärie-Indianers berichtete. Devereux hatte sein klinisch-ethnologisches Material, auch auf die Konzeption einer kulturübergreifenden Psychiatrie und Psychotherapie hin, theoretisch und methodisch ausgewertet. Sein Bezugsrahmen blieb ein klinisch-psychiatrischer und war auf die Entwicklung von diagnostischen und therapeutischen Werkzeugen einer kulturell „neutralen" Therapie im Rahmen einer kulturübergreifenden Psychiatrie und allgemeingültigen Psychopathologie gerichtet. Mit Hilfe eines universellen Kulturmodells versuchte er diese zu begründen, um sich gleichzeitig von kulturrelativistischen Ansätzen distanzieren zu können, deren ethische Neutralität er ablehnte. Mit der komplementaristischen Methode stellte er eine Verbindung zwischen Ethnologie und Psychoanalyse her. Sein Modell der „ethnischen Persönlichkeit" unterscheidet zwischen einem ethnischen und einem idiosynkratischen Unbewussten, auf denen er seine ethnopsychiatrische Klassifizierung der Persönlichkeitsstörungen aufbaut. Das ethnische Unbewusste resultiert aus kulturtypischen Verdrängungsprozessen, die von ethnotypischen Traumen ausgehen und jeden Angehörigen der Kultur betreffen. Aus den jeweiligen schicksalsmäßigen traumatischen Situationen des Einzelnen resultiert das idiosynkratische Unbewusste. In verschiedenen seiner Studien, etwa in seiner Analyse von Träumen aus der griechischen Antike oder in seiner Untersuchung zur Abtreibung, bediente sich Devereux seines pluridisziplinären komparativen Ansatzes. Bei der letztgenannten Studie vergleicht er Fantasien einzelner psychoanalytischer Patienten in einer Kultur mit institutionalisierten Praktiken in einer anderen Kultur. Die dabei auftretenden Entsprechungen bezeugen für Devereux die psychische Einheitlichkeit der Menschheit, die Universalität von Trieben und Fantasien, deren Aktualisierungs- und Äußerungsformen vom kulturellen Kontext abhängig sind. In seinem Buch „Angst und Methode in den Verhaltenswissenschaften" wird auf der Basis der spezifischen Subjekt-Objekt-Beziehung in der reziproken Situation von Beobachter und Beobachtetem die Komplementarität für erkenntnistheoretische Überlegungen herangezogen, wobei der Gegenübertragung eine überragende Bedeutung beigemessen wird. Das von Devereux hervorgehobene Phänomen der Gegenübertragung in den Verhaltenswissenschaften hat auch im Bereich der sozialwissenschaftlichen Methodendiskussion und bei der Ausarbeitung von qualitativen Forschungsmethoden eine wichtige Rolle gespielt.

Wesentliche Publikationen

(1951, 1985) Realität und Traum: Psychotherapie eines Prärie-Indianers. Frankfurt/M., Suhrkamp

(1955) A study of abortion in primitive societies. New York, Julian Press

(1967) From anxiety to method in the behavioral sciences. Den Haag-Paris, Editions Mouton [dt.: (1973) Angst und Methode in den Verhaltenswissenschaften. München, Hanser]

(1970, 1974) Normal und anormal: Aufsätze zur allgemeinen Ethnopsychiatrie. Frankfurt/M., Suhrkamp

(1972, 1978) Ethnopsychoanalyse: Die komplementaristische Methode in den Wissenschaften vom Menschen. Frankfurt/M., Suhrkamp

(1976, 1982) Träume in der griechischen Tragödie: Eine ethnopsychoanalytische Untersuchung. Frankfurt/M., Suhrkamp

(1981) Baubo: Die mythische Vulva. Frankfurt/M., Syndikat

(1982, 1986) Frau und Mythos. München, Fink

(Ed) (1953) Psychoanalysis and the occult. New York, International University Press

Literatur zu Biografie und Werk

Beck M-C (1991) La jeunesse de Georges Devereux. Un chemin peu habituel vers la psychanalyse. Revue Internationale d'Histoire de la Psychanalyse 4: 581–603

Bryce BL, Grolnik SA (Eds) (1988) The psychoanalytic study of society. Vol. 12: Essays in honor of George Devereux. Hillsdale (NJ), The Analytic Press

Duerr HP (Hg) (1987) Die wilde Seele: Zur Ethnopsychoanalyse von Georges Devereux. Frankfurt/M., Suhrkamp

Reichmayr J (2003) Ethnopsychoanalyse: Geschichte, Konzepte, Anwendungen. Gießen, Psychosozial

Schröder E, Frießem DH (Hg) (1984) George Devereux zum 75. Geburtstag: Eine Festschrift. Braunschweig, Friedrich Vieweg & Sohn

Valantin-Charasson S, Deluz A (1991) Contrefiliations et inspirations paradoxales: Georges Devereux (1908–1985). Revue Internationale d'Histoire de la Psychanalyse 4: 605–617

Johannes Reichmayr

Dolto, Françoise

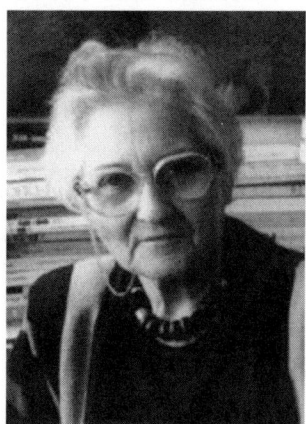

* 6.11.1908 als Françoise Marette in Paris; † 25.8.1988 in Paris.

Bedeutende französische psychoanalytische Entwicklungspsychologin.

Stationen ihres Lebens

In gut situierter Intellektuellenfamilie aufgewachsen hat Dolto oft von ihrer Kindheit gesprochen, in der Überzeugung, dass eine Psychoanalytikerin es sich schuldig sei, auch von ihrer eigenen Geschichte zu sprechen (siehe auch ihre Bücher „La cause des enfants", 1985, „Enfances", 1986, und „Autoportrait d'une psychanalyste", 1988). Der Tod ihrer Schwester Jacqueline im Jahre 1920 hat ihre Kindheit sehr berührt. Am Vorabend ihrer Erstkommunion erfuhr sie, dass ihre an Knochenkrebs leidende Schwester sterben würde. Dieses Erlebnis und die damit verbundenen Schuldgefühle haben das ganze Leben von Dolto bestimmt: Sie selbst sagte von sich, sie wäre nie Psychoanalytikerin geworden, ohne diese alles umstürzende Trauer in der Familie. Nach einer glänzenden Schulzeit und dank der Unterstützung des Vaters machte Dolto (gegen den Willen der Mutter) mit 16 Jahren ihre Matura in der Philosophie-Klasse des Lycée Molière in Paris (1924/25). Sie hatte Psychoanalyse als Wahlfach gewählt. Als sie für das Medizinstudium inskribieren wollte, traf sie wieder auf den Widerstand der Mutter. Diesmal gab sie nach und fing stattdessen in der Krankenschwesternschule an. 1930 erhielt sie ihr

Schwesterndiplom. 1931 erlaubt ihr die Mutter endlich, an der medizinischen Fakultät zu inskribieren. Sie verlobt sich, unter der Bedingung, dass sie weiterstudieren darf. 1934 löst sie jedoch ihre Verlobung, was eine heftige Reaktion seitens ihrer Mutter hervorruft. Eine Woche nach dem Bruch begann sie eine Psychoanalyse bei René Laforgue. Die psychoanalytische Behandlung stürzt alles in ihrem Leben um. 1936 verlässt sie das Haus ihrer Eltern. René Laforgue setzt seine Tarife herab und verschafft ihr ein Marie Bonaparte-Stipendium für ihre Studien. Ihre Behandlung endete 1937, und ein Jahr später trat sie in die Pariser Gesellschaft für Psychoanalyse als Ausbildungskandidatin ein. 1939: These im Medizinrigorosum zum Thema „Psychoanalyse und Pädiatrie: Der Kastrationskomplex – eine allgemeine Studie und klinische Studien". Am Tag darauf wurde sie zum Vollmitglied der Pariser Gesellschaft für Psychoanalyse, was sie bis 1953 blieb. 1939 eröffnete sie ihre Praxis als Kinderärztin und 1940 übernimmt sie Konsulentenaufgaben im Krankenhaus Trousseau, wo sie Boris Dolto, den Begründer einer Schule der Kinästhetik-Therapie, kennenlernt. Sie heirateten 1942 und hatten insgesamt drei Kinder. Nach ihrer Heirat ordinierte Dolto bis zu ihrem Tod in ihrer Pariser Wohnung. Zusätzlich arbeitete sie als Konsulentin im Krankenhaus Trousseau, im Zentrum Etienne Marcel bis 1978 und danach an der Poliklinik Ney und am Psychopädagogischen Zentrum des Lycée Claude Bernard. Dolto war immer atypisch und lebenslustig. Sie starb im Alter von 79 Jahren an einer Atemwegserkrankung bei sich zu Hause.

Wichtige theoretische Beiträge und Orientierungen

Das Werk von Dolto umfasst insgesamt mehr als 30 Bücher und eine große Anzahl von Interviews, Artikeln und Fallstudien. Schon 1939 in ihrer Doktorarbeit zeigt sie, dass affektive Konflikte zu ernsten körperlichen Störungen führen können und dass eine auf den Erkenntnissen der Psychoanalyse basierende psychotherapeutische Behandlung solche Störungen heilen kann. Sie verwendet Zeichnungen und hebt die Bedeutung der spontanen Gestik und Mimik des

Kindes hervor, um den Dialog herzustellen. Sie spricht auch von der „Familienneurose", die eine pathogene Wirkung in einem gestörten Familienmilieu hat. Zuerst bezieht sich Dolto auf → Freud, dann aber bewegt sie sich im Fahrwasser → Lacans. Sie hat aber ihre eigenständige Position immer bewahrt und blieb den anderen Bewegungen der Kinderanalyse fern (weit entfernt z. B. von den Arbeiten der Anna → Freud und der Melanie → Klein). 1953 beteiligte sich Dolto an der ersten Sezession der französischen psychoanalytischen Schule, indem sie zusammen mit Juliette Favez-Boutonnier und Daniel Lagache ihren Austritt einreichte und gemeinsam mit Blanche Reverchon-Jouve und Lacan die Société Française de Psychanalyse gründete. In diesem Rahmen präsentierte sie bei der ersten Tagung 1953 in Rom das Konzept eines symbolischen Übergangsobjekts: der Blumenpuppe. Es war eine geniale Erfindung für die Kliniken für psychotische Kinder: Die Puppe bestand aus einem Körper aus grünem Stoff und hatte Kleider, die sowohl einen Buben als auch ein Mädchen bedeuten können. Anstatt eines Gesichts hatte die Puppe eine große, auch aus Stoff gefertigte Margerite. Die Blumenpuppe erlaubt dem Kind, Emotionen in einer ganz bestimmten Weise wieder zu erleben: Die Schuld wird der Puppe übertragen. Dieses Objekt entpuppt sich als ein projizierter Ort voll archaischer Bewegungen, der noch vor dem „Zustand des Spiegels", wie Lacan seine Funktion definierte, in Erscheinung tritt. Ein weiteres, sehr wichtiges Konzept im Werk Doltos ist die Frage des Subjekts. Ende der 1950er und Anfang der 1960er Jahre erarbeitet sie eine Theorie des Körperbilds, die sie dann 1984 in ihrem Buch „L'image inconsciente du corps" („Das unbewusste Bild des Körpers") präzisiert. Die erste Aufgabe der Analytikerin mit Kindern ist es, deren eigenes Bild ihres Körpers zu dechiffrieren: Interpretieren heißt also, die „Sprache der Körperbilder des Kindes" zu verstehen und zu analysieren, um eine Kommunikation auf dieser Ebene wiederherzustellen. Dolto wurde zum Inbegriff dafür, was mit Kindheitsproblemen zu tun hat. Berühmt geworden sowohl in der Fachwelt als auch einer breiten Öffentlichkeit, bekannt durch ihre Radiosendungen, ihre Vorträge und die Originalität ihrer Einstellung, hat sie trotzdem keine eigene psychoanalytische Schule gegründet.

Wesentliche Publikationen

(1971a) Le cas Dominique. Paris, Seuil [dt.: (1973) Der Fall Dominique. Frankfurt/M., Suhrkamp]

(1971b) Psychanalyse et pédiatrie. Paris, Seuil [dt.: (1973) Psychoanalyse und Kinderheilkunde: Die großen Begriffe der Psychoanalyse. Sechzehn Kinderbeobachtungen. Frankfurt/M., Suhrkamp]

(1977) Lorsque l'enfant paraît. Paris, Seuil [dt.: (1984) Wenn die Kinder älter werden: Alltagsprobleme in Schule, Familie und Freizeit. Weinheim, Beltz; (1997) Die ersten fünf Jahre: Alltagsprobleme mit Kindern. München, Heyne]

(1981a) Au jeu du désir. Paris, Seuil [dt.: (1988) Über das Begehren: Die Anfänge der menschlichen Kommunikation. Stuttgart, Klett-Cotta]

(1981b) Enfants en souffrance. Paris, Stock

(1982, 1985, 1988) Séminaires de psychanalyse d'enfants, 1 (en collaboration avec Louis Cadalguès), 2 et 3 (en collaboration avec Jean-François de Sauverzac). Paris, Seuil [dt.: (1985) Praxis der Kinderanalyse: Ein Seminar. Stuttgart, Klett-Cotta; (1989) Fallstudien zur Kinderanalyse. Stuttgart, Klett-Cotta]

(1984) L'image inconsciente du corps. Paris, Seuil [dt.: (1987) Das unbewußte Bild des Körpers. Weinheim, Quadriga]

(1985) La cause des enfants. Paris, Laffont [dt.: (1988) Zwiesprache von Mutter und Kind: Die emotionale Bedeutung der Sprache. München, Kösel; (1989) Mein Leben auf der Seite der Kinder: Ein Plädoyer für eine kindgerechte Welt. München, Kösel]

(1986) Enfances. Paris, Seuil [dt.: (1986) Enfances – Erinnerungen in die Kindheit. Weinheim, Quadriga]

(1988a) La cause des adolescents. Paris, Laffont

(1988b) Quand les parents se séparent (en collaboration avec Inès Angelino). Paris, Seuil [dt.: (1990) Scheidung – wie ein Kind sie erlebt: Françoise Dolto im Gespräch mit Inès Angelino. Stuttgart, Klett-Cotta]

(1989a) Autoportrait d'une psychanalyste: 1934–1988 (en collaboration avec Alain et Colette Manier). Paris, Seuil

(1989b) Paroles pour adolescents ou le complexe du homard (avec Catherine Dolto-Tolitch, en collaboration avec Colette Percheminier). Paris, Hatier [dt.: (1991) Von den Schwierigkeiten, erwachsen zu werden. Stuttgart, Klett-Cotta]

(1991) Correspondance (1913–1938) (en collaboration avec Colette Percheminier). Paris, Hatier

(1994) Les étapes majeures de l'enfance. Paris, Gallimard [dt.: (1997) Kinder stark machen: Die ersten Lebensjahre. Weinheim, Beltz]

(1995) Tout est langage. Paris, Gallimard [dt.: (1989) Alles ist Sprache: Kindern mit Worten helfen. Weinheim, Beltz-Quadriga]

(1996) Sexualité féminine: La libido génitale et son destin. Paris, Gallimard [dt.: (2000) Weibliche Sexualität. Die Libido und ihr weibliches Schicksal. Stuttgart, Klett-Cotta]

Nicole Aknin

Dreikurs, Rudolf

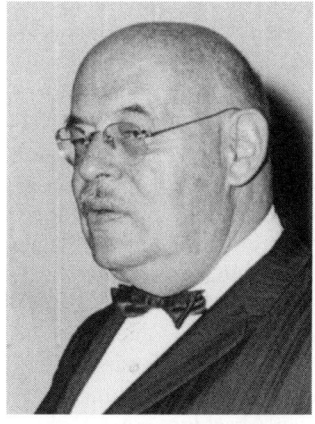

* 8.2.1897 in Wien; † 25.5.1972 in Chicago.

Individualpsychologe, Gründer des Alfred Adler-Instituts in Chicago, Professor für Psychiatrie.

Stationen seines Lebens

Ausbildung zum Psychiater, 1923 Promotion zum Dr. med.; er lernte in Wien die Individualpsychologie und ihre Anwendungsmöglichkeiten in Schule, Erziehungsberatung und Psychiatrie kennen und schätzen und führte die Gruppenbehandlung in die psychiatrische Behandlung ein, z. B. 1927–34 in die Therapie von Alkoholikern. Die politische Entwicklung in Österreich stoppte alle individualpsychologischen Experimente im Bereich von Prävention und Therapie: „Man hat uns gesagt, man brauche diese neuen Methoden der Erziehung gar nicht, der Lehrer wisse schon, was er mit den Kindern tun soll, er soll den Stecken benützen"; schrieb Dreikurs später (1973: 107). Er rettete sich vor dem Faschismus, indem er im April 1937 Wien verließ und via Brasilien in die USA emigrierte. Nach anfänglichen Schwierigkeiten – seine Freunde warnten ihn damals, sich offen als Anhänger Adlers zu bekennen – erhielt er die Bewilligung für eine psychiatrische Praxis und wurde 1942 Professor für Psychiatrie an der Chicago Medical School. In den folgenden Jahrzehnten entfaltete er eine intensive, an Alfred → Adler erinnernde Tätigkeit, praktizierte und lehrte Psychotherapie, hielt unzählige Vorträge in der ganzen Welt, lebte die Individualpsychologie in praktischen Demonstrationen vor, publizierte in englischer und deutscher Sprache und bezog das Feld der Schule ebenso ein wie Partnerschafts- und Eltern-Kind-Beziehungen. Dreikurs wurde zum bekanntesten Vertreter der Adlerschen Theorie in den Vereinigten Staaten, gründete eine eigene Richtung innerhalb der Individualpsychologie und beeinflusste viele KollegInnen und SchülerInnen. Besondere Höhepunkte seines arbeitsreichen Lebens waren die Gründungen der Alfred Adler-Institute in Chicago und Tel Aviv (Israel). Das 1952 gegründete Institut in Chicago nennt sich heute „Adler School of Professional Psychology", ist eine anerkannte Ausbildungsstätte und verleiht z. B. den Abschluss eines Doktorats in Klinischer Psychologie. 1962 rief Rudolf Dreikurs die Adlerianischen Sommer-Schulen ins Leben, damit jedes Jahr in einem anderen Land zwei Fortbildungswochen durchgeführt werden können. Nach seinem Tod im Jahre 1972 führten seine Frau Sadie sowie seine Tochter Eva Dreikurs-Ferguson diese heute unter dem Namen ICASSI („Internationales Komitee für Adlerianische Sommer-Schulen und Institute") bekannten Veranstaltungen weiter.

Wichtige theoretische Beiträge und Orientierungen

Anliegen von Rudolf Dreikurs war es, die Individualpsychologie in einer verständlichen und hilfreichen Form zu lehren. Er war zutiefst von der Anwendbarkeit individualpsychologischer Prinzipien für sämtliche zwischenmenschliche Beziehungen überzeugt. An den Eltern liege es, ihre Kinder und deren unbewusste Ziele zu verstehen. An den Lehrkräften liege es, psychodynamische und soziale Kräfte in der Klasse zu benützen, die Anwendung von Psychodynamik und Gruppendynamik erleichtere den Lehrvorgang und mache Strafen in der Schule überflüssig. Die Erfassung des „Lebensstils" war für

Dreikurs ein zentraler wissenschaftlicher Beitrag der Individualpsychologie. Daher entwickelte er Techniken, von denen er sich eine schnelle Erfassung der ganzen Persönlichkeit eines Menschen sowie kürzere Beratungen und Therapien versprach, was innerhalb der individualpsychologischen „scientific community" lebhafte Diskussionen hervorrief. Immer wieder wies Dreikurs auf die Notwendigkeit hin, Gleichwertigkeit und Demokratie zu erlernen. Den Menschen zu erfassen und zu verstehen, seien Voraussetzungen, um in sozialer Gleichwertigkeit miteinander zu leben. In Dreikurs' eigenen Worten: „Alle unsere Anregungen sind auf eine Änderung der mitmenschlichen Beziehung ausgerichtet, wo das Gemeinschaftsgefühl, die Logik des menschlichen Lebens, beruhend auf der Gleichwertigkeit aller, die Basis aller Versuche der einen Konfliktlösung sind" (Dreikurs, 1973: 121).

Wesentliche Publikationen

(1930) Zur Frage der Selbsterkenntnis. Internationale Zeitschrift für Individualpsychologie 8: 361–369

(1931) Seelische Impotenz. Leipzig, Hirzel

(1933) Einführung in die Individualpsychologie. Vorrede von Alfred Adler. Leipzig, Hirzel

(1946) The challenge of marriage. New York, Duell, Sloan & Pearce

(1948) The challenge of parenthood. New York, Duell, Sloan & Pearce [dt., mit E. Blumenthal: (1992) Eltern und Kinder: Freunde oder Feinde. Stuttgart, Klett-Cotta]

(1957) Psychology in the classroom: A manual for teachers. New York, Harper

(1967) Psychodynamics, psychotherapy and counseling: Collected papers. Chicago, Alfred Adler Institute

(1995) Selbstbewußt: Die Psychologie eines Lebensgefühls. München, dtv

Dinkmeyer D, Dreikurs R (1963) Encouraging children to learn: The encouragement process. Englewood Cliffs (NJ), Prentice-Hall

Dreikurs R, Grunwald B, Pepper F (1971, 1995) Lehrer und Schüler lösen Disziplinprobleme, 8. Aufl. Weinheim, Beltz [dt. Erstausgabe: (1976) Schülern gerecht werden: Verhaltenshygiene im Schulalltag. München, Urban & Schwarzenberg]

Dreikurs R, Shulman B, Mosak H (1984) Multiple psychotherapy: The use of two therapists with one patient. Chicago (IL), Alfred Adler Institute of Chicago

Dreikurs R, Soltz V (1964) Children: the challenge. New York, Hawthorn [dt.: (2001) Kinder fordern uns heraus: Wie erziehen wir sie zeitgemäß? Stuttgart, Klett-Cotta]

Literatur zu Biografie und Werk

Bitter J (1997) Rudolf Dreikurs: A bibliography. Individual Psychology: The Journal of Adlerian Theory, Research & Practice 53: 206–237

Dreikurs R (1973) Selbstdarstellung. In: Pongratz L (Hg), Psychotherapie in Selbstdarstellungen (S 107–128). Bern, Huber

Terner J, Pew WL (1978) The courage to be imperfect: The life and work of Rudolf Dreikurs. New York, Hawthorn

Jürg Rüedi

Dührssen, Annemarie

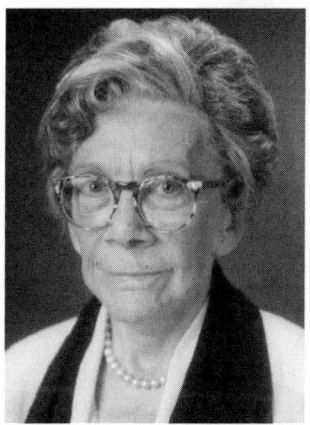

* 22.11.1916 in Berlin; † 25.7.1998 in Berlin.

Vorkämpferin für die Etablierung von Psychotherapie im medizinischen Versorgungssystem.

Stationen ihres Lebens und wichtige theoretische Beiträge und Orientierungen

Aus einer alteingesessenen großbürgerlichen Familie Berlins stammend, die über Generationen hinweg Verwaltungsjuristen und Wissenschaftler hervorgebracht hatte, war ihr Weg über diese intellektuell-ethische Schiene in die akademische Welt quasi vorgezeichnet. Nach ihrem Medizinstudium, abgeschlossen 1940 mit dem Staatsexamen, absolvierte sie die Ausbildung zur Fachärztin für Innere Medizin in Berlin. Nach dem Krieg erfolgte dann die Weiterbildung zur Fachärztin für Psychiatrie und Neurologie an der Berliner Charité. Im Alter von erst 29 Jahren übernahm Annemarie Dührssen die Leitung eines großen Seuchen-

krankenhauses in Berlin. In ihrer gleichzeitig erfolgenden psychoanalytischen Ausbildung waren ihre Lehrer Böhm, Kemper, Müller-Braunschweig, Rittmeister und → Schultz-Hencke. Ab 1949 war Dührssen Mitarbeiterin am Zentralinstitut für psychogene Erkrankungen der Versicherungsanstalt Berlin. Dort leitete sie die Abteilung für Prophylaxe, ab 1951 dann die Abteilung für Kinder und Jugendliche. 1954 erschien ihr Lehrbuch „Psychogene Erkrankungen bei Kindern und Jugendlichen", das zu einem Standardwerk der Kinder- und Jugendpsychotherapie werden sollte. 1965 trat sie die Leitung des gesamten Instituts an, die sie bis 1984 innehaben sollte. Ebenfalls 1965 erschien eine weitere – wie schon zuvor 1962 – bahnbrechende Veröffentlichung zur Leistungsfähigkeit psychoanalytischer Behandlung. Die gemeinsam mit E. Jorswieck publizierten Ergebnisse katamnestischer Untersuchungen zur Leistungsfähigkeit ambulanter Psychotherapie (siehe unten) waren die Initialzündung zur Einführung von Psychotherapie als Pflichtleistung im Leistungskatalog der gesetzlichen Krankenversicherung Deutschlands im Jahre 1967. Sie selbst war danach für weitere 30 Jahre an der Entwicklung und Ausgestaltung der Psychotherapie-Richtlinien in der kassenärztlichen Versorgung maßgeblich beteiligt. Eine weitere, wissenschaftlich wesentliche Leistung war ihr Interesse und die daraus erwachsende Ausdifferenzierung der Konzeption psychoanalytisch orientierter Behandlungsverfahren. Die von ihr eingebrachte „dynamische Psychotherapie" wurde in ihrem Buch von 1988 der analytischen Psychotherapie gegenüber gestellt. Ab 1976 hatte sie – parallel zur Leitung des Zentralinstituts für psychogene Erkrankungen – bis zu ihrer Emeritierung (1985) den Lehrstuhl für Psychosomatische Medizin und Psychotherapie am Klinikum Charlottenburg der Freien Universität Berlin inne. Daneben war sie Honorarprofessorin an drei Universitäten, Sachverständige in der Psychiatrie-Enquête der Bundesregierung sowie langjährige Sachverständige bei der Kassenärztlichen Bundesvereinigung. Obwohl eine sehr identifizierte Psychoanalytikerin, wie ihre Bücher ausweisen, war sie gleichwohl offen für neue Entwicklungen, undogmatisch und jeglicher Orthodoxie abhold;

insofern verwunderten auch nicht ihre Initiativen einer Öffnung der Psychoanalyse gegenüber kognitiv-behavioralen Behandlungskonzepten. Tief an anthropologischen Fragestellungen interessiert, faszinierten sie Figuren der klassischen Dichtung (griechische Mythologie, Shakespeare) und das diesen zugrunde liegende Menschenbild, das sie versuchte, mit psychotherapeutischen Konzepten und Ansätzen in Verbindung zu bringen.

Wesentliche Publikationen

(1954, 1992) Psychogene Erkrankungen bei Kindern und Jugendlichen, 15. Aufl. Göttingen, Vandenhoeck & Ruprecht
(1962) Katamnestische Ergebnisse bei 1004 Patienten nach analytischer Psychotherapie. Zeitschrift für Psychosomatische Medizin 8: 94–113
(1972) Analytische Psychotherapie. Göttingen, Vandenhoeck & Ruprecht
(1988, 1995) Dynamische Psychotherapie, 2. Aufl. Göttingen, Vandenhoeck & Ruprecht
Dührssen A, Jorswieck E (1965) Eine empirisch-statistische Untersuchung zur Leistungsfähigkeit psychoanalytischer Behandlung. Nervenarzt 36: 166–169

Volker Tschuschke

Dürckheim, Karlfried Graf

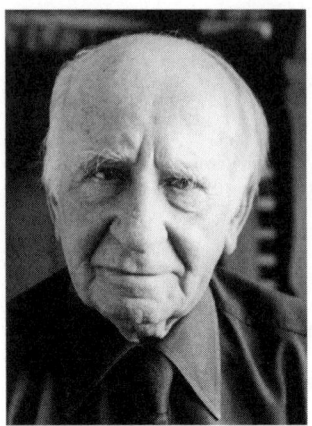

* 24.10.1896 in München; † 28.12.1988 in Todtmoos-Rütte.

Schriftsteller und Psychotherapeut; Begründer der Initiatischen Therapie.

Stationen seines Lebens

Er entstammte väterlicherseits pfälzisch-elsässischem Uradel. Sein voller Name lautet: Karl Friedrich Alfred Heinrich Ferdinand Maria Graf Eckbrecht von Dürckheim-Montmartin. Sein Familienstammbaum lässt sich bis in die zweite Hälfte des 12. Jahrhunderts zurückverfolgen. Seine Kindheit verbrachte er abwechselnd in Steingaden und Bassenheim. Während des Ersten Weltkrieges war er (1914–18) im Einsatz beim königlich-bayrischen Infanterie-Leibregiment. Danach folgte das Studium der Philosophie und Psychologie in München und Kiel, anschließend Promotion in Kiel; der Titel der Dissertation lautete: „Erlebnisformen: Ansätze zu einer analytischen Situationspsychologie". Es folgte die Heirat mit Anja von Hattingberg; anschließend einjähriger Aufenthalt in Italien und Beschäftigung mit der „Einheitsphilosophie"; Habilitation an der Universität Leipzig mit der Arbeit „Erlebniswirklichkeit und ihr Verständnis"; im Jahr 1931 Professur an der Pädagogischen Akademie in Breslau; 1932 in Kiel Professor an der Hochschule für Lehrerbildung, dann im gleichen Jahr an der Universität. Es folgte eine Tätigkeit als außenpolitischer Mitarbeiter 1934–37 in Berlin mit vielen Auslandsreisen, vor allem nach England; 1938–48 Aufenthalt in Japan mit der Gelegenheit einer eingehenden Kenntnisnahme der japanischen Geisteskultur. Er machte intensive Erfahrungen mit dem Zen-Buddhismus, u. a. in Form der Kunst des Bogenschießens, der Tee-Zeremonie, des Ikebana und der Kalligrafie. Schon 1939 verstarb seine Ehefrau Anja von Hattingberg. Nach seiner Rückkehr nach Deutschland gründete er mit Maria → Hippius die „Existential-psychologische Bildungs- und Begegnungsstätte, Schule für Initiatische Therapie" in Todtmoos-Rütte im Schwarzwald. Beide entwickelten dort die Initiatische Therapie, eine tiefenpsychologisch fundierte Variante der Transpersonalen Psychotherapie. Durch Karlfried Graf Dürckheims profunde Kenntnisse des Zen-Buddhismus konnte er sehr zu der heutigen Beliebtheit des Za-Zens beitragen. Es folgte bis ins hohe Alter eine rege schriftstellerische, psychotherapeutische und Vortragstätigkeit. 1977 erhielt Graf Dürckheim das Bundesverdienstkreuz Erster Klasse, 1984 wurde er Ehrenbürger von Todtmoos. 1985 erfolgte die Eheschließung mit Maria Hippius.

Wichtige theoretische Beiträge und Orientierungen

Graf Dürckheim hat innerhalb der Initiatischen Therapie die „personale Leibtherapie" entwickelt, eine transpersonale Körperpsychotherapie, die heute auch „initiatische Leibarbeit" genannt wird und vom Zen inspiriert ist. Im Gegensatz zu vielen anderen Körperpsychotherapien ist die Initiatische Therapie kein primär neo-reichianischer Ansatz. Durch die Qualität der Berührung des Leibes, „der man ist" – nicht des „Körpers, den man hat" – kann etwas vom Wesen des Menschen anklingen und hindurchtönen (per-sonare). Bezeichnend für die Initiatische Therapie sind nicht nur die kreativen Medien in der Einzel- und Gruppenbegleitung, sondern auch die sogenannten Exerzitien: Yoga, Tai-Chi, Aikido, Weben, Zentrierungsarbeit an der Töpferscheibe und weitere Übungsansätze. Diese Übungsmethoden werden eingesetzt, um das, was in den Einzelstunden angeregt wurde, „einzuverleiben". Auch die Übung im Alltag dient als „exercitium ad integrum".

Wesentliche Publikationen

(1950) Japan und die Kultur der Stille. München, Barth
(1956) Hara, die Erdmitte des Menschen. München, Barth
(1961) Zen und Wir. München, Barth
(1962) Der Alltag als Übung. Bern, Hans Huber
(1964) Wunderbare Katze und andere Zen-Texte. München, Barth
(1968) Überweltliches Leben in der Welt. Weilheim, Barth
(1974) Im Zeichen der großen Erfahrung. München, Barth
(1975) Vom doppelten Ursprung des Menschen. Freiburg, Herder
(1975) Der Ruf nach dem Meister. München, Scherz
(1975) Durchbruch zum Wesen. Bern, Huber
(1976) Meditieren: Wozu und wie. Freiburg, Herder
(1978) Erlebnis und Wandlung. München, Barth
(1981) Der Weg, die Wahrheit, das Leben. München, Barth
(1984) Von der Erfahrung der Transzendenz. Freiburg, Herder

Literatur zu Biografie und Werk

Hippius M (Hg) (1966) Transzendenz als Erfahrung: Festschrift zum 70. Geburtstag von Graf Dürckheim. Weilheim, Barth
Wehr G (1988) Karlfried Graf Dürckheim: Ein Leben im Zeichen der Wandlung. München, Kösel

Pieter Loomans

- E -

Eissler, Kurt R.[obert][1]

* 2.7.1908 in Wien; † 17.2.1999 in New York City.

Publikatorisch produktiver Psychoanalytiker der zweiten Generation (Freud-Biografik; Psychologie der Kreativität und des Genies); als Initiator der New Yorker Sigmund Freud Archives maßgebliche Rolle für die wissenschaftliche Befassung mit Sigmund → Freud und der Psychoanalyse.

Stationen seines Lebens

Aus Eisslers Leben sind nur wenige Details bekannt (Esman, 2000). Er war auf Publizität nicht bedacht (z. B. Ablehnung eines Ehrendoktorats der Johann-Wolfgang-Goethe-Universität Frankfurt/M.), verweigerte Interviews, wandte sich gegen die Veröffentlichung von Biografischem und Fotos und wollte ausschließlich durch sein Werk wirken sowie in der Erinnerung derer, die ihn persönlich kannten. Der Verwalter seines wissenschaftlichen/literarischen Nachlasses hielt fest: „Ich glaube, daß er so vollständig in die Gestaltung seines Werkes einging, daß sich seine Persönlichkeit dort maßgeblich offenbarte" (Garcia, 2000: 11). Eissler studierte an der Universität Wien, schloss zunächst (1931) das Studium der Psychologie mit einer experimentell-wahrnehmungspsychologischen Dissertation bei Karl Bühler über das Tiefensehen ab (publiziert: Eissler, 1993), dann das Studium der Medizin (1937). 1936: Heirat mit Ruth Selke (gestorben 1989), die als Ruth S. Eissler eine bekannte Psychoanalytikerin wurde (u. a.: Begründerin und langjährige Herausgeberin des Serienwerkes „The Psychoanalytic Study of the Child"; Heinz → Kohut machte seine zweite Analyse bei ihr). Die Ehe blieb kin-

derlos. Psychoanalytische Ausbildung bei August → Aichhorn, Paul → Federn und Richard → Sterba; Mitte der 1930er Jahre: Beginn psychoanalytischer Publikationstätigkeit und Mitarbeiter seines Mentors Aichhorn (verwahrloste/delinquente Jugendliche); 1938: Mitglied der Wiener Psychoanalytischen Vereinigung; im selben Jahr, nach der Annexion Österreichs durch Hitler-Deutschland, Flucht in die USA. Eisslers Bruder Erich blieb zurück und wurde im KZ Auschwitz ermordet. Eissler ließ sich zunächst in Chicago nieder (1939: Mitglied der Chicago Psychoanalytic Society und Aufbau einer psychoanalytischen Praxis); 1943: Eintritt als Freiwilliger in die US-Armee (Captain, US Army Medical Corps; Leitung einer Beratungsstelle an einer Bodentruppen-Ausbildungsbasis); 1944: Qualifikation als Psychiater (American Board of Psychiatry Diploma). Nach dem Zweiten Weltkrieg Übersiedlung nach New York City, wo er den Rest seines Lebens verbrachte, und Wiederaufnahme der psychoanalytischen Praxis, in der er bis wenige Wochen vor seinem Tod tätig war. Eissler war ab 1949 Mitglied der New York Psychoanalytic Society und dort als Lehranalytiker und Kontrollanalytiker tätig.

Wichtige theoretische Beiträge und Orientierungen

Das Werk Eisslers ist umfangreich (13 Bücher, etwa 100 Artikel/Buchbeiträge) sowie thematisch weitgespannt (Eickhoff, 1999; Kurzweil, 1989). Wie Freuds Werk umfasst es das ganze Spektrum von theoretischen und metapsychologischen (z. B. Ambivalenz, Narzissmus, Aggression, Todestrieb, Struktur des Ich und des Vorbewussten, Penisneid, Abwehrmechanismus der Isolierung), behandlungstechnischen (z. B. Honorarfragen), klinischen (z. B. Psychoanalyse der Anorexia nervosa und der Schizo-

---

[1] Testamentarisch verfügte Untersagung der Rechte, Bilder von ihm zu veröffentlichen.

phrenie), kulturtheoretischen und angewandten (Militär, Psychologie des „efficient soldier", Kriegsneurosen, Krankheitssimulation, Gefangenschaft und Traumatisierung, Opfer und Täter, Hass, Verleumdung und Gerücht, Altern und Tod, etc.) bis hin zu psychoanalytisch-biografischen Schriften (Psychobiografien, zur Psychologie der Kreativität und des Genies). Zunächst Befassung mit der Psychoanalyse der Verwahrlosung (1949); ein Buchmanuskript über die Erfahrungen aus der Armeetätigkeit blieb unveröffentlicht; Kritik an psychoanalytischen Neuerungen (Franz → Alexanders Konzept der korrektiven emotionalen Erfahrung; 1950); einflussreiche Schrift über die Ich-Struktur (1953); thanatologische und thanatotherapeutische Beiträge (1955); Plädoyer für die Laienanalyse (1965); zahlreiche Beiträge zur Freud-Biografik (z. B: 1966), besonders zur akademischen Karriere Freuds und zu Irrtümern in der Freud-Biografik; evolutionäre Begründung der Todestrieb-Theorie Freuds (1980); zivilisationspessimistische Essays (1986); Schriften gegen populäre Thesen (Bruno Bettelheim) über die Psychologie ehemaliger Konzentrationslagerinsassen (1963a, 1968); Psychobiografien über Leonardo da Vinci (1961), Hamlet (1971), sowie insbesondere eine monumentale (1.800 Seiten) Studie über den jungen Goethe (1963b). Aus dem Nachlass veröffentlicht ist eine Monografie (2001) über Freuds frühe (1897 aufgegebene) Verführungstheorie der Neurosenentstehung. Unveröffentlicht sind ausgedehnte Briefwechsel (mit Anna → Freud, Heinz Kohut, u. a.) sowie literarische Werke. Eisslers Bedeutung für die Nachkriegs-Rezeption der Psychoanalyse in den USA und für die wissenschaftliche Befassung mit Freud und der Psychoanalyse im angloamerikanischen Raum ist groß. Seine Dokumentationsarbeit war die Grundlage für die dreibändige Freud-Biografie von Ernest → Jones sowie für die von James Strachey herausgegebene offizielle englische Übersetzung (Standard Edition, 24 Bände) der Werke Freuds – beiden half Eissler in bedeutsamem Ausmaß. Mitbegründer (1951/52, mit Heinz → Hartmann, Ernst → Kris, Bertram Lewin und Hermann Nunberg) und langjähriger Sekretär (bis 1985; Nachfolger: Harold P. Blum) der New Yorker Sigmund

Freud Archives; Aufbau dieses Archivs zur weltweit größten Freudiana-Sammlung (heute in der Library of Congress, Washington, DC, verwahrt; enthält insbesondere Briefe, Lebensdokumente sowie tausende Interviews mit Personen, die Freud kannten, darunter mit etlichen seiner Patienten). Als Vertrauter Anna Freuds, mit ihr seit Wiener Tagen befreundet, übernahm Eissler Briefwechsel und Lebensdokumente Freuds, dabei sich („keeper of Freud's secrets"; Malcolm, 2000) die Kontrolle über die Zugänglichkeit dieser Dokumente vorbehaltend. Gegenwärtig ist immer noch ein Zehntel dieses Materials der Forschung nicht zugänglich (Yerushalmi, 1996/97). In den 1980er Jahren weithin Publizität erlangende, schließlich gerichtliche Auseinandersetzung (vgl. Malcolm, 1984) mit seinem Protégé Jeffrey Masson (ursprünglich von Eissler als sein Archives-Nachfolger designiert). Mit Freuds berühmtesten Patienten, dem „Wolfsmann", hielt Eissler Kontakt bis zu dessen Tod (1979). In den New Yorker Archives befinden sich Tonbänder von hunderten Gesprächsstunden Eisslers mit dem „Wolfsmann" (unter Verschluss; Darstellung dieser Lebenszeit-Katamnese bei Gardiner, 1971/82, sowie kritisch bei Obholzer, 1980). Eissler initiierte weiters die Freud Literary Heritage Foundation (Ziel: Transkription und Edition der Briefwechsel Freuds, insbesondere der „Brautbriefe"), die Anna Freud Foundation (1952; Ziel: US-basierte finanzielle Unterstützung von Anna Freuds Hampstead Child Therapy Clinic) und unterstützte die Freud-Museen in Wien und London (eröffnet 1971 bzw. 1986).

Wesentliche Publikationen

(1933) Die Gestaltkonstanz der Sehdinge bei Variation der Objekte und ihrer Einwirkungsweise auf den Wahrnehmenden. Archiv für die gesamte Psychologie 88: 487–550

(1950) The Chicago Institute of Psychoanalysis and the sixth period of the development of psychoanalytic technique. Journal of General Psychology 42: 103–157

(1953) The effect of the structure of the ego on psychoanalytic technique. Journal of the American Psychoanalytical Association 1: 104–143

(1955) The psychiatrist and the dying patient. New York, International Universites Press [dt.: (1978)

Der sterbende Patient: Zur Psychologie des Todes. Stuttgart, Frommann-Holzboog]

(1961) Leonardo da Vinci: Psychoanalytic notes on the enigma. New York, International Universities Press [dt.: (1992) Leonardo da Vinci: Psychoanalytische Notizen zu einem Rätsel. München, dtv]

(1963a) Die Ermordung von wievielen seiner Kinder muß ein Mensch symptomfrei ertragen können, um eine normale Konstitution zu haben? Psyche 17: 241–291

(1963b) Goethe: A psychoanalytic study 1775–1786 (2 vols.). Detroit (MI), Wayne State University Press [dt.: (1983/85) Goethe: Eine psychoanalytische Studie 1775–1786 (2 Bde.). Frankfurt/M., Stroemfeld/Roter Stern]

(1965) Medical orthodoxy and the future of psychoanalysis. New York, International Universities Press

(1966) Sigmund Freud und die Wiener Universität: Über die Pseudo-Wissenschaftlichkeit der jüngsten Wiener Freud-Biographik. Bern, Hans Huber

(1968) Weitere Bemerkungen zum Problem der KZ-Psychologie. Psyche 22: 452–463

(1971) Discourse on Hamlet and HAMLET: A psychoanalytic inquiry. New York, International Universities Press

(1980) Todestrieb, Ambivalenz, Narzißmus. München, Kindler [engl. Originalausgaben: (1971) Death drive, ambivalence, and narcissism. Psychoanalytic Study of the Child 26: 25–77; (1975) The fall of man. Psychoanalytic Study of the Child 30: 589–646]

(1986) Moses' Flüche am Berg Ebal. Psyche 40: 1–20

(2001) Freud and the seduction theory: A brief love affair. Madison (CT), International Universities Press

(Ed) (1949) Searchlights on delinquency: New psychoanalytic studies dedicated to Prof. August Aichhorn, on the occasion of his seventieth birthday. New York, International Universities Press

Literatur zu Biografie und Werk

Eickhoff F-W (1999) Gesamtbibliographie K. R. Eissler. Jahrbuch der Psychoanalyse 41: 215–223

Esman AH (2000) Obituary: Kurt R. Eissler (1908–1999). International Journal of Psycho-Analysis 81: 361–362

Garcia EE (2000) K. R. Eissler: Eine persönliche Anmerkung. Jahrbuch der Psychoanalyse 42: 9–12

Gardiner M (Ed) (1971) The wolf-man. New York, Basic Books [aktualisiert u. erweitert, dt.: (1982) Der Wolfsmann vom Wolfsmann: Sigmund Freuds berühmtester Fall. Erinnerungen, Berichte, Diagnosen. Frankfurt/M., Fischer]

Kurzweil E (1989) Für Kurt R. Eissler. Psyche 43: 1059–1070

Malcolm J (1984) In the Freud Archives. New York, Knopf [dt.: (1986) Vater, lieber Vater…: Aus dem Sigmund-Freud-Archiv. Frankfurt/M., Ullstein]

Malcolm J (2000) Kurt Eissler, b. 1908: Keeper of Freud's secrets. The New York Times Magazine (Jan 2): 33

Obholzer K (1980) Gespräche mit dem Wolfsmann: Eine Psychoanalyse und die Folgen. Reinbek, Rowohlt [engl.: (1982) The wolf-man: 60 years later. Conversations with Freud's controversial patient. London, Routledge & Kegan Paul]

Yerushalmi YH (1996/97) Series Z: An archival fantasy. Journal of European Psychoanalysis No. 3–4 (Spring/Winter): 21–31

Martin Voracek

Eitingon, Max

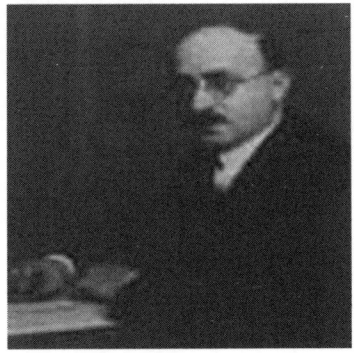

* 26.6.1881 in Mohilev, Weißrussland; † 3.7.1943 in Jerusalem.

Bedeutender Organisator der psychoanalytischen Bewegung vor dem Zweiten Weltkrieg.

Stationen seines Lebens und wichtige theoretische Beiträge und Orientierungen

1893: Die Familie Eitingon lässt sich nach einem Zwischenaufenthalt in Buczaz (Galizien, damals Österreich-Ungarn) in Leipzig nieder; 1902: nach dem Studium der Kunstgeschichte und der Philosophie an den Universitäten Halle, Heidelberg und Marburg beginnt Eitingon an der Universität Leipzig das Studium der Medizin, welches er in Zürich fortsetzt, wo er Assistent Eugen Bleulers am Burghölzli wird und Karl → Abraham, Ludwig → Binswanger, Sabina Spielrein und C.G. → Jung kennenlernt; 1907: Auf Anregung Jungs beginnt Eitingon einen Briefwechsel mit Sigmund → Freud, den er im selben Jahr besucht, er nimmt auch an einigen Sitzungen der „Psychologischen Mittwoch-

Gesellschaft" teil und nimmt eine Lehranalyse bei Freud auf. Beschäftigung mit der Ätiologie der Neurosen; 1909: Dr. med. in Zürich und Übersiedlung nach Berlin, wo er gemeinsam mit seinem Freund Abraham und anderen am Aufbau der Berliner Ortsgruppe der Internationalen Psychoanalytischen Vereinigung, deren erster Sekretär er wird, mitwirkt. Eitingon widmet sich besonders der Etablierung und Formalisierung eines einheitlichen psychoanalytischen Ausbildungscurriculums; 1910: Eröffnung einer Privatpraxis als Neurologe, später als Psychoanalytiker in Berlin; 1913: Eitingon heiratet die Schauspielerin Mira Raigorodsky, mit der er sein ganzes Leben verbunden bleibt; 1914: während des Ersten Weltkriegs arbeitet Eitingon als Militärpsychiater der österreichisch-ungarischen Armee, er widmet sich wie Abraham und Sandor → Ferenczi der Behandlung von Kriegsneurotikern; 1919: Eitingon wird als Nachfolger Anton von Freunds in Freuds „Geheimes Komitee" – das nach dem Bruch mit C.G. Jung gegründete geheime Leitungsgremium der IPV (Internationalen Psychoanalytischen Vereinigung) – aufgenommen. Auf Antrag Eitingons beschließt die Berliner Psychoanalytische Vereinigung (BPV), eine Poliklinik einzurichten. Diese wird im Jahr 1920 von Eitingon zusammen mit Abraham und Ernst Simmel gegründet, Eitingon wird ihr Direktor (1924–33) und ermöglicht außerdem durch seine private Finanzierung (bis 1929) ihren Fortbestand. Die Berliner Poliklinik wird nicht nur als Behandlungszentrum für Patienten, sondern auch als Lehrinstitution der Psychoanalyse berühmt; 1924: Eitingon wird am psychoanalytischen Kongress in Salzburg zum Zentralsekretär der Internationalen Psychoanalytischen Vereinigung gewählt. Die Berliner Poliklinik wird in Berliner Psychoanalytisches Institut umbenannt; 1925: auf dem Kongress in Bad Homburg schlägt Eitingon vor, das Berliner Modell der Ausbildung zum Psychoanalytiker auch auf andere psychoanalytische Institutionen anzuwenden und unter der Ägide der International Training Commission (deren Präsident Eitingon wird) zu standardisieren. Dieser Vorschlag wird angenommen. Nach dem Tode Abrahams wird Eitingon Präsident der IPV (bis 1927), er trägt viel zur Konsolidierung der psy-

choanalytischen Bewegung bei und widmet sich auch dem Internationalen Psychoanalytischen Verlag, dessen Ko-Direktor er seit 1921 ist; 1933: nach der Machtergreifung der Nationalsozialisten in Deutschland legt Eitingon den Vorsitz der BPV nieder und emigriert nach Palästina, wo er gemeinsam mit Moshe Woolf die Chewra Psychoanalytith b'Erez Israel als Ortsgruppe der IPV aufbaut. Eitingon betreibt eine psychoanalytische Praxis und bemüht sich um eine Professur an der Hebräischen Universität Jerusalem (die dann Kurt → Lewin – ein Pionier der Sozialpsychologie und Gruppendynamik – erhielt); 1943: Eitingon stirbt nach schwerer Krankheit in Jerusalem. Max Eitingon gilt als erster Organisator und innovativer Administrator der internationalen psychoanalytischen Bewegung und Pionier der Institutionalisierung der Lehranalyse als wesentliches Prinizip der psychoanalytischen Ausbildung. Eitingon war ein bedeutender Lehranalytiker, wesentliche Methoden der psychoanalytischen Ausbildung gehen auf ihn zurück.

Wesentliche Publikationen

(1909) Über die Wirkung des Anfalls auf die Assoziation des Epileptischen. Diss. Univ. Zürich
(1912) Genie, Talent und Psychoanalyse. Zentralblatt für Psychoanalyse 2: 539–540
(1914) Gott und Vater. Imago 3: 90–93
(1922) Zur psychoanalytischen Bewegung. Internationale Zeitschrift für Psychoanalyse 8: 103–106

Literatur zu Biografie und Werk

Brecht K, Friedrich V, Hermanns LM, Kaminer IJ, Juelich DH (Hg) (1985) „Hier geht das Leben auf eine sehr merkwürdige Weise weiter…": Zur Geschichte der Psychoanalyse in Deutschland. Hamburg, Kellner
Jones E (1960–62). Das Leben und Werk von Sigmund Freud (3 Bde.). Bern, Huber
Moreau Ricaud M (2002) Eitingon, Max. In: de Mijolla A (Ed), Dictionnaire international de la psychanalyse (pp 498–499). Paris, Calmann-Lévy
Neiser EMJ (1978) Max Eitingon: Leben und Werk. Diss. Univ. Mainz
Pomer S (1966) Max Eitingon 1881–1943: The organization of psychoanalytic training. In: Alexander F, Eisenstein S, Grotjahn M (Eds), Psychoanalytic pioneers (pp 51–62). New York, Basic Books
Roudinesco E, Plon M (1997) Eitingon Max (1881–1943): Psychiatre et psychanalyste polonais. In: Dic-

tionnaire de la psychanalyse (pp 245–248). Paris, Fayard [dt.: (2004) Wörterbuch der Psychoanalyse: Namen, Länder, Werke, Begriffe. Wien-New York, Springer]

Woolf M (Ed), Max Eitingon, in memoriam. Jersualem, Israel Psychoanalytic Society

Gernot Nieder

Elkaim, Mony

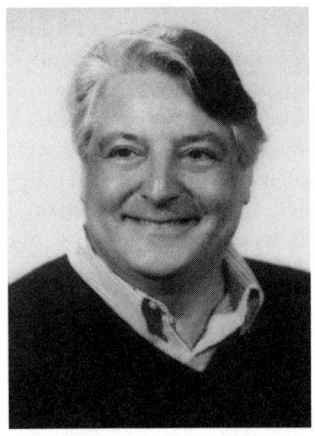

* 7.11.1941 in Marrakesch, Marokko.

Systemischer Familientherapeut, der sich vor allem mit der Bedeutung der subjektiven Resonanz im Psychotherapeuten für den Heilungsprozess befasst hat.

Stationen seines Lebens und wichtige theoretische Beiträge und Orientierungen

Aufgewachsen in einer jüdisch-marokkanischen Familie. Nach Abschluss seines Studiums in Psychiatrie an der Freien Universität Bruxelles (ULB) verbrachte er einige Jahre am Albert Einstein College of Medicine in New York. Er konnte sich dort mit der Sozial- und Gemeindepsychiatrie vertraut machen, bevor er Direktor eines mit dem Albert Einstein College of Medicine verbundenen „Mental Health Center" im Süden der Bronx wurde. In New York begründete er 1973 das „Lincoln Family Therapy Training Program" mit dem Ziel, Psychiater und Psychiatriepfleger, welche in sozial randständigen Stadtteilen arbeiten, im systemischen Ansatz auszubilden. Aus dieser Zeit stammen auch

seine ersten Arbeiten über die „Entfamiliarisierung" der Familientherapie. Diese Arbeiten betonen die Rolle der der Familie übergeordneten Kontexte in der Ausbildung und Aufrechterhaltung von psychiatrischen Symptomen. 1975 kehrte er nach Belgien zurück und gründete das „Netz – Alternativen zur Psychiatrie", gemeinsam mit seinen antipsychiatrischen Freunden, darunter Ronald → Laing, David Cooper, Franco Basaglia, Félix Guattari u. a. Dieses internationale Netz, welches er 1975–81 koordinierte, betreibt Forschung und erarbeitet Alternativen zum traditionellen Ansatz der Psychiatrie in den Bereichen der Prävention wie auch der Behandlung. 1979 gründete Elkaim das Institut für „Family and Human Systems Studies" in Brüssel, dem er immer noch vorsteht. Das Institut bildet Psychotherapeuten in Familientherapie aus, betreibt Forschung und organisiert internationale Kongresse im Bereich der systemischen Therapien. Im selben Jahr gab er zum ersten Mal die „Cahiers critiques de thérapie familiale et de pratiques de réseaux" heraus (Kritische Revue zur Familientherapie und Netzarbeit). Die Zeitschrift erscheint seitdem zweimal im Jahr zu einem spezifischen Thema. Nach den Jahren der Arbeit in der Prävention und Behandlung von Randgruppen widmete er sich der Umwandlung und Erweiterung des systemischen Therapierahmens. Er führte die Arbeiten von Ilya Prigogine (zu aus dem Gleichgewicht geratenen Systemen) in die Familientherapie ein. Dieser Ansatz erlaubt im Unterschied zu jenem bisher verwendeten (stabile Systeme von Ludwig von Bertalanffy) die Bedeutung der Subjektivität und des Zufalls in einen Bereich zu integrieren, der bisher durch allgemeine vorhersagbare Gesetze bestimmt gewesen war. Indem er sich zusätzlich auf die Arbeiten von Heinz von → Foerster zur Kybernetik zweiter Ordnung sowie auf die Arbeiten der Biologen Humberto → Maturana und Francisco → Varela zur Wahrnehmung abstützte, schaffte Elkaim jene Werkzeuge, die Therapeuten ermöglichen, innerhalb eines therapeutischen Systems intervenieren zu können, dem sie selber auch angehören. Dank den von Elkaim begründeten Konzepten des „Zusammentragens" („assemblage") und der „Resonanz" kann der Therapeut das Paradox der Mitgemeintheit („paradoxe autoréferentiel"), in dem er sich selber befindet, nun akzeptieren, sodass ein stringentes therapeutisches Arbeiten möglich bleibt. Elkaim ist ebenso Autor einer Theorie, die ein Funktionsmodell für Paare zum Gegenstand hat. Das Modell ist Grundlage eines originellen paartherapeutischen Ansatzes, der heute eine sehr breite Verwendung findet. Elkaim ist Neuropsychiater und Professor an der Freien Universität Bruxelles. Er spielt eine sehr wichtige Rolle in der Stärkung und Vereinheitlichung des gesamten Feldes der Familientherapien. Er war Gründungspräsident der „European Family Therapy Association", die er 1990–2001 führte. Er ist Vorstandsmitglied der „European Association for Psychotherapy". Innerhalb dieser Organisation leitet er das „European Wide Organizations Committee".

Wesentliche Publikationen

(1982) Openness: A round-table discussion with Ilya Prigogine, Felix Guattari, Isabelle Stengers, Jean-Louis Deneubourg. Family Process 21: 57–70

(1990) If you love me, don't love me: Construction of reality and change in family therapy. New-York, Basic Books [Orig.: (1989) Si tu m'aimes, ne m'aime pas. Paris, Seuil; dt.: (1992) Wenn du mich liebst, lieb' mich nicht. Freiburg, Lambertus]

(2001) Thérapie systémique, predictibilité et hazard. In: Prigogine I (Ed), L'homme devant l'incertain (pp 223–236). Paris, Editions Odile Jacob

(2002) Therapists, ethics, and systems. In: Kaslow F, Massey RF, Massey SD (Eds), Comprehensive handbook of psychotherapy, vol. 3 (pp 649–653). New York, Wiley

(Ed) (1977) Réseau: alternative à la psychiatrie. Paris, Union Génerale d'Editions

(Ed) (1983) Psychothérapie et reconstruction du réel. Paris, Editions Universitaires

(Ed) (1985) Formations et pratiques en thérapie familiale. Paris, Edition E.S.F.

(Ed) (1987) Les pratiques de réseau: Santé mentale et contexte social. Paris, Edition E.S.F.

(Ed) (1994) La thérapie familiale en changement. Paris, Synthélabo

(Ed) (1995) Panorama des thérapies familiales. Paris, Seuil

(Ed) (2003) À quel psy se vouer? Psychanalyses, psychothérapies: Les principales approches. Paris, Seuil

Edith Goldbeter-Merinfeld

Ellis, Albert

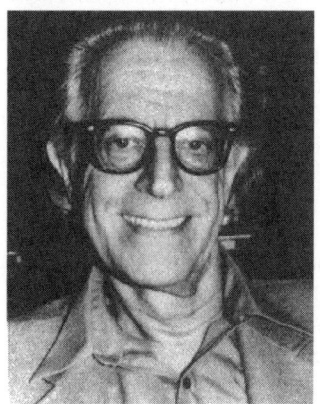

* 27.9.1913 in Pittsburgh.

Begründer der Rational-Emotiven Therapie.

Stationen seines Lebens

Er wuchs in New York City auf; seine Eltern ließen sich scheiden, als er 12 Jahre alt war; eine schwere Nierenerkrankung forderte einen Rückzug von sportlichen Aktivitäten und führte ihn zur eher einsamen Beschäftigung mit Büchern. Sein Plan war es daher auch, eine Ausbildung als Buchhalter zu machen, um genügend Geld zu verdienen, um sich im Alter von etwa 30 Jahren völlig seinen eigentlichen schriftstellerischen Interessen widmen zu können. Die schwierigen Umstände seiner Kindheit und Jugend hätten ihn, nach seinen eigenen Worten, immer gezwungen, ein „stubborn and pronounced problem solver" zu sein. 1934 schloss er das College der City University of New York mit einem Zeugnis in Business Administration ab. Zusammen mit seinem Bruder eröffnete er eine Bekleidungsfirma und arbeitete später als Manager einer Firma für Geschenk- und Modeartikel. In seiner spärlichen Freizeit verfasste er zahlreiche Romane, Novellen und Essays, hatte aber Probleme einen geeigneten Verleger zu finden. In dieser Zeit wuchs auch sein Interesse an sexuellen Problemen, welche er vor allem durch konventionelle Moral und Vorurteile bedingt sah, und er verfasste zu diesem Thema eine Abhandlung („The case of sexual liberty"). Viele seiner Freunde und Bekannten sahen in ihm einen Experten zu diesem Thema und fragten ihn um Rat. 1942 inskribierte er an der Columbia University Psychologie und eröffnete nach dem Abschluss (Master-Degree) eine Praxis mit dem Schwerpunkt Partner- und Sexualberatung; 1947 schloss er das Studium mit einem Doktorat ab. In dieser Zeit interessierte er sich mehr und mehr für Psychoanalyse und entschloss sich zu einer Lehranalyse bei einem – Karen → Horneys Theorien nahestehenden – Analytiker. Er praktizierte in der Folge als Psychoanalytiker, lehrte aber auch an der Rutgers University und New York University. Ellis fühlte sich in der passiven Rolle des Analytikers unbehaglich, welche seinem Temperament nicht unbedingt entsprach und wollte einerseits aktiv mit den Klienten nach Lösungsmöglichkeiten suchen, andererseits aber auch jene philosphische Haltung vermitteln, welche ihm selbst bei der Bewältigung seiner Lebensprobleme geholfen hatte. Um 1955 wandte er sich ganz von der Psychoanalyse ab und entwickelte eine eigene Therapieschule: Rational Emotive Behavior Therapie (REBT).1957 publizierte er sein erstes Buch über REBT („How to live with a neurotic"), 1960 sein erstes wirklich erfolgreiches Buch („Art and science of love"). Insgesamt kann Ellis auf 54 publizierte Bücher, über 600 Artikel zu den Themen REBT, sexuelle Probleme, Ehe und Partnerschaft verweisen. Er ist Begründer des Instituts für „Rational Living" (Albert Ellis Institute) in New York, welches neben stationären und ambulanten Behandlungsmöglichkeiten auch ein umfassendes Trainingsprogramm anbietet. Im hohen Lebensalter stehend, ist Ellis weiterhin sowohl lehrend als auch publikatorisch aktiv.

Wichtige theoretische Beiträge und Orientierungen

Ellis gehört zu jenen Therapeuten, welche explizit ein philosophisches Gedankengut in ihr therapeutisches Konzept einbeziehen, wobei sein Ansatz vor allem kognitive, existenzialistische, aber auch lerntheoretische Elemente enthält. Das Kernstück der von ihm entwickelten Theorie bildet ABC: A steht for „activating experience", womit Problemsituationen gemeint sind, wie z. B. Partnerprobleme, eine schwierige Arbeitssituation oder auch Kindheitstrau-

men. B (belief) steht für irrationale und dysfunktionale Annahmen und Vorstellungen, wie z. B. „alle Menschen müssen mich akzeptieren", „ich muss perfekt sein", „nur wenn ich etwas leiste, werde ich geliebt", wie sie in etwa auch der kognitiven Theorie der Schemata entsprechen; allerdings sieht Ellis viele dieser Schemata nicht nur durch die Sozialisation erworben, sondern allgemein menschlich vorgegeben und versucht auch einen philosophischen Umgang damit zu vermitteln. Drei „typische" Denkfehler sieht er vor allem für Fehlhaltungen verantwortlich: Ignorieren des Positiven, Übertreiben des Negativen, Übergeneralisierung. C steht für „consequence", die sogenannten neurotischen Symptome, Angst, Panik, Depression, welche eventuell eine Konsequenz dieser Annahmen sind. In der Therapie werden dann D (dispute) hinzugefügt, die irrationalen Vorstellungen werden hinterfragt und diskutiert und E (effect), der Klient lernt auch im Alltag, durch eine veränderte Sichtweise einen anderen – effektiveren – Umgang mit seinen Problemen. Grundsätzlich ist eine Integration und Kombination von Techniken wie Selbstbehauptungstraining, systematischer Desensibilisierung oder auch Gruppentherapie im Rahmen von REBT durchaus möglich, soweit sie mit Therapiezielen vereinbar sind, welche in etwa als „reife" Lebensbewältigung verstanden werden können. Wesentlich ist dabei, dass die Diskrepanz zwischen Erwartungen, Wünschen, Vorstellungen und den realen Gegebenheiten nicht zu – allzu großen – Widersprüchen bzw. Verhinderungen führen sollte, sowie die Bereitschaft sich zu akzeptieren, wie man ist, anstatt den eigenen Wert nur am Erreichten bzw. am Erfolg zu messen. Dieses grundsätzliche Annehmen der Begrenztheit des Lebens ist nicht unbedingt resignativ zu sehen und auch nicht aktive Veränderungen von Gegebenheiten ausschließend, sondern eher im Sinne einer stoischen und existenzialistischen Tradition und birgt die Möglichkeit in sich, konkrete Chancen im Hier-und-Jetzt wahrzunehmen. Der Vernunft, im Gegensatz zu Mystizismus und Dogmatismus, wird eine wesentliche Rolle bei der positiven Bewältigung von Problemen und bei der Gestaltung eines sinnvollen Lebens überhaupt zugesprochen.

Wesentliche Publikationen

(1957) How to live with a neurotic. New York, Crown [Rev. ed.: (1975) North Hollywood (CA), Wilshire Books]

(1965) Sex without guilt. North Hollywood (CA), Wilshire Books

(1971) Growth through reason. North Hollywood (CA), Wilshire Books

(1983) How to deal with your most difficult client – you. Rational Emotive Therapy 1: 2–8

(1994) Reason and emotion in psychotherapy. Revised and updated. Secaucus (NJ), Carol Publishing Group [dt.: (1997) Grundlagen und Methoden der Rational-Emotiven Verhaltentherapie. Stuttgart, Pfeiffer bei Klett-Cotta]

(1997) Postmodern ethics for active-directive counseling and psychotherapy. Journal of Mental Health Counseling 18: 211–225

(1998) How to control your anxiety before it controls you. Secaucus (NJ), Carol Publishing Group

(1999) How to make yourself happy and remarkably less disturbable. San Luis Obispo (CA), Impact Publishers [dt.: (2000) Training der Gefühle: Wie Sie sich hartnäckig weigern unglücklich zu sein. München, Moderne Verlagsgesellschaft]

Ellis A, Hoellen B (1997) Die Rational-Emotive Verhaltenstherapie: Reflexionen und Neubestimmungen. Stuttgart, Pfeiffer bei Klett-Cotta

Ellis A, MacLaren C (1998) Rational emotive behavior therapy: A therapist's guide. San Luis Obispo (CA), Impact Publishers

Literatur zu Biografie und Werk

Gregg G (2000) A sketch of Albert Ellis. In: Boeree CG (Ed), Personality theories. Psychology Department, Shippensburg University. URL www.ship.edu

Patterson CH (1986) Theories of counseling and psychotherapy. New York, Harper Collins

Yankura J, Dryden W (1994) Albert Ellis. London, Sage

Irmgard Oberhummer

English, Fanita

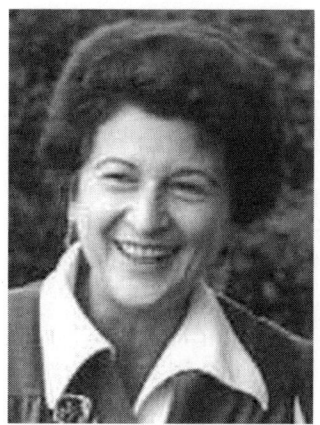

* 22.10.1916 in Galatz, Rumänien.

Maßgeblicher Beitrag zur Transaktionsanalyse; Entwicklung der Existenziellen Verhaltensanalyse (EVA).

Stationen ihres Lebens

Sie wuchs in der Türkei auf. Ihr Lebensweg, ihre Studien in weit verzweigten Gebieten und die damit verbundenen Personen zeigen den Einfluss auf ihre wissenschaftliche Tätigkeit. Sie studierte Psychologie, u. a. auch bei Jean Piaget, und schloss die Studien in Paris mit dem Diplom ab. Am Pariser Institut für Psychoanalyse erhielt sie eine psychoanalytische Ausbildung. Nach ihrer Übersiedlung in die USA beschäftigte sie sich mit entwicklungspsychologischen und kindertherapeutischen Fragen und erwarb den M.A. in Social Work. Studien zur Gruppendynamik an Londons berühmter Travistock-Clinic, die der psychoanalytischen Richtung Melanie → Kleins zuzuordnen ist. Ihr weiterer Weg führte sie zu einer gestalttherapeutischen Ausbildung bei Fritz → Perls und schließlich zur Ausbildung in Transaktionsanalyse bei Eric → Berne. Seit 1973 ist sie lehrendes Mitglied der Internationalen Gesellschaft für Transaktionsanalyse (ITAA). Für ihre Theorien über Ersatzgefühle und Ausbeutungstransaktionen wurde sie 1979 durch die Verleihung des Eric Berne Memorial Scientific Award gewürdigt.

Wichtige theoretische Beiträge und Orientierungen

Hier wird neben den bereits skizzierten Einflüssen vor allem der psychoanalytische Hintergrund und ihr Versuch, tiefenpsychologische Konzepte mit verhaltensorientierten bzw. erlebnisorientierten zu verbinden, spürbar. Dies wird z. B. in ihrem Beitrag zu den Ersatzgefühlen (Rackets) deutlich, indem sie zwischen Ersatzgefühlen und echten Gefühlen unterschied und die Entwicklung der Ersatzgefühle als Abwehrvorgang verstand. Anstelle der in der frühen Kindheit verdrängten und abgewehrten Gefühle und innerer Haltungen treten Ersatzgefühle, die durch Abwertung oder falsche Etikettierung entstehen. Fanita English beschreibt den „Tauschhandel von Ersatzgefühlen" als interpersonale Abwehr aufgrund des Stroke-Hungers (Grundbedürfnisse nach Berne) durch Ausbeutungstransaktionen. Diese werden unbewusst oder vorbewusst manipulativ eingesetzt, um vom Gegenüber Strokes (Streicheleinheiten) zu erzwingen. Das Konzept des Episkripts als eine geheime Abwehrstrategie lässt verstehen, wie tragische Einflüsse des Skripts durch magisches Denken einem Opfer oder einem Sündenbock gleichsam „wie eine heiße Kartoffel" weitergereicht werden, der innere Dämon vorübergehend zufriedengestellt oder getäuscht und eine intrapsychische Entlastung erreicht wird. In der existenziellen Verhaltensanalyse (EVA) wird der tiefenpsychologische Hintergrund von Fanita English am deutlichsten sichtbar und grenzt sich damit von anderen transaktionsanalytischen Autoren ab. Hier lehnt sie sich an Freuds triebdynamischen Ansatz an, konzeptualisiert aber unbewusste Triebe anders als er. Im Unterschied zu → Freud postuliert sie drei grundlegende Triebe, welche die Ich-Zustände als Muster des Erlebens und Verhaltens und das Selbstgefühl beeinflussen. Die drei Triebe – Überlebenstrieb, Schöpfungstrieb und Ruhetrieb – haben nach Fanita English jeweils eine eigene Identität und Funktion und stehen in einem homöostatischen Gleichgewicht, vergleichbar dem Zusammenspiel verschiedener Organe in einem Organismus. Störungen der Homöostase führen zu pathologischen Mustern des Erlebens und Verhaltens, d. h. zu pathologischen Ich-Zuständen. Fanita English hat die vier Grundeinstellungen von Berne „Ich bin ok – Du bist ok", „Ich bin nicht ok – Du bist nicht ok", „Ich bin nicht ok – Du bist ok" und „Ich bin ok – Du bist nicht ok" als Überzeugungen über sich selbst und die anderen Menschen in einen entwicklungspsychologischen Zusammenhang gebracht und diese um die Grundeinstellung „Ich bin ok – Du bist ok – realistisch" erweitert. Damit unterscheidet sie zwischen euphorischen narzisstischen OK-Gefühlen, einem Zustand, in dem keine Auseinandersetzung mit der Realität notwendig ist oder stattfindet und einer realistischen Grundeinstellung, die sich erst nach der Bewältigung des Ödipuskomplexes entwickelt. Als weitere wichtige Konzepte von Fanita English sind der Dreiecksvertrag und die phasenspezifischen Subsysteme (English, 1980) im Kind-Ich-Zustand zu erwähnen.

Wesentliche Publikationen

(1971) The substitution factor: Rackets and real feelings (part I). Transactional Analysis Journal 1(4): 27–32

(1972) The substitution factor: Rackets and real feelings (part II). Transactional Analysis Journal 2(1): 23–25

(1976a) Racketeering. Transactional Analysis Journal 6(1): 78–81

(1976b) Transaktionale Analyse und Skriptanalyse: Aufsätze und Vorträge (hg. von H. Petzold). Hamburg, Altmann

(1980a) Jenseits der Skriptanalyse. In: Barnes G (Hg), Was werd' ich morgen tun? – Transaktionsanalyse seit Eric Berne (S 170–257). Berlin, Institut für Kommunikationstheorie

(1980b) Transaktionsanalyse: Gefühle und Ersatzgefühle in Beziehungen (hg. von M. Paula). Hamburg, ISKO Press

(1982) Es ging doch gut – was ging denn schief ? München, Kaiser

English F, Wonneberger KD (1992) Wenn Verzeiflung zur Gewalt wird: Gewalttaten und ihre verborgenen Ursachen. Paderborn, Junfermann

Ingo Rath

Erdheim, Mario

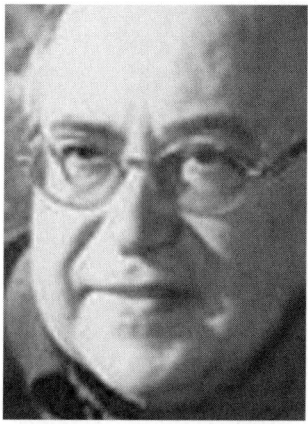

* 25.12.1940 in Quito, Ecuador.

Ethnopsychoanalytiker, ethnopsychoanalytischer Ansatz zur Psychoanalyse und Psychotherapie der Adoleszenz, psychoanalytischer Kulturtheoretiker.

Stationen seines Lebens

Erdheim übersiedelte mit 13 Jahren aus Ecuador in die Schweiz. Er studierte in Wien und Basel Ethnologie, Psychologie, Philosophie und Soziologie und promovierte 1972 in Zürich im Fach Ethnologie mit einer Dissertation zum Thema „Prestige und Kulturwandel bei den Azteken". 1969 begann er seine psychoanalytische Ausbildung in Zürich, war bis 1975 Gymnasiallehrer für Geschichte und begann anschließend als Psychoanalytiker zu arbeiten. Im Jahr 1974 begann sich Erdheim, beeindruckt von der Begegnung mit Minenarbeitern in der Toskana, für deren Kultur zu interessieren und verbrachte daraufhin 1977 im Zuge einer Feldforschung 4 Monate in einem Dorf von Minenarbeitern in Oaxaca (Mexiko). Weitere Feldforschungen in Mexiko folgten. Die Ausklammerung der Subjektivität des Forschers und der des Forschungsgegenstandes aus dem Erkenntnisprozess sowie die damit verbundene Wissenschaftsauffassung und Forschungspraxis waren für Mario Erdheim Ausgangspunkt für die Verbindung von Psychoanalyse und Ethnologie sowie für die Entwicklung seiner ethnopsychoanalytischen Untersuchungen. 1985 habilitierte

er sich im Fachbereich Sozialisation an der Universität Frankfurt am Main und unterrichtet als Privatdozent an verschiedenen Universitäten, unter anderem in Zürich, Frankfurt am Main, Salzburg, Wien und Darmstadt. Erdheim arbeitet als Psychoanalytiker in Zürich und ist als Supervisor in verschiedenen psychosozialen und sozialpädagogischen Einrichtungen tätig.

Wichtige theoretische Beiträge und Orientierungen

In seinem Buch „Die gesellschaftliche Produktion von Unbewußtheit" nahm Erdheim die Verbindung von Ethnologie und Psychoanalyse zum Ausgangspunkt, um das Verhältnis von Unbewusstheit und Kultur zu untersuchen und daraus den Gegenstandsbereich der Ethnopsychoanalyse zu erschließen. Darauf aufbauend hat er auf der Basis der Freudschen Entdeckungen eine Rekonstruktion und Erweiterung der psychoanalytischen Kulturtheorie und Kulturkritik vorgenommen, indem er die Mechanismen der Unbewusstmachung in den Mittelpunkt seiner Überlegungen stellte und diese in verschiedenen Institutionen und Phänomenen untersuchte (Schule, Militär, Industrie, Hexenwahn, Gewalt, Rassismus, Ethnizität). Er beschreibt den ethnopsychoanalytischen Prozess „als Pendelbewegung zwischen der Analyse der eigenen und derjenigen der fremden Kultur" (Erdheim, 1982: 34). Ein Schwerpunkt seiner Forschungen, die von besonderer Relevanz für die psychoanalytische und psychotherapeutische Praxis sind, liegt auf dem Verständnis von Adoleszenz und Kulturentwicklung. Erdheim untersucht die Adoleszenz als Angelpunkt zwischen Individuum und Kultur. In Verbindung mit dem von → Freud hervorgehobenen Antagonismus zwischen Familie und Kultur und dem zweizeitigen Ansatz der Sexualentwicklung sieht er die Adoleszenz als entscheidende Lebensphase, welche die Strukturen der gesellschaftlichen Unbewusstheit festlegt. Im Gegensatz zu den Schicksalen der frühen Kindheit, den in der Familie gebildeten psychischen Strukturen, die „Voraussetzungen für Institutionen, für Dauer im Wandel" sind, stellt die Adoleszenz ein Veränderungspotenzial dar, eine der Bedingungen dafür, „daß der Mensch

Geschichte macht, und das heißt: die überkommenen Institutionen nicht nur überliefert, sondern auch verändert" (Erdheim, 1984: XVI).

Wesentliche Publikationen

(1982) Die gesellschaftliche Produktion von Unbewußtheit: Eine Einführung in den ethnopsychoanalytischen Prozeß. Frankfurt/M., Suhrkamp
(1988) Psychoanalyse und Unbewußtheit in der Kultur: Aufsätze 1980–1987. Frankfurt/M., Suhrkamp
(1991) Zur Entritualisierung der Adoleszenz bei beschleunigtem Kulturwandel. In: Klosinski G (Hg), Pubertätsriten: Äquivalente und Defizite in unserer Gesellschaft (S 79–88). Bern, Huber
(1992) Aggression und Wachstum: Von der Chance im Übergang von der Familie zur Kultur. In: Finger-Trescher U, Trescher H-G (Hg), Aggression und Wachstum: Theorie, Konzepte und Erfahrungen aus der Arbeit mit Kindern, Jugendlichen und jungen Erwachsenen (S 23–37). Mainz, Matthias Grünewald
(1992) Das Eigene und das Fremde: Über ethnische Identität. Psyche 46: 730–744
(1993) Psychoanalyse, Adoleszenz und Nachträglichkeit. Psyche 47: 934–950
(1996) Die Symbolisierungsfähigkeit in der Adoleszenz. In: Drackle D (Hg), Jung und wild: Zur kulturellen Konstruktion von Kindheit und Jugend (S 202–224). Berlin-Hamburg, Reimer
(1997) Einleitung: Freuds Erkundungen an den Grenzen zwischen Theorie und Wahn. In: Freud S, Zwei Fallberichte (S 7–94). Frankfurt/M., Fischer
(1997) Weibliche Größenphantasien in Adoleszenz und gesellschaftlichen Umbrüchen. Jahrbuch für Literatur und Psychoanalyse 16: 27–44
(1998) Adoleszenz, Esoterik und Faschismus. In: Modena E (Hg), Das Faschismus-Syndrom: Zur Psychoanalyse der neuen Rechten in Europa (S 311–329). Gießen, Psychosozial
(2001) Omnipotenz als Möglichkeitssinn. Freie Assoziation 4(1): 7–22

Literatur zu Biografie und Werk

Reichmayr J (2003) Ethnopsychoanalyse: Geschichte, Konzepte, Anwendungen. Gießen, Psychosozial

Johannes Reichmayr

Erickson, Milton H.[ayland]

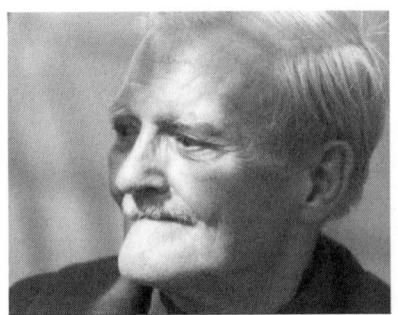

* 5.12.1901 in Aurum, Nevada, USA; † 25.3.1980 in Phoenix, Arizona, USA.

Begründer der modernen Form der Hypnose als Psychotherapie: Hypnotherapie.

Stationen seines Lebens

Zweites von neun Kindern; Highschool-Abschluss im Juni 1919; Erkrankung an Kinderlähmung im August 1919; Genesung nach einem Jahr; 1921–28 Studium der Medizin und Psychologie an der Universität von Wisconsin; Abschlüsse: Master of Arts (M.A.) in Psychologie und Doktor der Medizin (M.D.). 1923 besuchte er das erste Hypnose-Seminar, das Hull an der Universität von Wisconsin anbot, leitete eine Studiengruppe zur Erforschung von Hypnose und hatte nach diesem Jahr schon mehrere hundert Personen hypnotisiert. 1928 Assistenzarzt am Colorado General Hospital und am Colorado Psychopathic Hospital in Denver, danach verschiedene Anstellungen als Psychiater; 1934–48 Direktor für Forschung und Ausbildung in Psychiatrie am Wayne Country General Hospital in Eloise, Michigan, ab 1938 außerplanmäßige, 1942–48 ordentliche Professur für Psychiatrie an der medizinischen Fakultät der Wayne State Universität in Detroit, Michigan; 1949 aus gesundheitlichen Gründen Übersiedelung nach Phoenix, Arizona, wo er eine private Praxis aufbaute; ab ca. 1950 vermehrt Ausbildungsworkshops und Vorträge über Hypnose; 1957 Gründung und bis 1959 Gründungspräsident der American Society of Clinical Hypnosis (ASCH). 1958 Gründung und bis 1968 Gründungsherausgeber des American Journal of Clinical Hypnosis. 1969, also mit 68

Jahren, gab er seine rege Vortrags- und Reisetätigkeit auf, da sich sein Gesundheitszustand zunehmend verschlechtert hatte; ab 1976 aufgrund eines progredienten postpoliomyelitischen Syndroms mit Muskelschwund und multiplen Schmerzzuständen völlig an den Rollstuhl gefesselt und halbseitig gelähmt. Weit über die Hypnosegemeinschaft hinaus bekannt wurde er 1973 durch Jay → Haleys Buch „Uncommon therapy" (dt.: Die Psychotherapie Milton H. Ericksons, 1978). 1974, also mit 73 Jahren, gab er seine private psychotherapeutische Praxis ganz auf und begann mit den sogenannten Lehrseminaren in seinem Haus in Phoenix, Arizona. Aus den Teilnehmern dieser Seminare entwickelte sich die sogenannte Neo-Ericksonianische Bewegung (Schüler Ericksons der zweiten Generation). Prominentester unter diesen ist Jeffrey K. → Zeig, Direktor der 1979 gegründeten Milton H. Erickson Foundation in Phoenix, welche 1980 den First International Congress on Ericksonian Hypnosis and Psychotherapy veranstaltete. Dieser Kongress sollte zu Ericksons Geburtstag stattfinden. Erickson starb aber weniger als ein Jahr davor. Auf einem der Lehrseminare wurde im September 1978 die „Milton Erickson Gesellschaft für klinische Hypnose, Deutschland (M.E.G.)" gegründet, mit Burkhard → Peter als Gründungsvorsitzendem. In der Folge kam es auch zu Neugründungen von Hypnosegesellschaften in Österreich und in der Schweiz und zu einer sehr regen Ausbildungstätigkeit in den deutschsprachigen Ländern. Die Renaissance der Hypnose seit den 1880er Jahren ist direkt auf Milton Erickson zurückzuführen. Erickson war Mitglied und Ehrenmitglied mehrerer Organisationen und verschiedener internationaler und nationaler Hypnosegesellschaften. Er erhielt verschiedene Ehrungen und Auszeichnungen, darunter 1976 die Benjamin Franklin Gold Medal der International Society of Hypnosis. Erickson war farbenblind, tontaub und Legastheniker; diese Handicaps schärften seine Beobachtungsgabe und ergaben zusammen mit seinen anfangs spontanen und später immer gezielter eingesetzten autohypnotischen Erfahrungen zur Meisterung seiner Kinderlähmung und verschiedener Schmerzsyndrome einen großen Schatz an Wissen um menschliches Denken,

Fühlen und Verhalten und deren Veränderung. Aus zwei Ehen hatte er acht Kinder.

Wichtige theoretische Beiträge und Orientierungen

Erickson steht in der Reihe der großen Figuren der Geschichte der Hypnose, die man üblicherweise mit Franz Anton → Mesmer 1775 beginnen lässt. Er ist der Begründer der modernen Hypnose und Hypnotherapie im 20. Jahrhundert. Wichtig ist seine Abkehr von der eingeschränkten Suggestionstheorie der Schule von Nancy (→ Bernheim und → Liébeault) bzw. der traditionellen, autoritären Suggestivhypnose; im Gegensatz zu Sigmund → Freud Weiterentwicklung der Hypnose zu einer eigenständigen Form von Hypnotherapie. Trotz Fehlens einer elaborierten, konzisen Krankheits- oder Therapie-Theorie lassen sich einige wichtige Bausteine erkennen: Einführung einer Reihe indirekter Suggestionen; Betonung des besonderen therapeutischen Lernens in hypnotischer Trance, aber auch Anwendung klassischer hypnotischer Phänomene wie z. B. Armlevitation (ideomotorisches Signalisieren), um Patienten in Kontakt zu bringen mit ihrem „Unbewussten", verstanden als Vermittler zu verborgenen Ressourcen (Evozierung impliziter Gedächtnisinhalte und episodischer Erfahrungen). Ausdrückliche Betonung des Konstruktes „Unbewusstes" als einer benevolenten, therapeutischen Heilergestalt, die in bestimmten Fällen auch Symptome, Amnesie oder Dissoziation zum Schutz der Person einsetzt (Prinzip des Reframing von Symptomen); hierdurch, im Gegensatz zur Pathologieorientierung der Psychoanalyse und der Defizitorientierung der frühen Verhaltenstherapie, Einführung und Betonung der Ressourcen- und Lösungsorientierung, was im Zusammenhang mit dem sogenannten Utilisationsansatz eine absolute Innovation für die Psychotherapie des 20. Jahrhunderts bedeutete. Die hieraus entwickelten Techniken nicht nur explizit hypnotischer Intervention und Kommunikation – heute als der sogenannte Ericksonsche Ansatz bezeichnet – bildeten auch den Grundstock für die zeitlich folgenden strategischen (Haley), familientherapeutischen (Mailänder Gruppe um → Selvini-Pallazzoli), systemischen

(Heidelberger Gruppe um → Stierlin) und konstruktivistischen (→ Watzlawick) Kurzzeittherapien und finden heute selbstverständlichen Eingang in die moderne Verhaltenstherapie (→ Revenstorf). Neben der hypnotischen Konstruktion alternativer innerer Wirklichkeiten auch Betonung der äußeren Aspekte des Handelns und der sozialen Interaktion, d. h. frühe Anwendung verhaltenstherapeutischer Techniken, die im Zusammenhang mit hypnotischer Trance eine potenzierte Wirkung entfalten. Eine Weiterentwicklung der auf Erickson gründenden Hypnotherapie hin zu einer eigenständigen Therapieform wird von deutschsprachigen Hypnosegesellschaften favorisiert.

Wesentliche Publikationen

(1980) The collected papers of Milton H. Erickson on hypnosis (4 vols.) (ed. by E.L. Rossi). New York, Irvington [dt.: (1995–98) Gesammelte Schriften von Milton H. Erickson (6 Bde.). Heidelberg, Auer]
Erickson MH, Rossi EL (1981) Hypnotherapie: Aufbau, Beispiele, Forschungen. München, Pfeiffer
Erickson MH, Rossi EL (1991) Der Februarmann: Persönlichkeits- und Identitätsentwicklung in Hypnose. Paderborn, Junfermann

Literatur zu Biografie und Werk

Erickson MH, Rossi EL (1977) Autohypnotic experiences of Milton H. Erickson. The American Journal of Clinical Hypnosis 20: 36–54 [dt: (1996) Selbsthypnotische Erfahrungen von Milton H. Erickson. In: Erickson MH, Gesammelte Schriften von Milton H. Erickson, Bd. 1: Vom Wesen der Hypnose (S 161–194). Heidelberg, Auer]
Haley J (1978) Die Psychotherapie Milton H. Ericksons. München, Pfeiffer
Peter B (1988) Milton H. Ericksons Weg der Hypnose. Hypnose und Kognition 5: 46–53
Peter B (1991) So laßt uns denn an Mesmers Grab versammeln und Erickson gedenken. Hypnose und Kognition 8: 69–82
Peter B (2000) Ericksonsche Hypnotherapie und die Neukonstruktion des „therapeutischen Tertiums". Psychotherapie in Psychiatrie, Psychotherapeutischer Medizin und Klinischer Psychologie 5: 6–21
Peter B (2001) Geschichte der Hypnose in Deutschland. In: Revenstorf D, Peter B (Hg), Hypnose in Psychotherapie, Psychosomatik und Medizin (S 697–737). Heidelberg, Springer
Zeig J (1986) Experiencing Milton H. Erickson: An introduction to the man and his work. New York, Brunner/Mazel

Alida Iost-Peter

Erikson, Erik H.

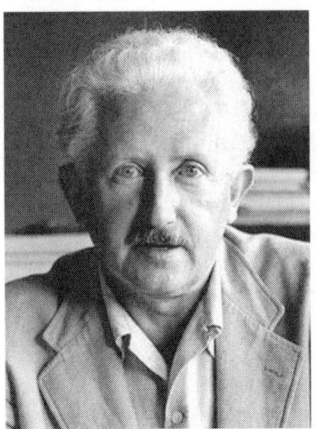

* 15.6.1902 in Frankfurt am Main; † 12.5.1994 in Harwich, Massachusetts.

Psychoanalytischer Theoretiker der Identität im Lebenszyklus.

Stationen seines Lebens und wichtige theoretische Beiträge und Orientierungen

Sohn dänischer Eltern, er wuchs unter dem Namen Homburger mit Mutter und Stiefvater in der Nähe von Frankfurt auf, später in Karlsruhe. Nach seiner Reifeprüfung 1920 begann er an der Badischen Landeskunstschule, der Akademie Karlsruhe, seine Ausbildung, zwei Jahre später wechselte er nach München. Bei einem Italienaufenthalt lernte er den Wiener Peter Blos kennen, der ihn 1927 an die von Dorothy Burlingham und Eva Rosenfeld initiierte private Volksschule in Wien-Hietzing lud. Erikson unterrichtete Deutsch, Geschichte und Kunst. An der Hietzinger Schule arbeitete unter anderen auch Anna → Freud, die Eriksons Analytikerin wurde, und die ihn in ihren Diskussionszirkel, das sogenannte „Kinderseminar", einlud. In Anna Freuds Seminar wurde der Grundstein für sein Interesse an der kindlichen Entwicklung und am Spiel gelegt. In der Folge absolvierte Erikson eine psychoanalytische Ausbildung am Wiener psychoanalytischen Lehrinstitut. Daneben erlangte er das Montessori-Diplom. 1933 wurde er zum Mitglied der Wiener Psychoanalytischen Vereinigung gewählt. Im gleichen Jahr emigrierte er mit seiner

Familie über Dänemark nach den Vereinigten Staaten, wo er in Boston Kinderanalytiker wurde. 1934 bekam Erikson die Mitgliedschaft der Boston Psychoanalytic Society. Obwohl Erikson keinen Universitätsabschluss hatte, erhielt er eine Assistenzprofessur an der Yale Medical School, in Yale arbeitete er mit John Dollard am Institute of Human Relations; später wurde er Professor an der University of California in Berkeley. Erikson war einer der ersten Kinderanalytiker in den Vereinigten Staaten, seine Forschungsprojekte waren jedoch nicht ausschließlich auf Kindheit und Entwicklungspsychologie festgelegt. Er unternahm kulturanthropologische Studien zu den Sioux-Indianern und zu den Yurok und interessierte sich für Soziologie und Geschichte gleichermaßen. In den 1940er Jahren begann er sich mit der psychoanalytischen Ich-Psychologie auseinanderzusetzen und er wollte die psychoanalytische Sozialpsychologie fundieren. In diesem Zusammenhang entstand zum Beispiel die Arbeit „Hitler's imagery and German youth", außerdem forschte er während des Zweiten Weltkriegs im Bereich der Militärpsychologie. Ab 1939 lebte Erikson in San Francisco und wurde Mitglied und Lehranalytiker des San Francisco Psychoanalytic Institute. Darüber hinaus hatte er eine Stellung an der Menninger-Klinik in Topeka und arbeitete am Institute of Human Development der University of California. 1940 erschien „Problems of infancy and early childhood" worin er das Modell des Lebenszyklus entwickelte, eine Erweiterung für die psychoanalytische Entwicklungslehre und Basis für alle seine späteren Publikationen. 1950 erschien sein wichtigstes und einflussreichstes Werk, „Kindheit und Gesellschaft". An der University of Berkeley hatte er ein Ehrendoktorat und 1949 eine Professur erhalten, 1950 schied er jedoch aus politischen Gründen freiwillig aus der Universität, als man seine Versicherung verlangte, nicht der kommunistischen Partei anzugehören. Zwar war Erikson kein Parteimitglied, doch widersprach die Aufforderung seiner Ansicht nach freier Meinungsäußerung. Anschließend ging er zurück an die Ostküste und praktizierte am Austen Riggs Center in Massachusetts, und von 1960 bis zu seiner Emeritierung war er Professor an der Harvard University. In diesen Jahren rückte

zunehmend die Adoleszenz in den Mittelpunkt seiner Aufmerksamkeit. Erikson gilt als Vertreter der amerikanischen Ich-Psychologie, mit seinem 8-Stufen-Modell der menschlichen Entwicklung mit den jeweils zugeordneten Krisensituationen (oral-sensorische, muskulär-anale, lokomotorisch-genitale Phase, Latenz, Pubertät, frühes Erwachsenenalter, Erwachsenenalter, Reife) hat er Freuds Phasenmodell erweitert. Erikson hat eine psychologische Identitätstheorie entworfen. „Identität wird von Erikson also als ein Konstrukt entworfen, mit dem das subjektive Vertrauen in die eigene Kompetenz zur Wahrung von Kontinuität und Kohärenz formuliert wird" (Keupp, 1998: 240f.). Das Modell wurde in den 1980er Jahren als eindimensional kritisiert. „Die Kritik bezog sich vor allem auf seine Vorstellung eines kontinuierlichen Stufenmodells, dessen adäquates Durchlaufen bis zur Adoleszenz eine Identitätsplattform für das weitere Erwachsenenleben sichern würde. Das Subjekt hätte dann einen stabilen Kern ausgebildet, ein ‚inneres Kapital' akkumuliert, das ihm eine erfolgreiche Lebensbewältigung sichern würde" (ebd.). Erikson verband die Psychoanalyse mit Anthropologie und Soziologie; im Buch „Der junge Mann Luther" hat er dessen Kindheitskonflikte und Jugendkrisen auf historischer und soziologischer Basis zu rekonstruieren versucht. Ähnliches wird dann für sein Buch „Gandhis Wahrheit" wichtig, in dem er in einem fiktiven Dialog zwischen Autor und Protagonisten versucht, Gandhis Konzept des gewaltlosen Widerstands aus der Sicht eines Psychoanalytikers zu deuten. 1970 erhielt Erikson dafür den Pulitzer-Preis und den National Book Award. Beide Bücher werden heute zu den Klassikern der psychoanalytischen Psychobiografie gerechnet.

Wesentliche Publikationen

(1939) Observations on Sioux education. Journal of Psychology 7: 101–156
(1943) Observations on the Yurok: Childhood and world image. University of California Publications in American Archaeology & Ethnology 13: 256–302
(1950) Childhood and society. New York, Norton [dt.: (1957) Kindheit und Gesellschaft. Zürich, Pan]
(1958) Young man Luther. New York, Norton [dt.: (1963) Der junge Mann Luther. München, Sczcesny]

(1959) Identity and the life cycle: Selected papers. New York, International Universities Press York [dt.: (1966) Identität und Lebenszyklus. Frankfurt/M., Suhrkamp]

(1964) Insight and responsibility. New York, Norton [dt.: (1966) Einsicht und Verantwortung: Zur Rolle des Ethischen in der Psychoanalyse. Frankfurt/M., Suhrkamp]

(1968) Identity: Youth and crisis. London, Faber & Faber [dt.: (1969) Jugend und Krise. Stuttgart, Klett]

(1969) Gandhi's truth: On the origins of militant nonviolence. New York, Norton [dt.: (1971) Gandhis Wahrheit: Über die Ursprünge der militanten Gewaltlosigkeit. Frankfurt/M., Suhrkamp]

Literatur zu Biografie und Werk

Coles R (1970) Erik H. Erikson: The growth of his work. Boston, Little Brown & Co. [dt.: (1974) Erik H. Erikson: Leben und Werk. München, Kindler]

Conzen P (1990) Erik H. Erikson und die Psychoanalyse. Heidelberg, Asanger

Friedman LJ (1999) Identity's architect: A biography of Erik H. Erikson. New York, Scribner

Keupp H (1998) Identität. In: Grubitzsch S, Weber K (Hg), Psychologische Grundbegriffe (S 239–245). Rowohlt, Reinbek

Mühlleitner E (1992) Biographisches Lexikon der Psychoanalyse: Die Mitglieder der Psychologischen Mittwoch-Gesellschaft und der Wiener Psychoanalytischen Vereinigung 1902–1938. Tübingen, Edition diskord

Roazen P (1976) Erik H. Erikson: The power and limits of a vision. New York, The Free Press

Elke Mühlleitner

Eysenck, Hans-Jürgen

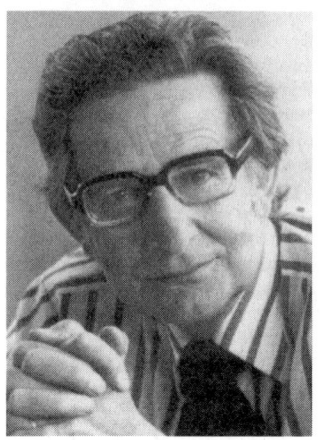

* 4.3.1916 in Berlin; † 4.9.1997 in London.

Einer der provozierendsten und einflussreichsten Psychologen des 20. Jahrhunderts.

Stationen seines Lebens

Wuchs als Kind einer Filmstar-Mutter im Berlin der frühen UFA-Jahre auf. Seine Mutter heiratete in zweiter Ehe einen jüdischen Film-Produzenten, als Eysenck neun Jahre alt war. Diese Eheschließung machte es erforderlich, dass er bei seiner Großmutter mütterlicherseits aufwuchs, da seine Mutter nach Frankreich emigrieren musste. Die Großmutter – ihrerseits frühere Opernsängerin – sollte später, körperlich stark verkrüppelt, in einem Konzentrationslager sterben. Eysencks' Kindheit jedoch war in der großzügigen Berliner Wohnung seiner Großmutter, in intellektuell sehr freizügiger Atmosphäre, umgeben von zahlreichen Büchern und vielfältigen Eindrücken, materiell komfortabel. Sehr wahrscheinlich wurde hier die Grundlage eines selbstbewussten, eigensinnigen jungen Mannes gelegt, der bereit war, seinen Weg zu gehen. Bereits mit acht Jahren biss er einen ihn schikanierenden Lehrer und bezichtigte später öffentlich Schullehrer wegen ihres Antisemitismus. Von Natur aus athletisch gebaut, weitete er sein Selbstvertrauen noch aus, indem er seine physischen Talente nutzte: er wurde sogar deutscher Tennismeister der Junioren. Zweifellos war im jungen Eysenck bereits ein starker Durchsetzungs- und Behauptungswille grundgelegt, den er in seinem gesamten beruflichen Leben immer wieder auf nachhaltigste Weise demonstrierte. Im Alter von 18 Jahren entschloss er sich, nach Großbritannien zu emigrieren und der Royal Air Force beizutreten, wo er als Luftschutzwart diente. Wegen fehlenden Latinums war ihm das Studium der Physik verwehrt; so fand er zur Psychologie. Er sah sich in seinem Studium bald von lauter Pazifisten umgeben, die ihm nicht couragiert genug waren, Hitler zu bekämpfen. Eysenck erlebte nach Beendigung des Krieges seine psychologischen Kollegen als sehr indigniert, wenn er theoretisierte, dass Faschismus und Kommunismus sehr vieles gemeinsam hätten. Seine Erkenntnis eines „Autoritarismus der Linken" („The psychology of politics", 1954) machte ihn populär und lenkte Aufmerksamkeit auf seine bei Penguin Books veröffentlichten Bücher, die einen Liberalismus und Humanitarismus transportierten und für mehr Psychologie und Psychologen in der Gesellschaft eintraten. Eysenck übernahm einen Psychologie-Lehrstuhl an der London University, platziert im Maudsley Hospital. Er trat praktisch nahtlos in die Tradition der so genannten „London School" ein, einer Traditionslinie von Wissenschaftsverständnis, die in der Linie Charles Darwin, Sir Francis Galton und William McDougall lag – eine Verpflichtung gegenüber einer sich instinkttheoretisch, genetisch, rassisch ausgerichtet verstehenden Sicht der menschlichen Psyche. Somit war der Weg seines Forschungsansatzes vorgezeichnet: die Arbeit an psychologischen Tests und mit Hilfe der Faktorenanalyse, wie von Charles Spearman und Cyril Burt am London University College vorpraktiziert. Um 1960 erschienen tabubrechende Bestseller von ihm, die ihn zum Star in der britischen Psychologie werden ließen. Seine loyalen Anhänger folgten ihm gerne bei seinen Betonungen einer genetisch bedingten Psychologie und seinen „couragierten" Attacken eines krassen Environmentalimus, der zu jener Zeit eine naive, „Seifenopern glotzende Öffentlichkeit beherrschte" („As crass environmentalism took hold not just of the social sciences but of the media and the soap-opera-viewing public"; so Christopher Brand, Mitglied der London School und Vertrauter Eysencks). Eysencks durchaus differenzierte Behandlung der Themen „Rasse" und „Intelligenz" trafen auf eine – auch wissenschaftliche – Öffentlichkeit, die internationale Kampagnen gegen die Bereitstellung einer Plattform für ihn an Universitäten führten und zu weiteren gewaltsamen Behinderungen seiner Arbeit und Unterbrechungen derselben beitrugen. Seine Unterstützung von Arthur Jensen in dessen Kampf für die Verbindung zwischen Genetik und Intelligenz (etwa in seinem in 1971 publizierten Buch „Race, intelligence, and education") führte buchstäblich zu physischen Attacken durch „progressive Intellektuelle" von der Birmingham University. Zweifellos, Hans-Jürgen Eysenck war ein streitbarer – vielleicht die Provokation suchender – Geist, der die Gesellschaft stets mit seinen Thesen provozierte, in diesem Punkt interessanterweise mit gewissen Ähnlichkeiten mit → Freud (seine 1990 publizierte Autobiografie trägt wohl nicht umsonst den Titel „Rebel with a cause"). Er kämpfte an den verschiedensten Fronten – in dem Werk „The biological basis of personality", gemeinsam mit seiner Frau Sybil 1960 herausgegeben, verfolgte er andere provokante Themen wie z. B. die These der Verbindung zwischen „Kriminalität" und „Extraversion" (eine letztlich widerlegte These), die Verbindung zwischen allgemeiner Intelligenz und Denkgeschwindigkeit (später empirisch bestätigt), die Verbindung zwischen Rauchen und Krebs, oder die Behauptung, Psychopathie, Psychose, sexuelle Perversion und Genie hätten alle eines gemeinsam – den Faktor „Psychotizismus" (P). Er bestritt der Psychotherapie generell ihre Wirksamkeit und propagierte – und publizierte Daten dazu – die sogenannte „Spontanremission" (1952). Diese Brüskierung initiierte erste moderne Psychotherapieforschung, welche schließlich zum Nachweis der Wirksamkeit von Psychotherapie führte. In sehr jungen Jahren befasste sich Eysenck mit Ästhetik, Hypnose, sozialen Einstellungen und projektiven Testverfahren. Der Psychoanalyse stand er sehr bald sehr abgeneigt gegenüber wie auch grundsätzlich der ihm undankbar erscheinenden Aufgabe, speziell menschliche Motivation zu messen. Stattdessen entzündete er sich für den russischen und amerikanischen Behaviorismus und für die Aufgabe, die Psychologie in Richtung psychotherapeutischer Intervention zu entwickeln (Verhaltenstherapie), dabei stets die experimentell nachweisbare Evidenz einfordernd (sogar, wenn sie nur von Ratten- und Tierversuchen stammen sollte). Die besondere Betonung der Psychometrie und der genetischen Basis von relevanten menschlichen psychologischen Unterschieden beförderte Hans-Jürgen Eysenck, gemeinsam mit Francis Burrhous → Skinner, zu einem der beiden Führer einer Bewegung, die die Profession der Klinischen Psychologie weltweit in Gestalt der Verhaltenstherapie expandieren ließ. Eysencks psychometrische Forschungen gelten in weiten Teilen auch heute noch als maßstabsetzend in der Testung von Persönlichkeitseigenschaften. Die Suche nach den grundlegenden Entitäten (Dimensionen) der menschlichen Persönlichkeit – von denen die Intelligenz als eine grundlegende angesehen wird – führte zur Entwicklung sogenannter Persönlichkeitstests; Eysencks „Personality Inventory" (1964) ist bis heute als anerkannter Test im Repertoire klinischer Psychologen (beinhaltet die drei Faktoren N = Neurotizismus, E = Extraversion und P = Psychotizismus). In seiner ungeheuren Produktivität (1947–97: Publikation von 76 Büchern und über 1.000 Artikeln in Fachzeitschriften) besaß er – fast muss man es so nennen – eine „Besessenheit" (bzw. eine starke Motivation, wenngleich ihm dieser Begriff gewiss nicht behagen würde), und er muss als der größte und einflussreichste Psychologe seiner Generation bezeichnet werden, auch war er der meistzitierte Psychologe seiner Zeit. Man kann darüber spekulieren, ob die Kindheitserlebnisse im Nazi-Berlin – mit dem Verlust der Mutter und dem Konzentrationslager-Tod der geliebten Großmutter – den jungen Eysenck zur tief reichenden Überzeugung einer letztlich anlagebedingten Sicht führten (hier träfe er sich – in gewisser Weise und für Eysenck sicher paradox anmutend – mit Freuds Triebbedingtheit der menschlichen Psyche und dessen späterem Postulat eines Todestriebs). Das unbändige Getriebensein, selbst über die Emeritierung hinaus, stets die provozierende Seite zu wählen („setting the cat among the pigeons"; so Christopher Brand), führte in jedem Fall zu einem höchst produktiven Leben, das einerseits wesentlich zur weltweiten Professionalisierung der Klinischen Psychologie beitragen und andererseits Eysenck zur vermutlich meistumstrittenen Persönlichkeit der psychologisch-psychotherapeutischen Fachwelt machen sollte. So hätte er es sich wohl auch gewünscht.

Wesentliche Publikationen

(1952) The effects of psychotherapy: An evaluation. Journal of Consulting Psychology 16: 319–324
(1954) The psychology of politics. London, Routledge & Kegan Paul
(1956) Sense and nonsense in psychology. London, Penguin Books
(1965) Fact and fantasy in psychology. London, Penguin Books
(1967) The biological basis of personality. Springfield (IL), Charles C. Thomas
(1970) The structure of human personality, 3rd ed. London, Methuen
(1971) Race, intelligence, and education. London, Maurice Temple Smith [US-Ausgabe: The IQ argument. New York, The Library Press]
(1973) The inequality of man. London, Maurice Temple Smith
(1979) The structure and measurement of intelligence. New York, Springer
(1985) Decline and fall of the Freudian Empire. London, Viking [dt.: (1985) Sigmund Freud: Niedergang und Ende der Psychoanalyse. München, List Forum]
(Ed) (1960) Behavior therapy and the neuroses. Oxford, Pergamon Press
Eysenck H-J, Eysenck SBG (1964) Manual of the Eysenck Personality Inventory. London, University of London Press
Eysenck H-J, Kamin LJ (1981) The battle for the mind. London, Macmillan / Paperback Pan Books [USA-Ausgabe: The intelligence controversy. New York, Wiley]

Literatur zu Biografie und Werk

Eyseck H-J (1990) Rebel with a cause. London, W.H. Allen [Revised and expanded edition: (1997) New Brunswick (NJ), Transaction Publishers]

Volker Tschuschke

- F -

Fairbairn, William Ronald Dodds

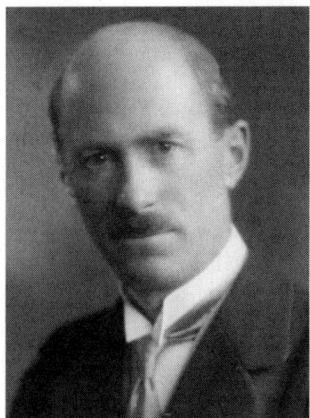

* 11.8.1889 in Edinburgh; †31.12.1964 in Edinburgh.

Pionier der psychoanalytischen Objektbeziehungstheorie.

Stationen seines Lebens

Nach der Absolvierung der Merchiston Castle School beginnt Fairbairn 1907 das Philosophiestudium an der Universität von Edinburgh, in dessen Rahmen auch psychologische Themenbereiche gelehrt wurden; 1911: Abschluss des Studiums; 1912–15: theologische Studien in Deutschland, Frankreich und England, mit dem Ziel, Geistlicher zu werden; im Ersten Weltkrieg leistet er aktiven Dienst, unter anderem in Palästina unter dem Kommando von Allenby. 1919: Beginn des Medizinstudiums mit dem Ziel, Psychotherapeut zu werden. Es waren vor allem die Eindrücke des Krieges und der Besuch eines Hospitals in Edinburgh zu jener Zeit, in welchem kriegsneurotisierte Offiziere behandelt wurden und wo er auch die Gelegenheit hatte, Dr. W.H.R. Rivers, einen bekannten An-

thropologen und Pionier auf dem Gebiet der medizinischen Psychologie kennenzulernen, die Fairbairn dazu bewogen haben. 1921: Beginn seiner Lehranalyse bei E.H. Connell; 1923: Abschluss des Medizinstudiums; 1923–25: Assistent im Royal Edinburgh Hospital; 1925: Eröffnung der Privatpraxis; 1926: Erhalt des Universitätsdiploms in Psychiatrie und die Heirat mit Mary More Gordon, mit der er drei Kinder hat; 1927–35: Lektor für Psychologie an der Universität von Edinburgh und zur gleichen Zeit auch Psychiater an der Universitätsklinik für Kinderpsychologie; ab 1940 Veröffentlichungen mehrerer bedeutender Beiträge zur psychoanalytischen Objektbeziehungstheorie nach jahrelanger intensiver psychoanalytischer Arbeit; 1944: Verleihung der Mitgliedschaft in der British Psychoanalytical Society aufgrund seiner Publikationen und Weiterentwicklungen auf dem Gebiet der Objektbeziehungstheorie. Fairbairn arbeitete Zeit seines Lebens in relativer geografischer Isolation als Analytiker in Edinburgh und hätte sich gerne öfter mit seinen Kollegen in London ausgetauscht, doch eine Übersiedlung nach London kam nicht in Frage. Während des Zweiten Weltkriegs wurde er Konsiliarpsychiater des „Ministry of Pensions", eine Stelle, die er bis 1954 innehatte. 1952: Tod seiner Frau. Seine wichtigsten Abhandlungen werden in einem Buch mit dem Titel „Psychoanalytic studies of the personality" gesammelt herausgegeben. 1959: Fairbairn heiratet wieder. 1961: Der Internationale Psychoanalytische Kongress wird zum ersten Mal in Edinburgh abgehalten, aber Fairbairn kann aus gesundheitlichen Gründen nicht teilnehmen. 1963: Letzte Publikation mit dem Titel „Synopsis of an object-relations theory of the personality". 1964: Fairbairn stirbt in seinem Haus in Edinburgh.

Foto © Archives, Institute of Psychoanalysis, London.

129

Wichtige theoretische Beiträge und Orientierungen

Fairbairn war von den Konzepten Melanie → Kleins beeinflusst. Aufgrund seiner klinischen Arbeit mit hysterischen und schizoiden Patienten entwickelte er eine Objektbeziehungstheorie der Persönlichkeit, welche sich in zwei Punkten substanziell von der klassischen Theorie → Freuds unterscheidet. (1.) Das Ich des Menschen ist bereits von Geburt an in primitiver Form vorhanden. Es ist demnach eine dynamische Struktur und stellt als solche die Quelle der Triebspannungen dar. Frustration und Deprivation hinterlassen intrapsychische Spuren im Kinde, insofern als das „schlechte Objekt" (Mutter) internalisiert, verdrängt und letztlich aufgespalten wird in ein „erregendes" und ein „zurückweisendes Objekt". Der nicht verdrängte Kern dieses internalisierten Objekts wird Ich-Ideal genannt. (2.) Die Triebenergie (Libido) strebt primär nach Objekten und nicht nach Lustgewinn. Triebregungen sind an Objektbeziehungen gebunden, unterliegen von Beginn an dem Realitätsprinzip und können nicht isoliert von Ich-Strukturen betrachtet werden, da lediglich Ich-Strukturen Beziehungen zu Objekten suchen können. Die Triebpsychologie wurde durch eine Psychologie der dynamischen Struktur ersetzt und Freuds Konzeptualisierung des psychischen Apparates (Es, Ich, Über-Ich) einer kritischen Revision unterzogen. Im Rahmen seiner neuen Objektbeziehungstheorie postulierte Fairbairn drei endopsychische Strukturen: (a) das „zentrale Ich"; es dient dem Zustandekommen und der Aufrechterhaltung der Verdrängung; (b) das „libidinöse Ich", als verdrängter Teil des Ichs mit libidinöser Beziehung zum abgespaltenen erregenden Objekt; (c) das „antilibidinöse Ich", als verdrängter Teil des Ichs mit libidinöser Beziehung zum zurückweisenden Objekt.

Das Prinzip der dynamischen Struktur hatte Auswirkungen auf die Verdrängungslehre. Laut Fairbairn richtet sich die Verdrängung nicht gegen Triebregungen, die als unlustvoll erlebt werden, sondern primär gegen internalisierte Objekte, die als schlecht empfunden werden. Darüber hinaus werden auch Ich-Strukturen verdrängt, welche Beziehungen zu diesen inneren Objekten suchen. Diese Sichtweise setzt eine Spaltung des Ichs voraus, durch welche die Verdrängung zustande kommt. Fairbairn ersetzte auch → Abrahams Konzept der libidinösen Entwicklung des Individuums (mit den Phasen: oral, anal und phallisch) durch einen in drei Stadien aufgeteilten, auf Objektbeziehungen beruhenden Prozess der Ich-Entwicklung; (1) Stadium der „frühkindlichen Abhängigkeit" (entspricht Abrahams „oraler Stufe"), (2) das „Übergangsstadium", in der eine erste Differenzierung der äußeren Objekte mit deren inneren Repräsentanzen erfolgt, (3) Stadium der „reifen Abhängigkeit", die sich durch die vollständige intrapsychische Trennung von Selbst und Objekt auszeichnet.

Fairbairn verwendete den Begriff „Position" von Melanie Klein und postulierte den Begriff der „schizoiden Position". Er war der Meinung, dass schizoide Zustände, Ichspaltung und die daraus resultierende Angst um das eigene Selbst durch depressive Erscheinungen verdeckt werden. Um diese Zustände genauer erforschen zu können, müsse sich die Psychoanalyse wieder verstärkt den hysterischen Krankheitsbildern zuwenden. Fairbairns Konzepte wurden als „Kopernikanische Wende" (Sutherland) innerhalb der psychoanalytischen Theorie gepriesen. Sie hatten Einfluss auf bedeutende Analytiker, wie z. B. auf W.D. → Winnicott, Michael → Balint, John D. Sutherland, Harry Guntrip, Daniel → Stern und Otto F. → Kernberg.

Wesentliche Publikationen

(1952) Psychoanalytic studies of the personality. London, Tavistock
(1956) Considerations arising out of the Schreber case. British Journal of Medical Psychology 29: 113–127
(1957) Freud: The psycho-analytical method and mental health. British Journal of Medical Psychology 30: 53–62
(1958) On the nature and aims of psycho-analytical treatment. International Journal of Psycho-Analysis 34: 374–383
(1963) Synopsis of an object-relations theory of the personality. International Journal of Psycho-Analysis 44: 224–225
(2000) Das Selbst und die inneren Objektbeziehungen: Eine psychoanalytische Objektbeziehungstheorie (hg. von B.F. Hensel und R. Rehberger). Gießen, Psychosozial-Verlag

Literatur zu Biografie und Werk

Hinshelwood R (1993) Wörterbuch der kleinianischen Psychoanalyse. Stuttgart, Verlag Internationale Psychoanalyse

More BE, Fine BD (1990) Psychoanalytic terms and concepts. New Haven (CT)-London, The APA and Yale University Press

Skolnik N, Scharff D (1998) Fairbairn, then and now. London, The Analytic Press

Sutherland J (1965) Obituary W.R.D. Fairbairn. International Journal of Psycho-Analysis 46: 245–247

Sutherland J (1989) Fairbairn's journey into the interior. London, Free Association Books

Walrond-Skinner S (1986) A dictionary of psychotherapy. London, Routledge & Kegan [pp 127f.]

Marco Messier

Farrelly, Frank

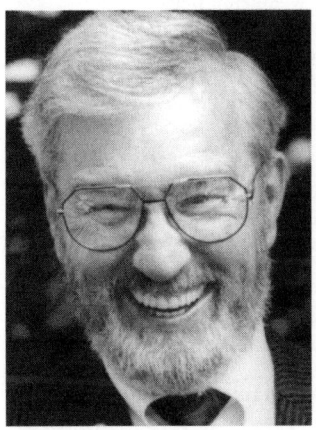

* 26.8.1931 in St. Louis, USA.

Begründer der „Provocative Therapy".

Stationen seines Lebens

Farrelly wuchs als neuntes von zwölf Kindern auf einer Farm in Missouri auf, die seine Eltern gekauft hatten, als er drei Jahre alt war. Die ländlich natürliche Umgebung prägte ihn für sein persönliches wie berufliches Leben ebenso wie die große Familie („Als neuntes von zwölf Kindern hatte ich niemals die Chance einen Ödipus-Komplex zu entwickeln, ich kam einfach nicht an die Reihe"; so Farrelly auf einem Psychoanalytiker-Kongress; Farrelly, 1997: 10). Er wollte zunächst sein Leben der katholischen Kirche widmen, verließ das Kloster aber vor seinem definitiven Gelübde und studierte klinische Sozialarbeit an der Catholic University in Washington, DC (B.A. 1954, M.S.W. 1958), wo er auch seine spätere Frau June kennenlernte, mit der er vier inzwischen erwachsene Kinder hat. Seine therapeutische Laufbahn begann er am Mendota Mental Health Hospital in Madison (Wisconsin), als er im Rahmen eines von Carl → Rogers geleiteten Forschungsprogramms mit schizophrenen Patienten arbeitete. Obwohl er vom klientenzentrierten Ansatz von Anfang an begeistert war und stets die höchsten Werte in „Empathie"- und „Kongruenz"-Ratings erzielte, begann er bald, einen eigenen, humorvoll herausfordernden therapeutischen Stil zu entwickeln und eine Grundhaltung, die er mit der Metapher des „Advocatus Diaboli" treffend kennzeichnete. Sein Mentor Carl Rogers, sein Supervisor Gene → Gendlin, der dem provokativen Ansatz eher skeptisch gegenüberstand und sein Freund und Therapieforscher C. Truax waren zunächst die wichtigsten Lehrer und Kritiker für Farrellys überaus ambitionierten Ziele: „Ich war auch darauf aus, gerade bei den als hoffnungslos eingeschätzten Patienten einen Durchbruch zu erzielen, denn mit der üblichen Klientel zu arbeiten ist, wie wenn du mit einer Schrotflinte auf Fische im Wasserglas schießt, du kannst sie gar nicht verfehlen" (Hain, 2001). Neben seiner therapeutischen Tätigkeit am Mental Hospital unterrichtete er schon bald als Clinical Professor an der School for Social Work der University of Wisconsin (1961–75) und als Assistant Clinical Professor am Departement of Psychiatry der University of Wisconsin Medical School (1973–78). In diese Zeit fielen auch die ersten Veröffentlichungen und schließlich das Buch über „Provocative Therapy" (1974), das inzwischen in mehrere Sprachen übersetzt wurde (Farrelly & Brandsma, 1986). Sie geben darüber hinaus Einblick in seine außerordentliche therapeutische Erfahrung in der Arbeit mit chronisch schizophrenen, drogenabhängigen oder schwer depressiven Patienten wie auch mit kriminellen Psychopathen. Bereits 1960 hatte er begonnen, eine private Praxis in Madison aufzubauen, die ihn später voll auslastete und die er bis 1993 führte. Seit 1982 ist er regelmäßig mehrere Monate im

Jahr in vielen Ländern Europas, in Australien und Neuseeland auf ausgedehnten Seminarreisen.

Wichtige theoretische Beiträge und Orientierungen

Frank Farrellys „Provocative Therapy" ist für jeden Klienten im wörtlichen und besten Sinn eine herausfordernde Zumutung. Hatten bereits Alfred → Adler die beziehungsfördernde Wirkung des Humors, Viktor → Frankl die heilsam distanzierende Wirkung humorvoll paradoxer Interventionen und Milton → Erickson durch Überraschung, Verwirrung oder Übertreibung die Konfusion seiner Patienten und die damit einhergehende (kurze) Trance therapeutisch genutzt (Hain, 2000), so finden sich all diese therapeutischen Elemente konsequent verbunden mit einem hohen Maß an Empathie und metaphorischer Kommunikation in Farrellys Haltung des „Advocatus Diaboli" wieder. Das Ernstnehmen des (bisherigen) Problemverhaltens des Klienten bis hin zur Verteidigung dessen bisheriger Symptomatik, die er nonverbal vielleicht mit einem Schmunzeln begleitet, das ad absurdum führende Ausbauen und Persiflieren symptomatischen Verhaltens ist stets gleichzeitig individuell wie auch systemisch orientiert. Es ermöglicht nicht nur ein gemeinsames Lachen und damit eine für den Klienten befreiende Erleichterung, sondern in kurzer Zeit auch Perspektivenwechsel, eine Steigerung der Motivation und Zugang zu neuen Ressourcen: „Ich biete meinen Klienten verrückte Lösungen an, die sie herausfordern und dazu provozieren, selbst passendere und ihren eigenen Überzeugungen entsprechende zu entwickeln" (Hain, 2001). Auf der Beziehungsebene vermittelt dieses vordergründig oft drastisch anmutende Therapeutenverhalten schließlich ein hohes Maß an Zutrauen in Stärken, „während die meisten Therapeuten immer noch die Hilflosigkeit, Zerbrechlichkeit und Schwächen ihrer Klienten betonen und Theorien über die Schwierigkeiten entwickeln, mit ihnen zu arbeiten". Diese humorvoll provokative Haltung hat sich besonders bei Klienten, die als schlecht motiviert und schwierig oder gar als therapieresistent gelten, sehr bewährt und kann mit vielen therapeutischen Ansätzen bestens kombiniert werden. Darüber hinaus ist es wohl das große Verdienst Frank Farrellys, auch die Therapeuten zu mehr Spaß, Humor und Kreativität in ihrer Arbeit provoziert zu haben – eine äußerst wirksame Burnout-Prophylaxe.

Wesentliche Publikationen

(1997) Frannies Welt: Eine Kindheit in Missouri. Stuttgart, Quell Verlag

Farrelly F, Brandsma J (1974) Provocative therapy. Cupertino, Meta Publishing [dt.: (1986) Provokative Therapie. Berlin-Heidelberg, Springer]

Farrelly F, Lynch M (1987) Humor in provocative therapy. In: Fry WF, Salameh WA (Eds), Handbook of humor and psychotherapy (pp 81–106). Sarasota (FL), Professional Resource Exchange

Farrelly F, Matthews S (1983) Provokative Therapie. In: Corsini RJ (Hg), Handbuch der Psychotherapie, Bd. 2 (S 956–977). Weinheim, Beltz

Ludwig AM, Farrelly F (1967) The weapons of insanity. American Journal of Psychotherapy 21: 737–747

Literatur zum Werk

Hain P (2000) Humor und Hypnotherapie. In: Revenstorf D, Peter B (Hg), Hypnose in Psychotherapie, Psychosomatik und Medizin. Ein Manual für die Praxis (S 152–155). Berlin, Springer

Hain P (2001) Das Geheimnis therapeutischer Wirkung. Heidelberg, Carl Auer

Höfner E, Schachtner HU (1995) Das wäre doch gelacht: Humor und Provokation in der Therapie. Reinbek, Rowohlt

Wippich J, Derra-Wippich I (1996) Lachen lernen: Einführung in die Provokative Therapie Frank Farrellys. Paderborn, Junfermann

Peter Hain

Federn, Ernst

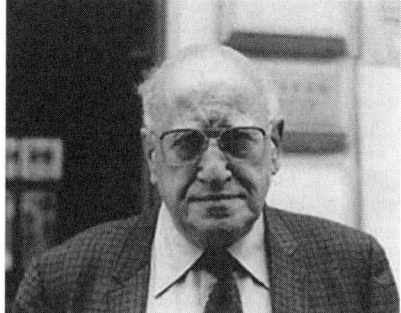

* 26.8.1914 in Wien.

Psychoanalytischer Sozialarbeiter, politischer Psychologe und Historiker der Psychoanalyse.

Stationen seines Lebens

1926: Ernst Federn, Sohn des Psychoanalytikers Paul → Federn, beginnt sich als Mittelschüler mit der marxistischen Theorie zu beschäftigen, einer seiner Schulfreunde ist der spätere österreichische Sozialist und Justizreformer Christian Broda. Er besucht Diskussionskreise um Max Adler und Helene Bauer, zeigt sich beeindruckt von den austromarxistischen Intellektuellen und spekuliert mit dem Berufswunsch, Politiker zu werden. 1932: Federn nimmt an der Wiener Universität das Studium der Rechts- und Staatswissenschaften auf, das als optimale Voraussetzung für eine Karriere als sozialistischer Funktionär gilt. 1934: Beginn des Engagements im Widerstand gegen den Austrofaschismus als illegaler Revolutionärer Sozialist und Trotzkist; 1936: Federn wird im März wegen seines antifaschistischen Engagements erstmals verhaftet und im Juli an der Universität zwangsexmatrikuliert, sodass ihm ein weiteres akademisches Studium verwehrt ist, im November wird er abermals verhaftet, diesmal wegen des Verdachts auf Hochverrat. 1937: Im Juni wird Federn aus Mangel an Beweisen aus der Haft entlassen. Beschäftigung mit Pädagogik und Psychoanalyse. 1938: Wenige Tage nach dem Einmarsch der Nationalsozialisten in Österreich wird Federn, der nicht nur aus politischen sondern auch aus „rassischen" Gründen – nach den Nürnberger Gesetzen gilt Federn als

Jude – gefährdet ist, von der Gestapo verhaftet. Seine spätere Ehefrau Hilde Paar, die in Wien bleibt, und seine Eltern versuchen, ihn zu befreien, was jedoch misslingt. Federns Vater Paul emigriert über Schweden, etwas später seine Mutter Wilma über die Schweiz nach New York. Noch im Mai 1938 wird Federn im Konzentrationslager Dachau inhaftiert, von wo er im September 1938 – wie das ganze Lager Dachau – ins KZ Buchenwald überstellt wird. Dort bleibt Federn bis zur Befreiung durch die Amerikaner am 11.4.1945 inhaftiert. Nach Kriegsausbruch wird Federn Nachtwächter (bis Oktober 1942), wodurch er allen Begegnungen mit der SS entzogen ist. Im August 1942 meldet er sich zur Ausbildung als Maurer (eine Tätigkeit, die er bis zur Befreiung innehat). Es werden insgesamt 200 Juden als Maurer ausgebildet, die im Oktober 1942 nicht nach Auschwitz transportiert werden. Federn – der während seiner gesamten Lagerhaft von seiner Lebensgefährtin durch Geld-, Kleidungs- und Nahrungsmittelsendungen ins KZ versorgt wird – ist einer der wenigen politischen und jüdischen Häftlinge, die ein Konzentrationslager überleben. 1945: Nach der Befreiung verzichtet der Trotzkist Federn auf eine Rückkehr ins sowjetisch besetzte Wien und flüchtet mit ehemaligen belgischen Lagerhäftlingen – die ihn zum belgischen Staatsbürger machen – nach Brüssel. 1946: Federns „Essai sur la psychologie de terreur", in dem er eine psychologische Analyse des nationalsozialistischen Lagersystems unternimmt, erscheint in Belgien. 1947: Heirat mit Hilde Paar in Brüssel, wo er als Schriftsteller lebt. 1948: Übersiedlung nach New York und Wiedersehen mit den Eltern; 1950: Beginn einer Lehranalyse bei Hermann Nunberg (die bis 1953 dauert); 1951: MSW (Master of Social Work) an der Columbia University. Er arbeitet als Familienberater, Sozialarbeiter und Psychotherapeut in New York und Cleveland (Ohio). Federns Arbeit ist von sozialreformatorischem Geist erfüllt und stützt sich auf Konzepte seines Vaters und August → Aichhorns; 1954: Erwerb der amerikanischen Staatsbürgerschaft; ab 1962 (bis 1975): Herausgabe der „Minutes of the Vienna Psychoanalytic Society" (4 Bände), gemeinsam mit Hermann Nunberg. 1972: Federn kehrt auf Einladung des Justizministers Christian Broda nach Österreich zurück, wo er ab 1973 als sozialpsychologischer Konsulent im Auftrag des österreichischen Justizministeriums in den Strafvollzugsanstalten Stein (Niederösterreich) und Favoriten (Wien) arbeitet (bis 1987). 1988: Federn wird Ehrenmitglied der Wiener Psychoanalytischen Vereinigung (WPV). Ernst Federn lebt mit seiner Frau Hilde in Wien, als US-Bürger in Österreich.

Wichtige theoretische Beiträge und Orientierungen

Ernst Federn, der bereits in seinen Jugendjahren ein im politischen (Untergrund-)Kampf engagierter Linkssozialist war, vertritt einen auf psychoanalytischer Basis beruhenden Zugang zur Sozialarbeit, die für ihn immer auch eine sozialreformatorische Tätigkeit war und ist. Bedeutsam sind auch Federns Studien zur Psychologie des Terrors und der Extremtraumatisierung. Mit der Herausgabe der Protokolle der Wiener Psychoanalytischen Vereinigung (WPV) und zahlreicher Artikel zur Geschichte der Psychoanalyse sowie zum Verhältnis von Psychoanalyse und Politik hat sich Federn auch einen Namen als Historiker der Psychoanalyse und Sozialwissenschafter gemacht.

Wesentliche Publikationen

(1946, 1989) Versuch einer Psychologie des Terrors. Psychosozial 37: 53–73
(1960) Some clinical remarks on the psychopathology of genocide. Psychiatric Quarterly 34: 538–549 [dt.: (1969) Einige klinische Bemerkungen zur Psychopathologie des Völkermords. Psyche 23: 629–639]
(1976) Marxismus und Psychoanalyse. In: Eicke D (Hg), Die Psychologie des 20. Jahrhunderts: III. Freud und die Folgen (1) (S 1037–1058). Zürich, Kindler
(1982) Grundlagen der Psychoanalyse und Neurosenlehre. München, Reinhardt
(1985) Das Verhältnis von Psychoanalyse und Sozialarbeit in historischer und prinzipieller Sicht. In: Aigner JC (Hg), Sozialarbeit und Psychoanalyse: Chancen und Probleme in der praktischen Arbeit (S 13–30). Wien, VWGÖ
(1988) Psychoanalysis: The fate of a science in exile. In: Timms E, Segal N (Eds), Freud in exile (pp 156–192). Yale, Yale University Press
(1990) Witnessing psychoanalysis: From Vienna back to Vienna via Buchenwald and the USA. London,

Karnac [dt.: (1999) Ein Leben mit der Psychoanalyse. Gießen, Psychosozial-Verlag]
(1992) Psychoanalyse und Politik: Ein historischer Überblick. Psychologie und Geschichte 3: 88–93
(1993) Zur Geschichte der psychoanalytischen Pädagogik. Psychosozial 53: 70–78
(1997) Zur Psychoanalyse der Psychotherapien. Tübingen, Edition diskord
(Hg) (1984) Freud im Gespräch mit seinen Mitarbeitern. Frankfurt/M., Fischer
Federn E, Federn W (Hg) (1956) Federn, Paul: Ichpsychologie und die Psychosen. Bern, Huber
Federn E, Wittenberger G (Hg) (1992) Aus dem Kreis um Sigmund Freud: Zu den Protokollen der Wiener Psychoanalytischen Vereinigung. Frankfurt/M., Fischer

Literatur zu Biografie und Werk

Fallend K (1994) Hoffnung Leben im Jahrhundert der Lager: Dem Sozialpsychologen Ernst Federn zum 80. Geburtstag. Werkblatt 33: 94–95
Kaufhold R (1994) Ernst Federn: Sozialist, Psychoanalytiker, Pädagoge. Eine Annäherung an sein Leben und Werk. In: Datler W, Finger-Trescher U, Büttner C (Hg), Jahrbuch für Psychoanalytische Pädagogik 6 (S 108–131). Mainz, Matthias Grünewald
Kaufhold R (Hg) (1998) Ernst Federn: Versuche zur Psychologie des Terrors. Material zum Leben und Werk von Ernst Federn. Gießen, Psychosozial-Verlag
Kuschey B (1994) Überlebender des Terrors und Mittler zwischen den Generationen: Zum achtzigsten Geburtstag von Ernst Federn. Werkblatt 32: 74–86
Plänkers T, Federn E (1994) Vertreibung und Rückkehr: Interviews zur Geschichte Ernst Federns und der Psychoanalyse. Tübingen, Edition diskord

Gernot Nieder

Federn, Paul

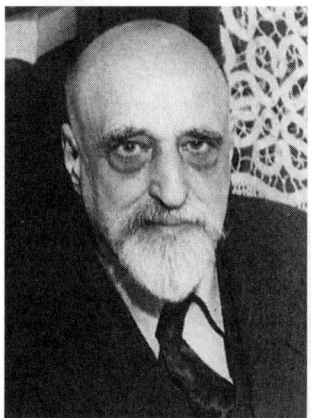

* 13.10.1871 in Wien; † 4.5.1950 in New York.

Psychoanalytiker, der sich insbesondere mit Psychosentherapie befasste.

Stationen seines Lebens und wichtige theoretische Beiträge und Orientierungen

Federn stammte aus einer liberalen jüdischen bürgerlichen Familie in Wien. Sein Vater, Salomon Federn, war Arzt, seine Mutter schrieb und engagierte sich in der sozialen Wohlfahrt. 1889 machte Federn die Matura am Akademischen Gymnasium und studierte anschließend an der Wiener Medizinischen Fakultät (Promotion 1895). Er praktizierte am Allgemeinen Wiener Krankenhaus, spezialisierte sich in Innerer Medizin und eröffnete 1902 seine Privatpraxis. Als Assistent von Hermann Nothnagel wurde er mit Sigmund → Freud bekannt. Ab 1903 nahm er an den Diskussionsabenden der Psychologischen Mittwoch-Gesellschaft in der Berggasse 19 teil. Er wurde einer der wichtigsten Psychoanalytiker und später Lehranalytiker der Wiener Psychoanalytischen Vereinigung; zu seinen Analysanden zählen beispielsweise August → Aichhorn, Heinrich Meng, Otto → Fenichel, Wilhelm → Reich und Edoardo → Weiss. Federn war Sozialist und setzte sich schon um die Jahrhundertwende für Reformen im ärztlichen Bereich ein, nach dem 1. Weltkrieg wurde er Mitglied der Sozialdemokratischen Partei Österreichs und fungierte als Bezirksrat. Bis 1938 gehörte Federn der Wiener

Sektion des Vorstands der Internationalen Psychohygiene-Bewegung an und war auch im Verein sozialistischer Ärzte aktiv. Der Psychoanalyse schrieb er eine wichtige Rolle beim Umbau der Gesellschaft zu und setzte sich für eine Verbreitung psychoanalytischer Erkenntnisse sowie für die Verkürzung und Verbilligung von Therapie ein. „Zur Psychologie der Revolution: Die vaterlose Gesellschaft" erschien 1919 als eines der ersten Bücher im Internationalen Psychoanalytischen Verlag, seine politischen Erfahrungen und sein soziales Engagement führten auch dazu, dass er sich später in einem Arbeitslosenprojekt in Wien-Ottakring einsetzte. Gemeinsam mit Heinrich Meng publizierte er 1924 das „Ärztliche Volksbuch" und 1926 das „Psychoanalytische Volksbuch" in der vom Hippokrates-Verlag betreuten Reihe „Bücher des Werdenden". Innerhalb des psychoanalytischen Vereins in Wien nahm Federn, als einer der loyalsten Schüler Freuds, zentrale Funktionen ein; 1924–38 war er stellvertretender Obmann der Vereinigung. Er wurde 1926 Mitherausgeber der Internationalen Zeitschrift für Psychoanalyse und 1931 der Zeitschrift für Psychoanalytische Pädagogik, letztere verließ er ein Jahr später auf Grund inhaltlicher Differenzen. Zu seinen wichtigsten Arbeiten zählen das zweibändige Werk „Die Psychosenanalyse" und seine Studien zur Ich-Psychologie. Er gilt als ein früher Vertreter der sogenannten Ich-Psychologie, die er für die Behandlung von Psychosen hervorhob. Seine Arbeiten kreisen um die Themen Narzissmus und Sadomasochismus. Lange bevor Kohut die Selbstpsychologie definierte, hat Federn eine Unterscheidung zwischen „Ich" und „Selbst" beschrieben. „Zum Unterschied von Freud war für Federn das Ich bereits seit der Geburt im Menschen vorhanden. Das Gefühl ‚Ich bin ich' ist für Federn das Ich. Dieses Gefühl kann aber gestört sein, und diese Störungen können zur Psychose führen, aber auch zu anderen schweren Beeinträchtigungen des Lebens. [...] Adler, Tausk und Federn waren die Pioniere der psychoanalytischen Ichpsychologie" (Federn, 1994: 63). 1938 emigrierte Paul Federn über Schweden nach den USA und konnte sich in New York niederlassen. Er wurde Ehrenmitglied der New York Psychoanalytic Society und versuchte seine

Forschungen zur Theorie und Therapie der Psychosen auszubauen. 1952, zwei Jahre nach seinem Selbstmord in New York, erschienen seine Schriften in dem Band „Ego psychology and the psychoses", herausgegeben von seinem Schüler Edoardo Weiss.

Wesentliche Publikationen

(1913) Die Quellen des männlichen Sadismus. Internationale Zeitschrift für Psychoanalyse 1: 29–49
(1919) Zur Psychologie der Revolution: Die vaterlose Gesellschaft. Wien, Internationaler Psychoanalytischer Verlag
(1932) Das Ich-Gefühl im Traume. Internationale Zeitschrift für Psychoanalyse 18: 145–170
(1933) Die Psychosenanalyse: Zur Indikation. Internationale Zeitschrift für Psychoanalyse 19: 207–210
(1933) Die Psychosenanalyse: Zur Technik. Internationale Zeitschrift für Psychoanalyse 19: 444–449
(1936) Zur Unterscheidung des gesunden und krankhaften Narzißmus. Internationale Zeitschrift für Psychoanalyse 22: 5–39
(1952) Ego psychology and the psychoses. New York, Basic Books (ed. by E. Weiss) [dt.: (1956) Ich-Psychologie und die Psychosen. Bern, Huber]
Federn P & Meng H (1949) Die Psychohygiene: Grundlagen und Ziele. Bern, Huber

Literatur zu Biografie und Werk

Federn E (1994) Paul Federn. In: Frischenschlager O (Hg), Wien, wo sonst! (S 60–64). Wien, Böhlau
Mühlleitner E (1992) Biographisches Lexikon der Psychoanalyse: Die Mitglieder der Psychologischen Mittwoch-Gesellschaft und der Wiener Psychoanalytischen Vereinigung 1902–1938. Tübingen, Edition diskord
Weiss E (1966) Paul Federn 1871–1950: The theory of the psychoses. In: Alexander F, Eisenstein S, Grotjahn M (Eds), Psychoanalytic pioneers (pp 142–159). New York, Basic Books

Elke Mühlleitner

Feldenkrais, Moshé

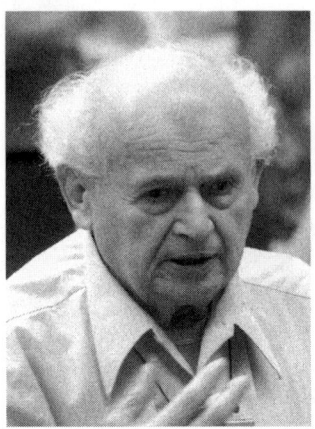

* 6.5.1904 in Slawuta, Ukraine/Russland; † 1.7.1984 in Tel Aviv, Israel.

Begründer der Feldenkrais-Methode und Gründer des Feldenkrais-Institutes Israel.

Stationen seines Lebens

1917 Emigration nach Palästina; Lehrer für Kinder mit Lernschwierigkeiten; 1928 Übersiedlung nach Paris; Ingenieurstudium in Maschinenbau und Elektrotechnik, Promotion in angewandter Physik, Mitarbeiter von Frederik Joliot-Curie (Atomforschung); 1936: Gründer des „Judoclub de Paris" (schwarzer Gürtel zweiten Grades); 1940: Flucht vor den Deutschen nach Schottland; Arbeit in der U-Boot-Ortungs-Forschung der Alliierten; wissenschaftliche Vorträge, die auf Kapiteln seines späteren Buches „Der Weg zum reifen Selbst" basierten; Judo-Unterricht; Verschlimmerung einer alten Fußballverletzung an den Knien. Durch das Studium seiner Körperbewegungen und die systematische Verfeinerung seines kinästhetischen Empfindens brachte er sich selbst bei, auf neue Art und Weise effizient und ohne Schmerzen zu gehen. Der Erfolg dieser Selbsterziehung war der Anfang seiner Lernmethode; 1951: Rückkehr nach Israel; zunächst Direktor der elektronischen Abteilung der israelischen Armee; dann ausschließlich mit Anwendung, wissenschaftlicher Fundierung und Weiterent-

Foto © Hans E. Czetczok.

wicklung seiner Methode befasst; 1968: erste Ausbildungsgruppe in Israel; zwei weitere Ausbildungen in den USA (1975 und 1981); in den 1970er Jahren zunehmende Bekanntheit, Übersetzung seiner zahlreichen Publikationen, Vortragsreisen in Europa und in den USA.

Wichtige theoretische Beiträge und Orientierungen

Feldenkrais' Interesse galt dem Zusammenhang von menschlicher Entwicklung, Lernen und Bewegung. Er war hierbei Forschender, Lehrender und Lernender zugleich. Ihm lag an einer Überwindung des Denkens in Gegensätzen (Theorie-Praxis; Körper-Geist; westliche-östliche Tradition). Er vertraute auf die Fähigkeit des – auf Lernen angelegten – Menschen zu Selbstleitung, Wachstum und Autonomie. Er kombinierte seine Judopraxis mit Kenntnissen aus der Physik, Mechanik und Elektrotechnik, der Anatomie, Biomechanik, Neurophysiologie, Neuropsychologie und Verhaltensphysiologie; Einflüsse der Philosophie von Emil → Coué, George I. Gurdieff, der Verhaltensforschung von Konrad Lorenz, von Jean Piaget, Milton → Erickson, F.-Mathias Alexander (Alexander-Technik), Elsa → Gindler und Heinrich Jakoby; Bezüge zur Evolutionstheorie (Charles Darwin) und der Gestaltpsychologie (Fritz → Perls). Feldenkrais hat den wissenschaftstheoretischen Paradigmenwechsel in der Physik in seine Methode einbezogen. Er dachte und experimentierte bereits in den 1940er Jahren in den Kategorien der Systemtheorie (Gregory → Bateson) und Kybernetik (Heinz von → Foerster). Er nutzte die Zirkularität von Sensomotorik (Viktor von → Weizsäcker) für Lernprozesse: Was ich wahrnehme, hängt davon ab, wie ich etwas tue und umgekehrt: wie ich etwas tue hängt davon ab, was ich wahrnehme. Bestätigung mancher seiner Annahmen aus den 1940er Jahren über die Funktionsweise des Nervensystems (z. B. Selbstorganisation des Gehirns) durch Arbeiten aus dem Bereich der Neurowissenschaften, der Kognitions- und Bewegungswissenschaften.

Wesentliche Publikationen

(1949) Body and mature behaviour: A study of anxiety, sex, gravitation and learning. London, Routledge and Kegan [dt.: (1994) Der Weg zum reifen Selbst: Phänomene menschlichen Verhaltens. Paderborn, Junfermann]

(1951) Higher Judo. London, Frederick Warne

(1978, 1996) Bewußtheit durch Bewegung: Der aufrechte Gang (Neuauflage). Frankfurt/M., Suhrkamp

(1979) Man and the world. In: Hanna T (Ed), Explorers of human mankind: Moshé Feldenkrais, Alexander Lowen, Ida Rolf, Charlotte Selver & Charles Brooks, Barbara Brown, Ashley Montagu, Karl Pribram, Carl Rogers, Margaret Mead (pp 19–29). San Francisco, Harper & Row

(1981) Abenteuer im Dschungel des Gehirns: Der Fall Doris. Frankfurt/M., Suhrkamp

(1987) Die Entdeckung des Selbstverständlichen. Frankfurt/M., Suhrkamp

(1989) Das starke Selbst. Frankfurt/M., Insel

(1990) Die Feldenkrais-Methode in Aktion: Eine ganzheitliche Bewegungslehre. Paderborn, Junfermann

Literatur zu Biografie und Werk

Friedmann ED (1989) Laban, Alexander, Feldenkrais: Pioniere bewußter Wahrnehmung durch Bewegungserfahrung. Drei Essays. Paderborn, Junfermann

Ginsburg C (1995) Gibt es eine Wissenschaft für die Feldenkrais-Magie? Vortrag auf der 1. European Feldenkrais Conference, 1.–5. Juni 1995 in Heidelberg. Feldenkrais Forum 27: 11–23

Hanna T (1984) Moshé Feldenkrais: The silent heritage. Somatics 5: 22–30

Klinkenberg N (2000) Feldenkrais-Pädagogik und Körperverhaltenstherapie. Stuttgart, Pfeiffer bei Klett-Cotta

Pieper B, Weise S (1996) Feldenkrais: Aufgaben, Tätigkeiten und Entwicklung eines neuen Arbeitsfeldes (Berufsbild). Bibliothek der Feldenkrais-Gilde 12: 9–12

Reese M (1991) Moshé Feldenkrais' Arbeit mit Bewegung – Milton Ericksons Hypnotherapie: Parallelen. Teil I, Heft 6; Teil II, Heft 7. München-Bad Salzuflen, Bibliothek der Feldenkrais-Gilde

Russell R (1999, 2004) Feldenkrais im Überblick (bearb. Neuauflage). Paderborn, Junfermann

Wurm F (1995) Nachwort. In: Feldenkrais M, Bewußtheit durch Bewegung (S 241–279). Frankfurt/M., Insel

Barbara Pieper & Sylvia Weise

Fenichel, Otto

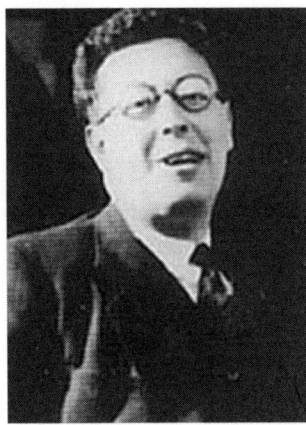

* 2.12.1897 in Wien; † 22.1.1946 in Los Angeles.

Psychoanalytiker und Autor grundlegender Schriften über psychoanalytische Neurosenlehre.

Stationen seines Lebens und wichtige theoretische Beiträge und Orientierungen

Fenichel stammte aus einer assimilierten jüdischen Familie in Wien. Er kam 1897 als Sohn eines Advokaten zur Welt. Nach seiner Reifeprüfung am Akademischen Gymnasium 1915 begann er an der Medizinischen Fakultät in Wien sein Studium der Medizin, das er 1921 abschloss. Während seiner Schulzeit begann er sich mit der Wiener Jugendkulturbewegung um Siegfried → Bernfeld auseinanderzusetzen, und die Jahre bis zum Umzug nach Berlin 1922 sind von seinem Engagement für Schulreform, Sexualreform, Aufklärung und Gleichstellung der Geschlechter gekennzeichnet. Er wurde im Akademischen Comité für Schulreform und der Wiener Mittelschülerbewegung aktiv und war regelmäßiger Teilnehmer der Wiener Sprechsäle. Sein Hauptinteresse galt der Sexualität und Aufklärung, dazu gründete er an der Wiener Universität im Rahmen des Vereins jüdischer Mediziner das Seminar für Sexuologie, ein Forschungs- und Diskussionsforum für Studierende sämtlicher Fachrichtungen, aber auch älteren Interessenten angrenzender Gebiete. Hier führte Fenichel Psychoanalyse und Medizin im Bereich der Sexualwissenschaft zusammen. Fenichel war schon vor seinem Studienantritt mit der Psychoanalyse in Berührung gekommen, ab 1915/16 besuchte er die Vorlesungen → Freuds regelmäßig und ab 1918 war er Gast der Wiener Psychoanalytischen Vereinigung. Fenichel lud in sein Seminar namhafte Vertreter der Psychoanalyse, Individualpsychologie und Medizin ein, Freud selber zählte zu den unterstützenden Personen im Hintergrund. Nach einem Semester Medizinstudium in Berlin wurde Fenichel 1920 Mitglied des Wiener Vereins. 1922 übersiedelte er nach Berlin, setzte seine psychoanalytische Ausbildung am Berliner Psychoanalytischen Institut fort (Analyse bei Sándor → Radó) und wurde 1926 in die Deutsche Psychoanalytische Gesellschaft übernommen. Fenichel war Assistent an der Berliner Poliklinik und wurde Dozent des Lehrinstituts. Bekannt in Berlin wurde er für seine Gründung des sogenannten „Kinderseminars", das er 1924 als Diskussionsmöglichkeit für jüngere Mitglieder und Kandidaten sowie an der Psychoanalyse Interessierte einrichtete. Alle vierzehn Tage traf man sich außerhalb des geregelten Ausbildungsbetriebs. Fenichel zählte zu den sozialkritischen Analytikern; gemeinsam mit seinen Freunden und Kollegen Bernfeld, Annie und Wilhelm → Reich, Edith → Jacobson, Erich → Fromm, Barbara Lantos u. a. wird er als marxistischer Analytiker rezipiert. Aufgrund seiner politischen Beobachtungen und seiner Einschätzung von Realität kam er zu der Auffassung, dass man die Psychoanalyse mit dem Marxismus in Einklang bringen müsse. Er reiste zwei Mal zu Studienzwecken nach Russland und baute seinen materialistischen naturwissenschaftlichen Standpunkt in den eigenen Publikationen aus. Dabei interessierte er sich vor allem für die Sozial- und Massenpsychologie. Innerhalb der psychoanalytischen Theorie war er – wie Reich – Kritiker der Todestriebtheorie Freuds. 1931, als sein Analytiker Radó nach New York wechselte, übernahm Fenichel die Schriftleitung der Internationalen Zeitschrift für Psychoanalyse, im selben Jahr erschien seine zweibändige „Spezielle Psychoanalytische Neurosenlehre". Fenichel musste 1933 Deutschland verlassen, ging mit einer Lehreinladung nach Oslo und fungierte als Sekretär der Dänisch-Nordischen Psychoanalytischen Gruppe, die ein Jahr später

Aufnahme in die Internationale Psychoanalytische Vereinigung fand. 1934 begann er auch sein über elf Jahre dauerndes Informations-Bulletin, die geheimen Rundbriefe, für seine vertriebenen Freunde zu schreiben. Hier sollten die Diskussionen der marxistischen Opposition weiter einen Raum finden, der politische und gesellschaftskritische Standpunkt weiter ausgebaut werden (vgl. Fenichel, 1998). 1935 zog er nach Prag und übernahm den Vorsitz der Prager Arbeitsgemeinschaft, einer Dependance der Wiener Psychoanalytischen Vereinigung. Drei Jahre später emigrierte er mit seiner Familie in die Vereinigten Staaten und wurde Lehranalytiker der Los Angeles Psychoanalytic Study Group. Fenichel nahm an den Diskussionen um den Aufbau der psychoanalytischen Vereinigung an der Westküste teil, versuchte sich für seine nicht-ärztlichen Kollegen einzusetzen und plädierte für eine solide niveauvolle Ausbildung. Er sah die Freudsche Psychoanalyse in den Vereinigten Staaten zunehmend einer theoretischen Verwässerung ausgeliefert, kritisierte die Anpassung an die Standards von Psychiatrie und akademischer Psychologie und plädierte für die Eigenständigkeit der Psychoanalyse. Dazu verlangte er eine grundlegende und einheitliche Freud-Übersetzung. 1944 wurde er Vize-Präsident der San Francisco Psychoanalytic Society. 1945 begann er die Anforderungen für sein State Board Exam in Form eines Internship einzulösen, um die ärztliche Lizenz für den Staate Kalifornien zu erlangen. Er starb während des Praktikums Anfang 1946. Fenichel hat kurz vor seinem Tod den Klassiker „Die Psychoanalytische Neurosenlehre" vollendet, das Buch fasste die psychoanalytische Theorie und Praxis systematisch zusammen und hatte jahrzehntelang eine zentrale Stellung in der psychoanalytischen Ausbildung.

Wesentliche Publikationen

(1945) The psychoanalytic theory of neurosis. New York, Norton [dt.: (1974–77) Psychoanalytische Neurosenlehre I-III. Olten-Freiburg, Walter; Nachdr.: (1997) Gießen, Psychosozial]
(1953–54) The collected papers of Otto Fenichel (ed. by H. Fenichel, D. Rapaport). New York, Norton [dt.: (1979–81) Aufsätze I-II. Olten-Freiburg, Walter; Nachdr.: (1998) Gießen, Psychosozial]

(1998) 119 Rundbriefe. Bd. 1: Europa (1934–1938); Bd. 2: Amerika (1938–1945) (hg. von E. Mühlleitner und J. Reichmayr). Basel, Stroemfeld
(2001) Probleme der psychoanalytischen Technik (hg. von M. Giefer und E. Mühlleitner). Gießen, Psychosozial

Literatur zu Biografie und Werk

Greenson RR (1966) Otto Fenichel: The encyclopedia of psychoanalysis. In: Alexander F, Eisenstein S, Grotjahn M (Eds) Psychoanalytic pioneers (pp 439–449). New York-London, Basic Books
Jacoby R (1983, 1985) Die Verdrängung der Psychoanalyse oder Der Triumph des Konformismus. Frankfurt/M., Fischer
Mühlleitner E (2001) Zur Biographie von Otto Fenichel (1897–1946). In: Fenichel O, Probleme der psychoanalytischen Technik (S 167–181). Gießen, Psychosozial

Elke Mühlleitner

Ferenczi, Sándor

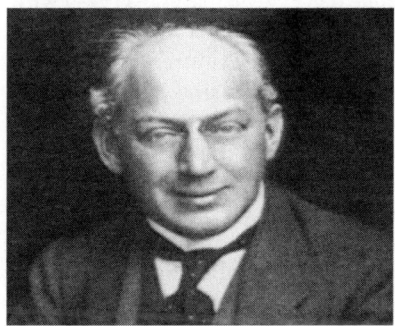

* 7.7.1873 in Miskolcz, Ungarn; † 22.5.1933 in Budapest.

Freuds vertrautester Kollege, im Spätwerk (1928–32) Vorreiter einer dialogischen Psychoanalyse; auch bedeutend für die Konstituierung der Psychoanalyse mit Psychotikern und Borderline-Patienten.

Stationen seines Lebens und wichtige theoretische Beiträge und Orientierungen

1890–96 Medizinstudium in Wien; Facharztausbildung in Budapest: 1897 Assistenzarzt am Szent Rókus-Spital und danach an der neurologisch-psychiatrischen Abteilung des Erzsébet-Armenhauses; von 1899 bis 1917 erscheinen in der medizinischen Fachzeitschrift „Gyógyászat" (Heilkunde) Ferenczis fast 100 neuro-psychiatrische Aufsätze (Mészáros, 1999); 1900 Eröffnung einer Privatpraxis für Neurologie; ab 1900 nimmt Ferenczi im Budapester Café Royal an einem geistigen Austausch mit avantgardistischen Künstlern Ungarns (Moreau-Ricaud, 1992) regelmäßig teil; 1907 wird er zum neurologischen Sachverständigen des Budapester Gerichtshofes bestellt; im selben Jahr beginnt er, → Freuds psychoanalytische Schriften zu rezipieren. Zunächst ist Ferenczi ein getreuer Anhänger Freuds, der 1910 – nach den ersten Kämpfen um das Freudsche Wahrheitsmonopol und nach dem Weggang von → Adler, → Jung und → Stekel – einen „Dogmatismus" (Wittenberger, 1999: 45) für die gesamte psychoanalytische Politik fordert. Von institutioneller Seite wird der entscheidende Schritt in diese Richtung getan, als die Psychoanalyse sich 1912 als „Geheimes Komitee" konstituiert. Indes, mit der gemeinsam mit → Rank verfassten Studie „Entwicklungsziele der Psychoanalyse" (1924) wird eine bewusste Abkehr von der Standardmethode vollzogen, weil beide Autoren die heilsame Kraft des Erlebens im Hier und Jetzt hervorheben. Eine qualitativ neue Stufe der Erkenntnis wird erreicht, als Ferenczi sich in seinem zukunftsweisenden Spätwerk (1928–33) jenseits von Übertragung und Gegenübertragung auf die existenziellen Erfahrungen der Güte, Demut, Bescheidenheit, Glaubhaftigkeit, Echtheit und Takt beruft. Durch diesen zeitgemäßen Rekurs auf → Bubers agnostischen Existenzialismus kann Ferenczi wie Rank, dem er für sein dialogisches Behandlungskonzept viel verdankt (Antonelli, 1997: 208ff.), die Grenzen der Freudschen Einpersonenpsychologie in Richtung auf Intersubjektivität überschreiten (Avello, 1998: 238ff.) und verdeutlichen, dass „ohne Sympathie keine Heilung" (1932) möglich ist. Zur Erreichung des Unerreichbaren, der Kontrafaktizität der Wahrheit zwischen Ich und Du, überschreitet Ferenczi den cartesianischen Dualismus und beginnt, eine konzeptionelle und behandlungsmethodische Vermittlung zwischen Psychoanalyse und der im Entstehen begriffenen Körperpsychotherapie zu erarbeiten. Zudem nützt er die Kinderpsychoanalyse, die er für Erwachsene umkomponiert. Damit die Räume der kindlichen Erfahrung in einer regressi-

onsorientierten Psychoanalyse betreten werden können, führt Ferenczi komplementär zum Freudschen Abstinenzprinzip das Prinzip der Gewährung ein. Außerdem kommt er seinen Patienten entgegen, indem er diesen Erfahrungen der Geborgenheit, Ruhe und Entspannung anbietet. Wegen seines verfrühten Todes war es Ferenczi nicht mehr gegeben, seinen Entwurf zu einer dialogischen Psychoanalyse (vgl. → Lorenzers sozial- und kulturwissenschaftlicher Transformationsversuch der Psychoanalyse) weiter auszugestalten. Dementsprechend ist das „Klinische Tagebuch" (1932) kein Schwanengesang, sondern die Vorbedeutung einer beziehungsphilosophischen Psychoanalyse, die wegen ihrer unbestechlichen Kritik an der „Hypokrisie der Berufstätigkeit" von der prinzipiellen behandlungsmethodischen Gleichheit von Analytiker und Analysand ausgeht, sodass – im Sinne Bubers – die Mutualität des Austausches das hermeneutische Kriterium der Wahrheit ist. Diese konsequent zu Ende gedachte Wechselseitigkeit beinhaltet das Recht des Patienten, den Analytiker empathisch zu verstehen und die Aufgabe des Analytikers, seine Gegenübertragungen offenzulegen. Genau besehen ist Ferenczis Modell der Mutualität der nervus rerum seines Gesamtwerks, zu dem er sich schon 1910 mit unverkennbarem Bezug auf Platons „Symposion" bekennt, indem er seinem Ideal der Freundschaft ein Vollkommenheitspostulat unterlegt: die „Sehnsucht nach absoluter gegenseitiger Offenheit". Die Machthaber der konservativen Psychoanalyse (→ Eitingon, Freud, → Jones, Sachs, → Waelder) ließen nichts unversucht, Ferenczis Vermächtnis totzuschweigen oder diesem durch die Paranoia-Legende unsäglichen Schaden anzutun (hierzu passt übrigens auch, dass er an perniziöser Anämie starb, also an keiner „geistigen Störung"; vgl. Jones, 1962, III: 214). Aus diesem Grunde gibt es im internationalen Buchhandel weiterhin keine vollständige Ferenczi-Ausgabe, die den Maßstäben einer textkritischen Gesamtausgabe vollauf entspräche. Nach Jahrzehnten einer vehementen Pathologisierung des „Klinischen Tagebuchs" (1932) wurde diese bedeutsame autobiografische Studie 1985 erstmals publiziert, zunächst auf Französisch, 1988 auf Deutsch, Englisch, Italienisch und Spanisch. Von diesem Hauptwerk Ferenczis nahm die internationale Ferenczi-Forschung und die Weiterentwicklung der Psychoanalyse in den 1990er Jahren ihren Ausgang. Und erst 1992 erscheint eine Teilausgabe der ungarischen Budapester Schriften auf Italienisch (herausgegeben von Mészáros & Casonato, 1992), obwohl diese neuropsychiatrischen Arbeiten mit der ferenczianischen Psychoanalyse eine Substanzgemeinschaft bilden (Lorin, 1983). Im internationalen Buchhandel ist keine textkritische Gesamtausgabe der Ferenczi-Schriften erhältlich. In der deutschen, von Balint besorgten Ausgabe fehlen neben einer ganzen Aufsatzsammlung (1922) etliche psychoanalytische Aufsätze und die gemeinsam mit Rank verfasste zukunftsweisende Arbeit (1924), dazu die sieben in der Zeitschrift „Nyugat" (Westen) veröffentlichten Artikel. Etwa 70 Jahre mussten verstreichen, bis die kulturgeschichtlich so eminent wichtige Korrespondenz zwischen Ferenczi und Freud seit 2000 auf Englisch und Französisch komplett vorlag. Die Originalausgabe dieser Briefschaften auf Deutsch ist weiterhin im Entstehen begriffen. Ferner fehlen die hochbedeutsamen Briefschaften zwischen Ferenczi und Rank sowie einige andere Briefreihen. Die vierbändige Ausgabe der „Rundbriefe des ‚Geheimen Komitees'" gibt einen historiografischen Einblick in Ferenczis Rolle in Freuds konspirativer Psychoanalyse.

Wesentliche Publikationen

(1922) Populäre Vorträge über Psychoanalyse. Leipzig-Wien-Zürich, Internationaler Psychoanalytischer Verlag
(1924) Entwicklungsziele der Psychoanalyse. Leipzig-Wien-Zürich, Internationaler Psychoanalytischer Verlag
(1972) Bausteine zur Psychoanalyse (4 Bde.). Bern, Hans Huber
(1985) Journal clinique. Paris, Payot
(1992) La mia amicizia con Miksa Schächter: Scritti preanalitici 1899–1908. A cura di J. Mészáros e M. Casonato. Torino, Boringhieri
(1993) De la médicine à la psychanalyse. Paris: Presses Universitaires de France

Literatur zu Biografie und Werk

Antonelli G (1997) Il mare di Ferenczi: La storia, il pensiero, la tecnica di un maestro della psicoanalisi. Roma, Di Renzo Editore

Haynal AE (2002) Disappearing and reviving: Sándor Ferenczi in the history of psychoanalysis. New York, Karnac
Jiménez Avello J (1998) Para leer a Ferenczi. Madrid, Ed. Biblioteca Nueva
Kurcz G, Lorin C (Eds) (1994) Les écrits de Budapest. Paris, E.P.E.L.
Lorin C (1983) Le jeune Ferenczi. Paris, Aubier
Mészáros J (1999) Ferenczi Sándor: A pszichoanalízis felé. Fiatalkori Írások 1897–1908. Budapest, Osiris Kiadó
Moreau-Ricaud M (Ed) (1992) Écrivains hongrois autour de Sándor Ferenczi. Paris, Gallimard
Sabourin P (1985) Ferenczi et grand vizir secret. Paris, Editions Universitaires
Wittenberger G, Tögel C (Hg) (1999) Die Rundbriefe des „Geheimen Komitees". Bd. 1: 1913–1920. Tübingen, Edition diskord
Wittenberger G, Tögel C (Hg) (1999, 2001) Die Rundbriefe des „Geheimen Komitees". 1913–1920; 1921. Tübingen, Edition diskord

Norbert Nagler

Foerster, Heinz von

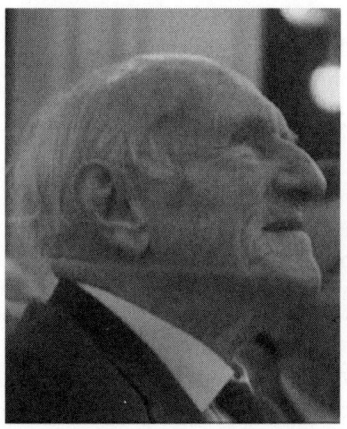

* 13.11.1911 in Wien; † 2.10.2002 in Pescerado, Kalifornien.

Pionier der Kybernetik und Systemwissenschaft, Mitbegründer des radikalen Konstruktivismus, Biologe, Physiker, Mathematiker und Philosoph.

Stationen seines Lebens

Aufgewachsen in einer bürgerlichen Wiener Familie mit künstlerischen Neigungen, Beginn einer abenteuerlichen Lebensgeschichte; Studium der technischen Physik an der Technischen Hochschule Wien; während dieser Zeit kam er mit dem Philosophenzirkel des „Wiener Kreises" in Kontakt und setzte sich mit Wittgensteins „Tractatus logico philosophicus" auseinander; nach Abschluss des Studiums versuchte er sich als Laborant in der Forschung und in der Industrie; 1944 Promotion zum Dr. phil. (Physik) an der Universität Breslau; Tätigkeit beim Rundfunk und in Forschungslaboratorien; 1949 emigrierte er mit einer quantenphysikalischen Theorie des Gedächtnisses im Gepäck in die USA; ab 1951 bis zur Pensionierung Inhaber der Lehrkanzel für Schwachstromtechnik an der University of Illinois in Urbana; 1962–75 Professor für Biophysik; 1949–55 war er Mitorganisator und Mitherausgeber der Tagungen der Joshua Macy Jr. Foundation, die damals die kognitiven Vordenker zusammenführte und entscheidend für die weitere Entwicklung der Kybernetik war. Zusammenarbeit mit Pionieren der Kybernetik wie Norbert Wiener, Warren McCulloch, John von Neumann und Gregory → Bateson; 1958 Gründung des legendären Biologischen Computer Labors (BCL) an der Universität Illinois, das zu einem disziplinübergreifenden Sammelpunkt für Logiker, Mathematiker, Informatiker, Neurophysiologen und Sozialwissenschaftler auf der gemeinsamen Suche nach der Struktur und der Organisation von Kognitionsprozessen avancierte; in diesem Zentrum der kognitionswissenschaftlichen Forschung wurde die Kybernetik zweiter Ordnung entwickelt; 1956/57 und 1963/64 Guggenheim-Fellow; 1963–65 Präsident der Wenner-Gren-Stiftung für Anthropologische Forschung; 1971/72 Sekretär der Josiah-Macy-Stiftung für das Kybernetik-Programm; 1976 Emeritierung von der Universität Illinois, Umzug nach Pescadero (Kalifornien); seither weltweite Vortragstätigkeit als leidenschaftlicher, charismatischer und anekdotenreicher Erzähler, hunderte wissenschaftliche Veröffentlichungen, u. a. zur Erkenntnistheorie und zum radikalen Konstruktivismus; zahlreiche Ehrungen.

Wichtige theoretische Beiträge und Orientierungen

Obwohl selbst kein Psychotherapeut, trug Heinz von Foerster – ebenso wie Ernst von Glasersfeld – mit seinen erkenntnistheoretischen Arbeiten wesentlich zum Paradigmenwechsel bei (von der Kybernetik erster zur Kybernetik zweiter Ordnung), der zu Beginn der 1980er Jahre die systemische Therapie grundlegend veränderte. Wichtig wurden in diesem Feld vor allem seine Beiträge zur Einheit von Beobachter und Beobachtetem, zu Kognition und radikalem Konstruktivismus (Realität wird nicht entdeckt, sondern von uns Menschen konstruiert), zu Theorien des Gedächtnisses und zum Begriff der Selbstorganisation. Schlüsselbegriffe wie Beobachtung, Materie, Wahrnehmung, Gedächtnis, Bewusstsein und Ethik werden in brillianter Weise miteinander in Beziehung gebracht. Statt eine „objektive Welt" zu erforschen, gilt es die biologisch bedingte Operationalität desjenigen ins Auge zu fassen, der jene Welt erschafft, d. h. sich mit dem Beobachter zu befassen als demjenigen, der beim Beobachten sowohl das Beobachtete als auch den Beobachtenden hervorbringt. Beschreibungen (z. B. Problembeschreibungen des Klienten, diagnostische Beschreibungen des Therapeuten) führen auf deren Erzeuger zurück, sie spiegeln die Art und Weise unseres Beobachtens wider. Beschreiben vollzieht sich selbstreferentiell, es gestaltet einen geschlossenen Bereich rekursiver, d. h. auf sich selbst wirkender Operationen. Heinz von Foerster macht (Psychotherapeuten) auf die unvermeidlichen blinden Flecken („Wir sehen nicht, dass wir nicht sehen") und Idiosynkrasien des Beobachters aufmerksam, der sich dem vermeintlich von ihm unabhängigen Objekt der Beschreibung nähert. Er hat den erkenntniskritischen Zweifel in die Kybernetik eingeführt und auf diese Weise die eher mechanistischen Vorstellungen der frühen Kybernetiker (und kybernetisch orientierten Familientherapeuten) irritiert, die familiäre Strukturen und Problemmuster als von außen „objektiv" erkennbar und veränderbar betrachteten (Kybernetik erster Ordnung). Die Einführung der Beobachterabhängigkeit von Aussagen und Beschreibungen (Kybernetik zweiter Ordnung) hatte für die Systemische Therapie zur Folge, dass der Therapeut von der Rolle des Experten für Problementstehung und Problemlösung zu einem partnerschaftlichen Rollenverständnis (Therapeut als Experte für einen hilfreichen Gesprächsprozess) überwechseln konnte. Mit der enormen thematischen Bandbreite seiner wissenschaftlichen Arbeit hat Heinz von Foerster neben der Psychotherapie eine Vielzahl unterschiedlichster anderer Disziplinen beeinflusst und geprägt; von der Philosophie über die Literaturwissenschaft und technischen Disziplinen bis hin zu den Wirtschaftswissenschaften sind seine Einsichten in „das Erkennen des Erkennens" anwendbar.

Wesentliche Publikationen

(1981) On cybernetics of cybernetics and social theory. In: Roth G, Schwegler H (Eds), Self-organizing systems (pp 102–105). Frankfurt/M., Campus
(1985) Sicht und Einsicht: Versuche zu einer operativen Erkenntnistheorie. Braunschweig, Vieweg
(1993) KybernEthik. Berlin, Merve
Foerster H v, Glasersfeld E (1999) Wie wir uns erfinden: Eine Autobiographie des radikalen Konstruktivismus. Heidelberg, Carl Auer
Foerster H v, Pörksen B (1998) Wahrheit ist die Erfindung eines Lügners: Gespräche für Skeptiker. Heidelberg, Carl Auer

Literatur zu Biografie und Werk

Müller A, Müller KH (Hg) (1997) Heinz von Foerster: Der Anfang von Himmel und Erde hat keinen Namen. Eine Selbsterschaffung in 7 Tagen. Wien, Dökker
Segal L (1986) Das 18. Kamel oder die Welt als Erfindung: Zum Konstruktivismus Heinz von Foersters. München, Piper
Watzlawick P, Krieg P (Hg) (1991) Das Auge des Betrachters: Beiträge zum Konstruktivismus. Festschrift für Heinz von Foerster. München, Piper

Andrea Brandl-Nebehay

Fonagy, Peter

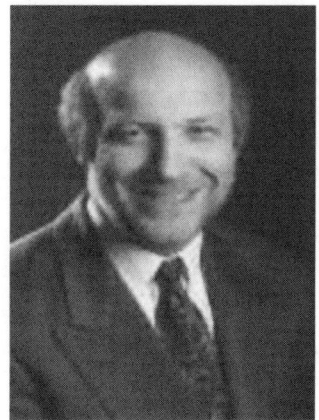

* 14.8.1952 in Budapest.

Implementierte unorthodoxe Forschungsmethoden in die Psychoanalyse.

Stationen seines Lebens und wichtige theoretische Beiträge und Orientierungen

1980 Diplom der British Psychological Society in Klinischer Psychologie; ebenfalls 1980 Philosophisches Doktorat (Ph.D.) mit der Dissertation „The use of low signal-to-noise ratio stimuli for highlighting functional differences between the two cerebral hemispheres"; Stipendium des Medical Research Council vom University College in London. Noch während des Studiums (1972) hatte Fonagy den MacDougall-Preis in Psychologie vom University College of London erhalten.

Am Beginn seiner psychoanalytischen Karriere war juveniler Diabetes eines von Fonagys wichtigsten Forschungsthemen: In Kooperation mit dem Maudsley Hospital in London und der Hampstead Child Therapy Clinic interessierten ihn die psychologischen Aspekte von jugendlichen Diabetikern, besonders die Frage nach möglichen Ursachen des Nicht-Befolgens ärztlicher bzw. therapeutischer Ratschläge (Non-Compliance). Neben Problemen mit dem Körperschema und der inadäquaten Selbstwahrnehmung wurde vor allem den interpersonellen Konflikten breiter Raum gewidmet. Entsprechend dem zu diesem Zeitpunkt bestehenden Forschungsschwerpunkt in Kinderanalyse wurde er 1989 Director des Anna Freud-Research Center in London, eine Position, die Fonagy immer noch inne hat. In den frühen 1990er Jahren konzentrierte sich sein Interesse auf die Evaluation von psychotherapeutischen Konzepten. So wurde zum Beispiel von der Gatsby Foundation ein Projekt betreffend eine retrospektive Evaluation der Psychotherapie im Kindesalter bei zum Zeitpunkt der Untersuchung erwachsenen Personen gefördert. Zurückgreifend auf → Bowlby befasste sich Fonagy mit Attachment-Forschung im Zusammenhang mit frühkindlichen Traumatisierungen. Seine psychoanalytischen Projekte schlossen zunehmend auch eine Beforschung des sozialen Umfelds mit ein. Seit 1995 ist Fonagy auch Direktor des Child and Family Center der Menninger Clinic. Ein zentrales Thema seiner psychoanalytischen Forschung sind die mentale Repräsentation und die mentalen Prozesse im Zusammenhang mit psychischen Veränderungen. In der Britsh Psychoanalytical Society, in welcher Fonagy seit 1982 Mitglied und seit 1995 Lehranalytiker ist, hat er eine wesentliche Position in der Psychoanalyseforschung inne, vor allem in Bezug auf Psychotherapie-Prozess-Forschung. Seine internationale Anerkennung ist durch zahlreiche Preise dokumentiert, wie u. a. 1993 durch den Journalisten-Preis für den besten wissenschaftlichen Artikel von der American Psychoanalytic Association. Ehrende Einladungen, Mitgliedschaften in wissenschaftlichen Vereinen, Gastprofessuren, z.B. an der Harvard Medical School, der McGill University in Montreal, Vortragender der Anna Freud-Memorial Vorlesung und des Symposiums „On countertransference" der Universitätsklinik für Tiefenpsychologie und Psychotherapie in Wien zeugen von seiner Kompetenz als Vortragender. Fonagy ist Herausgeber etlicher wissenschaftlicher Zeitschriften und Serien wie z.B. der „Psychoanalysis Unit" und (zusammen mit Anne-Marie Sandler) der „Anna Freud Centre Joint Monograph Series", und er ist im Editorial Board und Reviewer zahlreicher wissenschaftlicher Zeitschriften. Sein wissenschaftliches Werk umfasst bislang etwa 120 Publikationen in renommierten Fachzeitschriften sowie acht Bücher; weiters ist er Herausgeber von sechs Büchern sowie Autor von über 60 Buchkapitel.

Seine Lehrtätigkeit gilt Studenten der Psychologie sowie der Lehre in der British Psychoanalytical Society. Seine wichtigste derzeitige Position ist die des Freud Memorial Professor of Psychoanalysis an der University of London, die er seit 1992 inne hat. Eine weitere wichtige Funktion hat Fonagay als konstruktiv-kritischer Berater für Psychoanalytiker in Ausbildung bei deren Forschungsvorhaben.

Wesentliche Publikationen

(1982) The integration of psycho-analysis and empirical science: A review. International Review of Psycho-Analysis 9: 125–145

(1989) On the integration of cognitive-behaviour therapy with psychoanalysis. British Journal of Psychotherapy 5: 557–563

(1996) Psychoanalysis and cognitive analytic therapy: The mind and th self. British Journal of Psychotherapy 11: 576–585

(2001) Attachment theory and psychoanalysis. New York, Other Press

Chiesa M, Fonagy P, Holmes J, Drahorad C, Harrison-Hall A (2002) Health service use costs by personality disorder following specialist and nonspecialist treatment: A comparative study. Journal of Personality Disorders 16: 160–173

Fonagy P, Moran GS (1990) Studies on the efficacy of child psychoanalysis. Journal of Consulting and Clinical Psychology 58: 684–695

Fonagy P, Moran GS, Lindsay MK, Kurtz AB, Brown R (1987) Psychological adjustment and diabetic control. Archives of Disease in Childhood 62: 1009–1013

Moran GS, Fonagy P (1987) Psychoanalysis and diabetic control: A single-case study. British Journal of Medical Psychology 60: 357–372

Roth A, Fonagy P, Parry G, Woods R, Target M (1996) What works for whom? A critical review of psychotherapy research. New York, Guilford Press

Wolpert M, Fuggle P, Cottrell D, Fonagy P, Phillips J, Pilling S, Stein S, Target M (2002) Drawing on the evidence: Advice for mental health professionals working with children and adolescents. London: The British Psychological Society

Marianne Springer-Kremser
& Martin Voracek

Fordham, Michael

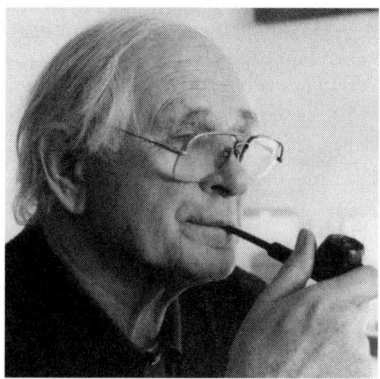

* 4.8.1905 in London; † 14.4.1995 in Chalfont St Peter, Bucks.

1946–95 leitende Persönlichkeit der Analytischen Psychologie in Großbritannien.

Stationen seines Lebens

Fordham wuchs in Hartfordshire auf und studierte in Cambridge Medizin und Physiologie. Er las erstmals 1933 Arbeiten von C.G. → Jung und war 1934–36 in Analyse bei H.G. („Peter") Baynes (1882–1943), dem engen Mitarbeiter und Übersetzer Jungs. Eine von Baynes empfohlene Analyse bei Jung in Zürich kam mangels einer Möglichkeit, dafür vor Ort Geld zu verdienen, nicht zustande. 1937–40 war Hilde Kirsch seine Analytikerin (1902–1978, aus Berlin über Palästina und London in die USA emigriert wie Ehemann James Kirsch; beide trugen ab Anfang der 1940er Jahre wesentlich zum Aufbau der Analytischen Psychologie in Los Angeles bei). Fordham arbeitete zunächst in der Erwachsenenpsychiatrie und lernte ab 1934 Kinder- und Jugendpsychiatrie am London Child Guidance Training Center, das später Teil des heutigen Tavistock Centers wurde. Die zweite, Anfang der 1940er Jahre mit Frieda Fordham geschlossene Ehe war ihm die emotionale Grundlage seiner kreativsten Schaffensperiode. 1946 gründete er in London die Society for Analytical Psychology (SAP) mit, der er mehrfach vorstand und deren Ausbildungsprogramme für Kinder- wie auch Erwachsenenanalytiker er in entsprechenden Funktionen maßgeblich prägte. Fordham wurde leitender Herausgeber der Collected Works (CW), Jungs Gesammelter Werke (GW), die zuerst in englischer Sprache herausgegeben wurden. Fordham wählte mit Jungs Einverständnis aus dessen Gesamtwerk die zu inkludierenden Arbeiten aus, stellte die Einzelbände zusammen und bestimmte die Abfolge der Veröffentlichungen. Die betreffenden Bände erschienen jeweils erst einige Jahre später auf Deutsch. Für die ersten 15 Jahre war Fordham auch Herausgeber des 1955 gegründeten internationalen „Journal of Analytical Psychology", dem er durch die Gewichtung der Beiträge einen klinischen Schwerpunkt gab. Fordham war auch Vorsitzender der Medical Section der British Psychological Society und der Sektion Psychotherapie der Royal Medico Psychological Association (seit 1971 Royal College of Psychiatrists). In diesen dachverbandsartigen Foren trafen Psychoanalytiker und Jungianer zusammen, die den fachlichen Austausch pflegten und sich periodisch in den Funktionen abwechselten. Noch 1966 fand eine gemeinsame Tagung zu Übertragung und Gegenübertragung mit Beiträgen u. a. von → Winnicott, Rickman, Fordham und Plaut statt.

Wichtige theoretische Beiträge und Orientierungen

In den 1940er Jahren noch gängige Auffassungen in der Analytischen Psychologie sahen kindliche Störungen im Wesentlichen als Widerspiegelung von Konflikten der Eltern, die man daher zur Heilung des Kindes behandeln müsse; auch finde die Individuation mit vom archetypischen Selbst ausgehender symbolischer Aktivität erst in der zweiten Lebenshälfte statt. In der kinderpsychiatrischen Ausbildung orientierte sich Fordham jedoch außer an Jung auch stark am Werk von Melanie → Klein, das ihm für die tägliche Arbeit wesentlich war. Ihre Aussagen über frühe unbewusste Fantasien des Kindes fand er vereinbar mit der Archetypenlehre. Fordham vertrat die Auffassung, schon beim Abstillen entstehe eine Gegensatzspannung, deren symbolische Lösung durch das Imaginieren der Brust das Aushalten neu aufgetretener depressiver Betroffenheit ermögliche. Dies sei bereits als Wirken der transzendenten Funktion beim Kleinkind verstehbar und ein

145

Schritt der Individuation. Fordham kam aufgrund seiner langjährigen Beschäftigung mit Kindern (darunter Kriegswaisen) einschließlich deren archetypischen Traummaterials zu der Überzeugung, dass die Entwicklung der kindlichen Psyche im Zusammenspiel eigenständiger „Deintegrate" des primären Selbsts mit der Umgebung erfolge (archetypisches Selbst). Fordham legte großen Wert auf die Arbeit mit Übertragung und Gegenübertragung und führte für u. a. schon von Paula → Heimann beschriebene Phänomene die begriffliche Unterscheidung von syntoner und illusorischer Gegenübertragung ein. Auf Fordhams Lebenswerk geht es zurück, dass viele Analytische Psychologen in England und teilweise auch an Instituten in anderen Ländern heute in ihrer Arbeit eine Mischung aus Analytischer Psychologie und Objektbeziehungstheorien ausüben. Seine Arbeiten wurden bis in die 1960er Jahre kontrovers diskutiert und gelten inzwischen als Grundstock der Theorien der Analytischen Psychologie über die kindliche Entwicklung und die therapeutische Beziehung. Fordham fand die Einordnung seines Werkes als grundlegend für eine sogenannte entwicklungspsychologische Richtung in der Analytischen Psychologie weniger glücklich, da er die gesamte Jungsche Psychologie mit ihrem Individuationskonzept als ohnehin entwicklungsorientiert bis ins hohe Alter sah.

Wesentliche Publikationen

(1950, 1970, 1971) Über die Entwicklung des Ichs in der Kindheit. Analytische Psychologie 2: 207–230
(1957) New developments in analytical psychology. London, Routledge & Kegan Paul
(1969) Children as individuals. London, Hodder & Stoughton
(1974) Defences of the self. Journal of Analytical Psychology 19: 192–199
(1976a) Jungian psychotherapy: A study in analytical psychology. London, Karnac
(1976b) The self and autism. London, Heinemann
(1979) The self as an imaginative construct. Journal of Analytical Psychology 24: 18–30
(1980a) Review of the Kleinian development by Meltzer, D. Journal of Analytical Psychology 25: 201–204
(1980b) The emergence of child analysis. Journal of Analytical Psychology 25: 99–122
(1985) Explorations into the self. London, Karnac

Literatur zu Biografie und Werk

Astor J (1995) Michael Fordham: Innovations in analytical psychology. London, Routledge [mit vollständiger Fordham-Bibliographie]
Fordham M (1993) The making of an analyst. London, Free Association Books
Kirsch T (2000) The Jungians: A comparative and historical perspective. London, Routledge
Samuels A (1985, 1989) Jung und seine Nachfolger. Stuttgart, Klett-Cotta
Stevens A (1998) Intelligent person's guide to psychotherapy. London, Duckworth

Andreas von Heydwolff

Forel, August(e)

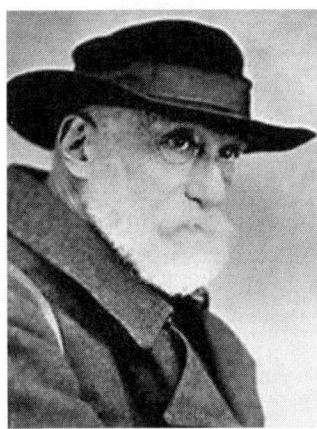

* 1.9.1848 auf dem Landgut LaGracieuse bei Morges, Schweiz; † 27.7.1931 in Yvorne, Schweiz.

Einer der wichtigsten Vertreter und Wortführer der deutschsprachigen Hypnose des ausgehenden 19. Jahrhunderts.

Stationen seines Lebens

Sohn eines streng calvinistischen Landwirtes und einer frommen, zwanghaft ängstlichen Mutter, die ihren Sohn nicht die Volksschule besuchen lässt, weil sie den rohen Einfluss der Dorfjugend fürchtet. Durch solche soziale Deprivation entsteht schon früh eine reiche Fantasiewelt und Liebe zur Natur, speziell Neugierde zu den Ameisen, deren reiches Sozialleben den jungen Forel fasziniert. Darwins Beschreibung der Entwicklung der Arten ist ein weiterer Schritt auf seinem Weg zu den Naturwissenschaften. 1866–71 Studium der Medizin an der Universität Zürich. Nachdem er dort durch das medizinische Staatsexamen gefallen war, geht er nach Wien zu Theodor Meynert, wo er 1872 seinen Doktor der Medizin erwirbt. 1873 wird er Assistenzarzt bei seinem früheren Lehrer Gudden in München und widmet sich hier seinem Hauptinteresse, der Hirnanatomie. Mit Hilfe eines verbesserten Mikrotoms konnte er als erster mikroskopische Schnitte durch das gesamte Hirn legen. 1877 habilitierte er sich und veröffentlichte eine erste Arbeit über bis dahin unbekannte Teile der Hirnanatomie, der weitere bahnbrechende Arbeiten über Funktion und Anatomie der Neuronen und schließlich 1894 „Gehirn und Seele" folgten. 1879–98 war er Direktor des Burghölzli in Zürich, gleichzeitig Professor für Psychiatrie an der Universität Zürich. Während dieser Jahre erwacht sein Interesse für Hypnose. 1988 gründete er zusammen mit Eugen Bleuler ein Komitee für die Errichtung eines Trinkerasyls und 1889 die erste Anstalt, da er von der Notwendigkeit spezieller Heilstätten zur Behandlung von Alkoholkranken überzeugt war; die beeindruckenden Behandlungserfolge des sehr religiös orientierten „Blauen Kreuzes" interpretierte er nach eingehenden Studien so, „dass nicht die christliche Richtung, sondern das Beispiel der Abstinenz der Werbenden verbunden mit intensiver Hingebung für die Trinker und eine gute Vereinsorganisation die Hauptsache sei" (1935: 121). Er war während seiner ganzen Laufbahn um soziale Reformen bemüht, beispielsweise um das Auftreten von Geisteskrankheiten, Alkoholismus und Syphilis zu verhindern. Ein weiteres, bis dahin neues Gebiet bearbeitete Forel in revolutionärer Weise mit seinem Werk „Die sexuelle Frage" (1905). Nach der Emeritierung konnte er sich wieder mehr seinem Hobby, dem Studium der Psychologie der Ameisen zuwenden.

Wichtige theoretische Beiträge und Orientierungen

1887 besuchte er → Liébeault und → Bernheim in Nancy und wurde ein enthusiastischer Anhänger der Schule von Nancy. Er praktizierte und lehrte danach am Burghölzli und an der Universität Hypnose à la Nancy und publizierte seine Erfahrungen und Ergebnisse (1889). Aufgrund seiner hirnphysiologischen Kenntnisse konzipiert er Hypnose und Suggestion als einen psychophysiologischen Vorgang der Dissoziation von Hirntätigkeit; sie stellen einen regelnden Eingriff in die assoziative Dynamik der Seele dar und sind ein Rüstzeug für die Therapie. „Zugleich wurde mir das Verständnis der Beziehungen zwischen Gehirn und Seele oder der Gehirnphysiologie und der Psychologie, somit der wahre Monismus respektive die Einheit zwischen Gehirn- und Seelenerscheinungen, zunächst fast wie intuitiv, bald aber infolge eigener Experimente wissenschaftlich verständlich" (1935: 132). Darüber hinaus hat Suggestion aber auch einen allgemeinen Einfluss in der Pädagogik, denn Erziehung ist eng mit Suggestion gekoppelt. Im Gegensatz zur Nancy-Schule kann Forel nicht sehen, dass Hypnose willenlos mache; durch Suggestionen könne man zwar die momentane Richtung des Willens beeinflussen, nicht aber die grundsätzliche Willensbeschaffenheit und Charaktereigenschaft eines Menschen. Ab 1893, verstärkt dann seit 1896 nahm er maßgeblichen Einfluss auf Inhalt und Entwicklung der „Zeitschrift für Hypnotismus", u. a. über seinen Schüler Oskar → Vogt, der diese Zeitschrift „unter besonderer Förderung von August Forel" ab Band 4 herausgab. So wurde Forel zu einem der Wortführer der deutschsprachigen Hypnose des ausgehenden 19. Jahrhunderts. Mit Nachdruck trat er dafür ein, Hypnose zu einem ernsthaften Fach in Medizin und Psychologie zu befördern (1892/93).

Wesentliche Publikationen

(1889) Der Hypnotismus: Seine Bedeutung und seine Handhabung. Stuttgart, Enke
(1892/93) Suggestionslehre und Wissenschaft. Zeitschrift für Hypnotismus 1: 1–10, 33–42, 73–83
(1894/95) Gehirn und Seele. Zeitschrift für Hypnotismus 3: 1–19
(1905) Die sexuelle Frage. München, E. Reinhardt
(1935) Rückblick auf mein Leben. Zürich, Europa Verlag

Literatur zu Biografie und Werk

Wettley A (1953) August Forel: Ein Arztleben im Zwiespalt seiner Zeit. Salzburg, Otto Müller

Burkhard Peter & Peter Hain

Foucault, Paul Michel

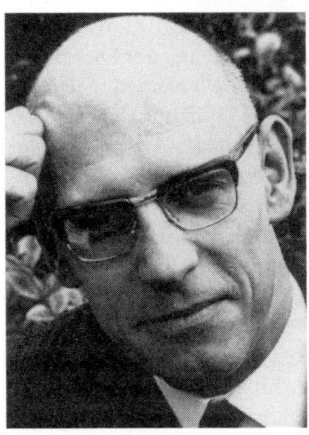

* 15.10.1926 in Poitiers; † 25.6.1984 in Paris.

Philosoph, Psychologe, Wissenschaftshistoriker, Kultur- und Psychiatriekritiker, einer der bedeutendsten Intellektuellen des 20. Jahrhunderts.

Stationen seines Lebens

Mittleres von drei Kindern, Vater: Dr. Paul-André Foucault, Chirurg, Anatomieprofessor; Mutter: Anne Malapert. Er erlebt unter der deutschen Besatzung das Klima von Collaboration und Résistance. Eliteschule École Normale Supérieure, Paris. Er hörte Desanti, Hyppolite, → Merleau-Ponty. Licence 1948 (Philosophie) 1949 (Psychologie); 1951 Agrégation (Staatsexamen) in Philosophie, 1952 Diplom in Psychopathologie; seine Lehrer: Lagache, Pichot, Delay, Koryphäen ihrer Zeit. Foucault besucht Ludwig → Binswanger, übersetzt „Traum und Existenz", V. von → Weizsäckers „Gestaltkreis". Er arbeitet als Psychologe in der Psychiatrie, dem berühmten Hôpital Saint-Anne. 1952 Assistent für Psychologie, Lille (psychophysiologische Laborstudien mit Gefängnispatienten). Hier entsteht sein Interesse für „Insassen", Marginalisierte, ein Schwerpunkt seines Lebenswerkes. Auseinandersetzung mit Husserl, Hegel, Marx, → Heidegger, → Freud und – besonders prägend – 1953 mit Nietzsche, Bataille, Blanchot, Seminar bei → Lacan. Doch die akademische Psychologie wird ihm zu eng. 1955 Lektor/Kulturreferent in Uppsala am

Maison de France, 1958 Warschau, 1959 Hamburg; 1962 Professur in Clermont-Ferrand (Psychologie, Psychopathologie); Freundschaften mit Aron, Althusser, Serres, Deleuze, Barthes, Klossowski; 1963 Lebensgemeinschaft mit Daniel Defert; 1966 Philosophieprofessor in Tunis, 1968 Vincennes, 1970 Lehrstuhl für „Geschichte der Denksysteme" am Collège de France, wo er eine Archäologie der Tiefenstrukturen des Wissens und der Wissenschaft erarbeitet. Internationale Gastprofessuren; seit 1971 Gefängnisarbeit, politische Aktivitäten, Protestaktionen. Er stirbt 1984 in Paris an AIDS in heiterer Geisteshaltung.

Wichtige theoretische Beiträge und Orientierungen

Zur Geschichte des Denkens, Kulturkritik, Anthropologie, Subjekttheorie, Psychiatrie-, Psychologie-, Psychoanalysekritik und zu einer engagierten humanitären Praxis. Den „poststrukturalistischen" Diskurs überschreitet er in seinem Spätwerk. Für die Psychotherapie besonders relevante Konzepte wurden u. a. von der „feministischen Therapie" und „Integrativen Therapie" aufgenommen (Petzold & Orth, 1999): Selbstsorge, Lebenskunst, Parrhesie, Diskursanalyse. Der „Empowerment-Aspekt" seines Denkens wird Ohnmacht und Burnout gegenübergestellt. Psychoanalytiker bekämpfen Foucault, weil er zeigt: Psychoanalyse hat im Diskurs der „Pastoralmacht" zur Vermehrung der „Geständnisprozesse" beigetragen, keineswegs die beanspruchte Aufklärungsarbeit geleistet, sondern eben in dieser selbst Herrschaftsstrukturen, Medizinal-, Deutungs-, Expertenmacht reproduziert (Dauk, 1989), besonders in ihrer Institutionalisierung (neuerlich in „Richtlinienverfahren"). Dies ließen seine Werke erkennen: 1961 zur „Geschichte des Wahnsinns im Zeitalter klassischer Vernunft", zu Medizinalsystem (1963), Strafjustiz (1975), Sexualdisziplin (1976) und zur Theorie der Macht (1976; Dreyfus & Rabinow, 1987). „Macht" durchdringt alles, den Körper, die Institutionen, die Gesellschaft, hat destruktive und produktive Gestaltungspotenziale. Geschichte ist ein fragiles, nichtlineares Geflecht von Diskursen und Praxen, die sich in Ereignissen des Denkens und Handelns gegenwärtig zeigen und erfassen lassen durch eine Archäologie der Diskursformen und eine Genealogie der Machtpraktiken. Darin liegt eine Chance der Freiheit / Befreiung durch beständige Überschreitungen. Foucaults vernetzender, weitgreifender Denkstil hat eine prinzipielle Unfertigkeit, vergleichbar menschlichen Lebensprozessen. Bei oberflächlicher oder partieller Rezeption können Missverständnisse entstehen. Foucaults Kritik des normierenden, verlogenen Humanismus ist eben nicht antihuman. Mit seiner Ablehnung des spezifischen Subjektbegriffes einer disziplinierenden Normalisierungsmacht, setzt Foucault ihr die Ereignishaftigkeit, ein Leben an Grenzen als „Orten der Erfahrung des Werdens" entgegen, wo Heterotopien, „Andersheiten" aufeinandertreffen, der „Wille zum Wissen und zur Wahrheit" (1969, 1984a, 1996) in einer Ethik der „Sorge um sich" (1984) mündet, in einem „Engagement gegen Unterdrückung" (1975, 1976), die eine Gestaltungsmacht (1998), neue Wege des Denkens der „Lebenskunst" eröffnet (Schmid, 1992; Gussone & Schipek, 2000): das Selbst, Bildhauer der eigenen Existenz (1998: 70). Das Subjekt praktiziert sich und anderen gegenüber wahrhaftige, freie Haltung und Rede (=parrhesia, 1996; Petzold & Orth, 1999). Das in Machtdiskursen aufgelöst erscheinende „Subjekt" des Frühwerkes ist sich in seinen ständigen Überschreitungen nicht verloren gegangen, sondern ein mündiges „ethisches Subjekt", das die Prozesse seiner Selbstkonstitution, seines Existenzstils (1993) und seines politischen Schicksals in die Hand nimmt. Das sind für Psychotherapie höchst relevante Konzepte, gewonnen durch systematische „Problematisierung" zentraler Themen („Wahnsinn", „Delinquenz", „Sexualität"), die er historisch (archäologisch, genealogisch) und ereigniskonkret (in aktueller politischer Gegenwart und am eigenen Leibe) untersucht in den Achsen „Wissen", „Macht", „Subjektivität" (1998: 498). Foucaults Explorationen der Lüste, Leidenschaften, des Leidens am eigenen Leibe (Miller, 1995) waren eine Form des Selbstversuches, radikaler als die Selbstanalysen von Freud, → Jung, → Perls. Er machte Prozesse der „Subjektivierung" und „Objektivierung" als „Wahrheitsspiele" fassbar, in denen ein Subjekt durch leibhaftige Subjekt-konstitution die „Erfahrung seiner selbst macht", legte Selbstunterdrückung und Körperdisziplinierung offen – Foucault (1978) ein kaum beachteter, bedeutender Leibphilosoph. Diese Analysen werden wieder in die Problematisierung gestellt, archäologisch-genealogisch auf verborgene Diskurse und Machtdispositive untersucht, ein Schritt, den die Stifter psychotherapeutischer „Schulen", „Kirchen" zuweilen, nicht unternommen hatten. Der Problematisierende ist von solcher Dekonstruktion nicht ausgespart, macht sich befragbar, will parrhesiastische Infragestellung. Damit wird Foucaults Reflektieren „das Musterbeispiel eines nicht-narzißtischen Denkens" (Fink-Eitel, 1997: 11). Auf Kant verweisend, sieht Foucault (1998: 498) sein Werk als „kritische Geschichte des Denkens". Es kreist um „drei große Problemtypen": „das Problem der Wahrheit, der Macht, der individuellen Lebensführung" (1998: 485), die das Problem des Anderen implizieren. Diese Elemente hat die Integrative Therapie von Foucault als Referenztheoretiker übernommen. Worum anderes hätte sich Psychotherapie zu kümmern, die nicht als „richtlinienkonforme" Anpassungs- und Disziplinierungsmaschinerie im Dienste der Stabilisierung von Herrschaft und Selbstunterdrückung stehen will – bis in die Praktiken ihrer normiert-normierenden Psycho-Analysen und Selbst-Erfahrungenpraktiken hinein (Dauk, 1989)? Foucaults Werk ist für die permanente Problematisierung und kritische Metareflexion der Psychotherapie als Disziplin, zur Dekonstruktion ihrer Mythen (Petzold & Orth, 1999) und diskursanalytischen Durchforstung ihrer Wissensstände (Bublitz et al., 1999) zur Reflexion ihrer Praxis in Richtung eines „Empowerments" (Gussone & Schipek, 2000) unverzichtbar.

Wesentliche Publikationen

(1961, 1969) Wahnsinn und Gesellschaft. Frankfurt/ M., Suhrkamp
(1963, 1973) Die Geburt der Klinik: Eine Archäologie des ärztlichen Blicks. München, Hanser
(1966, 1971) Die Ordnung der Dinge: Eine Archäologie der Humanwissenschaften. Frankfurt/M., Suhrkamp
(1969, 1973) Archäologie des Wissens. Frankfurt/M., Suhrkamp

(1975, 1976) Überwachen und Strafen: Die Geburt des Gefängnisses. Frankfurt/M., Suhrkamp
(1976) Mikrophysik der Macht. Berlin, Merve
(1976, 1977) Sexualität und Wahrheit. Bd. I: Der Wille zum Wissen. Frankfurt/M., Suhrkamp
(1978) Die Subversion des Wissens. Frankfurt/M., Ullstein
(1984a, 1986) Sexualität und Wahrheit. Bd. II: Der Gebrauch der Lüste. Frankfurt/M., Suhrkamp
(1984b, 1986) Sexualität und Wahrheit. Bd. III: Die Sorge um sich. Frankfurt/M., Suhrkamp
(1993) Technologien des Selbst. Frankfurt/M., Suhrkamp
(1994ff.) Dits et écrits (4 Bde.). Texte, Reden, Interviews (hg. D. Defert, F. Ewald). Paris, Gallimard
(1996) Diskurs und Wahrheit. Berlin, Merve
(1998) Foucault (ausgewählt und vorgestellt von P. Mazumdar). München, Diederichs

Literatur zu Biografie und Werk

Bublitz H, Bührmann AD, Hanke C, Seier A (Hg) (1999) Das Wuchern der Diskurse: Perspektiven der Diskursanalyse Foucaults. Frankfurt/M.-New York, Campus
Dauk E (1989) Denken als Ethos und Methode. Berlin, Reimer
Dreyfus HL, Rabinow HL (1987) Michel Foucault: Jenseits von Strukturalismus und Hermeneutik. Frankfurt/M., Suhrkamp
Eribon D (1993) Michel Foucault: Eine Biographie. Frankfurt/M., Suhrkamp
Fink-Eitel H (1992, 1997) Michel Foucault zur Einführung, 3. Aufl. Hamburg, Junius
Gussone B, Schipek G (2000) Die Sorge um sich. Tübingen, dgvt
Macey D (1993) The lives of Michel Foucault. New York, Vintage
Miller J (1995) Die Leidenschaft des Michel Foucault. Köln, Kiepenheuer & Witsch
Petzold HG, Orth I (1999) Die Mythen der Psychotherapie. Paderborn, Junfermann
Schmid W (1992) Auf der Suche nach einer neuen Lebenskunst. Frankfurt/M., Suhrkamp

Hilarion G. Petzold

Foulkes, Siegmund Heinrich
[ursprünglich Fuchs]

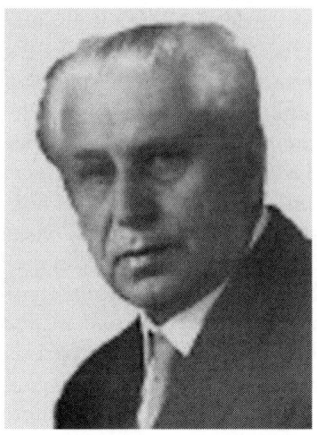

* 3.11.1898 in Karlsruhe, † 8.7.1976 in London.

Psychiater und Psychoanalytiker, Begründer der gruppenanalytischen Psychotherapie (Gruppenpsychoanalyse).

Stationen seines Lebens

Jüdischer Herkunft, Kriegsdienst 1917 als Telegraf in einer Fernmeldeeinheit der Wehrmacht; ab 1919 Medizinstudium in Heidelberg, München und Frankfurt am Main; psychiatrische Ausbildung ab 1923 an der Berliner Charité, nach 1925 bei dem gestaltpsychologisch orientierten Neurologen Kurt → Goldstein in Frankfurt, wo Foulkes wegweisende Einflüsse für seine spätere Theorie in Form der transpersonalen Gruppen-Matrix erhielt (Lemche, 1993). Nach weiterer Assistenz bei Wagner-Jauregg und Pötzl in Wien ab 1930 Lehranalyse bei Helene → Deutsch. Mitbegründung des Frankfurter Psychoanalytischen Institutes und 1933 Emigration nach England im Rahmen des Evakuationsprogrammes von Ernest → Jones. Foulkes nahm die Möglichkeit zur Emigration als einer der Ersten wahr (Einzelheiten dazu bei Steiner, 1994). Erste Gruppentherapien 1940 in privater Praxis in Exeter. Als Major des „Royal Army Medical Corps" führte Foulkes im Northfield Military Centre bei Birmingham das Prinzip der „Therapeutischen Gemeinschaft" ein. Nach dem Krieg Lehranalytiker am Londoner Institute of Psycho-Analysis, ab 1954 Vorstandsmitglied der British Psycho-Analytical Society. Neben Privatpraxis Leitungsfunktionen am St. Bartholomews und am Maudsley Hospital in London. 1952 gründete Foulkes die „Group Analytic Society" und 1967 die Zeitschrift „Group Analysis"; danach Gastprofessuren und Ehrenämter für die UNESCO. Tod während eines Lehrseminars in London. Insgesamt publizierte Foulkes sechs Bücher und über sechzig Fachartikel.

Wichtige Beiträge und Orientierungen

1944 bezeichnete Foulkes sein eigenes Gruppenverfahren erstmals als „Group-Analysis" in Übernahme der Bezeichung → Burrows (Lemche, 1993). Zusammen mit Elwyn Anthony entwickelte Foulkes 1957 seine gruppendynamischen Theoreme, welche der heutigen Gruppenanalyse zugrundeliegen (transpersonale Matrix, Netzwerk, Gruppenkonfiguration, etc.). Grundaxiom der Foulkesschen Theorie ist, dass es keine Unterscheidung von intrapsychischen, interpersonellen und gruppendynamischen Prozessen gibt (Foulkes, 1970). Foulkes' umfängliche praktische Arbeiten beziehen sich vor allem auf Methodenprobleme, Gruppenformen, Settingfragen, Indikationen und Patientenauswahl bei der analytischen Gruppentherapie sowie auf die Leitungsfunktion des Analytikers. Wesentliche Einflüsse bezog Foulkes aus den Bekanntschaften mit → Freud, → Erikson, Elias, Malinowski und Mannheim. Ausgehend von der psychologischen Gestalttheorie Wertheimers und Goldsteins betrachtete Foulkes das Individuum von seinen Eingebundenheiten in dessen totaler Lebenssituation her. Diese konfliktuellen Verstrickungen wiederhole jedes Mitglied im Netzwerk der Gruppe. Aufgrund der Systemeigenschaften der Gruppe komme es daher in ihr zum Aufbau einer gemeinschaftlichen Matrix, worunter das gesamte Kommunikations-Gewebe der Gruppe verstanden wird (Foulkes & Anthony, 1957). Diese Bezeichnung übernahm Foulkes einerseits von der Systemtheorie (Wiener, von Bertalanffy) und andererseits aus der Kommunkationstheorie (Ruesch, → Bateson). Der gestalttheoretische Ansatz von Foulkes und ihr Ausbau im Konstrukt der Gruppenmatrix ist eine Parallel-Entwicklung

zur Feldtheorie von Kurt → Lewin. Für den Fortschritt des Gruppenprozesses in Figur-Hintergrund-Verhältnissen ist nach dem gestaltpsychologischen Prägnanzprinzip das jeweils dominanteste Gruppenthema bestimmend. Aufgrund des Kommunikationsphänomens der Resonanz entfalten sich im Gruppenverlauf Systeme von internalisierten Objektbeziehungen in Form von Beziehungsgeflechten (Nexus) im Gruppengeschehen, mit denen die Mitglieder die Konflikte ihrer Primär-Familie (Plexus) reinszenieren. Aufgabe des Gruppenanalytikers ist die Lokalisation der Konfigurationen latenter Beziehungskonfliktmuster im manifesten Kommunikationsgeschehen (Okkupation) und deren Aufdeckung. In Ausübung der Leitungsfunktion ist der Analytiker wesentlich ein Wächter des Settings (T-Situation), da sich nach Foulkes deutbare Widerstandsphänomene und Übertragungskonflikte vor allem an der Abgrenzung der Gruppensituation mit der Außenwelt manifestieren.

Wesentliche Publikationen

(1970) Dynamische Prozesse in der gruppenanalytischen Situation. Gruppenpsychotherapie und Gruppendynamik 4: 70–81

(1974, 1986) Gruppenanalytische Psychotherapie. München, Kindler (Fischer, Frankfurt/M.) [Orig.: (1964) Therapeutic group analysis. London, George Allen & Unwin]

(1978) Praxis der gruppenanalytischen Psychotherapie. München, Ernst Reinhardt [Orig.: (1975) Group-analytic psychotherapy: Method and principles. London, Gordon and Breach]

Foulkes SH, Anthony EJ (1957) Group psychotherapy: The psychoanalytic approach. Harmondsworth, Penguin

Foulkes SH, Lewis E (1944) Group-analysis: Studies in the treatment of groups on psychoanalytical lines. British Journal of Medical Psychology 20: 175–184

Literatur zur Biografie

Lemche E (1993) Der gestalttheoretische Aspekt und sein Einfluß auf die Interventionsweise bei S. H. Foulkes. Gruppenpsychotherapie und Gruppendynamik 29: 70–102

Steiner R (1994) „Es ist eine neue Art von Diaspora": Bemerkungen zur Emigrationspolitik gegenüber deutschen und österreichischen Psychoanalytikern während der Verfolgung durch die Nationalsozialisten auf der Grundlage des Briefwechsels zwischen

Anna Freud und Ernest Jones sowie anderer Dokumente. Psyche 53: 583–652

Erwin Lemche

Fraiberg, Selma

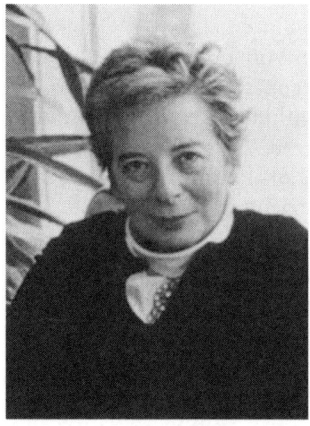

* 8.3.1918 in Detroit; † 19.12.1981 in San Francisco, USA.

(Kinder-)Psychoanalytikerin, Begründerin der Eltern-Kleinkind-Psychotherapie.

Stationen ihres Lebens[1]

Studium der Sozialarbeit an der Wayne State University in Detroit, 1945 Master of Social Work (MSW); 1944 Heirat mit Louis Fraiberg, einem Professor für englische Literatur, mit dem sie eine Tochter hat; in den 1940er Jahren Mitarbeit in den von Fritz Redl geleiteten Sommercamps für delinquente und schwer gestörte Buben, als Caseworker beratend-psychotherapeutisch mit deprivierten Kindern in Detroit tätig; Ausbildung zur (Kinder-)Psychoanalytikerin in Michigan; in den 1950er Jahren an der Tulane Medical School in New Orleans; in Interventionsprogrammen der Einzelfallhilfe (casework treatment) für Kinder und Jugendliche klinisch und forschend tätig; ab 1959 intensive

Foto © Louis Fraiberg.

[1] Informationen zur Biographie von Selma Fraiberg erhielt ich dankenswerter Weise von Dr. Jeree Pawl aus San Francisco, Dr. Peter Blos Jr. aus Ann Arbor und Dr. Betty Tableman aus Lansing, Michigan.

Forschungstätigkeiten über blinde Babys und Kinder auf der Basis von naturalistischen Beobachtungen; ab 1963 Assistenzprofessorin und ab 1968 Professorin für Kinderpsychoanalyse an der University of Michigan Medical School in Ann Arbor; in der Ausbildung von Sozialarbeitern, Psychologen und Psychiatern tätig; Weiterführung ihrer Studien über blinde (Klein-)Kinder: kontinuierliche Beobachtungen (samt Filmaufnahmen) von blindgeborenen Babys in ihrer familiären Umwelt während der ersten drei Lebensjahre und darüber hinaus; großer öffentlicher Forschungsauftrag, das „Child Development Project": Aufbau eines neuartigen Interventionsprogramms für Familien, die Probleme mit ihren Kleinkindern bzw. Säuglingen haben; um Multiproblem- und Hochrisikofamilien, adoleszente und alleinerziehende Mütter sowie misshandelnde Eltern zu erreichen, die nicht von sich aus in Beratungsstellen kommen, macht sie Hausbesuche, bei denen sie unterstützend-anleitend oder psychotherapeutisch interveniert: Sie nennt dies „psychotherapy in the kitchen"; daraus entstehen in Michigan „Infant Mental Health Services"; Aufbau eines universitären Ausbildungsprogramms für „Infant Mental Health"; weitere Forschungsaufträge im Bereich von „Infant Mental Health" folgen; ab 1979 Professorin für Kinderpsychoanalyse an der University of California in San Francisco; neuerliche Implementierung eines Interventionsprogramms für Eltern und ihre Kleinkinder sowie der hierfür nötigen Ausbildungsprogramme; jahrzehntelange rege Publikationstätigkeit; stirbt an den Folgen eines Gehirntumors.

Wichtige theoretische Beiträge und Orientierungen

In der Verknüpfung von Sozialarbeit und Psychoanalyse setzte sich Fraiberg vor allem mit jenen Kindern und Jugendlichen auseinander, die aufgrund psychosozialer oder körperlicher Umstände beeinträchtigt waren. Im Zentrum ihrer Arbeit stand die Erforschung der psychischen Entwicklung blinder Kinder sowie der Aufbau unterstützend-therapeutischer Maßnahmen für Familien mit Säuglingen bzw. Kleinkindern, die „in Not waren". Fraiberg entwickelte ein psychoanalytisch ausgerichtetes Interventionsprogramm für Säuglinge/Kleinkinder und ihre Familien. Ausgangspunkt war, dass viele Schwierigkeiten bzw. Symptome eines Kleinkinds in der gestörten Beziehung zwischen Bezugsperson(en) und Kind begründet sind, weshalb die Behandlung in Anwesenheit der Mutter, sowie, wenn möglich, des Vater und des Kindes durchgeführt wurde. Ausgangs- und Ansatzpunkt der Behandlung war, wie Eltern und Kind dabei kommunizieren und interagieren. Um in jeweils angemessener Weise Hilfestellung zu bieten, wurden unterschiedliche Behandlungsmethoden kreiert. Fraiberg unterschied dabei (a) wenige Sitzungen umfassende Krisenintervention, (b) entwicklungspsychologische Beratung und unterstützende Behandlung („developmental guidance and supportive treatment"), bei der Eltern im Aufbau ihrer Beziehung zum Kind und im Verstehen der kindlichen Bedürfnisse unterstützt werden, sowie (c) Eltern-Kleinkind-Psychotherapie im engeren Sinn. Schwierigkeiten in der Eltern-Säugling-Beziehung können nach Fraiberg darin liegen, dass negative bzw. sehr belastende Kindheitserfahrungen der Eltern, die nicht verarbeitet und die dazugehörigen Affekte abgespalten wurden, gleichsam wie ungeladene Besucher in der Beziehung zum eigenen Kind auftauchen. Diese „Gespenster im Kinderzimmer (ghosts in the nursery)", wie sie Fraiberg nannte, erscheinen bei allen Familien. Wenn es aufgrund dieser „Gespenster " (den innerpsychischen Übertragungen aus ihrer Vergangenheit) den Eltern nicht mehr gelingt, die Äußerungen und Befindlichkeiten ihres Kleinkindes angemessen zu verstehen, werden die Interaktionen und somit der Beziehungsaufbau von Eltern und Säuglingen nachhaltig gestört, was zur Ausbildung von kindlichen Symptomen führen kann. Ziel von Eltern-Säugling-Psychotherapie ist es, die Eltern zu unterstützen, sich an die Affekte und Ängste ihrer leidvollen, bis in ihre Kindheit zurückreichenden Erfahrungen zu erinnern und durchzuarbeiten, wodurch die „Gespenster der Vergangenheit" zum Verschwinden gebracht und der Zirkel der transgenerationellen Weitergabe negativer Erfahrungen durchbrochen werden soll. Weiters wurde Fraiberg auf pathologische Abwehrverhaltensweisen aufmerksam, die

in den ersten drei Lebensjahren auftreten. Sie sind im psychoanalytischen Sinn nicht als Abwehrmechanismen zu verstehen, sondern sind extreme Anpassungsversuche des Kleinkinds, um von den wesentlichen Bezugspersonen verursachte Schmerz- oder Bedrohungszustände zu ertragen. Sie werden bei jenen Kleinkindern beobachtet, die in einer extrem gefährdeten Umwelt leben, misshandelt werden oder sehr depriviert sind. Dazu gehören (Blick-)Kontaktvermeidung, Einfrieren/Erstarren von Affekten, Kampf, Umwandlung von (negativen zu positiven) Affekten und Aggressionen gegen sich selbst richten. Fraiberg stellte die Weichen zu einem veränderten psychodynamischen Verständnis des Aufwachsens sowohl unter förderlichen als auch unter erschwerten oder gar gefährdeten Bedingungen und hatte maßgeblichen Einfluss auf die Entwicklung von psychodynamischer Eltern-Säugling-Psychotherapie.

Wesentliche Publikationen

(1959) The magic years: Understanding and handling the problems of early childhood. New York, Scribner's [dt.: (1969) Die magischen Jahre: Familiäre Beziehungen in der frühen Kindheit. Hamburg, Hoffmann und Campe]

(1977) Insights from the blind: Comparative studies of blind and sighted infants. New York, Basic Books

(1980) Clinical studies in infant mental health: The first year of life. New York, Basic Books

Fraiberg L (Ed) (1987) Selected writings of Selma Fraiberg. Columbus, Ohio State University Press

Fraiberg S, Adelson E, Shapiro V (1975) Ghosts in the nursery: A psychoanalytic approach to the problems of impaired infant-mother relationships. Journal of the American Academy of Child Psychiatry 14: 387–421 [dt.: (2003) Gespenster im Kinderzimmer. Probleme gestörter Mutter-Säugling-Beziehungen aus psychoanalytischer Sicht. Analytische Kinder- und Jugendlichen-Psychotherapie 34: 465–504]

Kornelia Steinhardt

Frankl, Viktor Emil

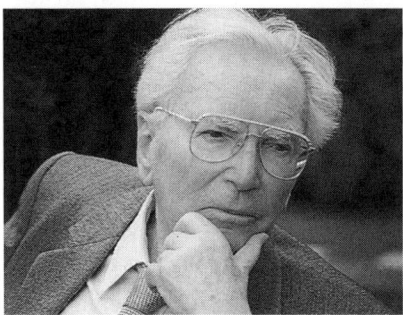

* 26.3.1905 in Wien; † 2.9.1997 in Wien.

Begründer der Logotherapie und Existenzanalyse.

Stationen seines Lebens

Schon als Mittelschüler beschäftigte sich Frankl mit der Sinnfrage, das zum großen Thema seines Lebens und Wirkens werden sollte. Mit sechzehn Jahren entwickelte Frankl ein starkes Interesse an der Psychoanalyse und führte Korrespondenz mit Sigmund → Freud. Während seines Studiums der Medizin in Wien trat er als Jungsozialist 1924 dem ihm ideologisch näher stehenden Verein für Individualpsychologie Alfred → Adlers bei. 1926 hielt er ein Grundsatzreferat am Dritten Internationalen Kongress für Individualpsychologie in Düsseldorf, wo er „abweichlerisch" die Neurose nicht nur als Mittel zum Zweck, sondern auch als Ausdruck der Person interpretierte, was Adler veranlasste, ihn 1927 aus dem Verein auszuschließen. Durch Rudolf → Allers mit der Philosophie Max → Schelers in Beziehung gebracht, widmete sich Frankl die nächsten zehn Jahre hauptsächlich dieser Lektüre und arbeitete als Neurologe und Psychiater. Während des Krieges wurde er Primararzt im jüdischen Rothschildspital. 1941 erhielt er endlich ein Ausreisevisum in die USA, ließ es aber verfallen, um zum Schutz seiner jüdischen Eltern in Wien zu bleiben. Erstfassung seines logotherapeutischen Grundwerkes „Ärztliche Seelsorge"; 1942 Schließung des Rothschildspitals und Deportation in das KZ. Frankl verlor praktisch die ganze Familie im KZ. Für ihn waren die zweieinhalb Jahre im KZ eine experimentelle Bestätigung für den Überle-

benswert („survival value") der Sinnfrage. Nach dem Krieg 1945–70 Primararzt der neurologischen Abteilung der Wiener Poliklinik; 1946 Habilitation, zweites Doktorat (Psychologie); Verfassung der theoretischen Hauptschriften: Beschäftigung mit der Psychologie der Grenzsituation („… trotzdem ja zum Leben sagen"; „Ärztliche Seelsorge"), mit den anthropologischen Grundlagen der Psychotherapie (heute in: „Der leidende Mensch"), mit Kasuistiken („Psychotherapie in der Praxis"), Auseinandersetzung mit der Religion („Der unbewußte Gott"), Neurosenlehre („Theorie und Therapie der Neurosen") und Herausgabe des fünfbändigen „Handbuchs der Neurosenlehre und Psychotherapie" (1959–61; gemeinsam mit V. v. → Gebsattel und J.H. → Schultz). 1961 gelang Frankl mit einer Gastprofessur bei G. Allport in Harvard der Einstieg in die USA. Weitere Gastprofessuren und Gastvorlesungen folgten an insgesamt 208 Universitäten in der ganzen Welt. Frankl hatte eine große rednerische Begabung. 1970 wurde ihm der Titel „Distinguished Professor" für Logotherapie an der United States International University in San Diego (Kalifornien) verliehen. Frankl erhielt zahlreiche Ehrungen. Er hatte mit seinen 28 Ehrendoktoraten, zahlreichen Orden, der Ehrenmitgliedschaft der Österreichischen Akademie der Wissenschaften u. a. wahrscheinlich die meisten akademischen Auszeichnungen in der Psychotherapie und Psychiatrie seines Jahrhunderts. Er verfasste insgesamt 31 Bücher, die in 24 Sprachen erschienen sind, und über 400 Artikel. Frankl hielt Vorlesungen und Vorträge bis 1996.

Wichtige theoretische Beiträge und Orientierungen

Frankl verstand Existenzanalyse und Logotherapie ursprünglich als Ergänzung der Tiefenpsychologie. Ihre Entwicklung ist als Reaktion auf reduktionistische Tendenzen in der Psychotherapie zu verstehen und stellt ursprünglich ein anthropologisches Korrektiv zum Psychologismus dar. Bezugnehmend auf die philosophische Anthropologie von Max Scheler strebte Frankl eine „Rehumanisierung" der Psychotherapie durch explizites Arbeiten mit der „geistigen Dimension" als charakteristisch menschlicher Dimension an. Als „geistigem Wesen" geht es dem Menschen nicht primär um Lust (Freud) oder Macht (Adler) sondern um ein Verständnis seines Daseins, um ein „Wozu" des Lebens, Handelns und Leidens, was ihn unweigerlich mit der Sinnfrage konfrontiert. Als (geistige) Person ist der Mensch frei, weder durch Psychodynamik noch durch Lernfähigkeit determiniert. Vielmehr kennzeichnen ihn Freiheit, Verantwortlichkeit und ein angeborener „Wille zum Sinn". Dieser stellt nach Frankl auch seine primäre Motivationskraft dar (mit der Weiterentwicklung der Motivationslehre zu den personal-existenziellen Grundmotivationen durch A. Längle wurde erst viel später eine Brücke zur Psychodynamik geschaffen). Die philosophisch fundierte Existenzanalyse/Logotherapie wurde durch die psychiatrische Praxis und Tradition in ihrer Anwendung geprägt. Sie bot von Anfang an eine anthropologische Orientierung und Schulung (vor allem) für Ärzte mit reichlicher Kasuistik über die Anwendung ihrer Philosophie und ihres Menschenverständnisses bei klinischen Bildern. Insbesondere die „paradoxe Intention" bei Angst und die Dereflexion bei Sexualstörungen kamen neben der „sokratischen Gesprächsführung" zum Einsatz. Der phänomenologische Ansatz der Existenzanalyse wurde mit der Entwicklung der Personalen Existenzanalyse (Längle) methodisch ausgebaut und der Mangel an Methodik in der Logotherapie durch Entwicklungen von U. Böschemeyer, E. Lukas und A. Längle ausgeglichen. Die Zuordnung der Logotherapie zu den humanistischen Verfahren fand nicht die Zustimmung Frankls, weil die Logotherapie nicht von einer „Selbstaktualisierungstendenz" ausgeht, sondern von einer „Fremdaktualisierung" (Aufgabe bzw. Angebot der Situation) bzw. der Selbst- und Sinnerhaltung (existenzielle Angst). Es finden sich ebenso kognitive Elemente wie aufdeckende Arbeit am (geistig) Unbewussten, sodass die Richtung – ähnlich wie die Daseinsanalyse – einer eigenen (Unter-)Gruppe „existenzieller Psychotherapie" zuzuordnen wäre.

Wesentliche Publikationen

(1946a, 1997) Ärztliche Seelsorge: Grundlagen der Logotherapie und Existenzanalyse. Wien, Deuticke

(1946b, 2000) … trotzdem Ja zum Leben sagen: Ein Psycholog erlebt das Konzentrationslager. München, Kösel und dtv
(1947, 1997) Die Psychotherapie in der Praxis. München, Piper
(1949, 1999) Der unbewußte Gott: Psychotherapie und Religion. München, Kösel und dtv
(1950, 1998) Der leidende Mensch: Anthropologische Grundlagen der Psychotherapie. Bern, Huber
(1956, 1999) Theorie und Therapie der Neurosen. München, Reinhardt
(1967, 1985) Psychotherapy and existentialism: Selected papers on logotherapy. New York, Simon & Schuster
(1972, 1997) Der Wille zum Sinn: Ausgewählte Vorträge über Logotherapie. Bern, Huber
(1987, 1998) Logotherapie und Existenzanalyse: Texte aus sechs Jahrzehnten. Weinheim, Psychologie Verlags Union

Literatur zu Biografie und Werk

Fabry J, Lukas E (1995) Auf den Spuren des Logos: Briefwechsel mit Viktor E. Frankl. München, Quintessenz
Frankl V (1997) Was nicht in meinen Büchern steht: Lebenserinnerungen. München, Quintessenz
Klingberg J (2002) Das Leben wartet auf dich. Viktor und Elly Frankl. Wien, Deuticke
Längle A (1998) Viktor Frankl: Ein Portrait. München, Piper
Pareja-Herrera G (1987) Viktor E. Frankl: Communicación y resistencia. Tlahupan (Mexico), Premiá

Alfried Längle

Franz, Marie-Louise von

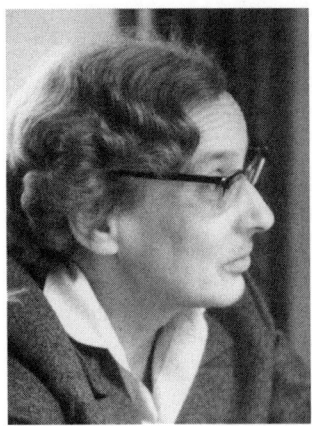

*4.1.1915 in München; †17.2.1998 in Küsnacht bei Zürich.

Langjährige Schülerin und Mitarbeiterin von C.G. → Jung, die selbst ein reichhaltiges Lebenswerk hinterließ.

Stationen ihres Lebens

Die Mutter stammte aus dem Rheinland, der Vater war österreichischer Offizier. Die Eltern gingen 1918 mit ihr in die Schweiz, wo sie 1939 eingebürgert wurde. Im Jahr 1933 begegnete sie C.G. Jung, dessen Ernstnehmen der psychischen Wirklichkeit sie tief berührte. Im darauffolgenden Jahr begann sie ihre Analyse bei Jung, die sie durch Übersetzungen von Texten aus dem Griechischen und Lateinischen für ihn abgolt. M.-L. von Franz promovierte 1943 in klassischer Philologie in Zürich und unterrichtete beide Sprachen bis zu ihrem 35. Lebensjahr. Sie war eine ausgezeichnete Lehrerin mit einem scharfen Verstand, verbunden mit Gefühl, und trug als Lehranalytikerin und Dozentin das C.G. Jung-Institut Zürich ab seiner Gründung im April 1948 tatkräftig mit. Besonders zu ihren Vorlesungen über Märchen kamen oft mehr Hörer, als in den Raum passten. Zudem war sie eine international gesuchte Vortragende und Seminarleiterin. Auf Drängen Jungs, der es schon als Gegengewicht zur Arbeit mit Patienten für erforderlich hielt, dass Schüler von ihm nicht alleine leben, zogen 1946 M.-L. von Franz und die mehr als 20 Jahre ältere Barbara Hannah, die

auch lange Jahre Lehranalytikerin am Zürcher Jung-Institut war, zusammen und lebten bis zu deren Tod 1986 in Gemeinschaft. Aufgrund von Veränderungen am Institut, mit denen sie nicht einverstanden war, zog sich von Franz in den 1980er Jahren von diesem zurück. Das kreative Unterrichten und Schreiben auf dem Boden ihrer leidenschaftlichen Aufmerksamkeit für archetypische Prozesse aus dem kollektiven Unbewussten führte auch bei einer Anzahl von Analytikern und Studenten zu Unzufriedenheit mit Veränderungen am Institut, das dieser Art von Aufmerksamkeit weniger Raum zu geben schien. Im Jahr 1994 wurde, um dem empfundenen Mangel abzuhelfen, das Forschungs- und Ausbildungszentrum für Tiefenpsychologie nach C.G. Jung und Marie-Louise von Franz gegründet, dessen Ehrenpräsidentin von Franz bis zu ihrem Tode war. Seit den 1980er Jahren litt sie an der Parkinsonschen Erkrankung, verzichtete aber trotz zunehmender Behinderung um eines unbeeinflussten Kontaktes mit dem Unbewussten willen auf eine entsprechende Medikation. Sie schrieb zuletzt an einem inzwischen posthum erschienenen Werk über einen schiitischen Alchemisten und Mystiker.

Wichtige theoretische Beiträge und Orientierungen

Mehrere wesentliche Bereiche sind aus dem Gesamtwerk von M.-L. von Franz hervorzuheben. Sie arbeitete mit Jung in der Erforschung der psychologischen Bedeutung von Texten aus der Alchemie zusammen, wobei speziell ihre Kenntnisse des mittelalterlichen Lateins von großem Wert waren. Daneben beschäftigte sie sich mit Märchen, weil man dort noch besser als in Mythen den Archetypen in ihrer einfachsten Gestalt begegnet. Vorlesungen von M.-L. von Franz über Märchen am Jung-Institut basierten zum Teil auf ihren Beiträgen zu den Interpretationen im 1952–57 erschienenen Standardwerk „Symbolik des Märchens" von Hedwig von Beit. Die Kenntnis der archetypischen Märchenstrukturen kam von Franz auch in der therapeutischen Arbeit mit Träumen und Fantasien heutiger Menschen zugute, die gleichartige Strukturqualitäten aufweisen können. Dieser ehemals pionierhafte Ansatz des Rückbezugs auf Märchen ist inzwischen Allgemeingut der Ausbildung und therapeutischen Arbeit in der Analytischen Psychologie geworden. Von Franz legte dabei großen Wert darauf, dass Archetypisches nicht regressiv auf eine personalistische Psychologie reduziert wird. Sie maß Träumen größte Bedeutung zu und schrieb auch über Träume, Visionen und anderes Material aus dem Unbewussten früherer Menschen wie Sokrates, Hannibal, Descartes und die Visionen des Niklaus von Flüe (1417–87). Schließlich arbeitete sie auch über Synchronizität und Zahlensymbolik.

Wesentliche Publikationen

(1970a) A psychological interpretation of the Golden Ass of Apuleius. New York, Spring
(1970b) The interpretation of fairytales. New York, Spring
(1970c) The problem of the Puer Aeternus. Dallas, Spring
(1970d) Zahl und Zeit: Psychologische Überlegungen zu einer Annäherung von Tiefenpsychologie und Physik, 2., veränd. u. erw. Aufl. Stuttgart, Klett-Cotta
(1971a) „Aurora Consurgens": Ein dem Thomas von Aquin zugeschriebenes Dokument der alchemistischen Gegensatzproblematik. Bd. 14/III (Ergänzungsband) der Gesammelten Werke von C.G. Jung. Olten, Walter
(1971b) The inferior function. In: Franz ML von, Hillman J (Eds), Lectures on Jung's typology (pp 3–88). Dallas, Spring
(1972) Patterns of creativity mirrored in creation myths. Zürich, Spring
(1974) Shadow and evil in fairytales. Dallas, Spring
(1980, 1994) Archetypische Erfahrungen in der Nähe des Todes. In: Franz ML von, Frey-Rohn L, Jaffé A (Hg), Erfahrungen mit dem Tod: Archetypische Vorstellungen und tiefenpsychologische Deutungen (S 87–120). Freiburg, Herder
(1984) Traum und Tod. München, Kösel
(1994) Archetypische Dimensionen der Seele. Einsiedeln, Daimon

Literatur zu Biografie und Werk

Hannah B (1976) Jung: His life and work – a biographical memoir. New York, Putnam
Kirsch T (2000) The Jungians: A comparative and historical perspective. London, Routledge
Zundel E, Zundel R (1987) Marie-Louise von Franz: Die Analytische Psychologie C.G. Jungs. In: Leitfiguren der Psychotherapie: Leben und Werk (S 31–48). München, Kösel

Andreas von Heydwolff

Freud, Anna

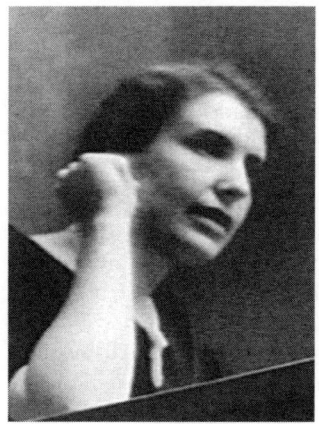

* 3.12.1895 in Wien; † 9.10.1982 in London.

Psychoanalytikerin, Wegbereiterin der Kinderanalyse.

Stationen ihres Lebens

Geboren als sechstes (und jüngstes) Kind von Sigmund → Freud und seiner Frau Martha, geb. Bernays; 1912: Reifeprüfung am privaten Cottage Lyzeum, anschließend Lehrerinnenausbildung; 1915–20: Lehramtskandidatin, dann Lehrerin an der Volksschule des Cottage Lyzeums; 1914–15 Besuch der psychoanalytischen Vorlesungen und Seminare ihres Vaters; 1915–18: Teilnahme an den Stationsvisiten von Paul → Schilder und Heinz → Hartmann (beide später selbst Mitglieder der Wiener Psychoanalytischen Vereinigung) in der von Wagner-Jauregg geleiteten psychiatrischen Abteilung des Allgemeinen Krankenhauses; 1918–21 und 1924: Analyse bei ihrem Vater; 1918: Teilnahme am Fünften Internationalen Psychoanalytischen Kongress in Budapest, ab dann Teilnahme an den Sitzungen der Wiener Psychoanalytischen Vereinigung; 1920: Beginn der Arbeit in der englischen Abteilung des psychoanalytischen Verlages; als Anerkennung für ihren Einsatz für die Psychoanalyse erhält sie von ihrem Vater einen gemmenbesetzten Goldring, wie ihn die Mitglieder des Komitees tragen; 1922: Aufnahme als Mitglied der Wiener Vereinigung nach ihrem Probevortrag mit dem Titel „Schlagephantasie und Tagtraum"; 1923: Eröffnung der psychoanalytischen Praxis neben der ihres Vaters (9. Wiener Bezirk, Berggasse 19); Beginn mit ersten Kinderanalysen; 1924: Aufnahme in das „Geheime Komitee" (Freuds engste Kollegen in der Psychoanalyse) als sechstes Mitglied (anstelle von Otto → Rank); 1925: Sekretärin am neugegründeten Lehrinstitut der Vereinigung (Wiener Psychoanalytisches Institut); Lehr- und Kontrollanalytikerin und Schriftführerin des Lehrausschusses; erstes Zusammentreffen von Dorothy Burlingham mit Anna Freud, das zum Beginn einer lebenslangen Beziehung wird; 1926: Vorlesungen in der Technik der Kinderanalyse am Wiener Lehrinstitut; 1927: Generalsekretärin der Internationalen Psychoanalytischen Vereinigung (bis 1934), Publikation der 1926/27 im Lehrinstitut gehaltenen vier Vorträge als Buch: „Einführung in die Technik der Kinderanalyse" – ihr besonderes Interesse innerhalb der Psychoanalyse gilt der Kinderanalyse, mit deren Theorie und Technik sie sich in zahlreichen Kursen und Seminaren innerhalb der Wiener Vereinigung und öffentlich vor Pädagogen und Horterziehern beschäftigt; Mitarbeit an der Zeitschrift für psychoanalytische Pädagogik; theoretische Kontroversen mit der in London lebenden Kinderanalytikerin Melanie → Klein; 1933: Zweite Vizepräsidentin der Wiener Psychoanalytischen Vereinigung; 1935: Direktorin des Wiener Psychoanalytischen Lehrinstituts nach der Emigration von Helene → Deutsch (bis 1938); 1936: Publikation eines ihrer Hauptwerke: „Das Ich und die Abwehrmechanismen" (auch als Geschenk für Sigmund Freud zum 80. Geburtstag); 1937: Gründung der Jackson-Kinderkrippe gemeinsam mit Dorothy Burlingham und Edith Jackson (1938 aufgelöst); 1938: Flucht gemeinsam mit den Eltern vor den Nationalsozialisten nach London; Mitglied der British Psychoanalytical Society, Lehr- und Kontrollanalytikerin und Mitglied im Lehrausschuss; 1939: Tod des Vaters – in den Folgejahren (1940–45) Herausgabe der „Gesammelten Werke" von Sigmund Freud; 1941: Eröffnung des Kriegskinderheimes „Hampstead War Nurseries" gemeinsam mit Dorothy Burlingham; Beginn informeller Kurse für die Mitarbeiterinnen der Hampstead War Nurseries; 1941–45: Berichte aus den Kriegskinderheimen „Hampstead Nurseries"

(gemeinsam mit D. Burlingham); 1944: Generalsekretärin der Internationalen Psychoanalytischen Vereinigung (Rücktritt 1949); 1945: Gründung und Herausgabe der Zeitschrift „The Psychoanalytic Study of the Child"; 1947: Gründung der „Hampstead Child Therapy Courses" (mit Kate Friedlaender) zur Ausbildung in Kinderanalyse (ein entscheidender Beitrag für die Entwicklung der Kinderanalyse zum – von der Erwachsenenanalyse klar unterschiedenen – eigenständigen Spezialgebiet innerhalb der Psychoanalyse; 1950: erste Vortragsreise in die USA, das erste ihrer zahlreichen Ehrendoktorate – von der Clark University, Worcester, Massachusetts, an der ihr Vater 1909 Vorlesungen gehalten hat; 1951: Tod der Mutter; 1952: Gründung der psychosomatischen Kinderklinik „Hampstead Child Therapy Clinic" (heute Anna Freud Centre), die sie bis zu ihrem Tod leitet; 1965: Publikation eines weiteren bedeutenden Werks: „Normality and pathology in childhood: Assessments of development" (deutsche Ausgabe 1968: „Wege und Irrwege in der Kinderentwicklung"); 1968: Beginn der Gesamtausgabe ihrer Werke „The writings of Anna Freud" (deutsche Ausgabe 1980: „Die Schriften der Anna Freud"); 1971: Internationaler Psychoanalytischer Kongress in Wien: erster Besuch in ihrer Heimatstadt seit der Emigration; 1973: Ehrenpräsidentin der Internationalen Psychoanalytischen Vereinigung; 1979: Tod von Dorothy Burlingham; 1982: Tod von Anna Freud. Anna Freud erhielt zahlreiche Ehrendoktorate von Universitäten in Europa und in den USA sowie andere Ehrentitel (u. a. 1966 Ernennung zum Commander of the Order of the British Empire, C.B.E.), 1967 Verleihung des Ehrenzeichens für Verdienste um die Republik Österreich.

Wichtige theoretische Beiträge und Orientierungen

Im 1927 publizierten Buch „Einführung in die Technik der Kinderanalyse" setzt sie sich im Wesentlichen mit den für die Analyse des Kindes nötigen Änderungen der psychoanalytischen Technik auseinander (insbesondere bezüglich der freien Assoziation und der Übertragung); das Buch repräsentiert den Standpunkt der Wiener kinderanalytischen Schule, bildet den Gegenpart zu der sich völlig unabhängig davon entwickelnden kinderanalytischen Schule von Melanie Klein in Berlin und London und wird Gegenstand heftigster Auseinandersetzungen zwischen beiden Schulen. 1936 erscheint die einflussreiche Arbeit „Das Ich und die Abwehrmechanismen", ein Buch über die „Mittel, mit denen das Ich sich gegen Unlust und Angst verteidigt". Diese Arbeit wird wegweisend sowohl für die Entwicklungspsychologie als auch – durch die Betonung der Ich-Funktionen – für die Ich-Psychologie; das Konzept der Analyse der Abwehrmechanismen führt von einer reinen Tiefenpsychologie hin zu einer Analyse der Gesamtpersönlichkeit. Die Ergebnisse der langjährigen praktischen Arbeit in der „Hampstead Child Therapy Clinic" und in der Kinderanalytikerausbildung sind in dem wichtigen Buch „Normality and pathology in childhood" (1965), dem umfangreichsten selbstständigen Werk Anna Freuds, zusammengefasst. Das Konzept der „psychischen Entwicklungslinien" (developmental lines) bietet neue Maßstäbe und Beurteilungsmöglichkeiten für die Abschätzung der normalen Kinderentwicklung; dabei werden Sexual- und Aggressionstrieb als Repräsentanten des Es, Entwicklungsstufen des Wirklichkeitssinns und die Chronologie der Abwehrmechanismen seitens der Ich- und Über-Ich-Bildung in die einzelnen Entwicklungsstationen zerlegt. In interdisziplinärer Zusammenarbeit mit zwei jungen Amerikanern, dem Rechtswissenschaftler Joseph Goldstein und dem Facharzt für Kinderheilkunde Albert Solnit, gibt sie 1973 das Buch „Beyond the best interests of the child" (deutsch: „Jenseits des Kindeswohls") heraus, das praxisnah und überzeugend argumentierend zu wesentlichen Fragen des Kindeswohls im Spannungsfeld von Recht und Familie Stellung nimmt. Es fand so viel Beachtung und erzielte in Fachkreisen (insbesondere in den USA) so große Resonanz, dass die Autoren ihm zwei weitere Bücher zum Thema folgen ließen: 1979 „Before the best interests of the child" (dt.: Diesseits des Kindeswohls, 1982) und 1983 „In the best interests of the child" (dt.: Das Wohl des Kindes, 1988). Anna Freud nahm, wenn auch nicht unumstritten, auf Theorie und Praxis der Psychoanalyse zu ihren

Lebzeiten und nach ihrem Tod bis in die Gegenwart „Einfluss, der umfassender und weitgehender anerkannt ist als der irgendeines anderen Analytikers oder einer anderen Analytikerin seit Freud" (Young-Bruehl, 1988, Bd. 2: 362). Mit hoher Souveränität – sowohl in Wort als auch in Schrift – bewegte sie sich auf dem Gebiet der Forschung ebenso wie auf dem der Lehre. Sie leistete Außerordentliches für die Erweiterung, Vertiefung und Untermauerung der psychoanalytischen Theorie (insbesondere auf das Kind bezogen), für die psychoanalytische Technik im therapeutischen Prozess mit Kindern und Erwachsenen und für die Anwendung psychoanalytischer Erkenntnisse in pädagogischen und anderen psychosozialen Arbeitsfeldern und schließlich für die wirkungsvolle Vermittlung psychoanalytischen Wissens in der Ausbildung zur Kinderanalyse und an Angehörige anderer sozialer Berufsgruppen. In für sie typischer Bescheidenheit sagte sie am Ende ihres Lebens über sich selbst: „Ich glaube nicht, dass ich ein guter Gegenstand für die Biographen bin. Nicht aufregend genug. Alles, was man über mich sagen kann, läßt sich in einen Satz zusammenfassen: Sie verbrachte ihr Leben mit Kindern" (siehe URL http://freud.t0.or.at/freud/themen/anna2-d.htm).

Wesentliche Publikationen

(1930) Einführung in die Psychoanalyse für Pädagogen: Vier Vorträge. Stuttgart, Hippokrates

(1936) Das Ich und die Abwehrmechanismen. Wien, Internationaler Psychoanalytischer Verlag

(1965) Normality and pathology in childhood: Assessments of development. New York, International Universities Press [dt.: (1968) Wege und Irrwege in der Kinderentwicklung. Bern, Huber]

(1968) The writings of Anna Freud. New York, International Universities Press [dt.: (1980) Die Schriften der Anna Freud (10 Bde.). München, Kindler]

(1927) Einführung in die Technik der Kinderanalyse. Leipzig-Wien, Internationaler Psychoanalytischer Verlag

Freud A, Burlingham D (1942) Young children in wartime: A year's work in a residential nursery. London, G. Allen & Unwin [dt.: (1949) Kriegskinder. London, Imago]

Freud A, Burlingham D (1943) Infants without families: The case for and against residential nurseries. London, G. Allen & Unwin [dt.: (1950) Anstaltskinder. London, Imago]

Freud A, Goldstein J, Solnit A (1973) Beyond the best interests of the child. NewYork, Free Press [dt.: (1974) Jenseits des Kindeswohls. Frankfurt/M., Suhrkamp]

Literatur zu Biografie und Werk

Besser R (1982) Leben und Werk von Anna Freud. In: Eicke D (Hg), Die Nachfolger Freuds. Kindlers „Psychologie des 20. Jahrhunderts" – Tiefenpsychologie, Bd. 3 (S 1–52). Weinheim-Basel, Beltz
Peters UH (1979) Anna Freud: Ein Leben für das Kind. München, Kindler
Young-Bruehl E (1988) Anna Freud: A biography (2 vols.). New York, Summit Books [dt.: (1995) Anna Freud: Eine Biographie. Wien, Wiener Frauen-Verlag]

Margarethe Grimm

Freud, Sigmund

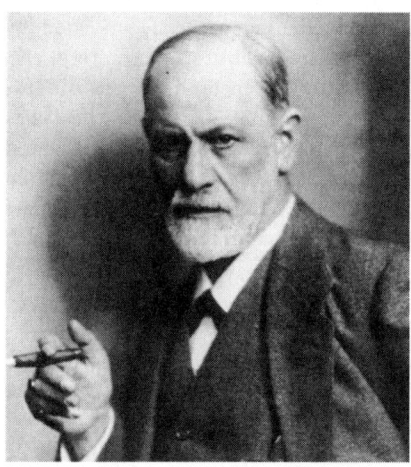

* 6.5.1856 in Freiberg in Mähren; † 23.9.1939 in London.

Begründer der Psychoanalyse und der psychoanalytischen Psychotherapie.

Stationen seines Lebens

1856: Geburt als erstes Kind des Tuchhändlers Jakob Freud und seiner zweiten Frau Amalie Nathanson als Sigismund (Sigmund) Schlomo Freud. Sigismund hat zwei Halbbrüder aus Jakob Freuds erster Ehe, außerdem noch zwei Brüder und vier Schwestern; 1859: die Familie Freud verlässt Freiberg und kommt ein Jahr später über Leipzig nach Wien, wo sie sich in der Leopoldstadt niederlässt; 1873: Matura am Leopoldstädter Kommunal-Real- und Obergymnasium (Sperlgymnasium) und Beginn des Studiums der Medizin an der Universität Wien, während des Studiums wissenschaftliche Beschäftigung mit zoologischen und neurologischen Themen; Forschungsarbeit an der Station für experimentelle Zoologie der Universität, dort Entdeckung der Hoden des männlichen Aals; 1876: Eintritt ins Physiologische Institut Ernst von Brückes (bis 1882 dort tätig, Zusammenarbeit mit dessen Assistenten Josef → Breuer und Ernst von Fleischl), dort experimentelle Arbeiten zur Neurophysiologie; 1877: Referat über seine zoologischen Forschungsergebnisse an der Akademie der Wissenschaften und erste Publikation; 1881: Promotion zum Dr. med., Eröffnung einer allgemeinmedizinischen Praxis in Wien; 1882: Freud beginnt eine Tätigkeit (die er bis 1885 fortsetzt) als Aspirant und Sekundararzt am Allgemeinen Krankenhaus an den Kliniken Hermann Nothnagels (Neurologie) und Theodor Meynerts (Psychiatrie); 1884: Experimente mit Kokain, Veröffentlichung einer Monografie über die Kokapflanze; 1885: Ernennung zum Privatdozenten; 1885/86: Studienreise nach Paris zu Jean-Martin → Charcot, dort Studium der Hysterie und ihrer Therapie mittels Hypnose und Suggestion, kurzer Aufenthalt in Berlin beim Pädiater Josef Baginsky; 1886: Mitarbeit an der pädiatrisch-neurologischen Abteilung des Kinderarztes Max Kassowitz am Allgemeinen Krankenhaus in Wien; Eröffnung einer Privatpraxis als Neurologe in Wien und Hochzeit mit Martha Bernays, mit der er sechs Kinder hat, darunter Anna → Freud, die sein Werk fortführt und sich besonders mit Kinderanalyse und Ichfunktionen befasst, und Martin, der im Jahr 1932 Adolf Josef Storfer als Direktor des Internationalen Psychoanalytischen Verlags ablöst und diese Funktion bis zur Liquidierung des Verlags durch die Nationalsozialisten im Jahr 1938 innehat; 1887: Beginn des Briefwechsels mit dem Berliner HNO-Spezialisten Wilhelm Fließ; 1889: erstmalige Anwendung der Kathartischen Methode des Wiener Internisten Josef Breuer, Kontakt mit → Bernheim und → Liébeault; 1892: Freud wendet zum ersten Mal die Methode der „freien

Assoziation" an; 1893: Formulierung der traumatischen (sexuellen) Verführungstheorie; 1895: Veröffentlichung der zusammen mit Breuer verfassten „Studien über Hysterie"; 1896: erstmalige Verwendung des Begriffs „Psychoanalyse"; 1897: Verwerfung der Verführungstheorie und Entdeckung des Ödipuskomplexes; 1900: „Die Traumdeutung", in der Freud das topografische Modell der Psyche darlegt; 1902: Ernennung zum Titular-Extraordinarius und informelle Konstituierung der „Psychologischen Mittwoch-Gesellschaft", an der neben Freud und anderen noch Alfred → Adler und Wilhelm → Stekel teilnehmen; 1905: „Drei Abhandlungen zur Sexualtheorie" und „Der Witz und seine Beziehungen zum Unbewußten" erscheinen; 1907: Beginn der Freundschaft mit Carl Gustav → Jung; 1908: Gründung der „Wiener Psychoanalytischen Vereinigung" (WPV), die aus der „Psychologischen Mittwochgesellschaft" hervorgegangen ist, als Verein; 1909: Freuds Publikationen über den kleinen Hans („Analyse der Phobie eines fünfjährigen Knaben") und den Rattenmann („Bemerkungen über einen Fall von Zwangsneurose") erscheinen, gemeinsam mit → Ferenczi und Jung Reise Freuds nach Worcester (Massachusetts, USA), Erhalt der Ehrendoktorwürde der Clark University; 1910: Gründung der Internationalen Psychoanalytischen Vereinigung; 1911: Erscheinen der Schrift „Psychoanalytische Bemerkungen über einen autobiografisch beschriebenen Fall von Paranoia" (Schreber-Studie), Austritt von Adler aus der WPV; auf Vorschlag von Ernest → Jones Gründung des „Komitees", einer Gruppe von Freuds engsten Mitarbeitern (darunter Karl → Abraham, Max → Eitingon, Ferenczi, Jones und Otto → Rank) als Reaktion auf die mit diversen Konflikten und Demissionen verbundenen Krisen der psychoanalytischen Bewegung; 1913: Bruch mit Jung, Freuds für die ethnopsychoanalytische Forschung grundlegende Studie „Totem und Tabu" erscheint; 1914: Veröffentlichung von „Der Moses des Michelangelo" und „Zur Geschichte der psychoanalytischen Bewegung"; 1918: Freuds Studie über den Wolfsmann („Aus der Geschichte einer infantilen Neurose") wird veröffentlicht; 1919: Gründung des Internationalen Psychoanalytischen Verlags; 1920: Einfüh-

rung der Todestriebhypothese: „Jenseits des Lustprinzips"; 1923: Begründung der psychoanalytischen Strukturtheorie in „Das Ich und das Es", erstmalige Diagnose eines Neoplasmas im Mund-Rachenraum und erste Operation; 1926: Veröffentlichung des Werkes „Hemmung, Symptom und Angst", worin Freud versucht, psychodynamische Prozesse in strukturtheoretische Begriffe zu fassen; 1927: Die religionskritische Studie „Die Zukunft einer Illusion" erscheint; 1930: Freud veröffentlicht die kulturkritische Arbeit „Das Unbehagen in der Kultur"; Erhalt des Goethe-Preises der Stadt Frankfurt; 1933: öffentliche Verbrennung von Freuds Schriften durch die Nationalsozialisten in Berlin; 1938: nach der Annexion Österreichs an das nationalsozialistische Deutschland im März sind Freud und seine Familie gezwungen, das Land zu verlassen. Im Juni darf Freud nach Interventionen von Marie Bonaparte, Ernest Jones, des US-amerikanischen Botschafters in Frankreich, William Bullitt, sowie von Roosevelt und Mussolini ausreisen. Nach eintägigem Aufenthalt in Paris bei Marie Bonaparte lässt sich Freud im Londoner Exil nieder; 1939: Erscheinen von Freuds letzter Buchpublikation, „Der Mann Moses und die monotheistische Religion", Freud stirbt an den Folgen eines Gaumentumors in London.

Wichtige theoretische Beiträge und Orientierungen

Nach anfänglichem Interesse für Neuroanatomie und Neuropathologie sowie Psychophysiologie wandte sich Freud unter dem Einfluss von Charcot und Breuer der Auseinandersetzung mit neurotischen Störungen, insbesondere der Hysterie, zu. Er erkannte, dass die Verdrängung von Affekten und Vorstellungen, die mit traumatischen Ereignissen in Zusammenhang stehen, die Ursache psychischer Störungen ist und ergänzte diese Traumatheorie der Neurose später dahingehend, dass auch verdrängte Fantasien eine pathogene Wirkung haben können. Zentral in Freuds Theoriekonzept ist der Ödipuskomplex, die um die Beziehung des Kindes zum gegengeschlechtlichen Elternteil (in negativer Form zum gleichgeschlechtlichen Elternteil) zentrierten psychodynamischen Konstellationen. Weitere Grundannahmen der Psychoanalyse Freuds sind jene von der Existenz des Unbewussten, der infantilen Sexualität (deren Entwicklung sich im wesentlichen in drei sukzessive Stadien – orale, anale und phallisch-genitale Phase – unterteilen lässt) und der fundamentalen Bedeutung der Triebe für das Seelenleben (Libidotheorie). Schon früh formulierte Freud ein topografisches Modell der Psyche, nach welchem immer unbewusste (System ubw), variable bewusste (System vbw, das Vorbewusste) und gewöhnlich bewusste Seelenanteile (das Bewusste) unterschieden werden. Dieses Modell wurde später von Freud erweitert (Strukturtheorie), indem er zwischen dem Es, dem Ich und dem Über-Ich unterschied. Die Triebtheorie wurde von Freud um 1919/20 dahingehend revidiert, als er die Existenz eines Todestriebs annahm. Neben diesen klinischen und metapsychologischen Fragen widmete sich Freud auch kulturtheoretischen, religions- und gesellschaftstheoretischen Themen, wovon insbesondere die Schriften „Totem und Tabu", „Massenpsychologie und Ich-Analyse", „Die Zukunft einer Illusion", „Das Unbehagen in der Kultur" und „Der Mann Moses und die monotheistische Religion" zeugen. Sein Beitrag für die Psychotherapie: Nicht zufällig wird er als Stifter der modernen Psychotherapie wahrgenommen. Denn neben seinen wichtigen Werken zur Persönlichkeitstheorie, zu diagnostischen Fragen und zur Kulturtheorie hat er seine Erfahrungen aus einem Schatz von Psychotherapien gewonnen, die in seinen Schriften auch breiten Raum einnehmen. Von der Hypnose kommend erweiterte er sein therapeutisches Konzept um die Technik der freien Assoziation. Seine therapeutisch wohl bedeutsamste Entdeckung waren die Konzepte „Übertragung" und „Widerstand": Auch die Zeitstruktur, wie sie heute noch in den meisten Psychotherapien üblich ist, geht auf Sigmund Freud zurück, ebenso die Dreigliedrigkeit der Ausbildung in eine theoretische, supervisorische und lehrtherapeutische. Über die behandlungtechnischen Fragen hinaus beschreibt er zahlreiche Fallvignetten, um die Psychoanalyse als Behandlungsmethode sichtbar und nachvollziehbar zu machen. Seine Falldarstellungen sind auch heute noch wichtiges Lernmaterial für künftige Psychoanalytiker.

Wesentliche Publikationen

(1900, 1942) Die Traumdeutung, GW II/III. London, Imago
(1905, 1942) Drei Abhandlungen zur Sexualtheorie, GW V. London, Imago
(1913, 1940) Totem und Tabu, GW IX. London, Imago
(1920, 1940) Jenseits des Lustprinzips, GW XIII. London, Imago
(1921, 1940) Massenpsychologie und Ich-Analyse, GW XIII. London, Imago
(1923, 1940) Das Ich und das Es, GW XIII. London, Imago
(1926, 1948) Hemmung, Symptom und Angst, GW XIV. London, Imago
(1930, 1948) Das Unbehagen in der Kultur, GW XIV. London, Imago
(1939, 1950) Der Mann Moses und die monotheistische Religion, GW XVI. London, Imago
Freud S, Breuer J (1895, 1952) Studien über Hysterie, GW I. London, Imago

Literatur zu Biografie und Werk

Clark RW (1981) Sigmund Freud. Frankfurt/M., Fischer
De Mijolla A (2002) Freud, Sigmund Schlomo. In: De Mijolla A (Hg), Dictionnaire international de la psychanalyse (pp 654–662). Paris, Calmann-Lévy
Eicke D (Hg) (1976) Die Psychologie des 20. Jahrhunderts II: Freud und die Folgen (1). Zürich, Kindler
Ellenberger HF (1973) Die Entdeckung des Unbewußten (2 Bde.). Bern, Huber
Freud S (1996) Tagebuch 1929–1939: Kürzeste Chronik. Basel, Stroemfeld
Gay P (1989) Freud: Eine Biographie für unsere Zeit. Frankfurt/M., Fischer
Gicklhorn J, Gicklhorn R (1960) Sigmund Freuds akademische Laufbahn. Wien, Urban & Schwarzenberg
Jones E (1960–62) Das Leben und Werk von Sigmund Freud (3 Bde.). Bern, Huber
Lesky E (1965) Die Wiener Medizinische Schule im 19. Jahrhundert. Wien, Böhlau
Mannoni O (1971) Freud. Reinbek, Rowohlt
Meyer-Palmedo I, Fichtner G (1999) Freud-Bibliographie mit Werkkonkordanz (2., verb. u. erw. Auf.). Frankfurt/M., Fischer
Reichmayr J (1994) Spurensuche in der Geschichte der Psychoanalyse. Frankfurt/M., Fischer
Schur M (1973) Sigmund Freud: Leben und Sterben. Frankfurt/M., Suhrkamp
Sulloway FJ (1982) Freud: Biologe der Seele. Köln, Hohenheim

Gernot Nieder

Fromm, Erich

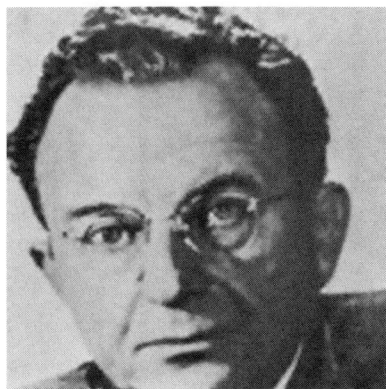

* 23.3.1900 in Frankfurt am Main; † 18.3.1980 in Locarno, Schweiz.

Neo-Analytiker und Sozialforscher; Beiträge zu einer kulturanthropologischen Ethik.

Stationen seines Lebens und wichtige theoretische Beiträge und Orientierungen

Fromm stammte aus einem jüdischen Elternhaus in Frankfurt, studierte Soziologie und Psychologie in Frankfurt/M., München und Heidelberg und promovierte 1922 mit der Arbeit „Das jüdische Gesetz: Zur Soziologie des Diaspora-Judentums" bei Alfred Weber. In Heidelberg lernte er seine erste Frau Frieda Reichmann kennen und begann eine Analyse bei ihr. Nach der Heirat setzte er seine analytischen Erfahrungen bei Wilhelm Wittenberg in München und Karl Landauer in Frankfurt fort. Fromm war 1929 der Mitbegründer des Süddeutschen Instituts für Psychoanalyse in Frankfurt/M. und hat eine psychoanalytische Ausbildung bei Hanns Sachs am Berliner Psychoanalytischen Institut abgeschlossen. 1930 wurde er Mitglied der Deutschen Psychoanalytischen Gesellschaft. Fromm war ein gesellschaftskritischer Forscher und nahm mehrmals am Berliner „Kinderseminar" Otto → Fenichels teil. Zusammen mit Siegfried → Bernfeld und Wilhelm → Reich zählten sie zu den linken, marxistischen Analytikern. Anfang der 1930er Jahre hat Fromm zur Beziehung zwischen Autorität und Charakterbildung gearbeitet, Studien, die für die psychoanalytische und sozialpsychologi-

sche Theorie bedeutsam wurden. Ab 1930 war Fromm Mitarbeiter des Frankfurter Institut für Sozialforschung (zusammen mit Theodor W. Adorno, Walter Benjamin, Max Horkheimer und Herbert Marcuse). Er galt als der psychoanalytisch geschulte Soziologe. 1933 hielt er Gastvorlesungen in Chicago, im gleichen Jahr verließ er Deutschland und emigrierte nach den Vereinigten Staaten, wo er an mehreren Universitäten lehrte. 1934 übersiedelte er nach New York und arbeitete weiter am emigrierten Institut für Sozialforschung an der Columbia University, gleichzeitig begann er intensiver mit den sogenannten Neo-Analytikern Harry Stack → Sullivan und Karen → Horney zu forschen. 1938 kam es zum Bruch mit dem Institut für Sozialforschung. An dem von Karen Horney ab 1941 geleiteten American Institute for Psychoanalysis wirkte Fromm als Lehranalytiker. Im selben Jahr erschien sein Buch „Die Furcht vor der Freiheit". Er wurde ein prominenter Vertreter der Neo-Psychoanalyse und wich von der Freudschen Psychoanalyse insofern ab, als er der Trieb- und Libidotheorie nicht mehr die grundlegende Bedeutung beimaß. Vielmehr hoben die Vertreter (Karen Horney, Harry Stack Sullivan, u. a.) die Bedeutung gesellschaftlicher und umweltbezogener Faktoren als entscheidend für die menschliche Entwicklung hervor. Die Richtung wurde von den orthodoxen Freudianern als kulturalistisch kritisiert. 1943 trennte er sich von Horneys Gruppe, unterrichtete an der von Sullivan geführten Washington School of Psychiatry, und 1946 wurde er Direktor des klinischen Ausbildungsbetriebs am New Yorker William Alanson White Institute (zusammen mit Clara Thompson, Janet Rioch, u. a.). In den USA avancierte Fromm zu einem der meistgelesenen Autoren, seine Werke „Die Kunst des Liebens" und „Haben und Sein" wurden zu Bestsellern, gleichzeitig handelte er sich den Ruf der Popularisierung und Verflachung der Psychoanalyse ein. 1949 zog Fromm mit seiner zweiten Frau Henny Gurland nach Mexico City, wo er an der Medizinischen Fakultät der Universität von Mexiko eine Professur annahm. Er begann Psychoanalytiker auszubilden und 1956 gründete er eine Mexikanische Psychoanalytische Gesellschaft. Fromm betätigte sich politisch, nach seinem ersten

Herzinfarkt zog er sich vorübergehend in den Tessin zurück; 1980 starb er in der Schweiz.

Wesentliche Publikationen

(1927) Der Sabbath. Imago 13: 223–234
(1931) Die Entwicklung des Christusdogmas. Wien, Internationaler Psychoanalytischer Verlag
(1931) Politik und Psychoanalyse. Psychoanalytische Bewegung 3: 440–447
(1932) Über Methode und Aufgabe einer Analytischen Sozialpsychologie: Bemerkungen über Psychoanalyse und historischen Materialismus. Zeitschrift für Sozialforschung 1: 28–54
(1932) Die psychoanalytische Charakterologie und ihre Bedeutung für die Sozialpsychologie. Zeitschrift für Sozialforschung 1: 253–277
(1935) Die gesellschaftliche Bedingtheit der psychoanalytischen Therapie. Zeitschrift für Sozialforschung 4: 365–397
(1936) Theoretische Entwürfe über Autorität und Familie: Sozialpsychologischer Teil. In: Horkheimer M (Hg), Studien über Autorität und Familie (S 77–135, 230–238). Paris, Félix Alcan
(1941) Escape from freedom. New York-Toronto, Farrar & Rinehart [dt.: (1945) Die Furcht vor der Freiheit. Zürich, Steinbarg]
(1947) Man for himself: An inquiry into the psychology of ethics. New York, Rinehart
(1951) The forgotten language: An introduction to the understanding of dreams, fairy tales and myths. New York, Rinehart [dt.: (1980) Märchen, Mythen, Träume. Stuttgart, Deutsche Verlagsanstalt]
(1956) The art of loving. New York, Harper York [dt.: (1956) Die Kunst des Liebens. Frankfurt/M., Ullstein]
Fromm E (1976) To have or to be? New York, Harper & Row [dt.: (1976) Haben oder Sein. Stuttgart, Deutsche Verlagsanstalt]
(1980/81) Gesamtausgabe (10 Bde.) (hg. von R. Funk). Stuttgart, Deutsche Verlagsanstalt

Literatur zu Biografie und Werk

Burston D (1991) The legacy of Erich Fromm. Cambridge-London, Harvard University Press
Fenichel O (1998) 119 Rundbriefe. Bd. 1: Europa (1934–1938); Bd. 2: Amerika (1938–1945) (hg. von E. Mühlleitner und J. Reichmayr). Basel-Frankfurt/M., Stroemfeld
Funk R (1983) Erich Fromm. Reinbek, Rowohlt
Jay M (1976) Dialektische Phantasie: Die Geschichte der Frankfurter Schule und des Instituts für Sozialforschung 1923–1950. Frankfurt/M., Fischer
Mühlleitner E (2000) Otto Fenichel und Erich Fromm: Annäherungen in Europa, Konflikte in Amerika. Mitteilungen des Instituts für Sozialforschung 11: 41–55
Wiggershaus R (1986) Die Frankfurter Schule. München, Hanser
www.erich-fromm.de

Elke Mühlleitner

Fromm-Reichmann, Frieda

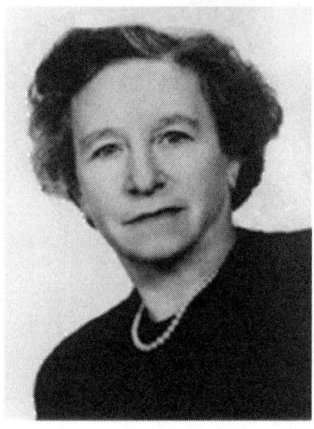

* 23.10.1889 in Karlsruhe, Deutschland; † 28.4.1957 in Rocksville, Maryland, USA.

Pionierin auf dem Gebiet der psychoanalytischen Schizophrenieforschung.

Stationen ihres Lebens

1908 begann Fromm-Reichmann ihr Medizinstudium an der Universität Königsberg in Ostpreußen. Sie spezialisierte sich auf dem Gebiet der Psychosomatik und promovierte 1914 über Pupillenstörungen bei Dementia Praecox. In der Zeit während des Ersten Weltkrieges begann sie ihre Studien bezüglich Neurologie und Psychiatrie unter der Leitung von Kurt Goldstein und beschäftigte sich vor allem mit hirnverletzten Soldaten. Diese Arbeit gab ihr Einblick in die Pathologie der Gehirnfunktionen und ließ sie psychotische Panikzustände verstehen. 1920–24 hatte Fromm-Reichmann am Weisser Hirsch Sanatorium in der Nähe von Dresden eine Anstellung als Assistenzärztin. Danach arbeitete sie in München in der psychiatrischen Universitätsklinik von Kraepelin. Nach ihrer psychoanalytischen Ausbildung bei Hanns Sachs in Berlin ging sie 1924 nach Heidelberg. 1926 heiratete sie Erich Fromm, die

Ehe hatte nur wenige Jahre Bestand. 1930 eröffnete sie ein Privatsanatorium für psychoanalytische Behandlung von psychotischen und neurotischen Menschen und war Mitbegründerin des ersten Frankfurter psychoanalytischen Ausbildungsinstitutes. Zu dieser Zeit pflegte sie engen Kontakt zu Georg Groddeck. Auf Grund ihrer jüdischen Abstammung musste sie 1933 vor den Nazis fliehen. Sie ging zunächst nach Straßburg, dann nach Palästina, emigrierte schließlich 1935 in die USA und nahm gleich eine Stelle in Rockville im Chestnut Lodge Sanatorium an, wo sie den Rest ihres Lebens verbrachte. Hier lernte sie Harry Stack Sullivan kennen, der für sie neben Sigmund Freud, Kurt Goldstein und Georg Groddeck zu einem ihrer wichtigsten Lehrer wurde. 1952 nahm sie den Adolf-Meyer-Preis entgegen, hielt drei Jahre später vor der amerikanischen Psychiatrischen Gesellschaft die akademische Vorlesung und verbrachte 1955/56 ein Forschungsjahr am Center for Advanced Studies in the Behavioral Sciences (Stanford, Kalifornien), wo sie sich besonders mit der Thematik der nonverbalen Kommunikation beschäftigte. Seit 1926 war sie Mitglied der deutschen Psychoanalytischen Vereinigung, ab 1935 der American Psychoanalytical Association. Am 28.4.1957 verstarb Fromm-Reichmann 67jährig an einer akuten Koronarthrombose.

Wichtige theoretische Beiträge und Orientierungen

Fromm-Reichmann beschäftigte sich in ihrer Arbeit vor allem mit schizophrenen und manisch-depressiven Patienten und erzielte beachtliche Erfolge in deren Behandlung. Ihre Ideen, Theorien und Techniken fasste sie 1950 in ihrem Buch „Principles of intensive psychotherapy" zusammen. Sie arbeitete zunächst nach den klassischen psychoanalytischen Richtlinien, distanzierte sich dann aber zunehmend davon und wandte sich der Neopsychoanalyse zu. Denn in der Theorie der Psychoanalyse galt die Schizophrenie wegen der angenommenen Übertragungsunfähigkeit der psychotischen Patienten als ein vorerst nicht erreichbares Therapiefeld. Fromm-Reichmann gab im Rahmen ihrer Therapie die Verwendung der

Couch, die Aufforderung zur freien Assoziation, die abstinente Haltung des Analytikers und die regelmäßigen Einzelsitzungen auf. Ihre Behandlungsform benannte sie als psychoanalytisch-orientierte Psychotherapie. Ihr erfolgreiches Vorgehen war von höchster Aufmerksamkeit, Ehrlichkeit, Geduld und ausgesprochenem Respekt und Einfühlungsvermögen dem Patienten gegenüber gekennzeichnet. Ihre Empathie und ihre therapeutische Methode werden 1964 (dt. 1978) in dem autobiografischen Roman ihrer Patientin Joanne Greenberg (unter dem Pseudonym Hannah Green) „Ich hab dir nie einen Rosengarten versprochen" dargestellt.

Wesentliche Publikationen

(1950) Principles of intensive psychotherapy. Chicago, University of Chicago Press [dt.: (1959) Intensive Psychotherapie: Grundzüge und Technik. Stuttgart, Hippokrates]
(1972) Psychoanalyse und Psychotherapie: Ausgewählte Schriften. Stuttgart, Hippokrates [Orig.: (1959) Psychoanalysis and psychotherapy: Selected papers (ed. by Dexter M. Bullard). Chicago, University of Chicago Press]
(1989) Psychoanalysis and psychosis (ed. by Ann-Louise S. Silver). Madison (CT), International Universities Press
Fromm-Reichmann F, Moreno JL (Eds) (1956) Progress in psychotherapy. New York, Grune & Stratton

Literatur zu Biografie und Werk

Green H (1978) Ich habe dir nie einen Rosengarten versprochen. Reinbek, Rowohlt
Hoffmann K (1995) Frieda Fromm-Reichmann: Brückenschlag zwischen Psychiatrie und Psychoanalyse. Luzifer-Amor. Zeitschrift zur Geschichte der Psychoanalyse 8 (16): 22–23
Hornstein GA (2000) To redeem one person is to redeem the world: The life of Frieda Fromm-Reichmann. New York, Free Press
Rattner J (1990) Klassiker der Tiefenpsychologie. München, Psychologie Verlags Union

Tanja Klautzer

Fuchs, Marianne

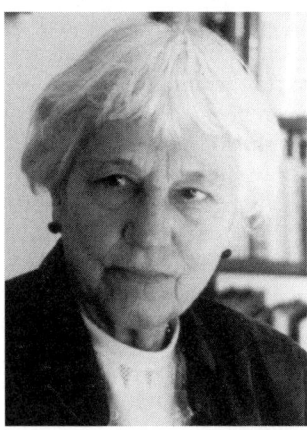

* 4.11.1908 in Bopfingen/Württemberg, Deutschland.

Begründerin der Funktionellen Entspannung (FE), einer körperbezogenen, tiefenpsychologisch fundierten Therapiemethode zur Behandlung von funktionellen körperlichen, psychosomatischen und seelischen Störungen.

Stationen ihres Lebens und wichtige theoretische Beiträge und Orientierungen

Wuchs in Stuttgart auf. Wichtig für ihre Entwicklung war u. a. die jugendbewegte Zeit Anfang der 1920er Jahre. Ab 1926 erhielt sie eine Ausbildung als Gymnastiklehrerin an der „Ausbildungsstätte des Bundes für angewandte und freie Bewegung" in München, die später „Güntherschule" hieß und wo sie „die pädagogischen Grundlagen für den Umgang mit verhaltensgestörten Menschen und ihre Behandlung erhielt" (Fuchs, 1997: 24). Zu ihren Lehrern gehörten unter anderem Thekla Malmberg (Deutsche Mensendieck Gymnastik), Professor Hohmann (Heilgymnastik) und Carl Orff (Musikalisch-rhythmische Gymnastik). Hierbei integrierte sie direkte und indirekte Einflüsse auch von Mary Wigman und der Atemschule von Schlaffhorst-Andersen. Ab 1928 übte sie den Beruf als Gymnastiklehrerin in freier Praxis und als freie Mitarbeiterin am Universitätsinstitut für Leibesübungen in Marburg/Lahn aus. Ebenso konnte sie an der Psychiatrischen Universitätsklinik durch die Professoren Kretschmer und Mauz erste tiefgreifende Er-

fahrungen mit psychosomatisch erkrankten Patienten machen, und sie erhielt „Einsicht und eine vertiefte Einführung in psychodynamische und psychosomatische Krankheitszusammenhänge" (Fuchs, 1997: 24). Im April 1931 Heirat mit Walther Peter Fuchs, Historiker, später Universitätsprofessor; 1936 Übersiedlung nach Heidelberg; 1942 Geburt des dritten Kindes. Mit ihm gab es erhebliche Probleme, als es an einer therapieresistenten, spastischen Bronchitis erkrankte. Die Mutter entdeckte heilsame, lösende Zusammenhänge, an denen das einjährige Kind beteiligt werden konnte. Sie wurden begleitet durch verständnisvolle Ärzte; zuletzt ab 1946 gefördert durch eine kollegiale Zusammenarbeit mit der Medizinischen Universitätsklinik unter Richard Siebeck und Viktor v. → Weizsäcker, die beide an Lösungen funktioneller Störungen interessiert waren. Besonders v. Weizsäckers Gestaltkreis mit den Grundprinzipien von „Wahrnehmen und Bewegen", wie auch sein neues, subjektives Verständnis „sozialer Krankheit und Gesundheit" – also der Bedeutung der Lebensgeschichte in seiner „Anthropologischen Medizin" – fanden Eingang in die Theorie und Praxis der Funktionellen Entspannung (FE) (Weizsäcker, 1940). Es bestanden auch ständige Wechselbeziehungen mit der Psychotherapeutin Anne-Marie Sänger und der Lungenfachärztin Lotte Rosa-Wolf. Seit 1959 ist die Funktionelle Entspannung (FE) nach Marianne Fuchs auch auf den Lindauer Psychotherapiewochen vertreten. 1963 übersiedelte die Familie Fuchs nach Erlangen. 1974 erschien nach einer Reihe von Einzelveröffentlichungen das die Methode umfassende Buch „Funktionelle Entspannung", mit dem Untertitel „Theorie und Praxis einer organismischen Entspannung über den rhythmisierten Atem". 1974 Gründung der deutschen Weiterbildungsorganisation „Arbeitsgemeinschaft Funktionelle Entspannung" mit assoziierten Mitgliedergesellschaften in Österreich und in der Schweiz. Seit 1985 hatte Marianne Fuchs einen intensiven, fruchtbringenden Austausch mit dem gleichaltrigen Thure v. → Uexküll (1908–2004), dem tiefenpsychologisch fundierten Psychosomatiker. Beide haben zusammen in Kooperation mit Hans Müller-Braunschweig, Rolf Johnen und weiteren Mitgliedern der Arbeitsgruppe „Subjektive Anatomie", die etwa 1986 entstanden ist, ein gleichnamiges Buch herausgegeben (Uexküll, Fuchs, Müller-Braunschweig & Johnen, 1994), welches u. a. die Verobjektivierung des Körpers relativiert und diesen als sich immer wieder neu gestaltenden prozessualen Leib eines Subjektes betrachtet („dynamisches Körperselbst") (vgl. Reinelt, 1989: 13).

Wesentliche Publikationen

(1974, 1997) Funktionelle Entspannung: Theorie und Praxis eines körperbezogenen Psychotherapieverfahrens, 6. Aufl. Stuttgart, Hippokrates

(1986) Wie wurde die Funktionelle Entspannung zu einer psychosomatischen Therapie? In: Pesendorfer F (Hg), J.H. Schultz zum 100. Geburtstag (S 175–184). Wien, Literas

(1988) Beziehung und Deutung in der Funktionellen Entspannung. In: Reinelt T, Datler W (Hg), Beziehung und Deutung im psychotherapeutischen Prozeß (S 290–306). Berlin, Springer

(1988) Das leibliche und seelische Unbewußte, die Funktionelle Entspannung und das therapeutische Gespräch. Praxis der Psychotherapie und Psychosomatik 33: 120–129

(1988) Was bedeutet der Ausdruck für das menschliche Bewegen? In: Schüffel W (Hg), Sich gesund fühlen im Jahr 2000 (S 151–156). Berlin-Heidelberg, Springer

(Hg) (1985, 1996) Funktionelle Entspannung in der Kinderpsychotherapie, 2. Aufl. München, Reinhardt

Uexküll T von, Fuchs M, Müller-Braunschweig H, Johnen R (Hg) (1994) Subjektive Anatomie: Theorie und Praxis körperbezogener Psychotherapie. Stuttgart, Schattauer

Literatur zu Biografie und Werk

Arnim A (1994) Funktionelle Entspannung. Fundamenta Psychiatrica 8: 196–203

Fuchs M (1974, 1997) Funktionelle Entspannung: Theorie und Praxis eines körperbezogenen Psychotherapieverfahrens, 6. Aufl. Stuttgart, Hippokrates [insbes. S 24ff.]

Weizsäcker V v (1940, 1986) Der Gestaltkreis: Theorie der Einheit von Wahrnehmen und Bewegen. Stuttgart-New York, Thieme

Gisela Gerber

- G -

Garfield, Sol L.

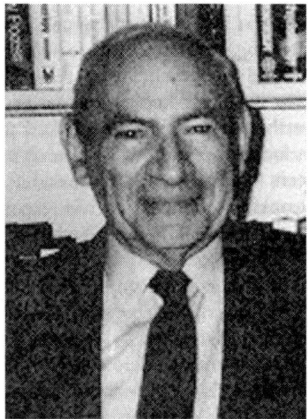

*8.1.1918 in Chicago, Illinois; †14.8.2004 in Cleveland, Ohio.

Wegbereiter der Verbindung von exakter Evaluationsforschung mit klinischer Praxis in der Psychotherapie und Testpsychologie.

Stationen seines Lebens und wichtige theoretische Beiträge und Orientierungen

Seine Eltern wanderten in den frühen 1890er Jahren vom russischen Teil Polens in die Vereinigten Staaten aus und waren Teil einer Schar von Juden aus Osteuropa, die vor Verfolgung und Diskriminierung flohen. Er wuchs in Chicago auf und arbeitete im Lebensmittelgeschäft seines Vaters. Mit der Unterstützung seiner Eltern strebte er den Aufstieg vom wirtschaftlichen und sozialen Rand der Gesellschaft in Richtung einer professionellen Laufbahn an. Er arbeitete hart, um während der wirtschaftlichen Depression der 1930er Jahre und des Zweiten Weltkrieges seine Ziele zu erreichen und war oft antisemitischer Diskriminierung ausgesetzt. Glücklicherweise erhielt er beträchtliche Unterstützung auch von Nichtjuden aus der akademischen Welt. Er erhielt seinen Bachelor, Master und Doktor von der Northwestern University (1938, 1939, 1942) und wurde Klinischer Psychologe in der U.S. Army während des Zweiten Weltkriegs (1943–46). Nach dem Krieg erwies sich die U.S. Veterans Administration (VA) als Nährboden für zahlreiche Fachleute auf dem Gebiet der psychischen Krankheiten, die später berühmt wurden. Einer davon war Garfield, der ungefähr zehn Jahre lang (1946–56) von Stellen in der VA profitierte und als führende Kapazität auf dem Gebiet der klinischen Praxis, Ausbildung und Forschung hervorging. Später bekleidete er das Amt des President of the Division of Clinical Psychology der American Psychological Association (1964) und war Herausgeber der Fachzeitschrift „Journal of Consulting and Clinical Psychology" (1979–84). Im universitären Bereich leitete er Forschungsarbeiten, veröffentlichte einflussreiches Material und leitete ungefähr dreißig Jahre lang (1957–86) die klinische Ausbildung an der medizinischen Fakultät der University of Nebraska, der Columbia University in New York und der Washington University in St. Louis. Seine Untersuchungen und Rezensionen im Bereich der Psychotherapie wurden sehr bekannt und oft zitiert, insbesondere das „Handbook of psychotherapy and behavior change", das ein Klassiker und ein Standardnachschlagewerk ist. Seine tatkräftige und vorausblickende Einstellung setzte er auch nach seinem Rückzug aus dem Universitätsbetrieb 1986 unvermindert fort. Seine neuen Bücher über „Eclectic psychotherapy" (2. Aufl. 1995) und „Brief therapy" (2. Aufl. 1998) spielen auf dem Gebiet weiterhin eine maßgebliche Rolle. Aufgrund seiner Werke ist er weiterhin einer der meistzitierten und einflussreichsten Psychologen Amerikas. Garfields Beiträge sind mehrfach ausgezeichnet worden, besonders durch den „Distinguished Professional Contribution to Knowledge

Award" der American Psychological Association (APA), den „Distinguished Contribution to Clinical Psychology Award" der Division 12 der APA, den „Distinguished Career Award" der Society for Psychotherapy Research und als geehrte Persönlichkeit des Oral History of Psychology Project der APA. Es gibt nur wenige Wissenschaftler aus der Praxis, deren Einflussbereich über einen so langen Zeitraum Geltung besitzt. Er war über 57 Jahre mit Amy Nusbaum Garfield, einer preisgekrönten Spezialistin für das Erlernen des Lesens, verheiratet. Sie haben vier erwachsene Kinder, deren Arbeitsbereiche sich von Musik bis hin zur Psychologie erstrecken. Garfield verstarb 86-jährig an einem Herzinfarkt.

Wesentliche Publikationen

(1957) Introductory clinical psychology. New York, MacMillan
(1980, 1995) Psychotherapy: An eclectic-integrative approach, 2nd ed. New York, Wiley
(1981) Psychotherapy: A 40-year appraisal. American Psychologist 36: 174-183
(1983) Clinical psychology: The study of personality and behavior, 2nd ed. Hawthorne (NY), Aldine
(1991) Common and specific factors in psychotherapy. Journal of Integrative and Eclectic Psychotherapy 10: 5–13
(1996) Some problems associated with "validated" forms of psychotherapy. Clinical Psychology – Science and Practice 3: 218–229
(1989, 1998) The practice of brief psychotherapy, 2nd ed. New York, Wiley
(2000) Eclecticism and integration: A personal retrospective view. Journal of Psychotherapy Integration 10: 341–355
Bergin AE, Garfield SL (Eds) (1971) Handbook of psychotherapy and behavior change: An empirical analysis. New York, Wiley
Bergin AE, Garfield SL (Eds) (1994) Handbook of psychotherapy and behavior change, 4th ed. New York, Wiley
Garfield SL, Bergin AE (Eds) (1978) Handbook of psychotherapy and behavior change, 2nd ed. New York, Wiley
Garfield SL, Bergin AE (Eds) (1986) Handbook of psychotherapy and behavior change, 3rd ed. New York, Wiley
Garfield SL, Kurz M (1952) Evaluation of treatment and related procedures in 1,216 cases referred to a mental hygiene clinic. Psychiatric Quarterly 26: 414–424

Allen E. Bergin
(Übersetzung: Katia Siegle)

Gebsattel, Victor Emil Freiherr von

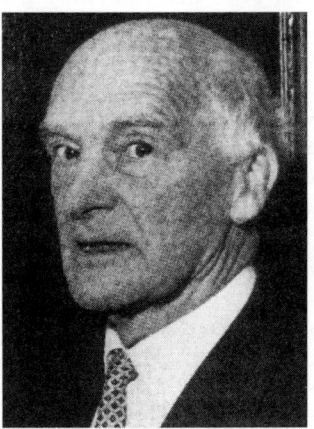

* 2.4.1883 in Wien; † 22.3.1976 in Bamberg.

Namhafter Vertreter der medizinischen Psychologie und Anthropologie, Begründer der Personalen Psychotherapie.

Stationen seines Lebens

Nach der Gymnasialzeit um 1900 Studium der Jurisprudenz, die er kurz danach aufgibt, um Psychologie und Philosophie bei Theodor Lipps in München zu studieren; Promotion 1909 mit der Arbeit „Zur Psychologie der Gefühlsirritation"; zu dieser Zeit Kontakt mit dem Münchner Kreis um Alexander Pfänder und Max → Scheler, Begegnung in Berlin mit Wilhelm Dilthey; danach Studium der Kunstgeschichte sowie der Philosophie u. a. bei Henri Bergson in Paris; Ende 1910 Studium der Medizin in München, auf dem Weimarer Psychoanalytikerkongress Begegnung mit Sigmund → Freud und Lou → Andreas-Salomé; 1915 medizinische Approbation in München, anschließend bis 1920 Assistenzarzt bei Kraepelin, wo er eine Arbeit über „Atypische Tbc-Formen" schrieb; darauf Privatpraxis bis 1924, gleichzeitig Lehranalyse bei Hanns Sachs in Berlin; Leitung der Kuranstalten Westend in Berlin, 1926 Gründung des Privatsanatoriums Schloss Fürstenau in Mecklenburg bei Berlin, ein Jahr später Begegnung mit Viktor von → Weizsäcker, mit dem er längere Zeit in Verbindung blieb; bei

Ausbruch des Zweiten Weltkriegs wiederum Privatpraxis und bis 1943 Lehranalytiker am Berliner Zentralinstitut für Psychotherapie und Tiefenpsychologie. Ende 1943 Übersiedlung nach Wien und Leitung einer psychiatrischen Poliklinik; nach Kriegsende Praxis in Überlingen, anschließend Direktor einer psychiatrischen Privatklinik in Badenweiler, von 1946 an Lehrauftrag für medizinische Psychologie und Psychotherapie an der Universität Freiburg im Breisgau, schließlich ordentlicher Professor und Vorsteher des Würzburger Instituts für Psychotherapie und medizinische Psychologie, bis zu seiner Emeritierung; 1952 Gründung (mit Gustav Kafka) des „Jahrbuchs für Psychologie, Psychotherapie und medizinische Anthropologie", Mitherausgeber der „Zeitschrift für Psychotherapie", der „Confinia Psychiatrica", der „Zeitschrift für Sexualforschung" sowie des fünfbändigen Handbuchs der Neurosenlehre und Psychotherapie. V.E. von Gebsattel war in ständigem Kontakt mit Ludwig → Binswanger, Eugen Minkowski und Erwin Straus (vgl. Passie, 1991; „Wengener Kreis"), bezeichnete sich selbst u. a. als Daseinsanalytiker und betreute 1946 Martin → Heidegger nach einem Nervenzusammenbruch, als diesem die Lehrerlaubnis entzogen wurde. Zur Zeit des Nationalsozialismus wurde er durch den Einfluss des damaligen Leiters des Berliner Zentralinstituts, Matthias Göring (eines Vetters des Reichsmarschalls), vor dem Zugriff der SS gerettet.

Wichtige theoretische Beiträge und Orientierungen

Bekannt geworden sind vor allem seine Studien zur anankastischen und phobischen Fehlhaltung, zur Psychopathologie der sexuellen Perversionen und zur Suchtproblematik. Sein Hauptanliegen galt der „Selbstverwirklichung" der Person als Antwort auf den „Sog des Nichts", der diese in der Neurose von der Wesensmitte der menschlichen Ganzheit abspalte. Dies führte denn auch zu einer Kontroverse mit Medard → Boss und dessen Auffassung über die sexuellen Perversionen. Aber ein Leben ohne Angst und Schuld, meint Gebsattel, sei deshalb utopisch, da sie für das Wesen der Person förderliche und für die Menschheit konstitutive Wesensmerkmale sind. So gehe es auch in der Psychotherapie nicht um die Beseitigung apersonaler Angst- und Schuldmechanismen, etwa einer Phobie, eines Zwanges, nicht um die Herstellung eines angst- und schuldfreien Einheitsmenschen, sondern um mehr als es die Biologie und Psychologie über das Menschsein auszusagen vermögen.

Wesentliche Publikationen

(1954) Prolegomena einer medizinischen Anthropologie. Berlin, Springer
(1964) Imago Hominis. Schweinfurt, Neues Forum

Literatur zu Biografie und Werk

Condrau G (1989) Victor E. Frhr. von Gebsattel. In: Killy W (Hg), Literatur Lexikon IV (S 93). Gütersloh-München, Bertelsmann
Passie T (1991) Phänomenologisch-anthropologische Psychiatrie und Psychologie (Wengener Kreis). Hüttgenwald, Pressler
Wiesenhütter E (1981) Grundbegriffe der Tiefenpsychologie. Darmstadt, Wissenschaftliche Buchgesellschaft

Gion Condrau

Gendlin, Eugene T.

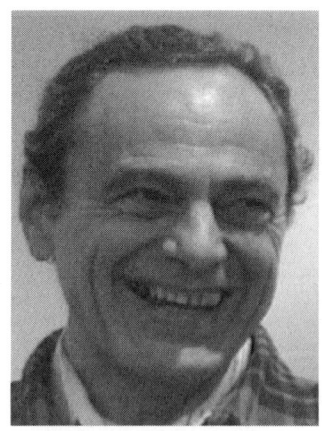

* 25.12.1926 in Wien.

Begründer des Focusing, der Focusing-orientierten Psychotherapie (Experiential Therapy; Focusing-Therapie) und der experienziellen Philosophie (Process Model, Philosophy of entry into the implicit, After Post-Modernism, First-Person-Science).

Stationen seines Lebens

Volksschule und zwei Jahre Bundesrealschule in Wien; 1938 Flucht vor den Nazis in die USA; Studium der Philosophie an der Universität Chicago; sein Interesse gilt besonders der Phänomenologie und Existenzphilosophie: Dilthey, Husserl, → Heidegger, → Merleau-Ponty, aber auch Wittgenstein und dem Pragmatismus; 1950 M.A.-Thesis: „Wilhelm Dilthey and the problem of comprehending human significance in the science of man"; schon während des Studiums mehrere Veröffentlichungen, z. B. „A process concept of relationship" (1957); 1952–58 Studium der Psychologie bei Carl → Rogers; 1958 Promotion an der Universität Chicago über „The function of experiencing in symbolization"; 1958–63 Forschungsdirektor des von Rogers initiierten Projekts „Klientenzentrierte Psychotherapie mit psychiatrischen Patienten" an der Universität von Wisconsin, dabei entwickelt Gendlin in zahlreichen Publikationen ein klientenzentriertes Verständnis der Schizophrenie und bereits grundlegende Konzepte und Methoden der experienziellen Psychotherapie; 1962 Publikation seines ersten Buches („Experiencing and the creation of meaning"), einer ersten Gesamtdarstellung seines philosophischen Ansatzes; ab 1963 Associate Professor an den Departments für Behavioral Sciences sowie für Philosophie der Universität von Chicago. 1963 gründet er die Zeitschrift „Psychotherapy: Theory, Research, and Practice", das Journal der Psychotherapie-Sektion der American Psychological Association (APA), dessen Herausgeber er bis 1976 ist. 1964 erscheint sein Artikel „A theory of personality change", der unter seinen bisher über 200 Veröffentlichungen als einer der wichtigsten gilt. 1967 verwendet er erstmals den Begriff „Focusing" im Titel einer Veröffentlichung („Focusing manual and post-focusing questionnaire"), 1969 „Experiential focusing". 1970 wird er als Winner of the First Distinguished Professional Award durch die APA ausgezeichnet. 1973 erscheinen die Aufsätze „Experiential psychotherapy" und „Experiential phenomenology". 1978 wird sein Buch „Focusing" veröffentlicht, das der Methode zum Durchbruch verhilft, es wird in neun Sprachen übersetzt. 1981 Gastprofessur an der Universität Leuven (Belgien); Anwendung des Focusing auf Träume („Let your body interpret your dreams", 1986; dt. 1987); 1992–97 leitet er Seminare auf der Internationalen Focusing Sommerschule in Deutschland (Seminar-Transkripte in Buchform: „Focusing ist eine kleine Tür: Gespräche über Focusing, Träume und Psychotherapie", 1993; „Körperbezogenes Philosophieren: Gespräche über die Philosophie von Veränderungsprozessen", 1994). 1996 erscheint sein Lehrbuch „Focusing-oriented psychotherapy" (dt. 1998) und 1999 zusammen mit J. Wiltschko „Focusing in der Praxis". In den letzten Jahren bemüht sich Gendlin besonders darum, seine Methode des Denkens für jedermann zugänglich zu machen („Thinking at the edge"). Er hat ein loses Netzwerk von Koordinatoren ins Leben gerufen, die in vielen Ländern der Welt an der Verbreitung und Weiterentwicklung von Focusing mitwirken. In zweiter Ehe ist er mit der Psychotherapeutin Marion Hendricks verheiratet, die auch das Focusing Institute New York leitet.

Wichtige theoretische Beiträge und Orientierungen

Gendlin gilt nach Carl Rogers als wichtigster Theoretiker des Personzentrierten Ansatzes. Er stellt die Klientenzentrierte Psychotherapie auf eine neue theoretische Grundlage und spezifiziert gleichzeitig viele ihrer Konzepte und Methoden. Rogers hat einiges davon in seine späteren Theoriebildungen übernommen. Als empirischer Forscher fragt er sich, ob und wie sich der Erfolg bzw. Misserfolg einer Psychotherapie vorhersagen lässt. Seine Forschungsergebnisse zeigen, dass das einzig signifikante Vorhersagemerkmal die Art und Weise ist, in der ein Klient zu seinem Erleben in Beziehung steht (Experiencing). Die Art und Weise, die zu positiven therapeutischen Veränderungen führt – nämlich auf einen Felt Sense bezogen zu sein und ihn zu explizieren – nennt er „Focusing", und er beschreibt sie phänomenologisch genau in ihren einzelnen Aspekten, die er auch lehr- und lernbar macht. Seine empirischen Forschungen, seine klinische Erfahrung und seine philosophischen Konzepte führen ihn zur Begründung und Entwicklung eines eigenständigen Ansatzes in der Psychotherapie (Experiential Therapy, später Focusing-Oriented Psychotherapy), in dem sein neues Verständnis des Körpers und dessen Funktion im Veränderungsprozess eine zentrale Rolle spielt. Neben der Psychotherapie liegt ihm die Selbsthilfe besonders am Herzen, er entwickelt Focusing in diese Richtung weiter („Changes-groups", 1973; „The politics to give therapy away", 1984; „Focusing partnerships", 1987). In seiner Person sind Philosophie und Psychotherapie vereint; er formuliert die Grundlagen der Phänomenologie neu als radikal am Erleben orientierte Praxis („How is phenomenology possible", 1998) und untersucht mit ihr neben der Psychotherapie auch viele andere Lebensbereiche („A process model", 1981). Gendlin ist einer der wichtigsten Vertreter einer Philosophie nach der Post-Moderne („Language beyond postmodernism", 1997, hg. von D.M. Levin).

Wesentliche Publikationen

(1962) Experiencing and the creation of meaning: A philosophical and psychological approach to the subjective. Evanston, Northwestern University Press
(1964) A theory of personality change. In: Worchel P, Byrne D (Eds), Personality change (pp 129–173). New York, John Wiley [dt.: (1992) Eine Theorie des Persönlichkeitswandels (übers. u. bearbeitet von J. Wiltschko). Würzburg, DAF]
(1978) Focusing. New York, Bantam [dt.: (1998) Focusing: Selbsthilfe bei der Lösung persönlicher Probleme, 4. Aufl. Reinbek, Rowohlt; dt. Erstausg.: (1981) Focusing: Technik der Selbsthilfe bei der Lösung persönlicher Probleme. Salzburg, Otto Müller]
(1986) Let your body interpret your dreams. Wilmette, Chiron [dt.: (1987) Dein Körper – dein Traumdeuter. Salzburg, Otto Müller]
(1991) Thinking beyond patterns: Body, language and situations. In: den Ouden B, Moen M (Eds), The presence of feeling in thought (pp 22–151). New York, Peter Lang
(1993) Die umfassende Rolle des Körpergefühls im Denken und Sprechen. Deutsche Zeitschrift für Philosophie 41: 693–706
(1996) Focusing-oriented psychotherapy: A handbook of the experiential method. New York, Guilford Press [dt.: (1988) Focusing-Orientierte Psychotherapie: Ein Handbuch der erlebensbezogenen Methode. Stuttgart, Pfeiffer bei Klett-Cotta]
Gendlin ET, Wiltschko J (1999) Focusing in der Praxis: Eine schulenübergreifende Methode für Psychotherapie und Alltag. Stuttgart, Pfeiffer bei Klett-Cotta

Literatur zu Biografie und Werk

Gendlin ET (1996) Primary bibliography of Eugene T. Gendlin (ed. by F. Depestele). Tijdschrift voor Psychotherapie 22: 47–63 [revidierte dt. Fassung in: (2000) Gesprächspsychotherapie und Personzentrierte Beratung 31: 104–114]
Gendlin ET, Lietaer G (1983) Klientenzentrierte und Experientielle Therapie: Ein Interview mit Eugene Gendlin. GwG-Info 51: 57–83
Korbei L (1994) Eugen(e) Gend(e)lin. In: Frischenschlager O (Hg), Wien, wo sonst! Die Entstehung der Psychoanalyse und ihrer Schulen (S 174–181). Wien, Böhlau
Wiltschko J (2003) Eugene T. Gendlin. In: Stumm G, Wiltschko J, Keil W (Hg), Grundbegriffe der Personzentrierten und Focusingorientierten Psychotherapie und Beratung (S 355–360). Stuttgart, Pfeiffer bei Klett-Cotta

Agnes Wild-Missong

Giegerich, Wolfgang

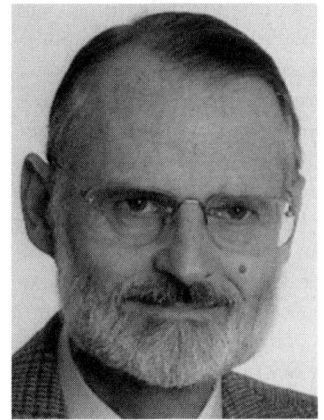

* 23.4.1942 in Wiesbaden.

Jungscher Psychotherapeut und Forscher.

Stationen seines Lebens

Studium der Germanistik und Sinologie an den Universitäten Würzburg, Göttingen und der University of California, Berkeley; 1969–72 Assistenzprofessur an der Rutgers University, New Brunswick (NJ); 1972–76 Ausbildung in Analytischer Psychologie am C.G. Jung-Institut in Stuttgart; ab 1976 Privatpraxis als Jungscher Analytiker in Stuttgart, seit 1995 nahe München, dabei auch tätig als von der Landesärztekammer anerkannter Lehranalytiker und Supervisor; umfangreiche internationale Lehr- und Vortragstätigkeit, u. a. an verschiedenen Jung-Instituten und bei den Eranos-Tagungen; 1999 und 2002 Gastprofessur für Klinische Psychologie an der Kyoto University. Giegerich lernte früh die 1970 erstmals so benannte Archetypische Psychologie von James → Hillman als Richtung der Analytischen Psychologie kennen. Er gründete 1979 die von ihm zunächst alleine, später mit dem Zürcher Analytiker und Internisten Alfred J. Ziegler herausgegebene „Gorgo: Zeitschrift für archetypische Psychologie und bildhaftes Denken"; 1989 Weitergabe der Herausgeberschaft. In der Zeitschrift wurden und werden psychologische Arbeiten im Sinne des Archetypenverständnisses von C.G. → Jung und der Archetypischen Psychologie sowie deren Weiterentwicklung veröffentlicht. In „Gorgo" erschienen auch viele wesentliche Arbeiten aus „Spring: A Journal for Archetype and Culture" erstmals auf deutsch.

Wichtige theoretische Beiträge und Orientierungen

Bereits die Titel der über 120 seit 1975 von Giegerich publizierten Bücher und Artikel in vor allem deutscher und englischer Sprache zeugen von dessen intensiver Auseinandersetzung mit dem Werk Jungs. Leitend ist für ihn das Bemühen, die Phänomene wirklich von der Seele (und nicht vom Menschen, „Ich") her zu verstehen („psychologische Differenz"). Wesentliche Grundbegriffe und Grundthemen der Analytischen Psychologie wie Schatten, Archetypus, Anima und Animus (Syzygie), Selbst, Individuation, die psychologische Deutung von Mythen, Märchen, religiösen Erfahrungen, Synchronizität wurden unter diesem Gesichtspunkt konsequent und immer auch kritisch zu Ende gedacht, wobei sich oft überraschende Perspektiven ergaben. Ein weiteres Interesse seiner Forschungen ist die Geschichte der Seele sowie die Psychologie der Kultur und der Technik („Psychoanalyse der Atombombe", 1988a/ 89). Zunächst ausgehend von der Archetypischen Psychologie im Sinne von Hillman ergab sich für Giegerich die Notwendigkeit („The soul's logical life", 1998; sichtbar schon in „Ani-

mus-Psychologie", 1994), über deren rein imaginalen Ansatz hinauszugehen zu einem Begriff von „der Seele" als logischer (dialektischer) Bewegung, wobei auch die Alchemie (gedeutet als an-sich-seiende Logik) Pate stand. Das Bahnbrechende dieses Ansatzes zeigt sich besonders in der dialektischen Betrachtung des Mythos von Aktaion und Artemis („The soul's logical life") und dem Blaubart-Märchen („Animus-Psychologie"). Landis (2001: 89) kommt in einer Auseinandersetzung unter anderem mit Texten Giegerichs zu der Feststellung, dass „deren philosophisch präzise Ausarbeitung des dialektischen Ablaufs allen psychodynamischen Geschehens es erlauben, auch Texte anderer Autoren, in denen der dialektische Ablauf vielleicht nur implizit angelegt ist, entsprechend zu lesen und zu interpretieren". In „Tötungen" zeigt Giegerich die Bedeutung der Opferkulte für die Entstehung des Bewusstseins: Im rituellen Töten erbaute sich auf früher Kulturstufe die Seele zu sich selbst; rituelle Akte sind konkret ausagierte geistige Abstraktionsschritte. Die Praxisnähe des Denkens von Giegerich wird besonders in „Der Jungsche Begriff der Neurose" deutlich.

Wesentliche Publikationen

(1975) Ontogeny = Phylogeny? A fundamental critique of Erich Neumann's analytical psychology. SPRING 110–129

(1979) Principium Individuationis und Individuationsprozeß. In: Eschenbach U (Hg), Die Behandlung in der Analytischen Psychologie (S 203–223). Stuttgart, Bonz

(1987) Die Bodenlosigkeit der Jungschen Psychologie: Zur Frage unserer Identität als Jungianer. Gorgo 12: 43–62

(1988a) Die Atombombe als seelische Wirklichkeit: Versuch über den Geist des christlichen Abendlandes. Zürich, Schweizer Spiegel Verlag

(1988b) Zuerst Schatten, dann Anima. Oder: Die Ankunft des Gastes. Schattenintegration und die Entstehung der Psychologie. Gorgo 15: 5–28

(1989) Drachenkampf oder Initiation ins Nuklearzeitalter. Zürich, Schweizer Spiegel Verlag

(1994a) Animus-Psychologie. Frankfurt/M., Peter Lang

(1994b) Tötungen: Gewalt aus der Seele. Versuch über Ursprung und Geschichte des Bewußtseins. Frankfurt/M., Peter Lang

(1998) The soul's logical life: Towards a rigorous notion of psychology. Frankfurt/M., Peter Lang

(1999) Der Jungsche Begriff der Neurose. Frankfurt/
M., Peter Lang

Literatur zu Biografie und Werk

Landis E (2001) Logik der Krankheitsbilder. Gießen,
Psychosozial

Andreas von Heydwolff

Gindler, Elsa

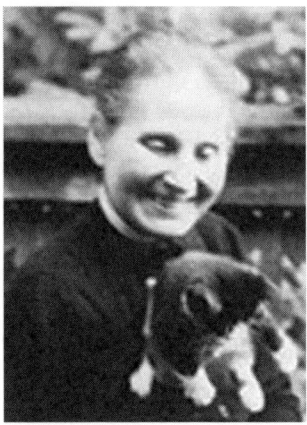

* 19.6.1885 in Berlin; † 8.1.1961 in Berlin.

Wegbereiterin der Konzentrativen Bewegungstherapie. Ihre „Arbeit am Menschen" wurde
grundlegend für diese Methode, befruchtete
aber auch eine Reihe anderer psychotherapeutischer Schulen bzw. deren Gründer (Ruth →
Cohn, Erich → Fromm, Fritz → Perls). Auch
die „sensory awareness" der Gindler-Schülerin
Charlotte Selvers beruft sich auf sie.

Stationen ihres Lebens

Elsa Gindler stammt aus einer Berliner Hand-
werkerfamilie, lernte Buchhaltung; 1910–12
Ausbildung zur Gymnastiklehrerin nach Hedwig Kallmeyers Lehrmethode der „Harmonischen Gymnastik", einer der Bewegungsschu-
len zu Beginn des Jahrhunderts, die Bewegung
als Mittel zur körperlichen Bewusstwerdung im
Gegensatz zu mechanischen Turnübungen pro-
pagierten. Erst selbst Ausbildnerin nach Kall-
meyer und von Beginn an Vorstandsmitglied
des deutschen Gymnastikbundes, distanzierte
sie sich ab 1915 immer mehr von dieser übenden

Gymnastik schöner Bewegungen und entwik-
kelte eine persönlichkeitsbildende und gesund-
heitsfördernde Arbeitsweise, die über Konzentration auf Bewegung und Atem Reaktionsfä-
higkeit und Entwicklungsmöglichkeit im Menschen zu wecken und aufrechtzuerhalten sucht.
Sie arbeitete mit kleinen Gruppen in ihrem privaten Berliner Studio und bildete auch Schülerinnen aus, die jede auf ihre Art „Gindler-Ar-
beit" weitergaben. Zeit ihres Lebens weigerte
sie sich, ihre Arbeit zu definieren und zu benen-
nen. Das war ihr schon zu viel an Fixierung und
Erstarrung. Ihr Interesse galt menschlicher Entwicklung und Veränderung. Und auch ihre Arbeitsweise veränderte und entwickelte sich von
Jahr zu Jahr. Ab 1924 arbeitete sie intensiv mit
dem Musikpädagogen Heinrich Jakoby zusammen, der ihr Interesse an der Psychoanalyse
weckte. 1926 hielt sie vor dem deutschen Gym-
nastikbund einen Vortrag über ihre Arbeitsweise. Diese Vertreter einer übenden Gymnastik,
welche – für die damalige Zeit des aufstrebenden Nationalsozialismus typisch – einen bestimmten Menschen bilden wollten, reagierten
auf Gindlers Ideen, die Selbstbewusstsein, Individualität und Autonomie des Menschen for-
derten, extrem feindselig, sodass sie fluchtartig
den Saal verlassen musste. In der Zeit des Nationalsozialismus blieb sie trotz ihrer Ablehnung
des Regimes in Berlin, immer bereit, Verfolgten
zu helfen. Als Schwerpunkt ihrer Arbeit in dieser Zeit ergab sich Stressbewältigung und
Angstreduktion. Knapp vor Kriegsende wurde
ihr Studio ausgebombt, sodass ihr Bildmaterial
und ihre schriftlichen Unterlagen für eine Publikation verloren gingen. Nach Kriegsende
baute sie ihre praktische Arbeit wieder auf, sie
hat aber bis zu ihrem Tod nichts mehr geschrieben.

*Wichtige theoretische Beiträge und
Orientierungen*

Nur eine einzige schriftliche Arbeit von Gindler blieb erhalten: der schon erwähnte Vortrag
aus dem Jahr 1926 „Über die Gymnastik des
Berufsmenschen", in dem sie ihre Arbeit beschreibt. Sie verstand ihre Arbeit nicht als Psychotherapie, nennt in diesem Vortrag allerdings
theoretische Voraussetzungen, Vorgehenswei-

sen und Ergebnisse ihrer Arbeit, die auch Voraussetzungen, Praxis und Ergebnisse psychotherapeutischer Methoden sind. Ihr gelang als Erste der Sprung in das Wahrnehmen des ganzen Menschen über leibliches sich Erspüren. Sie geht von einem ganzheitlichen Menschenbild aus, postuliert für den gesunden Menschen „Beweglichkeit des Reagierens, steten Wechsel zwischen Aktivität und Passivität, ein Gleichgewicht der körperlichen, seelischen und geistigen Kräfte". Um dies zu erreichen, setzt sie beim Körper an. Es geht also um die unmittelbare Realität psychosomatischer Zusammenhänge. Sie lehrt ihre Schüler, sich mit wacher, gesammelter Aufmerksamkeit – konzentrativ – ihrem Leib zuzuwenden, ohne dabei Übungen vorzuschreiben, sondern regt an, die eigenen Übungen selbst zu finden und Veränderungen geschehen zu lassen. Sie arbeitet in einem kommunikativen Prozess „personenzentriert" und regt zu freier Körperausdrucksassoziation an. Damit nützt sie das Selbstheilungspotenzial ihrer Schüler („die Natur liefert die Mittel dazu"). Sie beschreibt, wie Lernprozesse einsetzen, wie das Selbstbewusstsein der Klienten wächst und konkrete Situationen des alltäglichen Arbeits- und Beziehungserlebens als Themen einfließen. Individualität und Autonomiebestrebungen werden ermutigt.

Wesentliche Publikationen

(1989) Die Gymnastik des Berufsmenschen. In: Stolze H (Hg), Die Konzentrative Bewegungstherapie, 2. Aufl. (S 227–233). Berlin-Heidelberg, Springer

Literatur zu Biografie und Werk

Selvers C, Brooks C (1979) Erleben durch die Sinne. Paderborn, Junfermann
Zeitler P (Hg) (1991) Erinnerungen an Elsa Gindler. München, Selbstverlag

Veronika Pokorny

Goldstein, Kurt

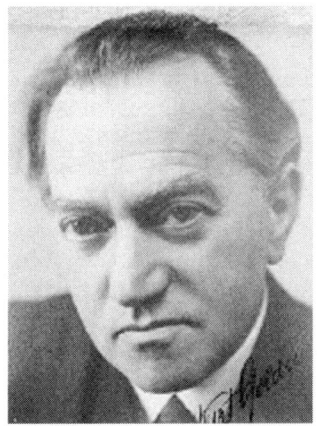

* 6.11.1878 in Kattowitz; † 19.9.1965 in New York.

Einer der Stammväter der Humanistischen Psychologie und Vorläufer der Gestalttherapie; kreierte die Theorie der Organismischen Selbstverwirklichung.

Stationen seines Lebens

Siebentes von neun Kindern jüdischer Eltern; der Vater, ein erfolgreicher Holzhändler, repräsentiert die wohlhabende Oberschicht des „assimilierten" jüdischen Milieus. Besuch des deutschen klassischen Gymnasiums in Breslau, anschließendes Studium der Philosophie und Literatur in Heidelberg für ca. zwei Semester, dann Studium der Medizin in Breslau; Abschluss im Jahr 1903; Postgraduierten-Studium an der Psychiatrischen Klinik in Breslau als Student und Assistent von Karl Wernicke. Nach weiteren Studienaufenthalten in Freiburg und Berlin (als Assistent von Hermann Oppenheim) arbeitet Goldstein von 1906–14 in der Psychiatrischen Klinik der Universität Königsberg; 1914 erneuter Ortswechsel nach Frankfurt/M., wo er unter Ludwig Erdinger als Oberarzt am Neurologischen Institut der Universität tätig ist. Während des Ersten Weltkriegs gründet er das Institut zur Erforschung der Folgeerscheinungen von Hirnverletzungen. Nach dem Tod Erdingers wird Goldstein 1922 dessen Nachfolger als Leiter des Neurologischen Instituts. Außerdem wird er als Ordinarius für Psychiatrie und Neurologie an der Frankfurter Universität und als Professor und erster Direktor des Krankenhauses Berlin-Moabit berufen. Seine Frankfurter Jahre zählen zu den kreativsten seines Lebens. In Frankfurt liegt auch der Beginn der engen und fruchtbaren sowie kollegialen und freundschaftlichen Beziehung zum Gestaltpsychologen Adhémar Gelb, mit dem er an mehreren bahnbrechenden Forschungsprojekten wie z. B. „Psychologische Analysen hirnpathologischer Fälle" arbeitet. Mit Gelb verbindet Goldstein auch die Nähe zu gestaltpsychologischen Kreisen. Er beteiligt sich an der „Hirnrinde", der Diskussionsgruppe der Berliner Schule der Gestaltpsychologie um Köhler, Wertheimer und Koffka. 1921 gründet die Gruppe die Zeitschrift „Psychologische Forschung", die zum wichtigsten Publikationsorgan der Gestaltpsychologie wird. Zu seinen Studenten gehören u. a. S.H. Fuchs (später → Foulkes), David Rothchild, Walter Rise, F.A. Quadfasel, F.S. → Perls und Lore Posner (später → Perls). Zu seinen Mitarbeitern gehören neben Gelb Frieda Reichmann (später Fromm-Reichmann), Egon Weigel und Martin Scheerer. Als einer der ersten Professoren der Universität wird Goldstein 1933 verhaftet und von der Gestapo zum Verlassen Deutschlands gezwungen. Durch Unterstützung der Rockefeller Foundation wird er an die Universität Amsterdam geladen, wo er sein wohl berühmtestes Werk, „Der Organismus", schreibt, das 1934 in Holland noch in deutscher Sprache erscheint. 1934 verlässt er Europa endgültig in Richtung USA. In New York unterhält er eine psychiatrische Praxis und lehrt u. a. Neurologie, Psychopathologie und Psychologie an mehreren angesehenen US-amerikanischen Hochschulen. Als einer der Begründer-Persönlichkeiten der Humanistischen Psychologie und als wichtige Einflussfigur der Gestalttherapie erlangt Goldstein auch jenseits der akademischen Kreise Ruhm und Ehre, bevor er 1965 im Alter von 87 Jahren stirbt.

Wichtige theoretische Beiträge und Orientierungen

Seine ca. 300 Schriften behandeln Themen wie Hirnpathologie, Wahrnehmung, Denken, Sprache und Sprachstörungen, Ausdrucksverhalten, Angst und Psychotherapie. Seine Erfahrungen als Psychiater, Neurologe und Psychotherapeut sowie Einflüsse u. a. der Gestaltpsychologie, Phänomenologie, Existenzphilosophie Kants, Transzendentalismus und Vitalismus führen zur Formulierung der ganzheitlichen Auffassung seiner Organismischen Theorie der Selbstverwirklichung. Diese Theorie stellt den grundlegenden Rahmen seines Gesamtwerkes dar. Für Goldstein reagiert ein Organismus in jeder Situation als eine einheitliche Ganzheit. Jedes Erleben oder Verhalten ist als spezifische Reaktion des gesamten Organismus zu verstehen. Er geht davon aus, dass gestaltpsychologische Gesetze der Organisation und Dynamik nicht nur für Wahrnehmungs-, Denk- und Lernprozesse gelten, sondern dass der Organismus in seiner Ganzheit ebenfalls nach diesen Prinzipien funktioniert. Goldstein weist weiter auf zwei Grundverhaltensweisen des Organismus hin, wenn er in „geordnetes" und „ungeordnetes" Verhalten differenziert. In diesem Zusammenhang unterscheidet er weiter die konkrete von der kategorialen bzw. abstrakten Einstellung des Organismus. In der konkreten Einstellung lässt sich der Organismus von der jeweiligen konkreten Situation leiten. Für die abstrakte Einstellung ist wesentlich, dass die konkrete Situation in einem breiteren Zusammenhang erlebt wird. Während die konkrete Einstellung nur eine spezifische Realität zulässt, erkennt die abstrakte Einstellung eine mehrdeutige und mehrperspektivische Realität an. Goldstein betont hier, dass in allen Fällen von Hirnverletzungen Patienten auf die konkrete Einstellung reduziert werden. Diese Patienten zeigen weiterhin durchgehend ein Bestreben zur Ausschaltung der Defizite, Defekte und Reduzierungen. Die Grundthematik eines gestörten Organismus ist demnach durch eine Tendenz zur Überwindung des „ungeordneten" Verhaltens und Erreichen des „geordneten" gekennzeichnet. Im Gegensatz zu einem gestörten Organismus strebt der „gesunde" Organismus nach Goldstein nicht nur nach einem Ausgleich der Defizite, sondern vor allem nach neuen Erfahrungen, Entwicklungen und Erweiterung seines Funktionsspektrums. Die Grundthematik des Organismus ist demzufolge durch die Tendenz zur Selbstverwirklichung gekennzeichnet. Die Selbstverwirklichung geschieht jedoch nicht in einem luftleeren Raum. Der Organismus ist für Goldstein Teil einer umfassenden Umweltganzheit, die ebenfalls nach obengenannten Prinzipien der Organisation und Dynamik funktioniert. In Anlehnung an Goldstein lehrt uns die Untersuchung der „Gestalten" nicht nur etwas über das Sein des einzelnen Organismus, sondern auch über das Sein der Welt.

Wesentliche Publikationen

(1919) Die Behandlung, Fürsorge und Begutachtung des hirnverletzten Soldaten. Leipzig, Vogel
(1927) Über Aphasie. Zürich, Füssli
(1927) Zum Problem Angst: Angst und Furcht. Allgemeine Zeitschrift für Psychotherapie 2: 409–437
(1929) Die Beziehungen der Psychoanalyse zur Biologie. Vortrag vom April 1927. Allgemeine ärztliche Zeitschrift für Psychiatrie 15–52
(1933) Die ganzheitliche Betrachtung in der Medizin. In: Brugsch T (Hg), Einheitsbeschreibungen in der Medizin (S 144–158). Dresden, Steinkopff
(1934) Der Aufbau des Organismus. Den Haag, Nijhoff
(1940) Human nature in the light of psychopathology. Cambridge (MA), Harvard University Press
(1948) Language and language disturbances. New York, Grune & Stratton
(1971) Selected Papers / Ausgewählte Schriften. The Hague, Nijhoff
Goldstein, K, Gelb A (1920) Psychologische Analysen hirnpathologischer Fälle. Leipzig, Barth

Literatur zu Biografie und Werk

(1959) Notes on the development of my concepts. Journal of Individual Psychology 15: 5–14
(1967) Autobiography. In: Boring EG, Lindzey G (Eds), A history of psychology in autobiography, vol. V (pp 145–166). New York, Appleton-Century-Crafts
Quadfasel FA (1968) Aspects of life and work of Kurt Goldstein. Cortex 4: 113–124
Riese W (1948) Kurt Goldsteins Stellung in der Geschichte der Neurologie. Schweizer Archiv für Neurologie und Psychiatrie 62: 2–10

Milan Sreckovic

Goodman, Paul

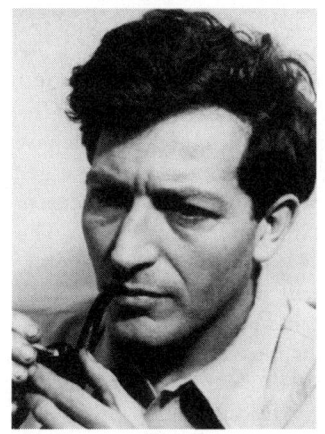

* 9.11.1911 in Greenwich Village, New York; † 2.8. 1972 in New York.

Mitbegründer der Gestalttherapie (gemeinsam mit Fritz → Perls und Laura → Perls).

Stationen seines Lebens

Er wächst in der toleranten Atmosphäre der „Uptown Jews" in New York auf, aus der zahlreiche Gewerkschaften und kulturelle Organisationen hervorgingen. Die Familie gerät durch die Scheidung der Eltern in Armut, Paul wächst auf der Straße auf. Was ihm zunächst aufgezwungen wird, lebt er später als bewusste Entscheidung: den Verzicht auf die Teilnahme an der Konsumgesellschaft. Ab 1931 studiert er Literatur und Philosophie in Chicago und jobbt nebenbei für seinen Lebensunterhalt. Er lernt autodidaktisch Deutsch und Griechisch, um seine Lieblingsphilosophen im Original lesen zu können. Erste literarische Arbeiten von bleibendem Wert entstehen, die in Avantgarde-Magazinen veröffentlicht werden. Er promoviert zum Ph.D. mit einer literaturtheoretischen Arbeit. Er verliert u. a. eine Lehrtätigkeit an der Universität von Chicago wegen seiner Homosexualität, für die er Zeit seines Lebens offen eintritt. Seine Kurzgeschichte „A ceremonial" (1940) erregt Aufsehen in literarischen Kreisen, er gilt als Geheimtip. Seine Bücher erzielen nur geringe Auflagen. Da er Kompromisse mit der Kulturindustrie radikal ablehnt, verdient er sich den Unterhalt durch Gelegenheitsjobs. Sein tiefstes Anliegen ist die Suche nach gesellschaftlicher Wahrheit und nach Befreiung aus rigiden Tabus. Literatur, akademische Bildung und die Lebenserfahrungen als Deklassierter sind die Elemente seines Werkes. Im Roman „The grand piano" (1941) kritisiert er die Anpassung an Institutionen. Sein Idealtyp des Intellektuellen ist nicht der Bücherwurm, sondern ein tätiger Mensch. Seine Verweigerung des Wehrdienstes im Jahr 1944 bringt ihn fast ins Gefängnis. „The May pamphlet" (1945) ist seine erste sozialpolitisch-kritische Schrift von Bedeutung. Nach dem Krieg konzentriert er seine literarische Tätigkeit auf politische, soziale und psychologische Themen. Ab 1949 ist er Ko-Herausgeber der in anarchistischer Tradition stehenden Zeitschrift „Complex". Er schreibt Theaterstücke und arbeitet mit dem „Living Theatre" zusammen. Er beschäftigt sich mit → Freud, → Reich und → Rank. Fritz und Laura Perls laden ihn zur Mitarbeit zu dem grundlegenden Buch „Gestalt therapy" (1951) ein, das er schließlich nahezu im Alleingang schreibt. Nach einer Psychotherapie bei Laura Perls beteiligt er sich an der Gründung des „New York Institute for Gestalt Therapy" und ist 1955–60 als Gestalttherapeut und als Lehrender tätig. Insbesondere das für die Gestalttherapie so zentrale Modell des Kontaktzyklus geht auf ihn zurück (Anregungen kamen wohl aus seiner Chicagoer Studienzeit durch Deweys und Meads Kritik des Reflexbogenkonzeptes). Seine Vorträge in kleinen Kreisen tragen zur Vorbereitung der Bürgerproteste der 1960er Jahre bei. Mit „Growing up absurd: The problems of youth in the organized society" (1960) gelingt ihm ein Bestseller. Eine Neuauflage von „The May pamphlet" in „Drawing the line" (1962) wird zu einem Manifest der Jugendrebellion: als Aufforderung, sich der sozialen Anpassung zu verweigern, die gesellschaftliche Repression unsichtbar macht, und als Forderung nach dem Aufbau einer besseren Gesellschaft jetzt und hier. Zahlreiche Veröffentlichungen, Reden, Vorträge, Auftritte in Rundfunk und Fernsehen folgen. Er ist an der Gründung staatsunabhängiger Alternativschulen beteiligt. „Speaking and language: Defence of poetry" erscheint 1971 als sein letztes Werk.

Wichtige theoretische Beiträge und Orientierungen

Goodman unternimmt eine radikale Kritik der gesellschaftlichen und der psychischen Strukturen des hochtechnisierten Sozialstaates in ihrem Zusammenhang. Er analysiert psychische Zustände als Faktoren des gesellschaftlichen Feldes und persönliche Verhaltensweisen als Stütze soziopolitischer Strukturen. Goodman steht besonders für die politische Dimension der Gestalttherapie. In Einklang mit G.H. Mead und → H.S. Sullivan sieht er das gesellschaftliche Ganze als das wesentlich Menschliche an. „Interpersonalität und Kommunikation sind die Faktoren, die Energie freisetzen" (Perls, Hefferline & Goodman, 1979: 62). Heilung kann sich nicht losgelöst von Kultur ereignen, und die Kultur selbst bedarf der Heilung. So ergibt sich zum Beispiel aus der Analyse von Destruktivität, dass es der Mangel an Einfluss auf das eigene Leben ist, der bei Jugendlichen berechtigte Aggressivität in scheinbar sinnlose Destruktivität verwandelt. Als „Steinzeitkonservativer" (1970) verteidigt er die Biosphäre gegen die Sozialtechnokratie und ist damit ein Vordenker der heutigen ökologischen Bewegungen. Die Schärfung der Bewusstheit des Einzelnen über sich und die ökosoziale Umgebung soll egozentrische in organismische Bedürfnisse verwandeln, die Ausdruck des gesamten Feldes sind. Zentral ist seine Auffassung, dass jeder für das Ausmaß an persönlicher und politischer Freiheit mitverantwortlich ist und dass kleine, selbstverwaltete Gemeinwesen sowohl Freiheit als auch Verantwortlichkeit in einem höheren Ausmaß erlauben als die durchorganisierten Zentralstaaten unserer Zeit. Sein Interesse gilt der Ermöglichung von Kreativität aus dem Zulassen von Chaos. Sein Begriff der gegenseitigen kreativen Anpassung des Einzelnen und der Gesellschaft verkörpert „das Gestaltische" schlechthin: Der Aufbau einer autonomen Persönlichkeit ist ohne Einfluss auf die Gestaltung der Umwelt nicht möglich. Er betont, dass die Veränderung der Institutionen und der Sitten Symptome zum Verschwinden bringen und damit Psychotherapie tendenziell überflüssig machen würden. Ein großes Anliegen ist ihm die Reform des Schulwesens, das er mit einem Kasernenhof vergleicht. Immer wieder formuliert er leidenschaftliche Plädoyers für die neue Schule, die den Kindern ihre eigene Neugier und ihre eigene Art des Lernens belässt. Von ihm sind wichtige Impulse für Bürgerinitiativen und für die Alternativschul-Bewegung ausgegangen, welche für uns heute schon zum Alltag der „civil society" gehören.

Wesentliche Publikationen

(1945) The may pamphlet [dt.: (1980) Anarchistisches Manifest. In: Blankertz S, Goodman P (Hg), Staatlichkeitswahn (S 77–139). Wetzlar, Büchse der Pandora]
(1960) Growing up absurd. New York, Random House [dt.: (1970) Aufwachsen im Widerspruch: Über die Entfremdung der Jugend in der verwalteten Welt. Darmstadt, darmstädter blätter]
(1962) Utopian essays and practical proposals. New York, Random House
(1963) Making do. New York, Macmillan
(1965) People or personnel. New York, Random House
(1970) New reformation: Notes of a neolithic conservative. New York, Random House
(1971) Speaking and language: Defence of poetry. New York, Random House
(1980) Eine Plauderstunde mit der Rüstungsindustrie. In: Duerr HP (Hg), Unter dem Pflaster liegt der Strand (S 117–125). Berlin, Karin Kramer
(1989) Natur heilt: Psychologische Essays (hg. von T. Stoehr). Köln, Edition Humanistische Psychologie
(1992) Stoßgebete und anderes über mich. Köln, Edition Humanistische Psychologie
(1994) Crazy hope and finite experience: Final essays of Paul Goodman (ed. by. T. Stoehr). San Francisco, Jossey-Bass
Goodman P, Goodman P (1947, 1994) Communitas: Lebensformen und Lebensmöglichkeiten menschlicher Gemeinschaften. Köln, Edition Humanistische Psychologie
Perls FS, Hefferline R, Goodman P (1951, 1979) Gestalttherapie: Wiederbelebung des Selbst. Stuttgart, Klett-Cotta

Literatur zu Biografie und Werk

Blankertz S (1990) Goodmans Sozialpathologie in Therapie und Schule. Köln, Edition Humanistische Psychologie
Blankertz S (1996, 2003) Gestalt begreifen: Ein Arbeitsbuch zur Theorie der Gestalttherapie. 3. überarb. u. erw. Aufl. Wuppertal, Hammer
Gestalttherapie (1993) Schwerpunktheft 7(1) [gewidmet Paul Goodman]

Nicely T (1979) Adam and his work: A bibliography of sources by and about Paul Goodman. Metuchen (NJ), Scarecrow Press
Parisi P (Ed) (1986) Artist of the actual: Essays on Paul Goodman. Metuchen (NJ), Scarecrow Press
Petzold H (2001/02) „Goodmansche" Gestalttherapie als „klinische Soziologie" konstruktiver Aggression? – 50 Jahre „Goodman et al. 1951" mit kritischen Anmerkungen zu Blankertz „Gestalt begreifen" – ein Beitrag aus integrativer Perspektive. Gestalt (Schweiz) Teil I: 40: 48–66; Teil II: 43: 35–58; Teil III: 44: 19–57
Sreckovic M (1999) Geschichte und Entwicklung der Gestalttherapie. In: Fuhr R, Sreckovic M, Gremmler-Fuhr M (Hg), Handbuch der Gestalttherapie (S 15–178). Göttingen, Hogrefe
Stoehr T (1994) Here now next: Paul Goodman and the origins of gestalt therapy. San Francisco, Jossey-Bass

Kathleen Höll

Goolishian, Harold A.

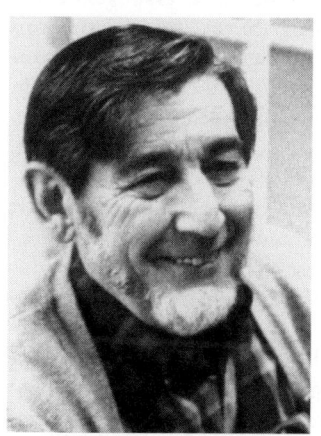

* 9.5.1924 in Lowell, Massachusetts; † 10.11.1991 in Galveston, Texas.

Leitfigur des narrativen Ansatzes in der systemischen Therapie.

Stationen seines Lebens

1953: Graduierung in Klinischer Psychologie an der Universität von Houston (Texas); Professor und langjähriger Leiter der Psychologischen Abteilung der Universität von Texas, Medizinische Fakultät Galveston; in den 1950er und 1960er Jahren Entwicklung der Multiple Impact Therapy, einem familientherapeutischen Programm, das intensive Sitzungen mit Adoleszenten und ihren Angehörigen vorsah; 1970er Jahre: Erweiterung der systemorientierten Psychotherapie, basierend auf Techniken der strukturellen und strategischen Familientherapie, um den Fokus Sprache und Zuhören; 1977: Gründung des „Galveston Family Institute" in Houston, Texas (gemeinsam mit Harlene Anderson, Paul Dell und George Pulliam), Weiterentwicklung des narrativen Ansatzes in der systemischen Therapie, Publikationen zum Begriff des Problemsystems und zu einem neuen partnerschaftlichen Verständnis der Therapeutenrolle.

Wichtige theoretische Beiträge und Orientierungen

Basis von Goolishians Verständnis von Psychotherapie ist ein sozial-konstruktionistischer Ansatz. Menschliche Systeme sind demnach sprachschöpferische und Sinn erzeugende Systeme. Bedeutungen (Sinn) und Verständnis werden kulturell und zwischenmenschlich konstruiert und „erzeugen" auf diese Weise Realität. Sinnzusammenhänge im menschlichen Leben werden in Form von Geschichten organisiert. Der Fokus der Aufmerksamkeit des Therapeuten liegt demnach auf der Sprache, auf der Art und Weise, wie Klienten ihre Situation, ihre Probleme und ihre Geschichte erzählen (Narrationen) und darauf, wie die gemeinsame therapeutische Geschichte sich erzählend weiterentwickelt und dabei die ursprüngliche Geschichte verändert. Erzeugen bestimmte Systeme problematische Bedeutungen, kann man von sogenannten Problemsystemen sprechen. Probleme entstehen nach dieser Auffassung im Rahmen einer problemerzeugenden Kommunikation mit sich selbst (individuelles System) oder mit anderen. Das sich um die problemerzeugende Kommunikation organisierende System wird als „problemdeterminiertes System" oder kürzer als Problemsystem bezeichnet (Anderson et al., 1986). Ein Problem ist eine Besorgnis oder Beunruhigung auslösende Schwierigkeit, gegen die jemand etwas unternehmen will. Es ist vorerst eine sprachliche Behauptung (Goolishian, 1988), die sich in Kommunikation mit anderen zu einem problemdeterminierenden und problemorganisierenden System formiert. Das Problemsystem wird also durch alle jene Personen gebildet, die sich des Problems annehmen; insofern ist natürlich auch der Therapeut Teil des Problemsystems. In der Therapie geht es darum, ein dialogisches Gespräch zustande zu bringen und aufrecht zu halten, in dem ständig neue Bedeutungen entstehen, die auf die Auflösung des Problemsystems hinwirken (Goolishian & Anderson, 1988). Goolishians interpretativer, hermeneutischer Ansatz des Verstehens von Bedeutungen führte zur Vorstellung der therapeutischen Konversation als Dialog, in welchem der Therapeut eine Position des „Nichtwissens" („not knowing") einnimmt. Die unvoreingenommene, konversationale Art, therapeutische Gespräche zu führen, lässt den Klienten Spielraum, ihre Geschichte auf neue Art zu erzählen (narrativer Ansatz). Der Therapeut schließt sich der sich entfaltenden Erzählung der Klienten durch sein Bemühen um „kollaborative" Sprache und grenzenlose Neugier, die Bedeutungen des Klienten kennenzulernen und zu verstehen, an. Für den therapeutischen Dialog ergeben sich z. B. folgende Fragen: Was wird nicht erzählt? Aus welcher Perspektive wird erzählt? Was wird implizit und nonverbal erzählt? Veränderung passiert im therapeutischen Dialog dadurch, dass neue Beschreibungen, andere Bedeutungszusammenhänge und Ideen konstruiert werden, die zu neuen Geschichten mit neuen Überschriften führen, woraus sich neue kognitive und emotionale Handlungsmuster entwickeln. Ziel dieses therapeutischen Vorgehens ist nicht das Entdecken von „richtigen" Lösungen, sondern die Erzeugung eines dialogischen Konversationsprozesses. Im Verlauf dieses Prozesses entwickeln sich wechselseitig neue Bedeutungen und neues Verstehen.

Wesentliche Publikationen

Anderson H, Goolishian H (1990) Menschliche Systeme als sprachliche Systeme. Familiendynamik 15: 212–243

Anderson H, Goolishian H (1992) Therapie als ein System in Sprache: Geschichten erzählen und Nicht-Wissen in Therapien. Systeme 6: 15–21

Anderson H, Goolishian H (1992) Der Klient ist Experte: Ein therapeutischer Ansatz des Nicht-Wissens. Zeitschrift für systemische Therapie 10: 176–189

Anderson H, Goolishian H, Winderman L (1986) Problem determined systems: Towards transformation in family therapy. Journal of Strategic and Systemic Therapies 5: 1–14

Goolishian H, Anderson H (1988) Menschliche Systeme: Vor welche Probleme sie uns stellen und wie wir mit ihnen arbeiten. In: Reiter L, Brunner EJ, Reiter-Theil S (Hg), Von der Familientherapie zur systemischen Perspektive (S 189–216). Springer, Berlin

Literatur zu Biografie und Werk

Anderson H, Goolishian H, Pulliam G, Winderman L (1986) The Galveston Family Institute: A personal and historical perspective. In: Efron D (Ed), Journeys: Expansions of the Strategic-Systemic Therapies (pp 97–124). New York, Brunner/Mazel

Andrea Brandl-Nebehay

Goulding, Mary → McClure Goulding, Mary

Goulding, Robert L.

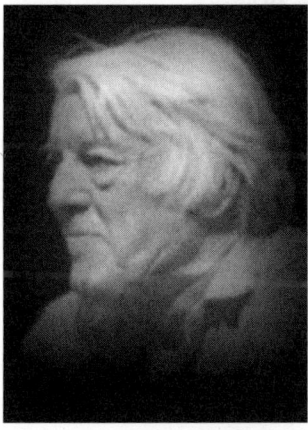

* 29.10.1917 in Oakland, Kalifornien; † 13.2.1992 in Watsonville, Kalifornien.

Gemeinsam mit Mary → McClure Goulding Begründer und Lehrer der transaktionsanalytischen Neuentscheidungstherapie, einer eigenen Schulrichtung innerhalb der Transaktionsanalyse, und früher Vertreter intensiver Gruppentherapie und Kurzzeittherapie.

Stationen seines Lebens

Studium der Humanmedizin, 1943 Abschluss als Dr. med.; 1943–45 als Soldat in der US-Ar-

mee; 1945–55 Tätigkeit als Allgemeinmediziner in North Dakota; 1955–58 Facharztfortbildung in Psychiatrie und Neurologie; 1958–70 als Facharzt für Psychiatrie und Neurologie in eigener Praxis niedergelassen; 1965 Mary McClure Goulding kennengelernt; berufliche Zusammenarbeit seit 1966; 1978–80 Präsident der American Academy of Psychotherapists (AAP); viele Jahre im Vorstand der Internationalen Gesellschaft für Transaktionsanalyse (ITAA) und der American Group Psychotherapy Association (AGPA); Mitbegründer des Fielding-Instituts in Santa Barbara (Kalifornien), welches seinerzeit eine praxisbezogene und erfahrungsorientierte Psychotherapieausbildung anbot, die heute mit dem akademischen Grad Ph.D. abgeschlossen werden kann. Referent bei der ersten Evolution of Therapy Conference (1985), an der er 1990 aus gesundheitlichen Gründen nicht mehr teilnehmen konnte; enger Freund von Fritz → Perls. Er hat sieben Kinder aus erster Ehe und elf Enkel.

Wichtige theoretische Beiträge und Orientierungen

Gouldings wesentlichster theoretischer Beitrag ist die Entwicklung der transaktionsanalytischen Neuentscheidungstherapie. Diese ist ein therapeutisches Verfahren, welches den transaktionsanalytischen Ansatz um gestalttherapeutische und verhaltenstherapeutische Elemente erweitert, mit dem Ziel, in optimaler Weise sowohl Einfluss auf die emotionale Situation als auch auf das kognitive Verständnis zu nehmen. Diese Methode basiert auf der Theorie, dass alle Kinder Entscheidungen in bezug auf sich und andere treffen, um sich so an ihre Umgebung zu adaptieren (Entwicklung des eigenen Lebensskripts). Wenn jemand als Erwachsener weiterhin auf der Grundlage seiner alten, einengenden Entscheidungen lebt, ist sein heutiges Leben mehr oder minder stark eingeschränkt. Die Begründer der transaktionsanalytischen Neuentscheidungstherapie waren überzeugt, dass solche einschränkenden Botschaften, die sogenannten Einschärfungen, nicht automatisch übernommen werden, sondern Kinder sich dafür „entscheiden". Geht man von solchen frühen Entscheidungen aus, so können im Rahmen einer psychotherapeutischen Behandlung „Neuentscheidungen" im Erwachsenenalter diese alten Entscheidungen wieder außer Kraft setzen und das Entwicklungspotenzial des Erwachsenen freisetzen. Die transaktionsanalytische Neuentscheidungstherapie ist eine erlebnis- und gefühlsorientierte Methode, bei der Patienten Situationen aus ihrer Kindheit mit dem Ziel imaginieren, eine Neuentscheidung auf dem Hintergrund ihres heutigen Wissens zu treffen, um als Erwachsene nicht länger unter dem Einfluss dieser alten, einschränkenden Erfahrungen zu leben. Dies ist speziell in der Psychotherapie mit Traumatisierten wichtig. Damit diese Neuentscheidung trägt, muss die Umsetzung im Alltag folgen. Ihr Neuentscheidungskonzept passt mit der heutigen Sicht der Konstruktivisten zusammen, welche betonen, dass Menschen sich ihre eigene Realität konstruieren und es bedeutend ist, was man über etwas denkt und wie man entscheidet. In der therapeutischen Arbeit betonten Mary und Robert Goulding die Wichtigkeit positiver Zuwendung (Strokes) durch den Therapeuten und andere Gruppenteilnehmer als Stimulus für Entwicklung und Veränderungsprozesse im Rahmen von Therapie. Sie wiesen auf die große Bedeutung der Gefühle als dem wesentlichen Aspekt in der Psychotherapie hin. In der Therapie legten sie großen Wert auf den Abschluss von Non-Suizid-, Non-Homizid- und Non-Psychiatrie-Verträgen mit Erwachsenen, die sich oder andere gefährdeten. Die von ihnen entwickelte Engpasstheorie erklärt, wie Menschen sich innerlich davon abhalten, ihre gesetzten Ziele zu erreichen.

Wesentliche Publikationen

Goulding R, McClure Goulding M (1972) Redecision and twelve injunctions: New directions in transactional analysis. In: Sager CJ, Kaplan HS (Eds), Progress in group and family therapy (pp 104–134). New York, Brunner/Mazel

McClure Goulding M, Goulding R (1979) Changing lives through redecision therapy. Brunner/Mazel, New York [überarb. Neuaufl.: (1997) New York, Grove Press; dt.: (1981) Neuentscheidung: Ein Modell der Psychotherapie. Stuttgart, Klett-Cotta]

Goulding R, McClure Goulding M (1979) The power is in the patient (ed. by P. McCormick). San Francisco, TA-Press

McClure Goulding M, Goulding R (1989) Not to worry. New York, Silver Arrow Books

Literatur zu Biografie und Werk

McClure Goulding M (1992) Sweet love remembered: Bob Goulding and redecision therapy. San Francisco, TA-Press

McClure Goulding M (1996) A time to say good-bye: Moving beyond loss. Watsonville (CA), Papier-Maché Press

Pelton CL, Myers-Pelton L (Eds) (1992) Reflections of Robert L. Goulding. Aberdeen (SD), Family Health Media

Anne Kohlhaas-Reith

Grawe, Klaus

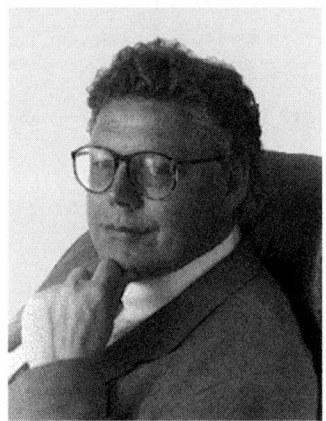

* 29.4.1943 in Wilster, Schleswig-Holstein, Deutschland.

Psychotherapieforscher, Verfechter einer „Allgemeinen Psychotherapie".

Stationen seines Lebens und wichtige theoretische Beiträge und Orientierungen

Der Sohn eines Rechtsanwalts und einer Fürsorgerin ging von 1949 an in Hamburg zur Schule (Abitur 1962). Er studierte Psychologie – und auch für zwei Semester Altphilologie und Geschichte – an der Universität Hamburg, bevor er nach vier Semestern das Psychologie-Studium an der Universität Freiburg fortsetzte. Wiederum nach vier Semestern – zuückgekehrt an die Universität Hamburg – führte er sein Psychologie-Studium im Herbst 1968 mit

Schwerpunkt in experimenteller Psychologie zu Ende. 1969 Anstellung als wissenschaftlicher Angestellter an der Psychiatrischen Universitätsklinik Hamburg-Eppendorf, wo er im Rahmen der Routineversorgung psychodiagnostische und klinisch-therapeutische Tätigkeiten ausführte. Parallel dazu absolvierte Grawe psychotherapeutische Weiterbildungen in Klientenzentrierter Gesprächspsychotherapie und in Verhaltenstherapie. 1971 übernahm er in einer innerhalb der Psychiatrischen Klinik neu gegründeten Psychotherapiestation mit gemischter theoretischer Orientierung Aufgaben zur vergleichenden Therapieforschung, ein Grundthema, das ihn nicht mehr loslassen und ihn im Laufe seiner Karriere sehr ausführlich beschäftigen sollte. Seit 1970 ebenfalls Lehrtätigkeit im Rahmen der Psychiatrie-Ausbildung von Medizinstudenten; 1976 Promotion zum Dr. phil. im Fachbereich Psychologie der Universität Hamburg. Gleichfalls 1976 erschien sein – für deutschsprachige Psychotherapieforscher maßstabsetzendes – Buch zur differenziellen Psychotherapieforschung. 1979 Habilitation im Fachbereich Medizin der Universität Hamburg und Erteilung der Venia Legendi für das Fach Klinische Psychologie. Der Ruf auf den neu eingerichteten Lehrstuhl für Klinische Psychologie an der Universität Bern erfolgte unmittelbar darauf. Dort baut Grawe seitdem ununterbrochen an der Infrastruktur des Studienganges Klinische Psychologie sowie an einer Struktur institutionalisierter, vorwiegend vergleichender Psychotherapieforschung und Psychotherapieausbildung von zukünftigen psychologischen Psychotherapeuten. 1982 lehnte Grawe einen Ruf auf den Lehrstuhl für Klinische Psychologie an der Universität Hamburg ab. Aus dem norddeutschen Klaus Grawe, mit vielerlei Hamburger Lebenserfahrungen, war offenbar ein „Neu-Schweizer" geworden, wozu die Eheschließung mit der Schweizer Psychologin Marianne Grawe-Gerber, selbst Psychotherapieforscherin, beigetragen haben mag. Beide haben zusammen fünf Kinder. Gemeinsam mit Adolf-Ernst → Meyer, Rainer Richter, Johannes-M. von der Schulenburg und Bernd Schulte erstellte Grawe 1990/91 das grundlegende Forschungsgutachten zu Fragen eines Psychotherapeuten-Gesetzes im Auftrag der Deutschen Bundesregierung. Letzteres ist mittlerweile realisiert und regelt die Zulassung zur Kassenleistung von Psychotherapeuten wie auch die Anerkennung schulentheoretischer Psychotherapiekonzepte im Rahmen der Alimentierung durch die Krankenkassen in Deutschland. Sehr aktiv im Rahmen der internationalen Psychotherapieforschung engagiert, diente Klaus Grawe sowohl als europäischer Präsident (wie auch danach als Präsident der Gesamtgesellschaft) der Society for Psychotherapy Research (SPR). Grawe hat über die Jahre seiner Berner Tätigkeit mittlerweile zahlreiche Forschungsprojekte realisieren können durch Unterstützung seitens des Schweizerischen Nationalfonds für wissenschaftliche Forschung. Darunter befinden sich – natürlich wieder – Studien zur differenziellen Therapieforschung und zur Wirkweise psychotherapeutischer Verfahren. In letzter Zeit sind Arbeiten zu einem seiner Grundanliegen, der Entwicklung einer „Allgemeinen Psychotherapie", hinzugekommen. Grawes Arbeiten erreichten einen Höhepunkt der fachlichen und öffentlichen Aufmerksamkeit, als er und Mitarbeiter 1994 das Werk „Psychotherapie im Wandel: Von der Konfession zur Profession" veröffentlichten. Dieses in den Medien wie in fachinternen Kreisen heftig diskutierte Werk mit seinen Schlussfolgerungen zur Überlegenheit der Verhaltenstherapie allen anderen Therapieverfahren gegenüber, das aber gleichfalls die Wissenschaftlichkeit aller bekannteren Verfahren und Konzepte beleuchten wollte – und recht harsche Kritiken dabei verteilte wie auch einstecken musste – mündete in den letzten Jahren in Grawes Bestreben ein, von den Psychotherapieschulen der sogenannten 1. Ordnung hin zu solchen der 2. Ordnung zu gelangen. Diese sollten nämlich rein empirisch gestützt sein, auf diese Weise theoretisch festgezurrte Orthodoxien und Glaubensüberzeugungen überwindend, um therapeutisch wirksame Komponenten und Ingredienzen zu identifizieren. Diese integrierende, womöglich eklektisch sich verstehende Psychotherapie empirischer Untermauerung („research-informed") trieb Grawe in jüngster Zeit hin zu einer – empirisch fundierten – Postulierung einer sogenannten „Psychologischen Therapie" (1998). Grawes Anliegen und Betreiben einer Überwindung schulenorientierter Psychotherapie zugunsten eines sich ausschließlich wissenschaftlich verstehenden psychologisch-psychotherapeutischen Handelns trägt stets eine deutlich kontroverse Handschrift, zuweilen ist sie provokativ-polarisierend, wenngleich sie dennoch durchgängig rational und konstruktiv bleibt. Allgemein verbindliche Töne sind nicht seine Art. Dennoch – oder gerade deswegen – hat er die Wissenschaftlichkeit von Klinischer Psychologie und Psychotherapie sehr voran gebracht, eines weiten Gebiets, das von esoterischen, religiös verankerten Glaubensüberzeugungen und Handlungsmotiven auf der einen bis zum entgegengesetzten Pol auf der anderen Seite, einer reinen, empiristischen Wissenschaftlichkeit reicht und so zwangsläufig Brisanz in sich trägt. Die Professionalisierungen von Klinischer Psychologie und Psychotherapie jedenfalls haben Klaus Grawe viel zu verdanken.

Wesentliche Publikationen

(1976) Differentielle Psychotherapie: Indikation und spezifische Wirkung von Verhaltenstherapie und Gesprächstherapie, Bd. 1. Bern, Hans Huber
(1992) Psychotherapieforschung zu Beginn der neunziger Jahre. Psychologische Rundschau 43: 132–162
(1995) Grundriß einer Allgemeinen Psychotherapie. Psychotherapeut 40: 130–145
(1997) Research-informed psychotherapy. Psychotherapy Research 7: 1–19
(1998) Psychologische Therapie. Göttingen, Hogrefe
Grawe K, Donati R, Bernauer F (1994) Psychotherapie im Wandel: Von der Konfession zur Profession. Göttingen, Hogrefe
Meyer A-E, Richter R, Grawe K, Graf von der Schulenburg J-M, Schulte B (1991) Forschungsgutachten zu Fragen eines Psychotherapeutengesetzes. Universitätskrankenhaus Hamburg-Eppendorf
Orlinsky DE, Grawe K, Parks BK (1994) Process and outcome in psychotherapy: Noch einmal. In: Bergin AE, Garfield SL (Eds), Handbook of psychotherapy and behavior change, 4th ed. (pp 270–376). New York, Wiley

Volker Tschuschke

Green, André

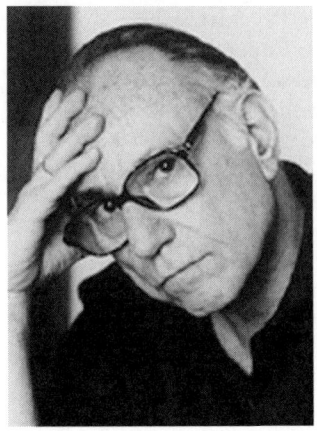

* 12.3.1927 in Kairo.

Begründer einer Synthese von objektbeziehungs- und triebtheoretischen psychoanalytischen Modellen.

Stationen seines Lebens

Bis zu seinem 19. Lebensjahr lebte André Green in Kairo. Er ist mit großem Abstand das jüngste von vier Geschwistern und wächst in „relativer Isoliertheit" auf. 1945 begegnet er Lydia Harari (eine später bekannte Psychoanalytikerin der „Société psychanalytique de Paris", SPP), welche ihn in die Psychoanalyse einführt. 1946 wandert Green nach Frankreich aus, im Wissen, dass er nicht mehr nach Ägypten zurückkehren wird. In Paris studiert er Medizin und schließt 1953 im Fach Psychiatrie ab. Green bezeichnet dieses Jahr als Jahr seiner Geburt. Die psychiatrische Klinik Sainte-Anne in Paris wird für ihn zu einem wichtigen Ort. Nicht nur in bezug auf die klinische Arbeit, sondern auch als Ort der Begegnung und des interdisziplinären Austausches wird die Klinik ein Treffpunkt von Forschern und Persönlichkeiten. In der Person von Henri Ey, dem Leiter der Klinik Sainte-Anne und dem großen Psychiater jener Zeit, fand Green einen wichtigen Vaterersatz, wie Green bekennt. Im Jahre 1953 findet auch die Spaltung zwischen → Lacan und dem Rest der Psychoanalytischen Gesellschaft Paris statt. Aufgrund seiner multikulturellen Wurzeln und seines offenen Denkens in bezug auf die verschiedenen

Strömungen der Psychoanalyse hat sich Green weder auf die eine noch auf die andere Seite geschlagen. So beginnt er 1956 seine erste Analyse bei Maurice Bouvet, dem einzigen Analytiker, der damals unabhängig von Lacan blieb. Fast jeder Analytiker in Paris ging in jener Zeit zu Lacan in Analyse. Green wählt zwar einen anderen Analytiker, besucht jedoch 1961–67 Lacans Seminar. Dies schlägt sich z. T. in Greens Arbeiten nieder. Green war intellektuell fasziniert von Lacans Gedankengängen, nicht aber von dessen Praxis. 1961 entdeckt Green gleichzeitig mit dem Besuch der Lacan-Seminare → Winnicott. Dieser hinterlässt bei ihm einen tiefen Eindruck bezüglich der Formulierungen über die Gegenübertragung. 1968: Wie überall in Europa vollzieht sich auch in der Klinik Sainte-Anne eine Spaltung zwischen der Antipsychiatrie und der Medizinalisierung der Psychiatrie. Heftige Debatten zwischen Neurobiologen und Pharmakologen einerseits und Psychosoziologen oder Psychoanalytikern andererseits prägen den Alltag. Auch Green nimmt Stellung und wendet sich mehr und mehr der Psychoanalyse zu. 1989 stirbt Henri Ey und Green wird dazu bemerken: „Mit Henri Ey ist die Psychiatrie gestorben". In den 1960er Jahren macht Green seine zweite Analyse bei Jean Mallet. Dieser half ihm, den Tod des ersten Analytikers zu verarbeiten, was ihm gleichzeitig eine Verarbeitung des Verlustes seines Vaters in seiner Kindheit möglich machte. Die dritte Analyse unternimmt er bei Catherine Parat. Darin geht es um die Verarbeitung der Beziehung zu seiner Mutter. Diese litt unter schweren Depressionen, als André Green zweijährig war. Die Analyse bei Catherine Parat inspiriert ihn zu seiner berühmten Arbeit „La mère morte" (1980) und ermöglicht es ihm, zum ersten Mal nach 40 Jahren nach Ägypten zurückzukehren. Einer Schule kann Green sich schwer unterordnen. Er bleibt zum lacanianischen Denken auf bewundernder Distanz. Es ist, als wolle er Lacan damit mitteilen, er sei zu wenig „winnicottianisch" und umgekehrt seinen Kollegen bei der SPP, sie seien zuwenig „lacanianisch". Schließlich erkennt er die größere Offenheit und Toleranz der SPP gegenüber der englischen Psychoanalyse (Melanie → Klein), im Gegensatz zu den Lacanianern, wird Mitglied und

1987 deren Präsident. Unter seiner Präsidentschaft hat sich die SPP demokratisch organisiert und ist gleichzeitig in Opposition zur lacanianischen Bewegung getreten.

Wichtige theoretische Beiträge und Orientierungen

André Greens Hauptinteresse gilt, unter Bezug auf Winnicott, → Bion und → Rosenfeld, den Grenzen und Übergängen von Innen und Außen, von Somatischem und Psychischem, von Selbst und Anderem, wie auch von Kultur und Natur. So kritisiert er z. B. → Ferenczi, welcher das äußere Objekt ganz in den Mittelpunkt rückt, während Klein nur vom inneren Objekt spricht, und versucht, selbst eine Synthese herzustellen. Anstelle des klassischen Neurosemodells stellt er die „Grenzfälle" in den Mittelpunkt seiner Theoriebildung. Weiter beschäftigt er sich mit dem Todestriebkonzept, welches für ihn ein Mittel darstellt, dem inneren Krieg zwischen Eros und Destruktivität in der analytischen Praxis angemessen Rechnung zu tragen. Seine Einstellung und seine massive Kritik den „babywatchers" gegenüber ist bekannt. Die Untersuchungen der Baby-Beobachtungen führten zwar zu unterschiedlichen Ergebnissen, haben aber doch alle ein gemeinsames Resultat gezeigt: die abnehmende Bedeutung der Sexualität für die kindliche Entwicklung. Nach Green ist dies „nicht weiter verwunderlich, denn für [→] Freud spielte sich das Wesentliche im innerseelischen Bereich ab, dessen Kenntnis aufgrund der Verdrängung sehr beschränkt ist. Beobachter sehen lieber zu, als daß sie hinhören. Zusehen heißt die äußere Wirklichkeit wahrnehmen. Hinhören heißt mit der seelischen Wirklichkeit in Kontakt treten" (Green, 1998: 1181). Weitere wichtige Themen seines Werkes beinhalten die Affekttheorie, die Arbeit des Negativen, seine Narzissmusarbeiten und die Studien über angewandte Psychoanalyse.

Wesentliche Publikationen

(1969) Un oeil en trop: Le complexe d'Oedipe dans la tragédie. Paris, Editions de Minuit
(1973) Le discours vivant: La conception psychanalytique de l'affect. Paris, Presses Universitaires de France

(1983) Narcissme de vie, narcissme de mort. Paris, Editions de Minuit

(1990a) La folie privée: Psychanalyse des cas-limites. Paris, Éditions Gallimard [dt.: (2000) Geheime Verrücktheit: Grenzfälle der psychoanalytischen Praxis. Gießen, Psychosozial-Verlag]

(1990b) Le complexe de la castration. Paris, Presses Universitaires de France [dt.: (1996) Der Kastrationskomplex. Tübingen, Edition diskord]

(1992) La déliaison. Paris, Les Belles Lettres

(1993) Le travail du négatif. Paris, Éditions de Minuit

(1994) Un psychanalyste engagé: Conversations avec Manuel Macias. Paris, Éditions Calmann-Lévy

(1995) La causalité psychique entre nature et culture. Paris, Éditions Odile Jacob

(1995, 1998) Hat Sexualität etwas mit Psychoanalyse zu tun? Psyche 52: 1170–1191

(1997) Les chaînes d'éros. Actualité du sexuel. Paris, Éditions Odile Jacob

(2003) Die tote Mutter. Psychoanalytische Studien zu Lebensnarzissmus und Todesnarzissmus. Gießen, Psychosozial

Literatur zu Biografie und Werk

Duparc F (1996) André Green. Paris, Presses Universitaires de France

Froté P (1998) Cent ans après: Entretiens avec Patrick Froté. Paris, Éditions Gallimard

Anna Koellreuter

Greenacre, Phyllis

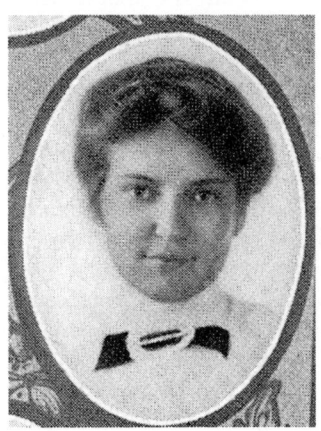

* 3.5.1894 in Chicago, Illinois; † 24.10.1989 in Ossining, New York.

Beiträge zur psychoanalytischen Entwicklungspsychologie und zur Kreativität.

Stationen ihres Lebens

Greenacre entstammte der Upper Middle Class von Chicago. Sie war das vierte von insgesamt sieben Geschwistern und ein Zwilling. Greenacre hatte bis zu ihrem siebenten Lebensjahr einen schweren Sprachfehler, der es ihr unmöglich machte, normal mit ihrer Umwelt zu kommunizieren. So lernte sie schon im Alter von drei oder vier Jahren lesen und schreiben, um sich verständigen zu können. Greenacre studierte Medizin an der University of Chicago und am Rush Medical College in Chicago. 1916–27 arbeitete sie an der Phipps Clinic, der Psychiatrischen Abteilung des Johns Hopkins Hospital in Baltimore, Maryland, unter Adolf Meyer, wo sie erstmals einen Zusammenhang zwischen biologischen und psychologischen Daten erkannte. In dieser Zeit am Johns Hopkins Hospital heiratete sie Curt Richter, mit dem sie zwei Kinder hatte (Scheidung 1930). 1927 ging sie nach New York und war dort bis 1932 in der staatlichen Kinderfürsorge von Westchester County tätig. In dieser Zeit begann sie sich für Psychoanalyse zu interessieren. Ihre erste Analyse machte sie bei einem Jungianer. Im Jahre 1932 begann sie am Cornell Medical College in New York City zu arbeiten. 1937 schloss sie ihre psychoanalytische Ausbildung am New York Psychoanalytic Institute ab und wurde dort Mitglied und Lehranalytikerin. Kurze Zeit war sie auch die Präsidentin des New York Psychoanalytic Institute sowie der New York Psychoanalytic Society. Ferner war sie Mitglied des Gremiums beider Organisationen wie auch Mitglied des Ausbildungs-, Aufnahme- und Studentenausschusses bis in die frühen 1960er Jahre. 1941 erschien ihre erste psychoanalytische Veröffentlichung mit dem Titel „The predisposition to anxiety". 1946 wurde sie Emeritus Clinical Professor der Psychiatrie des Cornell Medical College. 1983 erschien Greenacres letzte Publikation.

Wichtige theoretische Beiträge und Orientierungen

Greenacres Werk umfasst über 60 Abhandlungen und einige Bücher. Ihr Werk kann in drei große Gebiete unterteilt werden: (1) klinische Studien über die Entwicklung, (2) Studien über die Kreativität, (3) Schriften zur psychoanalytischen Therapie und Ausbildung. Greenacres psychoanalytische Arbeit begann 1941 mit „The predisposition of anxiety" („Die Neigung zur Angst"); in ihrem Forschungsinteresse lagen ferner Themen wie Fetischismus, Übertragung/Gegenübertragung, Perversionen etc. 1953 beschrieb sie in „The relationship between fetishism and faulty development of body image" die Probleme des Fetischismus, der frühen Ich-Entwicklung und die Schöpfungskraft des Einzelnen. Greenacres Hauptinteresse lag aber v. a. in der frühkindlichen Entwicklung und biografischen Forschung. In den Büchern von Lewis Carrolls „Alice" oder Jonathan Swifts „Gullivers Reisen" begegnete sie dem Thema Kreativität und beleuchtete das Leben und Werk dieser beiden Künstler psychoanalytisch in ihrem Buch „Swift and Caroll" (1955). 1957 wurde „The childhood of the artist: Libidinal phase development and giftedness" veröffentlicht, wo Greenacre über die ungewöhnliche Reaktion von begabten Kindern auf externe und interne Reize spricht. In diesem Artikel charakterisiert sie das begabte Individuum als „Liebesaffäre mit der Welt". Vor allem interessierte sich Greenacre aber für den Beginn des Lebens, für das genetische und biologische Substrat und die Auswirkungen auf die Ich-Entwicklung. Sie glaubte an die individuelle Kapazität jedes Einzelnen für seine emotionale Entwicklung. In ihrem Hauptwerk „Trauma, growth and personality" (1952) sowie anderen Untersuchungen entwickelte Greenacre eine spezifische Phasentheorie, in der sie keine strikte Libidoentwicklung wie bei Freud annahm. Ihrer Meinung nach gibt es bestimmte Gipfelpunkte der Reifung, die jedoch nicht klar abgrenzbar seien. Kinder können laut Greenacre einerseits nach ihren jeweiligen Fähigkeiten auf spezifische Reize eine spezifische Antwort geben. Andererseits sieht sie die Gipfel der biologischen Reife als den Punkt, der es einem Kind erst ermöglicht, eine eigentliche, reizadäquate Antwort zu finden.

Wesentliche Publikationen

(1952) Trauma, growth, and personality. New York, Norton

(1955) Swift and Caroll: A psychoanalytic study of two lives. New York, International Universities Press

(1963) The quest for the father: A study of the Darwin-Butler controversy, a contribution to the understanding of the creative individual. Freud Anniversary Lecture Series. The New York Psychoanalytic Institute. New York, International Universities Press

(1968) Affective disorders: Psychoanalytic contributions to their study. New York, International Universities Press

(1971) Emotional growth: Psychoanalytic studies of the gifted and a great variety of other individuals. New York, International Universities Press

Literatur zu Biografie und Werk

Bonin WF (1983) Die großen Psychologen: Von der Seelenkunde zur Verhaltenswissenschaft. Forscher, Therapeuten und Ärzte. Düsseldorf, Econ

Harley M, Weil A (1990) Obituary. Phyllis Greenacre, M.D. International Journal of Psycho-Analysis 71: 523–525

Kabcenell RJ (1990) Phyllis Greenacre: 1894–1989. The American Psychoanalyst 24: 2

Kohut H (1964) Phyllis Greenacre: A tribute. Journal of the American Psychoanalytic Association 12: 3–5

Wyss D (1977) Die tiefenpsychologischen Schulen von den Anfängen bis zur Gegenwart: Entwicklung, Probleme, Krisen. Göttingen, Vandenhoeck & Ruprecht

Simone Zimansl

Greenberg, Leslie Samuel

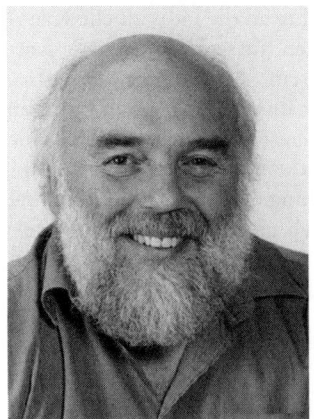

* 30.9.1945 in Johannesburg, Südafrika.

Einer der wichtigsten Vertreter der Experienziellen Psychotherapie, im Speziellen der „Process-Experiential psychotherapy".

Stationen seines Lebens sowie wichtige theoretische Beiträge und Orientierungen

In einem vor kurzem geführten Interview sagte er, dass er trotz finanzieller Probleme in einer positiven Familienatmosphäre aufgewachsen und ein rebellischer Teenager gewesen sei; als Student an der Universität von Witwatersrand, Johannesburg, führte er eine „Studentenregierung" an, die gegen die Politik der Apartheid protestierte. So wie für viele führende Psychologen vor ihm war die Psychologie seine zweite Laufbahn. Zunächst machte er seinen Bachelor in Technik an der Universität von Witwatersrand. Dort lernte er auch seine spätere Frau Brenda kennen, die Psychologie studierte. Gemeinsam beschlossen sie, Südafrika zu verlassen, damit Leslie seine Studien im Ausland fortsetzen konnte. An der McMaster University (Hamilton, Ontario) erwarb er 1970 seine Master-Graduierung in Technik, aber sein Studium befriedigte ihn nicht mehr. Er war bereits in Südafrika mit seiner Studienwahl nicht zufrie-

Beitrag aus: Gerhard Stumm/Johannes Wiltschko/Wolfgang W. Keil: Grundbegriffe der Personenzentrierten und Focusing Orientierten Psychotherapie und Beratung, Stuttgart 2003, ISBN 3-608-89697-X.

den gewesen, aber diese Unzufriedenheit war vom politischen Kampf überdeckt worden. Die Übersiedlung nach Kanada konfrontierte ihn mit seinem Dilemma und seiner Sinnsuche. Durch den Einfluss seiner Frau begann er zu überlegen, Psychologie zu studieren. Er erkundigte sich nach den Bedingungen für eine Qualifizierung als Psychologe an einigen Universitäten, doch erst seine Bekanntschaft mit Laura Rice an der York University (Toronto) erwies sich als der entscheidende Wendepunkt. Zwei Wochen, nachdem er sie im August 1970 kennen gelernt hatte, meldete er sich an der York University an, um sein Doktorat in Psychologie zu machen.

Greenbergs Zusammenarbeit mit Laura Rice stellte sich als sehr fruchtbar heraus. Gemeinsam entwickelten sie ein Programm, das die Aufgabenanalyse benützte, um das Verständnis von psychotherapeutischen Prozessen zu vertiefen und weiterzuentwickeln. In ihrem Buch „Patterns of change", das 1984 veröffentlicht wurde, stellten sie eine Methode vor, mit der sie winzige Veränderungsmomente in der Psychotherapie untersuchten, um jene Schritte, die Klienten machen müssen, um problematische Themen in der Psychotherapie zu bearbeiten, explizit beschreiben zu können. Während Laura Rice eine treue Anhängerin der Klientenzentrierten Psychotherapie nach Carl → Rogers war, kombinierte Greenberg ihren Ansatz mit Elementen aus der Gestalttherapie. Er entwickelte Modelle von Dialogen mit zwei Stühlen und mit dem leeren Stuhl, die er dann empirischen Überprüfungen unterzog.

Nachdem er 1975 in York sein Doktoratsstudium abgeschlossen hatte, nahm er eine Stellung an der Universität von British Columbia (Vancouver) an, wo er zehn Jahre blieb. In dieser Phase wuchsen sein Ruf und sein Einfluss in akademischen Kreisen, was 1984 in der Verleihung des „Early Career Contribution" für Psychotherapieforschung durch die „Society for Psychotherapy Research", einer internationalen multidisziplinären wissenschaftlichen Organisation, gipfelte. Im selben Jahr erhielt er von der „British Columbia Psychological Association" den „Donald K. Sampson Award" für besondere Beiträge zum Psychologieunterricht in British Columbia. 1985 wurde er zum ordentlichen Professor ernannt, und ein Jahr später berief man ihn an die Abteilung für Psychologie an der York University, an der er bis heute unterrichtet.

Greenbergs Arbeit als Psychotherapieforscher lässt sich in drei Bereiche gliedern: Zum einen ist er einer der geistigen Väter der „Process-Experiential therapy". Zusammen mit einigen gleichgesinnten Denkern in Europa und den Vereinigten Staaten ist es ihm gelungen, innerhalb des akademischen Bereiches die humanistische Psychotherapie wieder zum Leben zu erwecken. In seiner Beschäftigung mit der Gestaltpsychologie bemerkte er, dass diese dem Beziehungsaspekt nicht viel Aufmerksamkeit schenkte. In seiner klinischen und theoretischen Arbeit versuchte er daher, zwischen den Ansätzen von → Perls und Rogers ein Gleichgewicht herzustellen. In dem zusammen mit Rice und Elliott verfassten Buch „Facilitating emotional change: The moment by moment process" (1993) legte er die Grundsätze der „Process-Experiential psychotherapy" dar. Außerdem entwickelte und förderte er zusammen mit Sue Johnson die „Emotion-focused therapy for couples", ein empirisch validiertes Behandlungsverfahren. Schließlich ist er ein führender Experte für Emotionen und ihre Rolle in der Psychotherapie. Er hat zahlreiche Stipendien vom „Social Sciences and Humanities Research Council of Canada" und dem „National Institute of Mental Health" erhalten, um seine Forschungen vorantreiben und um die Wirksamkeit der „Process-Experiential psychotherapy" in der Behandlung von gravierenden Störungen wie z. B. der Depression untersuchen zu können.

Greenberg ist auch ein begabter Autor; seit 1986 hat er fast jährlich ein Buch veröffentlicht. Außerdem kann er auf mehr als 79 von Kollegen rezensierte Publikationen, 59 Artikel sowie eine große Anzahl von Vorträgen vor internationalen Organisationen, inklusive der „American Psychological Association", der „Society for Psychotherapy Research" und der „Society for the Exploration of Psychotherapy Integration", zurückblicken.

Wesentliche Publikationen

(2002) Emotion-focused therapy: Coaching clients to work through their feelings. Washington (DC), American Psychological Association

Bohart A, Greenberg LS (Eds) (1997) Empathy reconsidered: New directions in theory, research and practice. Washington (DC), APA

Daldrup L, Beutler L, Engle D, Greenberg LS (1988) Focused expressive psychotherapy: Freeing the over-controlled patient. New York, Guilford Press

Greenberg LS, Johnson S (1988) Emotionally focused couples therapy. New York, Guilford Press

Greenberg LS, Paivio S (1997) Working with emotions in psychotherapy. New York, Guilford Press

Greenberg LS, Pinsof W (Eds) (1986) Psychotherapeutic process: A research handbook. New York, Guilford Press

Greenberg LS, Rice LN, Elliott R (1993) The moment by moment process: Facilitating emotional change. New York, Guilford Press

Greenberg LS, Safran J (1987) Emotion in psychotherapy: Affect, cognition and the process of change. New York, Guilford Press

Greenberg LS, Watson J, Lietaer G (Eds) (1998) Handbook of experiential therapy. New York, Guilford Press

Horvath A, Greenberg LS (Eds) (1994) The working alliance: Theory, research and practice. New York, John Wiley

Johnson S, Greenberg LS (Eds) (1994) The heart of the matter. Emotion in marriage and marital therapy. New York, Brunner/Mazel

Rice LN, Greenberg LS (Eds) (1984) Patterns of change: An intensive analysis of psychotherapeutic process. New York, Guilford Press [dt.: Greenberg LS, Rice, L, Elliott, R (2003) Emotionale Veränderung fördern: Grundlagen einer prozeß- und erlebensorientierten Therapie. Paderborn, Junfermann]

Safran J, Greenberg LS (Eds) (1991) Emotion, psychotherapy and change. New York, Guilford Press

Jeanne Watson
(Übersetzung aus dem
Amerikanischen: Elisabeth Zinschitz)

Greenson, Ralph Romeo

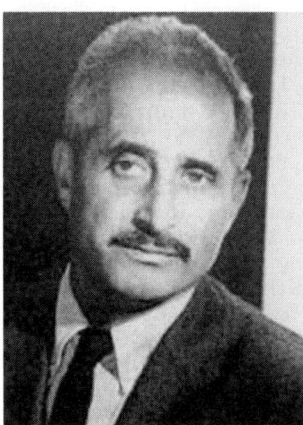

* 20.9.1911 in Brooklyn, New York; † 24.11.1979 in Los Angeles.

Prägende Persönlichkeit für die Verbreitung und Weiterentwicklung der psychoanalytischen Theorie und Praxis an der amerikanischen Westküste.

Stationen seines Lebens

Greenson – geboren als Romeo Samuel Greenschpoon – war der Sohn jüdischer Eltern russischer Herkunft und wuchs in Brownsville, Brooklyn (NY), auf. Sein Vater, Dr. med. Joel O. Greenschpoon, war ein Mediziner und erweckte früh sein Interesse für den Arztberuf. Er besuchte die Columbia University, aber wegen einer zu jener Zeit geltenden Quotenregelung für jüdische Studenten verließ er die Universität und studierte ab 1930 Medizin in der Schweiz (Universität Bern). Dort lernte er auch seine spätere Frau Hildi kennen, mit der er zwei Kinder hatte (sein Sohn Daniel Greenson ist mittlerweile Lehranalytiker in San Francisco). 1934/35 absolvierte er den Turnus im Cedars of Lebanon Hospital Los Angeles; 1936: neunmonatige psychoanalytische Weiterbildung in der „Organisation für ärztliche Analytiker" bei Wilhelm → Stekel in Wien; 1938: unzufrieden mit der von Stekel erlernten Technik beginnt Greenson auf Anraten von Ernst Simmel, dem damaligen Vorsitzenden der Los Angeles Study Group, eine Lehranalyse bei Otto → Fenichel, der erst seit kurzer Zeit in Los Angeles arbeitete. Aus der begonnenen Probeanalyse wurde eine vierjähri-

ge Lehranalyse; 1942: Abschluss der psychoanalytischen Ausbildung und Eintritt in die US Army (Air Corps), Psychiatric Ward in Yuma, Arizona; 1943: Verlegung nach Fort Logan, Colorado (Chief Combat Fatigue Section), wo er in einem Hospital arbeitete, welches für die Rehabilitation von Kriegsneurotikern eingerichtet wurde; 1947: Greenson wird Professor für Psychiatrie an der University of California und Ernst Simmel engagiert ihn als Lehranalytiker am Los Angeles Psychoanalytic Institute; 1951: kurz nach der Spaltung der Los Angeles Psychoanalytic Society and Institute (1950) wird er Präsident dieser Vereinigung (bis 1953); 1957–61 ist er Ausbildungsleiter dort. Greenson war des weiteren Mitglied der American Psychiatric Association, der American Psychoanalytic Association und Gründungsmitglied der Foundation for Research in Psychoanalysis in Beverly Hills. Er arbeitete als Mitherausgeber für einige Fachzeitschriften und war ehrenamtlicher Kurator der Anna Freud Foundation. Er unterhielt regen Austausch mit Anna → Freud, Max Schur, Ernst → Kris, Heinz → Hartmann, Rudolph M. Loewenstein und Ernest → Jones; Von 1960 bis zu ihrem Tode 1962 behandelte Greenson die Filmschauspielerin Marilyn Monroe; 1967: das Hauptwerk „The technique and practice of psychoanalysis" erscheint; es zählt bis heute zu den Standardwerken der psychoanalytischen Literatur. Die Jahrzehnte nach dem Krieg (ab 1947) waren vor allem gekennzeichnet durch intensive psychoanalytische Arbeit und Lehrtätigkeit. Daraus resultierten zahlreiche Aufsätze und Artikel, insbesondere zur psychoanalytischen Technik. Die chronologisch angeordnete Sammlung seiner publizierten Arbeiten erscheint 1978 unter dem Titel „Explorations in psychoanalysis" in Buchform. In den 1970er Jahren verschlimmerten sich seine Herzbeschwerden und beschnitten seine therapeutischen und wissenschaftlichen Arbeiten, doch blieb er in eingeschränktem Maße beruflich aktiv; 1979 stirbt Greenson an Herzversagen.

Wichtige theoretische Beiträge und Orientierungen

Greenson war ein genauer Kenner der Freudschen Schriften und als solcher auch ein Anhänger der Triebtheorie. Er verstand sich selbst aber auch als jemand, der die klassischen psychoanalytischen Theorien unter kritischen Gesichtspunkten betrachtete und er war stets offen für neue Ideen. Seine psychoanalytischen Interessen waren breit gefächert und er trat dafür ein, dass Analytiker mit unterschiedlichen theoretischen Ausrichtungen und Zugängen sich untereinander austauschen sollten, um sich so gegenseitig in konstruktiver Weise zu beeinflussen. Der Großteil seiner theoretischen Beiträge befasst sich mit Problemen der psychoanalytischen Technik. In seinem Buch „Technik und Praxis der Psychoanalyse" beschreibt Greenson detailliert, was ein Analytiker wirklich tut, wenn er einen Patienten analysiert. Er lässt dabei aber nicht außer Acht, dass mehrere Meinungen und Betrachtungsweisen über Fragen der psychoanalytischen Technik existieren, und versteht sein Lehrbuch als gemeinsamen Bezugspunkt unterschiedlicher theoretischer Ansätze, welches dem wissenschaftlichen Fortschritt der Psychoanalyse dienlich sein sollte. Er entwickelte das Konzept des „Arbeitsbündnisses", also „die relativ unneurotische, rationale Beziehung zwischen dem Patienten und dem Analytiker, die es dem Patienten ermöglicht, in der analytischen Situation zielstrebig zu arbeiten" (Greenson, 1967: 59). Er maß dem Arbeitsbündnis als primärem Faktor in der Behandlung von Patienten den gleichen Stellenwert wie der Übertragungsneurose bei. Großen Wert legte er auch auf die „reale Beziehung" (real relationship) zwischen Analytiker und Patient, denn er hielt sie für unerlässlich in der therapeutischen Behandlung. Die Übertragungsneurose sollte in der Therapie durch eine reale Beziehung ersetzt werden. Deutungen alleine sind nicht genug, nur wenn sie im Rahmen einer realistischen und echten Analytiker-Patient-Beziehung vorgetragen werden, erzielen sie ihre Wirkung. Das bedeutet, nur jene Patienten sind analysierbar, die in der Lage sind, eine reale Beziehung zum Analytiker herzustellen. Greensons Schriften basieren auf umfangreichem klinischen Material, welches in zahlreich eingeflochtenen Beispielen als Erläuterung zum besseren Verständnis des vorgestellten Problems zum Tragen kommt.

Wesentliche Publikationen

(1967) Technique and practice of psychoanalysis, vol. I. New York, International Universities Press [dt.: (1981) Technik und Praxis der Psychoanalyse, Bd. I. Stuttgart, Klett-Cotta]
(1978) Explorations in psychoanalysis. New York, International Universities Press [dt.: (1982) Psychoanalytische Erkundungen. Stuttgart, Klett-Cotta]

Literatur zu Biografie und Werk

Kirsner D (2000) Unfree associations: Inside psychoanalytic institutes. London, Process Press
Solnit AJ (1980) Ralph R. Greenson 1911–1979. Psychoanalytic Quarterly 49: 512–516
Stoller RJ (1980) Ralph R. Greenson. International Journal of Psycho-Analysis 61: 559

Marco Messier

Grinder, John Thomas

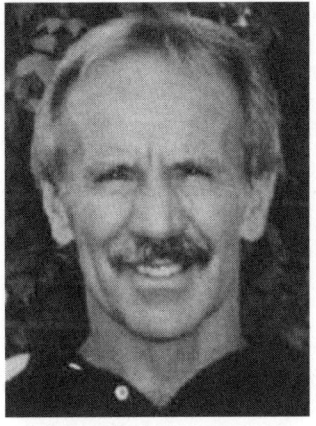

* 10.1.1940 in Detroit, Michigan.

Mitbegründer des Neuro-Linguistischen Programmierens (NLP).

Stationen seines Lebens

In den frühen 1960er Jahren studierte er Philosophie an der Universität von San Francisco. Anschließend verbrachte er einige Zeit im Militärdienst und im Geheimdienst, um dann in den späten 1960er Jahren an der Universität von San Diego sein Linguistikstudium mit einem Doktorat (Ph.D.) abzuschließen. In der weiteren Folge Auseinandersetzung mit der Transformationsgrammatik Chomskys und den kognitiven Theorien Georg Millers an der Rockefeller-Universität. Danach an der Universität von Kalifornien, Santa Cruz, Professor für Linguistik. 1974 traf er an der Universität mit Richard → Bandler zusammen, welcher sich mit Fritz → Perls und Virginia → Satir und deren Therapiestil auseinander setzte; gemeinsam mit Bandler Erforschung der Sprachmuster und kognitiven Muster von Perls, Milton → Erickson und Satir und Zusammentreffen und Auseinandersetzung mit Gregory → Bateson und seinen Theorien. Der Ansatz von Bandler und Grinder war, ein Modell für das Kommunikationsverhalten erfolgreicher Kommunikatoren zu finden. Sie nahmen dabei eine radikale, und psychotherapiekritische, geradezu „antipsychotherapeutische" Position ein (teilweise beeinflusst durch die Antipsychiatrie-Bewegung um → Laing, Szasz und Basaglia). Es folgt eine sieben Jahre dauernde Zusammenarbeit der beiden, in der die Basis für das Neuro-Linguistische Programmieren gelegt wurde. Der Begriff „neurolinguistic" (1933) stammt vom amerikanischen Gesundheitsphilosophen und Begründer der General Semantics (Allgemeine Bedeutungslehre), Alfred Korzybski. Es entstehen Bücher über die Arbeit von Erickson, Perls und Satir („The structure of magic", I und II, 1975, 1976; „Patterns of hypnotic techniques of Milton H. Erickson", I und II, 1975, 1977; „Changing with families", 1976). Darüber hinaus verfassen Bandler und Grinder weiter Bücher über die Weiterentwicklung des NLP. Nach Beendigung der Zusammenarbeit mit Bandler vorwiegend Seminar- und Lehrtätigkeit sowie Konsultationstätigkeit in Politik, Sport und Wissenschaft; Entwicklung von „New Codes of NLP".

Wichtige theoretische Beiträge und Orientierungen

Bandler und Grinder entwickelten das Neuro-Linguistische Programmieren als ein Modell menschlicher Kommunikation und Veränderung. Das Modell wurde explizit anhand der Arbeitsweisen von Virginia Satir (Familientherapeutin), Fritz Perls (Gestalttherapie) und Milton H. Erickson (Hypnotherapie) und deren spezifischem Umgang mit Menschen entwik-

kelt. Der Vorgang der Modellbildung (Modellieren) bildete einen wichtigen theoretischen Grundbaustein des NLP und war gleichzeitig ein Instrument der Weiterentwicklung der Methode. Den Hintergrund formten Theorien von William → James (Sinnespsychologie und Bewusstseinszustände), Noam Chomsky und Alfred Korzybski über linguistische Muster, die insbesondere durch John Grinder eingebracht wurden; darüber hinaus Beeinflussung durch Pribram, Galanter, Miller (Theorie des Handelns) und Albert → Bandura (Sozial-kognitive Lerntheorie). Von einem radikalen, ressourcen- und zielorientierten Standpunkt aus postulierten sie, dass Möglichkeiten der Veränderungen in jedem Menschen stecken und dass nicht die aufgewendete Zeit, sondern die Utilisierung der kreativen inneren Ressourcen zur Veränderung der Wahrnehmung von sich und der Welt entscheidend sind. Sie fokussierten insbesondere auch auf die Kompetenz und die spezifischen Fähigkeiten des Beraters, um Veränderungen beim Klienten zu bewirken. Es wurde eine große Zahl von Mustern der intra- und interpersonellen Kommunikation dargestellt, welche die Zielsetzung hatten, die Chance auf konstruktive und ökologische Veränderung zu vergrößern. Kommunikation ist nach Bandler und Grinder ein lehr- und lernbarer Prozess. Methodologisch richtungsweisend war die Darstellung störungsspezifischer Behandlungstechniken, die gleichzeitig auf die individuellen Bedürfnisse der Klienten und deren Informationsverarbeitungsstruktur zugeschnitten waren (Zielmodell, Phobie-Technik, Trauma-Arbeit, Reframing-Techniken, Change History-Techniken etc.).

Wesentliche Publikationen

Bandler R, Grinder J (1975, 1976) The structure of magic, vols. I and II. Palo Alto, Science and Behavior Books [dt.: (1981, 1982) Metasprache und Psychotherapie: Struktur der Magie I und II. Junfermann, Paderborn]

Bandler R, Grinder J (1975, 1977) Patterns of the hypnotic techniques of Milton H. Erickson, vols. I and II. Cupertino (CA), Meta Publications [dt.: (1996) Patterns: Muster der hypnotischen Techniken Milton H. Ericksons. Junfermann, Paderborn]

Bandler R, Grinder J (1979) Frogs into princes. Moab (UT), Real People Press [dt.: (1989) Neue Wege der

Kurzzeit-Therapie: Neurolinguistische Programme. Paderborn, Junfermann]

Bandler R, Grinder J (1982) Reframing. Moab (UT), Real People Press [dt.: (1988) Reframing: Ein ökologischer Ansatz in der Psychotherapie (NLP). Paderborn, Junfermann]

Bandler R, Grinder J, Satir V (1976) Changing with families. Palo Alto (CA), Science and Behavior Books

Grinder J, Bandler R (1981) Trance formations: Neurolingusitic programming and the structure of hypnosis. Moab (UT), Real People Press [dt.: (1989) Therapie in Trance. Hypnose: Kommunikation mit dem Unbewußten. Klett-Cotta, Stuttgart]

MacDonald W, Bandler R (1989) An insider's guide to submodalities. Cupertino (CA), Meta Publications

Helmut Jelem

Groddeck, Georg

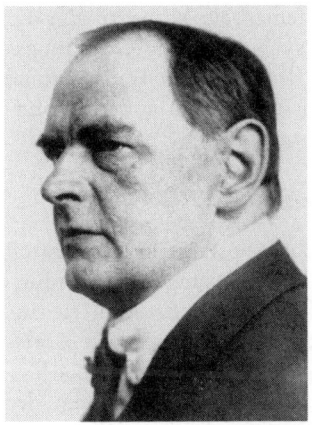

* 13.10.1866 in Bad Kösen, Deutschland; † 11.6.1934 in Zürich.

Begründer psychoanalytisch orientierter Psychosomatik.

Stationen seines Lebens und wichtige theoretische Beiträge und Orientierungen

Georg Groddeck war der Sohn eines Arztes, er studierte in Berlin Medizin; 1889: Dissertation bei dem Berliner Professor für Dermatologie Ernst Schweninger, der ihn in seiner ganzheitlichen Auffassung von Gesundheit und Krankheit maßgeblich beeinflusste. Groddeck gilt als

Foto © Sigmund Freud-Privatstiftung.

der Vater der modernen psychosomatischen Medizin; ab 1900 begann er in seiner Klinik Baden-Baden in Anlehnung an seinen Berliner Lehrer Schweninger seine Behandlung organischer Leiden mit Diät und Massage, Bädern und suggestiver Aussprache sowie Vorträgen, ab 1909 sind die Behandlungen zunehmend von psychoanalytischen Erkenntnissen durchsetzt. 1913 erschien seine erste Zusammenfassung, „Nasamecu", ein abgekürzter lateinisierter Spruch Schweningers („Die Natur heilt, der Arzt behandelt"). Groddeck gilt als Autodidakt und äußerst begabter Therapeut; die erste Zusammenfassung seiner Ansichten veröffentlichte er 1917 in „Psychische Bedingtheit und psychoanalytische Behandlung organischer Krankheiten", die heute als ein Pionierwerk der psychoanalytisch orientierten Psychosomatik angesehen wird. Zentral sind dabei die klassischen Fragen: Warum erkranke gerade ich, warum gerade jetzt und warum gerade an dieser Krankheit? Freud bewunderte seine Intuition, und im Juli 1920 wurde Groddeck Mitglied der Berliner Psychoanalytischen Vereinigung, im gleichen Jahr war er Vortragender am Internationalen Psychoanalytischen Kongress in Den Haag; seine Rede eröffnete er mit den bekannten Worten „Ich bin ein wilder Analytiker". 1921 erschien im Internationalen Psychoanalytischen Verlag sein, wie es im Untertitel hieß, psychoanalytischer Roman „Der Seelensucher" und zwei Jahre später sein bekanntestes Werk „Das Buch vom Es: Psychoanalytische Briefe an eine Freundin". Hier entfaltete er seine kreative und geistreiche Idee, wonach eine organische Krankheit symbolischer Ausdruck einer seelischen Konstellation ist, und dass Seele und Körper untrennbar seien. Der Heilprozess müsse also psychisch und physisch gleichermaßen ansetzen. Freud hat anscheinend den Begriff des „Es" von Groddeck übernommen, und dieser wiederum hatte sich auf Friedrich Nietzsche bezogen. In Freuds Arbeit „Das Ich und das Es" wurde er zum Zentralbegriff der Psychoanalyse, zum wesentlichen Baustein der Strukturtheorie. Groddeck stand in enger Verbindung und Freundschaft zum ungarischen Analytiker Sandor → Ferenczi, der sich mehrmals zur Behandlung in Groddecks Sanatorium einfand.

„Groddeck steht für den Versuch, das Unbewußte in die Medizin einzuführen" (Will,
1994: 210). Er ließ sich von der Psychoanalyse
anregen und arbeitete Zeit seines Lebens zuerst
ohne, dann mit Psychoanalyse ganzheitlich,
psychosomatisch. „Der Mensch als Symbol"
erschien 1933. In diesem Buch werden Groddecks Erfahrungen als Linguist und Arzt of-
fenkundig. Er glaubte an den angeborenen
Drang im Menschen zu symbolisieren, und
Groddeck wiederum verstand die Symbole.
1934 starb Groddeck in der Schweiz im Sanatorium von Medard → Boss in Zürich. Er
konnte kurz vor seiner Verhaftung durch die
Nationalsozialisten auf Veranlassung Frieda →
Fromm-Reichmanns emigrieren.

Wesentliche Publikationen

(1913) Der gesunde und der kranke Mensch, gemein-
verständlich dargestellt. Leipzig, Hirzel
(1917) Psychische Bedingtheit und psychoanalytische
Behandlung organischer Leiden. Leipzig, Hirzel
(1921a) Das Buch vom Es: Psychoanalytische Briefe an
eine Freundin. Wien, Internationaler Psychoanalytischer Verlag
(1921b) Der Seelensucher: Ein psychoanalytischer Roman. Wien, Internationaler Psychoanalytischer Verlag
(1933) Der Mensch als Symbol. Wien, Internationaler
Psychoanalytischer Verlag
(1987ff.) Werkausgabe (hg. von der Georg Groddeck-
Gesellschaft). Frankfurt/M., Stroemfeld-Roter Stern

Literatur zu Biografie und Werk

Danzer G (1992) Der wilde Analytiker: Groddeck und
die Entstehung der Psychosomatik. München, Kösel
Groddeck G, Freud S (1974) Briefe über das Es. Mün-
chen, Kindler
Grotjahn M (1966) Georg Groddeck 1866–1934: The
untamed analyst. In: Alexander F, Eisenstein S,
Grotjahn M (Eds), Psychoanalytic pioneers (pp 308–
320). New York-London, Basic Books
Martynkewicz W (1997) Georg Groddeck. Frankfurt/
M., Fischer Taschenbuch
Siefert H, Kern F, Schuh B, Grosch H (Hg) (1986)
Groddeck Almanach. Frankfurt/M., Stroemfeld-
Roter Stern
Will H (1984) Die Geburt der Psychosomatik: Georg
Groddeck, der Mensch und Wissenschaftler. Mün-
chen, Urban & Schwarzenberg
www.georg-groddeck.de

Elke Mühlleitner

Grof, Stanislav

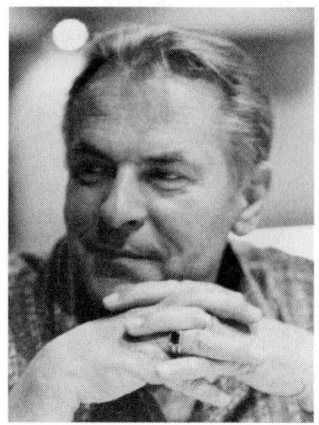

* 1.7.1931 in Prag.

Psychiater und Psychoanalytiker; Begründer
der Holotropen Atemarbeit; Mitbegründer der
Transpersonalen Psychologie und Gründungspräsident der ITA (International Transpersonal
Association); Erforschung von außergewöhnlichen Bewusstseinszuständen.

Stationen seines Lebens

Gegen Ende der Schulzeit starke Prägung durch
Sigmund → Freuds „Vorlesungen zur Einführung in die Psychoanalyse". Er studierte anschließend 6 Jahre lang Medizin an der Karls-
Universität in Prag (Dr. med.; Dr. phil. der Medizin von der Tschechischen Akademie der
Wissenschaften). Er spezialisierte sich auf die
Psychiatrie und absolvierte eine Ausbildung
zum Psychoanalytiker. Zunehmend erlebte er
jedoch ein tiefes Dilemma und Schisma in seinem Denken: auf der einen Seite ein Begriffssy-
stem, das über alle theoretischen Antworten zu
verfügen schien, auf der anderen wenig beein-
druckende Ergebnisse in der Anwendung auf
reale klinische Probleme. In dieser Zeit erhielt
das Psychiatrische Forschungsinstitut in Prag
eine kostenlose Warensendung aus dem Labor
der Sandoz-Pharmawerke in Basel. Es enthielt
LSD-25, eine neue experimentelle Substanz mit
bemerkenswerten psychoaktiven Eigenschaften, die der leitende Chemiker bei Sandoz, Albert Hoffmann, zufällig entdeckt hatte. Grof
wurde zum Forschungsleiter eines Projekts, das

systematisch das heuristische und therapeutische Potenzial von LSD und anderen psychoaktiven Substanzen untersuchte. In der Arbeit mit psychiatrischen Patienten wurden unter dem Einfluss von LSD nicht nur oft beachtliche Heilerfolge erzielt, sondern diese erzählten immer wieder von Erfahrungen, die die herkömmliche Auffassung unserer Psyche als zu eingegrenzt erscheinen ließ. So war es unvermeidbar, dass Grof aufgrund seiner Forschungsarbeit mit außergewöhnlichen Bewusstseinszuständen die traditionelle Auffassung der Psyche radikal um zwei große Bereiche erweitern musste: Jenseits der analytisch-biografischen Ebene (von der Geburt bis ins Erwachsenenalter) erleben Menschen in außergewöhnlichen Bewusstseinszuständen auch den Zugang zum Geburtsbereich (Erfahrungen im Mutterleib und während der Geburt = perinatale Ebene) und zur sogenannten transpersonalen Ebene. Grof war vorerst darüber irritiert, bis er darauf stieß, dass Schamanen und Mystiker aller Traditionen die Inhalte dieser transpersonalen Ebene schon lange benannt und überliefert haben. Die Erlebensinhalte dieser transpersonalen Ebene decken sich auch mit dem Begriff des „Kollektiven Unbewussten" von C.G. → Jung. 1967 erhielt Grof ein zweijähriges Stipendium als Forscher und Psychiater an der Johns Hopkins-Universität in Baltimore. Danach blieb er in den USA, zuerst als Leiter der Psychiatrischen Forschungsabteilung im Maryland Psychiatric Research Center in Baltimore, dann als Assistenzprofessor für Psychiatrie an der Henry Philips Klinik der Johns Hopkins University. 1973 wurde Grof vom Esalen Institut in Big Sur, Kalifornien, eingeladen, wo er bis 1987 als Scholar-in-Residence Seminare leitete, Vorträge hielt, Bücher schrieb und zusammen mit seiner Frau Christina das Holotrope Atmen entwickelte. Er gründete anschließend das „Grof Transpersonal Training" und hält weltweit Aus- und Weiterbildungsseminare in Holotropem Atmen und Transpersonaler Psychologie. Außerdem ist er Professor am „California Institute for Integral Studies" in San Francisco. Gegenwärtig lebt er in Millvalley, Kalifornien.

Wichtige theoretische Beiträge und Orientierungen

Die traditionelle Psychiatrie, Psychologie und Psychotherapie benutzt ein Modell der menschlichen Persönlichkeit, das sich auf die Lebensgeschichte und auf das von Freud beschriebene persönliche Unbewusste zentriert. Die Erforschung von außergewöhnlichen Bewusstseinszuständen seit über 40 Jahren hat eine Kartografie der Psyche möglich gemacht, die Bereiche jenseits des Biografischen einschließt. Grof benennt diese als perinatale Ebene, Erfahrungen von Geburt und Tod als spirituelle Wiedergeburt, und transpersonale Ebene („kollektives Unbewusstes" nach C.G. Jung). Diese Ebenen sind alle Bestandteil der „Transpersonalen Psychologie", die von Stan Grof, Abraham → Maslow, Anthony Sutich, Francis Vaughan, Roger Walsh und anderen begründet wurde. Die von Grof entwickelte Methode des „Holotropen Atmens" zielt darauf ab, all diese Ebenen zu erschließen. Holotrop heißt, sich auf die Ganzheit hinzubewegen. Beim Holotropen Atmen wird durch beschleunigtes Atmen und evokative Musik ein außergewöhnlicher Bewusstseinszustand erreicht, der tiefe Heilungsprozesse in Gang setzt. Die Bewusstseinsforschung Grofs, der eng mit Wissenschaftlern anderer Disziplinen (Quantenphysik, Biologie, Thanatologie, Anthropologie, Holografie, Psychologie, Mythologie) zusammenarbeitet, richtet sich gegen die Begrenzungen des Newtonschen Weltbildes. Der gemeinsame Nenner dieser neuen Theorien ist folgender: Sie sehen das Bewusstsein und die kreative Intelligenz nicht als Derivate von Materie – d. h., von neurophysiologischen Aktivitäten im Gehirn – sondern als wichtige primäre Attribute allen Seins. In diesem Zusammenhang ist Spiritualität eine wichtige Dimension unserer Intelligenz, denn nach Grofs Forschungsarbeiten wird der Mensch als Bewusstseinsfeld ohne Grenzen in Raum und Zeit verstanden. Nimmt der spirituelle Prozess manchmal ungewöhnliche, verwirrende oder dramatische Formen an, so sind diese als Krisen der Transformation zu verstehen, für die Stan und Christina Grof den Begriff „Spirituelle Krisen" (Grof & Grof, 1990) geprägt haben.

Wesentliche Publikationen

(1975, 1978) Topographie des Unbewußten. Stuttgart, Klett-Cotta

(1980, 1983) LSD-Psychotherapie. Stuttgart, Klett-Cotta

(1985) Geburt, Tod und Transzendenz. München, Kösel

(1987) Das Abenteuer der Selbstentdeckung. München, Kösel

(1987) Human survival and consciousness evolution. New York, State University of New York Press

(1989a) Auf der Schwelle zum Leben. München, Heyne

(1989b) Psychedelische Therapie und Holonomische Integration. In: Zundel E, Fittkau B (Hg), Spirituelle Wege und Transpersonale Psychotherapie (S 399–423). Paderborn, Junfermann

(1994) Das Heilungspotential außergewöhnlicher Bewußtseinszustände. In: Zundel E, Loomans P (Hg), Psychotherapie und religiöse Erfahrung (S 159–204). Freiburg, Herder

(1994) Totenbücher: Bilder vom Leben und Sterben. München, Kösel

(1997) Kosmos und Psyche: An den Grenzen menschlichen Bewußtseins. Frankfurt/M., Krüger

(2000) Psychology of the future. Albany, State University of New York Press [dt.: (2002) Psychologie der Zukunft. Wettswil, Edition Astroterra]

Grof C, Grof S (Hg) (1989, 1990) Spirituelle Krisen: Chancen der Selbstfindung. München, Kösel

Grof S, Bennett HZ (1992, 1993) Die Welt der Psyche. München, Kösel

Grof S, Grof C (1980, 1984) Jenseits des Todes: An den Toren des Bewußtseins. München, Kösel

Grof S, Grof C (1991) Die stürmische Suche nach dem Selbst. München, Kösel

Grof S, Halifax J (1977, 1980) Die Begegnung mit dem Tod. Stuttgart, Klett-Cotta

Literatur zu Biografie und Werk

Capra F (1987) Das neue Denken. München, Scherz [insbes. Kap. 4]

Zundel E (1991) Stanislav Grof: Transpersonale Psychologie – Holotrope Therapie. In: Zundel E, Zundel R, Leitfiguren der neueren Psychotherapie. Leben und Werk (S 174–190). München, dtv

Barbara Tesch

Grunberger, Béla

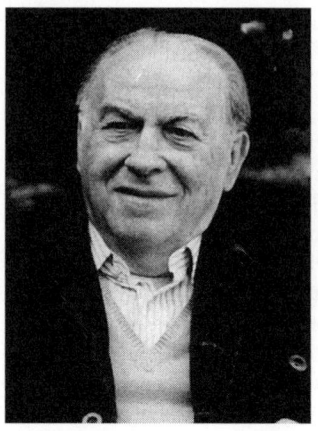

* 22.2.1903 in Nagyvárad, Siebenbürgen, Ungarn; † 26.2.2005 in Paris.

Französischer Psychoanalytiker, Pionier der Forschungen zu einem erweiterten Narzissmuskonzept.

Stationen seines Lebens

Grunbergers Vater war Kaufmann und berühmt als Kenner des Judaismus und des Talmud. Seit seiner Kindheit, die geprägt war vom Untergang der Monarchie, ist Grunberger mit dem Antisemitismus konfrontiert. In seiner Jugend erlebt er 1918 die Installierung des kommunistischen Regimes unter Béla Kun sowie einige Zeit später die Okkupation seiner Heimatstadt durch die rumänische Armee, alsbald Oradea-Mare benannt. Grunberger beendet sein Gymnasium in Budapest unter dem Terrorregime Horthys und zieht in den 1920er Jahren nach Deutschland, um dort vergebens (wegen des grassierenden Antisemitismus in der Weimarer Republik) einen Studienplatz für Chemie zu finden. In Jena stößt er erstmals auf psychoanalytische Schriften, die ihn begeistern. Er beginnt in Kiel das Studium der Handelswissenschaften, mit der Idee die väterlichen Geschäfte weiterzuführen; 1927 geht er in die Schweiz wegen des Aufstiegs der Nationalsozialisten in Deutschland. Dort begegnet er Eugen Bleuler am Burghölzli bei Zürich; anschließend zieht er nach Genf, um dort Sozial- und Wirtschaftswissenschaften zu studieren. Seine erste Anstellung findet er als Presselektor und später als Werbechef; zwei Tage vor Kriegsausbruch begibt sich Grunberger nach Frankreich, um auf Seiten der französischen Armee gegen die Nazis zu kämpfen. Er wird aber in einem Lager interniert, aus dem er 1940 vor der deutschen Armee nach Grenoble flüchtet. Nach der Befreiung von Lyon erhält er seinen Doktortitel an der dortigen Universität. Er erfährt, dass fast seine gesamte Familie in Auschwitz ums Leben gekommen ist. Sein grundlegendes Anliegen ist spätestens seither, die Gründe für die Shoah zu erforschen. 1946 übersiedelt er 43-jährig nach Paris, um endlich eine Analyse bei Sascha Nacht zu machen; zu jener Zeit wird er französischer Staatsbürger; 1953 wird er Mitglied der Société Psychanalytique de Paris und unterrichtet am Institut de Psychanalyse Theorien von S. → Ferenczi, M. → Klein und K. → Abraham. Grunberger ist Mitbegründer des Frankfurter Sigmund-Freud-Instituts und unternimmt zahlreiche Vortragsreisen nach Deutschland und andere europäische Länder in Sachen Psychoanalyse; 1953 tritt er gegen S. Nacht dezidiert für die Laienanalyse ein. J. → Lacan, der besonders von Grunbergers 1954 verfasster Studie zum Masochismus angetan war, wirbt um seine Mitarbeit. Grunberger bleibt jedoch Zeit seines Lebens kritisches Mitglied der Société Psychanalytique de Paris. Die lebhaften Auseinandersetzungen der 1950er und 1960er Jahre hat er stets in zurückhaltender Weise miterlebt.

Wichtige theoretische Beiträge und Orientierungen

Neben seiner Tätigkeit als Psychoanalytiker in eigener Praxis – Grunberger sieht sich ausdrücklich als Psychoanalytiker und nicht als Psychotherapeut – zieht sich Grunbergers Hinterfragen des Narzissmus-Konzepts (anhand der psychoanalytischen Triebtheorie) wie ein roter Faden durch sein Denken. Béla Grunbergers Verdienst ist es, die analytische Kur in besonderer Weise an Hand des Narzissmus-Konzepts erforscht zu haben: Inspiriert von den Theorien → Freuds (primärer und sekundärer Narzissmus) sowie von Ferenczi (Übertragung und Introjektion) stellt er die verschiedenen

Stufen des Heranreifens eines Subjekts innerhalb der analytischen Kur dar. Er geht so weit, dem Narzissmus einen vierten Platz innerhalb der drei psychischen Instanzen Freuds zweiter Topik zuzumessen: Von der Monade zum Phallischen als Repräsentant narzisstischer Integrität bis hin zu dessen Durcharbeitung umschreibt er den analytischen Prozess. Grunberger untersucht mit Genauigkeit, wie Narzissmus und Trieb interagieren und leistet damit einen wesentlichen Beitrag zu einer strukturellen Sichtweise psychischer Funktionen. Die jeweils spezifische Art der Übertragung hervorstreichend, weiß er um die enge Verknüpfung von Kastration und dem Ende der Kur und bleibt stets bemüht um die Darstellung der Komplexität des Unterfangens. Grunbergers Schreibstil zeichnet sich durch seine Prägnanz und Bündigkeit aus; mehrerer Sprachen mächtig, zeugt Grunbergers Schreibweise von seiner außerordentlichen Kenntnis der Literatur. Sein Werk diente u. a. H. → Kohut und A. → Green als wichtige Grundlage ihrer Forschungen zum Narzissmuskonzept. Erstmals erregt Grunberger Aufsehen mit seiner 1954 in der „Revue Française de Psychanalyse" publizierten Studie zum Masochismus. Er legt darin dar, wie alleine die Vorstellung der Strafe eine Befriedigung der Über-Ich-Anforderungen und somit einer narzisstischen Befriedigung entspricht. Grunberger lässt die politisch-subversive Dimension des psychoanalytischen Diskurses niemals außer Acht: 1969 publiziert er unter dem Pseudonym Stéphane André das wegen seiner kritischen Haltung gegenüber der 1968er Revolution als reaktionär angesehene Buch „L'univers contestationnaire". Seine 1997 gemeinsam mit Pierre Dessuant veröffentlichte Studie zu „Narzißmus, Christentum und Antisemitismus" zeugt ebenfalls von seinem soziopolitischen Engagement. Es interessierte ihn, an Hand des Christentums und des Judaismus zwei Modelle der psychischen Funktionsweisen darzustellen.

Wesentliche Publikationen

(1971) Le narcissisme: Essais de psychanalyse. Paris, Payot [dt.: (1976) Vom Narzißmus zum Objekt. Frankfurt/M., Suhrkamp]
(1989) Narcisse et Anubis: Essais psychanalytiques. Paris, Des femmes [dt.: (1998) Narziß und Anubis:

Die Psychoanalyse jenseits der Triebtheorie. München, Verlag Internationale Psychoanalyse]

[unter dem Pseudonym Stéphane André, mit J. Chasseguet-Smirgel] (1969) L'univers contestationnaire: Etude psychanalytique. Paris, Payot [Neuauflage mit neuem Vorwort: Grunberger B, Chasseguet-Smirgel J (2004) Paris, In Press]

(2003) Rede zum 100. Gebutstag. http://perso.wanadoo.fr/revue.improbable/avr03/suiedbella.htm

Chasseguet-Smirgel J, Grunberger B (1976) Freud ou Reich. Paris, Tchou [dt.: (1979) Freud oder Reich? Psychoanalyse und Illusion. Frankfurt/M., Ullstein]

Grunberger B, Dessuant P (1997) Narcissisme, christianisme, antisémitisme: Essai psychanalytique. Paris, Actes Sud [dt.: (2000) Narzißmus, Christentum, Antisemitismus: Eine psychoanalytische Untersuchung. Stuttgart, Klett-Cotta]

Literatur zu Biografie und Werk

Chasseguet-Smirgel J, Suied A (Eds) (1999) Hommage à Béla Grunberger: un psychanalyste dans le siècle: Du narcissisme au judaïsme. Paris, Harmattan

Dessuant P (1999) Béla Grunberger. Paris, Presses Universitaires de France

Roudinesco E (1994) Histoire de la psychanalyse en France. Paris, Fayard

Theresia Erich

Guidano, Vittorio Filippo

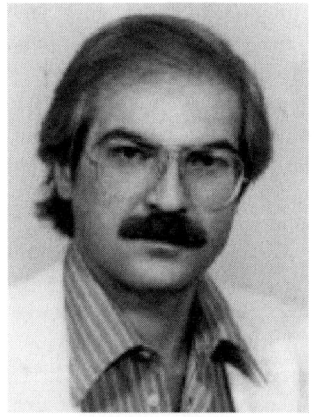

* 4.8.1944 in Rom; † 31.8.1999 in Buenos Aires.

Mitbegründer der Behavioralen und Kognitiven Psychotherapie in Italien; entwickelte eine Theorie des Selbst, die Erkenntnisse verschiedenster Disziplinen zusammenführt und in eine als „post-rationalistische kognitive Therapie" verstandene Praxis mündet.

Stationen seines Lebens

Er studierte Medizin in Rom (Abschluss 1969), wo er nachfolgend an der psychiatrischen Universitätsklinik an vielfältigen Forschungsprojekten beteiligt war und zum Psychiater ausgebildet wurde (Abschluss 1972). Ebenfalls 1972 gründete er gemeinsam mit → Liotti die Italienische Vereinigung für Verhaltenstherapie, 1977 umbenannt in Vereinigung für Behaviorale und Kognitive Psychotherapien (Società Italiana di Terapia Comportamentale e Cognitiva, SIT-CC); er übernahm die erste Präsidentschaft. Schon früh in seiner Karriere verschrieb er sich dem Studium der Verhaltenswissenschaften und der Kognitiven Psychologie und war aktiv befasst sowohl mit dem Praktizieren als auch dem Lehren von Kognitiver Psychotherapie. Seine epistemologische Position brachte ihn seit 1985 allerdings dazu, einen eigenständigen Ansatz zu entwickeln, den er als „post-rationalistische kognitive Therapie" verstanden wissen wollte. Der heuristische Wert dieses Ansatzes wurde von zahlreichen Schülern in Italien und Ländern Lateinamerikas aufgegriffen, wo er klinisch arbeitete, lehrte und supervidierte. Um die diesbezügliche Forschung weiter auszubauen, gründete er 1997 das Institute of Post-Rationalist Psychology (IPRA) in Rom. Guidano starb unerwartet, wenige Stunden nach einem vielbeachteten Vortrag an der Universität von Buenos Aires.

Wichtige theoretische Beiträge und Orientierungen

1983 erschien die englischsprachige Ausgabe des gemeinsam mit Liotti verfassten Buches mit dem Titel „Cognitive processes and emotional disorders", das in den USA breit rezipiert wurde. Die Entwicklung kognitiver Strukturen wird dort im Rahmen biologisch-evolutionärer Überlegungen erklärt, wobei Gefühle nicht bloß als Epiphänomene des Denkens betrachtet, sondern vielmehr Emotionen und Kognitionen als in reziprok determinierender Weise interagierend verstanden werden. Die weitere Entwicklung seines Werkes kann besonders in den Büchern „Complexity of the self" (1987) und „The self in process" (1991) verfolgt werden. Aufgrund langjähriger klinischer und theoretischer Auseinandersetzung entwickelt er darin ein Modell der psychischen Organisation und ihrer zeitlichen Veränderung, welches unterschiedlichste Vorstellungen verbindet: Kognitive Psychologie, Theorien der emotionalen und kognitiven Entwicklung, Bindungstheorie, Evolutionäre Erkenntnistheorie, Konstruktivismus sowie die Theorie selbstorganisierender Systeme. Seine epistemologische Position führte dazu, dass er seinen Ansatz „post-rationalistische kognitive Therapie" nannte, mit dem Ziel, sich von jenen kognitiven Therapien zu unterscheiden, welche eine rationalistisch-objektivistische Perspektive vertreten. In seinem Verständnis ist das Selbst ein Resultat eines permanenten Prozesses reziproker Regulation. Er betont die Rolle der unmittelbaren emotionalen Erfahrung einerseits und der Subjektivierung dieser Erfahrung durch linguistische Differenzierung und Neuordnung entlang symbolisch-semantischer Netzwerke andererseits. Der zwischen diesen Ebenen oszillierende Prozess zielt darauf ab, den Fluss unmittelbarer Erfahrung konsistent mit den persönlichen Einschätzungen der Welt zu halten, was im gelingenden Fall das Entstehen von Selbst-Kohärenz ermöglicht. Dabei unterstreicht er die Rolle der Intersubjektivität für die Entwicklung des Selbst und hebt jene Erfahrungen hervor, die mit starker emotionaler Aktivierung einhergehen und insbesondere in Bindungsbeziehungen auftreten. Die idiosynkratische Organisation diesbezüglicher persönlicher Bedeutung wird verantwortlich gemacht für gesteigerte Vulnerabilität gegenüber Stressoren und dem Auftreten psychopathologischer Symptomatiken. In der klinischen Arbeit konzeptualisiert Guidano die therapeutische Beziehung als Bindungsbeziehung. Der Einsatz von Selbstbeobachtung gilt als primäre Interventionsform, wobei der Therapeut Hilfestellung gibt bei der Differenzierung zwischen unmittelbarer Erfahrung und ihrer jeweiligen Erklärung – er entwickelte dazu eine eigene Methode („movieola technique"), die hilft, bisher missachtete oder vom Bewusstsein ausgeschlossene Emotionen in die psychische Organisation zu integrieren.

Wesentliche Publikationen

(1987) Complexity of the self. New York, Guilford Press

(1988) A systems process-oriented approach to cognitive therapy. In: Dobson KS (Ed), Handbook of cognitive-behavioral therapies (pp 307–354). New York, Guilford Press

(1991a) Affective change events in a systems approach to cognitive therapy. In: Safran JD, Greenberg LS (Eds), Emotion, psychotherapy and change (pp 155–168). New York, Guilford Press

(1991b) The self in process. New York, Guilford Press

(1995a) A constructivistic outline of human knowing processes. In: Mahoney MJ (Ed), Cognitive and constructive psychotherapies: Theory, research and practice (pp 89–102). New York, Springer

(1995b) Constructivist psychotherapy: A theoretical framework. In: Neimeyer RA, Mahoney MJ (Eds), Constructivism in psychotherapy (pp 93–108). Washington (DC), American Psychological Association

(1995c) Self-observation in constructivist psychotherapy. In: Neimeyer RA, Mahoney MJ (Eds), Constructivism in psychotherapy (pp 155–168). Washington (DC), American Psychological Association

Arciero G, Guidano VF (2000) Experience, explication, and the quest for coherence. In: Neimeyer RA, Raskin JD (Eds), Constructions of disorder: Meaning-making perspectives for psychotherapy (pp 91–118). Washington (DC), American Psychological Association

Guidano VF, Liotti G (1979) Elementi di psicoterapia comportamentale. Rom, Bulzoni

Guidano VF, Liotti G (1983) Cognitive processes and emotional disorders: A structural approach to psychotherapy. New York, Guilford Press

Guidano VF, Liotti G (1985) A constructivistic foundation for cognitive therapy. In: Mahoney MJ, Freeman A (Eds), Cognition and psychotherapy (pp 101–142). New York, Plenum Press

Erwin Parfy

- H -

Haley, Jay

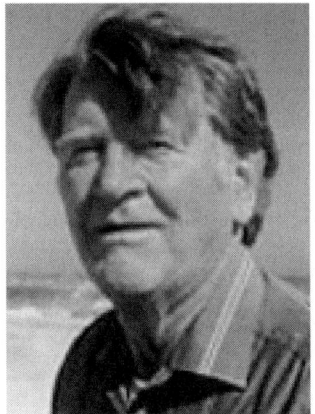

* 19.7.1923 in Midwest, Wyoming.

Pionier der strategischen Familientherapie.

Stationen seines Lebens

1953: Haley, der gerade für seinen Master-Grad in Kommunikation in Palo Alto studiert, wird von Gregory → Bateson eingeladen, mit ihm an einem Schizophrenieprojekt zu arbeiten, um dort die Kommunikationsmuster von schizophrenen Patienten und ihren Familien zu untersuchen. Diese Arbeit am Mental Research Institut (MRI) hatte in der Folge eine enorme Auswirkung auf die Entwicklung der Familientherapie, u. a. durch die daraus resultierende Bildung der Double-Bind-Theorie. 1954–60: Haley entwickelt seine therapeutischen Fähigkeiten unter der Supervision des Begründers der modernen Hypnotherapie, Milton H. → Erickson. Bis 1967 forscht und arbeitet er am Mental Research Institute in Palo Alto, anschließend arbeitet er mit Salvador → Minuchin an der Philadelphia Child Guidance Clinic. Von da an verlagert Haley seine Interessensschwerpunkte zu Training und Supervision in der Familienthe-

rapie und ist ebendort zehn Jahre lang Direktor für Familientherapie-Forschung. Er führt den Begriff „Strategische Familientherapie" ein. Haley ist in dieser Zeit auch als Kliniker an der Abteilung für Psychiatrie der University of Pennsylvania tätig. 1976 übersiedelt er nach Washington (DC) und gründet dort mit Cloe Madanes, seiner Frau, das Family Therapy Institute, das in der Folge zu einem der wichtigsten Ausbildungsinstitute in den USA wird. Jay Haley hat akademische Grade der University of California in Los Angeles, der University of California in Berkeley und der Stanford University. Er hat als Klinischer Professor für Psychiatrie sowohl an der University of Maryland wie an der Howard University gelehrt und war Klinischer Professor an der University of Pennsylvania. Er war Chefredakteur der Zeitschrift „Family Process". 1995 ging er in den Ruhestand und lebt derzeit in La Jolla, Kalifornien.

Wichtige theoretische Beiträge und Orientierungen

Haley erwarb seine theoretische Fundierung am Mental Research Institut in Palo Alto, wo er maßgeblich an der Entwicklung des von Mikrostudien der schizophrenen Kommunikation ausgehenden Kommunikationsmodells der Palo Alto-Gruppe beteiligt war. Im Laufe seines Lebens studierte er unter drei der einflussreichsten Pioniere der Entwicklung der Familientherapie – Gregory Bateson, Milton Erickson und Salvador Minuchin, und kombinierte Ideen dieser innovativen Denker, um eine eigenständige Methode der Familientherapie zu entwickeln. Er benutzte als erster den Ausdruck „strategisch" („Uncommon Therapy", 1973), um damit die Psychotherapie zu beschreiben, in der der Kliniker aktiv den Problemen angemessene Interventionen plant und es u. a. ein klar umrissenes Verfahren für das Erstgespräch gibt. Sein strategischer Ansatz betont kurzfristige, lösungsfokussierte Methoden. Die Ordeal-Therapie (der Therapeut schafft schlimmere Alternativen zu bestehenden problematischen Verhaltensweisen) sowie die Anwendung paradoxer Interventionen und hypnotischer Techniken sind ebenso zu Markenzeichen für seine strategische Arbeit geworden. In weiterer Folge integrierte Haley auch Elemente der strukturellen Familientherapie, die er in seiner gemeinsamen Arbeit mit Minuchin in Philadelphia kennengelernt hatte. Diese Methode zielt u. a. auf eine strukturelle Verschiebung von kommunikativen Abläufen in der Organisation der Familie ab. Haley, der oft vereinfachend der strategischen Familientherapie alleine zugerechnet wird, versucht die Lücke zwischen strategischen und strukturellen Ansätzen zu schließen und diese miteinander zu kombinieren. Er blickte über einfache dyadische Beziehungen hinaus und fokussierte sein Interesse auf trianguläre, intergenerationelle Beziehungen oder „perverse", also dysfunktionale Dreiecksbeziehungen. Haley postulierte, dass Symptome aus einer Inkongruenz zwischen manifesten und verdeckten Ebenen der Kommunikation mit anderen entstehen und dazu dienen, den Patienten ein Gefühl der Kontrolle in ihren interpersonellen Beziehungen zu geben. Dementsprechend dachte Haley, dass der heilende Aspekt des Patient-Therapeuten-Verhältnisses darin besteht, Patienten dazu zu bringen, Verantwortung für ihre Aktionen zu übernehmen und im Rahmen der therapeutischen Beziehung Position zu beziehen. Er schuf damit u. a. einen kurzzeit-lösungsorientiert-direktiven Ansatz. Die wichtigsten Konzepte, die Haley in die Entwicklung der Theorie der Familientherapie einbrachte, sind folgende: (a) bei der Einschätzung eines Problems die jeweilige Organisationssequenz aufzuspüren und (b) beim Vorgang der Veränderung Stadien zu berücksichtigen. Ebenso betonte er – auch wenn dies nicht seine spezielle Erfindung ist – angemessene hierarchische Grenzen in familiären Systemen, wohl auf die Gefahr hinweisend, dass Psychotherapeuten damit auch zur organisatorischen Abnormität in familiären Abläufen beitragen können. Bis heute besteht der Beitrag Jay Haleys für die sys-

temische Therapie in einer besonderen Sensibilität für die verschiedenen Positionen des Psychotherapeuten. Er betonte, dass der Therapeut angesichts vielfältiger Einladungen von Klienten „up" bleiben, d. h. eine Position der Klarheit behalten sollte. Paradoxe Interventionen, „Ordeals" und Hausaufgaben sind zentrale Methoden, die auch in anderen Modellen der Familientherapie Eingang gefunden haben.

Wesentliche Publikationen

(1963) Strategies of psychotherapy. New York, Grune and Stratton [dt.: (1963) Gemeinsamer Nenner Interaktion. München, Pfeiffer]

(1973a) The power tactics of Jesus Christ and other essays. New York, Avon [dt.: (1990) Die Jesus-Strategie. Weinheim, Beltz]

(1973b) Uncommon therapy: The psychiatric techniques of Milton H. Erickson. New York, Norton [dt.: (1978) Die Psychotherapie Milton Ericksons. Stuttgart, Klett-Cotta]

(1976) Problem-solving therapy. San Francisco, Jossey-Bass [dt.: (1976) Direktive Familientherapie: Strategien für die Lösung von Problemen. München, Pfeiffer]

(1980) Leaving home: The therapy of disturbed young people. New York, McGraw-Hill [dt.: (1981) Ablösungsprobleme Jugendlicher: Familientherapie – Beispiele – Lösungen. München, Pfeiffer]

(1984) Ordeal therapy: Unusual ways to change behaviour. San Francisco, Jossey-Bass [dt.: (1989) Ordeal-Therapie: Ungewöhnliche Wege der Verhaltensänderung. Hamburg, Isko-Press]

(1996) Learning and teaching therapy. New York, Guilford Press [dt.: (1999) Therapie lehren und lernen: Wie man sich bei einem Patienten entschuldigt, nachdem man ihm einen irreversiblen Hirnschaden zugefügt hat. Paderborn, Junfermann]

Haley J, Richeport M (2003) The art of strategic therapy. New York, Brunner-Routledge

Paul Gumhalter & Billie Rauscher-Gföhler

Hartmann, Heinz

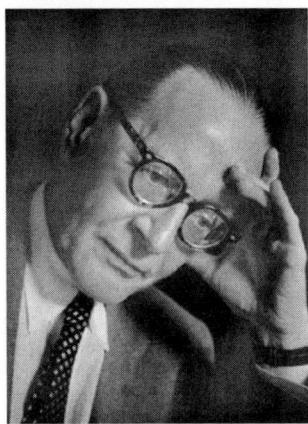

* 4.11.1894 in Wien; † 17.5.1970 in Stony Point, New York.

Theoretiker der psychoanalytischen Ich-Psychologie.

Stationen seines Lebens und wichtige theoretische Beiträge und Orientierungen

Hartmann entstammte einer angesehenen Wiener Intellektuellenfamilie. Sein Vater Ludo Moritz Hartmann, Professor für Geschichte, wurde Botschafter in Deutschland (1918–20); seine Mutter war Pianistin und Bildhauerin. Hartmann wurde von Privatlehrern unterrichtet und studierte nach seinem Militärdienst an der Medizinischen Fakultät der Wiener Universität. Er praktizierte nach seiner Promotion 1920 am Pharmakologischen Institut und war anschließend – mit einer kurzen Unterbrechung bis 1934 – Assistenzarzt bei Julius Wagner-Jauregg an der Neurologisch-Psychiatrischen Klinik. Hartmann kam bereits in seinen Jugendjahren mit der Psychoanalyse in Berührung, las → Freud und besuchte dessen Vorlesungen, darüber hinaus beeinflusste ihn Paul → Schilder an der Psychiatrischen Klinik. Hartmanns Interesse galt der Psychoanalyse als Naturwissenschaft, und er baute auch Kontakte mit den Wiener Psychologen (Bühler-Schule) und den Philosophen (Wiener Kreis) auf. 1925 wurde Hartmann Mitglied der Wiener Psychoanalytischen Vereinigung, seine eigene Analyse absolvierte er in Berlin bei Sándor → Radó, und in

der Zeit schrieb er auch seine erste psychoanalytische Arbeit („Grundlagen der Psychoanalyse"). Später folgte in Wien eine weitere Analyse bei Sigmund Freud. 1932–41 war er einer der Herausgeber der „Internationalen Zeitschrift für Psychoanalyse" und ab 1945 einer der Verantwortlichen für die Herausgabe der Zeitschrift „The Psychoanalytic Study of the Child". Auf Einladung Marie Bonapartes gingen Hartmann und seine zweite Frau Dora Karplus (die ebenfalls Analytikerin wurde) nach Paris, 1941 nach New York. Hartmann wurde Mitglied, Lehranalytiker und 1952–54 Präsident der New York Psychoanalytic Society and Institute. 1948–51 hatte er die Leitung des Treatment Centers am Lehrinstitut inne. 1953 wurde er Präsident der Internationalen Psychoanalytischen Vereinigung. Hartmann gilt als der Begründer und herausragende Vertreter der modernen psychoanalytischen Ich-Psychologie und war einer der einflussreichsten Lehr- und Kontrollanalytiker New Yorks. In frühen Arbeiten beschäftigte er sich mit der Zwillingsforschung. 1939 erschien seine Arbeit „Ich-Psychologie und Anpassungsproblem", eine Studie, die auf Freuds neuer Strukturtheorie aufbaute und Anna → Freuds Ansatz von 1936 („Das Ich und die Abwehrmechanismen") weiterführte. Zunächst wegen der Kriegswirrnisse nicht umfassend rezipiert, wurde Hartmanns Arbeit später jedoch zum Ausgangspunkt des Mainstream der nordamerikanischen Psychoanalyse. Gemeinsam mit Rudolf Loewenstein und Ernst → Kris schrieb er eine Reihe von Arbeiten über das Ich, seine Entwicklung und Funktion innerhalb der psychoanalytischen Strukturtheorie. „Zentrale Gedanken der Ich-Psychologie Hartmanns sind: Das Ich erlangt in seiner Entwicklung die Fähigkeit zur Organisation; das Ich entwickelt sich nicht aus dem Es; beide, Es und Ich, erwachsen aus einer ‚undifferenzierten Matrix'; das Verhältnis zwischen Organismus und Umgebung heißt Anpassung; der Organismus besitzt die Fähigkeit, auf die natürliche und soziale Umwelt zu reagieren und auf sie einzuwirken. (Anfangs sprach Hartmann statt von ‚Anpassung' von ‚Realitätsbewältigung'.) Die Beziehung ist eine gegenseitige; die Psychoanalyse ist nicht nur für die Psychopathologie zuständig; sie ist eine allgemein geltende Entwicklungspsychologie, eine ,psychoanalytische Entwicklungspsychologie'" (Bonin, 1983: 127f.). Die Ich-Psychologen sind jedoch auch unter Kritik geraten, und das Konzept der Anpassung ist nicht unwidersprochen geblieben, denn es standen jetzt weniger die Konflikte und die Triebdynamik der klassischen Freudschen Psychoanalyse im Mittelpunkt; die Veränderungen in der Theorie wurden auch als Ausdruck gesellschaftspolitischer Emigrations- und Exilumstände interpretiert.

Wesentliche Publikationen

(1927) Die Grundlagen der Psychoanalyse. Leipzig, Thieme
(1933) Psychoanalyse und Weltanschauung. Psychoanalytische Bewegung 5: 416–429
(1939) Ich-Psychologie und Anpassungsproblem. Internationale Zeitschrift für Psychoanalyse 24: 62–135
(1958) Ego Psychology and the problem of adaptation. New York, International Universities Press [dt.: (1960) Ich-Psychologie und Anpassungsproblem. Stuttgart, Klett]
(1960) Psychoanalysis and moral values. New York, International Universities Press

Literatur zu Biografie und Werk

Bergmann M (Ed) (2000) The Hartmann era. New York, Other Press
Bonin WF (1983) Die großen Psychologen. Düsseldorf, Econ
Loewenstein, RM (1966) Heinz Hartmann: Psychology of the ego. In: Alexander F, Eisenstein S, Grotjahn M (Eds), Psychoanalytic pioneers (pp 469–483). New York-London, Basic Books
Mühlleitner E (1992) Biographisches Lexikon der Psychoanalyse: Die Mitglieder der Psychologischen Mittwoch-Gesellschaft und der Wiener Psychoanalytischen Vereinigung 1902–1938. Tübingen, Edition diskord

Elke Mühlleitner

Heidegger, Martin

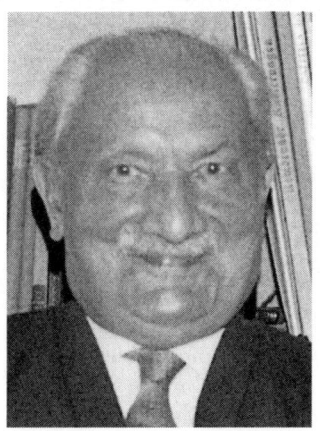

* 26.9.1889 in Meßkirch; † 26.5.1976 in Freiburg im Breisgau.

Einflussreicher und umstrittener deutscher Philosoph; Einfluss auch auf Psychiatrie und Psychotherapie, insbesondere in der Daseinsanalyse, gemeinsame Seminare mit Medard → Boss.

Stationen seines Lebens

Katholisch bestimmte Jugend (Sohn eines Mesners), Vorbereitung auf Priesterlaufbahn; 1909–11: Studium der Theologie und Philosophie in Freiburg; 1911–13: Abbruch der Priesterausbildung, Besuch mathematisch-naturwissenschaftlicher Vorlesungen und philosophisches Studium, Promotion mit einer von Edmund Husserls „Logischen Untersuchungen" inspirierten Dissertation; 1915: Habilitation mit einer Arbeit zur mittelalterlichen Philosophie, ein erster Versuch, verschüttete philosophiegeschichtliche Quellen freizulegen; 1915–18: Kriegsdienst; 1917–20: Heirat mit Elfride Petri, Geburt zweier Söhne, Abwendung vom Katholizismus; 1918–23: in Freiburg Assistent Husserls und Privatdozent, mit Husserl und Max → Scheler damals Hauptexponent der phänomenologischen Bewegung, mit seinen Vorlesungen über Freiburg hinaus bekannt; 1923–28: Extraordinariat in Marburg, Durchbruch durch die Bewusstseinsphänomenologie Husserls zu einer Phänomenologie des faktisch existierenden menschlichen Daseins; 1927: „Sein und Zeit" – die Frage nach dem Sinn von Sein, auf dem Weg einer Freilegung der Grundverfassung des alltäglichen Daseins (Daseinsanalytik) aus den Denkgewohnheiten der metaphysischen und wissenschaftlichen Tradition – mit großer anregender Wirkung (z. B. auf Jean Paul → Sartre, Ludwig → Binswanger, Hans-Georg Gadamer); 1928: Berufung nach Freiburg als Nachfolger von Husserl; 1933: Rektor der Universität Freiburg, aktives politisches Engagement für den Nationalsozialismus; 1934: enttäuschter Rücktritt vom Rektorat; 1934–44: in Vorlesungen und Vorträgen Freilegung vorsokratischer Quellen, Auseinandersetzung mit Kunst und Dichtung, Befreiung Hölderlins und Nietzsches aus der Vereinnahmung durch die Nationalsozialisten und grundsätzliche (seinsgeschichtliche) In-Frage-Stellung des welterobernden Willens zur Macht, des Biologismus und der entfesselten technischen Organisation; um 1936: Beginn des „Ereignis"-Denkens; 1946–49: Lehrverbot durch die französische Militärregierung; ab 1945: Freundschaft mit Jean Beaufret (an ihn, 1946, der „Brief über den ‚Humanismus'") und (bis 1969) Vorträge und Seminare in Frankreich; ab 1947: Freundschaft mit dem Schweizer Psychiater Medard Boss und in dessen Haus (in Zollikon bei Zürich) gemeinsame „Zollikoner Seminare" (1959–69) für Ärzte und Psychologen; 1949: Vorträge in Bremen, mit denen eine (seinsgeschichtliche) Erörterung des Wesens der Technik einsetzt; 1951–56: wieder einzelne Vorlesungen an der Universität Freiburg; 1949–68: zahlreiche Vorträge, in denen Heideggers von verhaltener Gelassenheit durchstimmte, unseren Wohnaufenthalt auf der Erde bedenkende Spätphilosophie zum Zuge kommt; 1950–59: Vorträge zum Wesen der Sprache („Unterwegs zur Sprache"), die im Gegenzug zur überhandnehmenden Informatik ein nicht-informatisches Sprachverständnis begründen.

Wichtige theoretische Beiträge und Orientierungen

Martin Heideggers Denken hat Psychiatrie und Psychotherapie schon bald nach der Veröffentlichung von „Sein und Zeit" in vielfältiger Weise beeinflusst. Ludwig Binswanger wurde davon zu phänomenologisch-psychiatrischen Fallstudien, zu theoretischen Bemühungen um die wissenschaftliche Fundierung der Psychiatrie (psychiatrische Daseinsanalyse) und zur Auseinandersetzung mit dem Menschenbild der Psychoanalyse angeregt. Medard Boss entwickelte diese Ansätze weiter, dehnte den Anwendungsbereich der Daseinsanalyse auf Traumauslegung, Neurosenlehre und Psychosomatik aus und gelangte, persönlich unterstützt von Heidegger, zu einer neuartigen Grundlegung von Medizin, Psychologie und Psychotherapie und zur Begründung der psychotherapeutischen Daseinsanalyse. In den Zollikoner Seminaren mit Boss hat sich Heidegger im Gespräch mit Psychotherapeuten aller Fachrichtungen konkret mit psychiatrischen, medizinischen und psychologischen Problemen befasst, wobei Denk- und Begriffsgewohnheiten auf ihre Tragfähigkeit hin geprüft und die zur Debatte stehenden Phänomene phänomenologisch-daseinsanalytisch erörtert wurden. Heideggers Denken wirkt zunächst oft fremdartig und schwer verständlich. Doch wer sich näher damit befasst, kann den befreienden Charakter dieses Denkens erfahren, das manches, was unnötig kompliziert erschien, auch einfacher macht – „zu den Sachen selbst", wie die phänomenologische Maxime einst lautete. Für die Psychotherapie ist die „zuvorkommende Zurückhaltung" der Phänomenologie von großer Bedeutung, z. B. bei der Traumauslegung oder beim Verständnis des Sinnes der psychotherapeutischen Praxis. Die „Ortsverlegung" vom Bewusstsein ins zukunftsoffene, geschichtlich bestimmte sterbliche Dasein (und ins „Ereignis" des Weltspiels von Sein, Zeit und Raum) stellt manche gängigen Grundannahmen und Selbstverständlichkeiten in Frage, kann einem angemessenen Verständnis gesunder und kranker Geschehnisse Wege bahnen und für die therapeutische Atmosphäre entscheidend sein. Grundlegend für die Psychotherapie ist schließlich das nichtinformatische Sprachverständnis.

Wesentliche Publikationen

(ab 1975) Gesamtausgabe, Ausgabe letzter Hand. I. Abteilung: Veröffentlichte Schriften 1910–1976 (bis 2004: 15 Bde.); II. Abteilung: Vorlesungen 1919–1944 (bis 2004: 41 Bde.); III. Abteilung: Unveröffentlichte Abhandlungen und Vorträge, Gedachtes (bis 2004: 9 Bde.); IV. Abteilung: Hinweise und Aufzeichnungen (bis 2004: 3 Bde.). Frankfurt/M., Klostermann

Noch nicht in der Gesamtausgabe erschienene wesentliche Einzelpublikationen

(1957, 1999) Identität und Differenz. Stuttgart, Neske/ Klett-Cotta
(1969, 2000) Zur Sache des Denkens. Tübingen, Niemeyer
(1987, 1994) Zollikoner Seminare (hg. von M. Boss). Frankfurt/M., Klostermann

Literatur zu Biografie und Werk

Boss M (1975, 1999) Grundriß der Medizin und der Psychologie. Bern, Huber
Condrau G (1998) Daseinsanalyse: Philosophische und anthropologische Grundlagen; die Bedeutung der Sprache; Psychotherapieforschung aus daseinsanalytischer Sicht. Dettelbach, J.H. Röll
Figal G (1992) Heidegger zur Einführung. Hamburg, Junius
Helting H (1999) Einführung in die philosophischen Dimensionen der psychotherapeutischen Daseinsanalyse. Aachen, Shaker
Kettering E (1987) Nähe: Das Denken Martin Heideggers. Pfullingen, Neske
Padrutt H (1984, 1997) Der epochale Winter: Zeitgemäße Betrachtungen. Zürich, Diogenes
Safranski R (1994) Ein Meister aus Deutschland: Heidegger und seine Zeit. München-Wien, Hanser

Hanspeter Padrutt

Heigl-Evers, Annelise

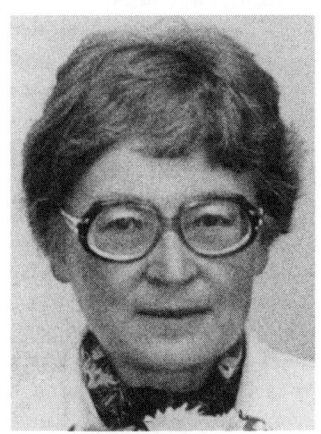

* 19.4.1921 in Einbeck bei Göttingen, Deutschland; † 1.1.2002 in Göttingen.

Mitbegründerin des „Göttinger Modells" der analytischen Gruppenpsychotherapie.

Stationen ihres Lebens

Abitur in Göttingen und Beginn des Studiums, zunächst der Germanistik und Kunstgeschichte, anschließend der Medizin an den Universitäten Jena, Göttingen, Tübingen, Gießen und wieder Göttingen 1938–44; ärztliches Staatsexamen und Promotion zum Dr. med. (zum Thema ärztlicher Fahrlässigkeit); zunächst ärztliche Tätigkeit in der Inneren Medizin, der experimentellen und klinischen Kardiologie in Gießen-Bad Nauheim; dann bald ausschließliche Hinwendung zur Psychotherapie und Psychosomatik, speziell der Psychoanalyse und der Anwendung der Psychoanalyse in therapeutischen Gruppen; entsprechende Weiterbildung in der Niedersächsischen Landesklinik Tiefenbrunn sowie am Institut für Psychoanalyse und Psychotherapie Göttingen; langjährige ärztlich-psychotherapeutische Tätigkeit im Landeskrankenhaus Tiefenbrunn, wie auch als Lehr- und Kontrollanalytikerin am Psychoanalytischen Institut in Göttingen; drei Semester Dozentur an der Universität Heidelberg; 1959 Eheschließung mit Franz Seraphim Heigl. Annelise Heigl-Evers hat sich nach dem Zweiten Weltkrieg in pionierhafter Weise für den Wiederaufbau und die Weiterentwicklung von Psychotherapie, Psychosomatik und Psychoanalyse im deutschen Sprachraum eingesetzt. 1971 Habilitation im Fach Psychotherapie an der Universität Göttingen; 1974–77 Aufbau und Leitung einer Forschungsstelle für Gruppenprozesse an der Universität Göttingen; 1977–89 Aufbau und Leitung (Ärztliche Direktorin und Universitätsprofessorin) eines klinischen Lehrstuhls für Psychotherapie und Psychosomatik an der Universität Düsseldorf. Sie war Mitbegründerin des Instituts für Psychoanalyse und Psychotherapie in Düsseldorf und des Instituts für Psychoanalyse und Psychotherapie Rhein-Eifel in Sinzig/Rheinland-Pfalz. Heigl-Evers beförderte insbesondere die Einführung der Gruppenpsychotherapie in Deutschland und ihre weitere Entwicklung. 1967 war sie Mitbegründerin des Deutschen Arbeitskreises für Gruppenpsychotherapie und Gruppendynamik (DAGG) und der deutschsprachigen Fachzeitschrift „Gruppenpsychotherapie und Gruppendynamik", unterstützte und formte die weitere Entwicklung der analytischen Gruppenpsychotherapie in Deutschland in prägender Weise.

Wichtige theoretische Beiträge und Orientierungen

Das „Göttinger Modell" der analytischen Gruppenpsychotherapie ist das markanteste spezifische Behandlungskonzept, das auf sie und ihren Mann Franz S. Heigl zurückgeht und von ihr beforscht wurde. Heigl-Evers gehörte der von der deutschen Bundesregierung eingesetzten Enquête-Kommission zur Lage der Psychiatrie und Psychotherapie in Deutschland an und bemühte sich auch auf diese Weise bis zum Schluss ihres Lebens um den Auf- und Ausbau eines umfassenden und kontinuierlichen psychotherapeutischen Versorgungssystems, um die Aufnahme der psychoanalytisch begründeten Therapie in die Richtlinien-Psychotherapie, die Etablierung der Zusatzbezeichnungen „Psychotherapie", „Psychoanalyse" und speziell des „Facharztes für Psychotherapie", um Konzepte und Praxis der psychoanalytisch begründeten stationären und teilstationären Psychotherapie. Sie wirkte regelmäßig und fast bis zu ihrem Lebensende an den Aus-

bildungsinstituten und vor allem auch bei den Psychotherapie-Tagungen in Bad Salzuflen, Langeoog, Lindau, Lübeck und Weimar. Zusammen mit Heinz Schepank vom Zentralinstitut für Seelische Gesundheit in Mannheim unternahm sie eine größere Zwillingsstudie, um die Frage der Herkunft psychogener Erkrankungen zu beantworten; speziell interessierten sie die Herkunft des endogenen Ekzems, der Alkoholabhängigkeit und von Morbus Crohn. 1992 erhielt sie für ihre 20-jährigen Bemühungen um eine moderne, psychoanalytisch begründete Suchttherapie und Ausbildung in Zusammenarbeit mit dem Gesamtverband für Suchtkrankenhilfe das Bundesverdienstkreuz am Bande. Ihr besonderes theoretisches und klinisches Interesse galt bis zuletzt Patienten mit strukturellen Störungen, für die sie eine innovative Methode, die psychoanalytisch-interaktionelle Psychotherapie, entwickelte.

Wesentliche Publikationen

(1972, 1978) Konzepte der analytischen Gruppenpsychotherapie, 2., neu bearb. Aufl. Göttingen, Vandenhoeck & Ruprecht

Boothe B, Heigl-Evers A (1996) Psychoanalyse der frühen weiblichen Entwicklung. München, Ernst Reinhardt

Heigl-Evers A, Heigl F, Ott J (Hg) (1993) Lehrbuch der Psychotherapie. Stuttgart, Gustav Fischer

Heigl-Evers A, Ott J (1998) Die psychoanalytisch-interaktionelle Methode: Theorie und Praxis. Göttingen, Vandenhoeck & Ruprecht

Heigl-Evers A, Schepank H (Hg) (1980) Von den Ursprüngen seelisch bedingter Erkrankungen: Eine Untersuchung an 100 + 9 Zwillingspaaren mit Neurosen und psychosomatischen Erkrankungen. Göttingen, Verlag für Medizinische Psychologie in Vandenhoeck & Ruprecht

Heigl-Evers A, Streeck U (Hg) (1979) Lewin und die Folgen: Psychologie des 20. Jahrhunderts, Bd. VIII. München, Kindler

Volker Tschuschke

Heimann, Paula

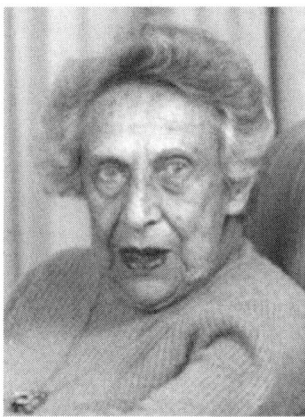

* 3.2.1899 als Paula Klatzko in Danzig; † 22.10.1982 in London.

Psychoanalytikerin; Beiträge zur Gegenübertragung als dem wesentlichen Element der Behandlungstechnik.

Stationen ihres Lebens

Heimann stammte aus einer russisch-jüdischen Familie und war das jüngste von ursprünglich drei Geschwistern. Ab 1918 studierte sie Medizin in Königsberg, Berlin und Frankfurt/M. und machte schließlich ihr Staatsexamen in Breslau. Dort lernte sie auch ihren späteren Mann, Franz Heimann – ebenfalls Mediziner – kennen. Mit ihm ging sie 1924–27 nach Heidelberg, um sich dort zur Psychiaterin ausbilden zu lassen. 1925 dissertierte sie mit der Arbeit „Über atypische Eisenreaktionen bei progressiver Paralyse". Im selben Jahr brachte sie ihre Tochter, Mirza, zur Welt. 1927 zog sie nach Berlin, wo sie zunächst an der Neurologischen Abteilung des Hufeland-Hospitals arbeitete und später an die Psychiatrische Klinik der Charité (Cassirer'sche Neurologische Poliklinik) wechselte. Dort absolvierte sie ihre neurologische Fachausbildung. 1929 begann sie ihre psychoanalytische Ausbildung bei Theodor → Reik am Berliner Institut. 1932 wurde sie außerordentliches Mitglied der Berliner Gesellschaft (nahm an Sitzungen des Berliner „Kinderseminars" teil). 1933 musste Franz Heimann aufgrund seiner politisch linksstehenden Orientie-

rung (er war gemeinsam mit Paula Heimann in der deutschen Sektion der Internationalen Gesellschaft der Ärzte gegen den Krieg organisiert) Deutschland verlassen und emigrierte in die Schweiz. Paula Heimann und ihrer Tochter wurde jedoch kein Visum bewilligt. Paula Heimann folgte einem Schreiben von → Jones nach England, da ihr Leben in Gefahr war. Wenig später kam auch ihre Tochter nach London. Im November 1933 wurde Heimann assoziiertes Mitglied der British Psychoanalytical Society. 1934 kam sie in näheren Kontakt zu Melanie → Klein, als deren Sohn tödlich verunglückte – Heimann wurde M. Kleins Sekretärin, Vertraute und ging zu ihr in Analyse. Später nahm sie dann ihrerseits M. Klein in Therapie. 1938 holte sie ihr medizinisches Staatsexamen in Edinburgh nach und wurde im gleichen Jahr mit ihrem Vortrag „Ein Beitrag zum Problem der Sublimierung" in die British Psychoanalytical Society aufgenommen. 1940 begann Heimann als Kontrollanalytikerin zu arbeiten, 1944 wurde sie Lehranalytikerin. Heimann nahm in der Zeit des Zweiten Weltkriegs, als viele Wiener und vor allem → Freud und seine Familie nach London emigrierten, eine wichtige Stellung innerhalb der englischen psychoanalytischen Gruppierungen ein. Sie nahm an sämtlichen außerordentlichen Geschäftssitzungen sowie an zehn Sondersitzungen zur Diskussion wissenschaftlicher Meinungsverschiedenheiten teil. Es sollte u. a. anhand ihrer Vorträge entschieden werden, ob die Kleinianer weiterhin an der Ausbildung teilnehmen durften. Sie arbeitete in vielen Ausschüssen mit, unter anderem im Unterrichtsausschuss, wo sie anfangs die Kleinianer vertrat. 1954 übernahm sie gemeinsam mit Hedwig Hoffer das Sekretariat des Unterrichtsausschusses. 1955 trennte sie sich offiziell von der Klein-Gruppe und wandte sich den „Independent" zu. 1958/59 wurde sie Mitscherlichs Analytikerin und Mentorin.

Wichtige theoretische Beiträge und Orientierungen

Heimann entwickelte ein neues Verständnis der Übertragung/Gegenübertragung als Untersuchungsinstrument des Analytikers. Sie wies immer wieder auf die Wichtigkeit der Gegenübertragungsgefühle im psychoanalytischen Prozess hin. Während Freud forderte, der Arzt solle wie eine Spiegelplatte nicht anderes zeigen, als ihm gezeigt werde, vertrat Heimann die Meinung, dass jeder erfahrene Analytiker eine „gefühlshafte Sensibilität" habe, und unterstrich deren Wichtigkeit in der analytischen Situation. Sie sah die Gegenübertragungsgefühle als Forschungsinstrument für die unbewussten Prozesse der Patienten, die erst nach einer zeitlichen Distanz für sie wahrnehmbar werden. Durch den Zeitfaktor werden erst für sie ihre eigenen Gefühle für den Patienten erkennbar.

Wesentliche Publikationen

(1959/60, 1989) Counter-transference. In: Heimann P, About children and children no-longer: Collected papers 1942–1980 (pp 151–168). London, Routledge

(1964) Bemerkungen zur Gegenübertragung. Psyche 18: 483–493

(1989) About children and children no-longer: Collected papers 1942–1980 (ed. by M. Tonnesmann). London, Routledge

Klein M, Heimann P (Eds) (1955) New directions in psycho-analysis: The significance of infant conflict in the pattern of adult behavior. London, Tavistock

Klein M, Heimann P, Money-Kyrle R (Eds) (1955) New directions in psychoanalysis: The significance of infant conflict in the pattern of adult behaviour. London, Tavistock

Literatur zu Biografie und Werk

Lockot R (1995) Paula Heimann im Gespräch mit Marlinde Krebs. Luzifer Amor 16: 134–160

Fenichel O (1998) 119 Rundbriefe. Band 2: Amerika (1938–1945) (hg. von E. Mühlleitner und J. Reichmayr). Frankfurt/M.-Basel, Stroemfeld

Tyson T (1992) Review of „About children and children no-longer": Collected papers of P. Heimann. International Journal of Psychoanalysis 73: 365–366

Simone Zimansl

Hellinger, Bert

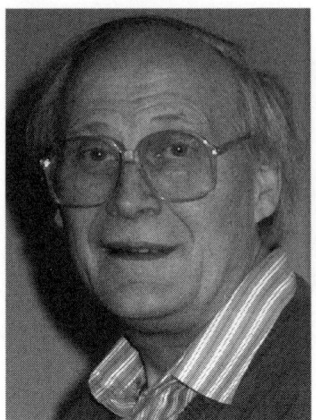

* 16.12.1925 in Leimen.

Begründer des Familienstellens als Kurzzeittherapie.

Stationen seines Lebens

Hellinger wächst als zweites von drei Kindern in einer katholischen Familie auf, sein Vater ist Oberingenieur. Nach 4 Jahren Grundschule in Köln kommt er in das Internat der Mariannhiller-Missionskongregation in Lohr am Main, da er Priester und Missionar werden will. Er besucht dort fünf Jahre das staatliche Gymnasium, bis es von den Nationalsozialisten geschlossen wird, danach zwei Jahre das Gymnasium in Kassel. 17-jährig wird Hellinger zum Arbeitsdienst bzw. zur Wehrmacht eingezogen. Er erlebt die Invasion in Frankreich und kommt Ende 1944 in amerikanische Kriegsgefangenschaft nach Belgien, wo er in einem Nachschublager arbeiten muss. Nach einem Jahr gelingt ihm die Flucht aus dem Lager. 1946 tritt er das Noviziat an. Nach seinem Theologiestudium in Würzburg ist er ein halbes Jahr als Kaplan tätig, bis er nach Südafrika in die Diözese Mariannhill ausreisen kann. Er studiert an der Universität von Südafrika Englisch und Pädagogik, um in verschiedenen Schulen Zulus Englisch, Religion und Geschichte zu unterrichten. Nach einigen Jahren übernimmt er die Direktion aller Schulen der Diözese. In dieser Funktion ist er auch für Fortbildung zuständig, wobei er auf die Methode der Gruppendynamik stößt, die von der anglikanischen Kirche angeboten wird und Vertreter verschiedener Kirchen und Ethnien in einer ökumenischen Gruppe zusammenbringt, was zu dieser Zeit noch sehr gefährlich ist. 1969 wird er als Direktor des Priesterseminars der Mariannhiller nach Würzburg zurückberufen. Seine guten Erfahrungen mit den in Südafrika erlebten Gruppendynamikseminaren waren der Beginn seines therapeutischen Wirkens. Er beginnt selbst gruppendynamische Kurse anzubieten, merkt aber, dass seine Ausbildung dafür nicht ausreicht. In Würzburg beginnt Hellinger eine psychoanalytische Ausbildung mit seiner Eigentherapie und geht dann zur weiteren Ausbildung zum Wiener Arbeitskreis für Tiefenpsychologie (→ Schindler und Shaked) nach Österreich. Durch das Buch „Primal scream" von A. → Janov entdeckt er die Primärtherapie, die ihn nachhaltig prägt. 1971 heiratet Hellinger die Wiener Sozialarbeiterin und Psychagogin Herta Anders und wird laisiert. Das Paar übersiedelt nach Freilassing in der Nähe von Salzburg, wo Hellinger, teils gemeinsam mit seiner Frau, 20 Jahre lang Gruppenseminare anbietet. In diese Seminare fließen alle neuen Ideen ein, die Hellinger in Fortbildungen und aus Büchern sammelt, und verdichten sich letztlich in der Methode des Familienstellens als Kurzzeittherapie. Dabei sind wichtige weitere Einflüsse: die Skriptanalyse, die er im Rahmen der Transaktionsanalyse von Eric → Berne und durch Fanita → English kennenlernt, sowie die Hypnotherapie Milton → Eriksons, die ihm durch Jeff → Zeig und Stephen Lankton vermittelt wird. Die Familientherapie lernt er durch Ruth McClendon und Les Kadis, die Methode der Familienaufstellung bei Thea Schönfelder kennen. Mit NLP kommt er zuerst in den USA in Berührung und lernt Genaueres über diese Methode durch Gundl Kutschera in Österreich. In seinen Kursen probiert er Neues aus und erkennt gleichzeitig Hintergründe und Zusammenhänge seiner Arbeit, die er in seinen ersten Vorträgen „Schuld und Unschuld in Systemen" und „Grenzen des Gewissens" formuliert und als Audiokassetten veröffentlicht. Nachdem 1992 Gunthard Weber mit dem Buch „Zweierlei Glück" die Arbeit Bert Hellingers der Öffentlichkeit vorstellt, beginnt Hellinger selbst, seine Gedanken und Erfahrungen in Büchern zu ver-

öffentlichen. 1993 ermutigt ihn der Filmemacher Johannes Neuhauser, seine Aufstellungsarbeit live aufzunehmen und durch Videos der Öffentlichkeit zugänglich zu machen. Scheidung 2002; Heirat mit Monie-Sophie von Erdödy 2003.

Wichtige theoretische Beiträge und Orientierungen

Hellinger bezeichnet sich selbst gerne als Praktiker, der durch viel Erfahrung in verschiedenen Methoden letztlich eine eigene gefunden hat. Seine wichtigste Erkenntnis dabei ist, dass hinter allem Verhalten – Körpersymptome mit eingeschlossen – Liebe ist. Durch eine Aufstellung kann sichtbar gemacht werden, wie diese in einem Familiensystem hinter dem Leiden wirkt. Entscheidend ist, in der Aufstellung den Punkt zu finden, in dem sich die Liebe sammelt, denn dort liegt die Wurzel zur Lösung. Hellingers Weg führte ihn selbst von der Idee über den Menschen, immer näher zum Menschen, zum Menschlichen. Besonders beschäftigt ihn dabei das Hinschauen auf die Geschichte der NS-Zeit und die Folgewirkungen in den Familien der Täter und Opfer. Seine therapeutische Arbeit, die auf Anerkennung, Achtung und Verneigung vor dem Schicksal beruht, hat eine starke versöhnende Wirkung. Seit 1994 demonstriert Hellinger öffentlich, teilweise in Großveranstaltungen seine Arbeitsweise des Familienaufstellens. Dadurch und durch seine zahlreichen Bücher, Videos und CDs wird Hellinger sehr bekannt. In den letzten zwei Jahren hat er in vielen Ländern, darunter z. B. in den USA, Chile, Argentinien, Venezuela, Israel, Spanien und Italien, öffentliche Seminare abgehalten. Seine Bücher sind in mehrere Sprachen übersetzt.

Wesentliche Publikationen

(1994) Ordnungen der Liebe: Ein Kursbuch. Heidelberg, Carl-Auer-Systeme
(1996a) Anerkennen, was ist: Gespräche über Verstrickung und Lösung. München, Kösel
(1996b) Die Mitte fühlt sich leicht an: Vorträge und Geschichten. München, Kösel
(1998a) Haltet mich, daß ich am Leben bleibe: Lösungen für Adoptierte. Heidelberg, Carl-Auer-Systeme

(1998b) In der Seele an die Liebe rühren: Familien-Stellen mit Eltern und Pflegeeltern von behinderten Kindern. Heidelberg, Carl-Auer-Systeme

(1999a) Mitte und Maß: Kurztherapien. Heidelberg, Carl-Auer-Systeme

(1999b) Wo Schicksal wirkt und Demut heilt: Ein Kurs für Kranke. Heidelberg, Carl-Auer-Systeme

(2000) Wo Ohnmacht Frieden stiftet: Familien-Stellen mit Opfern von Trauma, Schicksal und Schuld. Heidelberg, Carl-Auer-Systeme

(2001) Die Quelle braucht nicht nach dem Weg zu fragen: Ein Nachlesebuch. Heidelberg, Carl-Auer-Systeme

(2003) Ordnungen des Helfens: Ein Schulungsbuch. 2 Bde. Heidelberg, Carl Auer Systeme

(2004) Gottesgedanken: Ihre Wurzeln und ihre Wirkung. München, Kösel

(in Druck) Der große Konflikt. München, Goldmann

Literatur zu Biografie und Werk

Haas W (2005) Familienstellen – Therapie oder Okkultismus? Familienstellen nach Hellinger kritisch beleuchtet. Kröning, Asanger

Nelles W (2005) Die Hellinger-Kontroverse: Fakten-Hintergründe – Klarstellungen. Freiburg i. Br., Herder

Neuhauser J (Hg) (1999) Wie Liebe gelingt: Die Paartherapie Bert Hellingers. Heidelberg, Carl-Auer-Systeme

Prekop J, Hellinger B (1998c) Wenn ihr wüßtet, wie ich euch liebe: Wie schwierigen Kindern durch Familien-Stellen und Festhalten geholfen werden kann. München, Kösel

Weber G (in Druck) Nach Hellinger? Heidelberg, Carl Auer Systeme

Traudl Szyszkowitz

Hermann, Imre

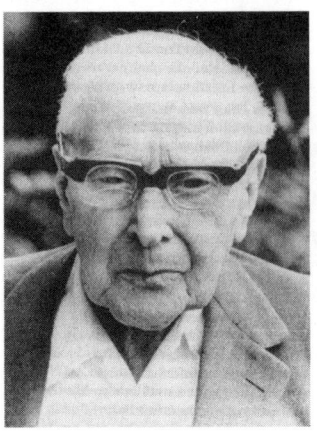

* 13.11.1889 in Budapest; † 22.2.1984 in Budapest.

Ungarischer Psychoanalytiker; Begründer einer fokalen Psychotherapie, die experimentalpsychologische und tiefenpsychologische Erkenntnisse integriert.

Stationen seines Lebens

1892: Die Familie Hermann übersiedelt aus beruflichen Gründen des Vaters nach Zagreb (Kroatien; damals Österreich-Ungarn); 1895: Rückkehr der Familie nach Budapest, wo Hermann die Reifeprüfung ablegt und das Studium der Medizin beginnt; 1910: Hermann besucht das Seminar Sándor → Ferenczis. Er interessiert sich neben der Psychoanalyse auch für die experimentelle Psychologie und besucht die Lehrveranstaltungen des Psychologen Géza Révész; 1911: Hermann publiziert seine erste Abhandlung (über die Psychologie der Sinneswahrnehmung), in der er die Ergebnisse seiner Arbeit in Révész' Laboratorium zusammenfasst; 1913: Dr. med. an der Universität Budapest; 1914: während des Ersten Weltkriegs verbringt Hermann vier Jahre an der Front; 1919: Arbeit als Assistent bei Révész, Aufnahme in die Internationale Psychoanalytische Vereinigung (IPV), 1921/22: Lehranalyse bei Erzsébet Révész, der Frau Sándor → Radós. Nach dem plötzlichen Tod seiner Lehranalytikerin setzt Hermann die didaktische Analyse bei Ferenczi und dann bei Vilma Kovács fort. Er beschäftigt sich mit experimentell-psychologischen Konzepten von

Narziß Ach, Theodor Erismann, David Katz, Oswald Külpe, William Stern und anderen; 1922: Hermann heiratet die Psychologin und Psychoanalytikerin Alice Cziner, mit der er drei Kinder hat; 1924: sein Buch „Psychoanalyse und Logik" erscheint; 1925: Berufung zum Sekretär der Ungarischen Psychoanalytischen Vereinigung, deren Vizepräsident (1936–44) und Präsident (ab 1945 bis zur Auflösung der Vereinigung durch die kommunistische Regierung) er wird; 1929: „Das Ich und das Denken" wird publiziert; 1934: Hermanns Werk „Psychoanalyse als Methode" erscheint. Er beschäftigt sich mit sexologischen Themen; 1936: im Aufsatz „Sich-Anklammern – Auf-Suche-Gehen" postuliert Hermann die Existenz eines Anklammerungstriebs, welcher das zentrale Element seiner Triebtheorie darstellt; 1943: Hermann publiziert in seinem Buch „Az ember ősi ösztönei" („Die primitiven Instinkte des Menschen") die Ergebnisse seiner zwanzigjährigen ethologischen Forschung an Primaten. Er weist darin auf die Ähnlichkeit biologischer und psychoanalytischer Triebkonzeptionen hin; 1945: Hermanns Studien über den ungarischen Mathematiker János Bolyai – in dem sein Interesse für die Mathematik mit dem für die Psychoanalyse verschmilzt – erscheinen, er wird Privatdozent an der Fakultät für Medizin in Budapest, wo er bis 1948 zahlreiche Vorlesungen hält. Während der 1950er Jahre arbeitet er als Arzt bei Versicherungen. In seiner therapeutischen Praxis versucht er, experimentalpsychologische Erkenntnisse im Sinne einer Fokaltherapie gemeinsam mit der Psychoanalyse anzuwenden; 1962: Beschäftigung mit Phonetik, Musikpsychologie und dem Bereich der Begabungen; er publiziert unter anderem eine Arbeit über den Zusammenhang zwischen Musikalität und Perversion. 1984: Hermann stirbt hochbetagt in Budapest.

Wichtige theoretische Beiträge und Orientierungen

Imre Hermann gilt als der bedeutendste Vertreter der ungarischen psychoanalytischen Wahrnehmungs- und Denkpsychologie. Hermann verstand sich stets als experimenteller Psychologe, welcher der Psychoanalyse nicht nur auf- geschlossen gegenüberstand, sondern sie mit der experimentellen Methode zu vereinbaren versuchte. Hermanns Triebtheorie hatte besonders auf Melanie → Klein, René → Spitz und Lipot → Szondi großen Einfluss. Seine Ansichten zur weiblichen Sexualität – die er im Gegensatz zu → Freud nicht als passiv, sondern als ebenso aktiv wie die männliche begriff – antizipierten die selbstpsychologischen Thesen Heinz → Kohuts zur Sexualität der Frau und zum Narzissmus.

Wesentliche Publikationen

(1923) Randbevorzugung als Primärvorgang. Internationale Zeitschrift für Psychoanalyse 9: 137–167
(1929) Das Ich und das Denken: Eine psychoanalytische Studie. Leipzig, Internationaler Psychoanalytischer Verlag
(1933a) Zum Triebleben der Primaten. Imago 19: 113–125
(1933b) A tudattalan és az ösztönök örvényelmélete [Das Unbewusste und die Triebe vom Standpunkt einer Wirbeltheorie]. In: Freud S, Endre A (Hg), Lélekelemzési tanulmányok: Dolgozatok a pszichoanalizis főbb kérdéseiről [Psychoanalytische Studien: Aufsätze zu den wichtigsten Fragen der Psychoanalyse] (S 41–54). Budapest, Somló Béla
(1934a) Die Psychoanalyse als Methode. Wien, Internationaler Psychoanalytischer Verlag
(1934b) Die Verwendung des Begriffes „aktiv" in der Definition der Männlichkeit. Internationale Zeitschrift für Psychoanalyse 20: 553–555
(1936) Sich-Anklammern – Auf-Suche-Gehen: Über ein in der Psychoanalyse bisher vernachlässigtes Triebgegensatzpaar und sein Verhältnis zum Sadismus-Masochismus. Internationale Zeitschrift für Psychoanalyse 22: 349–370
(1943) Az ember ősi ösztönei: Összehasonlító vizsgálatok a pszichoanalízis és a főemlősök biológiája alapján [Die Urtriebe des Menschen: Vergleichende Untersuchungen auf einer Grundlage der Psychoanalyse und der Biologie der Primaten]. Budapest, Pantheon
(1945) Bolyai János: Egy új gondolat születésének lélektana [János Bolyai: Die Psychologie des Entstehens eines neuen Gedankens]. Budapest, Anonymus
(1962) Zur Dynamik der Perversionen. Der Psychologe 14: 47–51

Literatur zu Biografie und Werk

Harmat P (1988) Freud, Ferenczi und die ungarische Psychoanalyse. Tübingen, Edition diskord
Hungarian Psychoanalytic Society (Ed) (1989) Memorial Conference on the centennial of Imre Hermann's birth: Hermann's place in the contemporary

psychoanalytic theory. 11–12 November 1989. Budapest, Hungarian Psychoanalytic Society [enthält eine Bibliografie zu Imre Hermann]

Lück H, Mühlleitner E (1993) Psychoanalytiker in der Karikatur. München, Quintessenz

Nemes L (1994) Imre Hermann. In: Frischenschlager O (Hg), Wien, wo sonst! Die Entstehung der Psychoanalyse und ihrer Schulen (S 196–199). Wien, Böhlau

Paál J (1977) Psychoanalyse in Ungarn. In: Eicke D (Hg), Die Psychologie des 20. Jahrhunderts III: Freud und die Folgen (2) (S 103–116). Zürich, Kindler

Roudinesco E, Plon M (1997) Hermann, Imre (1889–1994): Médecin et psychanalyste hongrois. In: Dictionnaire de la psychanalyse (pp 429–430). Paris, Fayard [dt.: (2004) Wörterbuch der Psychoanalyse: Namen, Länder, Werke, Begriffe. Wien-New York, Springer]

Vikár G (1985) Obituary: Imre Hermann (1889–1994). International Journal of Psycho-Analysis 66: 111–112

Gernot Nieder

Heyer, Gustav Richard

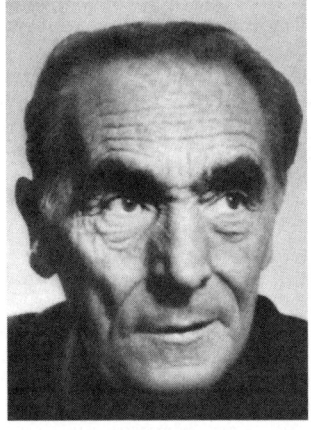

* 29.4.1890 in Kreuznach; † 19.11.1967 in Nußdorf am Inn.

Einer der ersten an Psychosomatik und Atemtherapie interessierten tiefenpsychologisch tätigen Ärzte in Deutschland; trug wesentlich zum Bekanntwerden der Analytischen Psychologie von C.G. → Jung in Deutschland bei.

Stationen seines Lebens

Heyer begann in Potsdam, der Familientradition folgend, das Studium der Forstwirtschaft, wechselte aber zum Medizinstudium in München und Heidelberg und schloss dieses 1917 während eines Genesungsurlaubs vom Militär ab. Im selben Jahr Heirat mit Lucy Grothe, einer der Pionierinnen der Atemtherapie. Die fachliche Zusammenarbeit beider überdauerte die Scheidung 1933. Als Internist und Neurologe an der II. Medizinischen Klinik in München erforschte Heyer in den 1920er Jahren Wechselwirkungen von Körper und Seele in Experimenten in Hypnose, am Blutdruck und an Magen und Darm. Andere Vertreter der universitären Medizin setzten seiner Auseinandersetzung mit psychosomatischen Fragen Widerstand entgegen. Heyer eröffnete 1924 eine Privatpraxis, gehörte zum Kreis um Stefan George und publizierte bereits 1922 über „Psychische Faktoren bei organischen Krankheiten" und z. B. 1927 zusammen mit Käthe Bügler (1898–1977) über „Möglichkeiten und Grenzen der Psychotherapie bei Organneurosen". Die Ärztin an Heyers Abteilung schrieb im Rückblick (1963): „Damals kam die Freud-Therapie aus Wien, die ersten Bücher aus Zürich wurden gelesen. Die Wellen in München schlugen hoch." Durch Heyer kam sie „in einen lebendigen Kreis der neuen Psychotherapeuten", die sich wöchentlich oder zweiwöchentlich zu Vorträgen und Diskussionen in der Wohnung des Nervenarztes Laudenheimer trafen: „Diese Arbeitsgemeinschaft war ungeheuer fruchtbar, weil die Differenzierungen der einzelnen Schulmeinungen immer deutlicher wurden. Das dynamische Vorfeld zur späteren Entwicklung der analytischen Psychologie war gegeben." 1928 hörte Heyer in München C.G. Jung bei einem Vortrag. Aus der resultierenden Begegnung erwuchs 1929 auf dem Vierten Kongress für Psychotherapie in Bad Nauheim ein Vortrag Heyers „Klinische Analyse von Handzeichnungen Analysierter (im Sinne von Jung)". 1930 Beginn der Lehranalyse bei Jung. Nach dem Rücktritt Ernst Kretschmers (1888–1964) als Vorsitzender der 1926 gegründeten deutschen Allgemeinen Ärztlichen Gesellschaft für Psychotherapie im Jahr 1933 fiel dem Stellvertreter Jung statutengemäß der Vorsitz zu. Dieser übernahm ihn bekanntermaßen bis 1940 (wobei er die Gesellschaft 1934 internationalisierte), und Heyer wurde der neue Stellvertreter. Ab 1933 hielt Heyer Vorträge bei den Eranos-Tagungen in Ascona. 1936 kam es zum Konflikt zwischen Heyer und Jung, wodurch die Beziehung sich veränderte. 1937 trat Heyer in die NSDAP ein. Er zog 1939 nach Berlin, um am Institut für psychologische Forschung und Psychotherapie („Göring-Institut") arbeiten zu können, dem vormaligen Berliner Psychoanalytischen Institut. Dort war er Ausbildungsleiter für die Psychologen, neben J.H. → Schultz als Ausbildungsleiter für die Ärzte, mit dem er befreundet war. Heyer musste im Krieg auch beim Militär medizinische Reihenuntersuchungen durchführen und wurde 1943 ausgebombt. In das Jahr 1944 fallen der Austritt aus der Partei und die Übersiedlung von Berlin zurück nach Oberbayern, wo er nach dem Krieg in Nußdorf am Inn eine analytische Praxis betrieb. Von Jung wurde Heyer nach dem Krieg nicht mehr empfangen. 1950–65 wirkte Heyer praktisch alljährlich an den Psychotherapietagungen in Lindau mit. Heyer interessierte sich zeitlebens für Literatur, Musik und Malerei, was auch in dessen Lindauer Beiträgen deutlich wurde. Genannt wird er auch als Lehranalytiker von Maria → Hippius, Gräfin Dürckheim (Initiatische Therapie).

Wichtige theoretische Beiträge und Orientierungen

Seine Bücher bewegen sich in einem tiefenpsychologischen Rahmen mit → Freud, Jung und → Adler als Basis unter Einbeziehung psychosomatischer Zusammenhänge, östlicher Philosophie und der Würdigung suggestiver Therapieelemente. In Lindau trat Heyer mit Vorträgen und Veranstaltungen u. a. zu den Themen Diagnostik, Träume, Symbolbildung, Sexualität, Sucht sowie mit tiefenpsychologischen Literatur- und Filminterpretationen an die Öffentlichkeit. Publikationen Heyers, die weithin bekannt wurden, waren neben den eigenen Büchern 1956 das Kapitel über C.G. Jung in dem Werk „Große Nervenärzte" (hg. von K. Kolle) und das Kapitel über die Analytische Psychologie im Handbuch von → Frankl, v. → Gebsattel und Schultz (1959–61). In einer Umfrage von 1963 unter den ärztlichen Psychotherapeuten Deutschlands (mit Antworten von 744

der 1241 Befragten) stand nach J.H. Schultz und S. Freud Heyer an dritter Stelle unter den Autoren, denen für die eigene psychotherapeutische Tätigkeit die meiste Bedeutung zugemessen wurde.

Wesentliche Publikationen

(1922) Psychische Faktoren bei organischen Krankheiten. Münchner Medizinische Wochenschrift 69: 1241–1243
(1925) Die Atmung. In: Heyer-Grote L (Hg), Atemschulung als Element der Psychotherapie (S 54–63). Darmstadt, Wissenschaftliche Buchgesellschaft
(1929) Seelenführung: Möglichkeiten – Wege – Grenzen. Potsdam-Zürich, Müller & Kiepenheuer/Orell Füssli
(1932) Der Organismus der Seele: Ein Einführung in die analytische Seelenheilkunde. München, Kindler
(1935) Praktische Seelenheilkunde: Eine Einführung in die Psychotherapie für Ärzte und Studierende (mit einem Beitrag von Lucy Heyer). München, Lehmann
(1942) Menschen in Not: Ärztebriefe aus der psychotherapeutischen Praxis. Stuttgart, Hippokrates
(1949) Vom Kraftfeld der Seele. München, Kindler
(1959–61) Komplexe Psychologie (C.G. Jung). In: Frankl V, von Gebsattel VE, Schultz JH (Hg), Handbuch der Neurosenlehre und Psychotherapie (Bd. 3, S 285–326). München-Berlin, Urban & Schwarzenberg [Unveränd. Nachdruck in: (1972) Grundzüge der Neurosenlehre (2 Bde.). München-Berlin-Wien, Urban & Schwarzenberg]
Heyer GR, Bügler K (1927) Möglichkeiten und Grenzen der Psychotherapie bei Organneurosen. Deutsche Zeitschrift für Nervenheilkunde 98: 123–150
Heyer GR, Seifert F (1957) Reich der Seele: Arbeiten aus dem Münchener Psychologischen Arbeitskreis, Bd. II. München-Berlin, Lehmann

Literatur zu Biografie und Werk

Bügler K (1963) Die Entwicklung der Analytischen Psychologie in Deutschland. In: Fordham M (Ed), Contact with Jung (pp 23–32). London, Tavistock
Hannah B (1976) Jung: His life and work. A biographical memoir. New York, Putnam
Kindler N (1977, 1982) G.R. Heyer in Deutschland. In: Eicke D (Hg), Tiefenpsychologie. Kindlers „Psychologie des 20. Jahrhunderts", Bd. 4: Individualpsychologie und Analytische Psychologie (S 310–330). Weinheim, Beltz
Kirsch T (2000) The Jungians: A comparative and historical perspective. London, Routledge
Lockot R (1985) Erinnern und Durcharbeiten. Frankfurt/M., Fischer

Andreas von Heydwolff

213

Hillman, James

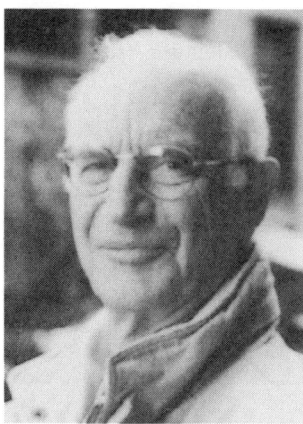

* 12.4.1926 in Atlantic City, New Jersey.

Begründer der Archetypischen Psychologie, einer Weiterentwicklung der Analytischen Psychologie nach C.G. → Jung.

Stationen seines Lebens

James Hillman kam 1946 mit der US-Army nach Frankfurt/M. und war als Radio-Nachrichtenredakteur eingesetzt, studierte danach an der Sorbonne und am Trinity College in Dublin und ging für ein Jahr nach Indien. 1953 zog er nach Zürich, begann an der Universität ein Psychologiestudium und am C.G. Jung-Institut die analytische Ausbildung. Abschluss beider Studien 1959. Bis 1969 war Hillman dann der erste Studiendirektor am Zürcher Jung-Institut. Ab 1966 trug er regelmäßig auf den jährlichen Eranos-Tagungen in Ascona vor. Er wurde 1970 Herausgeber des Verlags Spring Publications und der 1941 gegründeten ältesten Jungianischen Fachzeitschrift, „Spring", welche damals den Untertitel „Annual of Archetypal Psychology and Jungian Thought" erhielt. Im Jahr 1978 zog Hillman nach Dallas, wo er 1980 das Dallas Institute of Humanities and Culture mit gründete, dessen Anliegen die geisteswissenschaftliche und imaginative Bercicherung des Stadtlebens ist. Adolf Guggenbühl-Craig, eine maßgebliche und verdiente Leitfigur des C.G. Jung-Instituts Zürich, wählte in seiner Amtsperiode als Vorsitzender der International Association for Analytical Psychology (IAAP)

1977–80 Hillman als Ehrensekretär der IAAP. Für seine Verdienste um die italienische Renaissance und die Formulierung der archetypischen Psychologie erhielt Hillman 1981 einen Preis der Stadt Florenz und 2001 einen italienischen Staatspreis. In den 1990er Jahren veranstaltete Hillman zusammen mit Robert Bly und Michael Meade auch poetisch-gruppentherapeutische Retreats für Männer. Hillman, der inzwischen im US-Bundesstaat Connecticut lebt, erlangte in der breiteren Öffentlichkeit der USA Bekanntheit durch sein Buch „The soul's code" (1996). Bis heute ist Hillman ein international gefragter Vortragender an Jung-Instituten, Universitäten und auf psychologischen Tagungen und kulturellen Veranstaltungen.

Wichtige theoretische Beiträge und Orientierungen

Hillman geht in der von ihm so genannten Archetypischen Psychologie insbesondere von den imaginativen und mit Archetypen befassten Aspekten des Werks von C.G. Jung aus, untersuchte aber auch kritisch Grundbegriffe der Jungschen Psychologie sowie der Psychologie überhaupt (z. B. in „Myth of analysis" Kreativität, psychologische Sprache, psychologische Weiblichkeit). Es ist wegen Hillmans bildhaftem und im Englischen besonders prägnantem Einsatz der Sprache lohnend, seine Arbeiten im Original zu lesen. In den 1972 an der Yale University gehaltenen vier „Terry lectures" (publiziert als „Re-visioning psychology") stellte Hillman – wie 1983 in lexikalischer Form („Archetypal psychology") – programmatisch die Archetypische Psychologie dar. Er gab mit ihr der Seele, der „imaginativen Möglichkeit unseres Wesens, dem Erfahren durch reflektierende Spekulation, durch den Traum, das Bild und die Phantasie – jenem Modus, der alle Realitäten als in erster Linie symbolisch oder metaphorisch anerkennt" („Re-visioning": XVI) in der Therapie, aber ganz besonders auch außerhalb des therapeutischen Settings neuen Raum. Dabei geht es Hillman um die Zurückführung von Psychopathologie auf ihre archetypischen, mythologischen Wurzeln, das Konzeptualisieren eher durch Personifikationen als durch abstrakte Wissenschaftssprache, die Anerkennung der

214

multizentrischen, „polytheistischen" Verfasstheit der Psyche mit ihren vielen archetypischen Dominanten („Götter" in Komplexen) und eine Öffnung des klinischen und personalistischen Denkens hin zu einem vor allem imaginativen psychologischen Sein in der Welt. Hillman wandte sich selbst Ende der 1980er Jahre von der therapeutischen Einzelarbeit ab („From mirror to window") und widmete sich in der Folge immer mehr der Arbeit über Fragen des kulturellen psychologischen Lebens und einer „Therapie der Ideen" in der öffentlichen Gemeinschaft. Der Ansatz befruchtete gleichwohl auch die therapeutische Praxis. Hillman schöpfte dabei immer wieder aus der reichen imaginativen Tradition der Dichter (Blakes und Keats' „soul-making", Yeats u. a.) sowie der italienischen Renaissance mit dem Neuplatonismus (Plotin, Ficino) und wurde auch beeeinflusst vom Verständnis der Imagination des französischen Forschers über islamische Mystik Henri Corbin („mundus imaginalis"). Von Hillman gibt es eine Vielzahl von Untersuchungen über archetypische Ideen und Symbolik, insbesondere der Alchemie, häufig mit der Berücksichtigung des Sachverhalts, dass archetypische Strukturen die Wahrnehmung und den rhetorischen Stil dessen verändern können, der mit ihnen konfrontiert ist. Im Werk Hillmans wiederkehrende Themen sind neben der zentralen Beschäftigung mit der Rolle der Imagination im psychischen Leben („poetic basis of mind"; Revisioning: XVII) die Fragen nach der Entstehung und Erkenntnis der menschlichen Individualität und des Charakters, das bedenklich Unpolitische einer individualistisch-personalistisch verstandenen Psychologie ohne Einbezug der Wirkung von Politik, Gerechtigkeit, Gestaltung (auch schlechter) von Dingen und Architektur auf die Seele sowie die Beziehung von Psyche und Schönheit.

Wesentliche Publikationen

(1960) Emotion: A comprehensive phenomenology of theories and their meanings for therapy. London, Routledge & Paul
(1964) Suicide and the soul. London, Hodder [dt.: (2000) Selbstmord und seelische Wandlung. 4. Aufl. Einsiedeln, Daimon]

(1971) Abandoning the child. In: Loose ends. Primary papers in archetypal psychology (pp 5–48). Dallas, Spring Publications
(1972) The myth of analysis. New York, Harper Perennial
(1975) Re-visioning psychology. New York, Harper Perennial
(1979) The dream and the underworld. New York, Harper & Row [dt.: (1983) Am Anfang war das Bild: Unsere Träume – Brücke der Seele zu den Mythen. München, Kösel]
(1983) Archetypal psychology: A brief account together with a complete checklist of works. Dallas, Spring
(1983) The animal kingdom in the human dream. Eranos 51: 279–334
(1996) The soul's code: In search of character and calling. New York, Random House [dt.: (2002) Charakter und Bestimmung. München, Goldmann]
Hillman J, Bly R, Meade M (Eds) (1992) The rag and bone shop of the heart: Poems for men. New York, HarperCollins
Hillman J, Ventura M (1992) We've had a hundred years of psychotherapy – and the world's getting worse. San Francisco, Harper [dt.: (1993) Hundert Jahre Psychotherapie – und der Welt geht's immer schlechter. Solothurn-Düsseldorf, Walter]

Literatur zu Biografie und Werk

Hillman J (1983) On being biographical. In: Interviews: Conversations with Laura Pozzo on psychotherapy, biography, love, soul, dreams, work, imagination, and the state of the culture (pp 93–113). Dallas, Spring
Kirsch T (2000) The Jungians: A comparative and historical perspective. London, Routledge

Andreas von Heydwolff

Hippius, Maria Theresie
[Gräfin Dürckheim]

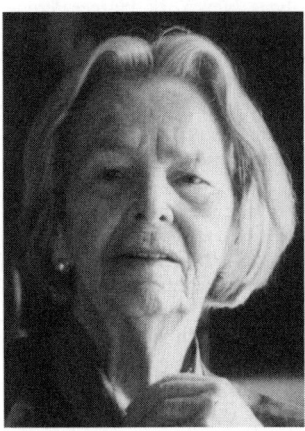

* 14.1.1909 in Wiesbaden; † 26.2.2002 in Todtmoos-Rütte.

Mitbegründerin der Initiatischen Therapie. Sie entwickelte die Methode des „Geführten Zeichnens" und leitete zusammen mit Graf → Dürckheim über viele Jahre die Existential-psychologische Bildungs- und Begegnungsstätte Todtmoos-Rütte.

Stationen ihres Lebens

Tochter des Offiziers Otto Albrecht Winterer (1881–1941) und seiner Ehefrau Mercedes Kreizner (1889–1948). Ihr Großonkel war vor und während des Ersten Weltkriegs Oberbürgermeister in Freiburg. Nach einer eher unbeschwerten Kindheit in einer großbürgerlichen Familie folgte mit der Scheidung der Eltern, als sie fünf Jahre alt war, eine erste Erschütterung. 1915 besuchte sie die Klosterschule in Konstanz, anschließend – als einziges Mädchen in ihrer Klasse – das humanistische Gymnasium Konstanz. Durch Versetzungen des Vaters zog sie von Konstanz nach Freiburg, von dort nach Ulm und bestand 1927 das Abitur in Berlin-Schöneberg. Gern berichtete sie über das tägliche Reiten mit ihrem Vater in Berlin-Tiergarten. Sie studierte Psychologie, erst in Berlin, später in Leipzig am Psychologischen Institut von Felix Krueger, dem Nachfolger von Wilhelm Wundt. Das Thema ihrer Dissertation (1932) bei Johannes Rudert lautete: „Graphischer Ausdruck von

Gefühlen". In Leipzig dozierten und habilitierten zur gleichen Zeit auch Karlfried Graf Dürckheim und Rudolf Hippius. 1932 erfolgte die Eheschließung mit Rudolf Hippius. Im Zuge der Kriegswirren zog die Familie nach Dorpat (Tartu), von dort nach Posen und schließlich nach Prag. An der Karls-Universität in Prag hatte Rudolf Hippius von 1941–45 einen Lehrstuhl für Psychologie inne. Unter der Assistenz seiner Frau erschienen mehrere Bücher. Ihr Mann verstarb 1945 in Russland. Maria Hippius floh am Ende des Kriegs mit ihren drei Kindern zu ihrem Bruder nach Todtmoos im südlichen Schwarzwald. Dort fing sie eine grafologische Beratungspraxis an. Mit Graf Dürckheim, der sich 1948 zu ihr gesellte, begann der gemeinsame Aufbau der Existential-psychologischen Bildungs- und Begegnungsstätte Todtmoos-Rütte. Graf Dürckheim weilte bis zu diesem Zeitpunkt zehn Jahre in Japan. Gemeinsam mit ihm entwickelte sie die Initiatische Therapie. Am 4.6.1985 heiratete sie ihren langjährigen Lebensgefährten Karlfried Graf Dürckheim († 1988). Bis ins hohe Alter lebte die Urheberin der Initiatischen Therapie zurückgezogen im Rüttetal.

Wichtige theoretische Beiträge und Orientierungen

Die Initiatische Therapie ist eine tiefenpsychologisch fundierte, transpersonale Psychotherapie mit Zen-Elementen wie Meditation, Übung im Alltag, Arbeitsexerzitium etc. Aus der Grafologie heraus entstand die Methode des Geführten Zeichnens, neben der Leibtherapie eines der beiden Hauptmedien der Initiatischen Therapie. Im Geführten Zeichnen steigen mit verschlossenen Augen – nach dem vorbereitenden Zeichnen der Urformen – in absichtsloser Grundhaltung bewusstseinsnahe und bewusstseinsreife Themen wie „von selbst" aus der Tiefe empor, sichtbar und deutbar. Die Initiatische Therapie umfasst Initiation und Individuation, Seinserfahrung und Wandlung. Theoretisch ist die Initiatische Therapie in der Nähe der Jungianischen Analytischen Psychotherapie als Transpersonale Psychotherapie anzusiedeln. Mit dem Geführten Zeichnen war Maria Hippius in der Lage, einen Individuationsprozess –

gemäß dem Jungianer Erich → Neumann – nicht nur zu analysieren, sondern auch anzuregen und/oder zu katalysieren. Maria Hippius, die selber eine Lehranalyse bei Gustav → Heyer genoss, war in Rütte u. a. für die Ausbildung und Supervision der künftigen PsychotherapeutInnen zuständig.

Wesentliche Publikationen

(1936) Grafischer Ausdruck von Gefühlen. Leipzig, Barth
(1966) Am Faden von Zeit und Ewigkeit. In: Transzendenz als Erfahrung (S 7–40). Weilheim, Barth
(1966) Beitrag aus der Werkstatt. In: Transzendenz als Erfahrung (S 67–84). Weilheim, Barth
(1982) Der Weg von der Initiation zur Individuation. In: Dürckheim Karlfried Graf (Hg), Der zielfreie Weg (S 21–38). Freiburg, Herder
(1991) Nachwort. In: Loomans P (Hg), Opus Magnum: Stufengang der Menschwerdung. Festschrift für Maria Hippius – Gräfin Dürckheim (S 220–228). Stuttgart, Kohlhammer
(1996) Geheimnis und Wagnis der Menschwerdung. Schaffhausen, Novalis
(Hg) (1966) Transzendenz als Erfahrung: Festschrift zum 70. Geburtstag von Graf Dürckheim. Weilheim, Barth

Literatur zu Biografie und Werk

Loomans P (Hg) (1991) Opus Magnum: Stufengang der Menschwerdung. Festschrift für Maria Hippius – Gräfin Dürckheim. Stuttgart, Kohlhammer
Wehr G (1988) Die Gefährtin auf dem Weg: Maria Hippius. In: Karlfried Graf Dürckheim: Ein Leben im Zeichen der Wandlung (S 180–195). München, Kösel

Pieter Loomans

Höck, Kurt

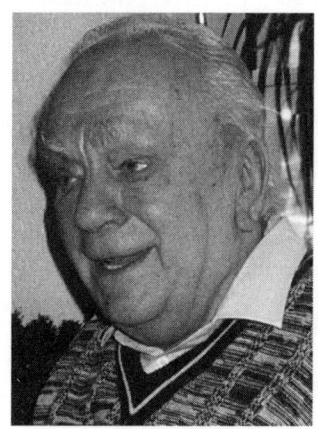

* 5.9.1920 in Kolberg, Hinterpommern, heute Polen.

Wichtige Persönlichkeit beim Aufbau eines medizinischen und psychotherapeutischen Versorgungssystems in der ehemaligen DDR.

Stationen seines Lebens und wichtige theoretische Beiträge und Orientierungen

Aufgewachsen in einem sozialdemokratischen Elternhaus in Hinterpommern, dort Schulbesuch und Abitur; 1939–45 Studium der Humanmedizin in Greifswald (Mecklenburg-Vorpommern). Während des Kriegs war Höck im Lazarett-Einsatz sowie im Quarantäne-Lager tätig. Unmittelbar nach dem Krieg schloss sich an der Berliner Charité 1946 unter den Professoren Katsch, Brugsch und Koch die internistische Facharztausbildung als Assistent in der Charité und im Krankenhaus Berlin-Buch an. Es folgten Promotion und erste Eheschließung sowie die Geburt der ersten Tochter. Bereits 1949 verlor Höck seine Ehefrau durch frühen Tod. Danach Beginn einer psychotherapeutischen Ausbildung am Institut für psychogene Erkrankungen in West-Berlin, das damals von → Schultz-Hencke, Böhm, Müller-Braunschweig, Baumeyer, Annemarie → Dührssen und J.H. → Schultz geleitet wurde. Die Lehranalyse erfolgte bei Werner Schwidder. Zu Beginn der 1950er Jahre ließ sich Höck in einer privaten Praxis nieder und kooperierte mit der ersten psychologischen Beratungsstelle. 1953 zweite Eheschließung, Gründung einer neuen

Familie. Eine zweite Tochter und Zwillings-söhne gehen aus dieser Ehe hervor; alle Kinder – einschließlich der Tochter aus der ersten Ehe – sollten später medizinische Berufe ergreifen (Kinderärzte, Psychotherapeutin und Chirurg). 1957 übernimmt Höck als Chefarzt die Leitung der Beratungsstelle und gründet eine psycho-therapeutische Abteilung im Rahmen der Poli-klinik im „Haus der Gesundheit" in Berlin-Alexanderplatz, im früheren Ostteil der geteil-ten Stadt. Noch im selben Jahr übernimmt er die ärztliche Leitung der Gesamteinrichtung. Dieses Haus ist seinerzeit die älteste und tradi-tionsreichste Poliklinik Berlins gewesen. Höck wird im Gesundheitswesen der früheren DDR immer wichtiger, z. B. arbeitet er im Rahmen der Gewerkschaft Gesundheitswesen an maß-geblicher Stelle mit. Er vertritt das Prinzip der Poliklinik mit der Funktion der Kommunika-tion und Kooperation unterschiedlicher ärztli-cher Teildisziplinen und tritt für die sogenannte „Einheitskarte" ein, d. h. für ein fachübergrei-fendes poliklinisches Krankenblatt sowie eine leistungsabhängige Finanzierung von ärztlicher Tätigkeit. 1959 ist Höck Gründungsmitglied der Gesellschaft für Ärztliche Psychotherapie. 1961–63 übernimmt er in seiner Tätigkeit als Bezirksarzt von Berlin die Sicherung der ärzt-lichen Versorgung nach dem Bau der Berliner Mauer. Im Mittelpunkt steht damals die Be-kämpfung der Ruhr-Epidemie. 1963 über-nimmt er Organisation und Durchführung des Ersten Symposiums für Gruppenpsychothera-pie in Ost-Berlin. Der in jenen Jahren vorberei-teten Gründung des Deutschen Arbeitskreises für Gruppenpsychotherapie (DAGG) im west-lichen Teil Deutschlands – u. a. durch Annelise → Heigl-Evers und Helmut Enke – müssen die DDR-Psychotherapeuten, staatlich verordnet, fernbleiben. Dies führt daher zu einer Intensi-vierung östlicher Kontakte, u. a. mit Hidas in Ungarn, Leder und Alexandrowitsch in Polen, Kratochvil und Bouchal in der damaligen CSSR sowie Roschnow in der damaligen UdSSR, die zur Gründung einer Vereinigung der Psychotherapeuten der sozialistischen Län-der führten. 1964 wird eine erste stationäre Kli-nik für Psychotherapie in Berlin-Hirschgarten errichtet, die 28 Betten umfasst. Diese Klinik ist als stationärer Bereich dem „Haus der Ge-sundheit" angegliedert. Höck setzt sich in den folgenden Jahren intensiv für die Institutionali-sierung der Psychotherapie in der DDR ein, sorgt für geregelte Ausbildungs-Curricula und eine klar konturierte Identität zukünftiger Fachpsychotherapeuten, insbesondere durch die Einführung Medizinischer Psychologie in die Allgemeinmedizin, eine Etablierung fach-spezifischer Psychotherapie im Rahmen un-terschiedlicher medizinischer Teildisziplinen sowie eine spezialisierte Psychotherapie als eigenständige Aufgabe psychotherapeutischer Behandlungs-, Ausbildungs- und Forschungs-zentren. 1969 wird eine Sektion „Gruppenpsy-chotherapie" innerhalb der „Gesellschaft für Ärztliche Psychotherapie" gegründet, deren Leitung Höck übernimmt. Er etabliert ein eigenständiges Gruppenbehandlungskonzept, die sogenannte „Intendierte Dynamische Gruppenpsychotherapie", die nach der Ver-einigung Deutschlands, im Jahre 2000, dem vormals westlich geprägten DAGG als eigen-ständige Sektion beitreten wird. 1970 wird unter seiner Leitung eine eigenständige For-schungsabteilung, im Rahmen eines For-schungsprojekts des Ministeriums für Gesund-heitswesen, gemeinsam mit der Klinik Hirsch-garten und der Ambulanz des Hauses der Ge-sundheit, in ein „Institut für Psychotherapie und Neurosenforschung" integriert. Höck för-dert weiterhin strukturelle Entwicklungen im Bereich der Ausbildung in Selbsterfahrung, be-treibt die energische Entwicklung systemati-scher Ausbildungspraktika von Ärzten unter-schiedlichster Fachgebiete und befördert nicht zuletzt eine Intensivierung von empirischer Forschung innerhalb der Gruppenpsychothe-rapie der DDR, Letzteres in enger Kooperation mit seiner leitenden Psychologin Helga Hess. Man kann mit Recht davon sprechen, dass Höck die maßgebliche Persönlichkeit der Ent-wicklung der psychotherapeutischen Land-schaft der DDR darstellte, durch dessen konti-nuierliches und breites Wirken in alle Bereiche der Medizin der damaligen DDR hinein die ge-sundheitlichen – und insbesondere auch die psychotherapeutischen – Strukturen des Staates DDR beeinflusst und mit aufgebaut wurden. 1986 scheidet er aus dem Berufsleben aus und zieht sich ins Privatleben zurück.

Wesentliche Publikationen

(1978) Gruppenpsychotherapie. Berlin, VEB Deutscher Verlag der Wissenschaften

Höck K, Hess H (1978) Zur Morbidität neurotischer Störungen. In: Seidel K, Szewczyk H (Hg), Psychopathologie. Aspekte einer Neubesinnung (S 82–95). Berlin, VEB Deutscher Verlag der Wissenschaften

Höck K, Hess H (1979) Früherkennung und deren Bedeutung für den weiteren Verlauf bei verschiedenen Neuroseformen. Zeitschrift für Fachärztliche Fortbildung 73: 623–625

Höck K, König W (1976) Neurosenlehre und Psychotherapie. Jena, Gustav Fischer

Volker Tschuschke

Hoffer, Wilhelm

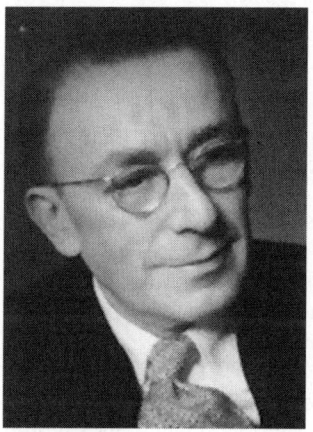

* 12.9.1897 in Luditz bei Karlsbad, Böhmen; † 25.10. 1967 in London.

Pionier der psychoanalytischen Pädagogik und der Kinderpsychoanalyse.

Stationen seines Lebens

1909: Eintritt ins deutsche Gymnasium Pilsen; 1915: Hoffer rückt zur Kriegsdienstleistung ein; 1919: Inskription an der tierärztlichen Hochschule in Wien, Entlassung aus dem Kriegsdienst als Leutnant der Reserve, Engagement in der zionistischen Blau-Weiß-Bewegung, Kontakt mit Siegfried → Bernfeld, dessen Mitarbeiter und Stellvertreter er im „Kinderheim Baumgarten" wird (ein reformpädagogisches Projekt, wo erstmals psychoanalytische Erkenntnisse auf die praktische Pädagogik angewendet werden); 1920–22: Studium der Zoologie, der Philosophie und der Pädagogik an der Philosophischen Fakultät der Universität Wien und der Universität Heidelberg; 1921: Mitarbeiter Bernfelds am „Jüdischen Institut für Jugendforschung und Erziehung (bis 1924); 1922: Promotion zum Dr. phil. (Pädagogik) in Wien, Abschluss der 1921 begonnenen Lehranalyse bei Hermann Nunberg, Freundschaft mit August → Aichhorn, Veröffentlichung einer pädagogischen Arbeit – „Ein Knabenbund in der Schulgemeinde" – im von Bernfeld herausgegebenen Sammelband „Vom Gemeinschaftsleben der Jugend"; 1923: ordentliches Mitglied der Wiener Psychoanalytischen Vereinigung (WPV); 1925: Beginn der Vortragstätigkeit am Lehrinstitut der WPV; 1929: Promotion zum Dr. med. an der Medizinischen Fakultät der Universität Wien, Arbeit bei Otto Pötzl an der Psychiatrischen Universitätsklinik; 1932: Arbeit an der von Aichhorn geleiteten Erziehungsberatungsstelle der WPV in Wien; 1933: Hochzeit mit Hedwig Schaxel, die ebenfalls Mitglied der WPV ist; 1934: Hoffer wird Mitherausgeber der „Zeitschrift für psychoanalytische Pädagogik" (bis 1938); 1938: Nach der Okkupation Österreichs durch deutsche Truppen emigriert Hoffer gemeinsam mit seiner Frau nach England, wo er Mitglied und Lehranalytiker der British Psychoanalytical Society wird, Arbeit als Arzt an der von Anna → Freud geleiteten Hampstead Clinic in London. Enger Kontakt zur Familie Freud; 1945: Hoffer wird Mitherausgeber der Zeitschrift „Psychoanalytic Study of the Child", er unterstützt nach dem Zweiten Weltkrieg die Gründung des Frankfurter Sigmund Freud-Instituts, wo er auch Vorlesungen hält; 1949: Herausgeber des „International Journal of Psycho-Analysis" (bis 1960); 1955: Hoffer wird beratender Arzt am Bethlem Royal Hospital und Maudsley Hospital; 1959–62: Präsident der British Psychoanalytical Society; 1967: Hoffer stirbt in London.

Wichtige theoretische Beiträge und Orientierungen

Wilhelm Hoffer interessierte sich zunächst für zionistische und reformpädagogische Ideen, welche er gemeinsam mit Siegfried Bernfeld im „Kinderheim Baumgarten" an jüdischen Kriegswaisen umzusetzen versuchte. Später beschäftigte er sich hauptsächlich mit Fragen der frühen Entwicklung des Kindes aus psychoanalytischer Perspektive, der Kinderanalyse, der Technik der Psychoanalyse und der Ich-Entwicklung. Er gilt als Vertreter der Ansichten Anna Freuds zur Kinderanalyse. Hoffers Studien zur kindlichen Entwicklung hatten auch Einfluss auf Donald W. → Winnicott.

Wesentliche Publikationen

(1922) Ein Knabenbund in der Schulgemeinde. In: Bernfeld S (Hg), Vom Gemeinschaftsleben der Jugend: Beiträge zur Jugendforschung (S 76–144). Leipzig, Internationaler Psychoanalytischer Verlag
(1935) Einleitung einer Kinderanalyse. Zeitschrift für psychoanalytische Pädagogik 9: 271–292
(1949) Mouth, hand and ego-integration. Psychoanalytic Study of the Child 3/4: 49–56
(1950) Development of body ego. Psychoanalytic Study of the Child 5: 18–23
(1950) Oral aggressiveness and ego development. International Journal of Psycho-Analysis 31: 156–160
(1955) Psychoanalysis: Practical and research aspects. Baltimore, Williams and Wilkins

Literatur zu Biografie und Werk

Bernfeld S, Cassirer-Bernfeld S (1981) Bausteine der Freud-Biographik. Frankfurt/M., Suhrkamp
Fenichel O (1998) 119 Rundbriefe. Bd. 1: Europa (1934–1938); Bd. 2: Amerika (1938–1945) (hg. von E. Mühlleitner, J. Reichmayr). Basel-Frankfurt/M., Stroemfeld
Mühlleitner E (1992) Biographisches Lexikon der Psychoanalyse: Die Mitglieder der Psychologischen Mittwoch-Gesellschaft und der Wiener Psychoanalytischen Vereinigung 1902–1938. Tübingen, Edition diskord

Gernot Nieder

Horney, Karen

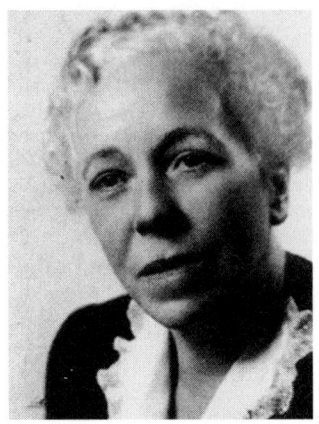

* 16.9.1885 als Karen Danielsen in Hamburg; † 4.12. 1952 in New York.

Neo-Psychoanalytikerin; Gründerin der Association for the Advancement of Psychoanalysis.

Stationen ihres Lebens

Karen Horney entstammt einer Hamburger Protestantenfamilie. 1906 inskribierte sie an der Medizinischen Fakultät in Freiburg, wo sie Oskar Horney kennenlernte, den sie 1909 heiratete. Während ihres Studiums begann sie eine Analyse bei Karl → Abraham, die sie jedoch nicht zufrieden stellte und daher 1912 abgebrochen wurde. 1913 schloss Horney ihr Studium ab und begann mit ihrer psychoanalytischen Ausbildung. Ab 1915 war sie das erste weibliche Mitglied der Berliner Psychoanalytischen Gesellschaft. 1917 publizierte sie ihre erste psychoanalytische Schrift über die „Technik der psychoanalytischen Therapie" und die damit zusammenhängenden Probleme. Von 1919 an nahm sie Patienten zur Analyse, im Jahr 1921 wurde sie nochmals selbst Analysandin, diesmal bei Hanns Sachs. In den folgenden Jahren lehrte sie am Berliner Psychoanalytischen Institut, nach der Trennung von ihrem Mann 1926 blieb sie nur noch als Aufsichtsanalytikerin am Institut. 1932 folgte sie einer Einladung von Franz → Alexander nach Chicago, um als Assistant Director im Chicago Institute of Psychoanalysis zu arbeiten, 1935 wurde sie Mitglied der New York Psychoanalytic Society. Ihre 1937 und

1939 erschienenen Bücher „Der neurotische Mensch unserer Zeit" und „Neue Wege in der Psychoanalyse" warfen Kontroversen innerhalb der Psychoanalytischen Gesellschaft auf, da Horney sich mit ihren Theorien von der orthodoxen Psychoanalyse immer mehr entfernte. Aufgrund dieser stärker werdenden Konflikte trennte sie sich 1941 von der New York Psychoanalytic Society und gründete zusammen mit Erich → Fromm, Harry Stack → Sullivan, Clara Thompson u. a. die Association for the Advancement of Psychoanalysis. Sie lehrte am Ausbildungsinstitut American Institute for Psychoanalysis und veröffentlichte 1942 ihr Buch „Selbstanalyse"; 1945 erschien „Unsere inneren Konflikte". Ihr letztes Buch, „Neurose und menschliches Wachstum", publizierte Karen Horney 1950, zugleich begann sie, sich für östliche Meditationstechniken zu interessieren. Eine Reise 1951 führte sie nach Japan, ein Jahr später starb sie in New York an Krebs.

Wichtige theoretische Beiträge und Orientierungen

Gemeinsam mit E. Fromm, A. → Kardiner, H.S. Sullivan u. a. zählt Karen Horney zu den Neo-Psychoanalytikern, von denen wesentliche Begriffe der Psychoanalyse angefochten und zum Teil neu definiert wurden. Horney trat für eine optimistische Sicht des Individuums und seine Veränderbarkeit durch gegenwartsorientierte psychoanalytische Therapie ein und lehnte Macht, Irrationalität und Resistenz des Unbewussten ab. Genetische Faktoren für die Entstehung von Neurosen erachtete sie als unwichtig, das Hauptaugenmerk lag auf der Situation, in der die Neurose manifest wurde. Sie wehrte sich gegen den „Triebbiologismus" und damit gegen die zentrale Bedeutung von Sexualität und Aggression für die psychische Entwicklung, da ihrer Meinung nach die Libidotheorie nur begrenzt für die mitteleuropäische Tradition der Jahrhundertwende zutraf. Sie sprach vielmehr den Einflüssen der Kultur eine entscheidende Bedeutung für die Persönlichkeitsentwicklung zu, da menschliches Verhalten maßgeblich durch die Leitlinien der Umgebung für die „Norm" geprägt sei. Horney betonte das Bedürfnis nach Sicherheit als grundlegenden

menschlichen Trieb, der Entstehung von Neurosen lag ihrer Ansicht nach Angst zugrunde, zu deren Abwehr oder Überwindung neurotisches Verhalten entwickelt werde. Die Angst wiederum entspringe aus einer abgewehrten Feindseligkeit, die in der Kindheit aus einem Mangel an Wärme, Liebe und Geborgenheit entstehe. Im Zuge dieser Angstabwehr gibt es drei Arten zu reagieren, nämlich Unterwürfigkeit, Macht und Rückzug, aus diesen Tendenzen ergeben sich neurotische Handlungsmuster wie zwanghafte Suche nach Liebe, Abhängigkeit, Sadismus, Machtgier oder Kontaktscheu. Horney ging davon aus, dass jeder Mensch einen Drang nach Selbstverwirklichung in sich trägt, an welcher der Neurotiker sich selbst hindert. Dies führt zur Bildung eines idealisierten Bilds von sich, das zu erreichen angestrebt wird. Die Diskrepanz zwischen dem Ideal-Ich und dem wirklichen, neurotischen Ich bzw. das Nicht-Erreichen des angestrebten Ziels führt zu Selbsthass und Selbstverachtung. Horneys frühe Artikel beschäftigten sich weitgehend mit den Problemen der Psychologie der Frau. Sie wehrte sich gegen die bislang allgemein vertretene Freudsche Auffassung der weiblichen Persönlichkeitsentwicklung, die ihr Hauptaugenmerk auf den weiblichen Penisneid, den Kastrationskomplex und die daraus resultierenden Minderwertigkeitsgefühle der Frauen legte. Sie erachtete den Penisneid, die Kastrationsangst und den Ödipuskomplex für Erfindungen der patriarchal aufgebauten Denk- und Lebensweise der damaligen Zeit, und zwar in dem Sinn, als sie die Angst der Männer vor den Frauen dafür verantwortlich machte, dass diese die Infantilität der Frau zu einer kulturellen Realität erheben, um ihre eigene Überlegenheit und Macht demonstrieren zu können. Die Frau sei demnach weniger auf den Penis neidisch als auf die männlichen Eigenschaften und Möglichkeiten, die die Kultur dem Mann biete. Masochismus und Narzissmus der Frau waren ihrer Meinung nach logische Konsequenzen aus dieser Konstellation, die sie entwickeln müsse, um vom Mann Sicherheit, Versorgung und Zuwendung gewährleistet zu bekommen. Ihre dazu entstandenen Schriften sind in zwei Sammelbänden unter dem Titel „Die Psychologie der Frau" vereint.

Wesentliche Publikationen

(1937) The neurotic personality of our time. New York, Norton [dt.: (1951) Der neurotische Mensch unserer Zeit. München, Kindler]

(1939) New ways in psychoanalysis. New York, Norton / London, Kegan Paul, Trench, Trubner & Co.

(1942) Self-analysis. New York, Norton [dt.: (1974) Selbstanalyse. München, Kindler]

(1945) Our inner conflicts: A constructive theory of neurosis. New York, Norton [dt.: (1973) Unsere inneren Konflikte. München, Kindler]

(1946) Are you considering psychoanalysis? New York, Norton

(1950) Neurosis and human growth: The struggle toward self-realization. New York, Norton [dt.: (1950) Neurose und menschliches Wachstum. München, Kindler]

(1967a) Die Psychologie der Frau. München, Kindler

(1967b) Feminine psychology (ed. by H. Kelman). London, Routledge / New York, Norton

(1973) Neue Wege in der Psychoanalyse. München, Kindler

Literatur zu Biografie und Werk

Quinn S (1988) A mind of her own: The life of Karen Horney. London, MacMillan

Paris BJ (1996) Karen Horney: Leben und Werk. Freiburg, Kore

Rattner J (1990) Klassiker der Tiefenpsychologie. München, Psychologie Verlags Union

Roudinesco E, Plon M (1997) Dictionnaire de la psychanalyse. Paris, Fayard

Rubins JL (1987) Karen Horney: Gentle rebel of psychoanalysis. New York, The Dial Press

Sayers J (1991) Mothers of psychoanalysis. New York, Norton

Ines Lahoda

Howard, Kenneth I.

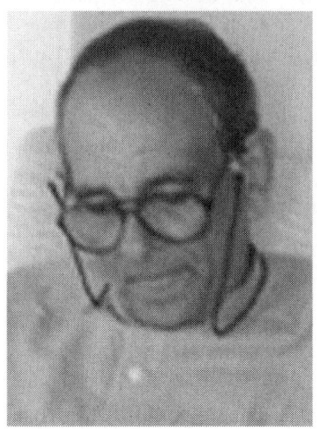

* 19.10.1932 in Chicago; † 19.10.2000 in Chicago.

Erster konsumentenorientierter Psychotherapieforscher.

Stationen seines Lebens und wichtige theoretische Beiträge und Orientierungen

Ken Howard wurde als Sohn eines Armeeoffiziers geboren, dessen wechselnde Verpflichtungen eine unruhige Lebensführung der ganzen Familie nach sich zogen. Diese frühen Erfahrungen trugen dazu bei, dass Ken Howard sich Wechselfällen in seinem persönlichen Lebens gut zu stellen wusste. Das Studium der Psychologie führte ihn 1954 nach Berkeley, University of California; nach dem zweijährigen Armeedienst promovierte er an der University of Chicago. 1957–68 arbeitete er als Deputy Director für Forschung und Evaluation am Illinois Institute for Juvenile Research. 1968 wurde er zum Associate Professor und 1970 zum Full Professor am Department of Psychology der Northwestern University ernannt. Von 1984 betreute er auch die groß angelegte Untersuchung an ambulanten Psychotherapie-Patienten des Northwestern Memorial Hospital in Chicago. In all diesen Jahren arbeitete er auch nach seiner klientenzentrierten Ausbildung in seiner privaten Praxis. Zusammen mit David → Orlinsky – seinem langjährigen wissenschaftlichen Mitstreiter und engem Freund für viele Jahre – initiierte er entscheidend die Untersuchung naturalistischer therapeutischer Prozesse. Seit der ersten dieser Untersuchungen (Orlinsky & Howard, 1975) folgten fundierte Handbuchbeiträge zum Zusammenhang von Verlauf und Ergebnis (1978, 1986). Mit der vielfach zitierten Modellierung des Dosis-Wirkungs-Zusammenhanges (1986) wurde der Schwerpunkt seiner weiteren Arbeiten erkennbar. Mit der Entwicklung eines der ersten computergestützten praktikablen Evaluationssysteme (The Howard Outpatient Tracking System) wurde das Feld der konsumentenorientierten Therapieforschung akademisch legitimiert. Das Phasenmodell der psychotherapeutischen Veränderungsprozesse (1993) führte zu empirisch begründeten Entscheidungsregeln für Indikation und die Wahl von passenden Therapeuten (1997) sowie zu mathematisch begründeten Erkenntnissen über den Zusammenhang von Angebot und Nachfrage in der Praxisbelegung (1994). Seine Bedeutung für die Entwicklung einer akademisch erstklassigen Psychotherapieforschung kann kaum überschätzt werden. In mehr als 150 Publikationen und mehreren Büchern führte er, nicht zuletzt als einer der Gründungsväter der Society for Psychotherapy Research, das Feld einer datenorientierten Praxis-Feld-Forschung an. Sein wohlbegründeter Spott auf den sogenannten Goldstand der Therapieforschung, die randomisierte kontrollierte Studie (RCT), war kaum zu übertreffen. Seine gründliche methodische Ausbildung – u. a. war er einer der Mitbegründer der Midwestern Society for Multivariate Experimental Psychology – und seine Fähigkeit, jüngeren Kollegen auf dem Weg in eine erfolgreiche Forschungstätigkeit zu weisen, reflektieren seine Bedeutung für eine wissenschaftlich hochkarätige Therapieforschung. Als einer der Herausgeber des Journals of Personality (1981–86), als Consulting Editor von fünf weiteren hochrangigen Journals sowie als gesuchter Peer Reviewer des National Institute of Mental Health (NIMH) nahm Ken Howard seine Aufgabe mit großem Humor bitter ernst. 1995 zeichnete ihn die American Psychological Association mit dem Award for Distinguished Professional Contributions to Knowledge aus.

Wesentliche Publikationen

Howard HI, Kopta SM, Krause MS, Orlinsky DE (1986) The dose-effect relationship in psychotherapy. American Psychologist 41: 159–164

Howard K, Lueger R, Maling M, Martinovich Z (1993) A phase model of psychotherapy: Causal mediation of outcome. Journal of Consulting and Clinical Psychology 61: 678–685

Howard K, Martinovich Z (1997) An empirical basis for case assignment. In: Kächele H, Mergenthaler E, Krause R (Eds), Psychoanalytic process research strategies II: Twelve years later. Ulm, http://sip.medizin.uni-ulm.de

Howard K, Moras K, Brill P, Martinovich Z, Lutz W (1996) The evaluation of psychotherapy: Efficacy, effectiveness, patient progress. American Psychologist 51: 1059–1064

Orlinsky D, Howard K (1975) Varieties of psychotherapeutic experience. New York, Columbia Teachers College Press

Orlinsky DE, Howard KI (1978) The relation of process to outcome in psychotherapy. In: Garfield SL, Bergin AE (Eds), Handbook of psychotherapy and behavior change: An empirical analysis (pp 283–329). New York, Wiley

Orlinsky D, Howard K (1983) The psychological interior of psychotherapy: Explorations with the Therapy Session Reports. In: Greenberg L, Pinsof W (Eds), The psychotherapeutic process: A research handbook (pp 477–501). New York, Guilford Press

Orlinsky D, Howard KI (1986) Process and outcome in psychotherapy. In: Garfield S, Bergin AE (Eds), Handbook of psychotherapy and behavior change, 3rd ed. (pp 311–381). New York, Wiley

Sperry L, Brill P, Howard K, Grissom G (1996) Treatment outcomes in psychotherapy and psychiatric interventions. New York, Brunner/Mazel

Vessey JT, Howard KI, Lueger RJ, Kächele H, Mergenthaler E (1994) The clinicians' illusion and the psychotherapy practice: An application of stochastic modeling. Journal of Counseling and Clinical Psychology 62: 679–685

Horst Kächele

- J -

Jackson, Don D.

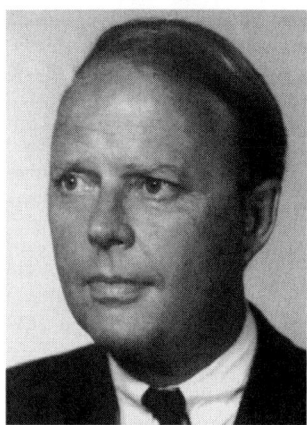

*28.1.1920 in Oakland, Kalifornien; †29.1.1968 in Foster City, Kalifornien.

Wegbereiter der Familientheorie und Familientherapie, Vertreter der strategischen Richtung der Familientherapie.

Stationen seines Lebens

Zweites von zwei Kindern; Jacksons Mutter war Portugiesin. Er selbst wurde im katholischen Glauben erzogen, stand seiner Mutter sehr nahe und wurde von seinem Vater vergöttert. Gegen den Willen seiner Eltern heuerte er mit 16 Jahren als Matrose auf einem Frachter an, der ihn nach Australien, Neuseeland und andere Länder brachte. Rückkehr nach neun Monaten, anschließend bis 1944 Studium der Medizin an der Stanford University. Im selben Jahr Publikation seines ersten Artikels „Therapeutic use of hypnosis". Nach dem Medizinstudium und psychiatrischer Assistenzzeit trat Jackson in die US-Army ein, wo er sich auf dem Gebiet der Neurologie spezialisierte und als Leiter der neurologischen Abteilung des Letterman-Krankenhauses in San Francisco arbeitete. 1947 wurde er ehrenhaft aus der Armee entlassen und begann sein Praktikum an der Washington School of Psychiatry und in Chestnut Lodge, wo er von Harry Stack → Sullivans interpersoneller Theorie hörte. Als er 1951 nach San Francisco zurückkehrte, begann er seine Tätigkeit an der Palo Alto Medical Clinic. Als anerkannter Experte auf dem Gebiet der Behandlung von Schizophrenie an der Westküste der Vereinigten Staaten begann Jackson, die Patienten des V.A. Hospital in Menlo Park zu beobachten. Nachdem Gregory → Bateson einen Vortrag Jacksons über Familienhomöostase gehört hatte, bot er ihm an, sich seinem Team, bestehend aus Jay → Haley, John → Weakland und William Fry, anzuschließen und sie in ihren berühmten, bereits seit zehn Jahren dauernden Forschungsprojekten über die Paradoxe der Abstraktion in Kommunikationsprozessen zu unterstützen. Somit begann eine der wohl produktivsten Arbeitsbeziehungen in der Geschichte der Psychotherapie.

Wesentliche theoretische Beiträge und Orientierungen

Ausgehend von dem, was unter Kybernetik oder unter einer sekundären kybernetischen Position verstanden wird, war Jackson der erste Kliniker, der kompromisslos eine höhere Ordnung der kybernetischen und konstruktivistischen Position in der Therapiepraxis beibehielt. Die Kernaussage dieses Modells ist, dass der Klient als ein von seiner Familie umgebenes Individuum mit realen Problemen in der heutigen Zeit betrachtet wird. Der grundlegende Fokus des Modells, die gestellten Fragen, die Angaben und die Aufgabenstellungen orientieren sich immer an dem Verhältnis zwischen den Familienmitgliedern. Seine „Interactional Theory" legt den Schwerpunkt auf die Dinge, die gegenwärtig zwischen den Menschen passieren, als

relevante Quelle für ein Verständnis menschlichen Verhaltens. Er legte kein oder kaum Gewicht auf die Vergangenheit, genetische oder biochemische Erklärungen des Verhaltens.
Als Jackson im frühen Alter von 48 Jahren starb, zählte er bereits zu den prominentesten Psychiatern der USA. Seine wissenschaftlichen und klinischen Beiträge zum Verständnis des menschlichen Verhaltens sind grundlegend in Dimension und Reichweite. Man erinnert sich seiner hauptsächlich als eines brillianten Therapeuten und Lehrers bzw. wegen seiner führenden Rolle in der Entwicklung bahnbrechender Konzepte wie der oben erwähnten Interactional Theory und der Conjoint Family Therapy (d. h., alle relevanten Personen werden in die Therapie einbezogen). Ebenso bedeutsam sind seine Erkenntnisse zu Familienhomöostase, Familienregeln und Verwandtschaftsverhältnissen und die gemeinsamen Forschungen mit Gregory Bateson, John Weakland und Jay Haley zur Theorie des Double Bind. Viele führende Fachleute anerkennen Jackson als wesentliche Gründerpersönlichkeit der Familientherapie und der Kurztherapie. 1952 prägte er als erster den Begriff Familienhomöostase; sein ursprünglicher Aufsatz dazu gilt in der Fachwelt als einer der ersten zu diesem Thema, möglicherweise als die erste wichtige Aussage über die Familie als System. In seiner 24 Jahre umfassenden und damit kurzen Karriere (1944–68) war Jackson einer der produktivsten Autoren seiner Zeit; er schrieb mehr als 130 Artikel und Buchkapitel und veröffentlichte sieben Bücher. Andere, ebenso wichtige Beiträge sind die Gründung des Mental Research Institutes (MRI), das erste unabhängige Institut für Familientherapie der Welt im Oktober 1958. Zusammen mit Nathan → Ackerman und Jay Haley gründete er die erste Fachzeitschrift für Familientherapie, „Family Process". Jackson erhielt eine Reihe von Auszeichnungen auf dem Gebiet der Psychiatrie, einschließlich des Frieda Fromm-Reichmann-Preises für seine Bemühungen um ein besseres Verständnis der Schizophrenie, den ersten Edward R. Strecker-Preis für seine Beiträge zur Behandlung von Spitalspatienten und 1967 den Salmon Lecture-Preis der American Psychiatric Association und der New York Academy of Medicine.

Wesentliche Publikationen

(1944) The therapeutic uses of hypnosis. Standard Medical Bulletin 2: 193–196
(1957) The question of family homeostasis. The Psychiatric Quarterly Supplement 31(pt. 1): 79–90
(1959) Family interaction, family homeostasis and some implications for conjoint family therapy. In: Massermann J (Ed), Individual and family dynamics (pp 122–141). New York, Grune and Stratton
(1964) Myths of madness: New facts for old fallacies. New York, Macmillan
(1965) The study of the family. Family Process 4: 1–20
(1967a) The myth of normality. Medical Opinion & Review 3(5): 28–33
(1967b) The fear of change. Medical Opinion & Review 3(3): 34–41
(Ed) (1960) The etiology of schizophrenia. New York, Basic Books
(Ed) (1968a) Communication, family and marriage. Palo Alto, Science and Behaviour Books
(Ed) (1968b) Therapy, communication and change. Palo Alto, Science and Behaviour Books
Bateson G, Jackson DD, Haley J, Weakland J (1956) Toward a theory of schizophrenia. Behavioral Science 1: 251–264
Jackson D, Weakland J (1961) Conjoint family therapy: Some considerations on theory, technique and results. Psychiatry 24: 30–45
Jackson DD, Lederer WJ (1968) The mirages of marriage. New York, Norton [dt.: (1972) Ehe als Lernprozeß: Wie Partnerschaft gelingt. München, Pfeiffer]
Jackson DD, Watzlawick P, Beavin J (1969) Pragmatics of human communication: A study of interactional patterns, pathologies and paradoxies. New York, Norton [dt.: (1969) Menschliche Kommunikation: Formen, Störungen, Paradoxien. Bern, Huber]

Literatur zu Biografie und Werk

Ray WA (2000) Don D. Jackson: A re-introduction. Journal of Systemic Therapies 19 (2): 1–6
Ray WA (Ed) (in press) Don D. Jackson: Selected essays at the dawn of an era. Vol. I. Phoenix (AZ), Zeig-Tucker

Wendel Ray

Jacobson, Edith

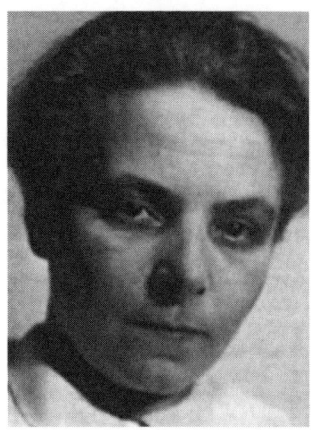

* 10.9.1897 in Haynau, Oberschlesien; † 8.12.1978 in New York.

Psychoanalytikerin; Beiträge zur Psychologie der Selbstentwicklung und zur weiblichen Über-Ich-Entwicklung.

Stationen ihres Lebens

Jacobson enstammte einer jüdischen Ärztefamilie. Sie studierte Medizin in Jena, Heidelberg und München, ihr Staatsexamen machte sie 1922 in München. Sie praktizierte an den Universitätskliniken in Heidelberg und München und zog 1925 nach Berlin, wo sie an der Neurologischen Klinik und an der Psychiatrischen Abteilung der Klinik Charité praktizierte. In Berlin begann sie 1925 ihre psychoanalytische Ausbildung am Berliner Psychoanalytischen Lehrinstitut (Analyse bei Otto → Fenichel), 1929 wurde sie außerordentliches Mitglied der Deutschen Psychoanalytischen Gesellschaft und eröffnete ihre eigene Praxis. 1934 bekam sie den Status der Lehranalytikerin der Deutschen Psychoanalytischen Gesellschaft. Sie gehörte zur Gruppe um Otto Fenichel, der 1924 das sogenannte „Kinderseminar" in Berlin etablierte, und ab 1932 zur marxistischen Arbeitsgemeinschaft um Fenichel und → Reich. Sie war eine der Empfängerinnen von Otto Fenichels Rundbriefen (Fenichel, 1998). 1933 konnte sie sich nicht zur Emigration aus Deutschland entschließen und arbeitete mit politischen Patienten der Widerstandsgruppe „Neu Beginnen".

Am 24.10.1935 wurde sie von der Gestapo verhaftet und zu mehr als zwei Jahren Haft verurteilt. Aktive Beteiligung und Unterstützung des Widerstands wurden ihr als Hochverrat vorgeworfen. Während der Haft erkrankte sie und erhielt zur Behandlung Hafturlaub. Aus dem Krankenhaus konnte sie Anfang 1938 zunächst nach Prag fliehen und schließlich, im Herbst 1938, nach New York gelangen. Sie wurde als Mitglied und 1942 als Lehranalytikerin des New York Psychoanalytic Society and Institute aufgenommen. 1954–56 war sie Präsidentin der Vereinigung. Darüber hinaus war sie Gastprofessorin für Psychiatrie am Albert Einstein College of Medicine des Montefiore Hospital.

Wichtige theoretische Beiträge und Orientierungen

Jacobson gilt als eine Vertreterin der psychoanalytischen Ich-Psychologie, sie hat in der psychoanalytischen Theorie den Begriff des psycho-physischen Ur-Selbst eingeführt, eine Erweiterung von Heinz → Hartmanns Begriff der undifferenzierten Matrix, wo die noch nicht differenzierten Triebe ihren Platz haben. Ein weiterer für Jacobson wichtiger Begriff sind die Selbstrepräsentanzen, die unbewussten und bewussten intrapsychischen Repräsentanzen des körperlichen und seelischen Selbst im System Ich. „Im Laufe der Entwicklung differenzieren sich Selbst- und Objektrepräsentanzen (verinnerlichte Bilder äußerer Objekte wie z. B. Vater oder Mutter). Verzerrte Repräsentanzen führen in die Pathologie; es kommt, wie Jacobson sagt, zu narzißtischen Identifizierungen, zu einem psychotischen Prozeß" (Bonin, 1983: 149). Jacobsons Beitrag zur psychoanalytischen Theorie stellt ein umfassendes entwicklungspsychologisches und psychostrukturelles Konzept bereit. Sie berücksichtigt sowohl die Objektbeziehungstheorie wie die Triebtheorie und ihre Arbeiten werden heute als eigenständige Freudsche Objektbeziehungsposition in den USA gesehen. Vor allem wurde Jacobson durch ihre Arbeiten über Depression bekannt. Ein weiterer Schwerpunkt ihrer Arbeiten ist das Über-Ich und hier speziell das weibliche Über-Ich. Die Arbeit „Wege der weiblichen Über-Ich Bildung" entstand während ihres Gefängnisaufenthalts und wurde anonym am Internationalen Psychoanalytischen Kongress in Marienbad 1936 verlesen. Eine weitere Arbeit aus der Haftzeit, „Psychologische Auswirkungen des Gefangenenaufenthalts auf weibliche politische Gefangene", erschien 1949.

Wesentliche Publikationen

(1937) Wege der weiblichen Über-Ich Bildung. Internationale Zeitschrift für Psychoanalyse 23: 402–412
(1943) Depression: The Oedipus complex in the development of depressive mechanisms. The Psychoanalytic Quarterly 12: 541–560
(1946) The effect of disappointment on ego and superego formation in normal and depressive development. Psychoanalytic Review 33: 129–147
(1949) Observations of the psychological effect of the imprisonment on female political prisoners. In: Eissler KR (Ed), Searchlights on delinquency: New psychoanalytic studies (pp 341–368). New York, International Universities Press
(1961) Adolescent moods and the remodeling of psychic structures in adolescence. The Psychoanalytic Study of the Child 16: 164–183
(1964) The self and the object world. New York, International Universities Press [dt.: (1973) Das Selbst und die Welt der Objekte. Frankfurt/M., Suhrkamp]
(1967) Psychotic conflict and reality. New York, International Universities Press [dt.: (1972) Psychotischer Konflikt und Realität. Frankfurt/M., Fischer]
(1971) Depression: Comparative studies of normal, neurotic and psychotic conditions. New York, International Universities Press [dt.: (1983) Depression. Frankfurt/M., Suhrkamp]

Literatur zu Biografie und Werk

Bonin WF (1983) Die großen Psychologen. Düsseldorf, Econ
Brecht K (1987) Der „Fall Edith Jacobson": Politischer Widerstand; ein Dilemma der IPA. Psa-Info-Nr. 28: 3–8
Brecht K, Friedrich V, Hermanns L, Kaminer I, Juelich D (Hg) (1985) „Hier geht das Leben auf eine sehr merkwürdige Weise weiter …": Zur Geschichte der Psychoanalyse in Deutschland. Hamburg, Kellner
Fenichel O (1998) 119 Rundbriefe. Bd. 1: Europa (1934–1938); Bd. 2: Amerika (1938–1945) (hg. von E. Mühlleitner und J. Reichmayr). Basel-Frankfurt/M., Stroemfeld
Kernberg O (1979) The contributions of Edith Jacobson: An overview. Journal of the American Psychoanalytic Association 27: 793–819

May U, Mühlleitner E (Hg) (2005) Edith Jacobson. Sie selbst und ihre Objekte. Leben, Werk, Erinnerungen. Gießen, Psychosozial
Tuttman S, Kayne C, Zimmermann M (Eds) (1981) Object and self: a developmental approach. Essays in honor of Edith Jacobson. New York, International Universities Press
www.psychoanalysis.org/bio_jaco.htm

Elke Mühlleitner

Jacobson, Edmund

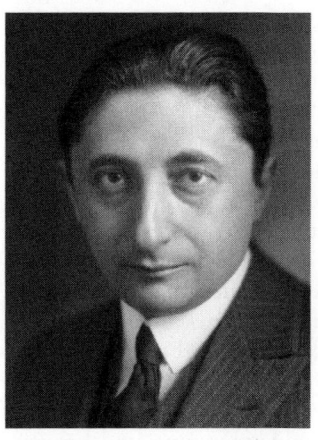

* 22.4.1988 in Chicago, † 7.1.1983 in Chicago.

Begründer der Progressiven Muskelentspannung.

Stationen seines Lebens

Jacobson begann 1908 seine Forschungen zur „scientific muscular relaxation" an der Harvard-Universität und setzte sie an der Cornell-Universität und in Chicago fort. Bereits 1909 wurde die Progressive Muskelentspannung an der Universität Harvard als Lehrmethode eingeführt. 1910 schloss Jacobson seine Doktorarbeit über „Hemmung" an der Universität von Cambridge ab. Als einer der ersten Wissenschaftler befasste er sich darin mit Stress (als Reizung des Nervensystems und des endokrinen Systems definiert). Stress wurde in den dazugehörigen Studien durch das Aufschlagen

Foto © University of Chicago Library, Special Collections Research Center, Series I Individual and Groups. Photographer: Moffett Studios, n. d.

einer Holzlatte auf eine Tischplatte erzeugt. Die Reaktionen darauf wurden mit jenen späteren verglichen, die die Probanden bei gleicher Stimulation, aber nach einer Entspannungs-Lernphase hatten. Ab 1918 leitete Jacobson ein Institut für klinische Physiologie und war Chefarzt an einer Klinik für Innere Medizin in Chicago. Hier führte er seine bekannten Untersuchungen über Fliegerkadetten durch, die durch „Nervenzusammenbrüche" auffielen. Unter anderem wurden bei zahlreichen jungen Soldaten die katastrophalen Auswirkungen der Angst registriert, wenn sie nach kurzer Ausbildung kriegerische Flugeinsätze hatten. Das machte es notwendig, ein Trainingsprogramm zu entwickeln, das auf relativ einfache Art die Angst vermindert. In den nächsten Jahren wurde die Entspannungsmethode weiter entwickelt und klinisch erprobt. Die Ergebnisse darüber kamen 1929 unter dem Titel „Progressive relaxation: A physiological and clinical investigation of muscular states and their significance in psychology and medical practice" heraus. Sie zeigten die zwei Schwerpunkte der Arbeit Jacobsons: Angst und Stress. Jacobson wandte sich in etlichen Studien der Frage des Zusammenhangs zwischen nervlicher Anspannung und körperlichen Erkrankungen zu. Im Zuge der immer intensiveren Zuwendung zur Psychotherapie studierte Jacobson auch die Verbindung von Stress und psychischen Störungen (bis hin zu manisch-depressiven Zuständen). Seine jahrzehntelangen Untersuchungen, über die er 64 wissenschaftliche Arbeiten und 8 Bücher verfasste, führten ihn zu der Schlussfolgerung, dass psychische Spannungen immer von Muskelkontraktionen begleitet sind und dass sich umgekehrt die Entspannung der Muskeln gleichzeitig positiv auf das Körpergefühl und das Seelenleben auswirkt. Ab 1930 begann Jacobson auch Forschungen über die Augenbewegungen bei Tagträumen und während des Schlafes. Er entwickelte dazu eine Darstellungsmethode (EOG), die der Vorläufer zu den späteren Studien anderer Wissenschafter zu den REM (rapid eye movement)-Phasen war. Sein Hauptwerk „You must relax" erschien zum ersten Mal 1934 (als Fassung für Nicht-Fachleute) und 1938 als technische Beschreibung seiner Theorie und seines Vorgehens. Dieses Werk erreichte bis 1978 mehrere Auflagen und erschien 14 Jahre nach seinem Tod auch in deutscher Sprache.

Wichtige theoretische Beiträge und Orientierungen

Jacobson suchte nach einer Möglichkeit, die Angst zu lindern, und erkannte, dass eine Methode, die Muskelspannung beseitigt, gleichzeitig die Angst zum Verschwinden bringt. Jacobson konnte also systematisch beweisen, dass ein Gefühl (nämlich die Angst) eine körperliche Reaktion hervorruft bzw. damit korreliert. Und nicht nur das: Er zeigte, dass man den umgekehrten Weg gehen kann, um das Gefühl von Angst zu reduzieren und schließlich aufzulösen. Er hat somit sehr schlüssig den engen Zusammenhang zwischen Körper und Psyche und die Unvereinbarkeit körperlicher Entspannung mit Angst aufgezeigt. Jacobson schrieb selbst, dass es vermutlich kein allgemeineres Heilmittel auf der Welt als die Ruhe gibt. Es war ihm ein besonderes Anliegen, durch Training die sogenannten „Muskelsinne" besser wahrzunehmen. So sollte der Patient seinen Körper durch abwechselndes Spannen und Entspannen verschiedener Muskelgruppen immer genauer kennen lernen, ihn differenziert spüren und in der Lage sein, selbst durch die Progressive Muskelentspannung schrittweise fortschreitend (also progressiv) jede widrige Spannung zu beseitigen. Jacobson verzichtete ganz ausdrücklich auf suggestive Elemente bei seinen Übungen. Er betonte, dass er den trainierten Patienten unabhängig machen will, sodass dieser sich selbst jederzeit allein entspannen kann. Außerdem legte er besonderen Wert darauf, dass seine Entspannungsübungen einfach zu lernen sind und leicht im Alltag ausgeführt werden können. Trotzdem war Jacobsons Grundverfahren enorm umfangreich. Es waren damals 56 Sitzungen zu je einer Stunde vonnöten. In einer weiteren Entwicklungswelle danach versuchten einige Wissenschaftler (allen voran Joseph → Wolpe) die Progressive Muskelentspannung auf ein praktikables Maß zu reduzieren und sie auch in Kombination für etliche Anwendungsgebiete (vor allem in der Verhaltenstherapie) nutzbar zu machen. Das damals Neue und Bahnbrechende des Konzepts von Jacobson beruht auf wichtigen physiologischen Eigenschaften der Muskeln. So zeigt der sich entspannende Muskel (nach der Kontraktion) eine Rückwirkung auf das zentrale Nervensystem: Herzschlagrate und Blutdruck sinken, und die Gehirnaktivität nimmt ab. Diese Beruhigung wirkt nachweislich heilend bei vielen psychischen und somatischen Beschwerdebildern.

Wesentliche Publikationen

(1929, 1938) Progressive relaxation: A physiological and clinical investigation of muscular states and their significance in psychology and medical practice. Chicago, University of Chicago Press
(1934, 1942, 1976) You must relax: A practical method of reducing the strains of modern living. New York, McGraw-Hill [dt.: (1993) Entspannung als Therapie: Progressive Relaxation in Theorie und Praxis. München, Pfeiffer]
(1938) You can sleep well: The ABC's of restful sleep for the average person. New York, McGraw-Hill
(1944) The peace we Americans need: A plea for clearer thinking about our allies, our foes, ourselves and our future. Chicago, Kroch
(1959) How to relax and have your baby: A scientific relaxation in childbirth. New York, McGraw-Hill
(1963) Tension control for businessmen. New York, McGraw-Hill
(1964) Anxiety and tension control: A physiologic approach. Philadelphia, Lippincott
(1967a) Biology of emotions: New understanding derived from biological multidisciplinary investigation. First electrophysiological measurements. Springfield (IL), Thomas
(1967b) Tension in medicine. Springfield (IL), Thomas
(1970) Modern treatment of tense patients, including the neurotic and depressed with case illustrations, follow-ups, and EMG measurements. Springfield (IL), Thomas
(1973) Teaching and learning new methods for old arts. Chicago, National Foundation for Progressive Relaxation
(1982) The human mind: A physiological clarification. Springfield (IL), Thomas

Ulrike Sammer

James, William

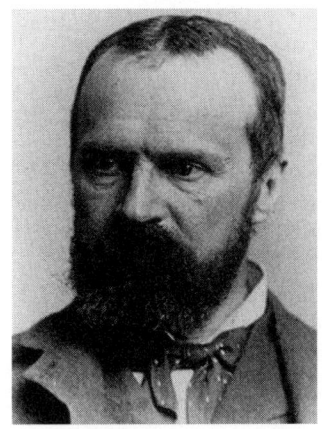

*11.1.1842 in New York; †26.8.1910 in Chocorua, New Hampshire.

Amerikanischer Psychologe und Philosoph, Hauptvertreter der Philosophie des Pragmatismus, Begründer der wissenschaftlichen Psychologie in Nordamerika, Vordenker sowohl des Behaviorismus als auch der Humanistischen Psychologie und Psychotherapie.

Stationen seines Lebens und wichtige theoretische Beiträge und Orientierungen

William James stammte aus einer wohlhabenden, hochintellektuellen und sehr religiösen Familie, sein jüngerer Bruder Henry war ein weltbekannter Schriftsteller. William verbrachte einen großen Teil seiner Kindheit und Jugend in England, Frankreich und der Schweiz. Körperlich und seelisch labil, war er sich lange Zeit unschlüssig über seine Berufslaufbahn. Er wollte Maler werden, studierte dann aber auf Wunsch des Vaters 1861 Chemie und Anatomie, ab 1864 Medizin an der Harvard-Universität. 1865 nahm er an einer Amazonas-Expedition teil, 1866 reiste er nach Berlin und Dresden, um u. a. bei Helmholtz Physiologie zu studieren. Sein angegriffener Gesundheitszustand machte ihm diese Reisen zur Qual; er zwang ihn während seines ganzen weiteren Lebens zu häufigen Kuraufenthalten in Deutschland und anderen europäischen Ländern. Diese Gelegenheiten nutzte er, um Literatur, Philosophie und Naturwissenschaften in den jeweiligen Landessprachen zu studieren und mit den führenden Physiologen und Psychologen seiner Zeit zu verkehren. 1872 erhielt James einen Lehrauftrag für Physiologie, im Jahr darauf wurde er zum Dozenten für Anatomie und Physiologie ernannt. 1875 gründete er das erste Laboratorium für physiologische Psychologie; zu dieser Zeit gab es in den USA noch keinen Lehrstuhl für Psychologie. 1876 wurde er Assistenzprofessor für Physiologie, 1880 Assistenzprofessor für Philosophie und 1885 ordentlicher Universitätsprofessor für Philosophie. 1878 hatte ihn der Verleger Henry Holt unter Vertrag genommen, ein Lehrbuch der Psychologie zu schreiben, er arbeitete zwölf Jahre lang daran. 1890 erschien es: „The principles of psychology". Darin führte er die empirische Methode in die Psychologie ein – und zwar zugleich als experimentelle und phänomenologische – und begründete damit die wissenschaftliche Psychologie als selbständige Disziplin in Nordamerika. Als Meister der Selbstbeobachtung beschrieb er viele Aspekte des Bewusstseins: Dessen Kern und einzig sichere Grundlage sei der empfindende, sich bewegende, physiologische Leib; das leibliche, reine Ich sei das unserer Beobachtung entzogene Subjekt aller Erlebensvorgänge. Mit seiner Lehre vom „Strom des Bewusstseins" stellte er sich gegen Wilhelm Wundt und die in Europa vorherrschende Assoziationspsychologie, also gegen den Versuch, das Bewusstsein in Elemente aufzuspalten. Schon 1894 machte James als erster Amerikaner auf Sigmund → Freud aufmerksam. 1897 erschien „The will to believe", Summe seines Denkens der letzten zwanzig Jahre und Vorschau auf seine zukünftigen Werke über Pragmatismus und Pluralismus. In seinem 1902 erschienenen Buch, „The varieties of religious experience", verteidigte er das unmittelbare Erleben gegen philosophischen und religiösen Dogmatismus und verglich es mit „abnormalen" Bewusstseinszuständen. Die „Varieties" waren seine philosophische „Botschaft an die Welt" und wurden sein populärstes Werk. Schon im ersten Jahr erreichte es sechs Auflagen. James blieb sozial und politisch aktiv und schrieb eine Reihe von Aufsätzen gegen den zunehmenden aggressiven Imperialismus der Vereinigten Staaten. 1903 erhielt er die Ehrendoktorwürde der Harvard University. 1906

erschien sein Buch „Pragmatism: A new name for some old ways of thinking". James hatte die „pragmatische Methode" schon in den 1870er Jahren von Charles Sanders Peirce kennengelernt als Kritik an der logischen Basis der Wissenschaften. Er erweiterte sie zu einem Verfahren, das der Verifizierung jeglicher Erfahrung diente: „Wahr ist, was Wahres bewirkt" – damit hob er den europäischen, vom Idealismus geprägten Begriff einer absoluten Wahrheit aus den Angeln. Begriffe und Theorien seien nicht ein von den Argusaugen einer objektiv und absolut gesetzten Wahrheit begutachteter Selbstzweck, sondern Werkzeuge, die dem Leben des Menschen dienen sollen – und nicht umgekehrt. Das stellte den Menschen in den Mittelpunkt und machte ihn, den Gebraucher dieser Werkzeuge, zugleich verantwortlich. James war auf dem Gipfel seines Ansehens angelangt, wurde wie ein Prophet gefeiert und galt als der größte amerikanische Philosoph seit Emerson. Der Pragmatismus, für James weniger eine Philosophie als eine Methode, die den Empirismus durch den Humanismus mäßigt, wurde zu einer der vorherrschenden philosophischen Bewegungen im Amerika des 20. Jahrhunderts, zugleich wurde er aber auch wie keine andere Richtung fehlinterpretiert und missverstanden als bloß praktisch, zweckmäßig und relativistisch, bar jeglicher moralischen und ethischen Kategorien. Diese vereinfachende Version lieferte dem „American way of life" eine gedankliche Grundlage. James wurde bis zu seinem Lebensende nicht müde, gegen diese Verkürzung einzutreten. 1907 emeritierte James in Harvard. In „A pluralistic universe" (1909) widerlegte er die Vorstellung einer einheitlichen Welt, die mittels einer Theorie, einer Wahrheit verstanden werden könne. Die Welt zu verstehen bedürfe einer Vielfalt von Perspektiven. Keine einzelne Kraft würde die Dinge und Ereignisse der Welt determinieren; die Beziehungen zwischen ihnen seien ebenso wirklich wie die Dinge und Ereignisse selbst. Das Buch brachte ihm nicht die erwartete Anerkennung, ebenso wie das wenige Monate darauf erschienene Buch „The meaning of truth", in dem er die von vielen missverstandene pragmatische Methode weiter ausführte und auf seine Kritiker antwortete, besonders auf den jungen britischen Mathematiker und Philosophen Bertrand Russell, der die europäische Ablehnung des Pragmatismus einläutete, die später von Horkheimer und Marcuse fortgesetzt wurde. 1910 starb James 68-jährig in den Armen seiner Frau Alice auf seinem Landsitz in Chocorua, New Hampshire. Die Autopsie ergab eine „akute Vergrößerung des Herzens", und Alice schrieb in ihr Tagebuch: „Er hat sich selbst aufgebraucht."

Wesentliche Publikationen

(1890) The principles of psychology (2 vols.). New York, Henry Holt [dt.: (1909) Psychologie. Leipzig, Quelle und Meyer]
(1897) The will to believe and other essays in popular philosophy. New York, Longmans / Green [dt.: (1899) Der Wille zum Glauben und andere popularphilosophische Essays. Stuttgart, Frommann-Holzboog; daraus: Der Wille zum Glauben in: Pragmatismus. Ausgewählte Texte. Stuttgart, Reclam, 1975]
(1902) The varieties of religious experience. New York, Longmans / Green [dt.: (1907) Die religiöse Erfahrung in ihrer Mannigfaltigkeit. Leipzig, Hinrichs; auch: (1997) Die Vielfalt der religiösen Erfahrung. Frankfurt/M., Insel/Suhrkamp]
(1906) Pragmatism: A new name for some old ways of thinking. New York, Longmans / Green [dt.: (1908) Der Pragmatismus: Ein neuer Name für alte Denkmethoden. Leipzig, Klinkhardt; auch: (2001) Darmstadt, Wissenschaftliche Buchgesellschaft]
(1909) A pluralistic universe. New York, Longmans/ Green [dt.: (1914) Das pluralistische Universum. Leipzig, Klinkhardt; auch: (1994) Darmstadt, Wissenschaftliche Buchgesellschaft]
(1909) The meaning of truth: A sequel to „Pragmatism". New York, Longmans/Green
(1978–88) The works of William James. Cambridge (MA), Harvard University Press

Literatur zu Biografie und Werk

Diaz-Bone R, Schubert K (1996) William James zur Einführung. Hamburg, Junius
Feinstein HM (2000) Becoming William James. Ithaca, Cornell University Press
Myers GE (2001) William James: His life and thought. New Haven, Yale University Press
Simon L (1999) Genuine reality: A life of William James. Chicago, University of Chicago Press
Wiltschko J (2001) Aus der Not eine Tugend machen. William James: Das beschwerliche Leben eines Genies. Focusing-Journal 7: 24–30

Johannes Wiltschko

Janet, Pierre Marie Félix

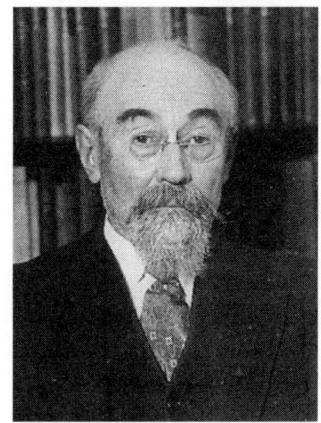

* 29.5.1859 in Paris; † 24.2.1947 in Paris.

Philosoph, Psychiater und Psychologe, Begründer einer psychodynamischen Theorie der Persönlichkeit, Neurosenlehre und Psychotherapie.

Stationen seines Lebens

Janet besuchte 1879–82 die École Normale Supérieure und unterrichtete anschließend Philosophie an Gymnasien in Chateauroux und Le Havre. In Le Havre beschäftigte er sich in dieser Zeit im Zusammenhang mit seiner Dissertation mit psychopathologischen Phänomenen wie Somnabulismus, Hypnotismus und der multiplen Persönlichkeit, unternahm einschlägige experimentelle Versuche und arbeitete in einem Spital. 1889 kehrte er nach Paris zurück und erlangte sein Doktorat in Philosophie an der Sorbonne mit der Arbeit „L'automatisme psychologique", die auf Fallstudien aufgebaut war. Er beschrieb und untersuchte darin nicht vom Willen kontrollierte Handlungen, „psychische Automatismen", und erweckte die Aufmerksamkeit von Jean Martin → Charcot. Er studierte 1889–93 Medizin, während dieser Zeit arbeitete er auch an der von Charcot geleiteten Klinik Salpêtrière. Er promovierte mit einer Untersuchung zur Hysterie („L'État mental des hystériques"). 1894 eröffnete er eine Privatpraxis und wurde mit seinen Arbeiten rasch bekannt. Bis um 1915 blieben seine Theorien in der Fachwelt wesentlich bekannter als die Ar-

231

beiten → Freuds. 1902 wurde er Nachfolger von Theodule Ribot auf dem Lehrstuhl für experimentelle Psychologie am Collège de France, wo er bis 1935 wirkte. 1904 gründete er gemeinsam mit Georges Dumas das „Journal de psychologie normale et pathologique" und blieb dessen Herausgeber bis 1937.

Wichtige theoretische Beiträge und Orientierungen

In seiner Arbeit von 1889 „L'Automatisme psychologique" verwandte Janet den Ausdruck „unbewusst", den er 1893 in „L'État mental des hystériques" durch „unterbewusst" ersetzte. Janet betrachtete das Psychische einheitlich und dynamisch, sein psychologisches Modell ist hierarchisch gegliedert, an dessen Gipfel das Bewusstsein angeordnet ist, wobei alle Ideen, Gefühle und Empfindungen als Handlungen aufgefasst werden, denen nach der Reihenfolge ihrer phylogenetischen und ontogenetischen Entstehung niedere bis höchste Tendenzen innewohnen. Die Persönlichkeit fasst er als Gesamtheit dieser Tendenzen auf, das Verhalten wird von einem bestimmten hierarchischen Niveau her bestimmt, was dazu führen kann, dass psychologische Automatismen auftreten und abgespaltene Teile des Bewusstseins Dissoziationen oder Hysterie verursachen. Vergessene oder unterbewusste traumatische Ereignisse aus früheren Zeiten sind für diese Abspaltungen verantwortlich. Hysterien und Neurosen werden auf dem Niveau überbeanspruchter Gehirnteile verursacht. Janet entwickelte 1889–93 auch eine psychotherapeutische Methode, ein Verfahren, das er als „psychologische Analyse" bezeichnete. Es beinhaltete eine detaillierte Anamnese und experimentelle Diagnostik; bei der anschließenden Synthese arbeitete er mit Hypnose, Suggestion und Übungen. Nach 1903 widmete sich Janet der Synthese seiner Theorien und verfasste „Les médications psychologiques" (1919), anschließend „La médicine psychologique" (1923) und 1926 „De l'angoisse à l'extase". Janet hatte sich Zeit seines Lebens mit religionspsychologischen und religionsphilosophischen Fragen beschäftigt und sah sein Werk auch als Verbindung zwischen Wissenschaft und Religion an.

Seit dem Erscheinen der „Studien über Hysterie" von → Breuer und Freud im Jahre 1895 hat Janet die Arbeiten Freuds heftig abgelehnt und die Psychoanalyse als metaphysisches System kritisiert. Er beanspruchte gegenüber Freud die Priorität der Entdeckung der kathartischen Psychotherapie und der dynamischen Auffassung des Psychischen. Der von Janet geprägte Begriff des „Unterbewusstseins" wurde von Freud von seiner Sicht unbewusster psychischer Vorgänge her kritisiert. Janets Ansatz findet heute in der Psychotraumatologie erneut Anklang.

Wesentliche Publikationen

(1889) L'Automatisme psychologique. Paris, Félix Alcan [(1973) Paris, Société Pierre Janet]
(1893) L'État mental des hystériques. Paris, Félix Alcan [dt.: (1894) Der Geisteszustand der Hysterischen. Leipzig, Deuticke]
(1919) Les médications psychologiques. Paris, Félix Alcan [(1984) Paris, Société Pierre Janet; engl.: (1976) Psychological healing. New York, Arno Press]
(1923) La Médicine psychologique. Paris, Félix Alcan
(1926) De l'angoisse à l'extase, vol. I [Un délire religieux; La croyance]. Paris, Félix Alcan
(1928) De l'angoisse à l'extase, vol. II [Les sentiments fondamentaux]. Paris, Félix Alcan
(1929) L'Évolution psychologique de la personnalité. Paris, Chahine
(1930) Psychological analysis. In: Murchison C (Ed.), Psychologies of 1930 (pp 369–373). Worcester (MA), Clark University Press
(1932) L'amour et la haine. Paris, Maloine

Literatur zu Biografie und Werk

Ellenberger HF (1970, 1996) Die Entdeckung des Unbewussten, 2., durchgesehene Aufl. Zürich, Diogenes
Hoffmann N (1998) Zwänge und Depressionen: Pierre Janet und die Verhaltenstherapie. Berlin, Springer
Roudinesco E, Plon M (2000) Dictionnaire de la psychanalyse. Paris, Fayard
Schwartz L (1951) Die Neurosen und die dynamische Psychologie von Pierre Janet. Basel, Schwabe
Van der Hart O, Friedman B (1989) A readers' guide to Pierre Janet on dissociation. Dissociation 2(1): 3–16

Johannes Reichmayr

Janov, Arthur

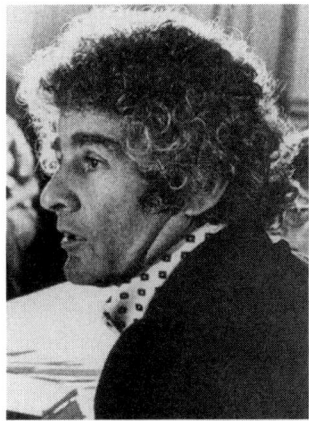

* 21.8.1924 in Los Angeles, Kalifornien.

Begründer der Primärtherapie.

Stationen seines Lebens

B.A. (Bachelor of Arts) und M.S.W. (Master of Social Work) in psychiatrischer Sozialarbeit von der University of California, Los Angeles; Ph.D. in Psychologie von der Claremont Graduate School; Arbeit an psychiatrischen Kliniken, 1952–67 in seiner privaten Praxis mit konventioneller Psychotherapie, d. h. mit psychoanalytischem Ansatz. Janov gehörte dem Staff des Psychiatric Department des Los Angeles Children's Hospital an, wo er am Aufbau einer psychosomatischen Abteilung beteiligt war. Mitte der 1960er Jahre entscheidendes Erlebnis mit einem Patienten, einem jungen Mann, der einen tiefen Schrei des Schmerzes und der Verletzung während einer Therapiesitzung ausstieß. Janov folgte seitdem dem Ansatz, dass frühe Verletzungen und traumatische Erlebnisse in uns gespeichert liegen und dass das Fühlen/Erleben des (Ur-)Schmerzes die Auflösung dieser zunächst unbewussten Engramme herbeiführt. 1967 gründete Janov das Primal Institute, Los Angeles, zusammen mit seiner damaligen Frau Vivian Janov. 1970 erscheint sein erstes Buch, „The Primal Scream", 1973 ins Deutsche übersetzt („Der Urschrei"). Sein Buch und seine Methode erregen weltweites Aufsehen, u. a. auch durch prominente Patienten wie John Lennon und Yoko Ono, die sich einer Primär-

therapie unterzogen haben. Janov wurde von etablierten therapeutischen Richtungen wegen seines neuen, mehr fühlenden als denkenden Ansatzes und seinem Anspruch auf alleinige Wirksamkeit seiner Methode immer wieder angefeindet. 1985 Rückzug vom Primal Institute, Los Angeles, und Trennung von seiner Frau Vivian; Gründung eines Instituts in Paris; 1989 Rückkehr nach Kalifornien und Gründung des Primal Training Centers in Venice, Kalifornien, zusammen mit seiner neuen Frau France. In den letzten 25 Jahren rege Vortragstätigkeit in USA und Europa. Autor von insgesamt zehn Büchern über die Primärtherapie, wobei im deutschen Sprachraum neben „Der Urschrei" vor allem sein Buch „Erziehung in früher Kindheit" Verbreitung fand. Gegenwärtig beschäftigt sich Janov neben seiner Ausbildungstätigkeit an seinem Institut mit einem Forschungsprojekt über Veränderungen elektrophysiologischer Parameter im Gehirn als Effekt der Primärtherapie und der schriftstellerischen Darlegung seiner Forschungen und Ideen.

Wichtige theoretische Beiträge und Orientierungen

Ende der 1960er Jahre hatten viele Menschen Berührung mit bewusstseinserweiternden Drogen und entsprechende Erlebnisse gehabt, das Gefühlsmoment spielte eine größere Rolle als früher. Janov gibt diesen Erlebnissen, wenn sie sich auf der persönlichen (nicht transpersonalen) Ebene abgespielt haben, einen theoretischen Rahmen und neuen praktischen Ansatz ohne bewusstseinserweiternde Hilfsmittel. Er versucht von Anfang an, mit wissenschaftlichen Methoden und Untersuchungen (Neurophysiologie/Biologie) die Wirksamkeit seines psychotherapeutischen Ansatzes zu untermauern. Zunächst war das ein etwas simplifizierter Ansatz (vgl. „Anatomie der Neurose", 1974), aus seinen neueren Büchern, etwa „Why you get sick and how you get well" (1996), gehen ein differenzierterer Ansatz und verfeinerte Untersuchungsmethoden hervor (u. a. mit „Brain-Maps" = Kartierung des Gehirns mittels EEG). Mit diesem Versuch, den Wirkungsmechanismus seiner Primärtherapie naturwissenschaftlich zu untermauern, steht Janov im Bereich der

Psychotherapie als Pionier da. Janov geht davon aus, dass die unser Leben bestimmenden Erlebnisse sich in pränataler Zeit, während der Geburt oder in frühester Kindheit abspielen, diese Erlebnisse in unserem System gespeichert sind und eine kontinuierliche unbewusste Wirkung auf unser bewusstes Erleben, Fühlen und unsere Entscheidungsprozesse haben. Für diesen Wirkungsmechanismus gibt es inzwischen weitgefächerte Untersuchungen aus dem Bereich der Medizin und Biologie, welche Janov in eindrucksvoller Weise für seine Theorie heranzieht. Heilung von diesem meist destruktiven Einfluss dieser Engramme besteht in einem bewussten (Wieder-)Erleben dieser Situationen mit all ihren emotionalen Färbungen. Dieses bewusste (Wieder-)Erleben traumatischer Erlebnisse hat in den letzten 30 Jahren Eingang in viele Psychotherapieformen und Vorgehensweisen im Bereich der Humanistischen Psychologie gefunden, wenn dies auch dort nicht in so systematischer Weise wie in der Primärtherapie geschieht.

Wesentliche Publikationen

(1970) The primal scream, primal therapy: The cure for neurosis. New York, Putnam [dt.: (1973) Der Urschrei: Ein neuer Weg der Psychotherapie. Frankfurt/M., Fischer]
(1971) The anatomy of mental illness. New York, Putnam [dt.: (1974) Anatomie der Neurose. Frankfurt/M., Fischer]
(1972) The primal revolution. New York, Simon & Schuster
(1973) The feeling child: Preventing neurosis in children. New York, Simon & Schuster [dt.: (1974) Das befreite Kind: Grundsätze einer primärtherapeutischen Erziehung. Frankfurt/M., Fischer]
(1976) The primal man: The new consciousness. New York, Crowell
(1980) Prisoners of pain. New York, Anchor Press/Doubleday [dt.: (1981) Gefangen im Schmerz: Befreiung durch seelische Kräfte. Frankfurt/M., Fischer]
(1986) Imprints: The lifelong effects of the birth experience. New York, Crowell [dt.: (1987) Frühe Prägungen. Frankfurt/M., Fischer]
(1991) The new primal scream. Chicago, Dearborn Press [dt.: (1993) Der neue Urschrei: Fortschritte in der Primärtherapie. Frankfurt/M., Fischer]
(1996) Why you get sick and how to get well: Secrets of the unconscious – the healing power of feelings. Los Angeles, Dove Publishing
(1997) When life begins: Birth prototype as a memory of survival [Video]. Venice, The Primal Center
(2000) The biology of love. Amherst, Prometheus Books

Hermann Munk

Jaspers, Karl Theodor

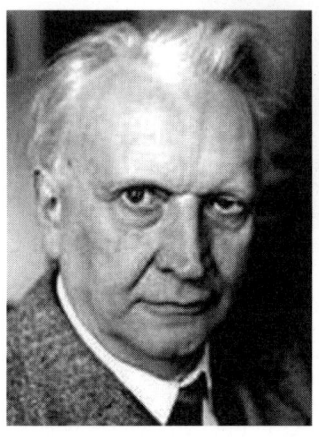

* 23.2.1888 in Oldenburg; † 26.2.1969 in Basel.

Vertreter der Existenzphilosophie (u. a. über Grenzerfahrungen und existenzielle Kommunikation sowie Kritik an der Psychoanalyse).

Stationen seines Lebens

Nach dem Abitur am humanistischen Gymnasium in Oldenburg zunächst ab 1901 Studium der Jurisprudenz in Heidelberg und München. Schon damals litt er an Bronchiektasien, die eine Herzinsuffizienz zur Folge hatten und seine Lebenshaltung prägten. Naturwissenschaftliche Interessen führten ihn zum Medizinstudium in Berlin (1903), Göttingen und Heidelberg. Er promovierte mit der Dissertation über „Heimweh und Verbrechen" zum Dr. med. und erhielt die Approbation als Arzt 1909. Sein Spezialgebiet wurde die Psychiatrie, der er zahlreiche Publikationen widmete. Als Assistenzarzt habilitierte er sich 1913 in Heidelberg mit der Schrift „Allgemeine Psychopathologie". Großen Einfluss auf Jaspers gewann Max Weber, besonders auf sein Werk „Psychologie der Weltanschauungen" (1919). Gegen den Widerstand von Heinrich Rickert erhielt er 1922 den zweiten Lehrstuhl für Philosophie in Heidelberg. 1932 erschienen die drei Bände seiner „Philosophie", in der er die Wissenschaften als Hilfsmittel der Philosophie und diese als Weg zum „Umgreifenden", zur Transzendenz darstellte. Mit Schrecken erlebte er die Ereignisse des Jahres 1933. Seine geistige Haltung, seine Vorlesungen (unter anderem über Spinoza) und seine 1910 mit der Jüdin Gertrud Mayer geschlossene Ehe führten zur Existenzgefährdung. 1937 wurde er entlassen, ab 1938 verhinderte die Reichsschrifttumskammer Publikationen, ab 1943 erhielt er Schreibverbot. Der amerikanische Einmarsch rettete ihn und seine Frau vor der Deportation. 1945 wurde er erster Senator der Universität Heidelberg und folgte 1948 einem Ruf nach Basel als Nachfolger von Paul Häberlin. Bis zu seinem Tod 1969 häufen sich die Ehrungen (u. a. Ehrendoktorate, Erasmuspreis, Orden „Pour le mérite", 1958 Friedenspreis des Deutschen Buchhandels). Jaspers wurde zum politischen Philosophen, der sich für die „geschehene Geschichte" verantwortlich fühlte und mit „Hoffnung und Sorge" politische Vorgänge in der Bundesrepublik Deutschland kritisch verfolgte. Jaspers war seit 1920 persönlich und philosophisch mit Martin → Heidegger freundschaftlich verbunden. Nach 1933 Trennung aufgrund der politischen Ansichten. Briefkontakte später vor allem mit der Philosophin Hannah Arendt.

Wichtige theoretische Beiträge und Orientierungen

Die Existenzphilosophie von Jaspers fand in der psychotherapeutischen Diskussion nur wenig Widerhall. Dies mag u. a. daran liegen, dass er vor allem der Psychoanalyse als „geplanter Kommunikation" kritisch gegenüberstand. Bereits in der „Allgemeinen Psychopathologie" wehrte er sich gegenüber einer institutionalisierten Psychotherapie. Er warf den Psychotherapeuten vor, sie seien allzu oft der Verführung erlegen, ihre Lehren zu Glaubensbewegungen, ihre Schulen zu einer Art von Sekten werden zu lassen. Allerdings finden sich andererseits bei Jaspers durchaus Ansätze, die eine philosophische Grundlage für eine sinnvolle Therapie bilden können (vgl. Condrau, 1974: 201ff.),

z. B., wenn er von der „existenziellen Kommunikation" spricht oder von den „Grenzsituationen", in denen sich psychisch Leidende befinden. In der Grenzsituation öffnet sich nämlich der Blick auf das das endliche Dasein Umgreifende. Dem Menschen obliegt die Entscheidung, sich diesem Horizont zu verschließen und dadurch das wahre Selbst aus dem Auge zu verlieren oder sein Selbst darin zu verwirklichen. Selbstverwirklichung bedeutet Selbstbesinnung, Freiheit und Erhellung der Existenz. Eine Kommunikation kann dann als „liebender Kampf" sichtbar werden. Dazu gehört restlose Offenheit, Dienen, Treue und Güte, Demut und Verantwortung. Jaspers war zudem ein Vertreter der wissenschaftlichen Psychologie. „Wir müssen alle überkommenen Theorien, psychologische Konstruktionen oder materialistische Mythologien von Hirnvorgängen beiseite lassen, wir müssen uns rein dem zuwenden, was wir in seinem wirklichen Dasein verstehen, erfassen, unterscheiden und beschreiben können. Dies ist eine, wie die Erfahrung lehrt, sehr schwierige Aufgabe" (zit. nach Saner, 1999: 70). Bereits 1912 beschrieb er die phänomenologische Psychologie und die Anwendung ihrer Methode in seiner Schrift „Die phänomenologische Forschungsrichtung in der Psychopathologie", auch wenn er nicht direkt zur Psychotherapie Stellung nahm und auch keine entsprechende Schule gründete.

Wesentliche Publikationen

(1913, 1959) Allgemeine Psychopathologie, 7. Aufl. Berlin, Springer
(1963) Gesammelte Schriften zur Psychopathologie. Berlin, Springer

Literatur zu Biografie und Werk

Condrau G (1974) Karl Jaspers. In: Einführung in die Psychotherapie (S 201–206). Frankfurt/M., Fischer
Saner H (1999) Karl Jaspers, mit Selbstzeugnissen und Bilddokumenten. Reinbek, Rowohlt
Wisser R (1978) Karl Jaspers. In: Fassmann K (Hg), Die Großen der Weltgeschichte, Bd. X (S 678–695). Zürich, Kindler

Gion Condrau

Johnson, Virginia [„Gini"] Eshelman

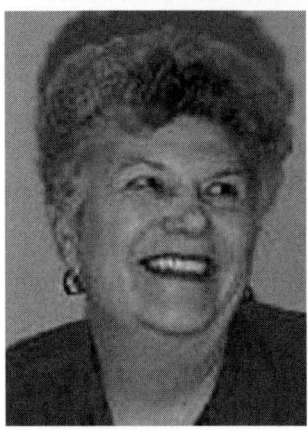

* 11.2.1925 in Springfield, Missouri.

Mit William → Masters Begründerin der verhaltenstherapeutisch orientierten Sexualtherapie.

Stationen ihres Lebens

In erster Ehe mit einem Bandleader verheiratet und Mutter zweier Kinder, trat sie – ursprünglich als Virginia Gibson – als Sängerin auf; Studium an der University of Missouri, Abschluss als Psychologin, begann 1956 mit Masters zusammenzuarbeiten, mit dem sie 1971–93 in zweiter Ehe verheiratet war.

Wichtige theoretische Beiträge und Orientierungen

Masters und Johnson gelten als Pioniere in der Erforschung und Therapie der menschlichen Sexualität: Mittels einer winzigen Filmkamera in einem Glaspenis beobachteten und filmten sie die physiologischen Vorgänge innerhalb der Vagina, während die Bewegungen des elektronischen Untersuchungs- und Stimulationsinstruments aktiv gesteuert wurden. Erste Testpersonen waren Prostituierte, die auch als „Ersatzpartnerinnen" („Sexualsurrogate") bei Erektions- bzw. Ejakulationsstörungen zum Einsatz gelangten. Viele ihrer „Techniken" fanden dadurch Platz in klinischen Forschungsprogrammen. Als sich Masters (aus Gründen der Langzeitbeobachtung und Vergleichbarkeit) um nicht-professionelle Testpersonen be-

mühte, erlebte er überraschenderweise positives Echo: Paare gestanden, aufgrund strenger religiöser Erziehung gemeint zu haben, Sex wäre etwas Schmutziges – von einem Wissenschaftler „abgesegnet", wären sie aber bereit, an den Untersuchungen mitzuwirken und erhofften sich sogar heilsame Wirkung. Zwischen 1959 und 1970 beobachteten und (farb)filmten Masters und Johnson 694 (382 weibliche und 312 männliche) allein oder als Paar lebende Testpersonen im Alter von 18–89 Jahren, darunter 276 verheiratete, während der mutuellen Stimulation, des Koitus, beim Masturbieren mit Hand oder Vibrator und vermaßen physiologische Daten wie Hirn- und Herzströme, Puls, Blutdruck, Durchblutung etc. mittels EKG und EEG. Seither stehen die so erhaltenen Daten als – allerdings als Labor-Artefakte kritisierbare und durchwegs nicht erreichbare – Durchschnittsdaten im Raum. Vernachlässigt bzw. im naturwissenschaftlichen Blickwinkel nicht erfasst wurden grundlegende emotionale wie auch kognitive Prozesse. Ab 1959 entwickelten Masters und Johnson ein zwei- bis dreiwöchiges Therapieprogramm für Männer und Frauen mit sexuellen Schwierigkeiten – „Das therapeutische Viereck": Ein Therapeutenpaar interviewt ein Klientenpaar, zunächst 3 Tage Mann / Mann und Frau / Frau, dann erfolgt ein gemischtgeschlechtlicher Wechsel. Anschließend „sensuate focus" (Gefühlskonzentration) in Vierergesprächen. Darin werden dem Paar bestimmte Petting-Übungen nahegelegt, die strikt einzuhalten wären (um das Paar von Leistungsdruck zu befreien, in bestimmter Zeit eine Erektion, Ejakulation oder einen Orgasmus zu erlangen). Inhalt und Zielsetzung des Therapieprogramms sind dabei Bereitstellen von Information über Sexualität, Mindern von Ängsten, Fördern verbaler, emotionaler und physischer Kommunikation, Übernahme der Verantwortung für die eigene Lust, z. B. Frauen haben nicht das gleiche „Recht" auf einen Orgasmus, sondern die „Verantwortung" dafür – also im Grunde ein emanzipatorischer Ansatz. Nach fünf Jahren führten Masters und Johnson Nachfolgeuntersuchungen durch und konnten dabei feststellen, dass bei 80% der teilnehmenden Paare die ursprünglichen Probleme nicht mehr bestanden. Insgesamt konnten Masters und Johnson aufgrund von ca. 10.000 protokollierten Geschlechtsakten zahlreiche sexuelle Mythen widerlegen wie den Mythos vom Unterschied des klitoralen gegenüber einem vaginalen Orgasmus, indem sie nachwiesen, dass die Vagina über nur wenige sensorisch sensible Nerven für einen Orgasmus verfügt; weiters stellten sie fest, dass gelebte Sexualität auch im Alter lustvoll empfunden werden kann, Frauen zu multiplen (bei Vibratorstimulation zu 20 bis 50 aufeinanderfolgenden) Orgasmen befähigt sind, die Größe des Penis nicht mit der Intensität sexueller Erregung zu tun haben muss oder dass Geschlechtsverkehr während der Menstruation oder der Schwangerschaft nicht unmöglich bzw. unbefriedigend sein muss. Gleichzeitig entstanden durch ihre Interpretation neue Mythen wie: Sexualität könne als „Lustband" brüchige Zweierbeziehungen kitten. Überhaupt wurde die Frage nach sexueller Zufriedenheit nur ungenügend gestellt: Wenn Masters und Johnson nach „Sexualbefriedigung" fragten, taten sie dies vor dem Hintergrund eines mechanistischen Konzepts von messbaren Körperreaktionen, nicht aber in Hinblick auf ein leib-seelisch-geistiges Konzept menschlicher Sexualität. 1966 erschien ihr erstes Buch, das Pionierwerk „Human sexual response", das zwar an einen medizinischen Expertenkreis adressiert, dennoch sogleich weltweit zum Bestseller wurde. 1970 folgte „Human sexual inadequacy", in dem Masters und Johnson die Ansicht vertraten, 90% des Unvermögens, eine Erektion zu erlangen bzw. halten (auch bei älteren Männern) sei psychogenen Ursprungs. Außerdem veröffentlichten sie in diesem Buch – das wiederum ein Bestseller wurde – erstmals ihr Therapieprogramm. Die Veröffentlichung dieser beiden Bücher wird häufig als Beginn einer wissenschaftlichen Sexualtherapie sowie der Entstehung des fachkundigen neuen Berufszweigs bezeichnet: Sexualtherapie wurde „salonfähig", nicht zuletzt mit dem Verweis auf die Epidemiologie sexueller Dysfunktionen („jeder Zweite"). Auch entstanden nachfolgend in den USA zahlreiche „Sexual-Kliniken" (davon aber nicht alle nach dem Modell von Masters und Johnson). Artikel in medizinischen Fachzeitschriften veröffentlichten Masters und Johnson wenig – Johnson meinte dazu, es ginge ihr mehr darum, Ehen zu retten. Weitere Publikationen des Forscherteams waren „The pleasure bond" (1975), „Homosexuality in perspective" (1979), worin sie sich gegen die Vorstellung von Homosexualität als Geisteskrankheit aussprechen, sondern betonen, sämtliche Sexualpräferenzen wären erlerntes Verhalten; dennoch meinen sie, mit Personen, die ihre Sexualpräferenz ändern wollten, erfolgreich arbeiten zu können – was ihnen heftige Kritik von Fachkollegen und der gay community einbrachte. „On sex and human loving" (1986), „Crisis: Heterosexual behavior in the age of AIDS" (1988), die letzte gemeinsame Veröffentlichung von Masters und Johnson vor ihrer Scheidung (unter Mitarbeit von Robert Kolodny, der sich 1981 dem Forscherteam anschloss).

Wesentliche Publikationen

Masters W, Johnson V (1966, 1967, 1975) Die sexuelle Reaktion. Reinbek, Rowohlt
Masters W, Johnson V (1970, 1973) Impotenz und Anorgasmie: Zur Therapie funktioneller Sexualstörungen. Frankfurt, Goverts Krüger Stahlberg
Masters W, Johnson V (1975, 1976) Spass an der Ehe. Wien, Molden
Masters W, Johnson V (1979, 1979) Homosexualität. Berlin, Ullstein
Masters W, Johnson V (1985, 1987) Liebe und Sexualität. Berlin, Ullstein
Masters W, Johnson V, Kolodny R (1988, 1988) Das verdrängte Risiko: Sexualverhalten im Aidszeitalter. Düsseldorf, Econ

Literatur zu Biografie und Werk

Bullough VL (1994) Science in the bedroom: A history of sex research. New York, Basic Books
Kohlhagen N (1992) Tabubrecher: Von Frauen und Männern, die unsere Sexualität erforschten. Hamburg, Luchterhand
Wendt H (1981) Masters und Johnson: Die nackte Wahrheit. Psychologie Heute 3: 37–49

Rotraud A. Perner

Jones, Ernest Alfred

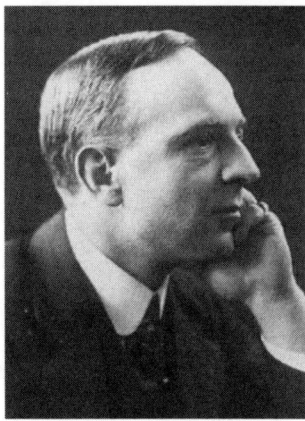

* 1.1.1879 in Gowerton, Wales; † 11.2.1958 in London.

Gründer der British Psychoanalytical Society (1919), Mitbegründer der American Psychoanalytical Society (1911) und autorisierter Freud-Biograf.

Stationen seines Lebens

Jones wächst beeinflusst vom walisischen Hintergrund seiner Familie in Gowerton (Wales) auf; 1892: Besuch des Llandovery College in Swansea; 1895: Erhalt eines Stipendiums, welches Jones ein Medizinstudium am University College Cardiff ermöglicht; 1898: Wechsel auf das University College London; Beendigung des Studiums 1900; 1902: Besuch einer psychiatrischen Anstalt, der sein Interesse für den Bereich der Psychiatrie und Neurologie weckt. Jones ist unzufrieden mit den momentanen Standards der Psychiatrie in England und forscht nach effektiveren Methoden zur Behandlung der Patienten. Zunächst beschäftigt er sich mit Hypnose, angeregt durch die Studien von Pierre → Janet; bis 1903: Stelle am University College Hospital in London und Promotion zum Dr. med. Es folgen Anstellungen am Brompton Chest Hospital und am North-Eastern Hospital for Children in London. Dr. Wilfred Trotter, ein befreundeter Chirurg, weist Jones auf → Freuds Schriften hin; 1905: Lektüre von Freuds Werken: „Studien über Hysterie" (1895) und „Bruchstücke einer Hysterieanalyse" (1905); Beginn einer intensiven Auseinandersetzung mit der psychoanalytischen Methode. Jones besonderes Interesse gilt dem „Unbewussten" und den „Trieben". Er beschließt aus beruflichen Gründen für einige Jahre England zu verlassen; 1907: Bekanntschaft mit C.G. → Jung; Organisation des ersten Internationalen psychoanalytischen Kongresses, durchgeführt in Salzburg 1908. Jones präsentiert seinen ersten wissenschaftlichen Beitrag zur Psychoanalyse: „Rationalisation in everyday life". Erstes Zusammentreffen mit Freud, aus dem sich eine lebenslange Freundschaft entwickelt; mehrmonatige Reise durch Europa, die Jones unter anderem nach Wien, Budapest, München und Paris führt; 1908: Stelle als Direktor einer psychiatrischen Klinik in Toronto, Kanada; 1910: Jones wirkt am Aufbau der „American Psychopathological Association" mit und wird Mitherausgeber der Fachzeitschrift „Journal of Abnormal Psychology"; 1911: Mitbegründung der „American Psychoanalytical Society"; 1913: kurze Lehranalyse bei Sandor → Ferenczi in Budapest, Ungarn; Rückkehr nach London; Gründung der „London Psychoanalytical Society". Einsetzung eines „geheimen Komitees", bestehend aus Freuds engsten Mitarbeitern (Ferenczi, → Rank, Sachs, → Abraham, → Eitingon), zur Verteidigung der Psychoanalyse nach Freud und als Maßnahme gegen Auseinandersetzungen innerhalb der psychoanalytischen Bewegung; 1917: Heirat mit Morfydd Llwyn Owen, die 1918 nach einer Operation stirbt; 1919: Bekanntschaft mit Katharine Jokl, mit der er 40 Jahre verheiratet ist und vier Kinder hat; Umwandlung der „London Psychoanalytical Society" in die „British Psychoanalytical Society", deren Präsidentschaft Jones bis 1944 übernimmt; 1920: Wahl zum Präsidenten der „International Psychoanalytical Association" (Präsidentschaften: 1920–24 und 1932–49) und Etablierung der Fachzeitschrift „International Psychoanalytical Journal"; 1924: Gründung des Instituts für Psychoanalyse in London und der „International Psychoanalytic Library"; 1926: Mitwirkung an der Eröffnung der ersten psychoanalytischen Klinik in Großbritannien. Melanie → Klein folgt einer Einladung von Jones nach London. Zunehmende Unstimmigkeiten zwischen den Anhängern Anna Freuds → und

Kleins, Formierung zweier rivalisierender Gruppen; 1938: Jones ermöglicht, neben Marie Bonaparte und William C. Bullitt, dem amerikanischen Botschafter in Frankreich, Freuds Emigration nach England; 1953–57: Veröffentlichung seiner Biografie über Freud in drei Bänden; 1958: Jones stirbt in London an Krebs.

Wichtige theoretische Beiträge und Orientierungen

Jones gilt – trotz einiger Differenzen – als strikter Anhänger Freuds und der klassischen psychoanalytischen Orientierung. Er trägt maßgeblich dazu bei, die Psychoanalyse im amerikanischen und englischen Raum zu etablieren und strebt als Präsident der „International Psychoanalytical Association" und der „British Psychoanalytical Society" vermittelnd danach, interne Auseinandersetzungen beizulegen und Spaltungsbestrebungen entgegenzuwirken. Jones verfasst 12 Bücher und mehr als 200 Schriften. Bekanntheit erlangte er vor allem durch seine dreibändige Freudbiografie, einer Beschreibung von Freuds Leben und Werk, für die er seine unvollendete Autobiografie zurückstellte („Free associations: Memories of a psychoanalyst", 1959). Neben der Darstellung und Interpretation von Freuds Theorien entwickelte Jones eine Reihe von eigenen Konzepten, die von Freuds Ideen abwichen bzw. diese modifizierten. Er vertrat den Standpunkt eines dynamisch gesteuerten Unbewussten und war vor allem biologisch orientiert, was aus seiner medizinisch-psychiatrischen Sichtweise resultierte. Jones betonte die Bedeutung der Psychoanalyse als Wissenschaft und Forschungsmethode im Gegensatz zu ihrer Verwendung als therapeutische Richtung. Drei wichtige Bereiche in seinem Beitrag zur Psychoanalyse sind: die Betonung der internen, im Gegensatz zu den externen Faktoren; die primären aggressiven Impulse und die Miteinbeziehung von biologischen Faktoren in die normale Entwicklung bzw. Entstehung psychischer Krankheiten. Die Divergenzen mit Freud betrafen vor allem die Ansichten zur Entstehung von Angst, wobei Jones einen engen Zusammenhang zwischen Angst und Furcht sah; die Entwicklung und Struktur des Über-Ichs; das Konzept des Todestriebs und die Entwicklung der weiblichen Sexualität. Jones vertrat die Auffassung, das der ödipale Konflikt durch einen regressiven Prozess gelöst wird, indem sadistische, prägenitale Impulse in die letztliche Struktur des Über-Ichs integriert werden. Er betonte dabei die Bedeutung der aggressiven Komponenten. Um die männliche und weibliche Sexualität gleichermaßen beschreiben zu können, setzte er das Konzept der „Aphanisis" ein, dem Verlust der Fähigkeit zur sexuellen Befriedigung. Er sah dies als Hauptgrund für die Entstehung von Kastrationsangst.

Wesentliche Publikationen

(1911) Das Problem des Hamlet und der Oedipuskomplex. Leipzig-Wien, Deuticke
(1912) Der Alptraum in seiner Beziehung zu gewissen Formen des mittelalterlichen Aberglaubens. Leipzig-Wien, Deuticke
(1913) Papers on psycho-analysis. London, Bailliere, Tindall & Cox
(1920) Treatment of the neuroses. London, Bailliere, Tindall & Cox [dt.: (1921) Therapie der Neurosen. Leipzig-Wien-Zürich, Internationaler Psychoanalytischer Verlag]
(1923) Essays in applied psycho-analysis. London-Wien, International Psycho-Analytical Press
(1928) Zur Psychoanalyse der christlichen Religion. Leipzig-Wien-Zürich, Internationaler Psychoanalytischer Verlag
(1931) On the nightmare. London, Hogarth Press
(1948) What is psychoanalysis? New York, International University Press
(1949) Hamlet und Oedipus [rev. ed. of: Essays in applied psycho-analysis, chapter 1]. Garden City-New York, Doubleday
(1953–57) The life and work of Sigmund Freud (3 vols.). New York, Basic Books [dt.: (1960–62) Das Leben und Werk von Sigmund Freud (3 Bde.). Bern, Huber]
(1956) Sigmund Freud: Four centenary addresses. New York, Basic Books

Literatur zu Biografie und Werk

Brome V (1983) Ernest Jones: Freud's alter ego. New York-London, Norton
Davis TG (1979) Ernest Jones (1879–1958). Wales, University of Wales Press
Gillespie W (1979) Ernest Jones: The bonny fighter. International Journal of Psychoanalysis 60: 273–279
Jones E (1959) Free associations: Memories of a psychoanalyst. New York, Basic Books
King P, Steiner R (2000) Die Freud/Klein-Kontroversen, 1941–1945, Bd. 1. Stuttgart, Klett-Cotta

Stewart H (1979) The scientific importance of Ernest Jones. International Journal of Psychoanalysis 60: 397–404

Veszy-Wagner L (1966) Ernest Jones: The biography of Freud. In: Alexander F, Eisenstein S, Grotjahn M (Eds), Psychoanalytic pioneers (pp 87–141). New York, Basic Books

Williams ET, Palmer HM (1971) The dictionary of national biography, 1951–1960. Oxford, Oxford University Press

Zetzel E (1958) Ernest Jones: His contribution to psychoanalytic theory. International Journal of Psychoanalysis 39: 311–318

Ulrike Schlintl

Jung, Carl Gustav

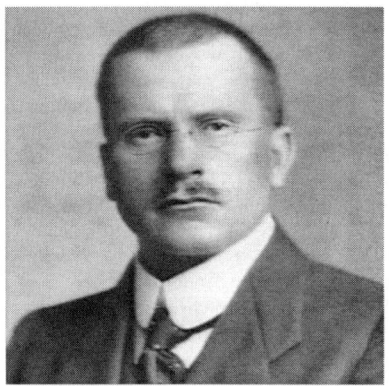

* 26.7.1875 in Kesswil, Kanton Thurgau, Schweiz;
† 6.6.1961 in Küsnacht bei Zürich.

Begründer der Analytischen Psychologie.

Stationen seines Lebens und wichtige theoretische Beiträge und Orientierungen

Die Familie Jung stammte ursprünglich aus Mainz, der Großvater wurde medizinischer Ordinarius in Basel. Der Vater war evangelisch-reformierter Pfarrer, die Mutter Tochter eines Baseler Pfarrers aus einer alteingesessenen Familie. Meist in Form von Träumen sowie Imaginationen beschäftigten die Gestaltungen und Kräfte aus der unbewussten Psyche C.G. Jung schon ab dem dritten Lebensjahr ("Gewalttätigkeit der Bilder"; Jung in Jaffé, 1961, 1999: 53). Sie wurden immer wieder auch als ein Getragensein von etwas nicht Gekanntem erlebt, mit dem der Kontakt sorgfältig zu pflegen war. In den Jahren 1886–95 besuchte Jung das Baseler Gymnasium. Im zwölften Lebensjahr kam es durch eine vorübergehende neurotische Entwicklung zu einem wesentlichen Schritt der Bewusstwerdung (ebd., 36–38). Weiterhin in Basel 1895–1900 Medizinstudium, wobei ein Lehrbuch von Krafft-Ebing Jung dazu bewegte, Psychiater zu werden. Schon in ersten Vorträgen des belesenen und weitläufig interessierten Studenten vor Kommilitonen (Zofingia-Vorträge, 1896–99) wurde der Horizont der im Gesamtwerk behandelten Themen sichtbar. Von 1900-09 unter Eugen Bleuler Tätigkeit am Burghölzli (Zürcher Universitäts-Nervenklinik); 1902 Dissertation "Zur Psychologie und Pathologie sogenannter okkulter Phänomene" (GW, Bd. 1: §§ 1–150); im selben Jahr Gastarzt an der Salpetrière in Paris bei Pierre → Janet; 1903 Heirat mit Emma Rauschenbach (1882–1955), die später selbst Analytikerin wurde. Aus der Ehe gingen fünf Kinder hervor. 1905 Habilitation, 1909 Eröffnung einer eigenen Praxis in Küsnacht bei Zürich. Jung las die 1900 die "Traumdeutung" und begann ab 1906 aufgrund der Parallelen in Freuds Schriften zu eigenen Erkenntnissen für dessen Schlussfolgerungen einzutreten. Nach einem Briefwechsel trafen sich beide Ärzte 1907 in Wien und verfolgten daraufhin bis 1913 gemeinsame wissenschaftliche Interessen (vgl. Kerr, 1996). 1909 fuhren → Freud, → Ferenczi und Jung, letzterer 1912 noch einmal alleine, in die USA, um an Universitäten Vorträge zu halten. 1910 wurde Jung Präsident der Internationalen Psychoanalytischen Vereinigung. Die durch persönliche Angelegenheiten verkomplizierte Trennung von Freud ging im wesentlichen auf Jungs Auffassung der Libido als einer vom Triebziel her nicht festgelegten, vielgestaltiger Transformationen fähigen psychischen Energie zurück, deren Freudsche Konzeption ihm zu eng erschien (Jung, Wandlungen und Symbole der Libido [1911/12], überarbeitet GW, Bd. 5, Symbole der Wandlung [1952/1973]; § 199: "Es gibt keine Sexual-, wohl aber eine psychologische Theorie der Neurosen"). Während die Komplexlehre der ab 1913 von Jung so genannten Analytischen Psychologie ihre wissenschaftliche Grundlage in noch am Burghölzli durchgeführten Assoziationsexperimenten hat, waren es wesentlich die unpersönlichen symbolhaften Gestaltungen der psychischen Prozesse bei Klinikpatienten, Analysanden und Jung selbst, die zur Formulierung der Konzepte von den Archetypen des kollektiven Unbewussten (zunächst nach Burckhardt „urtümliche Bilder"), von den Gegensatzspannungen der Psyche und durch Symbole vermittelten Wandlungen, Anima und Animus, später des Selbst und der Individuation führten. Damit reflektierte Jung in auch klinisch relevanter Weise jene universalen Fundamente der individuell variierten Psyche (GW Bd. 12, § 40), die früher unmittelbar in Mythen, Märchen und Dämonologien ausgedrückt wurden. Kenntnis hiervon ermöglicht u. a. auch das Verstehen gewisser New-Age-Phänomene und unpersönlicher Inhalte der Psychosen, deren psychogene Ausgestaltung für Jung schon im Burghölzli ein wichtiges Thema war. Die Auseinandersetzung zunächst und immer wieder vor allem mit der christlichen Religion war ein weiteres, bisweilen drängendes Anliegen Jungs, woraus noch spät wesentliche Arbeiten entstanden („Versuch einer psychologischen Deutung des Trinitätsdogmas" [1940/41, 1988, GW 11, §§ 169–310]; „Antwort auf Hiob" [1952, 1988, GW 11, §§ 553–758]). Für die psychologische Arbeit über mythologische bzw. religiöse Ideen und Formen empfing Jung auch auf Reisen zu den Pueblo-Indianern, nach Afrika und Indien 1920–37 sowie in Begegnungen mit dem Indologen Heinrich Zimmer und dem Sinologen Richard Wilhelm maßgebliche Anregungen. Durch Träume und einen von Wilhelm 1928 erhaltenen chinesischen alchemistischen Text geriet Jung in die von M.L. von → Franz unterstützte Beschäftigung mit der Alchemie, deren zur Individuation in Beziehung stehende Symbolik er fast dreißig Jahre lang studierte. Inzwischen sind die Einflüsse von William → James, dessen „psychologischer Vision und pragmatischer Philosophie" Jung „entscheidende Anregungen" verdankte (GW, Bd. 8, § 262), sowie von Theodore Flournoy und dazu Jungs Auseinandersetzung mit östlichem Denken eingehend gewürdigt worden (vgl. Shamdasani, 1995; Coward, 1985). Dies führte in Zusammenschau mit den genannten Forschungsschwerpunkten weit hinaus über eine „freudozentrische" Sicht des Jungschen Werks. Neben der Privatdozen-

tur 1905–13 sind Professuren in Zürich 1935–42 und Basel 1943/44 sowie Ehrendoktorate aus Harvard, Oxford, Kalkutta, Genf zu nennen. Bemühungen, in Nachfolge Kretschmers als Vorsitzender 1933–40 die deutsche Allgemeine Ärztliche Gesellschaft für Psychotherapie durch Internationalisierung vor der Übermacht nationalsozialistischer Einflüsse zu bewahren sowie psychologische Äußerungen über Judentum und Politik haben Jung viel Kritik eingebracht. Dessen Einstellung und Handeln von damals sind auf keinen einfachen Nenner zu bringen (Originaltexte, Diskussion u. a. in Maydenbaum & Martin, 1991; Spillmann, 1998). Auf den ab 1933 jährlich abgehaltenen Eranos-Tagungen in Ascona präsentierte Jung regelmäßig neue Arbeiten, bevor sie in den Eranos-Jahrbüchern erstmals veröffentlicht wurden. Nach einem Herzinfarkt 1944 (in der Rekonvaleszenz Visionen; Jaffé, 1991: 293–301) beendete Jung die Arbeit mit Patienten, publizierte aber weitere wesentliche Arbeiten, z. B. „Die Psychologie der Übertragung", fußend auf einer alchemistischen Bilderreihe (1946; jetzt in GW, Bd. 16, 168f., §§ 353–539). Das Thema der Synchronizität als Prinzip akausaler, jedoch sinnvoll erscheinender Zusammenhänge wurde zwischen Jung und dem Physiker Wolfgang Pauli erörtert (Meier, 1992). Im Rückblick auf sein Leben fand Jung über 80-jährig „die Begegnungen mit der anderen Wirklichkeit", den „Zusammenprall mit dem Unbewussten" am wichtigsten. „Da war immer Fülle und Reichtum, und alles andere trat dahinter zurück", was eine im Alter noch verstärkt erlebte „unerwartete Unbekanntheit" mit sich selbst hervorrief (Jaffé, 1991: 11 und 360f.). C.G. Jung begründete eine systematische Auffassung von der Psyche als Verbund lebendiger, wandelbarer, archetypisch durchformter gefühlsbetonter Vorstellungskomplexe mit einem förderbaren Potenzial zur Selbstheilung. Diese lebendig weiterentwickelte Analytische Psychologie ist über psychotherapeutische und psychiatrische Behandlungen hinaus wertvoll für ein psychologisches Verstehen kollektiver Strukturen sowie die psychologische Betrachtung anderer Kulturen und Zeiten.

Wesentliche Publikationen

(1971ff.) Die Gesammelten Werke von C.G. Jung (20 Bde.) (hg. von M. Niehus-Jung, L. Hurwitz-Eisner, F. Riklin, L. Jung-Merker, E. Rüf, L. Zander). Olten, Walter [zuerst: [1958–70] Zürich, Rascher]

(1972/73) Briefe, Bde. I-III (1906–45; 1946–55; 1956–61). Olten, Walter

Flournoy T (1899, 1994) From India to the planet Mars: A case of multiple personalities with imaginary languages (ed. by S. Shamdasani, with foreword by C.G. Jung and commentary by M. Cifali, translated by D. Vermilye). Princeton, Princeton University Press

Jarrett JL (Ed) (1988) Nietzsche's Zarathustra: Notes of the seminar given in 1934–1939 by C.G. Jung, 2 vols. Princeton (NJ), Princeton University Press

Jung L, Meyer-Grass M (Hg) (1987) Kinderträume [enthält: Seminare von 1936–41]. Olten, Walter

McGuire W (Hg) (1991) Traumanalyse: Nach den Aufzeichnungen der Seminare 1928–1930. Olten, Walter

McGuire W (Hg) (1995) Analytische Psychologie: Nach den Aufzeichnungen des Seminars 1925. Solothurn, Walter

Meier CA (Hg) (1992) Wolfgang Pauli und C.G. Jung: Ein Briefwechsel 1932–58. Berlin, Springer

Shamdasani S (Ed) (1996) The psychology of Kundalini yoga: Notes of the seminar given in 1932 by C.G. Jung. Princeton (NJ), Princeton University Press

Literatur zu Biografie und Werk

Coward HC (1985) Jung and Eastern thought. Albany (NY), State University of New York Press

Jaffé A (1961, 1999) Erinnerungen, Träume, Gedanken von C.G. Jung, 11. Aufl. Olten, Walter

Kerr J (1996) Eine höchst gefährliche Methode: Freud, Jung und Sabina Spielrein. München, Knaur

Maydenbaum A, Martin SA (Eds) (1991) Lingering shadows: Jungians, Freudians and anti-semitism. Boston, Shambala Publications

Shamdasani S (1995) Memories, dreams, omissions. Spring 57: 115–137

Shamdasani S (2003) Jung and the making of modern psychology. Cambridge, Cambridge University Press

Spillmann B (1998) Die Wirklichkeit des Schattens: Kritische Überlegungen zur Haltung C.G. Jungs während des Nationalsozialismus und zur Analytischen Psychologie. Analytische Psychologie 29: 272–295

Andreas von Heydwolff

- K -

Kächele, Horst

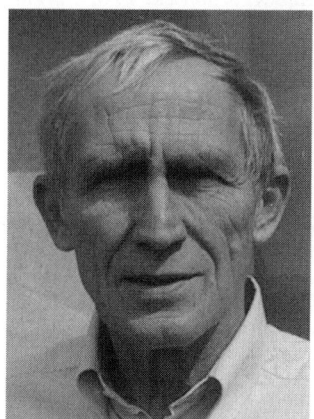

* 18.2.1944 in Kufstein, Österreich.

Psychotherapieforscher, Psychoanalytiker.

Stationen seines Lebens und wichtige theoretische Beiträge und Orientierungen

Schulbesuch und Abitur in Stuttgart; Studium der Medizin in Marburg, München, Leeds (England) und wieder in München 1963–68 als Stipendiat der Studienstiftung des Deutschen Volkes; 1967 Heirat mit Beate Seegers, selbst in eigener Praxis als Psychoanalytikerin tätig; 1969 Promotion (zum Begriff „psychogener Tod" in der medizinischen Literatur); 1970 Beginn der wissenschaftlichen Laufbahn an der Reform-Universität Ulm in Baden-Württemberg (geprägt durch Thure von → Uexküll und Helmut → Thomä), dort Bekleidung einer Projektstelle mit bedeutungsvoller Weichenstellung für die Zukunft: die Auswertung von Tonbandmitschnitten von psychoanalytischen Behandlungen, eine Forschungsrichtung, die Kächeles wissenschaftliches Leben fortan nicht mehr verlassen sollte; stets gefördert von der Deutschen Forschungsgesellschaft. 1976 Habilitation im

Fach Psychotherapie über maschinelle Inhaltsanalyse in der psychoanalytischen Prozessforschung; Ernennung zum C3-Professor und Leiter der Sektion „Psychoanalytische Methodik" an der Abteilung für Psychotherapie der Universiät Ulm in 1976. Im Rahmen des Sonderforschungsbereichs der Universiät Ulm, „Psychotherapeutische Prozesse" (1980–89), wurde die sogenannte „Ulmer Textbank" realisiert, die bis heute Forschern in aller Welt Therapietexte für wissenschaftliche Auswertungen zur Verfügung stellt. Seit 1985 empirische Forschungsprojekte zur Langzeit-Verlaufsbeobachtung (DFG-gefördert), in deren Rahmen nachgewiesen werden konnte, dass bestimmte Krankheitsbewältigungsstile Beiträge zum Langzeitüberleben leisten (Tschuschke et al., 2001). Interdisziplinäre Kooperationen mit unterschiedlichsten Universitäts-Instituten (zusammen mit Leipzig und Göttingen über Methoden zur Erfassung von Übertragungsstrukturen im psychoanalytischen Behandlungsprozess); mit über 50 Kliniken und universitären Einrichtungen im deutschen Raum eine vom Bundesministerium für Familie und Technologie (BMFT) geförderte Studie zur psychoanalytischen Therapie von Essstörungen, mit mittlerweile mehr als 1.200 Patientinnen, das als Nachfolgeprojekt inzwischen von der EU gefördert wird und in der „Aktion COST" 20 europäische Länder vereinigt. In den letzten Jahren Gründung eines „Instituts für frühkindliche Entwicklung und Eltern-Kind-Forschung", DFG-geförderte Projekte zur Kleinkindforschung (pränatale Diagnostik und Eltern-Kind-Bindungsstile, etc.). 1988 zusätzliche Leitungsübernahme der Forschungsstelle für Psychotherapie in Stuttgart (als Nachfolger von Professor Helmut Enke), ein vom Land Baden-Württemberg finanziertes Forschungsinstitut für Psychotherapie. 1990 Ruf auf den Lehrstuhl für Psychotherapie an der Universität Ulm als Nachfolger von

Professor Thomä, mit dem zusammen er das international erfolgreiche „Lehrbuch der psychoanalytischen Therapie" in zwei Bänden (Thomä & Kächele, 1986, 1988) veröffentlicht hat. Neben dem immer leidenschaftlichen beruflichen Engagement hatte Kächele sich zu Hause noch um vier Frauen (davon drei mittlerweile erwachsene Töchter im Alter von 28, 32 und 33 Jahren), seine Hobbies Literatur und grafische Arbeiten zu kümmern. Die immensen internationalen wissenschaftlichen Aktivitäten von Kächele führten zu internationaler Aufmerksamkeit in Forschungskreisen wie auch in klinischen Kreisen. Nicht nur ist Kächele speziell in Südamerika – besonders auch durch das Lehrbuch mit Thomä – als der „Außenminister der deutschen Psychoanalyse" bekannt, er hat auch in Russland zwei Forschungszentren gegründet: das „Center for Psychotherapy Research" in Moskau und am Bechterew-Institut in St. Petersburg ein „Info Center", über das – per Übersetzungen westlicher Autoren ins Russische – viele Adressaten des Gebiets der früheren UdSSR erreicht werden können. 1987 führte das internationale Forschungs-Renommee der Ulmer Forschungsgruppe, wesentlich geprägt durch Kächeles Aktivitäten, zur Ausrichtung der ersten Tagung der internationalen Psychotherapie-Forschungs-Elite, der „Society for Psychotherapy Research" (SPR) in Deutschland, eben in Ulm. Die engen Kooperationen, die sich über die Jahre mit den Forschungszentren in Evanston/Chicago (Ken I. → Howard und David E. → Orlinsky), Lester → Luborsky an der Penn-State-University in Philadelphia und um Otto F. → Kernberg in New York ergeben hatten, führten zu intensivem Forschungsaustausch und Forschungskooperationen, die sich auch in mehreren Büchern niedergeschlagen haben. 1990 wurde Kächele für zwei Jahre als erster Deutscher zum Präsidenten der internationalen „Society for Psychotherapy Research" (SPR) gewählt. 2002 erhielt Kächele den Sigmund Freud-Preis der Stadt Wien.

Wesentliche Publikationen

Allert G, Kächele H (2000) Medizinische Servonen: Psychosoziale, anthropologische und ethische Aspekte prothetischer Medien in der Medizin. Stuttgart, Schattauer

de Schill S, Lebovici S, Kächele H (Hg) (1997) Psychoanalyse und Psychotherapie: Herausforderungen und Lösungen für die Zukunft. Stuttgart, Thieme

Herzog W, Munz D, Kächele H (2000) Analytische Psychotherapie bei Essstörungen. Stuttgart, Schattauer

Kächele H, Steffens W (Hg) (1988) Bewältigung und Abwehr: Beiträge zur Psychologie und Psychotherapie schwerer körperlicher Krankheiten. Berlin, Springer

Kordy H, Kächele H (1996) Ergebnisforschung in Psychotherapie und Psychosomatik. In: Adler RH, Herrmann JM, Köhle K, Schonecke OW, Uexküll Th v, Wesiack W (Hg), Psychosomatische Medizin, 5. Aufl. (S 490–501). München, Urban & Schwarzenberg

Thömä H, Kächele H (1986, 1996) Lehrbuch der psychoanalytischen Therapie. Bd. 1: Grundlagen, 2., überarb. Aufl. Berlin, Springer

Thomä H, Kächele H (1988, 1997) Lehrbuch der psychoanalytischen Therapie. Bd. 2: Praxis, 2., überarb. Aufl. Berlin, Springer

Tschuschke V, Hertenstein B, Denzinger R, Bunjes D, Arnod R, Kächele H (2001) Effects of coping on survival of adult leukemia patients admitted to allogeneic bone marrow transplantation. Journal of Psychosomatic Research 50: 277–285

Volker Tschuschke

Kanfer, Frederick H.

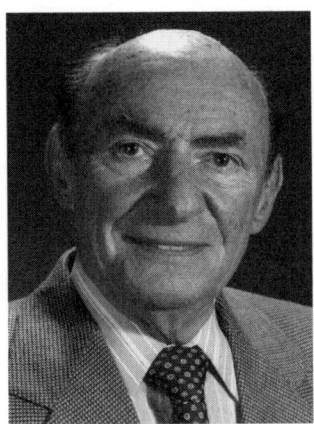

* 6.12.1925 in Wien; † 18.10.2002 in Champaign, Illinois.

Begründer des Selbst-Management-Ansatzes in der Verhaltenstherapie.

Stationen seines Lebens

Kanfer wuchs in Wien auf. 1938 emigrierte seine Familie zunächst nach Belgien, dann 1940 auf bedrängte Weise nach USA; in den Staaten hat sich Kanfer an verschiedenen Richtungen interessiert gezeigt: Nach einem Ingenieurstudium tendierte Kanfer zur Biologie und schließlich zum Psychologiestudium, das er an der Long Island University (New York) absolvierte. Den Grad eines Ph.D. erwarb Kanfer 1953 an der Indiana University (Bloomington, Indiana) mit einer Arbeit über „The effect of partial reinforcement on acquisition and extinction of a class of verbal responses". Von der Indiana University ging Kanfer zunächst an die Washington University (St. Louis, Missouri, 1953–57), dann an die University of Oregon, Medical School (Psychiatrische Abteilung) (Portland, Oregon), schließlich an die University of Cincinnati; ab 1973 war Kanfer Full Professor am Department of Psychology, University of Illinois (Champaign, Illinois) – mit der kurzen Ausnahme einer vorübergehenden Tätigkeit in Minnesota als Senior Fellow. Verschiedene Gastprofessuren bezeugen, wie sehr es Kanfer um die Vermittlung von Grundkenntnissen ging: an der Louisiana State University, in Bochum, an der University of Cincinnati, an der Ohio University. Kanfer war Mitherausgeber etlicher Fachzeitschriften, wie z. B. „Psychological Reports", „Behavior Therapy", „Journal of Abnormal Psychology", „Journal of Addictive Behaviors", „Behavior Modification", „Cognitive Therapy and Research", „Journal of Behavioral Assessment", „Behavioral Assessment", „Clinical Psychology Review", und war im Editorial Board von „Verhaltenstherapie und Verhaltensmedizin". Als Berater und Supervisor war Kanfer in verschiedenen Einrichtungen tätig – u. a. auch am Max Planck-Institut für Psychiatrie in München. Kanfer war verheiratet, aus seiner Ehe stammen zwei Kinder, eine Tochter und ein Sohn.

Wichtige theoretische Beiträge und Orientierungen

Das Forschungsinteresse Kanfers nahm einen klar ersichtlichen Weg. Zunächst stand es in der Tradition amerikanischer lerntheoretischer Ansätze. Sehr früh betonte Kanfer die Bedeutung von Aufmerksamkeit, Zuwendung – also von kognitiven Momenten für die menschliche Interaktion. Kanfer hat die „kognitive Wende" schon Jahrzehnte vorweggenommen. In Experimenten konnte Kanfer zeigen, dass menschliches Verhalten nicht nur durch externe Kontingenzen beeinflusst wird, sondern durch ein hohes Ausmaß von internen Stimuli. Dies führte ihn zu seinem Konzept der Selbstkontrolle, in die Phänomene wie Verstärkeraufschub, internales Sprechen, Selbstregulation, Momente des altruistischen Verhaltens und subjektive Bewertung eingeflossen sind. Hier wird eine Einstellung Kanfers deutlich, die ohne die Kenntnis und Erfahrung psychologischer Richtungen in Europa nicht verständlich wäre. Kanfer hat Ansätze → Freuds und vor allem Alfred → Adlers in eine moderne, wissenschaftlich gut begründete, lehr- und lernbare Therapieform einfließen lassen. In den letzten etwa 20 Jahren beschäftigte sich Kanfer mehr mit dem therapeutischen Prozess. Die Basis, von der Kanfer ausging, wird vom Ergebnis der kognitiven Psychologie, Emotionspsychologie und Motivationspsychologie geformt und beinhaltet Grundfragen der Therapie: Wie ist die therapeutische Beziehung gestaltet, wie kann die Motivation zur Psychotherapie geklärt und gefördert werden? Kanfer diskutierte in diesem Zusammenhang entscheidende Fragen, an die sich die Verhaltenstherapie ursprünglich gar nicht herangewagt hat. Dabei wird deutlich, dass es ihm nicht nur um eine Therapie der Selbstregulation und Selbstkontrolle ging, sondern dass er die angesprochenen und diskutierten Verhaltensmöglichkeiten im Gespräch selbst vorzeigte und sich daran hielt, sie also als eigene Maxime vorlebte, und dies hat Kanfer über einen ausgezeichneten Lehrer und Therapeuten weit emporgehoben. 1968 hat Kanfer ein Fulbright Professorship erhalten, hat sich an der Ruhr-Universität in Bochum aufgehalten; danach verbrachte er jährlich Monate in Europa – auch wiederholt in Wien – zu Vorträgen und Seminaren. Anlässlich des 19. Europäischen Verhaltenstherapiekongresses (1989) erhielt Kanfer auch das Große Goldene Ehrenzeichen für Kunst und Wissenschaft des Landes Wien. 1987/88 war Kanfer Preisträger des Humboldt U.S. Senior Scientist Award. Kanfer hat sich nicht nur um Studenten und Ausbildungskandidaten bemüht, wiewohl seine Anstrengungen in dieser Hinsicht nicht zu unterschätzen sind. Bereits in einem Seminar im ersten Studienjahr Psychologie in Champaign hat Kanfer mit seinen Studenten erörtert und im Rollenspiel durchgeprobt, wie man sich gegenüber sexuellen Anfechtungen in der Psychotherapie verhalten kann. Kanfer hat auch bei der Gründung einer Reihe von verhaltenstherapeutischen und verhaltensmedizinischen Kliniken in Deutschland mitgewirkt und seine Kenntnisse in die Strukturen der Institutionen einfließen lassen (Windach 1975, Bad Dürkheim, Berus, Furth im Walde, etc.). Kanfer war somit ein Bauherr – ohne ihn wäre das Gebäude der Verhaltenstherapie im deutschsprachigen Raum ein Torso geblieben.

Wesentliche Publikationen

(1970) Self-regulation: Research, issues and speculations. In: Neuringer C, Michael JL (Eds), Behavior modification in clinical psychology (pp 178–220). New York, Appleton-Century-Crofts
(1985) The limitations of animal models in understanding anxiety. In: Tuma AH, Maser JD (Eds), Anxiety and the anxiety disorders (pp 245–259). Hillsdale (NJ), Erlbaum
(1989) The scientist-practitioner connection: Myth or reality? A response to Perrez. New Ideas in Psychology 7: 147–154
Kanfer FH, Phillips JS (1966) Behavior therapy: A panacea for all ills or a passing fancy? Archives of General Psychiatry 5: 114–128
Kanfer FH, Phillips JS (1970) Learning foundations of behavior therapy. New York, Wiley [dt.: (1975) Lerntheoretische Grundlagen der Verhaltenstherapie. München, Kindler]
Kanfer FH, Reinecker H, Schmelzer D (1991) Selbstmanagement-Therapie. Berlin, Springer
Kanfer FH, Saslow G (1965) Behavioral analysis: An alternative to diagnostic classification. Archives of General Psychiatry 12: 529–538
Kanfer FH, Saslow G (1969) Behavioral diagnosis. In: Franks CM (Ed), Behavior therapy: Appraisal and status (pp 417–444). New York, McGraw-Hill [dt.: (1974) Verhaltenstheoretische Diagnostik. In: Schulte D (Hg), Diagnostik in der Verhaltenstherapie (S 24–59). München, Urban & Schwarzenberg]
Kanfer FH, Schefft BK (1988) Guiding the process of therapeutic change. Champaign (IL), Research Press
Karoly P, Kanfer FH (Eds) (1982) Self-management and behavior change: From theory to practice. New York, Pergamon

Literatur zu Biografie und Werk

Kanfer FH, Schmelzer D (2001) Wegweiser Verhaltenstherapie: Psychotherapie als Chance. Berlin-Heidelberg-New York, Springer
Reinecker H, Schmelzer D (2002) Frederik H. Kanfer 1925–2002. Verhaltenstherapie und Verhaltensmedizin 23: 395–397

Hans Georg Zapotoczky

Kardiner, Abraham [Abram]

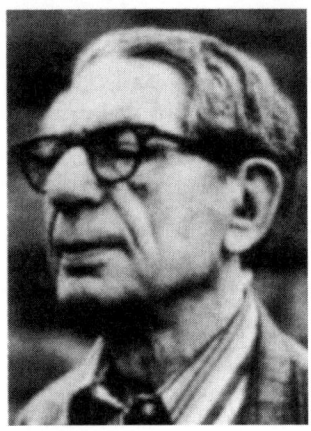

* 17.8.1891 in New York; † 20.7.1981 in Easton, Connecticut.

Arzt, Psychiater, Psychoanalytiker, Kulturanthropologe, Vertreter der kulturalistischen neofreudianischen Psychoanalyse in den USA und der „Culture and Personality"-Forschung.

Stationen seines Lebens

Kardiner studierte an der Cornell University, an der er auch 1923–29 unterrichtete. 1921/22 Psychonalyse und psychoanalytische Ausbildung bei Sigmund → Freud in Wien. Kardiner war 1922–44 Mitglied der New York Psychoanalytic Society, Dozent am New York Psychoanalytic Institute und Professor für Psychiatrie an der Columbia University in New York. Anfang der 1930er Jahre wandte er sich der „Culture and Personality"-Forschung zu und arbeitete mit den Kulturanthropologen Ruth Benedict, Ralph Linton und Cora Du Bois zusammen. Mit Sándor → Radó, Georg Daniels und David Levy 1942 Mitbegründer des psychoanalytischen Ausbildungsinstituts Association for Psychoanalytic Medicine. 1955 trennte sich Kardiner von Radó und eröffnete eine eigene psychoanalytische Klinik. 1961–68 unterrichtete Kardiner an der Ermory University in Atlanta. Kardiner starb 1981.

Wichtige theoretische Beiträge und Orientierungen

Das Auffinden von Zusammenhängen zwischen Kultur und Persönlichkeit war das Programm der „Culture and Personality"-Forschung, die sich in den 1930er Jahren im Rahmen der amerikanischen Kulturanthropologie entwickelte und die von Anfang an psychoanalytisch orientiert war. Die allgemeinen Fragestellungen waren darauf gerichtet, die Abhängigkeiten des menschlichen Verhaltens von der jeweiligen Kultur zu erforschen und die dafür charakteristischen Momente der untersuchten Kultur oder des gesellschaftlichen Lebens herauszufinden. Als Synthese der „Culture and Personality"-Forschung wurde die Zusammenarbeit des Psychoanalytikers Abram Kardiner mit dem Ethnologen Ralph Linton angesehen. 1936 organisierte Abram Kardiner am New York Psychoanalytic Institute ein Seminar, an dem unter anderem Edward Sapir, Ruth Benedict und Cora Du Bois teilnahmen, ein Jahr später, nach der Übersiedlung des Seminars an die Columbia University, kam der Ethnologe Ralph Linton dazu. In diesen Seminaren entwickelten Abram Kardiner und Ralph Linton ein Verfahren, bei dem die Psychoanalyse systematisch in die Fragestellungen der Kulturanthropologen einbezogen wurde. Die Ergebnisse wurden in den 1939 und 1945 erschienenen Büchern „The individual and his society" und „The psychological frontiers of society" veröffentlicht. Der Nachweis der kulturspezifischen Persönlichkeitsformung erfolgte am Beispiel kleiner, übersichtlicher und abgeschlossener Gruppen und Gesellschaften, solchen, mit denen die Ethnologen umzugehen gewohnt waren. Die Ethnologen lieferten Beobachtungen über Erziehungspraktiken in den zur Diskussion stehenden Kulturen, Kardiner interpretierte mit Hilfe der Technik der „psychodynamischen Analyse" deren Bedeutung für die kulturelle Anpassung.

Unabhängig davon werteten Experten die bei der Feldforschung verwendeten Tests aus. Auf diese Weise wurden 1935–38 insgesamt sieben Kulturen untersucht. Mit dem Konzept der „Basispersönlichkeitsstruktur" („basic personality structure") von Kardiner und Linton wurde in Weiterentwicklung von Ruth Benedicts „patterns of culture" – die prägenden Muster einer Kultur – das Gewicht auf die affektiven Faktoren bei der Entwicklung und Dynamik der Persönlichkeit gelegt, welche die Mitglieder einer Kultur vor allem aufgrund ihrer gemeinsamen Erfahrungen in der frühen Kindheit teilen. Kardiner betrachtet die Freudsche Psychoanalyse kulturrelativistisch, als gebunden an spezifische gesellschaftliche Entstehungsbedingungen. Die spezifischen psychoanalytischen Auffassungen zur Triebtheorie, zur Sexualität und Aggression sowie zum Ödipus-Komplex als Erklärungsansätze des Verhaltens lehnte Kardiner ab. Die Kritik verweist auf Kardiners mangelhafte Rezeption der Psychoanalyse, insbesondere der psychoanalytischen Ich-Psychologie. Eine Reihe amerikanischer Psychoanalytiker, die als „Neo-Freudianer" bezeichnet werden, hatte mit der Einführung sozialer und historischer Kategorien zu Beginn der 1940er Jahre Freudsche psychoanalytische Konzepte revidiert und psychodynamische Ansätze vertreten, in denen psychische Gegebenheiten immer als kulturspezifisch strukturiert angesehen werden. Auch nach der Auffassung Kardiners werden psychische Störungen in erster Linie durch gesellschaftliche, soziale und situative Faktoren verursacht. Bei ihnen verloren die libidotheoretische Auffassung Freuds und damit die sexuellen und aggressiven Triebmomente ihre zentrale Bedeutung. Das Verständnis der Psychoanalyse für abweichendes Verhalten wurde stark durch das medizinische Erklärungsmodell bestimmt und führte zur „Psychiatrisierung" menschlichen Verhaltens.

Wesentliche Publikationen

(1932) The bio-analysis of the epileptic reaction. Psychoanalytic Quarterly 1: 375–483
(1941) The traumatic neurosis of war. New York-London, Hoebner
(1945) The psychological frontiers of society. New York, Columbia University Press

(1947) War stress and neurotic illness. New York-London, Hoebner

(1956) Sex and morality. New York, Bobbs-Merrill

(1979) Meine Analyse bei Freud. München, Kindler

(Ed) (1939) The individual and his society: The psychodynamics of primitive social organisation. With a foreword and two etnological reports by Ralph Linton. New York, Columbia University Press

Kardiner A, Ovesey L (1951) The mark of oppression: A psychological study of the American negro. New York, Columbia University Press

Kardiner A, Preble E (1974) Wegbereiter der modernen Anthropologie. Frankfurt/M., Suhrkamp

Literatur zu Biografie und Werk

Manson WC (1988) The psychodynamics of culture: Abram Kardiner and Neo-Freudian anthropology. New York, Greenwood Press

Reichmayr J (2003) Ethnopsychoanalyse: Geschichte, Konzepte, Anwendungen. Gießen, Psychosozial-Verlag

Johannes Reichmayr

Karp, Marcia

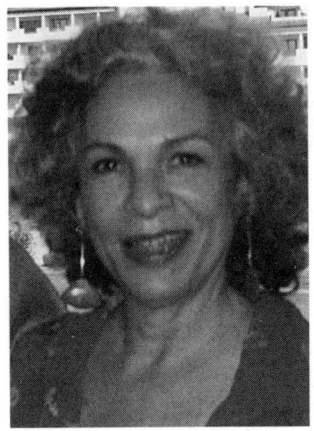

* 11.4.1942 in Stevens Point, Wisconsin, USA.

Vertreterin des Psychodramas.

Stationen ihres Lebens

Geboren als drittes Kind einer jüdisch-polnischen Einwandererfamilie; der Vater ist Leiter der örtlichen Synagoge und Inhaber eines kleinen Schuhgeschäfts, das er als Familienbetrieb führt. Fleiß und Strebsamkeit sind wesentliche Werte in der Familie. Konflikte zwischen den elterlichen Erwartungen und den Bedürfnissen der älteren Brüder lassen sie in die Rolle der Vermittlerin kommen. Aus der traditionell zugeschriebenen Rolle einer Hausfrau entkommt sie durch den Einfluss eines Rabbiners, der damit eine akademische Laufbahn ermöglicht. Das Judentum spielt eine wichtige Rolle in ihrer kindlichen Entwicklung. Neben den Hebräisch-Lektionen und den alltäglichen Erfahrungen in einem traditionellen jüdischen Haushalt ist besonders die Bedeutung, die der Vater der Herkunft, Geschichte und dem Schicksal des jüdischen Volkes beimisst, beeinflussend. Ein Sprachfehler als Kind lässt sie früh den Erfolg von Therapie und die Notwendigkeit von Unterstützung und Schutz, den sie durch die Mutter erfährt, am eigenen Leib erfahren. Sie studiert Psychologie an der Universität von Wisconsin und kommt dabei erstmals mit Jakob Levy → Morenos Thesen in Berührung. Morenos Ausspruch „Die besten Dinge passieren durch Zufall" begleitet Karp durch ihr Leben. Sie versucht die in seinem Buch „Who shall survive" entdeckten psychodramatischen Ideen unmittelbar in ihre Arbeit mit Stotterern während eines Praktikums in den Sommermonaten umzusetzen und bemüht sich anschließend um eine Ausbildung im Bereich der Sprachpathologie. Mit einem Stipendium aus einer J.F. Kennedy-Stiftung nimmt sie an einem Ausbildungsprogramm am Columbia University Teachers College in New York teil. New York bietet ihr die Möglichkeit, Morenos Theater, „The Moreno Institute", zu besuchen. Nach einem Praktikum am Metropolitan Krankenhaus in New York, wo sie die Möglichkeit hat, dramatherapeutisch mit einer Patientengruppe zu arbeiten, wird sie durch den Erfolg bestärkt und beginnt eine Psychodrama-Ausbildung bei Jakob Levy und Zerka → Moreno in Beacon, New York. Ein Kinderheim in Rhinbeck, New York, wird ihr erster Arbeitsplatz. 1973 übersiedelt sie nach England und 1974 heiratet sie Ken Sprague, einen Soziodramatiker und Grafiker. Sie haben fünf Kinder, zwei davon gemeinsam. Mit ihrem Mann zusammen leitet sie das Holwell International Psychodrama Centre in Barnstaple, später das Hoewell International Centre for Psychodrama in Lynton, North Devon, wo sie als Psychotherapeutin in der Behandlung von

Einzelpersonen und in der Gruppentherapie tätig ist (geprüfte Trainerin des American Board of Group Psychotherapy and Psychodrama). In der Folge leitet Karp zahlreiche Ausbildungsgruppen und Seminare im In- und Ausland (Finnland, Norwegen, Spanien, Schweiz, Russland, Frankreich, Dänemark, USA und Japan); 1994/95 Psychotherapeutin am Litchdon Medical Centre, Barnstaple, Devon, seit 1996 Senior Trainer am „Institut de Methodes d'Actions et de Psychodrame" in Genf, 1991 Ehrenpräsidentin der Britischen Psychodrama-Gesellschaft, 1995 Vorstandsmitglied der Internationalen Gesellschaft Gruppenpsychotherapie (IAGP), Gründungsmitglied und Mitglied des Beirats in der Föderation Mediterraner und Europäischer Trainings-Organisationen (FEPTO).

Wichtige theoretische Beiträge und Orientierungen

Ihr Kennzeichen sind ihre Authentizität, Kreativität und Spontaneität, ihr tiefes Verbundensein mit allem Lebendigen und ihr spontanes Engagement, das als die Übernahme jener Verantwortung zu sehen ist, die Moreno als Kriterium für das Überleben der Menschheit betrachtet hat. Karp verzichtet meist darauf, sich auf Vorgaben irgend einer Art zu beziehen und schöpft aus sich selbst. Die Warming-up-Phase gestaltet sie ausschließlich in sich spürend und im Einklang mit der Gruppe. Ein von ihr kreiertes anamnestisches Verfahren ist der „Lebenszug", indem der Protagonist dazu eingeladen wird, sein Leben als Zug zu betrachten. Die Haltestellen sind durch das Ausscheiden (oder die Aufnahme) relevanter Personen aus dem sozialen Beziehungsnetz markiert. Im Rollentausch mit den Reisenden exploriert der Protagonist seine Beziehungen. Aber auch in der Spielphase begrenzt sie sich nicht durch Regeln. Anders als die meisten Psychodramatiker arbeitet sie unter bestimmten Voraussetzungen auch mit mehr als einem Protagonisten gleichzeitig.

Wesentliche Publikationen

Holmes P, Karp M (Eds) (1991) Psychodrama: Inspiration and technique. London-New York, Routledge

Holmes P, Karp M, Watson M (Eds) (1994) Psychodrama since Moreno: Innovations in theory and practice. London-New York, Routledge
Karp M, Holmes P, Bradshaw Tauvon K (Eds) (1998) The handbook of psychodrama. London-New York, Routledge
Karp M (2000) A sixteen-year case study in rape and torture. In: Kellermann PF, Hudgins MK (Eds), Psychodrama with trauma survivors: Acting out your pain (pp 63–82). Philadelphia-London, Jessica Kingsley

Literatur zu Biografie und Werk

Karp M (1989) Living vs. survival: A psychotherapist's journey. In: Dryden W, Spurling L (Eds), On becoming a psychotherapist (pp 87–101). London-New York, Routledge

Jutta Fürst

Kast, Verena

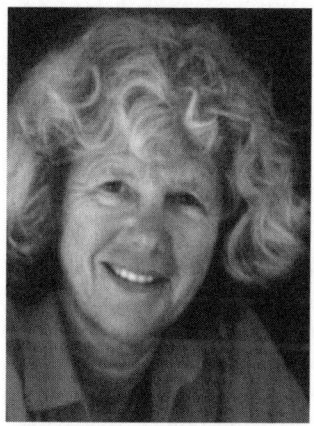

* 24.1.1943 in Wolfhalden, Appenzell, Schweiz.

Bedeutende Vertreterin der Analytischen Psychologie im deutschsprachigen Raum.

Stationen ihres Lebens

Sie wuchs als jüngstes Kind einer Bauernfamilie gemeinsam mit drei Geschwistern in Appenzell auf. Träume und Märchen gehörten zu ihrem Alltag. Träume z. B. wurden in ihrer Familie als so wichtig geschätzt, dass man sie beim gemeinsamen Frühstück zu erzählen pflegte. Verena liebte besonders Märchen mit Wölfen und das „Dreizehnerlein". Sie las sehr viel und wollte einmal Jugendbuchschriftstellerin werden. Da ein Universitätsstudium unvorstellbar war, besuchte sie zunächst 1959–63 das Lehrerseminar Rorschach. Als sie 18 Jahre alt war, erzählte ihr Religionslehrer triumphierend, dass „der alte Ketzer von Zürich" (gemeint war C.G. → Jung) gestorben sei. So wurde ihr Interesse an den Werken C.G. Jungs geweckt. Nach zweijähriger Grundschullehrertätigkeit begann sie als Werkstudentin (Sportlehrerin) zuerst in Basel, dann 1966–70 an der Universität Zürich Psychologie, Philosophie und Literatur zu studieren. 1970 Diplom in Psychologie, gleichzeitig Abschluss der Spezialausbildung für Psychotherapie am C.G. Jung Institut Zürich. Eröffnung einer psychotherapeutischen Praxis in St. Gallen und Beginn ihrer Vorlesungstätigkeit am C.G. Jung Institut Zürich. Ab 1973 regelmäßige Lehraufträge an der Universität Zürich, 1974 Doktorat an dieser Universität (Dissertation: „Kreativität in der Psychologie von C.G. Jung"), 1979 Ernennung zur Lehranalytikerin; nach zehn Jahren therapeutischer Arbeit und Forschung 1980 Beginn ihrer umfangreichen Publikationstätigkeit. Dem ersten Buch (über das Assoziationsexperiment) folgte 1982 ein mit starkem persönlichem Interesse geschriebenes Buch über das Trauern, in dem sie Trauerprozesse und deren Bedeutung und Chancen für den therapeutischen Prozess beschreibt. Mit dieser Arbeit habilitierte sie 1982 an der Universität Zürich in Psychologie. Gleichzeitig mit dem wissenschaftlichen Buch über das Trauern entstand das Märchenbuch „Wege aus Angst und Symbiose". In der Folge schreibt sie immer wieder wissenschaftliche Bücher und parallel dazu das jeweils passende Märchenbuch, z. B. „Paare" und „Mann und Frau im Märchen". So verbindet sie die empirisch-wissenschaftlich-kognitive mit der archetypisch-emotional-kreativen Ebene. Mit dem Buch „Freude, Inspiration, Hoffnung" schlug sie 1991 eine Brücke vom Buch über das Trauern, das ihr den Spitznamen „Trauer-Kast" eingebracht hatte, zu den der Trauer entgegengesetzten und angenehmeren Emotionen, die ihrem eigenen Wesen mehr entsprechen. Bücher über Angst, Neid, Eifersucht, Ärger, Interesse und Langeweile folgten. In einem Zeitraum von 20 Jahren legt sie eine umfassende Sammlung psychologisch-psychotherapeutischer Arbeiten

über fast alle Emotionen vor. Mit insgesamt nahezu 50 Büchern über verschiedene Themenbereiche spricht sie eine sehr breite an Psychologie und Psychotherapie interessierte Leserschicht an, mit etwa 60 Fachartikeln stellt sie ihre Forschungsergebnisse dem Fachpublikum vor. 1980–89 war sie Präsidentin der Schweizerischen Gesellschaft für Analytische Psychologie, 1986–95 war sie zuerst zweite, dann erste Vizepräsidentin der Internationalen Gesellschaft für Analytische Psychologie (IAAP) und 1995–98 Präsidentin der IAAP, seit 1989 ist sie Vorsitzende der Internationalen Gesellschaft für Tiefenpsychologie. Nach 15 Jahren Tätigkeit im Beirat der Lindauer Psychotherapiewochen arbeitet sie seit 1999 in der Leitung der Lindauer Psychotherapiewochen. Seit 1988 wirkt sie als Professorin an der Universität Zürich und deckt den Bereich der Tiefenpsychologie im Rahmen der philosophischen Psychologie ab. Rege Vortragstätigkeit in Europa, in den USA und in Japan.

Wichtige theoretische Beiträge und Orientierungen

Verena Kast hat die Analytische Psychologie und darüber hinaus die (Tiefen)Psychologie mit ihren umfassenden Arbeiten über die Emotionen erweitert und befruchtet. Es gelingt ihr, die Jung'schen Auffassungen von Komplex, Archetyp und Symbol mit neuen (entwicklungs)psychologischen und neurobiologischen Erkenntnissen zu verbinden und für die Therapie nutzbar zu machen. Sie schafft es, aus der Jung'schen Psychologie gut handhabbare therapeutische Konzepte zu entwickeln. Als „Märchen-Kast" bringt sie vielen Menschen das uralte psychologische und therapeutische Wissen unserer Vorfahren nahe und weckt zum Teil verloren gegangenes Interesse und Verständnis für Symbole. Vor allem mit ihren Büchern über Emotionen, Symbole, Märchen, Bindung-Trennung, Übergänge und Krisen erreicht sie eine sehr breite Leserschicht. Zahlreiche Neuauflagen beweisen das große Interesse an ihren Werken (das „Trauer-Buch" z. B. erscheint 2002 in der 24. Auflage, das Buch „Paare" in der 17. Auflage). Kast macht die Analytische Psychologie vielen an Psychologie und Psychotherapie interessierten Menschen zugänglich. Darüber hinaus vermittelt sie mit ihren erlebensnahen Beschreibungen, ihrer „positiven" Einstellung zum Menschen und zum Leben und auch durch ihre klaren Konzepte Einsicht, Hoffnung und Hilfe. Es ist ihr therapeutisches Anliegen, den Menschen nicht als defizitäres, in seiner Krankheit gefangenes Wesen zu verstehen. Kast verkörpert vorbildlich den ressourcenorientierten, kreativen Ansatz der Jung'schen Psychologie und kann mit ihrer eigenen Lebensleidenschaft bei ihren Leserinnen und Lesern ein positives Lebensgefühl hervorrufen. Traum, Märchen, Fantasie und Kreativität durchziehen Kasts Werk wie ein roter Faden. Interesse versteht sie als Lebenselixier, das zur Kreativität führt. Sie lässt sich selbst ein Leben lang von ihren Interessen leiten und geht mit Leidenschaft ihren „inneren Weg", immer wieder los lassend und sich auf Neues einlassend. Ihre Arbeit ist von großem Engagement und von Authentizität getragen. Auch in großen öffentlichen Vorlesungen vermittelt sie akademisches Wissen unter Einbeziehung des Auditoriums, indem sie Emotionen weckt, zu Fantasie und Kreativität ermuntert und zu Selbsterkenntnis führt. Ihre Bücher sind konkret-anschaulich, lebendig, klar, einfach und zugleich tief, sowie ermutigend – ihre Bücher sind wie sie selbst.

Wichtigste Publikationen

(1982) Trauer. Phasen und Chancen des psychischen Prozesses. Stuttgart, Kreuz
(1984) Paare: Beziehungsphantasien oder Wie Götter sich in Menschen spiegeln. Stuttgart, Kreuz
(1987) Der schöpferische Sprung: Vom therapeutischen Umgang mit Krisen. Olten, Walter
(1990) Die Dynamik der Symbole: Grundlagen der Jungschen Psychotherapie. Olten, Walter
(1991) Freude, Inspiration, Hoffnung. Olten, Walter
(1994) Vater-Töchter, Mutter-Söhne: Wege zur eigenen Identität aus Vater- und Mutterkomplexen. Stuttgart, Kreuz
(1998a) Komplextheorie gestern und heute. Empirische Forschung in der Jungschen Psychologie. Analytische Psychologie 29: 296–316
(1998b) Animus und Anima: Zwischen Ablösung von den Eltern und Spiritualität. In: Frick E, Huber R (Hg), Die Weise von Liebe und Tod (S 64–79). Göttingen, Vandenhoeck & Ruprecht
(2000) Die Transzendenz der Psyche. In: Egner H (Hg), Psyche und Transzendenz im gesellschaftlichen Spannungsfeld heute (S 33–55). Düsseldorf, Walter

(2001) Vom Interesse und dem Sinn der Langeweile. Düsseldorf, Walter

Literatur zu Biografie und Werk

Heisig D (2002) Brückenbauerin zur Lebensleidenschaft. Verena Kast – Ein Portrait. Jung Journal: Forum für Analytische Psychologie 7: 24–26

Reinhard Skolek

Kelley, Charles R. [Chuck]

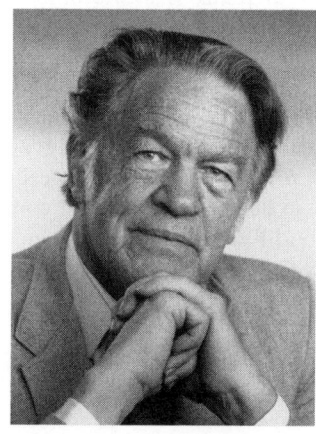

* 25.9.1922 in Enid, Oklahoma.

Begründer der Radix Education, einer Weiterentwicklung des körperorientierten Ansatzes von Wilhelm → Reich.

Stationen seines Lebens

Grundschule in Los Angeles, California; 1940–48: College (Los Angeles City College, UCLA, und Stanford-Universität); 1942–46: Ausbildung und Praxis in Wettervorhersage bei der US-Army Air Force im Zweiten Weltkrieg; 1947/48: Graduierung als Bates-Sehlehrer an der Margaret R. Corbett Schule; 1949: Diplom (B.A.) in Psychologie, Universität von Hawaii; 1950: M.A. in Psychologie, Universität von Ohio State bei Professor Samuel Renshaw; 1950: Übersiedlung nach New York, um mit Wilhelm Reich zu studieren und sich einer Reichschen Therapie zu unterziehen; 1953–57: Assistenzprofessor für Psychologie, Abteilung für Angewandte Sehforschung, Universität von

North Carolina State, Raleigh, North Carolina; ab 1952: wissenschaftliche Experimente mit Reichschen Geräten; 1957–70: Begründung und Leitung des Laboratoriums für Angewandte Psychologie mit Dunlap & Kollegen in Stanford, Connecticut, davon 1963–70 als Leitender Wissenschaftler und Direktor der West Coast Division; 1958: Doktorat (Ph.D.) der New School for Social Research, New York, bei Professor Hans Wallach, mit einer Dissertation über psychologische Faktoren der Kurzsichtigkeit; 1960: Gründung des Interscience Research Institute, das später in Radix Institute umbenannt wurde; 1961–65: Herausgeber von „The Creative Process", der einzigen Zeitschrift, die sich in Amerika in den Jahren nach Reichs Tod mit Reichschen Studien beschäftigte; 1963 und 1970: Gastdozent der NATO Division of Scientific Affairs in Europa; 1968: erste experimentelle Gruppen, in denen eine Synthese von Bates-Sehtraining und Reichscher Therapie gesucht wurde; 1970: Gastprofessor an der Universität von Illinois; 1970: Gründung des Ausbildungsinstituts in Santa Monica, California, zusammen mit seiner Frau Erica; 1974: Umbenennung des Instituts in „Radix Institut"; 1972–86: Ausbildung von mehr als 150 Radix Teachers, Leitung des Instituts in Ojai, California, Leitung von Seminaren in der ganzen Welt; 1978–83: Herausgeber und Autor der Zeitschrift „The Radix Journal"; 1989: Übersiedlung nach Vancouver (Washington); derzeit arbeitet er als Autor, Tutor für Therapeuten, Radix-Lehrer und Kursleiter (Fernstudienkurs „Science and the Life Force"). Mitglied der American Psychological Association und der American Psychological Society, Mitglied des Aufsichtsrats in der Amerikanischen Vereinigung für Körperpsychotherapie, Mitglied im American Board of Sexology.

Wichtige theoretische Beiträge und Orientierungen

Arbeiten über den Ursprung und die Natur des Muskelpanzers, der von Wilhelm Reich entdeckt wurde; er versteht den Muskelpanzer als Folge von Gegenpulsation und als Mechanismus des menschlichen Willens, wodurch das Therapieziel nicht mehr in der Entfernung des Panzers besteht, sondern darin, den Panzer flexibler und bewusster zu machen; Arbeiten über die Charakteristika der Lebensenergie, die er Radix nannte, etwa über die Ladungsbildung im Körper im Instroke, über die Entladung im Outstroke, und über die gleichzeitige Entstehung von Bewusstsein und physikalischer Energie während des Outstroke; Arbeiten über das Wesen der Psychotherapie, die er als einen Prozess persönlichen Wachstums und nicht als Heilung einer Krankheit versteht; Entwicklung einer wertneutralen funktionellen Charakterologie, die sich nicht an traumatischen Entwicklungsphasen der Kindheit, sondern an der Blockierung von Basisemotionen und den resultierenden Ladungsmustern orientiert.

Wesentliche Publikationen

(1968) Manual and automatic control. New York, John Wiley

(1971) New techniques of vision improvement. Vancouver (WA), K/R Publications

(1974) Education in feeling and purpose. Vancouver (WA), K/R Publications

(1989) The making of chickens and of eagles. Vancouver (WA), K/R Publications

(1992) The Radix. Vol. I: Personal growth work; Vol. II: Radix scientific processes. Cali-Vale (Colombia), Fundacion de Psicologia Colombiana y Ciencias Afines (PSICOL)

Kelley CR, Kelley EC (1994) Now I remember: Recovering memories of sexual abuse. Vancouver (WA), K/R Publications

Literatur zu Biografie und Werk

Collins R (1965) Charles R. Kelley: A biographical sketch. The Creative Process 4: 104–112

Werner Pitzal

Kernberg, Otto Friedmann

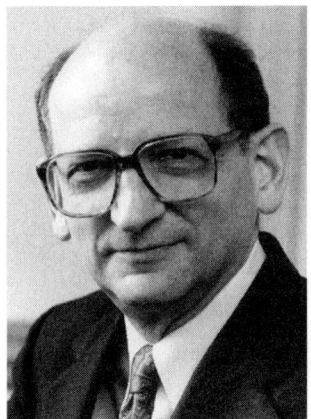

* 10.9.1928 in Wien.

Führender Vertreter im Bereich narzisstische Persönlichkeitsstörungen und Borderline-Syndrom.

Stationen seines Lebens

Über seinen Onkel Manfred Sakel, der die Behandlung von Schizophrenie mittels Insulin entdeckte, kam er früh mit der Psychiatrie in Kontakt, und beschäftigte sich bereits mit 16 Jahren mit den Schriften Freuds. Am 16.7.1939 emigrierte er mit seinen Eltern nach Chile. In Valparaiso besuchte er die Mittelschule und begann 1947 sein Medizinstudium in Santiago. 1953 promovierte Kernberg und absolvierte 1954–57 die psychiatrische Fachausbildung. 1954 begann er mit der Ausbildung zum Psychoanalytiker und wurde 1960 Mitglied der Chilenischen Psychoanalytischen Vereinigung. Mit seiner chilenischen Gattin Pauline Kernberg, einer Kinderpsychoanalytikerin, hat er drei gemeinsame Kinder (Martin, Karen, Adine). 1959 erhielt Kernberg das Rockefeller-Stipendium, das ihm einen Studienaufenthalt in den Vereinigten Staaten ermöglichte. Danach ging er zurück nach Chile. 1961 folgte er der Einladung, an einem Psychotherapie-Forschungsprojekt von Robert Wallerstein an der Menninger Foundation in Kansas mitzuwirken und immigrierte in die USA. Er nahm bis 1973 an dieser Studie teil und bearbeitete Stundenprotokolle von Patienten in Psychotherapie. Aus den gewonnenen Erfahrungen und Kenntnissen begann Kernberg geeignete Behandlungsmethoden für Borderline-Patienten auszuarbeiten. Nach 1973 entwickelte er eine enge freundschaftliche Beziehung zu Edith Jacobsen und Margret Mahler. Seit 1961 ist Kernberg ordentliches Mitglied der Internationalen Psychoanalytischen Vereinigung, seit 1964 ordentliches Mitglied der Amerikanischen Psychoanalytischen Vereinigung. Seit 1974 ist er als Ausbildungsanalytiker und als Supervisor am Columbia University Center for Psychoanalytic Training and Research tätig, 1977–93 wirkte er als Editor des „Journal of the American Psychoanalytic Association". Seit 1976 fungiert Kernberg als Professor für Psychiatrie am Cornell University Medical College und 1976–95 als Chairman und Medical Director des New Yorker Hospital-Cornell Medical Center. Kernberg war 1998–2001 Präsident der Internationalen Psychoanalytischen Vereinigung. Einige Auszeichnungen: 1972 Heinz Hartmann Award, 1975 Edward A. Strecker Award, 1981 George E. Daniels Merit, 1982 William F. Schonfeld Memorial Award, 1986 Van Gieson Award, 1987 und 1996 Teacher of the Year Award, 1990 Mary S. Sigourney Award, 1993 I. Arthur Marshall Distinguished Award, 1998 Doktor Honoris Causa, 1999 Österreichisches Verdienstkreuz für Wissenschaft und Kunst.

Wichtige theoretische Beiträge und Orientierungen

Durch seine Ausführungen zum pathologischen Narzissmus lieferte Kernberg unter anderem wertvolle Beiträge zur psychoanalytischen Narzissmusdiskussion (Kohut-Kernberg-Kontroverse). Er ist Objektbeziehungstheoretiker und stützt sich auf ichpsychologische und kleinianische Annahmen. Seine Entwicklungstheorie konzentriert sich auf die Differenzierung und Integration der Selbststrukturen und lehnt sich damit an Jacobson und Mahler an. Er unterscheidet zwischen normalem und pathologischem Narzissmus. Unter normalem Narzissmus versteht er die libidinöse Besetzung einer gesunden Selbststruktur, pathologischer Narzissmus ist eine Abwehrstruktur gegen übermäßige orale Aggression und damit zusammenhängende frühe Spaltung. Im Unterschied zur

Borderline-Persönlichkeitsstruktur ist bei der narzisstischen Persönlichkeit zwar ein pathologisches, jedoch integriertes, Größen-Selbst vorhanden, das ein Verschmelzungsprodukt aus Idealselbst-, Idealobjekt- und Realselbstrepräsentanzen darstellt. Unter malignem Narzissmus versteht Kernberg eine besondere Form des pathologischen Narzissmus, die gekennzeichnet ist durch eine narzisstische Persönlichkeitsstörung, antisoziales und sadistisches Verhalten und eine paranoide Haltung.

Wesentliche Publikationen

(1975) Borderline conditions and pathological narcissism. New York, Jason Aronson [dt.: (1978) Borderline-Störungen und pathologischer Narzißmus. Frankfurt/M., Suhrkamp]
(1976) Object relations-theory and clinical psychoanalysis. New York, Jason Aronson [dt.: (1981) Objektbeziehungen und Praxis der Psychoanalyse. Stuttgart, Klett-Cotta]
(1980) Internal world and external reality. New York, Jason Aronson [dt.: (1988) Innere und äußere Realität: Anwendung der Objektbeziehungstheorie. München, Verlag Internationale Psychoanalyse]
(1984) Severe personality disorders: Psychotherapeutic strategies. New Haven-London, Yale University Press [dt.: (1988) Schwere Persönlichkeitsstörungen: Theorie, Diagnose, Behandlungsstrategien. Stuttgart, Klett-Cotta]
(1989) Narcissistic personality disorder. Philadelphia, Saunders [dt.: (1996) Narzißtische Persönlichkeitsstörungen. Stuttgart, Schattauer]
(1989) Psychodynamic psychotherapy of borderline patients [dt.: (1993) Psychodynamische Therapie bei Borderline-Patienten. Bern, Huber]
(1992) Aggression in personality disorders and perversions. New Haven-London, Yale University Press [dt.: (1997) Wut und Haß: Über die Bedeutung von Aggression bei Persönlichkeitsstörungen und sexuellen Perversionen. Stuttgart, Klett-Cotta]
(1995) Love Relations: Normality and pathology. New Haven-London, Yale University Press [dt.: (1998) Liebesbeziehungen: Normalität und Pathologie. Stuttgart, Klett-Cotta]

Literatur zu Biografie und Werk

Frischenschlager O (Hg) (1994) Wien, wo sonst! Die Entstehung der Psychoanalyse und ihrer Schulen. Wien, Böhlau
Röder W, Strauss HA (Hg) (1999) Biographisches Handbuch der deutschsprachigen Emigration nach 1933. München, Saur

Tanja Klautzer

Klein, Melanie

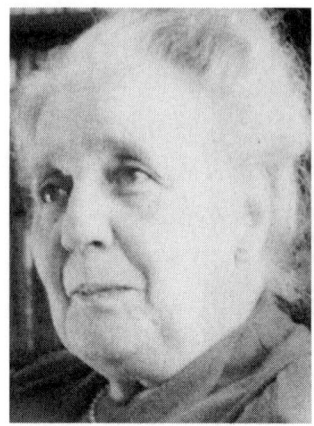

* 30.3.1882 in Wien; † 22.9.1960 in London.

Entwicklung der Spieltechnik zur Behandlung von sehr jungen Kindern; ausgehend von Sigmund → Freud, beeinflusst von Sándor → Ferenczi und von Karl → Abraham, erforschte sie das psychische Geschehen des ersten Lebensjahres sowie immer frühere Schichten der infantilen Lebensgeschichte.

Stationen ihres Lebens

Stammt aus einer Familie mit orthodoxer jüdischer Tradition, sie war das jüngste von vier Kindern (zwei Schwestern, ein Bruder). Eine ihrer Schwestern starb im Alter von neun Jahren, ihr Bruder, der ihre Arbeit maßgeblich förderte, starb im Alter von 25 Jahren. Ihr Vater entschloss sich mit 37 Jahren zur Abkehr vom Studium des Talmuds und qualifizierte sich als Doktor der Medizin. Klein wollte auch Medizin studieren, was jedoch durch ihre Heirat mit 21 Jahren und der darauf folgenden Geburt von drei Kindern (1904: Melitta Klein, die später ebenfalls Psychoanalytikerin wurde; 1907: Hans Klein; 1914: Erich Klein) nicht möglich war. Ihr Mann, Arthur Klein, arbeitete als Industriechemiker. Vor dem Ersten Weltkrieg Übersiedlung nach Budapest, wo sie mit Freuds Schriften bekannt wurde und kurz darauf eine Analyse bei Ferenczi begann, der sie 1917 ermutigte, ihren Arbeitsschwerpunkt der Kinderanalyse weiter zu verfolgen. 1919 las sie ihre erste Arbeit, „The development of a child", vor der ungarischen Psychoanalytischen Vereinigung und wurde von dieser zum Mitglied gewählt. 1920 Treffen mit Karl Abraham und auf sein Anraten hin Übersiedlung nach Berlin, um dort zu praktizieren. Klein publiziert ihre erste Arbeit „Der Familienroman in statu nascendi". 1923 wird sie Vollmitglied der Berliner Psychoanalytischen Vereinigung; 1924 Beginn einer Analyse bei Karl Abraham, die mit seinem Tod 1925 ein abruptes Ende fand; 1926 Ende ihrer unglücklichen Ehe mit Arthur Klein; 1926 Einladung von Ernest → Jones, in London Vorträge zu halten und in weiterer Folge dort zu arbeiten. Im April 1934 starb ihr Sohn Hans bei einem Bergunglück. Bis zu ihrem Tod lebte und wirkte sie in Großbritannien. Sie hinterließ ein umfassendes theoretisches Gedankengebäude mit zahlreichen Veröffentlichungen, die weitreichende Folgen für die Entwicklung der Psychoanalyse nach Freud mit sich brachten.

Wichtige theoretische Beiträge und Orientierungen

Anerkennung von Freuds Trieblehre und der damit verbundenen psychosexuellen Entwicklungsphasen sowie Erweiterung von Freuds Theorien der infantilen Sexualität um die Dimension der Internalisierungsvorgänge von Objektbeziehungen. Fantasie ist für sie der seelische Ausdruck von Triebregungen; von Geburt an gibt es ein frühes Ich, das Funktionsträger der unbewussten Fantasien ist. Der Ödipuskomplex tritt für sie schon viel früher auf als von Freud angenommen, nämlich in der prägenitalen Phase am Ende des ersten Lebensjahres. 1932 Veröffentlichung von „The psycho-analysis of children"; im Gegensatz zu Freuds Über-Ich, das Erbe des Ödipuskomplexes ist, Betonung des moralischen Gewissens des Kindes, das sich besonders streng und grausam äußert und den Ödipuskomplex maßgeblich beeinflusst. Beschreibung einer strukturellen Theorie der Seele, die in der Veröffentlichung von 1935, „A contribution to the psychogenesis of manic-depressive states", dargelegt wird. In der von Klein benannten paranoid-schizoiden Position, drittes bis viertes Lebensmonat, sind Gefühle immer überwältigend, die Objekte werden als vollkommen gut oder völlig böse empfunden

(gute, gewährende Brust – böse, versagende Brust). In der nachfolgenden depressiven Position, ab dem vierten Lebensmonat, erfolgt die Integration von Gut und Böse – Erfahrung, dass gute und böse Brust ein und dasselbe sind, dadurch wird die Mutter als ganze Person wahrgenommen. Die Ausarbeitung dieser beiden Phasen stand im Zentrum ihres Schaffens. Verinnerlichung von guten Objekten führt zur Stärkung und Festigung des Ichs, wodurch die Entwicklung voranschreiten kann. Die frühen Objektbeziehungen bleiben das ganze Leben hindurch wirksam; von Geburt an Auseinandersetzung des kindlichen Ichs mit der Polarität von Lebens- und Todestrieb. Zu den wichtigsten Spätwerken zählen „Envy and gratitude" (1957) und „Narrative of a child analysis" (1961). Wichtige technische Beiträge: Zugang zur kindlichen Psyche durch Verwendung der Spieltechnik, wobei das Spiel in allen seinen Einzelheiten als symbolischer Ausdruck unbewusster Konflikte angesehen werden kann und wie die freie Assoziation in der Erwachsenenanalyse behandelt wird. Die symbolischen Spielhandlungen werden nicht isoliert auf das Symbol bezogen, sondern im Gesamtzusammenhang der Sitzung gedeutet. Ihr Hauptbeitrag zur analytischen Technik besteht in direkten, schnellen und häufigen Deutungen der Angst und Übertragung; Tiefeninterpretationen von Anfang an, um die Türe zum Unbewussten zu öffnen und um Angstgefühle zu reduzieren; Einfluss auf die Psychoanalyse in Großbritannien; interne Differenzierung der Britischen Psychoanalytischen Gesellschaft in die „A-Gruppe" oder „Klein-Schule" (u. a. → Bion, Isaacs, → Segal), deren Institut die Tavistock Clinic ist, die Anhänger Anna → Freuds oder „B-Gruppe" (u. a. Burlingham, → Foulkes, Sandler) mit dem Hampstead Child-Therapy Course and Clinic und der „mittleren" oder „unabhängigen" Gruppe (u. a. Payne, → Winnicott, → Fairbairn).

Wesentliche Publikationen

(1932, 1987) Die Psychoanalyse des Kindes. Wien, Internationaler Psychoanalytischer Verlag bzw. Frankfurt/M., Fischer
(1935) A contribution to the psychogenesis of manic-depressive states. International Journal of Psychoanalysis 16: 145–174

(1957) Envy and gratitude. A study of unconscious sources. New York, Basic Books

(1961) Narrative of a child analysis. London, Hogarth Press

(1962) Das Seelenleben des Kleinkindes und andere Beiträge zur Psychoanalyse. Stuttgart, Klett

(1981) Ein Kind entwickelt sich: Methode und Technik der Kinderanalyse. München, Kindler

(1985) Frühstadien des Ödipuskomplexes. Frühe Schriften 1928–1945 (hg. von J. Stork). Frankfurt/M., Fischer

(1987) Envy and gratitude and other works. London, Hogarth Press

(1995) Gesammelte Schriften / Melanie Klein (hg. von R. Cycon). Stuttgart-Bad Cannstatt, Frommann-Holzboog [Bd. I, Teil 1: Schriften 1920–1945; Bd. I, Teil 2: Schriften 1920–1945; Bd. II: Die Psychoanalyse des Kindes; Bd. III: Schriften 1946–1963]

Klein M, Riviere J (1964) Love, hate and reparation. London, Hogarth Press [dt.: (1989) Seelische Urkonflikte: Liebe, Haß und Schuldgefühle. Frankfurt/M., Fischer]

Literatur zu Biografie und Werk

Bott Spillius E (Hg) (1988, 1990/1991) Melanie Klein heute. Entwicklungen in Theorie und Praxis (2 Bde.). München, Verlag Internationale Psychoanalyse

Grosskurth P (1986) Melanie Klein: Her work and her world. New York, Knopf [dt.: (1993) Melanie Klein: Ihre Welt und ihr Werk. Stuttgart, Verlag Internationale Psychoanalyse]

Hinshelwood RD (1989, 1991, 1993) Wörterbuch der kleinianischen Psychoanalyse. Stuttgart, Verlag Internationale Psychoanalyse

Kristeva J (2000) Melanie Klein. Paris, Fayard

Likierman M (2001) Melanie Klein: Her work in context. London, Continuum

Roazen P (1975) Freud and his followers. New York, Knopf

Segal H (1964, 1973, 1974) Melanie Klein: Eine Einführung in ihr Werk. München, Kindler

Segal H (1979) Klein. London, Fontana

Segal J (1992) Melanie Klein. London, Sage

Eva Wolfram & Ina Berger

Kohut, Heinz

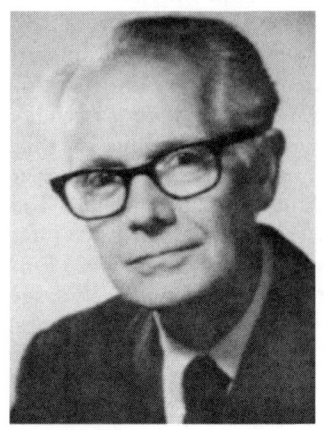

* 3.5.1913 in Wien; † 8.10.1981 in Chicago.

Begründer der psychoanalytischen Selbstpsychologie.

Stationen seines Lebens

Einziges Kind der jüdischen Eltern Felix und Else Kohut, geborene Lampl; der Vater war Teilhaber eines Papiergeschäfts und begabter Amateurpianist, seine Mutter begleitete als Sängerin. Kindheit in einer Mietwohnung im 9. Bezirk, Jugend- und Studienzeit in einem Einfamilienhaus im 19. Bezirk in Wien; nach dem Gymnasium (Matura 1932) Studium der Medizin. Ende 1937 Tod des Vaters; Abschluss des Studiums in den letzten Oktobertagen 1938, die jüdischen Professoren waren für die Abschlussprüfungen bereits durch Nationalsozialisten ersetzt worden; Anfang 1939 Verkauf des Hauses unter dem Druck der Nazis; während des Studiums Beginn einer Analyse bei August → Aichhorn. Kohut sah Sigmund → Freud ein einziges Mal, am 4. Juni 1938, als er von Aichhorn die Information bekommen hatte, Freud werde aus Wien abreisen, und zum Bahnhof ging: „Als der Zug anfuhr, traten wir näher, und zogen unsere Hüte vor Freud. Freud sah uns, zog seine Reisemütze und winkte uns zu" (Cocks, 1994: 65; siehe auch Kohut, 1975: 9). März 1939 Emigration, zunächst über die Vermittlung seines Jugendfreundes Siegmund Löwenherz nach England, dort ein Jahr Lagerarzt im Kitchener Camp in Kent, dann in die USA, wie Löwenherz nach Chicago. Die Mutter reiste 1940 eben dorthin. Es folgten: Facharztausbildung in Psychiatrie, Ausbildung zum Psychoanalytiker (zweite Analyse bei Ruth Eissler) 1946–50 im Chicagoer Institut für Psychoanalyse, Aufbau einer eigenen psychoanalytischen Praxis; 1948 Heirat mit der Sozialarbeiterin Elizabeth Meyer; aus der Ehe ging der Sohn Thomas hervor. 1953 Lehranalytiker im Chicagoer Institut, 1963–64 Präsident der Chicagoer Psychoanalytischen Gesellschaft, 1964–65 Präsident der Amerikanischen Psychoanalytischen Vereinigung, 1965–73 Vizepräsident der Internationalen Psychoanalytischen Gesellschaft; seit den 1960er Jahren reger Briefwechsel u. a. mit Heinz → Hartmann, Kurt → Eissler, Margaret → Mahler und Alexander Mitscherlich; längere freundschaftliche Beziehung mit Anna → Freud, die sich aber auf Grund des Theorie-Dissenses zuletzt abkühlte. 1980 einzige Begegnung mit Daniel N. → Stern im Rahmen eines Kongresses.

Wichtige theoretische Beiträge und Orientierungen

In den 1950er Jahren Beschäftigung mit den psychoanalytischen Grundlagen des Musikerlebens (erste Publikation 1950 gemeinsam mit Siegmund Levarie, vormals Löwenherz, siehe oben), den psychologischen Funktionen der Musik und der Literatur; November 1957 Festrede zum 25-jährigen Bestehen des Chicagoer Instituts für Psychoanalyse mit dem Titel „Introspektion, Empathie und Psychoanalyse" (1957, 1977); darin eine neue Definition des psychoanalytischen Arbeitsfeldes: Nur das, was über Introspektion und Empathie (hier als stellvertretende Introspektion verstanden) zugänglich ist, gehört zu dem Bereich, der mit der Psychoanalyse bearbeitet werden kann. In dieser Arbeit auch Grundlegung dessen, was später als Paradigmenwechsel von der Beobachtung zur Einfühlung die Grundlage für ein neues Theoriemodell bildete. Zusammengefasst: „Während mystische Introspektion verstehen mag, aber nicht erklärt, und die voranalytische wissenschaftliche Psychologie erklärt, aber nicht versteht, erklärt die Psychoanalyse, was sie versteht" (Kohut, 1975: 79). Mitte der 1960er Jahre

Interesse für den Begriff und die Bedeutung der Empathie, ebenso des Narzissmus; Arbeiten über „Formen und Umformungen des Narzissmus" (1965, 1975), über die Behandlung narzisstischer Persönlichkeitsstörungen (1968, 1975) und über die narzisstische Wut (1971, 1975); 1971 sein Buch „Narzißmus", hier formuliert Kohut seine neue Auffassung in Begriffen der klassischen Metapsychologie. In diesen Jahren Bildung eines inneren Kreises im Chicagoer Institut für Psychoanalyse, u. a. mit Paul und Anna → Ornstein, Ernest Wolf, Paul und Marian Tolpin, Arnold Goldberg, Michael Basch; 1975 „Bemerkungen zur Bildung des Selbst", darin u. a. ein alternativer Entwurf zur ich-psychologischen Theorie der Entwicklung von Partialobjekten und eine Antizipation eines wesentlichen Ergebnisses der neueren Säuglingsforschung: „Die Teile [des Selbst und der Funktionen, G.P.] bauen nicht das Selbst auf, sie werden in es eingebaut" (Kohut, 1975: 263); 1977 als weiteres Buch „Die Heilung des Selbst", die begriffliche Abkehr von der Triebtheorie und eine neue Sprache zur Beschreibung des Selbst; Weiterentwicklung der Begriffe Selbst und Selbstobjekt, sprachliche Ersetzung der narzisstischen Beziehungen durch Selbst-Selbstobjekt-Beziehungen und Entwurf einer eigenen Entwicklungslinie des Selbst von der archaischen zur reifen Beziehung Selbst-Selbstobjekt, getrennt von der Entwicklungslinie der Objektbeziehungen; zu Beginn der 1980er Jahre „Wie heilt die Psychoanalyse?", von Arnold Goldberg und Paul Stepansky 1984 posthum veröffentlicht; vier Tage vor seinem Tod letzter Vortrag (über Empathie). Konzeption der Rede zum 50-jährigen Bestehen des Chicagoer Instituts für Psychoanalyse mit dem Titel „Introspektion, Empathie und der Halbkreis der seelischen Gesundheit" (Kohut, 1981, 1991), im November 1981 verlesen. Die von Kohut gegründete Selbstpsychologie greift Denkansätze von frühen (am Rande des Mainstream gebliebenen) Psychoanalytikern, wie → Ferenczi und → Balint, auf und stellt damit eine Weiterentwicklung der Psychoanalyse dar. Mit der neuen Begrifflichkeit der Einfühlung, des Narzissmus und des Selbst führt sie aus der Triebtheorie und der Ich-Psychologie heraus. Die Entwicklung der Selbstpsychologie nach Kohut erfolgt in drei Richtungen, jede griff einen Grundgedanken Kohuts auf. → Lichtenberg und seine Mitarbeiter beschäftigen sich mit den motivationalen Systemen, die das Kind schon als Ausstattung mitbringt, und den Wegen dieser Motivationen; Anna und Paul Ornstein arbeiten die Selbst-Selbstobjekt-Matrix als die Entwicklungsumgebung des Selbst heraus; → Stolorow und seine Kollegen beschreiben die „organizing principles of experience" (Muster, die die subjektive Erfahrung organisieren) und entwickeln die Theorie der Intersubjektivität, die die soziale Bezogenheit und kontextuelle Einbindung des Selbst im Unterschied zum Ideal der Ich-Autonomie in der Entwicklung der Objektbeziehungen der klassischen Psychoanalyse betont.

Wesentliche Publikationen

(1966–1973, 1975) Die Zukunft der Psychoanalyse: Aufsätze zu allgemeinen Themen und zur Psychologie des Selbst. Frankfurt/M., Suhrkamp

(1971, 1973) Narzißmus: Eine Theorie der psychoanalytischen Behandlung narzißtischer Persönlichkeitsstörungen. Frankfurt/M., Suhrkamp

(1957–1973, 1977) Introspektion, Empathie und Psychoanalyse: Aufsätze zur psychoanalytischen Theorie, zu Pädagogik und Forschung und zur Psychologie der Kunst. Frankfurt/M., Suhrkamp

(1977, 1979) Die Heilung des Selbst. Frankfurt/M., Suhrkamp

(1984, 1987) Wie heilt die Psychoanalyse? Frankfurt/M., Suhrkamp

(1981, 1991) Introspection, empathy, and the semicircle of mental health. In: Ornstein PH (Ed), The search for the self, vol. 4 (pp 537–567). Madison (CT), International Universities Press

(1974, 1987, 1993) Auf der Suche nach dem Selbst: Kohuts Seminare zur Selbstpsychologie und Psychotherapie (1969–1970) (hg. von M. Elson). München, Pfeiffer

(1972–76, 1996) The Chicago Institute lectures (ed. by P. Tolpin and M. Tolpin). Hillsdale (NJ)-London, The Analytic Press

Ornstein PH (Ed) (1978–91) The search for the self (4 vols.). Madison (CT), International Universities Press

Literatur zu Biografie und Werk

Butzer RJ (1997) Heinz Kohut zur Einführung. Hamburg, Junius

Cocks G (Ed) (1994) The curve of life: Correspondence of Heinz Kohut. Chicago-London, The University of Chicago Press

Ornstein PH (2003) Verschiedene Narrative über die Ursprünge von Kohuts Selbstpsychologie: Festrede zur Enthüllung der Gedenktafel für Heinz Kohut in Wien 19, Gymnasiumstraße 83. In: Bartosch E (Hg), Der „Andere" in der Selbstpsychologie (S 339–357). Wien, Verlag Neue Psychoanalyse

Strozier CM (2001) Heinz Kohut: The making of an analyst. New York, Farrar, Straus & Giroux

Gerhard Pawlowsky

Krause, Rainer

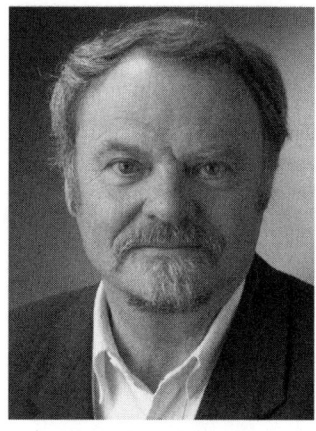

* 5.10.1942 in Gemmrigheim, Baden-Württemberg.

Psychoanalytiker, Forschungen zur Rolle der Affekte im Austausch von Mitteilungen in unterschiedlichen kommunikativen Settings und zwischen Personen mit unterschiedlichen psychischen Strukturen.

Stationen seines Lebens und wichtige theoretische Beiträge und Orientierungen

Aus einer Ärzte- und Künstlerfamilie stammend (Vater, Mutter und 2 Geschwister sind bzw. waren Ärzte), hat auch Krause versucht, als Forscher, Kliniker und Kunstliebhaber bzw. „Hobbykünstler" zu leben. 1964–69 Studium der Psychologie in Tübingen und Zürich; empirische Diplomarbeit über die Bedingungen kreativer Prozesse bei Grundschulkindern; 1972 Promotion summa cum laude (Dr. phil.) in Tübingen zum gleichen Thema in Pädagogischer Psychologie. Die Arbeit wurde mit dem Preis der Fakultät ausgezeichnet und erschien unter dem Titel „Kreativität: Untersuchungen zu einem problematischen Konzept". Darin befasste Krause sich empirisch mit den testpsychologischen Ansätzen der Kreativität und versuchte eine erste psychoanalytische Interpretation bestimmter Aspekte des schöpferischen Prozesses. Ab Ende 1969 wissenschaftlicher Assistent am Institut für Psychologie an der Universität Zürich, zunächst im Bereich Sozialpsychologie, dann in der klinischen Psychologie; 1973 Oberassistent und Übernahme der Leitung und Aufbau der Beratungsstelle am Institut für Psychologie der Universität Zürich; 1976 Forschungsstipendium des Schweizerischen Nationalfonds. Er besuchte führende US-amerikanische Forschungsinstitutionen (Human Interaction Laboratory der University of California – hier entwickelte und erprobte er ein System zur Erfassung affektiver Mimik; Sprachanalysen an der University of Baltimore). Befassung mit Emotions- und Interaktionsforschung, bereichernde Treffen u. a. mit Daniel → Stern; 1971 Beginn der psychoanalytischen Ausbildung am jetzigen Sigmund Freud Institut in Zürich, 1976 vorläufiger Abschluss, sodass er während der Zeit in San Francisco am Langley Porter Institute für Psychiatrie Supervisionen für die psychoanalytischen Kurztherapien übernehmen konnte; noch vor der Rückkehr nach Zürich 1977 Habilitation mit einer empirischen Arbeit über „Produktives Denken bei Kindern". Sie lag in der Fortsetzung der Doktorarbeit, hatte nun aber einen großen Beobachtungsanteil von Interaktionen hoch und niedrig kreativer Kinder mit ihren Müttern, in der die gesamte Methodik, die für den klinischen Bereich entwickelt und angewandt wurde, in Ansätzen zu erkennen war. Vorher hatte er sich schon mit dem affektiven Interaktionsverhalten von Stotterern und ihren Gesprächspartnern im Alltag und in der Therapie auseinandergesetzt. Schon damals war der Versuch zielführend, die empirische Beobachtung von den Beurteilungsprozessen im ersten Analyseschritt zu trennen, um sie später zusammenzusetzen. Die Habilitationsarbeit wurde publiziert (Krause, 1972) und war Höhepunkt und Abschluss der Arbeiten über den schöpferischen Prozess. Von da an wandte er sich für lange Zeit ausschließlich klinischen Fragestellungen zu, allerdings mit der gleichen Methodo-

logie. Unmittelbar nach der Rückkehr nach Zürich Professur für Klinische Psychologie an der Universität des Saarlandes; mehrere große Forschungsprojekte zentrierten sich insgesamt um die Erforschung und das Verständnis unbewusster, vorwiegend affektiver Austauschprozesse zwischen Gesunden und psychisch Kranken und deren Gesprächspartnern. In jahrelanger Arbeit wurde eine Methodik entwickelt, wie komplexe klinische Prozesse methodisch sauber erfasst werden können. Diese Methodik wurde dann für das Verständnis der psychischen Störungen einerseits und die Behandlung mit Psychotherapie bzw. Psychoanalyse angewendet. Untersucht wurde das affektive Mikroverhalten von Stotterern, Schizophrenen, Psychosomatikern, Patienten mit funktionellen Störungen und Angsterkrankungen. Von 1985 an, nachdem er Mitglied der Schweizer Psychoanalytischen Gesellschaft geworden war, hat er im Saarland eine psychoanalytische Ausbildung und Gesellschaft aufgebaut (Saarländisches Institut für Psychoanalyse und Psychotherapie). Nach einer fünfjährigen Dozentenzeit in Zürich und in Köln wurde er 1990 Lehranalytiker. Krause war Gastlektor an der Cornell University und einer Reihe von Universitäten in Europa. Er hat viele Projekte und Kongresse in Gang gesetzt, so beispielsweise das Erasmus-Programm für Emotionsforschung, die International Society for Research on Emotion, die Gesellschaft für Facial Measurement and Meaning und das Graduierten-Kolleg Klinische Emotionsforschung. 1996–98 Dekan der Fakultät für Sozial und Umweltwissenschaften; 1991 Gründungsmitglied der Ständigen Konferenz für die Förderung der Psychoanalytischen Forschung in London. Er erhielt zahlreiche Auszeichnungen, unter anderem den akademischen Förderpreis für Forschung der Deutschen Psychoanalytischen Gesellschaft, er wurde in das Board of Directors der International Society for Research on Emotion gewählt. In seinen Arbeiten versuchte er, die Komplexität der klinischen Prozesse so präzise wie möglich empirisch zu erfassen und sie mit der inneren intersubjektiven Welt der Handelnden zu verbinden.
Der von ihm verfolgte Ansatz hat in unterschiedlichen therapeutischen Schulen breite Resonanz gefunden und wird deshalb auch als ein

Verbindungsstück zwischen Klinik und Empirie einerseits sowie den unterschiedlichen psychotherapeutischen Schulen andererseits betrachtet. Er ist Herausgeber der Zeitschriften „European Psychotherapist" und „Zeitschrift für Psychosomatik und Psychotherapie", Autor von bislang etwa 60 Buchbeiträgen, fünf Büchern und etwa 50 Zeitschriftenbeiträgen in renommierten englischsprachigen und deutschen Zeitschriften. In jüngster Zeit hat er sich intensiv mit der Anwendung psychoanalytischer und affektpsychologischer Forschungen auf politische und gesellschaftliche Prozesse auseinandergesetzt. Seit mehreren Jahren ist Krause wissenschaftlicher Berater des Psychotherapieausschusses der Kassenärztlichen Bundesvereinigung.

Wesentliche Publikationen

(1972) Kreativität: Untersuchungen zu einem problematischen Konzept. München, Goldmann
(1977) Produktives Denken bei Kindern: Untersuchungen über Kreativität. Weinheim, Beltz
(1979) Psychische Gesundheit, Kreativität und Sozialisation. Zeitschrift für Klinische Psychologie und Psychotherapie 27: 49–74
(1981) Sprache und Affekt: Untersuchungen über das Stottern. Stuttgart, Kohlhammer
(1983) Zur Onto- und Phylogenese des Affektsystems und ihrer Beziehungen zu psychischen Störungen. Psyche 37: 1015–1043
(1993) Über das Verhältnis von Trieb und Affekt am Beispiel des perversen Aktes. Forum der Psychoanalyse 9: 187–197
(1997/98) Allgemeine psychoanalytische Krankheitslehre (Bd. 1: Grundlagen; Bd. 2: Modelle). Stuttgart, Kohlhammer
Dreher M, Mengele U, Krause R (2001) Affective indicators of the psychotherapeutic process: An empirical case study. Psychotherapy Research 11: 99–117
Krause R, Merten J (1999) Affects, regulation of relationship, transference and countertransference. International Forum of Psychoanalysis 8: 103–114
Krause R, Steimer E, Sänger-Alt C, Wagner G (1989) Facial expression of schizophrenic patients and their interaction partners. Psychiatry 52: 1–12

Marianne Springer-Kremser
& Martin Voracek

Kris, Ernst

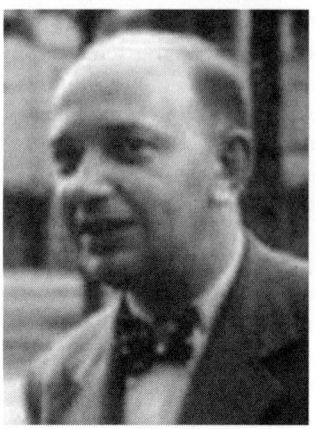

* 26.4.1900 in Wien; † 27.2.1957 in New York.

Psychoanalytischer Ich-Psychologe; Beiträge zur Kunstgeschichte.

Stationen seines Lebens und wichtige theoretische Beiträge und Orientierungen

Kris kam in Wien als Sohn eines Rechtsanwalts zur Welt. Aufgrund einer rheumatischen Erkrankung, die ihn während seiner Kindheit körperlich einschränkte, war sein Interesse früh auf die Kunst und Kunstgeschichte gelenkt worden; er besuchte bereits während seiner Gymnasialjahre mehrere Vorlesungen an der Wiener Universität. 1922 promovierte er im Fach Kunstgeschichte mit der Arbeit „Die Verwendung des Naturabgusses bei Wenzel Jannitzer und Bernhard Palissy", und anschließend wirkte er als Kurator des Kunsthistorischen Museums in Wien. Als Experte für Kameen und Gemmen wurde er 1929 an das Metropolitan Museum of Art bestellt. Über seine Verlobte Marianne Rie kam er in Kontakt mit Sigmund → Freud, der seinen kunsthistorischen Verstand schätzte. Da Marianne Rie nach ihrem Medizinstudium eine persönliche Analyse in Berlin absolvierte, empfahl Freud ihm ebenfalls eine Analyse, die er 1924–27 bei Helene → Deutsch in Wien machte. Beide Kris wurden 1928 in die Wiener Psychoanalytische Vereinigung aufgenommen, und Ernst Kris öffnete neben seiner Anstellung am Museum eine psychoanalytische Praxis und unterrichtete am Wiener

Lehrinstitut. Ab 1933 gab er zusammen mit Robert → Wälder die Zeitschrift „Imago" heraus. 1938 emigrierte er mit seiner Familie nach London, und begann dort für die BBC an der wissenschaftlichen Analyse der Nazi-Propaganda zu arbeiten. 1940 wurde er in dieser Funktion nach Kanada und später in die USA gesandt. Im September 1940 berief ihn die New School for Social Research zum Professor, und hier baute er zusammen mit Hans Speier ein Forschungsprogramm für totalitäre Propaganda auf. In New York wurde er Mitglied und Lehranalytiker der New York Psychoanalytic Society. Er begann sich für die Entwicklung des Kindes zu interessieren und leitete eine Längsschnittuntersuchung zur frühen Kindheit am Yale University Child Study Center und war im Editorial Board der Zeitschrift „The Psychoanalytic Study of the Child". Am New York Psychoanalytic Institute zusammen mit der Yale University initiierte er das Gifted Adolescence Project, ein Projekt, das begabten jungen Menschen mit psychischen Problemen eine Psychoanalyse ermöglichte. Seine wissenschaftliche Interessen waren vielfältig: er veröffentlichte zahlreiche Arbeiten im Bereich Kunstgeschichte („Meister und Meisterwerke der Steinschneidekunst in der Italienischen Renaissance", 1929), zur psychoanalytischen Interpretation von Kunstwerken, zur Kreativität und Literatur, zur Psychopathografie von Künstlern und zur Karikatur. In den Vereinigten Staaten wurde er auch als Mitarbeiter von Heinz → Hartmann und Rudolf Loewenstein für die Studien im Bereich der modernen psychoanalytischen Ich-Psychologie bekannt. „One of the areas from the study of art that he found relevant to observations on child development was the vicissitudes of regression. In his study of caricature, Kris had formulated the concept of ‚regression in the service of the ego'; many years later he focused on the control of regression in young children as one of the problems in ego development that could be approached in a longitudinal study" (Ritvo & Ritvo, 1966: 495). Kris beschäftigte sich mit der psychoanalytischen Technik, und seine letzte veröffentlichte Studie handelt von der psychoanalytischen Erforschung des Gedächtnisses. Mit seiner umfassenden historischen Einleitung zur ersten Bearbeitung der Freud-Fließ-Briefe (1950) hat er einen Beitrag zur Freud-Biografik verfasst.

Wesentliche Publikationen

(1933) Ein geisteskranker Bildhauer. Imago 19: 384–411

(1950) Aus den Anfängen der Psychoanalyse. London, Imago

(1950) The significance of Freud's earliest discoveries. International Journal of Psycho-Analysis 31: 108–116

(1952) Psychoanalytic explorations in art. New York, International Universities Press

(1956) The recovery of childhood memories in psychoanalysis. The Psychoanalytic Study of the Child 11: 54–88

(1975) Selected papers of Ernst Kris. New Haven-London, Yale University Press

Kris E, Kurz O (1934) Die Legende vom Künstler: Ein geschichtlicher Versuch. Wien, Krystall

Kris E, Speier H (1944) German radio propaganda: Report on home broadcasts during the war. Oxford, Oxford University Press

Literatur zu Biografie und Werk

Mühlleitner E (1992) Biographisches Lexikon der Psychoanalyse: Die Mitglieder der Psychologischen Mittwoch-Gesellschaft und der Wiener Psychoanalytischen Vereinigung 1902–1938. Tübingen, Edition diskord

Ritvo S, Ritvo L (1966) Ernst Kris (1900–1957): Twentieth century ‚uomo universale'. In: Alexander F, Eisenstein S, Grotjahn M (Eds), Psychoanalytic pioneers (pp 484–500). New York-London, Basic Books

Elke Mühlleitner

Künkel, Fritz

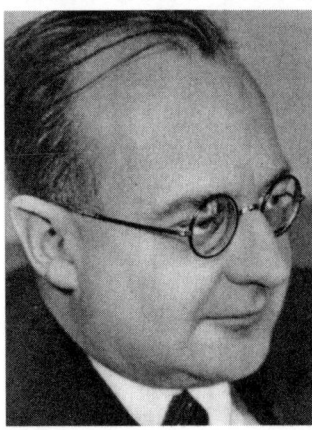

* 6.9.1889 in Stolzenberg/Landsberg/Warthe, heute Gorzów Wielkopolsky, Polen; † 1.4.1956 in Los Angeles.

Begründer der „dialektischen Charakterkunde" und namhafter Schüler Alfred → Adlers, von dem er sich später distanzierte.

Stationen seines Lebens

Älterer von zwei Brüdern eines märkischen Gutsbesitzers. Der jüngere Bruder ist der Romancier und Verfasser populärwissenschaftlicher Schriften Hans Künkel. 1907–14 studiert Fritz Künkel in München Medizin und geht dann als Truppenarzt an die Front, wobei er in der Nähe von Verdun einen Arm verliert. 1919 Promotion zum Doktor der Medizin mit einer Arbeit über „Die Kindheitsentwicklung der Schizophrenen". 1920 heiratet er die Kinderpsychologin Ruth Löwengard und nach ihrem Tod 1932 die Psychologin Elisabeth Jennen. Er hat zwei Söhne und eine Tochter aus erster sowie zwei Söhne aus zweiter Ehe. Nach dem Krieg lebt er zunächst in Eichenau bei München, wo er über Kontakte zu dem Nervenarzt Leonhard Seif mit Alfred Adler und der Individualpsychologie in Berührung kommt. 1924 zieht er nach Berlin, lässt sich als Psychiater und Psychotherapeut nieder und gründet im selben Jahr die Ortsgruppe Berlin des Internationalen Vereins für Individualpsychologie, deren Entwicklung für die nächsten Jahre hauptsächlich mit seinem Namen verbunden ist. Da Adler

jedoch Künkels Selbstständigkeit und seine christlich-konservative Einstellung zunehmend mit Skepsis betrachtet, schickt er 1927 seinen jungen Schüler Manès → Sperber, der eine Verbindung von Marxismus und Individualpsychologie anstrebt, nach Berlin. Zwar begegnen beide einander mit Respekt, doch führen die Meinungsgegensätze 1929 zur Spaltung der Ortsgruppe. 1928 veröffentlicht Künkel den ersten Band seiner auf sechs Bände angelegten Charakterkunde, durch die er einer breiten Öffentlichkeit bekannt wird und ihn zu einem der einflussreichsten Psychotherapeuten der 1930er Jahre macht. Von Seiten individualpsychologischer Autoren werden indes Einwände laut, die sich insbesondere an den religiös gefärbten Begriffen „infinal" und „Krise" entzünden (s. u.). 1931 spitzt sich die Situation so zu, dass Künkel aus der Individualpsychologischen Gesellschaft ausgeschlossen wird. Nach der nationalsozialistischen Machtergreifung arbeitet er an führender Stelle in der „Deutschen allgemeinen ärztlichen Gesellschaft für Psychotherapie" (gegründet 1933) sowie im „Deutschen Institut für psychologische Forschung und Psychotherapie" (gegründet 1936) mit, und auch in seinen Schriften erfolgt eine Annäherung an den Nationalsozialismus. Ob das nur Ausdruck einer (notwendigen) Anpassung an das politische System ist oder ob es aus Überzeugung geschieht, wird in der individualpsychologischen Literatur kontrovers beurteilt. 1939 nimmt er eine Vortragsreise zum Anlass, in die USA zu emigrieren. Fortan arbeitet er in Los Angeles als Psychotherapeut und bemüht sich verstärkt um eine Verbindung zwischen Psychologie und Religion. So gründet er ein „Institut für Pastoralpsychologie" und veröffentlicht eine psychologische Untersuchung des Matthäus-Evangeliums (Künkel, 1947). In dieser Zeit nimmt er unter anderem Elemente der Komplexen Psychologie C.G. → Jungs verstärkt in seine Arbeit auf (Künkel, 1948) und nennt sich schließlich einen „synoptischen Psychotherapeuten".

Wichtige theoretische Beiträge und Orientierungen

Künkels Ausgangspunkt ist der Gegensatz zwischen „Ichhaftigkeit" und „Wirhaftigkeit", den er anhand der Individualpsychologie Alfred Adlers entwickelt. Ichhaftes Verhalten ist charakterisiert durch die Polarität zwischen Minderwertigkeitsgefühl und Geltungs- bzw. Machtstreben, wirhaftes Verhalten hingegen durch ein zulänglich entwickeltes Gemeinschaftsgefühl, das er mit dem Begriff „Sachlichkeit" umschreibt. Die menschliche Entwicklung erfolgt in Form eines Dreischritts, wofür er die Begriffe „vitale Dialektik" oder „dialektische Charakterkunde" einführt: Auf das „Ur-Wir", die ursprüngliche Einheit zwischen Mutter und Kind, folgen „Wir-Bruch" und „Ichhaftigkeit", die entweder in Fehlverhalten münden („Katathese") oder zur Überwindung der Schwierigkeiten und zu einer „wirhaften" Einstellung führen. Ist letzteres der Fall, geht der Weg vom ursprünglichen „Ja" über das „Nein" zum „Trotzdem", wobei die jeweiligen Übergänge durch schwere seelische Qualen und Krisen charakterisiert sind, die auch ein wichtiges Moment der therapeutischen Behandlung darstellen. „Sachlichkeit" bzw. „Wirhaftigkeit" sind Ziel und Zweck des menschlichen Handelns, wobei Künkel, in Abkehr von der kausalen Betrachtungsweise, Finalität als das entscheidende Motivationselement betrachtet. Da seiner Meinung nach der Zweck über sich hinausweist, ist der Sinn der Finalität das „Infinale" als eine metaphysische Dimension, und er bezeichnet seine Lehre, in Anlehnung an die negative Theologie des Mittelalters, als „nonische (= verneinende) Charakterkunde", weil sie wissenschaftlicher Erklärung nicht zugänglich ist. Der neurotische Mensch, bei dem er vier Typen unterscheidet (Tölpel, Heimchen, Star, Cäsar), ist geprägt durch „Dressate", das heißt Grundeinstellungen, die als Sicherungstendenzen fungieren und „gleichsam den festgewordenen Niederschlag tendenziöser Apperzeptionen darstellen" (Künkel, 1928: 22). Sie bilden einen Ich-Panzer, der das Individuum schützen soll, es aber oftmals in eine Sackgasse führen, weil subjektive Erwartungshaltungen sowie entsprechende Reaktionen auf Seiten der Umwelt einander verstärken und in einen „Teufelskreis" münden. Obgleich Künkel zu seiner Zeit einer der bekanntesten Psychotherapeuten war und einige seiner Begriffe Eingang in die individualpsychologische Literatur gefunden haben (zum

Beispiel Dressat, Ichhaftigkeit, Sachlichkeit), spielt er gegenwärtig innerhalb und außerhalb der Fachdiskussion keine große Rolle mehr. Was von ihm bleibt, ist jedoch die Einsicht in die Dynamik selbstverstärkender Kreisprozesse, denn er war, lange bevor Paul → Watzlawick und seine Schule ähnliche Ansätze entwickelten, der Erste, der den Begriff „Teufelskreis" für das psychotherapeutische Denken und Handeln fruchtbar gemacht hat.

Wesentliche Publikationen

(1928) Einführung in die Charakterkunde auf individualpsychologischer Grundlage. Leipzig, Hirzel
(1929) Vitale Dialektik: Theoretische Grundlagen der individualpsychologischen Charakterkunde. Leipzig, Hirzel
(1931) Charakter, Wachstum und Erziehung. Leipzig, Hirzel
(1932) Charakter, Liebe und Ehe. Leipzig, Hirzel
(1933) Charakter, Einzelmensch und Gruppe. Leipzig, Hirzel
(1934) Charakter, Leiden und Heilung. Leipzig, Hirzel
(1947) Creation continues: A psychological interpretation of the first gospel. New York, Charles Scribner's Sons
(1948) In search of maturity: An inquiry into psychology, religion, and self-education. New York, Charles Scribner's Sons

Literatur zu Biografie und Werk

Bruder-Bezzel A (1991) Geschichte der Individualpsychologie. Göttingen, Vandenhoeck & Ruprecht [S 201–211]
Kausen R (1980) Fritz Künkel unter den Zwängen seiner Zeit. Zeitschrift für Individualpsychologie 5: 46–48
Neuer A (1928) Adlers „absolute Wahrheit" und Künkels „Infinale". Internationale Zeitschrift für Individualpsychologie 6: 222–228
Rattner J (1995) Klassiker der Psychoanalyse, 2. Aufl. Weinheim, Beltz/PsychologieVerlagsUnion [zuvor: (1990) Klassiker der Tiefenpsychologie. München, PVU] [S 467–488]
Sandmann P (1980) Zur Rehabilitierung Fritz Künkels. Zeitschrift für Individualpsychologie 5: 41–45
Siebenhüner S (2002) Fritz Künkels Beitrag zur individualpsychologischen Neurosenlehre. In: Lévy A, Mackenthun G (Hg), Gestalten um Alfred Adler: Pioniere der Individualpsychologie (S 133–155). Würzburg, Königshausen & Neumann
Wexberg E (1928) Individualpsychologie als Religion und Wissenschaft. Internationale Zeitschrift für Individualpsychologie 6: 228–236

Bernd Rieken

- L -

Lacan, Jacques

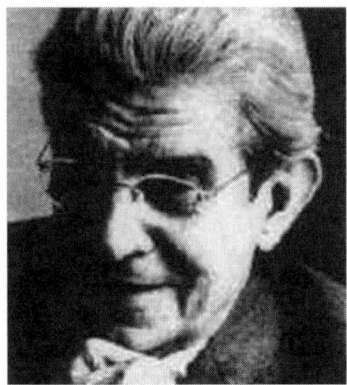

* 13.4.1901 in Paris ; † 9.9.1981 in Neuilly bei Paris.

Französischer Psychiater und Psychoanalytiker, Begründer der „strukturalen Psychoanalyse".

Stationen seines Lebens

Jacques Lacan ist das jüngste Kind einer in Orleans ansässigen Essigfabrikantenfamilie mit streng katholischer Mutter und einem als schwach erlebten Vater. Nach seiner Gymnasialzeit bricht Lacan mit dem Katholizismus und wendet sich neben seinem Medizinstudium zunehmend der Philosophie zu, zeigt aber auch Interesse für die literarische und künstlerische Avantgarde. 1932 beginnt er eine Lehranalyse bei Rudolph Loewenstein und im gleichen Jahr schließt er seine Dissertation „Über die paranoische Psychose und ihre Beziehung zur Persönlichkeit" ab. Dabei greift Lacan auf einen „Aimée" genannten Fall zurück, der sich für ihn nachträglich als die Mutter seines anfänglichen Mitstreiters und späteren Gegners Didier → Anzieu herausstellt. Nach mehr als sechs Jahren Analyse trennt er sich in Unfrieden von seinem Analytiker, wird aber trotzdem 1938 Mitglied der Pariser psychoanalytischen Gesellschaft.

Am 14. Internationalen Kongress der Internationalen Psychoanalytischen Vereinigung präsentiert er 1936 in Marienbad einen Beitrag mit dem Titel „Das Spiegelstadium als Bildner der Ich-Funktion". In den 1950er Jahren spielt sich Lacan mit seinem Aufruf zu einer Rückkehr zu → Freud und seinen frühen Schriften in den Vordergrund der internationalen psychoanalytischen Szene. Dieser Appell steht in Verbindung mit einer intensiven Auseinandersetzung mit der Philosophie → Heideggers, mit der Linguistik Ferdinand de Saussures und mit den strukturalistischen Konzepten von Lévi-Strauss. Im gleichzeitigen Angriff auf die amerikanische Ich-Psychologie findet Lacan vor allem in der Person der Kinderpsychoanalytikerin Françoise → Dolto Unterstützung. 1953 kommt es innerhalb der „Société psychanalytique de Paris" zu einer Krise und schließlich zu einer Spaltung, die sich vor allem um die Frage der Laienanalyse dreht. Schon aufgrund seiner Analysepraxis der variablen Sitzungsdauer, die ihn in große Schwierigkeiten mit dem orthodoxen Institut bringt, schließt sich Lacan der liberalen Gruppe um Lagache an. Daraus entwickelt sich die „Sociéte Française de Psychanalyse", welche 1953 als zweite Pariser Vereinigung gegründet wird. Allerdings verliert diese Gruppe ihre Mitgliedschaft in der IPA, ohne es zu wollen und zu merken. In den zähen und jahrelangen Verhandlungen um eine Wiederaufnahme fordert die IPA, Lacan und Dolto von Ausbildungsfunktionen auszuschließen. Schließlich gründet Lacan 1964 seine eigene Schule, die „Ecole Freudienne de Paris". 1966 werden 34 Artikel Lacans als „Schriften" herausgegeben. In den Jahren 1966 und 1976 reist Lacan zu Vorträgen in die USA. Durch Lacans Schule wird 1969 ein Department für Psychoanalyse an der Universität Paris VIII mit der Möglichkeit eines psychoanalytischen Doktoratsstudiums eingerichtet. 1969 führt Lacan auch die sogenannte

„passe" in die Ausbildung für Psychoanalytiker ein. Diese besondere Art einer Eignungsprüfung wird nicht von allen anerkannt, sodass einige Mitglieder die Schule verlassen und eine eigene psychoanalytische Gesellschaft („Quatrième groupe") gründen. In den letzten Lebensjahren Lacans kommt seine „Ecole Freudienne de Paris" immer stärker in eine institutionelle Krise, die vor allem durch die Vermutung entsteht, dass Lacan selbst nicht mehr handlungsfähig sei und dass sein Schwiegersohn Jacques-Alain Miller bereits alle Agenden übernommen habe. Schließlich wird die Schule 1980 aufgelöst und als „Ecole de la Cause Freudienne" wieder begründet, kurz bevor Lacan am 9.9.1981 an den Folgen eines malignen Darmtumors stirbt. Dabei hinterlässt er Nachkommen aus zwei von ihm gegründeten Familien.

Wichtige theoretische Beiträge und Orientierungen

Die von Lacan unter den Prämissen des französischen Strukturalismus begründete „strukturale Psychoanalyse" definiert sich vor allem durch eine Re-Lektüre und eine Revision des Werkes von Sigmund Freud sowie dessen Weiterentwicklung im Lichte neuer Erkenntnisse auch aus bislang weniger beachteten wissenschaftlichen Disziplinen. In dieser Neubewertung kommt der Kategorie der symbolischen Ordnung als der spezifisch menschlichen Sprachlichkeit besondere Bedeutung zu, indem der Nachweis geführt wird, dass das Unbewusste Sprachstruktur besitze und als Effekt der Sprache zu betrachten sei. Allerdings hatte Lacan in seiner Konzeption des frühkindlichen Spiegelstadiums auch die Relevanz des Bildhaften für die Genese des menschlichen Ich als Vorläufer des symbolisch strukturierten Subjekts und für die Konstituierung des imaginären Anteils seines Innenlebens und seiner Umwelt hervorgehoben. Die fundamentalen Repräsentationsformen von Bild und Sprache als Kategorien des Imaginären und des Symbolischen bewirken somit, dass der Mensch aus einer ursprünglich unvermittelten Natur in einen doppelt vermittelten Zustand sowohl zu sich selbst als auch zur Welt tritt. Dies entspricht einer Notwendigkeit, da der Mensch aufgrund seiner verfrühten

Geburt als Mangelwesen mit einer grundsätzlichen Seinsverfehlung betrachtet wird, das erst durch kulturelle Vermittlung zur Befriedigung seiner Triebbedürfnisse gelangt. Das nachträglich und nur randständig erfassbare nicht-repräsentierbare Reale als dritte Kategorie wird dadurch in den Hintergrund gedrängt, aus dem es allerdings in bestimmten psychischen Grenzzuständen und in psychopathologischen Bildungen wieder heraustreten kann. Auch bezüglich der Triebe und ihrer Schicksale nimmt Lacan eine Differenzierung vor, indem er Bedürfnis, Anspruch und Begehren voneinander unterscheidet. Das Begehren als der unbewusste Wunsch im Freudschen Sinn verdankt sich der Sprache, ist daher unabschließbar und kann an keinem Objekt Befriedigung finden. Die Akzeptierung des Begehrens ist die Anerkennung des Mangels, der Differenz und der Sexuierung und bedeutet den Übergang von der narzisstischen zur ödipalen Objektbeziehung. Die Nicht-Akzeptierung dieser symbolischen Kastration hingegen ist die Grundlage der wesentlichen psychischen Störungen, wobei Lacan entsprechend den jeweils spezifischen Abwehrprozessen drei pathologische Strukturen unterscheidet: Neurose, Perversion und Psychose. Während Lacans theoretische Konzeptionen auch innerhalb des psychoanalytischen Mainstreams ihre Würdigung erfahren, ist seine klinische Praxis nach wie vor umstritten. Schon frühzeitig hat er innerhalb der analytischen Kur die variable Sitzungsdauer mit seinen legendär gewordenen Kurzsitzungen eingeführt, womit er nicht zuletzt die zu einem Ritual gewordene Psychoanalyse „hysterisieren" wollte. Diesbezügliche Interventionen verband er aber auch mit einem Konzept der logischen Zeit des Unbewussten, welche es innerhalb der Sitzung immer zu berücksichtigen gelte.

Wesentliche Publikationen

(1966a, 1973, 1991) Schriften I. Weinheim-Berlin, Quadriga
(1966b, 1975, 1991) Schriften II. Weinheim-Berlin, Quadriga
(1966c, 1980, 1991) Schriften III. Weinheim-Berlin, Quadriga [Teilübersetzung von: (1966a, b, c) Ecrits]
(1970, 1974, 1988) Radiophonie/Television. Weinheim-Berlin, Quadriga

(1973, 1978, 1991) Das Seminar Buch XI: Die vier Grundbegriffe der Psychoanalyse. Weinheim-Berlin, Quadriga

(1975, 1978) Das Seminar Buch I: Freuds technische Schriften. Weinheim-Berlin, Quadriga

(1975, 1986) Das Seminar Buch XX: Encore. Weinheim-Berlin, Quadriga

(1977, 1980) Das Seminar Buch II: Das Ich in der Theorie Freuds und in der Technik der Psychoanalyse. Weinheim-Berlin, Quadriga

(1981, 1997) Das Seminar Buch III: Die Psychosen. Weinheim-Berlin, Quadriga

(1986, 1996) Das Seminar Buch VII: Die Ethik der Psychoanalyse. Weinheim-Berlin, Quadriga

Literatur zu Biografie und Werk

Roudinesco E (1996) Jacques Lacan: Bericht über ein Leben, Geschichte eines Denksystems. Köln, Kiepenheuer & Witsch

August Ruhs

Laing, Ronald David

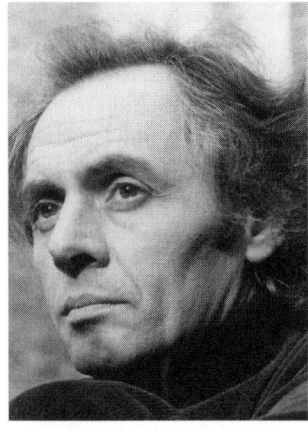

* 7.10.1927 in Glasgow, Schottland; † 23.8.1989 in St. Tropez, Frankreich.

Begründer der Interpersonalen Phänomenologie und deren Anwendung.

Stationen seines Lebens

1943: Klavier-Lizenziat des Royal College of Music, London; 1944: Abitur; 1945–51: Medizinstudium an der Universität Glasgow, Assistent von Dr. med. Joe Schorstein, chassidischer Arzt und Philosoph, Laings Mentor in Philosophie (Husserl, → Scheler, → Heidegger) in der Neurochirurgischen Abteilung in Killearn, Schottland; Herbst 1951–53: wegen allgemeiner Wehrpflicht während des Korea-Kriegs als Hauptmann in der Armeepsychiatrie tätig; 1952: Heirat mit Anne Hearne, Krankenschwester (drei Töchter, zwei Söhne); 1953 erste wissenschaftliche Publikation; 1953–55 Assistenzarzt im Gartnavel Royal Mental Hospital, Glasgow und Mitglied der „Schizophrenie-Forschungsgruppe"; 1955: „Patient and nurse". Diese Studie zeigt, dass der wichtigste Faktor in der Psychotherapie die zwischenmenschliche Beziehung und die Gefühle der Betreuenden sind. 1956: Diplom in Psychiatric Medicine; im Herbst Umzug nach London. Laing wird Oberarzt in der Tavistock-Klinik und beginnt seine Ausbildung zum Psychoanalytiker im Londoner Institute of Psycho-Analysis. Sein Lehranalytiker ist Charles Rycroft, die Supervisoren sind Donald → Winnicott und Marion Milner. Forschungsleiter in der „Schizophrenia and Family Research Unit", Tavistock Institute of Human Relations. 1960: erstes Buch („Das geteilte Selbst"). Graduierung als Psychoanalytiker und Praxiseröffnung. 1961: „Das Selbst und die Anderen"; Forschungsberichte und Fallstudien zu interaktionellen Prozessen und sozialen Fantasiesystemen. 1962: erster USA-Besuch bei Gregory → Bateson, Jay → Haley. Auseinandersetzung mit den Arbeiten von Frieda → Fromm-Reichman und Harry S. → Sullivan. Er verlässt die Tavistock Klinik und wird Direktor der Langham-Tagesklinik für Psychotherapie in London (bis 1969). 1963: Trennung von seiner Frau Anne und Familie. Erste legale Experimente mit LSD in der Psychotherapie. Regelmäßige TV- und Radio-Auftritte. 1964: Herausgeber der Buchserie „World of man". 1964: Forschungsbericht „Sanity, madness and the family". 1965: Gründung und Vorsitzender (bis 1982) der „Philadelphia Association" und Eröffnung der ersten radikal-psychiatrischen, experimental-therapeutischen Lebensgemeinschaft „Kingsley Hall", in der Laing ein Jahr lang lebt. Er lernt seine zweite Frau Jutta Werner kennen, die als Grafikerin fast alle seine weiteren Buchumschläge gestaltete (eine Tochter und zwei Söhne). 1966: „Interpersonelle Wahrnehmung: Eine Theorie und Forschungsmethode" und Entwicklung eines diadischen Wahrnehmungstests für Paare; erster „Distinguished Psychoanalyst in Residence" im William A. White Institute of Psychoanalysis in New York. 1967: Mitorganisator und Vortragender am „Dialektik der Befreiung-Kongress". Das Buch „The politics of experience and the bird of paradise" wird weltweit übersetzt und macht Laing weltberühmt. 1970: das Kingsley Hall-Experiment ist beendet. Weitere therapeutische Lebensgemeinschaften (bis zu acht Häusern) entstehen in London und Oxford. „Knoten" wird veröffentlicht. „Die hier aufgezeigten Strukturen sind bisher in keinem System menschlicher Abhängigkeiten klassifiziert worden", schreibt Laing. 1971: „Die Politik der Familie"; im März nimmt er mit der Familie ein Sabbat-Jahr (bis April 1972); Studium der Theravada Buddhist Meditation. 1972: Der Film „Asylum", von Peter Robinson, wird an Laings 45. Geburtstag uraufgeführt. Von 5.–8.11. große USA-Vortragsreise, mit Vorträgen zum Thema „Psychische Embryologie" und „Biopolitik". 1976: „Die Tatsachen des Lebens", ein persönliches Buch zur Frage: wer bin ich? 1980: Teilnehmer, mit R. → May, S. → Grof am dreiwöchigen Kongress „Psychotherapie der Zukunft" in Saragossa; 1982: „Die Stimme der Erfahrung", aus Wissenschaft, Psychiatrie, Embryologie und Mythologie. 1985: Beschreibung seines Werdeganges zum Psychiater in Laing (1985); Hauptvortragender am Ersten Kongress „The evolution of psychotherapy", Phoenix, Arizona. 1986: Trennung von Jutta Laing. Vortragstätigkeit, vor allem in den USA. 1988: Wohnt mit seiner Lebensgefährtin Marguerita Romayn-Kendon und seinem zehnten Kind in Tirol; schreibt an seinem noch unveröffentlichten Buch: „The lies of love". Die Quelle geistiger Inspiration, mit der Laing verbunden war, überforderte oft Leib und Seele. In seinem letzten Lebensjahr hat Laing vollständig auf Alkohol, den er über einen längeren Zeitraum konsumierte, verzichtet, um den inneren Heilkräften freien Lauf zu lassen.

Wichtige theoretische Beiträge und Orientierungen

Laings Beitrag zum Verstehen des menschlichen Geistes ist im Feld der interpersonellen Phänomenologie zu finden. Für ihn ist die Erfahrung die Grundlage aller spekulativen Theorie. Als Seelenheilkundler hat Laing beschrieben, was er sieht, wie er sieht, was er wahrnimmt, was Menschen erleben und erfahren in und durch ihre Interaktionen. Laing hat in seinen existenzialphänomenologischen Studien zum Familien-Kontext von diagnostizierten „Schizophrenen" gezeigt, dass die Erfahrungen und das Verhalten dieser leidenden Menschen, im sozialen Kontext gesehen, viel verständlicher und sinnvoller sind, als bisher angenommen wurde. „Psychotherapie muss der unbeugsame und eigensinnige Versuch zweier Menschen bleiben, die Ganzheit der Existenz durch ihre Beziehung zueinander wieder herzustellen" (Laing, 1967, 1969: 46). Zusammen mit seinen Mitarbeitern in den therapeutichen Lebensgemeinschaften schuf Laing einen sozial-kulturellen Lebenskontext, der als heilwirksame Umgebung für Menschen diente, die bis dahin abseits der Gemeinschaft und innerhalb der stigmatisierenden Psychiatrie ohne Heilungserfolg behandelt wurden. Viele verstörte Menschen fühlten sich das erste Mal verstanden und von Laing „gesehen". Laing beschäftigte sich im Spätwerk mit Aspekten unserer „Biopolitik", z. B. der Macht des diagnostischen Blickes als Gefahr in therapeutischen Situationen, der Politik der Hilflosigkeit, Psycho- und Homophobie und der Fähigkeit, unsere Begabungen zu entwickeln.

Wesentliche Publikationen

(1953) An instance of the Ganser syndrome. Journal of the Royal Army Medical Corps 99: 169–172

(1960, 1972) Das geteilte Selbst. Köln, Kiepenheuer & Witsch

(1961, 1973) Das Selbst und die Anderen. Köln, Kiepenheuer & Witsch

(1967, 1969) Phänomenologie der Erfahrung. Frankfurt/M., Suhrkamp

(1970, 1972) Knoten. Reinbek, Rowohlt

(1971, 1974) Die Politik der Familie. Köln, Kiepenheuer & Witsch

(1976, 1978) Die Tatsachen des Lebens. Köln, Kiepenheuer & Witsch

(1978, 1980) Gespräche mit meinen Kindern. Köln, Kiepenheuer & Witsch

(1979) Sonnets. London, Michael Joseph

(1982, 1983) Die Stimme der Erfahrung. Köln, Kiepenheuer & Witsch

Laing RD, Cameron JL, McGhie A (1955) Patient and nurse: Effects of environmental changes in the care

of chronic schizophrenics. Lancet Nr. 6905 (31.12.
1955): 1384–1386

Laing RD, Esterson A (1964, 1974) Wahnsinn und Familie. Köln, Kiepenheuer & Witsch

Laing RD, Phillipson H, Lee AR (1966, 1971) Interpersonelle Wahrnehmung. Frankfurt/M., Suhrkamp

Literatur zu Biografie und Werk

Burston D (1996) The wing of madness: The life and
work of R.D. Laing. Cambridge (MA), Harvard
University Press

Clay J (1996) R.D. Laing: A divided self. London,
Hodder and Stoughton

Evans RI (1976) R.D. Laing: The man and his ideas.
New York, Dutton

Friedenberg EZ (1973) R.D. Laing: Modern master.
London, Fontana

Laing A (1994) R.D. Laing: A biography. London, Peter Owen

Laing RD (1985, 1987) Weisheit, Wahnsinn, Torheit.
Köln, Kiepenheuer & Witsch

Mullan B (1995) Mad to be normal: Conversations
with R.D. Laing. London, Free Association Books

Mullan B (Ed) (1997) R.D. Laing: Creative destroyer.
London, Cassell

Mullan B (1999) R.D. Laing: A personal view. London,
Duckworth

Theodor Itten

Landauer, Karl

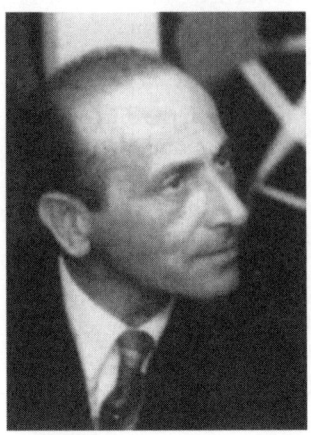

* 12.10.1887 in München; † 27.1.1945 im KZ Bergen-
Belsen.

Beiträge zur Psychoanalyse der Affektbildung.

Stationen seines Lebens

Landauer kam 1887 in München als Sohn eines
jüdischen Bankiers zur Welt. In München begann er sein Medizinstudium, das er in Freiburg
und Berlin fortsetzte. Er spezialisierte sich auf
Nervenheilkunde und absolvierte eine Facharztausbildung, unter anderem an der von Emil
Kräpelin geleiteten Münchner Universitätsklinik. 1912 ging Landauer nach Wien zur psychoanalytischen Ausbildung bei Sigmund →
Freud; er besuchte dessen Vorlesungen an der
Universität und praktiziert an der Psychiatrischen Klinik Julius Wagner-Jaureggs. 1913 wird
er Mitglied der Wiener Psychoanalytischen
Vereinigung, 1914 erscheint seine erste analytische Arbeit in der „Internationalen Zeitschrift
für Psychoanalyse". Sein Interesse gilt schwerpunktmäßig den Psychosen und Fragen des
Narzissmus. Landauer ist während des Ersten
Weltkriegs freiwillig zum Militärdienst eingetreten und wurde Sanitätsoffizier. 1919 lässt er
sich mit seiner Frau in Frankfurt nieder und
setzt seine psychiatrische Ausbildung an der
Universitäts-Nervenklinik fort. Landauer
wirkte als Organisator der Psychoanalyse in
Deutschland: 1926 war er Mitbegründer der
Südwestdeutschen Psychoanalytischen Arbeitsgemeinschaft und 1929, zusammen mit

Frieda → Fromm-Reichmann, Erich → Fromm und Heinrich Meng, eröffnete er das Frankfurter Psychoanalytische Institut. Eine Zusammenarbeit mit dem Institut für Sozialforschung folgte hierauf. Landauer analysierte Max Horkheimer und war mit ihm freundschaftlich verbunden. 1933 wurden beide Institutionen geschlossen, Landauer konnte nach Schweden fliehen, und von dort gelangte er mit einer Einladung der holländischen Psychoanalytiker nach Amsterdam. Er wirkte als Lehranalytiker in Amsterdam, und im November 1933 war er Gründungsmitglied der Vereeniging van Psychoanalytici in Nederland (die zweite holländische psychoanalytische Gruppe). Landauer konnte sich nicht zur weiteren Emigration entschließen, 1942 erhielt er Berufsverbot. Landauer wurde verhaftet und im KZ Westerbork inhaftiert, von dort im Februar 1944 nach Bergen-Belsen gebracht, wo er Anfang 1945 starb. Landauers wissenschaftliche Arbeiten und Interessen kreisen um die Psychosenbehandlung, die Ich-Entwicklung in der Pubertät, die Erforschung der Affekte sowie die psychoanalytische Technik. In seiner „passiven" Technik beschreibt er eine Möglichkeit, den erhaltenen Rest der Libido zu nutzen und beschreibt den alternativen Weg zur Übertragung als „Eintragung": „Er geht von den geringen libidinösen Objektbesetzungen der narzisstisch gestörten Patienten aus und möchte sich nun zunutze machen, daß bewußt gemachte Strebungen sich erledigen. Er rät, nur die aggressionsbezogenen Konflikte zu deuten und die ungedeuteten libidinösen Kräfte sich anreichern zu lassen. […] Er gestattet den Patienten, das Objekt aggressiv zu zerstören, wobei sich gleichzeitig eine schwache positive Objektübertragung unter der schützenden Decke der Ignorierung entwickeln kann. Diesen Vorgang nennt er Eintragung" (Rothe, 1996: 91). Wilhelm → Reich in der Charakteranalyse, Melanie → Klein und später Otto → Kernberg in der Behandlungstechnik von Borderline-Störungen haben auf Landauers Technik aufgebaut.

Wesentliche Publikationen

(1914) Spontanheilung einer Katatonie. Zeitschrift für ärztliche Psychoanalyse 2: 441–459

(1924) „Passive" Technik: Zur Analyse narzißtischer Erkrankungen. Internationale Zeitschrift für Psychoanalyse 10: 415–422
(1936) Die Affekte und ihre Entwicklung. Imago 22: 275–291
(1991) Theorie der Affekte und andere Schriften zur Ich-Organisation (hg. von H.J. Rothe). Frankfurt/M., Fischer

Literatur zu Biografie und Werk

Mühlleitner E (1992) Biographisches Lexikon der Psychoanalyse: Die Mitglieder der Psychologischen Mittwoch-Gesellschaft und der Wiener Psychoanalytischen Vereinigung 1902–1938. Tübingen, Edition diskord
Rothe HJ (1996) Ein exemplarisches Schicksal: Karl Landauer (1887–1945). In: Plänkers T, Laier M, Otto H-H, Rother H-J, Siefert H (Hg), Psychoanalyse in Frankfurt am Main (S 87–108). Tübingen, Edition diskord

Elke Mühlleitner

Langen, Dietrich [Karl]

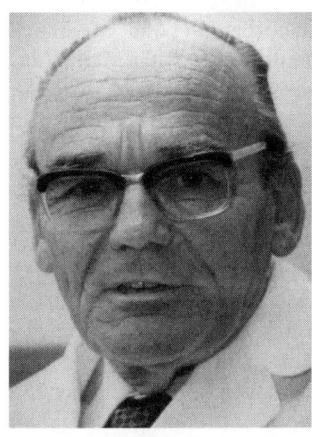

* 16.11.1913 in der damals deutschen Kolonie Samoa; † 20.3.1980 in Bad Gastein, Österreich.

Pionier der Gruppenpsychotherapie, einer der Begründer der medizinischen Psychologie sowie bedeutender Vertreter der Hypnose im Nachkriegsdeutschland.

Stationen seines Lebens

Verbrachte wegen der Kriegs- und Nachkriegszeit eine unruhige Kindheit auf Samoa, in Neuseeland, am Niederrhein, ab 1921 in Wien und ab 1928 in Breslau. Studierte ab 1933 Medizin in München, Freiburg, Breslau und Kiel. Nach Medizinalassistenzzeit Mitarbeiter u. a. von Viktor → von Weizsäcker, durch den er Interesse für die tiefenpsychologisch orientierte Medizin bekam. Im Zweiten Weltkrieg als Sanitätsoffizier hauptsächlich chirurgisch in Feldlazaretten tätig. Nach Kriegsende Leitung einer Station für Querschnittsgelähmte in Neustadt, einer Station für Hirnverletzte in Flensburg und gleichzeitig einer neurologischen Abteilung im Krankenhaus in Malente-Gremsmühlen in Schleswig-Holstein, die er zu einer psychotherapeutischen Station ausbaute; hier Einführung von Gruppenpsychotherapie ab 1946, was ihn zum Pionier der Gruppenpsychotherapie in Deutschland macht. Ab 1950 bei Ernst Kretschmer an der Universitäts-Nervenklinik in Tübingen, anfangs als Gastarzt ohne Bezüge, bald auf einer Assistentenstelle, in welcher er Kretschmers gestufte Aktivhypnose anwandte und weiterentwickelte. Habilitation und außerplanmäßige Professur in Tübingen. Ab 1965 Lehrstuhl für Psychotherapie und Medizinische Psychologie an der Universität Mainz (damals das erste derartige Ordinariat in Europa); dort psychotherapeutische Ausbildung von Medizinstudierenden höherer Semesters und von praktischen Ärzten in Form von Balint-Gruppen und im Autogenen Training. Ab 1967 Direktor der Universitätsklinik und Poliklinik für Psychotherapie in Mainz. 1971–73 Präsident der International Society of Hypnosis. Veranstaltete zusammen mit seiner Frau Margarethe 1970 den Fünften Internationalen Kongress für Hypnose in Mainz. Langen konnte auf über 730 Veröffentlichungen, 19 Ehrenmitgliedschaften und eine ganze Reihe von nationalen und internationalen Auszeichnungen zurückblicken. An der Universität Mainz hat er ungefähr 100 Dissertationen und Habilitationen betreut.

Wichtige theoretische Beiträge und Orientierungen

Langen ist erst kürzlich als Pionier der Gruppenpsychotherapie in Deutschland wiederentdeckt worden. Noch ohne entsprechende englischsprachige Literatur zu kennen, begann er schon 1946 aus „pragmatischen Gründen des Zeitmangels" mit Gruppen zu arbeiten und publizierte dazu ab 1951. Er ist einer der Begründer der Medizinischen Psychologie in Deutschland, bezeichnete sich selbst als „medizinischen Psychologen" und definierte dieses neue Fach als „angewandte Psychologie unter Hinzunahme körperlich-medizinischer Gesichtspunkte". Seine zahlreichen diesbezüglichen Arbeiten beziehen sich hauptsächlich auf klinische Erfahrungen, kaum auf empirische Studien. Neben der Ausbildung von Ärzten in Psychodiagnostik und Psychotherapie – er war z. B. ständiger Mitarbeiter bei den Lindauer Psychotherapiewochen und anderen Ausbildungsinstitutionen – haben seine Arbeiten zum Placeboeffekt, zu den psychologischen Möglichkeiten in der Gynäkologie, bei Krebskranken, in der Zahnheilkunde und bei chronischen Schmerzen Pioniercharakter. In diesem Zusammenhang bekamen Entspannungs- und hypnotische Verfahren eine besondere Bedeutung, wie z. B. das Autogene Training oder die von ihm weiterentwickelte gestufte Aktivhypnose für eine sogenannte zweigleisige Psychotherapie, in welcher die tiefenpsychologischen Anteile erheblich gestärkt wurden.

Wesentliche Publikationen

(1961) Die gestufte Aktivhypnose. Stuttgart, Thieme
(1969) Psychodiagnostik, Psychotherapie. Stuttgart, Thieme
(1972) Kompendium medizinischer Hypnose. Basel, Karger
(1974) Die psychischen Möglichkeiten für den Gynäkologen. Ärzteblatt Rheinland-Pfalz 27: 591–600
(1979) Die psychische Betreuung von Krebskranken. Ärzteblatt Rheinland-Pfalz 32: 452–464
(Hg) (1968) Der Weg des Autogenen Trainings. Darmstadt, Wissenschaftliche Buchgesellschaft
Chertok L, Langen D (1968) Psychosomatik der Geburtshilfe. Stuttgart, Thieme
Langen L, Spoerri T (Hg) (1968) Hypnose und Schmerz. Basel, Karger

Burkhard Peter[1]

---

[1] Mit Dank an Margarethe Langen für hilfreiche Informationen.

Langer, Marie

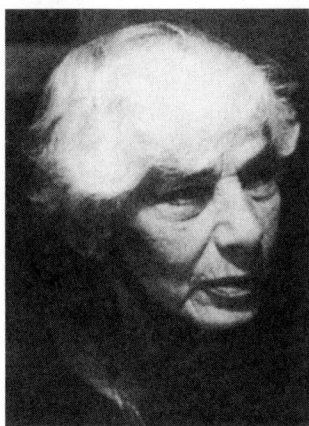

*31.8.1910 als Marie Glas in Wien; †22.12.1987 in Buenos Aires.

Politisch engagierte Psychoanalytikerin, Mitbegründerin der Argentinischen Psychoanalytischen Vereinigung, Pionierin der psychoanalytischen Gruppentherapie.

Stationen ihres Lebens

Marie Langer wuchs als Tochter einer assimilierten jüdischen Großbürgerfamilie auf. 1922 Eintritt ins Privatgymnasium „Schwarzwaldschule", wo sie zum ersten Mal mit feministischem und marxistischem Gedankengut in Berührung kam. 1929, einige Monate vor ihrer Reifeprüfung, heiratete sie Herbert Manovill, von dem sie in ihrem ersten Studienjahr 1932 wieder geschieden wurde. 1933 wurde sie Mitglied der Kommunistischen Partei Österreichs (KPÖ), die sechs Wochen später verboten wurde. Während des Studiums, das sie 1935 abschloss, wurde sie Analysandin bei Richard → Sterba. Nach Ausbildung zur Anästhesistin arbeitete sie in der Frauenabteilung der Psychiatrischen Universitätsklinik bei Heinz → Hartmann. Sie begann mit ihrer analytischen Ausbildung und trat 1935 in die Wiener Psychoanalytische Vereinigung ein, wodurch sie zu einem Leben im doppelten Untergrund gezwungen war, da sie ihre Mitgliedschaft sowohl in der WPV als auch in der KPÖ vor der jeweils anderen Vereinigung geheim halten musste. 1936 verließ sie Österreich, um gemeinsam mit ihrem späteren Ehemann Max Langer (Heirat 1939) im spanischen Bürgerkrieg im Sanitätsdienst der Internationalen Brigaden zu arbeiten. 1939 emigrierte sie nach Uruguay und übersiedelte 1942 nach Argentinien, wo sie als Analytikerin arbeitete und an der Gründung und am Aufbau der „Asociación Psicoanalítica Argentina" (APA) in Buenos Aires maßgeblich beteiligt war. 1951 veröffentlichte sie ihr Buch „Madernidad y sexo" (Mutterschaft und Sexus), das die häufigsten psychosomatischen Störungen der weiblichen Fortpflanzungsfunktionen behandelt. 1965, nach dem Tod von Max Langer, begann sie, sich vermehrt politisch zu engagieren. Ihr Eintritt in die „Federación Argentina de Psiquiatras" (FAP), die Gewerkschaft für Psychiater, und ihr Engagement für die „linke" Psychoanalyse brachte sie in einen ideologischen Konflikt mit der APA. Ihr Referat „Psychoanalyse und/oder soziale Revolution" beim Internationalen Psychoanalytischen Kongress 1971 in Wien löste starke Kritik seitens der orthodoxen Internationalen Psychoanalytischen Gesellschaft (IPA) aus und erschien – offiziell wegen Platzmangels – nicht im „International Journal", in welchem automatisch alle auf dem Internationalen Kongress vorgetragenen Arbeiten publiziert wurden. Dieser Konflikt mündete in ihrem Austritt aus der IPA und APA und Langer wurde Mitglied der „plataforma-argentina", einer Vereinigung von Psychoanalytikern, die für eine politisch und gesellschaftlich offenere Einstellung der Psychoanalyse eintrat. Zur gleichen Zeit gründete sie die „Coordinadora Trabajadores de Salud Mental" (CTSM), eine Initiative zur Aufhebung der Hierarchien innerhalb des Krankenhauspersonals, aus der das Lehr- und Forschungszentrum (CDI) wurde. 1972 wurde sie zur Präsidentin der FAP gewählt und 1974 als Assistenzprofessorin an den Lehrstuhl für medizinische Psychologie berufen. Aufgrund ihres Einsatzes für die Psychoanalyse und ihres politischen Engagements erschien ihr Name auf der Todesliste der paramilitärischen rechten Alianza Anticomunista Argentina (AAA) und sie musste Argentinien im selben Jahr verlassen. Langer ging nach Mexiko ins Exil, wo sie ihre Arbeit im CTSM weiterführte und an der Universität in Mexiko City lehrte. Sie praktizierte als Psychoanalytikerin und schloss sich dem „Círculo Psicoanalítico Mexicana" an.

Ab 1981 engagierte sie sich mit einer Gruppe von psychoanalytisch ausgebildeten Kollegen als „Equipo Internacionalista de Salud Mental" (nach ihrem Tod „Equipo Internationalista Marie Langer") in Nicaragua, um bei der Entwicklung eines psychosozialen Dienstes im revolutionären Nicaragua und der Weiterbildung nicaraguanischer Kollegen mitzuarbeiten. Mit Unterstützung Fidel Castros ko-initiierte sie 1986 den ersten Kongress lateinamerikanischer kritischer Intellektueller, Psychologen und Psychoanalytiker zum Thema „Marxismus und Psychoanalyse" in Havanna, dem in den Jahren nach ihrem Tod noch zwei weitere folgten. 1987 starb Marie Langer in Buenos Aires an Lungenkrebs.

Wichtige theoretische Beiträge und Orientierungen

Marie Langer verband Psychoanalyse, Marxismus und Feminismus miteinander. Sie postulierte, dass das freiere Ausleben der weiblichen Sexualität zwar die typisch neurotischen Krankheitsbilder der Jahrhundertwende vermindere, die Einschränkung ihrer Rolle und Funktion als Mutter jedoch zu psychosomatischen Störungen führe. In späteren Jahren ihres Wirkens forderte sie eine Betrachtung der Frau vor allem auch als Angehörige ihrer Klasse und ihrer Zeit und brachte auf diese Weise Psychoanalyse und Marxismus in Verbindung. Sie ging von der Annahme der Psychoanalyse aus, dass die als Mangel erlebte Unsichtbarkeit der weiblichen Fortpflanzungsorgane zu einem Minderwertigkeitsgefühl der Frau gegenüber dem Mann führe. In gleicher Weise wirke auch die Tatsache, dass die unbezahlte Arbeit der Frau im häuslichen Bereich „nur" einen Gebrauchswert habe und nicht einen Tauschwert, durch den man es zu ökonomischem Reichtum bringen kann, wie die Arbeit der Männer. Die fehlende psychische Autonomie der Frau wurzle also in ihrer biologischen Anlage und manifestiere sich in den limitierten Entfaltungsmöglichkeiten in der häuslichen Arbeit. Das einzige Produkt der Arbeit der Frau sei das Kind, und daher werden auf dieses alle unerfüllten Sehnsüchte der Mutter übertragen. Sie stellte auch die Struktur der Familie in Frage, die einerseits einen destruktiven Einfluss auf die Frau hätte, andererseits einen stabilisierenden Faktor für die Erhaltung der patriarchalen Strukturen der Gesellschaft darstelle. In diesem Zusammenhang kritisierte sie die traditionelle Haltung der Psychoanalyse, die die Frau zu einer passiven Selbstverwirklichung durch Mann und Kind zwang. Langer weigerte sich, das psychoanalytische Gebot der politischen Neutralität und die Annahme einer wertfreien wissenschaftlichen Untersuchung hinzunehmen. Sie war der Auffassung, dass die Psychoanalytikerin in der Psychoanalyse auch als reale Person gegenwärtig ist und im Zuge von Übertragung und Gegenübertragung als Partnerin im Arbeitsbündnis präsent ist. Somit beeinflusse die Ideologie die Psychoanalyse. Als Mitglied und spätere Präsidentin der FAP engagierte sie sich für den Sozialismus und versuchte die „linke" Psychoanalyse zu stärken. Ab Mitte der 1970er Jahre reiste Marie Langer regelmäßig nach Europa und brachte neue Ansätze und Erfahrungen aus ihrer Arbeit mit lateinamerikanischen Exilanten mit. Dabei waren vor allem die Themen Exil, Flucht, Folter und Ermordung dominierend. Marie Langer spielte eine zentrale Rolle bei der Entwicklung von Nicaraguas erstem nationalen psychosozialen Dienst. Ihr Engagement galt vor allem der Ausbildung von Ärzten, Psychologen und Psychiatern in psychoanalytischer Theorie und Gruppenpsychoanalyse, an deren Einführung sie maßgeblich beteiligt war.

Wesentliche Publikationen

(1951, 1976) Maternidad y sexo: Estudio psicoanalítico y psicosomático, 4. Aufl. Buenos Aires, Paidós [dt.: (1988) Mutterschaft und Sexus: Körper und Psyche der Frau. Freiburg, Kore]

(1987) Das gebratene Kind und andere Mythen. Freiburg, Kore

Grinberg L, Langer M, Rodrigué E (1957) Psicoterapia del grupo, su enfoque psicoanalítico. Buenos Aires, Paidós [dt.: (1960, 1971) Psychoanalytische Gruppentherapie: Praxis und theoretische Grundlagen, 2. Aufl. München, Kindler]

Literatur zu Biografie und Werk

AG Literatur (Hg) (1994) Schnitt/Stellen – Dokumentation: Marie Langer 1910–1987, Heft 1. Wien, Edition Art & Science

Danneberg E (1995) „Psychoanalysis against the grain: Argentina, Chile, Nicaragua, Cuba". In: Kutter P (Hg), Psychoanalysis international: A guide to psychoanalysis throughout the world (pp 241–256). Stuttgart-Bad Cannstatt, Frommann-Holzboog

Langer M (1986) Von Wien bis Managua: Wege einer Psychoanalytikerin. Freiburg, Kore

Roudinesco E, Plon M (1997) Dictionnaire de la psychanalyse. Paris, Fayard

Volnovich JC, Wertheim S (Eds) (1989) Marie Langer: Mujer, psicoanálisis, marxismo. Buenos Aires, Ed. Contrapunto

Ines Lahoda

Laplanche, Jean

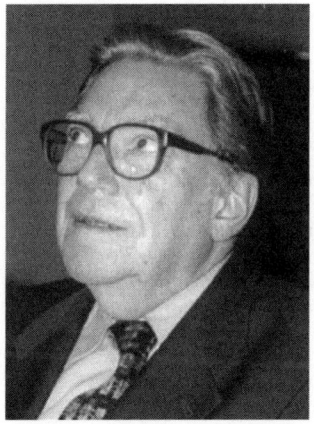

* 21.6.1924 in Beaune, Frankreich.

Begründer der „Allgemeinen Verführungstheorie".

Stationen seines Lebens

Jean Laplanche absolviert seine Schulzeit am Collège Monge in Beaune und orientiert sich anschließend in Richtung Philosophie. 1943/44 nimmt er aktiv an der Résistance in Paris und im Burgund teil. An der École Normale Supérieure, Paris, studiert er 1944/45 Philosophie bei Jean Hypolite, Gaston Bachelard und Maurice → Merleau-Ponty, wo er ab 1950 einen Lehrauftrag erhält. 1946/47 erhält Laplanche ein Studienstipendium für ein Jahr an der Harvard-Universität, wo er Rudolph M. Loewenstein begegnet und sich sein psychoanalytisches Interesse vertieft. 1947 beginnt er seine Analyse bei Jacques → Lacan. Er ist aktiv in der links-

extremen anti-stalinistischen Bewegung seit der Befreiung Frankreichs und begründet die Gruppe und die Zeitung „Socialisme ou Barbarie" (1948). 1950 heiratet er Nadine Guillot. Gleichzeitig beginnt er auf Anraten von Lacan ein Medizinstudium als Vorbedingung für eine psychoanalytische Ausbildung. 1959 beendet er seine Doktorarbeit „Hölderlin et la question du père". 1960 präsentiert er am berühmten Kolloquium von Bonneval „L'inconscient, une étude psychanalytique". Auf Einladung von Daniel Lagache beginnt er 1960 mit seiner Lehrtätigkeit an der Universität Sorbonne (Paris). Unter der Leitung von Lagache schreibt er 1962–67 zusammen mit J.-B. → Pontalis „Das Vokabular der Psychoanalyse", welches in 15 Sprachen übersetzt wurde. Es handelt sich dabei um eine Vertiefung von psychoanalytischen Konzepten und nicht um ein Wörterbuch oder eine Enzyklopädie. In diesem Zeitraum entsteht, ebenfalls in Zusammenarbeit mit Pontalis, „Phantasien über den Ursprung: Ursprünge der Phantasie", ein Klassiker der Psychoanalyse, welcher in mehrere Sprachen übersetzt wurde. 1964 wird Laplanche Gründungsmitglied der psychoanalytischen Gesellschaft Frankreich (APF), deren Präsident er 1969–71 wird. 1966 übernimmt Laplanche, zusammen mit seiner Frau Nadine, den Familienbesitz „Château du Pommard" im Burgund, wo er auch aufgewachsen ist. 1968 hält er in Québec eine Vortragsreihe, die unter dem Titel „Leben und Tod in der Psychoanalyse" (1970) publiziert wurde. Zurück aus Quebec beteiligt er sich am „Mai 68" in Paris. Auf der universitären Ebene setzt er sich dafür ein, dass die klinischen Humanwissenschaften eine eigenständige Richtung erhalten, neben der experimentellen Psychologie. 1970 begründet er an der neuen Universität Paris VII die Psychoanalyse als Forschungsgebiet. Laplanche wird Professor an der Universität Paris VII (1970–93). Es entstehen Doktorarbeiten und ab 1976 wurde das Doktorat in Psychoanalyse institutionalisiert. Seine herausgeberischen Tätigkeiten an der „Presses Universitaires de France" umfassen die „Bibliothéque de Psychanalyse" (1973), die Sammlung „Voix nouvelles en psychanalyse" (1979), welche die Doktorarbeiten beinhaltet und die Zeitschrift „Psychanalyse à l'Université" (1975–94), welche sich durch genaues Beobachten und Offenheit auszeichnet. Seit 1988 ist die französische Freud-Übersetzung unter der wissenschaftlichen Leitung von Laplanche im Gange (bis 1996 sind 8 Bände erschienen). 1992 findet in Montreal die erste Zusammenkunft einer Serie von internationalen Kolloquien statt, welche sich mit den Arbeiten von Laplanche befassen (1994 Canterbury, 1996 Madrid, 1999 Lanzarote, 2001 Sorrento/Neapel). Laplanche ist Ehrendoktor der Universität Lausanne (1986) und wurde für sein Werk in USA und Europa mit etlichen weiteren Ehrungen ausgezeichnet. Er widmet seine Zeit weiterhin intensiv der psychoanalytischen Praxis und Forschung sowie den zahlreichen Seminaren und Konferenzen. Mit der gleichen Begeisterung verwaltet er sein Weingut in Pommard (Burgund), wo er, zusammen mit seiner Frau Nadine, jeweils drei Tage in der Woche lebt und arbeitet.

Wichtige theoretische Beiträge und Orientierungen

Laplanches Konzept einer „allgemeinen Verführungstheorie", an welcher er seit 1964 arbeitet, meint nicht die Wiederaufnahme oder die Wiederbelebung der Freudschen Verführungstheorie, noch eine Revision derselben, etwa im Sinne von J. Masson oder A. Miller. Vielmehr stellt es eine Aufdeckung und Weiterentwicklung von nicht bearbeiteten oder verdeckten Elementen der ursprünglich von → Freud entworfenen Verführungstheorie dar. Es geht also um eine Neufassung der Triebtheorie und demzufolge auch um eine Kritik an Freuds Biologismus, durch welchen Unbewusstes und Sexualität als von Beginn an vorhanden postuliert wurde. Nach Laplanche sind Unbewusstes und Sexualität die Folge von frühen Interaktionsweisen zwischen Mutter und Kind, was er in seinem Konzept der Mutter als Urverführerin erklärt, welche die rätselhafte Botschaft (méssage enigmatique) in sich trägt, die sie mit dem Kind kommuniziert. Im Konzept der „allgemeinen Verführungstheorie" sind auch seine anderen theoretischen Konzepte und Gedankengänge enthalten, wie das Sexuelle in der Psychoanalyse, das Anlehnungskonzept, der Todestrieb in der Theorie des Sexualtriebs, seine

Ausführungen über die Nachträglichkeit. Laplanches Kritik gegen Lacan wendet sich gegen dessen Strukturalismus, der nicht mit der Psychoanalyse zu vereinen sei. Lacans Formel „Das Unbewusste ist strukturiert wie eine Sprache" sei nicht vereinbar mit der Funktionsweise der Unbewussten (wie Abwesenheit der Verneinung, gleichzeitiges Vorhandensein der Gegensätze, Abwesenheit des Urteils, etc.), da es eben gerade keine Struktur habe. „Schließlich wäre meine Formel über das Unbewußte eher: Das Unbewußte ist Wie-eine-Sprache, aber nicht strukturiert" (Laplanche, 1988: 42). Daneben befasst sich Laplanche immer auch mit der Umsetzung seiner theoretischen Gedankengänge in die Praxis.

Wesentliche Publikationen

(1970, 1985) Leben und Tod in der Psychoanalyse. Frankfurt/M., Nexus
(1980–87) Problématiques I-V (5 Bde.). Paris, Presses Universitaires de France
(1987) Nouveaux fondements pour la psychanalyse. Paris, PUF
(1988) Die allgemeine Verführungstheorie und andere Aufsätze. Tübingen, Edition diskord
(1992) Le primat de l'autre. Paris, Flammarion
(1992, 1996) Die unvollendete kopernikanische Revolution in der Psychoanalyse. Frankfurt/M., Fischer
(1994) Colloque international de psychanalyse (Montréal, 1992). Paris, PUF
(1999) Entre séduction et inspiration: L'homme. Paris, PUF
(1999) La sexualité humaine. Le Plessis-Robinson, Synthélabo
(2000) Sollen wir das siebte Kapitel neu schreiben? In: Körner J, Krutzenbichler S (Hg), Der Traum in der Psychoanalyse (S 49–72). Göttingen, Vandenhoeck & Ruprecht
(2003) Trieb und Instinkt: Forum der Psychoanalyse 19(1): 18–27
(2003) Die Lehranalyse: Eine Psychoanalyse auf Bestellung. Informationsschrift für Weiterbildungsteilnehmer und Kandidaten der Deutschen Psychoanalytischen Vereinigung 53: 54–62
(2004) Ausgehend von der anthropologischen Grundsituation. In: Bayer L, Quindoz I (Hg), Die unbewusste Botschaft der Verführung. Interdisziplinäre Studien zur Verführungstheorie Jean Laplanches (S 17–31). Gießen, Psychosozial
Laplanche J, Pontalis J-B (1964, 1985, 1992) Phantasien über den Ursprung: Ursprünge der Phantasie. Frankfurt/M., Fischer
Laplanche J, Pontalis J-B (1967, 1972) Das Vokabular der Psychoanalyse. Frankfurt/M., Suhrkamp

Literatur zu Biografie und Werk

Caruth C (2001) An interview with Jean Laplanche [erhältlich unter: ccaruth@emory.edu]
Froté P (1998) Cent ans après. Paris, Gallimard
Koellreuter A (2004) Festschrift zum 80. Geburtstag von Jean Laplanche. Werkblatt. Psychoanalyse und Gesellschaftskritik 52(1)
Scarfone D (1997) Jean Laplanche: Psychanalystes d'aujourd'hui. Paris, PUF

Anna Koellreuter

Lazarus, Arnold A.[Ilan]

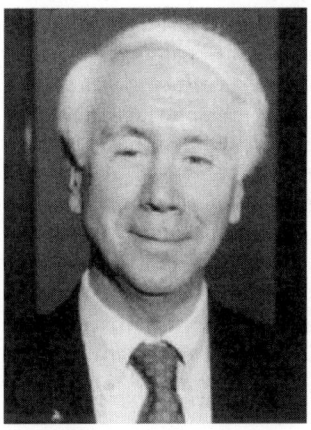

* 27.1.1932 in Johannesburg.

Pionier der multimodalen Verhaltenstherapie.

Stationen seines Lebens

Lazarus wurde 1932 als Sohn von Benjamin und Rachel Lazarus in Johannesburg (Südafrika) geboren, wo er auch aufwuchs und später an der Universität von Witwatersrand bei Joseph → Wolpe studierte. 1956 erhielt er dort seinen B.A., 1957 seinen M.A. in Experimentalpsychologie und 1960 seinen Ph.D. in Klinischer Psychologie. 1956 heiratete er Daphne Anne Kessel. Aus der Ehe gingen eine Tochter (Linda) und ein Sohn (Clifford) hervor. Noch als graduierter Student beschrieb Lazarus 1958 im South African Medical Journal sein besonderes Verständnis von Psychotherapie. Neben → Eysenck in England und → Skinner in den USA war er mit der erste, der dabei explizit den Begriff „Verhaltenstherapie" verwendete. 1959 begann er in Johannesburg seine Tätigkeit als Psychotherapeut in eigener Praxis. 1960 wurde Lazarus Vizepräsident der Transvaal Workers Educational Association. Drei Jahre später entschloss er sich, ein Jahr als Assistenzprofessor an der Universität in Stanford (Kalifornien) zu verbringen, bevor er 1964 wieder an die Universität von Witwatersrand zurückkehrte. Amerika hatte ihn allerdings fasziniert, und nicht nur die unmittelbar miterlebte Rassendiskriminierung in Südafrika war dafür verantwortlich, dass er sich fortan stark mit den USA identifizierte und seinen Lebensmittelpunkt dorthin verlegte. 1966 wurde er Leiter des Behavior Therapy Institute in Sausalito, Kalifornien. Zu dieser Zeit schrieb er „Behavior therapy techniques", zusammen mit Joseph Wolpe, der inzwischen an die Temple University Medical School in Philadelphia gewechselt war, wo Lazarus ein Jahr später eine Gastprofessur übernahm. Einerseits hatte Lazarus bisher zwar viel von Wolpes informeller Ausbildung profitiert, andererseits aber zeichneten sich erste Differenzen wegen seiner zunehmend liberalen Haltung gegenüber behavioristischen Traditionen ab. Als Kliniker, der bereit war, aus den Erfahrungen und Grenzen der tagtäglichen Praxis zu lernen, kam Lazarus schon früh zu der Überzeugung, dass Methoden, die ausschließlich aus Konditionierungstheorien abgeleitet waren, für wirkungsvolle Psychotherapie nicht ausreichten. Bereits in den 1960er Jahren strebte er daher nach der Entwicklung einer „kurzen, aber umfassenden" Form von Therapie (wie es ein späterer Buchtitel umschrieb: siehe Lazarus, 1997). Um trotz der Kürze der Therapie möglichst effektiv zu sein, plädierte Lazarus für die gezielte Verwendung aller empirisch bewährten Techniken, egal aus welchem Bezugssystem sie ursprünglich stammten, und wurde vehementer Vertreter eines „technischen Eklektizismus" (Lazarus, 1967). Dies führte endgültig zur Kontroverse mit Wolpe. Lazarus gehörte zum erweiterten Kreis der Gründungsmitglieder der American Association of Behavior Therapy (AABT), deren Präsident er 1968 wurde – trotz heftiger Gegenwehr seines Vorgängers Joseph Wolpe. Später (1970) war er auch zwei Jahre lang an der Universität von Yale tätig. 1971 legte er mit seinem Buch „Behavior therapy and beyond" den Grundstein für das, was später als kognitive Verhaltenstherapie bekannt wurde. 1972 erhielt Lazarus das Klinische Diplom des American Board of Professional Psychology und ging nach Princeton, New Jersey. Nach einiger Zeit in freier Praxis wurde er Professor an der dortigen Rutgers Universität, wo er bis heute tätig ist. 1976 gründete er in Kingston (New Jersey) das „Multimodal Therapy Institute". Ähnliche Institute entstanden danach in New York, Virginia, Pennsylvania, Illinois, Texas und Ohio. 1982 wurde er in die National Academy of Practice in Psychology gewählt. Symbolisch für die Loslösung aus der rigiden wissenschaftlichen Enge der Verhaltenstherapie der 1960er Jahre führte Lazarus den Begriff der „Breitband-Verhaltenstherapie" ein und entwickelte sein Konzept der multimodalen Verhaltenstherapie. Das Acronym BASIC-ID beschreibt darin sieben unterschiedliche, aber sich gegenseitig beeinflussende Lebensbereiche („Modalitäten"), auf die sich diese Form von Therapie bezieht: behavior, affect, sensation, imagery, cognition, interpersonal relations, drugs. In der Regel erfolgen Interventionen in mehreren Modalitäten (was eine möglichst „umfassende" Behandlung sichern soll), werden aber speziell auf die Probleme und Personen zugeschnitten. Basis aller therapeutischen Bemühungen ist aber auch bei Lazarus die Therapeut-Patient-Beziehung: Lange, bevor dieses Thema für die Verhaltenstherapie offiziell „hoffähig" wurde, imponierte er (wie auch sein Lehrer Joseph Wolpe) psychoanalytischen Therapieforschern, die ihn bei der Arbeit beobachteten, als ausgesprochen warmherzig, empathisch und flexibel im Kontakt mit seinen Patienten (Klein et al., 1969). Diese grundlegende Haltung ist auch z. B. bei der Betrachtung seiner Videos zu sehen (vgl. z. B. Carlson, Kjos & Lazarus, 2000). In späteren Jahren hat er die ideale Rolle von Verhaltenstherapeuten bei der Beziehungsgestaltung mit der Metapher des „authentischen Chamäleons" umschrieben (Lazarus, 1993). Mittlerweile ist er Autor und Ko-Autor von etwa 15 Büchern und über 200 Beiträgen in Fachzeitschriften oder Büchern. Sein „Fragebogen zur Lebensgeschichte" (publiziert als „Life History Questionnaire" in Lazarus, 1976: 219) dient heutigen Verhaltenstherapeuten in

aller Welt als hilfreiches Anamneseinstrument, um einen ökonomischen aber umfassenden Eindruck von prägenden Lebensereignissen der Patienten zu erhalten. Lazarus ist Redaktionsmitglied zahlreicher psychologischer Zeitschriften und hat im Lauf seiner Karriere eine Reihe wissenschaftlicher Auszeichnungen erhalten (z. B. 1992 den „Distinguished Psychology Award" der American Psychological Association oder 1996 als erster den renommierten „Psyche Award" der Cummings Foundation, darüber hinaus den „Lifetime Achievement Award" sowohl der California Psychological Association als auch der AABT). Während seiner beruflichen Laufbahn verstand sich Lazarus immer als verhaltenstherapeutischer Praktiker. In dieser Zeit hat er Tausende von Klienten behandelt – sei es als Einzelpersonen, Paare, Familien oder Gruppen. Mit einigen seiner Publikationen versuchte er auch, wissenschaftlich-therapeutische Erkenntnisse in leicht verständlicher Form dem Laienpublikum zugänglich zu machen. Seine beiden jüngsten Ratgeberbücher schrieb er gemeinsam mit seinem Sohn Clifford Neil Lazarus, der ebenfalls Psychotherapeut und Doktor für Klinische Psychologie geworden ist. Arnold A. Lazarus ist mittlerweile emeritierter Professor an der Graduate School of Applied and Professional Psychology, einer Abteilung der Rutgers Universität in Piscataway (New Jersey) und arbeitet weiterhin als Therapeut in eigener Praxis.

Wesentliche Publikationen

(1958) New methods in psychotherapy: A case study. South African Medical Journal 32: 660–664
(1967) In support of technical eclecticism. Psychological Reports 21: 415–416
(1971) Behavior therapy and beyond. New York, McGraw-Hill [dt.: (1978) Verhaltenstherapie im Übergang: Breitband-Methoden für die Praxis. München-Basel, Reinhardt]
(1977) In the mind's eye: The power of imagery for personal enrichment. New York, Rawson [dt.: (1980, 2000) Innenbilder: Imagination in der Thrapie und als Selbsthilfe, 3. verb. Aufl. München, Pfeiffer bei Klett-Cotta
(1985) Marital myths. San Luis Obispo, Impact Publishers [dt.: (1998) Fallstricke der Liebe: Vierundzwanzig Irrtümer über das Leben zu zweit. Stuttgart, Klett-Cotta]

(1993) Tailoring the therapeutic relationship, or being an authentic chameleon. Psychotherapy 30: 404–407

(1997) Brief but comprehensive psychotherapy: The multimodal way. New York, Springer

(Ed) (1976) Multimodal behavior therapy. New York, Springer [dt.: (1978) Multimodale Verhaltenstherapie. Frankfurt/M., Fachbuchhandlung für Psychologie]

Lazarus AA, Lazarus CN (1997) The 60-second shrink: 101 strategies for staying sane in a crazy world. San Luis Obispo, Impact Publishers [dt.: (1999) Der kleine Taschentherapeut: In 60 Sekunden wieder o.k. Stuttgart, Klett-Cotta]

Lazarus AA, Lazarus CN, Fay A (1993) Don't believe it for a minute!: Forty toxic ideas that are driving you crazy. San Luis Obispo, Impact Publishers [dt.. (1996) Fallstricke des Lebens: Vierzig Regeln, die das Leben zur Hölle machen, und wie wir sie überwinden. Stuttgart, Klett-Cotta]

Wolpe J, Lazarus AA (1966) Behavior therapy techniques: A guide to the treatment of neuroses. New York, Pergamon

Literatur zu Biografie und Werk

Alic M (2001) Gale encyclopedia of psychology: Lazarus, Allan A. URL www.findarticles.com/cf_dls/g2699/0005/2699000528/print.jhtml

Carlson J, Kjos D, Lazarus AA (2000) Multimodal therapy with Dr. Arnold Lazarus [Psychotherapy with the experts video 1/e]. Needham Heights (MA), Allyn & Bacon

Klein MH, Dittmann AT, Parloff MB, Gill MM (1969) Behavior therapy: Observations and reflections. Journal of Consulting and Clinical Psychology 33: 259–266

Schorr A (1984) Die Verhaltenstherapie: Ihre Geschichte von den Anfängen bis zur Gegenwart. München-Weinheim, Psychologie Verlags Union

Sheehy N, Chapman AJ, Conrey W (Eds) (1997) Lazarus, Arnold Allan. In: Biographical dictionary of psychology (pp 350–351). New York, Routledge

Dieter Schmelzer & Christina Schmelzer

Lebovici, Serge

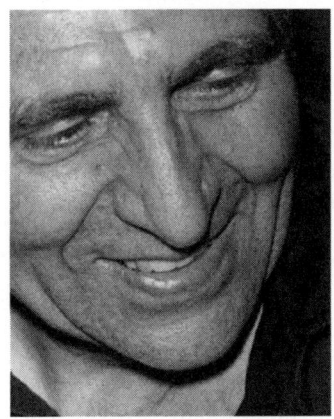

* 10.6.1915 in Paris; † 12.8.2000 in Paris.

Kinderarzt und Kinderpsychiater, französischer Psychoanalytiker, Gründer des Centre Alfred Binet in Paris.

Stationen seines Lebens

Lebovici wird als ältestes von drei Kindern geboren. Sein Vater, Solo Lebovici, jüdisch-rumänischer Abstammung orthodoxen Glaubens, kommt um 1900 nach Paris zum Studium der Medizin und möchte, dass sein Sohn Kinderarzt werde. Serge Lebovici schließt effektiv mit 24 Jahren auch sein Medizinstudium ab und übt seinen Militärdienst bereits als Arzt aus; 1940 gerät er in Gefangenschaft; 1942 wird sein Vater deportiert, ebenso wie die gesamte Familie seiner Frau. Lebovici lebt während der deutschen Okkupation in Paris, beteiligt sich am kommunistischen Widerstand. Das Ehepaar bekommt zwei Töchter (eine der beiden wird als Kunstkritikerin bekannt, die andere eröffnet eine Praxis als Psychoanalytikerin und Kinderpsychiaterin). Lebovici interessiert sich zunehmend für Psychiatrie und spezialisiert sich in Kinderpsychiatrie; um 1945 Beginn seiner zweijährigen Analyse bei Sacha Nacht; 1945–49 Mitglied der Kommunistischen Partei; Austritt auf Anraten Sacha Nachts wegen G. Politzers diffamierender Ansichten zur Psychoanalyse. 1951–66 ist er im kinderpsychiatrischen Dienst des Hôpital des enfants malades unter der Leitung von Georges Heuyer angestellt. Sophie Morgenstern

(1875–1940) war ihm dort eine Wegbereiterin: erste Entwürfe für eine Psychoanalyse des Kindes. Er wird Vorsitzender der Klinik und forscht über die Verbindungen von Kinderheilkunde und Psychoanalyse gemeinsam mit R. Diatkine, E. Kestemberg, u. a. 1954 gründet er gemeinsam mit R. Diatkine die Association de santé mentale du XIIIème, aus dem 1958 das Centre Alfred Binet wird. Als Publikationsorgan entsteht die Fachzeitschrift „La psychiatrie de l'enfant" (herausgegeben von Lebovici, J. Ajuriaguerra, R. Diatkine und R. Crémieux). 1956 gibt Lebovici gemeinsam mit M. Bouvet die zwei Bände „La psychanalyse aujourd'hui" heraus. In jenen Jahren interessiert sich Lebovici für → Morenos Psychodrama. Er unternimmt weiters Forschungsreisen zur Hampstead-Klinik, unterhält eine Freundschaft zu D. → Winnicott und R. → Spitz, deren Werke er in Frankreich verbreitet. Lebovicis Toleranz gegenüber der Vielfalt theoretischer Unterschiede ist groß. 1950 Tätigkeit als Experte der Weltgesundheitsorganisation; 1974–79 ist er technischer Berater für Psychiatrie im französischen Gesundheitsministeriums unter Simone Veil. Er gründet gleichfalls das Cedrate (Centre d'études, de recherches et d'aide aux enfants victimes de traumatismes) und ist Präsident des Centre national des recherches sur les handicapés et les inadaptations sowie der psychosozialen Kommission der Association de recherche sur la myopathie. Seit 1946 praktiziert er als Mitglied der Pariser Psychoanalytischen Vereinigung als Psychoanalytiker, ist Ausbildner für Kinderpsychoanalyse am dortigen Institut; Lebovici gehörte dem konservativen, die traditionelle Hierarchie aufrecht erhaltenden Flügel der Vereinigung an, ist dezidiert gegen die Laienanalyse gerichtet; 1962 Vorsitzender der französischen Psychoanalytischen Gesellschaft, 1967 Vizepräsident, 1973–77 einziger französischer Präsident der Internationalen Psychoanalytischen Vereinigung. 1978 erlangt Lebovici eine Professur für Kinderpsychiatrie an der Université Paris XIII-Nord.

Wichtige theoretische Beiträge und Orientierungen

Seiner Grundausbildung getreu stand Lebovici – obzwar er sich auf die psychoanalytische Ausrichtung beruft – dem medizinisch-wissenschaftlichen Diskurs stets am nähesten. Wenn er auch mit großer Intuition an vorhandene Pathologien herantritt und vielerlei Praxen (besonders Gruppentherapiemodelle) sein Tun beleben, bleibt er dem biologistischen Erkenntnismodell verpflichtet und interessiert sich in erster Linie für die Entwicklungsstufen des Kindes. So legt er zum Beispiel großen Wert auf Statistiken und ist Begründer der audiovisuellen Aufnahmen von therapeutischen Sitzungen zu didaktischen Zwecken. Er ist bekannt für seine Stellungnahmen zur Debatte um den Autismus (Begriff von L. Kanner 1943 festgelegt), in denen er sich um eine psychoanalytische Sichtweise bemüht. Mit dem 1954 gemeinsam mit R. Diatkine gegründeten „Centre Alfred Binet" im XIII. Arrondissement von Paris, einer der ersten psychosozialen Beratungsstellen für Kinder und Eltern, die als Forschungsstätte und Ausbildungsort angesehen ist, stellte er Frankreich an die Spitze der Etablierung kinderpsychiatrischer Beratungsstellen in Europa. Er entwickelt dort das therapeutische Mutter-Kind-Setting. Sowohl mit Anna → Freuds als auch mit Melanie → Kleins Konzepten vertraut, entwickelte Lebovici seine eigene Vorstellung der Entwicklung des Kindes: es liegt ihm an der Beobachtung des Verhaltens der Mutter-Kind-Beziehung. „Kindheit" muss erst konstruiert werden. Objektbeziehung und Phantasma lassen sich in der Beobachtung erschliessen. Lebovicis Meinung zu Folge wird das Objekt besetzt, schon bevor es wahrgenommen wird. Für ihn galten verschiedene Ebenen des Kind-Seins: das aus dem Begehren nach Mutterschaft hervorgegangene Kind, das Imaginäre, aus dem Kinderwunsch hervorgegangene Kind, das reale Kind, das mit Hilfe des Psychoanalytikers „rekonstruierte" Kind. Die Interaktionen dieser verschiedenen Ebenen untersucht zu haben und selbst darauf einwirken zu wollen, ist Lebovicis Verdienst. Seine Hommage an das Unbewusste besteht darin, den Sinn der Phänomene zu entdecken, der niemals ohne Affekte wahrnehmbar ist. Sein Leitfaden für den Umgang mit Übertragung sind die Konzepte der Empathie und des „enactment". Serge Lebovici widmet sich in seinen letzten Jahren zunehmend der frühesten Mutter-Kind-Beziehung (neben → Bowlby,

Brazeltown und → Stern), was ihn auch zum Präsidenten der Association mondiale de psychiatrie du nourrisson (Waimh) werden lässt. Lebovici verfasste rund 500 Artikel in diversen Fachzeitschriften, vor allem in der „Revue Française de Psychanalyse" und ab 1958 in der Zeitschrift „La psychiatrie de l'enfant".

Wesentliche Publikationen

(1971) Les sentiments de culpabilité chez l'enfant et chez les adultes. Paris, Hachette
(1979) Arbeiten zur Kinderpsychotherapie. München, Reinhardt
(1983) Le nourrisson, la mère et le psychanalyste: Les interactions précoces. Paris, Centurion [dt.: (1990) Der Säugling, die Mutter und der Psychoanalytiker. Stuttgart, Klett-Cotta]
(1994) Empathie et „enactement" dans le travail de contre-transfert. Revue Française de Psychanalyse 58: 1551–156
Lebovici S, Soulé M (1977) La connaissance de l'enfant par la psychanalyse. Paris, Presses Universitaires Françaises [dt.: (1978) Die Persönlichkeit des Kindes. München, Kindler]
Lebovici S, Diatkine R, Soulé M (1985, 1995) Nouveau traité de psychiatrie de l'enfant et de l'adolescent. Paris, Presses Universitaires Françaises
Lebovici S, McDougall J (1979) Eine infantile Psychose: Fallstudie eines schizophrenen Kindes. München, Kindler
de Schill S, Lebovici S, Kächele H (Hg) (1997) Psychoanalyse und Psychotherapie: Herausforderungen und Lösungen für die Zukunft. Stuttgart, Thieme

Literatur zu Biografie und Werk

Bessermann H (1997) Vianna, politique de la psychanalyse face à la dictature et de la torture. Paris, L'Harmattan
Coblence F (1996) Serge Lebovici. Paris, Presses Universitaires Françaises
Roudinesco E (1994) Histoire de la psychanalyse en France (2 Bde.). Paris, Fayard
Roudinesco E, Plon M (2000) Dictionnaire de la psychanalyse. Paris, Fayard
Storck J (1995) Kinderanalyse, Wegbereiter und Stiefkind der Psychoanalyse: Serge Lebovici zum 80. Geburtstag. Stuttgart, Klett-Cotta

Theresia Erich

Leuner, Hanscarl

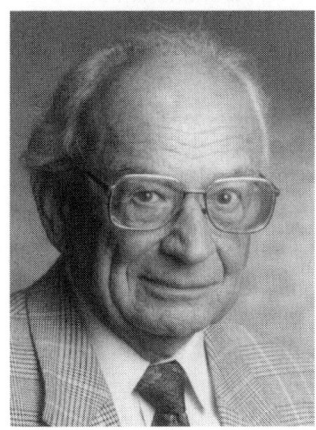

*8.1.1919 in Bautzen, Sachsen; †22.6.1996 in Göttingen.

Begründer der Katathym-Imaginativen Psychotherapie (KIP).

Stationen seines Lebens

Leuner wuchs in der Atmosphäre eines wohlhabenden Fabrikantenhaushalts auf. Er entwickelte früh eine Neigung zu Medizin und Psychologie. Nach dem Abitur 1937 schrieb er sich an der Medizinischen Fakultät Frankfurt/M. ein. Bei Beginn des Krieges wurde er zunächst zum Wehrdienst eingezogen, nahm am Russlandfeldzug in seiner ersten Phase teil und wurde 1941 zum Studium freigestellt. Er schloss das Medizinstudium 1946 mit dem Staatsexamen ab und promovierte 1947 in Marburg. 1948–59 war er wissenschaftlicher Assistent an der Universitäts-Nervenklinik Marburg. Hier unternahm er erste Experimente mit imaginativen Techniken und Visualisierungen. Seine klinischen Lehrer waren in dieser Zeit Villinger, Conrad, Selbach und Stutte. 1947/48 absolvierte er seine Lehranalyse bei Schmaltz, einem Jungianer, in Frankfurt/M. Neben der Ausbildung in Neurologie und Psychiatrie erfolgte eine Weiterbildung in Kinder- und Jugendpsychiatrie. 1959 übersiedelte Leuner in die Psychiatrische Klinik der Universität Göttingen und übernahm dort die Leitung einer psychotherapeutischen Station. Er setzte seine analytische Ausbildung im Ausbildungszentrum für Psychotherapie und

Psychoanalyse Göttingen fort und schloss sie 1963 ab. Lehr- und Kontrollanalytiker waren Heigl, → Heigl-Evers und Schwidder, zugleich erfolgte die Habilitation für Psychiatrie und Neurologie. 1965 wurde Leuner zum Professor berufen, 1975 wurde er Direktor der nunmehr selbstständigen Abteilung für Psychotherapie und Psychosomatik am Zentrum für Psychologische Medizin der Universität Göttingen. Diese Klinik leitete er bis zu seiner Emeritierung 1985. Eine umfangreiche Vortragstätigkeit führte ihn ins In- und Ausland, vor allem in die USA und in die Schweiz sowie nach Spanien. 1966 lehrte er als Gastprofessor an der Yale University, New Haven, und 1968 am Medical College of Virginia in Richmond.

Wichtige theoretische Beiträge und Orientierungen

Hanscarl Leuner begründete die Katathym-Imaginative Psychotherapie (KIP) als tiefenpsychologisch fundierte Tagtraumtechnik. 1948, damals 29 Jahre alt, schien ihm die „Ebene des Bildbewusstseins" als Dimension des Vorbewussten von großer therapeutischer Bedeutung und er begann, die Gesetzmäßigkeiten dieser Bewusstseinsebene systematisch zu untersuchen, indem er gesunde Versuchspersonen und neurotische Patienten unter experimentell variierten Bedingungen imaginieren ließ. Erste Publikationen hierzu erfolgten 1954/55 noch unter dem Begriff „experimentelles Katathymes Bilderleben (eKB)". Er entwickelte einen Kanon von „Standardmotiven" und erarbeitete wichtige Grundlagen der therapeutischen Wirksamkeit. Er schuf die Voraussetzungen für eine Spezifizierung und Erweiterung des Verfahrens im Sinne von Symbolkonfrontation und assoziativem Vorgehen. Spezifisch für die von Leuner entwickelte Tagtraumtechnik ist in Abgrenzung von anderen imaginativen Verfahren wie z. B. der aktiven Imagination nach C.G. → Jung das besondere Setting, in dem der Imaginierende seinen Tagtraum im Beisein und im ständigen Dialog mit seinem Therapeuten entwickelt, sodass dieser die Visualisierung sozusagen in statu nascendi miterlebt und begleitet. Leuner suggerierte seinen Patienten kein konkretes Verhalten, stattdessen ermutigte er sie, im Dialog individuelle Lösungen zu finden. Dieses dialogische Prinzip, der permanente Kontakt zwischen Patient und Therapeut während des Traums unterscheidet die KIP u. a. von der Oberstufe des Autogenen Trainings. Das Verfahren der KIP fand rasch weite Verbreitung, es wurden zahlreiche Fachgesellschaften gegründet und ein differenzierter curricularer Ausbildungsgang definiert. In den 1970er Jahren widmete sich Leuner auch der psycholytischen Therapie, d. h. der Intensivierung psychodynamischer Therapie durch Halluzinogene. Bei dieser Erforschung psychischer Vorgänge durch Experimentalanordnungen mit chemischen Mitteln steht Leuner u. a. in der Tradition von Kraepelin und von v. Baeyer. Leuner sah die Erzeugung regressiver psychischer Zustände als fruchtbare Quelle der Erkenntnis für die Forschung in Psychiatrie und Psychotherapie und auch für die damit verbundenen therapeutischen Möglichkeiten. Nach 1980 widmete er seine gesamte Schaffenskraft der Weiterentwicklung der Katathym-Imaginativen Psychotherapie. Zusammen mit seinen Mitarbeitern entwickelte er das Verfahren zu einem System gestaffelter Methoden und Regieprinzipien, sodass es heute als das gegenwärtig am besten organisierte und systematisierte Verfahren der imaginativen Psychotherapie gilt. Leuner war Mitglied zahlreicher nationaler und internationaler wissenschaftlicher Fachgesellschaften (u. a. Ehrenmitglied der American Society of Clinical Hypnosis), Präsident der Internationalen Gesellschaft für Katathym-Imaginative Psychotherapie und des Europäischen Collegiums für Bewusstseinsstudien. Darüber hinaus war er in der Expertenkommission für Rauschmittel des Bundesgesundheitsamtes Berlin sowie des wissenschaftlichen Kuratoriums der Deutschen Hauptstellen gegen die Suchtgefahren tätig. Die publizistische Tätigkeit umfasst mehr als 120 wissenschaftliche Zeitschriftenbeiträge und 10 Monografien. 1985 erschien sein Lehrbuch der Katathym-Imaginativen Psychotherapie.

Wesentliche Publikationen

(1954) Kontrolle der Symbolinterpretation im experimentellen Verfahren. Zeitschrift für Psychotherapie und medizinische Psychologie 4: 201–204

(1955) Experimentelles Katathymes Bilderleben als klinisches Verfahren der Psychotherapie. Zeitschrift für Psychotherapie und medizinische Psychologie 5: 185–203; 6: 233–258

(1955) Symbolkonfrontation, ein nicht interpretierendes Vorgehen in der Psychotherapie. Schweizerisches Archiv für Neurologie und Psychiatrie 76: 23–49

(1957) Symboldrama, ein aktives nicht analysierendes Vorgehen in der Psychotherapie. Zeitschrift für Psychotherapie und medizinische Psychologie 7: 221–238

(1964) Das assoziative Vorgehen im Symboldrama. Zeitschrift für Psychotherapie und medizinische Psychologie 14: 196–21

(1980) Katathymes Bilderleben: Ergebnisse in Theorie und Praxis. Bern, Huber

(1982) Das Katathyme Bilderleben im Lichte der Ich-Psychologie. In: Leuner H, Lang O (Hg), Psychotherapie mit dem Tagtraum: Katathymes Bilderleben. Ergebnisse II (S 37–55). Bern, Huber

(1985, 1994) Lehrbuch der Katathym-imaginativen Psychotherapie, 3. Aufl. Bern, Huber

(1990) Die Stellung des KB in psychosomatischer Forschung und Therapie. In: Wilke E, Leuner H (Hg), Das Katathyme Bilderleben in der Psychosomatischen Medizin (S 57–67). Bern, Huber

Leuner H, Hennig H, Fikentscher E (Hg) (1993) Katathymes Bilderleben in der therapeutischen Praxis. Stuttgart-New York, Schattauer

Leuner H, Horn G, Klessmann E (1987) Katathymes Bilderleben mit Kindern und Jugendlichen. München, Reinhardt

Eberhard Wilke

Leutz, Grete Anna

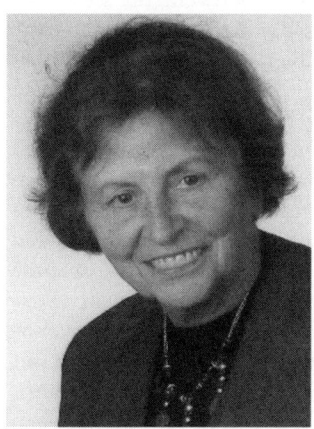

* in Konstanz.

Gründerin und Leiterin des Moreno-Instituts für Psychodrama, Soziometrie, Gruppenpsychotherapie in Überlingen.

Stationen ihres Lebens

Schulbesuch in Überlingen am Bodensee; während einer Reise in die USA zufällige Begegnung mit J.L. → Moreno im Herbst 1951; einjähriger Aufenthalt Au-pair in J.L. und Zerka → Morenos Privathaus neben seiner psychiatrischen Privatklinik in Beacon (NY); Übersetzung von Morenos soziometrischem Standardwerk „Who shall survive?" aus dem Jahr 1934, dessen Neuauflage von ihm und seiner Frau bearbeitet wurde („Die Grundlagen der Soziometrie"). Damals konnte sie das psychodramatische Arbeiten von Moreno und seiner Frau Zerka mit Patienten seiner Klinik kennenlernen und gelegentlich als Hilfs-Ich auch bei öffentlichen Soziodrama-Sitzungen Morenos in seiner Praxis in New York assistieren. Nach Abschluss des Medizinstudiums (an der Universität Zürich und in Deutschland), Internship (1960) am Bronx Hospital, New York, und Medical State Board Examinations in Illinois und North Dakota sowie einem psychiatrischen Jahr in der Schweiz mit Lehranalyse bei Jolande Jacobi am C.G. Jung-Institut Zürich arbeitete sie noch zweimal halbjährig als Allgemeinpraxis-Vertreterin in den Vereinigten Staaten. Während ihrer fünfjährigen Tätigkeit an der Psychiatrischen Klinik Ludwig Binswanger in Kreuzlingen/Schweiz, die sie später bis zur Schließung der Klinik ambulant fortsetzte, wandte sie hier, wie auch zeitweise an der C.G. Jung Klinik Zürich, Psychodrama selbstständig in der Therapie psychoseerkrankter Patienten an. Diese positive Erfahrung ließ sie dem von Moreno beim Internationalen Psychodramakongress 1968 in Baden bei Wien geäußerten Wunsch nachkommen, in den deutschsprachigen Ländern das beginnende Interesse an seinem Triadischen System „Psychodrama, Soziometrie und Gruppenpsychotherapie" zu intensivieren. 1970 zusammen mit anderen Gründung der Sektion Psychodrama, Soziometrie und Rollenspiel im „Deutschen Arbeitskreis für Gruppenpsychotherapie und Gruppendynamik (DAGG)", 1973–79 Sektionsleiterin. Ab 1970 Kurse, Demonstrationen und Vorträge zum Psychodrama in fast allen Ländern Europas, regelmäßig z. B. bei den Lindauer Psychotherapiewochen und bei den Norddeutschen Psychotherapietagen in Lübeck sowie im Rahmen langjähriger Lehraufträge an den Universitäten Hannover und Innsbruck, aber auch mehrmals in Nord- und Südamerika, in Israel, der Türkei, Japan und Australien. Die Wiederbelebung des Asklepieions von Pergamon (Bergama) 1984 durch die Jahrestagungen der Türkischen Gesellschaft für Gruppenpsychotherapie geht auf sie zurück. Seit Ende der 1950er Jahre nahm sie an den von Moreno und Kollegen organisierten Internationalen Kongressen für Gruppenpsychotherapie teil. 1986–89 Präsidentin der 1950 von Moreno, → Foulkes u. a. ins Leben gerufenen Internationalen Gesellschaft für Gruppenpsychotherapie (IAGP); ab 1975 Leitung des von ihr gegründeten Moreno-Institutes mit Weiterbildungsgruppen in ganz Deutschland, Moskau und Rostow/Don. Sie führt die ärztliche Zusatzbezeichnung „Psychotherapie" und ist Fachärztin für Psychotherapeutische Medizin und Supervisorin; Fellow der IAGP sowie der American Society of Group Psychotherapy and Psychodrama (ASGPP); J.L. Moreno Award for outstanding life-long contributions in the field of Psychodrama; Ehrenbürgerin der Stadt Bergama (Türkei).

Wichtige theoretische Beiträge und Orientierungen

Das umfassende expressionistisch-poetische und philosophisch-therapeutische Lebenswerk Morenos ist von ihr systematisch strukturiert in ihrem Buch „Psychodrama: Theorie und Praxis. Das klassische Psychodrama nach J.L. Moreno" dargestellt worden, wo immer möglich mit Zitaten aus Morenos Werken. Dadurch konnte ein Verständnis für das Triadische System „Psychodrama, Soziometrie, Gruppenpsychotherapie" hinsichtlich seiner Methodik gesichert werden. Neben der Beschreibung zahlreicher Psychodrama-Techniken war es ihr ein Anliegen, auch deren Fundierung durch die Entwicklungspsychologie nach J.L. Moreno aufzuzeigen. Des weiteren bemühte sie sich, die zentrale Bedeutung der Rollenentwicklung für das soziale Rollenlernen darzustellen, wie auch die des Spielens für die Entwicklung des Menschen im Sinne der Spontaneitätstheorie der kindlichen Entwicklung nach J.L. Moreno und der Bewusstseinserweiterung in der psychodramatischen Surplus-Realität der spontanen szenischen Darstellung von Fantasien, Imaginationen und Träumen. Zu Morenos Unterteilung der menschlichen Entwicklung in die zwei großen Abschnitte, erstes und zweites Universum, fügte sie – seinem poetischen Werk und seiner therapeutischen Philosophie folgend – das dritte Universum hinzu, das bei Erlangung spiritueller Reife dem ersten Universum mit seinem nicht bewussten ganzheitlichen Daseinsgefühl auf bewusster Ebene entspricht. Morenos System der Rollenkategorien menschlichen Handelns teilte sie in die Kategorien der somatischen, psychischen und sozialen Rollen ein. Sie ergänzte es in Entsprechung zum dritten Universum durch die Kategorie der transzendenten Rolle. In verschiedenen Publikationen (mehr als 70 Artikel in Fachzeitschriften) und Handbüchern arbeitete Grete Leutz J.L. Morenos Verbindungen zu den geistigen Strömungen seiner Zeit heraus, nicht zuletzt seinem Anliegen entsprechend – Begegnung zu vermitteln.

Wesentliche Publikationen

(1974) Psychodrama: Theorie und Praxis: Das klassische Psychodrama nach J.L. Moreno. Berlin-Heidelberg-New York, Springer

(1979) Das triadische System von J.L. Moreno – Soziometrie, Psychodrama und Gruppenpsychotherapie.
In: Heigl-Evers A (Hg), Die Psychologie des
20. Jahrhunderts. Bd. VIII: Lewin und die Folgen
(S 830–839). Zürich, Kindler

(1980) Das psychodramatisch-kollegiale Bündnis.
Gruppenpsychotherapie und Gruppendynamik 15:
176–187

(1982) Entsprechungen zwischen der Spontaneitätstheorie der kindlichen Entwicklung und Prozeß und
Ziel der Psychodramatherapie. Psychotherapie,
Psychosomatik, Medizinische Psychologie 32: 173–
177

(1985) Mettre sa vie en scène. Paris, EPI

(1986) Psychodramatische Traumbehandlung. Praxis
der Psychotherapie und Psychosomatik 31: 35–44

(1988) Beziehung und Einsichtsgewinnung in der Psy-
chodramatherapie. In: Reinelt A, Datler W (Hg),
Beziehung und Deutung im psychotherapeutischen
Prozeß (S 350–357). Berlin, Springer

(1989) Jakob Levy Moreno 1889–1989. Integrative
Therapie 3–4: 423–426

Leutz GA, Oberborbeck KW (Hg) (1980) Psychodrama. Göttingen, Vandenhoeck & Ruprecht

Literatur zu Biografie und Werk

Leutz G, Buer F (1992) Das Gespräch: Ein Leben mit
J.L. Moreno. In: Buer F (Hg), Impulse für die Zukunft: Jahrbuch für Psychodrama, psychosoziale
Praxis und Gesellschaftspolitik (S 161–199). Opladen, Leske und Budrich

Barbara Erlacher-Farkas

Lévinas, Emmanuel

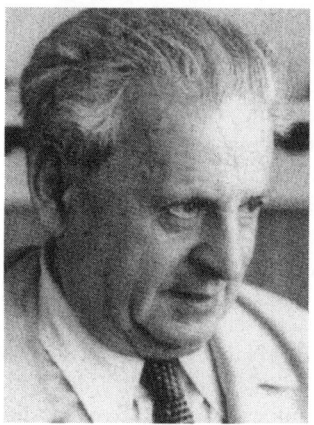

* 12.1.1906 in Kaunas, Litauen; † 25.12.1995 in Paris.

Einer der bedeutendsten Ethiker und Bezie-
hungsphilosophen des 20. Jahrunderts.

Stationen seines Lebens

In strenggläubiger jüdischen Familie mit
Talmudgelehrsamkeit, der Thora, Puschkin,
Tolstoi als „geistiger Nahrung" aufgewachsen,
erlebte er Zarenherrschaft und Russische Revolution. Übersiedlung nach Frankreich. 1923–27
Philosophiestudium in Straßburg, 1927/28 in
Freiburg bei Husserl und → Heidegger. 1930
französische Staatsbürgerschaft. 1932 Bekanntschaft mit Blanchot, → Marcel, → Sartre, Ma-
ritain. Als Franzose Kriegsgefangener in
Deutschland, seine litauische Familie Opfer des
Holocaust. Die Erfahrung zaristischer Gewalt,
Bedrohung durch russische Judenpogrome, Erlebnisse von Revolution, Stalinismus, Krieg,
nationalsozialistischem Horror und Kollabora-
tion unter dem Pétain-Regime – das Grauen des
20. Jahrhunderts – bestimmten sein Werk, Arbeiten zu Judentum und Philosophie, nachhaltig. 1962 Professor für Philosophie in Poitiers,
1967 Paris-Nanterre, 1973 Sorbonne. 1983
Karl-Jaspers-Preis, mehrere Ehrendoktorate.

Wichtige theoretische Beiträge und
Orientierungen

Bibel/Talmud, russische Klassiker, Shakespeare,
Plato, Kant, Hegel, Bergson, Rosenzweig,

Husserl, → Heidegger sind wichtige Einflüsse über die drei Perioden seines Werkes hin: 1. Auseinandersetzung mit Husserl („Théorie de l'intuition dans la phénoménologie de Husserl", 1930) und Heidegger („Vom Sein zum Seienden", 1947), Abwendung von idealistischer und fundamentalontologischer Enthobenheit zum Menschen hin. 2. Im Hauptwerk „Totalität und Unendlichkeit: Versuch über die Exteriorität" (1961) wird das Sein – anders als in der abendländischen Philosophie – nicht mehr als Totalität aufgefasst, durch ein „Unendlich-anders-Sein aufgesprengt, zu einer Metaphysik hin überschritten. 3. Im Hauptwerk „Autrement qu'être ou au-delà de l'essence" wird das Andere dem Sein gegenübergestellt als Basis für die radikale Wertschätzung der „Andersheit des Anderen" (*altérité*), dem *extremen Humanismus* (1976) „einer sich verpflichtenden Hinwendung zum anderen Menschen" (Taurek, 1997: 12), einer „Ethik als erster Philosophie" jenseits allen bisherigen Philosophierens. „Die Begegnung mit dem anderen Menschen bietet uns den ursprünglichen Sinn überhaupt. [...] Die Ethik ist eine entscheidende Erfahrung" (1984: 142). Das hat immense Konsequenzen für jede zwischenmenschliche Praxis, Psychotherapie, psychosoziale Arbeit. Lévinas denkt von der jüdischen Tradition und Erfahrung durch die Jahrhunderte her als fundamentalem Erlebenswissen von Leiden, Barmherzigkeit, Gerechtigkeit, Andersheit, Verantwortung, aus Distanz zur europäischen Philosophie als Disziplin, die ja in einer „präphilosophischen Erfahrung" gründet. Mit Rosenzweig, zu → Buber distanziert, lehnt er obskurantistische Religiösität ab, vermeidet den Begriff „Religion", betont Erlebenswissen und – radikaler noch als → Sartre – Verpflichtung zur Verantwortung, „ehe man etwas getan hat" (1983), aktiv für Humanität, engagierte Lebenspraxis. Lévinas hat den „Mut", nach Nietzsche (Nihilismus des Abendlandes) und Metaphysikkritik einen neuen Sinn im „Humanismus des anderen Menschen" zu finden. In einer fruchtbaren Spannung zwischen jüdischer Unterweisung, religiösem Denken („Wenn Gott ins Denken einfällt") und griechischem Primat der Erfahrung und Reflexion, zwischen Philosophie und Prophetik betont Lévinas statt Sokratismus „Mes-

sianismus" in der „innerweltlichen Bedeutung" konkret zu verwirklichender Gerechtigkeit und Humanität in Welt und Geschichte: „Die Erwartung des Messias ist die Dauer der Zeit selbst" (1976). Psychotherapie hat diese Bezüge zur Tiefendimension des Menschen weithin außer acht gelassen. Sie sind – als ergreifende Fragen – wieder in die psychotherapeutische Praxis einzubinden, damit der Andere als im Letzten Fremder, Unverfügbarer – ich kann allein „in seiner Spur" gehen – wieder seinen Platz bekommt. Wie sind „Grundregel", „Richtlinien", „Manualisierungen", „Konditionierungen" vereinbar mit nicht-bemächtigender „Sorge um den Anderen", solcher Bewegung „vom Selben zum Anderen", die sich seiner „Heimsuchung" aussetzt? In Husserls Intersubjektivitätstheorie durchbricht die Erkenntnis des Alter-ego die ichartige Isolierung, bei Lévinas das absolut Andere des begegnenden Anderen. Er stellt Denken, Vernunft und deren reduzierende Intentionalität in bezug auf die Sprache des Menschlichen in Frage. Für die Psychotherapie problematisiert dies die Grundlagen der Intersubjektivität, z. B. gemeinsamer Weltbezug oder Andersheit, denn „die Infragestellung des Selbst ist nichts anderes als das Empfangen des absolut Anderen". Die nicht-bemächtigende Verantwortung ist für Lévinas schlussendlich Güte. Die Verantwortung zeigt sich in der zwischenmenschlichen Nähe, dem Erkennen des Antlitzes (visage) des Anderen. Er betont die radikale Trennung des Selben vom Anderen, die durch die Rede, in der das Ich aus sich herausgeht und gleichzeitig bei sich ist, garantiert ist. Unter der Idee des Unendlichen steht die zwischenmenschliche Beziehung in einer Perspektive des Differenten: „Die Philosophie, die vom Sein bestimmt wird, ist Unterdrückung des Pluralismus." Wie bezieht Psychotherapie eine solche rigorose Trennung und daraus folgende Verantwortung ein? Umsetzungen werden etwa im Konzept radikaler Partnerschaftlichkeit der Integrativen Therapie versucht (Petzold, 1996). Die Beziehung zum Anderen sieht Lévinas als ursprünglich asymmetrisch – anders als Bubers Dialogik, radikaler als → Marcels Intersubjektivität. Bei → Jaspers verbindet Wahrheit Menschen, bei Lévinas das, was sie trennt und „sich ereignet". Beide Wahrheitskonzeptionen erscheinen heilsam und psychotherapierelevant, wie auch Lévinas' Untersuchungen zu Sensibilität/Nähe, Zweideutigkeit der Liebe, Genuss, Wollen, Wollust, Begehren. Die geheimnisvolle „Spur des Anderen" muss auch Psychotherapie, unterwegs zu gesunder Bezogenheit, suchen. Lévinas' „sinnliche Ethik" erhebt sich, ohne utopisch zu werden, engagiert gegen Gewalt, Krieg, Unrecht. Ein Bezug zur „Ethik/Ästhetik des Anderen" könnte hier angedacht werden, die → Foucaults „Sorge um sich" überschreitet. Lévinas setzt die letztendliche Fremdheit und Unverfügbarkeit des Anderen gegen jede Hybris „aufdeckender" oder „machbarkeitsversessener" Psychotherapie mit ihrer vernachlässigten Macht- und Freiheitsfrage. Als Referenztheoretiker für die Integrative Therapie hat Lévinas die Position der Ethik in das Zentrum des therapeutischen Handelns gestellt, Verständnis und Gestalten der therapeutischen Beziehung nachhaltig beeinflusst: „Du, Ich, Wir in Kontext/Kontinuum" ist ihre beziehungstheoretische Leitformel. Die Bedeutung eines kritisch reflektierten „kultivierten altruistischen Handelns", eine der Grundideen des Integrativen Ansatzes, der tiefgreifende Respekt vor der „Andersheit des Anderen" sind Beiträge, die sich mit Lévinas für die Psychotherapie in ihrer Gesamtheit gewinnen lassen.

Wesentliche Publikationen

(1948, 1989) Die Zeit und der Andere. Hamburg, Meiner

(1961, 1993) Totalität und Unendlichkeit: Versuch über die Exteriorität. Freiburg-München, Alber

(1963, 1983) Die Spur des Anderen. Freiburg-München, Alber

(1968, 1993) Vier Talmud-Lesungen. Frankfurt/M., Neue Kritik

(1973, 1989) Humanismus des anderen Menschen. Hamburg, Meiner

(1974, 1992) Jenseits des Seins oder anders als Sein geschieht. Freiburg-München, Alber

(1975, 1988) Eigennamen. München-Wien, Hanser

(1976) Difficile liberté: Essais sur le judaisme. Paris, Ecylopaedia Universalis

(1982a, 1986) Ethik und Unendliches (Gespräche mit P. Nemo). Wien, Passagen

(1982b, 1985) Wenn Gott ins Denken einfällt. Freiburg-München, Alber

(1984) Entretiens avec Le Monde [Interview]. Paris, Le Monde, pp 138–149

(1991, 1995) Zwischen uns. München-Wien, Hanser

Literatur zu Biografie und Werk

Bernhardt U (1996) Vom Anderen zum Selben: Für eine anthropologische Lektüre von Lévinas. Bonn, Bouvier

Delholm P (2000) Der Dritte: Lévinas Philosophie zwischen Verantwortung und Gerechtigkeit. München, Fink

Derrida J (1997) Adieu à Emmanuel Lévinas. Paris, Gallimard

Freyer T, Schenk R (Hg) (1996) Lévinas: Fragen an die Moderne. Wien, Passagen

Kemp P (1997) Lévinas: Une introduction philosophique. La Versanne-Paris, Encre Marine

Lévinas E (1990) Lévinas (mit Beiträgen von: Lévinas E, Derrida J, Brumlik M, Dober H-M, Hentschel M, Huizing K, Lesch W, Mayer M, Krewani WG, Sidekum A, Süsske R, Weber E, Wiemer T). Gießen, Focus

Petzold HG (1999) Der „Andere" – der Fremde und das Selbst: Tentative, grundsätzliche und persönliche Überlegungen für die Psychotherapie anläßlich des Todes von Emmanuel Lévinas (1906–1995). In: Petzold HG, Orth I (Hg), Die Mythen der Psychotherapie (S 337–362). Paderborn, Junfermann

Strasser S (1978) Buber und Lévinas: Philosophische Beziehung auf einem Gegensatz. Revue Internationale de Philosophie 32: 512–525

Strasser S (1983) Emmanuel Lévinas: Ethik als Erste Philosophie. In: Waldenfels B (Hg), Phänomenologie in Frankreich (S 218–265). Frankfurt/M., Suhrkamp

Taureck BHF (1997) Lévinas zur Einführung. Hamburg, Junius

Hans Haessig & Hilarion G. Petzold

Lewin, Kurt

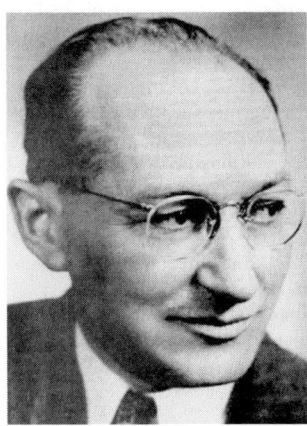

* 9.9.1890 in Mogilno, ehemalige preußische Provinz Posen; † 12.2.1947 in Newtonville bei Boston.

Theoretiker und Experimentator, Personifizierung des demokratischen Führungsstils, Begründer der Gruppendynamik und Feldtheorie.

Stationen seines Lebens

Kurt Tsadek Lewin wird jüdisch erzogen, besucht die Religionsschule und lernt somit neben Latein und Griechisch auch Hebräisch; zusätzlich Französisch, aber nicht Englisch, was er später sehr bedauert. Zuhause wird Deutsch gesprochen. Die Familie Lewin übersiedelt 1905 nach Berlin. Kurt besucht das Kaiserin-Augusta-Gymnasium bis zur Matura, studiert Medizin, Philosophie, Wissenschaftslehre in Freiburg, München und Berlin. Er promoviert mündlich 1914 bei Carl Stumpf, dem damaligen Direktor des Berliner Psychologischen Instituts und meldet sich als Kriegsfreiwilliger. In die Kriegszeit fällt seine Dissertation (1916) und seine erste wissenschaftliche Veröffentlichung, „Kriegslandschaft" (1917), in der er sein späteres Lebensraum-Konzept vorwegnimmt. Im August 1918 wird Lewin verwundet. Trotz des preußischen Antisemitismus, der für Juden eine beamtete Professur nahezu verunmöglicht, wendet er sich einer wissenschaftlichen Laufbahn zu und habilitiert sich 1920 mit „Der Begriff der Genese in Physik, Biologie und Entwicklungsgeschichte". Er ist Lehrender und Mitarbeiter des Berliner Instituts für experi-

mentelle Psychologie und Kollege der Gestaltpsychologen Max Wertheimer, Wolfgang Köhler und Kurt Koffka. Wissenschaftstheoretisch ist er von Ernst Cassirer beeinflusst. 1922–33 führt er in intensiver Zusammenarbeit mit einer Reihe von Mitarbeitern auf der Grundlage der Gestalttheorie jene experimentellen Untersuchungen zur Willens-, Handlungs- und Affektpsychologie durch, die später zur Ausformulierung der Feldtheorie führen. 1933 emigriert er aufgrund der politischen Situation in die USA. Er arbeitet zunächst an der Cornell University in New York und ist 1935–44 Professor of Child Psychology an der Child Welfare Research Station der Iowa State University. In Amerika erfolgt die Ausformulierung seiner Feldtheorie und die theoretische und praktische Zuwendung zu Fragen der experimentellen Sozialpsychologie. Ab 1933/34 existiert auf seine Initiative hin die sogenannte „topology group", die sich regelmäßig noch bis 1964 trifft und wesentlich zur Verbreitung Lewinschen Gedankengutes in Amerika beiträgt. Es handelt sich um einen lockeren Zusammenschluss von Lewin-Schülern aus der Berliner Zeit, von Kollegen, Psychoanalytikern, Anthropologen und Psychiatern (u. a. Ruth Benedict, Erik H. → Erikson, Fritz Heider, Wolfgang Köhler, Kurt Koffka, Margaret Mead, William Stern, Edward Chase Tolman). Gemäß seinem politischen Interesse verfolgt er die Gründung eines Psychologischen Instituts an der Hebräischen Universität in Jerusalem und arbeitet mit jüdischen Organisationen, Behörden, Ministerien und Industrieunternehmen im Sinne der Aktionsforschung und der angewandten Gruppendynamik zusammen. Als Beispiele von erfolgreicher „action research" betrachtet Lewin selbst die weltberühmt gewordenen Untersuchungen aus der Zeit 1937–40, die er zusammen mit Ronald Lippitt und Ralph White über den Zusammenhang zwischen Führungsstil und Atmosphäre in Arbeitsgruppen durchführt. 1937/38 ist er Gastprofessor an der Harvard University und 1939 an der University of California in Berkeley. Im Jänner 1940 wird Lewin amerikanischer Staatsbürger. Ab 1943 versucht er ein unabhängiges Institut für Sozialforschung zu gründen, was ihm 1945 in Form des Research Center für Group Dynamics am Massachusetts Institute of

Technology (M.I.T.) gelingt. Die zufällige Entdeckung der Bedeutung des Feedbacks und der Thematisierung des Gruppenprozesses für das weitere Geschehen in der Gruppe am Connecticut-Seminar 1946 stellt die Geburtsstunde der T-Gruppe dar und die Nutzung der Gruppe für Selbsterfahrung. Da Lewin, der sich bis zur Erschöpfung in seinen Projekten verausgabt, unerwartet an Herzversagen stirbt, erlebt er die Gründung der National Training Laboratories in Bethel (Maine) 1947 nicht mehr. Nach seinem Tod kommt es zur Übersiedlung des Research Center for Group Dynamics an die University of Michigan in Ann Arbor als Abteilung des Survey Research Center.

Wichtige theoretische Beiträge und Orientierungen

Kurt Lewin kann, obwohl er keine Schule oder Therapierichtung gegründet hat, zu den einflussreichsten Psychologen des 20. Jahrhunderts gezählt werden. Als äußerst kreativer, innovativer und origineller Denker und Experimentator ist es sein Anliegen, möglichst exakte Modelle und Konstrukte zum Verständnis von Verhalten im jeweiligen Lebensraum zu entwickeln. Daraus entsteht auf der Basis der Gestalttheorie seine topologische Psychologie und die Feldtheorie, in der er versucht, die Kräfte im sozialen Feld darzustellen und ihre Wechselwirkung zu erklären. Die Kleingruppenforschung bereichert er mit seiner Erkenntnis, Gruppen als eigenständiges dynamisches Ganzes im Sinne eines „psychologischen Organismus" zu sehen. Mit seinen feldtheoretischen Untersuchungen und Experimenten, z. B. über die Auswirkung unterschiedlicher Führungsstile auf die Gruppenatmosphäre, und seinem Konzept der Aktionsforschung begründet er die experimentelle Sozialpsychologie in Form der Gruppendynamik und gibt wichtige Impulse zur ökologischen Psychologie. Darüber hinaus sind seine wissenschaftstheoretischen Arbeiten sowie entwicklungs- und erziehungspsychologischen Untersuchungen bemerkenswert.

Wesentliche Publikationen

(1931) Der Übergang von der aristotelischen zur galileischen Denkweise in Biologie und Psychologie.

Erkenntnis 1: 421–466 [auch in: (1981) Kurt Lewin Werkausgabe Bd. 1, Wissenschaftstheorie I (S 233–278). Bern / Stuttgart, Hans Huber / Klett-Cotta]
(1936) Principles of topological psychology. New York, Mc Graw-Hill [dt.: (1969) Grundzüge der topologischen Psychologie. Bern, Hans Huber]
(1946) Behavior and development as a function of the total situation. In: Carmichael L (Ed), Manual of child psychology (pp 791–844). New York, Wiley [dt.: (1982) Verhalten und Entwicklung als Funktion der Gesamtsituation. Kurt Lewin Werkausgabe, Bd. 6, Psychologie der Entwicklung und Erziehung (S 375–448). Bern / Stuttgart, Hans Huber / Klett-Cotta]
(1948) Resolving social conflicts: Selected papers on group dynamics. New York, Harper [dt.: (1953) Die Lösung sozialer Konflikte: Ausgewählte Abhandlungen über Gruppendynamik. Bad Nauheim, Christian]
(1951) Field theory in social sciences: Selected theoretical papers. New York, Harper [dt.: (1963) Feldtheorie in den Sozialwissenschaften: Ausgewählte theoretische Schriften. Bern / Stuttgart, Hans Huber]
(1981–83) Kurt Lewin Werkausgabe, Bde. 1 (1981, Wissenschaftstheorie I), 2 (1983, Wissenschaftstheorie II), 4 (1982, Feldtheorie) und 6 (1982, Psychologie der Entwicklung und Erziehung) (hg. von C.-F. Graumann). Bern / Stuttgart, Hans Huber / Klett-Cotta [nicht komplettiert: Bde. 3, 5 und 7 fehlen]

Literatur zu Biografie und Werk

Heigl-Evers A (Hg) (1979) Lewin und die Folgen: Die Psychologie des 20. Jahrhunderts, Bd. VII. Zürich, Kindler
Lück HE (1996) Die Feldtheorie und Kurt Lewin. Weinheim, Psychologie Verlags Union
Marrow AJ (1977) Kurt Lewin: Leben und Werk. Stuttgart, Klett-Cotta

Hans-Rainer Teutsch

Lichtenberg, Joseph D.

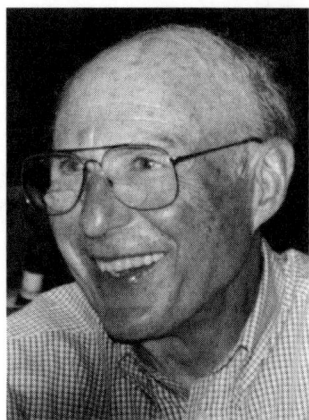

* 29.8.1925 in Baltimore, Maryland.

Psychoanalytiker und Selbstpsychologe, integrierte die Säuglingsforschung in die Psychoanalyse.

Stationen seines Lebens

Er war Einzelkind, seine Eltern wurden geschieden, als er noch sehr jung war. Er wuchs im Haus seines Großvaters bei seiner Mutter und einer Reihe von Elternersatzpersonen auf. Im Zweiten Weltkrieg diente er als Offizier in der US Navy. Nach seinem Militärdienst studierte er an der medizinischen Fakultät der University of Maryland, er promovierte 1950. Seine psychiatrische und psychoanalytische Ausbildung absolvierte er in Baltimore, wo er auch seine ersten Praxisjahre verbrachte. Er wurde zu einem angesehenen Lehrer der Ich-Psychologie im Baltimore Psychoanalytic Institute und hielt Vorlesungen über Psychoanalyse und Literatur. 1973 rezensierte er Heinz → Kohuts Buch „The analysis of the self" und sah den großen Einfluss voraus, den dieses Buch haben würde. 1970 zog er nach Washington (DC) und wurde Mitglied der Washington Psychoanalytic Society. 1974 wurde er Lehrer an der Washington School of Psychiatry, die ursprünglich von H.S. → Sullivan geformt worden war.

Wichtige theoretische Beiträge und Orientierungen

1980 wurde er Herausgeber einer neuen Zeitschrift („Psychoanalytic Inquiry"). Diese Zeitschrift schloss eine Lücke, indem sie sich grundlegend mit unterschiedlichen neuen Forschungsansätzen auseinandersetzte, die einen fruchtbaren Einfluss auf die Psychoanalyse hatten. In seinem Buch „Psychoanalysis and infant research" (1983) präsentierte er neue Erkenntnisse über die ersten zwei Lebensjahre und stellte sie in einen Zusammenhang mit der psychoanalytischen Theorie, der Selbstpsychologie und mit Problemen der therapeutischen Technik. Ebenfalls 1983 gab er gemeinsam mit Samuel Kaplan „Reflections on self psychology" heraus, 1984 gemeinsam mit Melvin Bornstein und Donald Silver „Empathy I and II". Die Synthese von Säuglingsforschung, Selbstpsychologie und Fortschritten in der Theorie der therapeutischen Technik setzte er in seinem Buch „Psychoanalysis and motivation" (1989) fort. Indem er die Motivation menschlichen Erlebens und Verhaltens besonders betont, bietet er eine Alternative zur psychoanalytischen Triebtheorie an. Seine Theorie des Selbst findet ihren Ausdruck in fünf unterschiedlichen, aber miteinander interagierenden motivationalen Systemen. Zur Aufstellung dieser fünf Systeme gelangte er durch die Ergebnisse der empirischen Säuglingsforschung. Es sind folgende: 1. das motivationale System, das in der Regulation physiologischer Bedürfnisse gründet, 2. das motivationale System von Bindung und später von Zugehörigkeit, 3. das explorativ-assertive motivationale System (Exploration und Selbstbehauptung), 4. das aversive motivationale System (mit Widerspruch oder Rückzug zu reagieren) und 5. das sinnlich-sexuelle motivationale System. Sein von ihm gemeinsam mit Frank Lachmann und James Fosshage veröffentlichtes Buch (1992) skizziert eine Theorie der Technik, die im analytischen Austausch darauf achtet, welches der motivationalen Systeme gerade am Werk ist. Als intersubjektive Konsequenzen eines geglückten analytischen Austauschs finden sich vitalisierende Selbstobjekt-Erfahrungen auf Seiten des Patienten und das Erleben von therapeutischer Wirksamkeit auf Seiten des

Analytikers. 1996 verfassten dieselben Autoren „The clinical exchange: Techniques derived from self and motivational systems". Diese Veröffentlichung beschreibt zehn Prinzipien der Technik, die den klinischen Austausch leiten und eine Auswahl von Stundenprotokollen aus einer acht Jahre dauernden Analyse, die die technischen Implikationen von Lichtenbergs Theorie der fünf motivationalen Systeme illustriert. 1994 war Lichtenberg die treibende Kraft bei der Gründung des Washington (DC) Institute of Contemporary Psychotherapy and Psychoanalysis, einer Organisation von selbstpsychologisch interessierten Analytikern. Das Institut bietet eine dreijährige Ausbildung in Psychotherapie an und seit kurzem auch eine psychoanalytische Ausbildung. Dieses Institut fand viel Unterstützung im Kollegenkreis und die Mitgliederzahl hat stark zugenommen. Die Fähigkeit, sich unterschiedlicher, miteinander konkurrierender psychoanalytischer Theorien zu bedienen, bereichern seine Beiträge zur Selbstpsychologie. Die Leichtigkeit und Selbstverständlichkeit, mit der er von einer psychoanalytischen Sichtweise zur nächsten wechselt, lässt sich mit einem Hochseilartisten im Zirkus vergleichen. Er vermittelt anderen ein Verständnis und eine Wertschätzung der Selbstpsychologie, die frei von starren Positionen sind, wie man sie oft in anderen Systemen findet. Er wendet sich gegenwärtig nicht nur an die Vertreter der Selbstpsychologie, sondern an die gesamte Psychoanalyse. Im Dezember 1999 wurde er zum Plenarsprecher der American Psychoanalytic Association berufen. Im Herbst 2000 wurde eine selbstpsychologische Tagung aus Anlass seines 75. Geburtstags veranstaltet. Gegenwärtig ist er Präsident des International Council for Psychoanalytic Selfpsychology. Die Vielfalt seiner Interessen spiegelt ein nun über 25 Jahre laufendes Seminar über Kreativität und Literatur wider, mit einem speziellen Interesse für Shakespeare und Eugene O'Neill. Dazu kommen Segeln mit seinem 10-Meter-Boot, seine Kunstsammlung, besonders die Fotografie, Schwimmen und Tennis, vielleicht das Wichtigste: seine innige Beziehung zu seiner Familie und seinen Freunden.

Wesentliche Publikationen

(1983, 1991) Psychoanalyse und Säuglingsforschung. Berlin-Heidelberg, Springer

(1985) The talking cure: A descriptive guide to psychoanalysis. Hillsdale (NJ), The Analytic Press

(1989) Psychoanalysis and motivation. Hillsdale (NJ), The Analytic Press

Lichtenberg JD, Lachmann FM, Fosshage JL (2000) Das Selbst und die motivationalen Systeme. Frankfurt/M., Brandes & Apsel [Orig.: (1992) Self and motivational systems. Toward a theory of psychoanalytic technique. Hillsdale (NJ), The Analytic Press]

Lichtenberg JD, Lachmann FM, Fosshage JL (1996) The clinical exchange. Hillsdale (NJ), The Analytic Press [dt.: (2000) Zehn Prinzipien psychoanalytischer Behandlungstechnik. Konzepte der Selbst- und Entwicklungspsychologie in der Praxis. Stuttgart, Pfeiffer bei Klett-Cotta]

Fred Hilkert (Übersetzung: Erwin Bartosch & Franz Herberth)

Liébeault, Auguste Ambroise

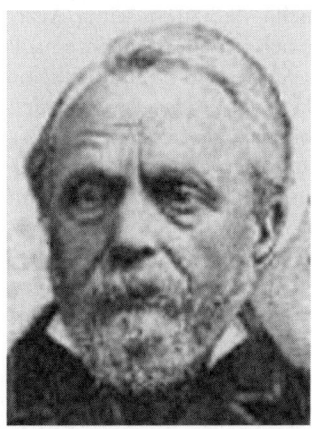

* 16.9.1823 in Favières, Frankreich; † 18.2.1904 in Nancy, Frankreich.

Therapeutischer Begründer der Suggestionstheorie der Hypnose und „Vater der Schule von Nancy" (→ Bernheim).

Stationen seines Lebens

Jüngstes von 12 Kindern einer Landwirtsfamilie aus Lothringen. Statt Priester zu werden, wie sein Vater es dringend wollte, studierte er 1844–50 Medizin in Straßburg und wurde danach

Landarzt in Port-Saint-Vincent bei Nancy. Seit 1851 kinderlos verheiratet. Noch als Medizinstudent hatte er 1848 Bücher über Magnetismus gelesen und diese Technik an 5 Versuchspersonen erfolgreich ausprobiert. Nach Konsolidierung seiner finanziellen Verhältnisse als Arzt begann er ab 1860 Magnetismus auch bei seinen Patienten anzuwenden, wobei er die meisten von dieser erst überzeugen musste. Magnetismus bzw. Hypnose waren um diese Zeit noch sehr verpönt und ein Arzt riskierte zumindest den Verlust seiner Reputation, unter Umständen sogar seiner Approbation, wenn er sich dieser Verfahren bediente, obwohl ab 1859 über Azam schon der Braidismus (→ Braid) bzw. Hypnotismus in Frankreich bekannt geworden war. Weil seine Patienten „seriös" behandelt werden wollten, d. h. nicht mit Hypnose, bot Liébeault ihnen an, sie gegen Honorar mit „offizieller Medizin" oder mit Hypnose unentgeltlich zu behandeln. Vier Jahre lang hatte er nun eine Doppelpraxis, vormittags Hypnose in einer Scheune mit 50–70 Patienten und nachmittags konventionelle Medizin in seiner Arztpraxis. 1864 zog er sich für ein paar Jahre nach Nancy zurück und schrieb ein Buch über seine Erfahrungen mit Hypnose, das 1866 erschien und von dem angeblich lange Zeit nur ein einziges Exemplar verkauft worden sein soll, bis Liébeault später im Zusammenhang mit Bernheim berühmt geworden war. Bis dahin war er allerdings lange Zeit von seinen Kollegen als Sonderling betrachtet worden, als Scharlatan und Spinner, weil er mit einer obskuren Methode behandelte, und dies auch noch kostenlos. Bei seinen Patienten hingegen galt er bald als „le bon père Liébeault". Während der Besetzung von Nancy durch die Deutschen 1871 wurde er kurzfristig Chefchirurg in einer Klinik. Nach dem Friedensvertrag nahm er seine Hypnosepraxis wieder auf. Um 1880 führte er einige spektakuläre Heilungen an hysterischen Insassen einer Nervenheilanstalt durch und wurde nun auch in Nancy bekannt. 1882 heilte er vier Patientinnen des Medizinprofessors Hippolyte Bernheim, erweckte dessen Interesse und unterrichtete ihn schließlich in seiner Methode. Zu dieser Zeit bezeichnete sich Liébeault nicht mehr als Arzt, sondern als Heiler und wurde bald auch „le sage de Nancy" genannt. Aus der Beziehung zu

Bernheim entwickelte sich eine enge Freundschaft und Kollegialität und schließlich, zusammen mit dem Gerichtsmediziner Beaunis und dem Rechtsanwalt Liégeois, die bekannte „Schule von Nancy". Zusammen mit → Bernheim, August(e) → Forel, Pierre → Janet und anderen war er Kommissionsmitglied des ersten Internationalen Kongresses für experimentelle und therapeutische Hypnose, 8.–12.8.1889 in Paris, sowie Ehrenpräsident des zweiten einschlägigen Kongresses, 12.–18.8.1900, ebenfalls in Paris. Am 25.5.1891 wurde er unter Anwesenheit zahlreicher in- und ausländischer Kollegen in Nancy öffentlich geehrt. Ein Liébeault-Preis für Forschungen auf dem Gebiet des Hypnotismus wurde ausgesetzt. Liébeault war ein Freidenker. 1891 trat er in den Ruhestand, 1902 wurde an seinem Geburtshaus in Favières eine Gedenktafel angebracht. Bernheim, der sich immer als sein Schüler bezeichnete, hat ihn voll überschwenglicher Bewunderung beschrieben: „Liébeault war ein Apostel. Er hat ein Leben im Dienste der Menschenliebe und in Selbstverleugnung geführt, in Würde und Strenge, zusammen mit seiner Frau und seiner Adoptivtochter, die sein Alter in liebevoller Fürsorge umgaben. Man muss ihn gesehen haben in seinem Heiligtum an der Rue Bellevue, wie er sich voller Glaube und Leidenschaft der leidenden Menschheit hingab."

Wichtige theoretische Beiträge und Orientierungen

Die Technik, die Liébeault anwandte, war der von Abbé Faria sehr ähnlich: Er hieß seine Patienten, ihm in die Augen zu schauen, drückte seine Hand gegen deren Stirn und suggerierte ihnen wiederholt, dass sie müde und schläfrig würden. Nachdem dies eingetreten war, folgten direkte Suggestionen gegen die Symptome. Dies geschah vor den Augen aller anderen Patienten (Einzelbehandlung in der Gruppe wie zuvor auch bei → Mesmer und → Puységur und später bei Wetterstrand oder Milton → Erickson) und ungeachtet der jeweiligen, zum Teil störenden äußeren Bedingungen in einer einfachen Scheune. Liébeault entwickelte eine psychologische Interpretation der hypnotischen Phänomene: Im artifiziellen Schlaf der Hypnose sei die Aufmerksamkeit von den äußeren Sinnesorganen abgezogen und auf Ideen aus dem Gedächtnis oder auf die vom Hypnotiseur eingegebenen Vorstellungen konzentriert; hierdurch ist ein Patient im „Rapport" mit seinem Hypnotiseur, der ihm neue Ideen eingeben oder vorhandene ändern kann; solche Imaginationen würden dann die Sinnesorgane oder das gesamte Nervensystem beeinflussen. Über die Annahme einer einheitlichen Kraft im Nervensystem, welche es zu stimulieren gelte, kam er Mesmers Idee des Fluidums recht nahe, allerdings mit dem Unterschied, dass er nicht eine externe, sondern eine interne Kraft annahm, die dem Patienten a priori schon eigen sei, die der Hypnotiseur nur nutzen müsse. Ähnlich Mesmer behandelte er deshalb aber auch alle Krankheiten nach seiner Methode der Hypnose, ungeachtet ihres psycho- oder somatogenen Ursprungs. Liébeault gilt als der Vater der „Schule von Nancy", deren wichtigster Vertreter allerdings Hippolyte Bernheim war. Nähere Ausführungen zur Suggestionstheorie der Schule von Nancy siehe deshalb bei → Bernheim. Zusammen mit Bernheim gilt Liébeault heute als der Schöpfer einer neuen therapeutischen Methode, der Psychotherapie.

Wesentliche Publikationen

(1866) Du sommeil et des états analogues, considérés surtout au point de vue de l'action du moral sur le physique. Paris, Masson
(1889) La thérapeutique suggestive. Paris, Octave Doin
(1891) Thérapeutique suggestive: Son mécanisme. Paris, Octave Doin

Literatur zu Biografie und Werk

Gauld A (1992) A history of hypnotism. Cambridge, Cambridge University Press
Peter B (2001) Geschichte der Hypnose in Deutschland. In: Revenstorf D, Peter B (Hg), Hypnose in Psychotherapie, Psychosomatik und Medizin (S 697–737). Heidelberg, Springer
Van Renterghem AW (1896/97) Liébeault et son École. Zeitschrift für Hypnotismus 4: 333–375; 5: 46–55, 95–127; 6: 11–44

Burkhard Peter

Liotti, Giovanni

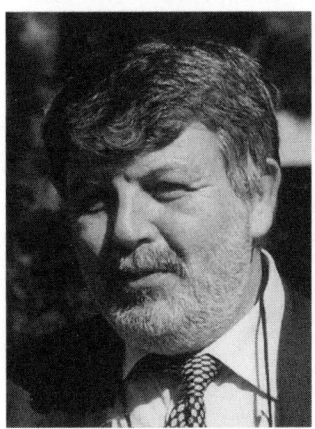

* 27.3.1945 in Tripolis, Libyen.

Mitbegründer der Behavioralen und Kognitiven Psychotherapie in Italien; konzentrierte sich in der Auseinandersetzung mit emotionalen Störungen als einer der Ersten auf das Erklärungspotenzial der Bindungstheorie und untersuchte ihre klinische Anwendbarkeit im Rahmen der Kognitiven Psychotherapie.

Stationen seines Lebens

1945 als Sohn italienischer Eltern geboren; 1970 Heirat mit Patrizia Salinari (eine gemeinsame Tochter), 1978 wieder geschieden; zweite Ehe 1984 mit Sandra De Biase geschlossen (ein Sohn und eine Tochter). Er studierte Medizin an der Universität La Sapienza in Rom (Abschluss 1969) und spezialisierte sich danach auf das Fach Psychiatrie (Abschluss 1974). Schon 1972 gründete er gemeinsam mit → Guidano die Italienische Vereinigung für Verhaltenstherapie, 1977 umbenannt in Vereinigung für Behaviorale und Kognitive Psychotherapien (Società Italiana di Terapia Comportamentale e Cognitiva, SITCC). Bis 1985 war er an der Psychiatrischen Klinik der Universität La Sapienza als Forscher tätig, danach engagierte er sich vorwiegend als Lehrperson im Rahmen der Ausbildungsprogramme der SITCC. Ab 1984 versammelte er eine Gruppe italienischer Psychotherapeuten um sich (zumeist Vertreter der kognitiven Psychotherapie, aber auch einige Psychoanalytiker), welche sich für die Untersuchung der klinischen Anwendbarkeit der Bindungstheorie interessierten. Diese Gruppe nennt sich Association for the Research on the Psychopathology of the Attachment System (ARPAS). Im November 2000 wurde Liotti als Präsident der SITCC gewählt. Er unterrichtet Kognitive Psychotherapie, Bindungstheorie und Entwicklungspsychopathologie in verschiedenen postgraduellen psychotherapeutischen Schulen (Rom, Turin, Como, Verona), hauptsächliches Engagement kommt dabei der Associazione di Psicologia Cognitiva (APC) und der psychotherapeutischen Schule der Università Salesiana in Rom zu.

Wichtige theoretische Beiträge und Orientierungen

Bereits 1983 erschien die englischsprachige Ausgabe des gemeinsam mit Guidano verfassten Buches mit dem Titel „Cognitive processes and emotional disorders", das in Amerika breit rezipiert wurde. Die Entwicklung kognitiver Strukturen wird dort im Rahmen biologisch-evolutionärer Überlegungen erklärt, wobei Gefühle nicht bloß als Epiphänomene des Denkens betrachtet, sondern vielmehr Emotionen und Kognitionen als in reziprok determinierender Weise interagierend verstanden werden. Mit der 1984 erfolgten Gründung der Association for the Research on the Psychopathology of the Attachment System (ARPAS) setzte er sich als einer der Ersten für die Einbeziehung bindungstheoretischer Erkenntnisse in den kognitiv-behavioralen Ansatz ein. Spezifisch auftretende Schwierigkeiten in der therapeutischen Beziehung werden als Ansatzpunkt für die Erarbeitung der charakteristischen interpersonellen Schemata des Klienten genutzt, welche in ihrer Funktionalität auf bestehende Bindungsstile zurückgeführt werden können. Gegenwärtig liegen die theoretischen und klinischen Forschungsschwerpunkte in folgenden Bereichen: Borderline- und Dissoziative Psychopathologie, Evolutionäre Psychologie, Bindungstheorie, metakognitive Prozesse (und „theory of mind") in Kognitiver Psychotherapie; gleichfalls wird die Integration zwischen unterschiedlichen psychotherapeutischen Ansätzen und zwischen Psychotherapie und Psychopharma-

kologie verfolgt, jeweils basierend auf den Vorstellungen von Bindungstheorie, Evolutionärer, Kognitiver und Neuropsychologie.

Wesentliche Publikationen

(1986) Structural cognitive therapy. In: Dryden W, Golden W (Eds), Cognitive and behavioural approaches to psychotherapy (pp 92–128). London, Harper & Row

(1987) The resistance to change of cognitive structures: A counterproposal to psychoanalytic metapsychology. Journal of Cognitive Psychotherapy 1: 87–104

(1989) Attachment and cognition. In: Perris C, Blackburn I, Perris H (Eds), The theory and practice of cognitive psychotherapy (pp 96–112). New York, Springer

(1991a) Insecure attachment and agoraphobia. In: Parkes CM, Stevenson-Hinde J, Marris P (Eds), Attachment across the life cycle (pp 216–233). London, Routledge

(1991b) Patterns of attachment and the assessment of interpersonal schemata: Understanding and changing difficult patient-therapist relationships in cognitive psychotherapy. Journal of Cognitive Psychotherapy 5: 105–114

(1992) Egocentrism and the cognitive psychotherapy of personality disorders. Journal of Cognitive Psychotherapy 6: 43–58

(1993) Disorganized attachment and dissociative experiences: An illustration of the developmental-ethological approach to cognitive therapy. In: Kuehlvein KT, Rosen H (Eds), Cognitive therapies in action (pp 213–239). San Francisco, Jossey-Bass

(1999) Disorganized attachment as a model for the understanding of dissociative psychopathology. In: Solomon J, George C (Eds), Attachment disorganization (pp 291–317). New York, Guilford Press

(2000) Disorganized attachment, models of borderline states, and evolutionary psychotherapy. In: Gilbert P, Bailey K (Eds), Genes on the couch: Explorations in evolutionary psychotherapy (pp 232–256). Hove, Brunner-Routledge

Guidano VF, Liotti G (1979) Elementi di psicoterapia comportamentale [Foundations of behavioural psychotherapy]. Rom, Bulzoni

Guidano VF, Liotti G (1983) Cognitive processes and emotional disorders. New York, Guilford Press

Liotti G, Intreccialagli B (1998) Metacognition and motivational systems in psychotherapy: A cognitive-evolutionary approach to the treatment of difficult patients. In: Perris C, McGorry P (Eds), Cognitive psychotherapy of psychotic and personality disorders (pp 333–349). London, Wiley

Erwin Parfy

Lorenzer, Alfred

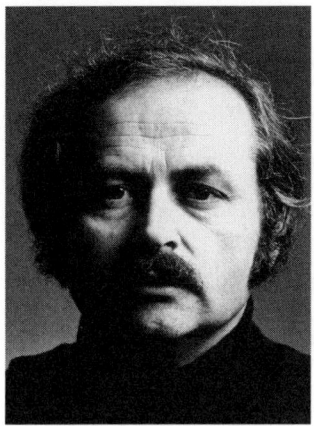

* 8.4.1922 in Ulm; † 27.6.2002 in Frankfurt/M.

Im Umfeld der Frankfurter Schule stehend, Neubegründer der Psychoanalyse als Sozialwissenschaft bzw. als Kritische Theorie des Subjekts.

Stationen seines Lebens

Studium der Humanmedizin und Psychologie in Tübingen; am 27.7.1954 Promotion zum Dr. med. in Tübingen bei Ernst Kretschmer über „Beziehungen somatischer, konstitutioneller Entwicklungen zur Schreib- und Greifdruckkursen-Symptomatik". 1954–60 arbeitet Lorenzer als Assistenzarzt an der Nervenklinik in Tübingen (Leitung: E. Kretschmer) und an der psychosomatischen Klinik der Universität Heidelberg (Leitung: A. Mitscherlich). In diese Zeit fallen seine psychoanalytische Ausbildung in Stuttgart und seine Lehranalyse bei Felix Schottlaender. 1963–90 gehört Lorenzer dem Frankfurter Sigmund-Freud-Institut an, und zwar anfangs als Psychoanalytiker, der die Standardmethode der „klassischen" Psychoanalyse vertritt, und als wissenschaftlicher Angestellter; 1968–90 auch als Lehr- und Kontrollanalytiker der Deutschen Psychoanalytischen Vereinigung. Nach seiner Habilitation am 11.2.1970 (Venia legendi für Psychologie, insbesondere Psychoanalyse und Sozialpsychologie) an der Frankfurter Universität über das Thema „Symbol und Verstehen im psychoanalytischen Prozess" ergeht 1971 an ihn zunächst für drei Jahre

ein Ruf an das Bremer Universitätsinstitut für Psychologie, bevor er die Lehrkanzel im Fachbereich Gesellschaftswissenschaften, Sozialisation/Sozialpsychologie, an der Frankfurter Universität am 9.9.1974 übernimmt. Am 30.9. 1990 wird Lorenzer emeritiert.

Wichtige theoretische Beiträge und Orientierungen

Lorenzers Schaffen umfasst neben zehn Büchern mehr als 100 Aufsätze und kann in drei Abschnitte unterteilt werden. (1) 1959–65 veröffentlicht Lorenzer zehn kurze psychiatrische Aufsätze über psychosomatische und psychoneurotische Themen. (2) Im Verlauf der Vorarbeiten zu seiner Habilitation distanziert er sich von der Psychiatrie. Infolge dieses Paradigmawechsels entwickelt sich der Kritikbegriff zum epistemologischen Zentrum von Lorenzers Denken, aus welchem Lorenzer fortan die Triebkraft seines dialektischen Denkens schöpft. Nach einer gemeinsam mit Berndt und Horn verfassten sozialpsychologischen Studie über „Architektur als Ideologie" (1968) entstehen im gedanklichen Umfeld seiner Habilitation zwei thematisch verwandte Studien. In der einen Arbeit (1970a) wird der ontologisierende Gebrauch des psychoanalytischen Symbolbegriffs kritisiert. In der anderen Arbeit (1970b) wird, ausgehend von der deutschsprachigen Hermeneutik-Debatte, ein wissenschaftstheoretischer Versuch der psychoanalytischen Operation angestellt, bei dem der methodologische Akzent auf die tiefenhermeneutische Rekonstruktion der Neurose als eines beschädigten Lebenstextes gelegt wird. (3) Mit den nach 1971 veröffentlichten Studien zeichnet sich bei Lorenzer eine qualitativ neue Schaffensperiode ab, weil nunmehr alle wissenschaftlichen Bemühungen der Aufgabe dienen, die Psychoanalyse als Sozialwissenschaft zu begründen. Verantwortlich für diesen Perspektivenwechsel waren mehrere Faktoren: zunächst die regelmäßige Zusammenarbeit mit Horn, der sich durch zahlreiche Publikationen in der politischen Psychologie, der Aggressionsforschung und der Konstitutionsproblematik der Psychoanalyse als Sozialwissenschaft profiliert hatte; dann auch Lorenzers eher fragmentarische Rezeption einiger Hauptwerke der Kritischen Theorie wie der „Dialektik der Aufklärung" (1944) und Adornos „Negativer Dialektik" (1966). Weil Lorenzer immerhin von einigen grundlegenden Voraussetzungen der Kritischen Theorie ausgeht, kann er für das deutschsprachige Psychoanalyseverständnis weitgehend neue Dimensionen eröffnen: die Definition der Psychoanalyse als eine Kritische Theorie des Subjekts (Gerhardt, 1977), wobei Lorenzer sich auf Dahmer und Horn berufen kann (Nagler, 1986); der Versuch, eine Theorie der primären Sozialisation materialistisch zu begründen; das Bestreben, zentrale Desiderata einer sozialwissenschaftlichen Psychoanalyseforschung beheben zu wollen. Mit der seit 1973 in Analogie zu Marx' Kritik der politischen Ökonomie programmierten Mystifikationskritik psychoanalytischer Zentralkategorien betritt Lorenzer tatsächlich wissenschaftliches Neuland, allerdings auf der Grundlage einer sehr schmalen und unzeitgemäßen Marx-Rezeption. Verheißungsvoll ist sein 1974 vorgelegter materialistischer Entwurf, die „Wahrheit der psychoanalytischen Erkenntnis" zu ergründen. Weil Lorenzer bei der Behebung dieser Desiderata stets von Adorno ausgeht, kann er bei seiner Ideologiekritik der Psychoanalyse nicht zu bestimmter Gesellschaftlichkeit vordringen, sondern er bleibt den Aporien der „negativen" Geschichtsphilosophie verhaftet. Von Lorenzers „Ideen einer psychoanalytischen Sozialforschung" empfing die Forschung zukunftsweisende Impulse für eine Psychoanalyse der Literatur (Lorenzer & Würker, 1989), Musik und Architektur. Doch genauso wie seine Ideologiekritik der Psychoanalyse und seine Klärung der Wahrheitsproblematik der psychoanalytischen Erkenntnis bleiben seine Anstöße zu einer tiefenhermeneutischen Kulturanalyse ein unausgeführtes Programm, weil er ab 1990 aufgrund einer schweren Erkrankung daran gehindert war, seine wissenschaftliche Arbeit an der Begründung einer Metatheorie der Psychoanalyse fortzusetzen (Nagler, 2002). Von Lorenzers Entwurf einer Metatheorie der Psychoanalyse hätte sich die Psychotherapiewissenschaft insgesamt so manche schöpferische Innovation erhoffen können, möglicherweise auch die Öffnung eines Weges zur Integration kultur- und wissenschaftshermeneutischer Ansätze in der empirischen Forschung.

Wesentliche Publikationen

(1970a) Kritik des psychoanalytischen Symbolbegriffs. Frankfurt/M., Suhrkamp
(1970b) Sprachzerstörung und Rekonstruktion. Frankfurt/M., Suhrkamp
(1974) Die Wahrheit der psychoanalytischen Erkenntnis. Frankfurt/M., Suhrkamp
(2002) Die Sprache, der Sinn, das Unbewusste: Psychoanalytisches Grundverständnis und Neurowissenschaften (hg. von U. Prokop). Stuttgart, Klett-Cotta
Lorenzer A, Würker A (1989) Depth-hermeneutical interpretation of literature. In: Meutsch D, Viehhoff R (Eds), Comprehension of literary discourse (pp 56–73). Berlin-New York, de Gruyter

Literatur zum Werk

Gerhardt W (1977) Psychoanalyse und Sozialisationstheorie: Probleme einer Kritischen Theorie des Subjekts. Frankfurt/M., Campus
Görlich W (1996) Grenzüberschreitungen: Alfred Lorenzer. Erkenntnis-, Sozialisations- und Kulturtheoretiker der Psychoanalyse. In: Plänkers T (Hg), Psychoanalyse in Frankfurt am Main (S 617–629). Tübingen, Edition diskord
Nagler N (1986) Die Zusammenarbeit von Psychoanalyse und Marxismus in der Frankfurter Schule. Texte 6: 185–216
Nagler N (2002) Nachruf auf Alfred Lorenzer. Integrative Therapie 28: 91–93

Norbert Nagler

Lowen, Alexander

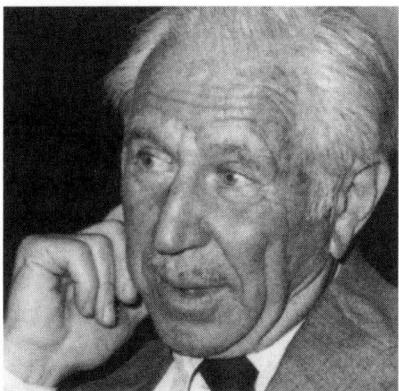

* 23.12.1910 in New York, USA.

Begründer der Bioenergetischen Analyse.

Stationen seines Lebens

Sohn jüdischer Einwanderer, ab 1930 einige Jahre Sportleiter in Sommerferienlager, Beschäftigung mit der Rhythmiklehre von Emile Jaques-Dalcroze und dem Konzept der „progressiven Entspannung" von Edmund → Jacobson; ab 1934 Arbeit als Rechtsanwalt in New York; Interesse an der Freudschen Psychoanalyse (→ Freud), 1940 Begegnung mit Wilhelm → Reich bei einem Seminar über Charakteranalyse, intensive Auseinandersetzung mit dessen Theorien zu Energie- und Sexualhaushalt, Orgasmusreflex und zur funktionellen Identität zwischen Muskelpanzer einerseits und neurotischem Erleben und Verhalten andererseits; 1944 Heirat mit der um zwölf Jahre jüngeren Leslie, die ihn in seiner nachfolgenden Arbeit tatkräftig unterstützt; 1942–45 Eigenanalyse bei Reich; 1947–51 Medizinstudium in Genf (Schweiz); ab 1952 als Psychiater in New York tätig, Distanzierung zu Reichs Orgontherapie, 1953 Beginn der Zusammenarbeit mit John C. → Pierrakos und William B. Walling, beide Psychiater und Schüler Reichs, 1956 gemeinsame Gründung des Institute for Bioenergetic Analysis; Entwicklung der bioenergetischen Grundübungen in einer dreijährigen Experimentier- und Erprobungsphase an sich selbst unter Mithilfe von Pierrakos, 1958 theoretische Darstellung seines Therapiekonzepts in seinem grundlegenden

Werk „Körperausdruck und Persönlichkeit", dem eine ganze Reihe zum Teil sehr populärwissenschaftlich gehaltener Veröffentlichungen folgen; rege Vortrags- und Ausbildungstätigkeit in den USA, 1978 erstmals auch in Deutschland, bis 1996 Leiter des inzwischen internationalen Institutes (IIBA). Lowen ist der Begründer einer der weltweit verbreitetsten Körperpsychotherapieschulen, deren theoretischer und/oder praxisbezogener Einfluss in vielen anderen Strömungen und Schulen anzutreffen ist. Nahezu die gesamte wesentliche theoretische Fundierung und daraus resultierende praktische Umsetzung wird von ihm geleistet. Von den ursprünglichen Weggefährten gehen in erster Linie John C. Pierrakos mit seiner Core-Energetik und Stanley Keleman mit seiner Formativen Psychotherapie („der Mensch verkörpert sich") eigenständige Wege.

Wichtige theoretische Beiträge und Orientierungen

Aufbauend auf Reichs charakteranalytischer Vegetotherapie entwickelt Lowen sein Modell einer körperbezogenen Psychotherapie mit (1) der zentralen These der Existenz einer „Bioenergie", deren ungehinderter Fluss auf ausreichendem Intensitätsniveau zum Maßstab für Lebendigkeit und Gesundheit wird. Arbeit an und mit der Atmung, z. B. mit dem von ihm eingeführten Atemstuhl, einerseits um kathartisch regressive Gefühlsentladungen zu fördern, andererseits um den „blockierten Energiefluss" anzuregen und das „Energieniveau" anzuheben, sind die unmittelbar praktische Konsequenz dieses Energiekonzeptes. Lowen verbindet (2) die Reichsche These der funktionellen Identität physischer und mentaler Prozesse mit dem Freudschen psychoanalytischen Entwicklungsmodell zu seiner Theorie der fünf Charakterstrukturen (schizoid, oral, psychopathisch bzw. narzisstisch, masochistisch und rigid). Es ist dies der Versuch einer Kategorisierung menschlicher Erscheinungs-, Erlebens- und Verhaltensformen nach somatischen Merkmalen (Haltungs- und Bewegungsmuster), nach „Energieniveau, Energiefluss und Energieverteilung" (erkennbar an Vitalität, Hautdurchblutung, Stimme, Gestik, Augenausdruck) und nach spezifischen Erlebens- und Handlungs-mustern (zusammenreißen, anhalten, oben hal-ten, innen halten, zurückhalten). Sie werden darüber hinaus interpretiert als charakteristi-sche Lebens- und Überlebensstrategien, ent-standen als kompromisshafte psychosomati-sche Antworten auf entwicklungsspezifische Bedürfniskonflikte. (3) Mit seinem Konzept des Grounding führt Lowen ein weiteres bedeut-sames diagnostisches und therapeutisches Grundprinzip ein. Unter Grounding im Sinne von „Geerdet-sein" versteht er ein „bewusstes gefühlsmäßiges In-Kontakt-Sein" (a) über die Füße mit dem Boden als In-der-Welt-seinen-Stand-und-Grund-Haben im wörtlichen, „energetischen" und übertragenen Sinn (Erde als Muttersymbol), (b) mit dem eigenen Körper als Körperbewusstheit, mit seinen Gefühlen und seiner Sexualität und (c) mit den Mitmen-schen und der umgebenden Umwelt. Ground-ing im Sinne von „Erden" bezeichnet alle jene bioenergetischen Übungen und Interventionen, die dieses Kontakt-Bewusstsein erhöhen. Für die Praxis nennt Lowen drei grundlegende Be-handlungsschritte: (1) der Patient muss sich seiner muskulären Verspannungen und der da-durch zurückgehaltenen Impulse und Gefühle bewusst werden; (2) er muss den lebensge-schichtlichen Hintergrund dafür erkunden; (3) über geeignete Übungen und Interventionen müssen diese muskulären und „energetischen" Blockaden gelöst werden. Lowen „macht" als Experte Körperlesen und „diagnostiziert" vor-wiegend darüber die jeweilige Charakterstruk-tur des „Patienten" („Du bist Dein Körper"). In Abgrenzung zum Ziel der orgastischen Potenz bei Reich stellt er charismatisch ein erfülltes, Körper und Geist ganzheitlich verbindendes Leben durch die geeignete Anwendung der bio-energetischen Methode in Aussicht. Kritisch anzumerken sind aus heutiger Sicht vor allem seine Einpersonen-Psychologie (das Bezie-hungs- und Übertragungs-/Gegenübertra-gungsgeschehen wird kaum thematisiert) und seine vitalistisch-reduktionistisch anmutende Sichtweise von „ganzheitlicher" Therapie und „erfülltem" Leben.

Wesentliche Publikationen

(1958) The language of the body. New York, Grune & Stratton [dt.: (1981) Körperausdruck und Persön-lichkeit: Grundlagen und Praxis der Bioenergetik. München, Kösel]

(1965) Love and orgasm. New York, MacMillan [dt.: (1980) Liebe und Orgasmus: Persönlichkeitserfah-rung durch sexuelle Erfüllung. München, Kösel]

(1967) The betrayal of the body. New York, MacMillan [dt.: (1982) Der Verrat am Körper. Reinbek, Ro-wohlt]

(1972) Depression of the body. New York, Coward, McCann & Geoghegan [dt.: (1978) Depression: Un-sere Zeitkrankheit, Ursachen und Wege der Heilung. München, Kösel]

(1977) Bioenergetische Analyse. In: Petzold H (Hg), Die neuen Körpertherapien (S 51–61). Paderborn, Junfermann

(1980) Fear of life. New York, MacMillan [dt.: (1994) Angst vor dem Leben: Über den Ursprung see-lischen Leidens und seine Überwindung. München, Goldmann]

(1983) Narcissism: Denial of the true self. New York, MacMillan [dt.: (1984) Narzißmus: Die Verleugnung des wahren Selbst. München, Kösel]

(1988) Love, sex and your heart. New York, MacMillan [dt.: (1989) Liebe, Sex und Dein Herz. München, Kösel]

(1990) The spirituality of the body. New York, MacMillan

(1996) Erdung. In: Ehrensperger TP (Hg), Zwischen Himmel und Erde: Beiträge zum Grounding-Kon-zept (S 11–17). Basel, Schwabe

Lowen A, Lowen L (1977) The way to vibrant health. New York, Harper & Row Publishers [dt.: (1979) Bioenergetik für Jeden: Das vollständige Übungs-handbuch. München, Peter Kirchheim]

Literatur zu Biografie und Werk

Good GE, Rabinowitz FE (1992) Alexander Lowen: An energetic man. Journal of Counseling & De-velopment 71: 3–6

Otto Hofer-Moser

Luborsky, Lester

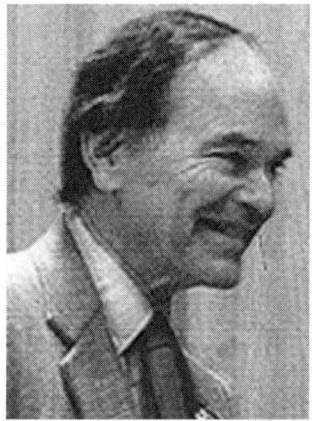

* 15.5.1920 in Philadelphia, Pennsylvania.

Doyen bzw. Dienstältester der psychoanalytischen Therapieforschung.

Stationen seines Lebens und wichtige theoretische Beiträge und Orientierungen

Seine Karriere begann als Mitarbeiter von Raymond B. Cattell im Jahre 1946, nachdem er sein Studium der Psychologie mit seiner Ph.D.-Arbeit an der Duke University abgeschlossen hatte. Schon das erste Vorhaben führte zur Entwicklung einer einzelfallanalytischen Methodologie (Cattell & Luborsky, 1950), die bis heute aktuell geblieben ist. Inhaltlich führten die damals begonnenen Untersuchungen zu einer experimentellen Methode zur Untersuchung von Bedingungen der Symptomentstehung, die, erst kürzlich, nach 50 Jahren zu einer monografischen Darstellung führten (Luborsky, 1996). Als wissenschaftlicher Mitarbeiter an der Menninger-Klinik in Topeka veröffentlichte er mit Robert Holt eine der ersten Studien zu Persönlichkeitsaspekten von Psychiatern in Ausbildung, ein erster Markstein zur schon oft vernachlässigten Ausbildungsforschung in der Psychotherapie. Die Mitarbeit am Menninger Psychotherapy Project führte zur Entwicklung der Health-Sickness Rating Scale (1962), die kaum verändert als Achse V in die DSM-Manuale übernommen wurde. Professor für Psychologie in der Psychiatrie ab 1959. Ab 1970 leitete Luborsky ein großes Forschungsprojekt an der Penn Medical School zur Effektivität von psychoanalytischer Psychotherapie. Hieraus entstanden sowohl ein klinisch viel genutztes Manual (Luborsky, 1984) als auch sein wohl bekanntester Beitrag zur Therapieforschung: die Entwicklung von Messinstrumenten zur „helping alliance", die als hilfreiche therapeutische Allianz inzwischen in allen Therapierichtungen als Basistherapeutikum geschätzt wird. Ein weiterer Meilenstein wurde die Entwicklung eines verlässlichen Instrumentes für das Konzept der Übertragung, das in einer Vielzahl von Studien international eingesetzt wurde (Luborsky & Crits-Cristoph, 1998). Ein unter seiner Leitung entstandenes Handbuch für forschende Praktiker (Miller et al., 1993) rundet den überwältigenden Beitrag ab, den Luborsky als Therapieforscher in einer monumentalen Forschungspraxis in über 400 Publikationen dokumentieren konnte.

Wesentliche Publikationen

(1962) Clinicians' judgments of mental health: A proposed scale. Archives of General Psychiatry 7: 407–417

(1976) Helping alliances in psychotherapy: The groundwork for a study of their relationship to its outcome. In: Claghorn JL (Ed), Successful psychotherapy (pp 92–116). New York, Brunner/Mazel

(1984) Principles of psychoanalytic psychotherapy: A manual for supportive-expressive treatment. New York, Basic Books [dt.: (1988) Einführung in die analytische Psychotherapie. Berlin, Springer]

(1996) The symptom-context method: Symptoms as opportunities in psychotherapy. Washington (DC), American Psychological Association

(2000) A pattern-setting therapeutic alliance study revisited. Psychotherapy Research 10: 17–29

Cattell RB, Luborsky L (1950) P-technique demonstrated as a new clinical method for determining personality structure. Journal of General Psychology 42: 3–24

Holt RR, Luborsky L (1958) Personality patterns of psychiatrists: A study of methods for selecting residents (2 vols.). New York, Basic Books

Luborsky L, Crits-Christoph P (1998) Understanding transference, 2nd ed. New York, Basic Books

Luborsky L, Crits-Christoph P, Mintz J, Auerbach A (1988) Who will benefit from psychotherapy? New York, Basic Books

Miller NE, Luborsky L, Barber JP, Docherty JP (1993) Psychodynamic treatment research: A handbook. New York, Basic Books

Horst Kächele

Ludewig, Kurt

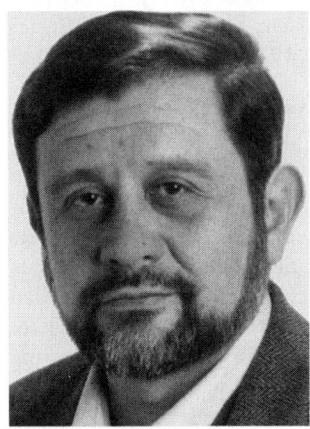

* 6.12.1942 in Valparaiso, Chile.

Wichtige integrative Persönlichkeit für die Systemische Therapie im deutschen Sprachraum. Er hat vor allem die Systemtheorie von Luhmann und Maturana für die Therapie „verwendbar" gemacht und mit vorhandenen und empirisch bewährten klinischen Konzepten und Methoden der Familientherapie integriert.

Stationen seines Lebens

Ludewig wurde in Chile geboren, wo er auch Grund- und Oberschule absolvierte. Nach Studien an Universitäten in Chile (Concepcion und Valparaiso) und den USA (Los Angeles) studierte er 1966–71 Psychologie an der Universität Hamburg (Diplom 1971, Doktorat 1978). 1972–74 arbeitete er als beratender Psychologe im Altonaer Kinderkrankenhaus in Hamburg, 1974–92 als wissenschaftlicher Angestellter und Dozent an der Abteilung für Kinder- und Jugendpsychiatrie im Universitätskrankenhaus Eppendorf der Universität Hamburg. Seit 1992 ist er wissenschaftlicher Mitarbeiter und leitender Psychologe an der Klinik für Kinder- und Jugendpsychiatrie der Westfälischen Wilhelms-Universität in Münster. Ludewig war und ist in verschiedenen professionellen Gremien und Institutionen der Familientherapie und der systemischen Therapie neben- und ehrenamtlich tätig und ist vor allem in Mitteleuropa eine zentrale Figur im Aus- und Fortbildungsbereich für systemische Therapeuten.

Wichtige theoretische Beiträge und Orientierungen

Seine Ausbildung in Psychotherapie war – wie die der meisten seiner Generation – eklektisch: nicht-direktive Gesprächspsychotherapie, Verhaltenstherapie, Psychodrama, Konzentrative Bewegungstherapie, Gestalttherapie, psychoanalytisch-gruppendynamische Selbsterfahrung, etc. Ab 1979 begann er sich intensiv mit der systemischen Familientherapie zu beschäftigen, was ab 1982 zu einer kontinuierlichen Produktion von schriftlichen und anderen Beiträgen zur Familientherapie und systemischen Therapie führte. Seine Publikationen formten das sich entwickelnde professionelle Feld entscheidend mit. Besonders wichtig für die wachsende Gemeinde systemischer Therapeuten wurden seine Aufsätze (1) zur logischen Buchhaltung, (2) über die 10 + 1 Leitsätze bzw. Leitfragen des Therapeuten an sich selbst (einem einfachen Schema für systemische Therapeuten, mit dem diese prüfen können, ob sie ihre Aufgaben und Aufträge in kongruenter, hilfreicher und sozial vertretbarer Weise erfüllen), (3) über das Konzept der Mitgliedschaft an Problemsystemen, (4) zur Unterscheidung der Grundarten des Helfens und – als vorläufige Synthese seiner theoretischen, praktischen und ethischen Positionen – (5) das Buch „Systemische Therapie". Parallel dazu entwickelte er in Zusammenarbeit mit anderen das „Familienbrett", ein diagnostisches Instrument zur Darstellung von Beziehungen in Familien. Ludewig ist im deutschen Sprachraum einer jener wenigen Therapeuten, der Ansätze aus der Systemtheorie in praxisanleitende Konzepte übertragen konnte, ohne sie dabei zu trivialisieren. Ludewigs Konzepte können als Entwurf von Leitlinien für systemische Therapeuten verstanden werden, in denen vor allem das kondensierte theoretische Wissen von Niklas → Luhmann, Humberto → Maturana und Franciso → Varela, das therapeutische Wissen von Harry → Goolishian und Steve → de Shazer und sein eigenes umfangreiches Praxiswissen aus der Therapie im Bereich der Kinder- und Jugendpsychiatrie vereint ist. So gelang es ihm mit dem Modell der Mitgliedschaft an Problem- bzw. therapeutischen Systemen den in der Systemtheorie Luhmanns abhanden gekommenen Menschen in einer der Praxis und dem Selbstverständnis der Therapeuten entsprechenden Weise wieder in die klinischen Konzepte einzuführen, ohne dabei den theoretischen Gewinn der Temporalität sozialer Systeme aufzugeben. Anknüpfend an den vom Team um Harry Goolishian geprägten Begriff des problemdeterminierten Systems geht es demnach in der Therapie darum, Menschen aus leidschaffenden, belastenden Mitgliedschaften in der Kommunikation über Probleme herauszuhelfen. Die Unterscheidung zwischen Mensch und Mitglied befreit damit von der Annahme, die Therapie müsse Menschen verändern. Angestrebt wird vielmehr, leidvolle Mitgliedschaft in Problemsystemen zu beenden. Die zentralen Konzepte Ludewigs sind keine direkten Handlungsanleitungen, wie etwa das „zirkuläre Fragen" der Mailänder Gruppe oder die „miracle question" von de Shazer, sondern fordern den Therapeuten zur Reflexion seines Tuns in einem systemtheoretisch begründeten Rahmen auf. Seine bereits 1987 publizierten 10 + 1 Leitsätze und die diesen korrespondierenden Leitfragen des Therapeuten an sich selbst sind in Form von kurzen Imperativen bzw. Fragen formuliert und erinnern an → Rogers' Grundhaltungen des Psychotherapeuten. Sie lassen sich zusammen mit der Unterscheidung der vier Grundarten des Helfens („Anleitung", „Beratung", „Begleitung" und „Therapie") als Entwurf von Leitlinien im Sinne von „Handlungs- und Entscheidungskorridoren" für die Bestimmung einer guten klinischen Praxis systemischer Therapeuten und Berater lesen. In dieser Weise sind die von Ludewig in den letzten 15 Jahren angestellten Überlegungen ein Teil der Kernkonzepte systemischer Therapie geworden.

Wesentliche Publikationen

(1986) Von Familien, Therapeuten und Beschreibungen: Vorschläge zur Einhaltung der „logischen Buchhaltung". Familiendynamik 11: 16–28
(1987) 10 + 1 Leitsätze bzw. Leitfragen: Grundzüge einer systemisch begründeten Klinischen Theorie im psychosozialen Bereich. Zeitschrift für systemische Therapie 5: 178–191
(1988a) Nutzen, Schönheit, Respekt: Drei Grundkategorien für die Evaluation von Therapien. System Familie 1: 103–114
(1988b) Problem – „Bindeglied" klinischer Systeme: Grundzüge eines systemischen Verständnisses psychosozialer und klinischer Probleme. In: Reiter L, Brunner EJ, Reiter-Theil S (Hg), Von der Familientherapie zur systemischen Perspektive (S 231–249). Berlin-Heidelberg-New York, Springer
(1991) Grundarten des Helfens: Ein Schema zur Orientierung der Helfer und der Helfer der Helfer. In: Brandau H (Hg), Supervision aus systemischer Sicht (S 54–68). Salzburg, Otto Müller
(1992) Systemische Therapie: Grundlagen klinischer Theorie und Praxis. Stuttgart, Klett-Cotta
(1996) Zum Krankheitsbegriff in der Psychiatrie: Eine systemische Betrachtung. In: Keller T, Greve N (Hg), Systemische Praxis in der Psychiatrie (S 45–60). Bonn, Psychiatrie Verlag
(1998) Emotionen in der systemischen Therapie: Eine Herausforderung an die klinische Theorie? In: Welter-Enderlin R, Hildenbrand B (Hg), Gefühle und Systeme: Die emotionale Rahmung beraterischer und therapeutischer Prozesse (S 52–76). Heidelberg, Carl-Auer-Systeme
(1999) Therapieziele in der Systemischen Therapie. In: Ambühl H, Strauss B (Hg), Therapieziele (S 251–275). Göttingen, Hogrefe
(2000a) Systemische Therapie: Eine Psychotherapie jenseits normativer Gewissheit. In: Gripp-Hagelstange H (Hg), Niklas Luhmanns Denken: Interdisziplinäre Einflüsse und Wirkungen (S 227–254). Konstanz, Universitätsverlag
(2000b) Systemische Therapie mit Familien. Familiendynamik 25: 450–484
(2002) Systemische Therapie mit Paaren und Familien. In: Wirsching M, Scheib P (Hg), Paar und Familientherapie (S 59–78). Berlin-Heidelberg-New York, Springer
Ludewig K, Wilken U (Hg) (2000) Das „Familienbrett": Ein Verfahren für die Forschung und Praxis mit Familien und anderen sozialen Systemen. Göttingen, Hogrefe

Egbert Steiner

Luhmann, Niklas

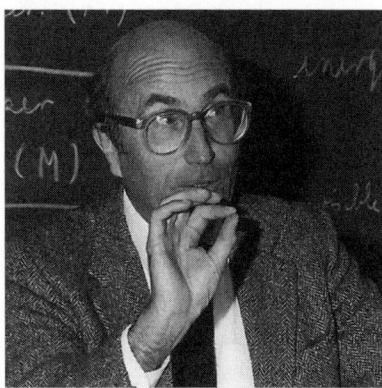

* 8.12.1927 in Lüneburg; † 6.11.1998 in Oerlinghausen/
Bielefeld.

Soziologe, Jurist, Gesellschaftswissenschaftler,
Begründer einer einflussreichen Theorie Sozialer Systeme/Soziologischen Systemtheorie.

Stationen seines Lebens und Werke

Aufgewachsen in Lüneburg, Abitur 1944, Luft-
waffenhelfer; 1945 kurze amerikanische Gefangenschaft; Freiburg 1946–49 Studium der
Rechtswissenschaften; 1954 Verwaltungslauf-
bahn Oberverwaltungsgericht Lüneburg; 1955–
62 Landtagsreferent im niedersächsischen Kul-
tusministerium; 1960–61 Beurlaubung zum
Studium der Soziologie bei Talcott Parsons,
Harvard-Universität; 1962–1965 Referent, Forschungsinstitut der Hochschule für Verwal-
tungswissenschaften, Speyer; 1964 die erste große Veröffentlichung: „Funktionen und Folgen
formaler Organisation"; 1965 Abteilungsleiter
der Sozialforschungsstelle Dortmund, 1966
Dissertation und Habilitation bei Helmut
Schelsky, Universität Münster; 1968 Professor
für Soziologie an der neu gegründeten Reform-
universität Bielefeld; 1971 Habermas und Luhmann veröffentlichen gemeinsam ihren Band
„Theorie der Gesellschaft oder Sozialtechnologie – Was leistet die Systemforschung?" Mit der
Habermas-Luhmann-Debatte (Maciejewski,
1975) wird er öffentlich bekannt, gilt allerdings
als „Sozialtechnokrat" und Gegenspieler der
sozialkritischen und sozialkonstruktivistischen
Theorie und der „Frankfurter Schule". Seit An-

fang der 70er Jahre erscheinen die Aufsatz-
sammlungen „Soziologische Aufklärung" (6
Bde.), 1984 sein Hauptwerk „Soziale Systeme"
und weitere wichtige Arbeiten: „Die Gesellschaft der Gesellschaft", „Organisation und
Entscheidung"; Wintersemester 1992/93 Emeritierung. Luhmann gehört zu den einflussreichsten und meist gelesenen deutschen Soziologen.

Wesentliche theoretische Beiträge und Orientierungen

Luhmanns Anliegen war, eine „allgemeine
Theorie sozialer Systeme" zu schaffen, die versucht, die gesamte Wirklichkeit im Rahmen
einer universalen theoretischen Konstruktion
zu erfassen, in der die Gesamtwelt in einer Vielfalt von sozial integrierten Systemen erscheint
und die als Grundlage einer modernen Disziplin „Soziologie" dienen kann. Ausgangspunkt
ist die strukturell-funktionale Theorie T. Parsons, die er jedoch schon früh überschreitet.
Luhmann sucht Wirkprinzipien, auf denen sich
das Soziale, die Gesellschaft aufbaut. Diese
Wirkweisen (Techniken) will er von ihrer *Funktion* her beschreiben, ohne eine normative Bewertung vorzunehmen. Den Begriff der „Systeme bzw. Systembildung" übernahm die Soziologie von der Biologie. Diese betrachtete Lebewesen als Systeme mit gemeinsamen Eigen-
schaftsmerkmalen, wie Homöostase, Umge-
bungsanpassung, interne Evolution. Luhmann
kritisiert an dieser Systembeschreibung die Dominanz des Strukturverständnisses zu Lasten
des Funktionsverständnisses. In seinen frühen
Arbeiten (1968) versteht er unter System eine
stabilisierte Innen-Außen-Differenz und strukturierte Binnenbezüge (Organisation). Systeme
werden primär über Grenzen konstituiert. 1984
beschreibt Luhmann nach Rezeption des Auto-
poiesekonzeptes (Maturana, Varela, Uribe)
Grundeigenschaften selbstreferenter Systeme:
* *System/Umwelt-Differenz:* Die Erzeugung
und Erhaltung einer Differenz zu ihrer Umwelt
konstituiert/erhält Systeme.
* *Binnendifferenzierung von Systemen* statt
Ganze-Teilen-Relationen wird betont.
* *Selektivität* wird von Systemen produziert,
die dadurch Komplexität, Kontingenz, Kausalität reduzieren.

• *Konstitutive Differenzen* haben Systeme auf zwei Ebenen: System/Umwelt und Element/Relation. Elemente gelten als Letzteinheiten, deren relationale (selektive) Verknüpfung als Qualität verstanden wird.

• *Relationierungen der Elemente* sind konditioniert, bestimmen sich wechselseitig und wirken als Einschränkungen.

• *Organisierte Komplexität* ist an Systembildung gebunden. Komplexität ist immanente Beschränkung der Verknüpfungsfähigkeit, die eine Gleichzeitigkeit der Verknüpfung aller Elemente nicht zulässt.

• *Selbstkonstitution* kennzeichnet Systeme; in inhärenter Referenz reproduzieren sie die sinngebundenen Elemente ihres Bestehens selbst. Referenz meint eigene Wesenseinheit, eigene Anschlussfähigkeit, Strukturerhaltung, eigene Elementenherstellung.

• *Doppelte Kontingenz* kennzeichnet kommunikative Systeme, da selbstreferenzielle Systeme füreinander nicht analytisch dekomponierbar sind, so dass Verhaltenserwartungen jeweils mit der eigenen und der fremden Kontingenz umgehen müssen in einer multiplen Konstitution und Katalyse von Antizipationen und gegenseitiger Erwartung von Selektionsleistungen.

• *Selbstreferenz* meint: Systeme schaffen sich eigene Kausalität. Alle Außenwahrnehmungen von Umwelt erfolgen nach systemimmanenten Referenzschemata, die allein auch Zugang zum System ermöglichen.

Mit dieser Sicht einer operativen Geschlossenheit von Systemen stehen diese im Umweltkontakt, überleben jedoch durch ständige selbstreferente Reproduktivität. Generalisierte Medien (z.B. Sinn, Vertrauen, Macht) dienen der Regulation von Komplexität.

Luhmanns Beschreibung des Verhältnisses von Individuum und Gemeinschaft/Gesellschaft wird kontrovers diskutiert. Personen stellen nicht Elemente von „sozialen Systemen" dar, vielmehr sind diese „Umwelt", konstituieren sich in Dauerkatalyse kommunikativer Prozesse, bestehen aus Kommunikation und sind selbstregulativ und adaptiv. Ihre wechselseitige Einflussnahme, das System-Umwelt-Verhältnis, nennt Luhmann „Interpenetration", die ein allgemeines Aktionssystem mit spezifischen Formen der Steuerung ermöglicht:

Institutionalisieren (Kultursystem <=> Sozialsystem), *Internalisieren* (Sozialsystem <=> Persönlichkeit), *Lernen* (Persönlichkeit <=> Organismus/Nervensystem).

Systeme gründen in den jeweils zur Verfügung gestellten Möglichkeiten (Unbestimmbarkeiten). Sie referieren dabei ihren jeweils eigenen Sinn, nutzen die Elemente aus ihrer „Umwelt". Das soziale System (Gesellschaft/Gemeinschaft/ Organisation) baut sich somit nach eigenen Referenzen immer wieder neu auf, Menschen „liefern" Kommunikation als Element für den Systemaufbau, sind ihrerseits jedoch keine eigenen „Elemente" des Systems; sie sind für das System „Umwelt". Soziale Systeme werden als eigene Entitäten und nicht als interagierende Personen in sozialen Bindungen gesehen.

In die Psychotherapie fand Luhmanns Denken Anfang der siebziger Jahre über die „Integrative Therapie und Integrative Supervsion" von Petzold Eingang (Ebert, 2001), später auch in anderen Formen „systemischer Therapie" (Schiepek, 2000). Über Luhmann können sehr allgemeine Kategorien des Verstehens von „Menschen in Kontexten" gewonnen werden: als sich selbst steuernde „personale Systeme", die in der „Interaktion mit umliegenden Systemen (‚Umwelt') ihre Identität konstituieren".

Luhmann ist es gelungen, eine Theorie sozialer Systeme zu entwickeln, die diese als eigene Entität versteht und nicht das Soziale als reine Verlängerung menschlichen Handelns und Organisation von historisch gewachsenen Interessen sieht.

Hierin liegt zweifelsohne auch der Kern der Luhmann-Kontroverse: Kann man Gesellschaft (einzig) über deren Selbstreferenz verstehen und den menschlichen Zugriff (Interessen, Ressourcen, Macht) – zwar strukturell gekoppelt, jedoch als außerhalb der konstituierenden (Selbst-)Referenz der Genese einer Gesellschaft beschreiben?

Wesentliche Publikationen

(1964) Funktion und Folgen formaler Organisation. Berlin, Duncker & Humblot
(1968) Zweckbegriff und Systemrationalität. Über die Funktion von Zwecken in sozialen Systemen. Tübingen, Mohr

(1970–95) Soziologische Aufklärung, 6 Bde. (Bd. 1: 1970; Bd. 2: 1975; Bd. 3: 1981; Bd. 4: 1987; Bd. 5: 1990; Bd. 6: 1995). Opladen, Westdeutscher Verlag

(1973) Formen des Helfens im Wandel gesellschaftlicher Bedingungen. In: Schneider O (Hg), Gesellschaftliche Perspektiven der Sozialarbeit, Bd. 1 (S 21–43). Neuwied, Luchterhand

(1975) Macht. Stuttgart, Enke

(1978) Vertrauen, ein Mechanismus zur Reduktion sozialer Komplexität. Stuttgart, Enke

(1980–81) Gesellschaftsstruktur und Semantik. Studien zur Wissenssoziologie der modernen Gesellschaft (Bd. 1: 1980; Bd. 2: 1981). Frankfurt/M., Suhrkamp

(1984) Soziale Systeme. Frankfurt/M., Suhrkamp

(1985) Die Autopoiesis des Bewußtseins. Soziale Welt, Zeitschrift für soziale Forschung und Praxis 4: 402–446

(1992) Beobachtungen der Moderne. Opladen, Westdeutscher Verlag

(1997) Die Gesellschaft der Gesellschaft. Frankfurt/M., Suhrkamp

(2000) Organisation und Entscheidung. Opladen, Westdeutscher Verlag

Habermas J, Luhmann N (1971) Theorie der Gesellschaft oder Sozialtechnologie. Was leistet die Systemforschung? Frankfurt/M., Suhrkamp

Literatur zu Biografie und Werk

Baecker D, Markowitz J, Stichweh R, Tyrell H, Willke H (1987) Theorie als Passion. Niklas Luhmann zum 60. Geburtstag. Frankfurt/M., Suhrkamp

Ebert W (2001) Systemtheorien in der Supervision. Opladen, Leske + Budrich

Kneer AN (2000) Niklas Luhmanns Theorie sozialer Systeme. Eine Einführung. Stuttgart, UTB

Krause D (1996) Luhmann-Lexikon. Eine Einführung in das Gesamtwerk von Niklas Luhmann. Stuttgart, Enke

Maciejewski F (1974–75) Theorie der Gesellschaft oder Sozialtechnologie. Beiträge zur Habermas-Luhmann-Diskussion (Bd. 1 u. 2: 1974; Bd. 3: 1975). Frankfurt/M., Suhrkamp

Schiepek G (2000) Die Grundlagen der Systemischen Therapie: Theorie – Praxis – Forschung. Göttingen, Vandenhoeck & Ruprecht

Willke H (1987) Systemtheorie: Eine Einführung in die Grundprobleme der Theorie sozialer Systeme. Stuttgart, UTB

Markus Jüster & Hilarion Petzold

- M -

Mahler, Margarethe

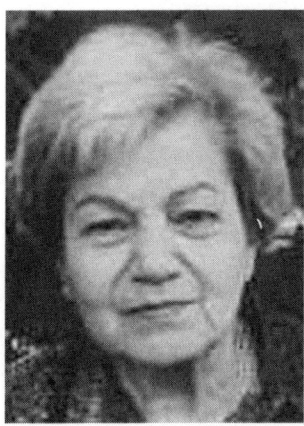

* 10.5.1897 in Sopron, Ungarn; † 2.10.1985 in New York.

Beiträge zur psychoanalytischen Entwicklungslehre, insbesondere zu Symbiose und Individuation.

Stationen ihres Lebens

Besuch der „höheren Töchter-Schule" in Sopron, Vaci Utcai Gymnasium Budapest, kam mit der Psychoanalyse während ihrer Gymnasialzeit in Berührung, Studium der Kunstgeschichte und Ästhetik, dann Medizin an der Budapester Universität; wechselte an die Medizinische Fakultät in München; Studienabschluss in Jena (Promotion 1922); Weiterbildung zur Kinderärztin in Wien (unter Clemens von Pirquet); Eröffnung einer kinderärztlichen Privatpraxis; psychoanalytische Ausbildung am Lehrinstitut der Wiener Psychoanalytischen Vereinigung, 1933 außerordentliches Mitglied der WPV; richtete eine psychoanalytisch orientierte Kinderklinik „Ambulatorium Rauscherstraße" ein; 1938 Emigration nach New York, 1940 Mitglied der New York Psychoanalytic

Society; Leitung der Ausbildung des Philadelphia Psychoanalytic Institute; sie erhielt zahlreiche Auszeichnungen, war u. a. Ehrenpräsidentin der René Spitz-Gesellschaft.

Wichtige theoretische Beiträge und Orientierungen

Mahlers theoretische Arbeiten konzentrierten sich auf die Kinderpsychiatrie und Kinderpsychoanalyse, sie arbeitete mit psychotischen, autistischen und symbiosegestörten Kindern und leistete Pionierarbeit auf dem Gebiet der Säuglingsbeobachtung und Säuglingsforschung. Ausgehend von ihren Beobachtungen schwergestörter psychotischer Kinder zog sie ihre Rückschlüsse auf die normale Entwicklung des Kindes. Am Einstein College richtete sie zusammen mit ihrem Kollegen Manuel Furer einen therapeutischen Kindergarten ein; als Forschungsdirektorin des Masters Children's Center untersuchte sie mit ihren Mitarbeitern die Beziehung der Säuglinge zu ihren Müttern. Mit diesem Ansatz begann sie eine Forschungsrichtung, die heute noch stimulierende Fragen aufwirft und zahlreiche Studien inspiriert hat. Mehrere amerikanische Forscher und Forscherinnen (etwa Robert Stoller, Nancy Chodorow, Carol Gilligan, u. a.) haben sich auf ihre Ansätze der Objektbeziehungstheorie und der Beziehungs- und Loslösungsdynamik berufen. Mahlers Hauptfrage dabei war, wann und welche Schritte den normalen Säugling aus der anfänglichen Symbiose mit der Mutter zur Loslösung von ihr veranlassen (wann die psychische Geburt des Kindes erfolgt), und wie das Kleinkind anschließend dennoch erreicht, eine Einheit zu sein. Jahrelange Beobachtung ging in ihr Buch „Die psychische Geburt des Menschen" ein, das sie zusammen mit Anni Bergman und Fred Pine publizierte; es stellt ihre Theorie des Loslösungs- und Individuationsprozesses dar.

Dabei wurden drei Entwicklungsphasen herausgearbeitet, die autistische, die symbiotische und die Phase der Trennung und Individuation. Nach dem Durchlaufen dieser Phasen sollte das Kind seine stabile und separate Identität herausgebildet haben, eine Differenzierung von Selbst und Objekt möglich geworden sein. Störungen während der Phasen können pathologische Wirkung haben; so sah sie z. B. die Ursache von Borderline-Störungen in einer fehlerhaften Entwicklung der entscheidenden Trennungs-Individuations-Phase.

Wesentliche Publikationen

(1958) Autism and symbiosis: Two extreme disturbances of identity. International Journal of Psycho-Analysis 39: 77–83
(1960) Observations on research regarding the „symbiotic syndrome" of infantile psychosis. Psychoanalytic Quarterly 29: 317–327
(1961) On sadness and grief in infancy and childhood: Loss and restoration of the symbiotic love object. The Psychoanalytic Study of the Child 16: 332–351
(1963) Certain aspects of the separation-individuation phase. Psychoanalytic Quarterly 32: 1–14
(1965) Mother-child interaction during separation-individuation. Psychoanalytic Quarterly 34: 483–498
(1966) Notes on the development of basic moods: The depressive affect. In: Loewenstein RM (Ed), Psychoanalysis, a general psychology (pp 152–168). New York, International Universities Press
Mahler M, Furer M (1968) On human symbiosis and the vicissitudes of individuation. New York, International Universities Press [dt.: (1979) Symbiose und Individuation. Bd. 1: Psychosen im frühen Kindesalter. Stuttgart, Klett]
(1975a) Die Bedeutung des Loslösungs- und Individuationsprozesses für die Beurteilung von Borderline-Phänomenen. Psyche 29: 1078–1095
(1975b) Symbiose und Individuation: Die psychische Geburt des Menschenkindes. Psyche 29: 609–625
Mahler M, Pine F, Bergman A (1975) The psychological birth of the human infant: Symbiosis and individuation. New York-London, Basic Books [dt.: (1978) Die psychische Geburt des Menschen: Symbiose und Individuation. Frankfurt/M., Fischer]
(1979) The selected papers of Margaret S. Mahler (vols. I and II). New York, Jason Aronson
(1985) Studien über die drei ersten Lebensjahre. Stuttgart, Klett

Literatur zu Biografie und Werk

Bergman A (1999) Ours, yours, mine: Mutuality and the emergence of the separate self. New York, Jason Aronson

Mahler M (1988, 1989) Mein Leben, mein Werk (hg. von P. Stepansky). München, Kösel
Mühlleitner E (1992) Biographisches Lexikon der Psychoanalyse: Die Mitglieder der Psychologischen Mittwoch-Gesellschaft und der Wiener Psychoanalytischen Vereinigung 1902–1938. Tübingen, Edition diskord

Elke Mühlleitner

Mahoney, Michael J.

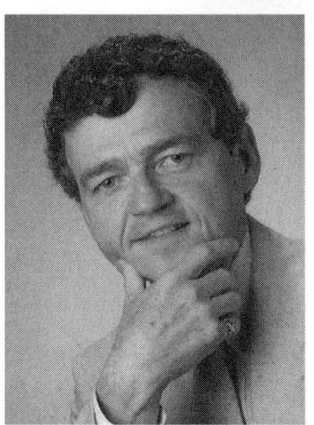

* 22.2.1946 in Streator, Illinois, USA.

Mitinitiator der Kognitiven Wende der Verhaltenstherapie, später Promotor von integrativen, konstruktivistischen und phänomenologischen Ansätzen.

Stationen seines Lebens

Kind einer Farmerfamilie, die in der Großelterngeneration aus Irland emigrierte; geht mit 18 Jahren nach Mexiko, um eine Novelle zu schreiben, muss aber wegen einer Erkrankung der Atemwege an seinen Geburtsort zurückkehren; dort Schulbesuch und parallel Arbeit als Pfleger in einer psychiatrischen Einrichtung; nachfolgend Studium der Philosophie und Psychologie an der State University of Arizona, 1969 abgeschlossen. 1969–72: Studienaufenthalt bei → Bandura an der Stanford University of California, 1972 Verleihung des Doktorats der Psychologie; während dieser Zeit Ausbildung als Psychotherapeut und Praktikum in einem Spital für Kriegsveteranen in Palo Alto. 1972–85: arbeitet an der State University of Pennsylvania, zunächst als Assistent und schließlich als Professor; in diesen Jahren spezialisiert er sich auf die Therapie von schwierigen Klienten, bei denen bereits mehrfache Therapieversuche scheiterten, und gibt Supervision; 1982 wird er von den Individualpsychologen als Vertreter der Verhaltenstherapie zu einem schulenübergreifenden Kongress nach Wien eingeladen, wo er Viktor → Frankl kennenlernt – bis zu dessen Tod pflegt er eine Brieffreundschaft mit ihm; 1983/84 geht er für ein halbes Jahr als Gastprofessor nach Rom, wo ein intensiver Austausch mit → Guidano stattfindet, anschließend ist er ein weiteres halbes Jahr als Psychologe im US-Olympic-Training-Center tätig. 1985–90: Professor in Santa Barbara an der State University of California; seit 1985 als Gründungsmitglied der „Society of Psychotherapy Integration" (SEPI) an deren Bestrebungen beteiligt; therapeutisch arbeitet er vorwiegend mit Psychotherapeuten, die selbst ernste Probleme während ihrer Berufsausübung entwickelten; seit 1990: Professor of Clinical Psychology an der University of North Texas.

Wichtige theoretische Beiträge und Orientierungen

1969–72 gilt sein beonderes Interesse dem Phänomen der Selbstkontrolle und der Behandlung von Essstörungen; 1972–85: zentrale Aufmerksamkeit widmet er dem kognitiven Aspekt der Verhaltensmodifikation, wobei er diesen Ansatz – unter den damals vorherrschenden strikten Behavioristen nötig – mit einer wissenschafts- und erkenntnistheoretischen Argumentation schlüssig untermauert; sein 1974 unter dem Zuspruch vieler prominenter Fachkollegen erschienenes Buch „Cognition and behavior modification" gibt einen wesentlichen Anstoß für die sogenannte Kognitive Wende der Verhaltenstherapie. 1985–90: seit dem Studienaufenthalt bei Guidano vermehrtes Interesse an der Erforschung und Beschreibung von basalen menschlichen Veränderungsprozessen unter Einbeziehung evolutions- und systemtheoretischer Überlegungen; die Bedeutung emotionalen Erlebens vor dem Hintergrund der Bindungstheorien, der prozesshaft wechselwirkende Charakter von Entwicklung und Interaktion sowie dessen Einfluss auf die Entstehung des Selbst werden für ihn zur Grundlage von Behandlungsprinzipien und Techniken; im Rahmen der „Society of Psychotherapy Integration" (SEPI) vertritt er die Ansicht, dass die integrative Bestrebung zwischen den verschiedenen Therapieschulen nicht das Ziel der Hervorbringung einer „neuen und noch besseren Schule" verfolgen soll, sondern dass der vergleichende und annähernde Dialog letztlich nur der Verbesserung jeder einelnen Schule dienen kann; seit 1990 setzt er sich für die Entwicklung einer „Constructive psychotherapy" ein, welche unter den erkenntnistheoretischen Prämissen des Konstruktivismus eine therapeutische Praxis anleitet; im Zuge der Auseinandersetzung mit der europäischen Phänomenologie erfolgt eine inhaltliche Hinwendung zur Rolle des menschlichen Körpers in der Psychotherapie.

Wesentliche Publikationen

(1974) Cognition and behavior modification. Cambridge (MA), Ballinger
(1976) Scientist as a subject: The psychological imperative. Cambridge (MA), Ballinger
(1979) Self-change: Strategies for solving personal problems. New York, Norton
(1991) Human change processes: The scientific foundations of psychotherapy. New York, Basic Books
(1996) Narrative truths about behaviorism. History of Psychology Newsletter 28: 3–12
(Ed) (1980) Psychotherapy process: Current issues and future directions. New York, Plenum
(Ed) (1995) Cognitive and constructive psychotherapies: Theory, research and practice. New York, Springer
(2003) Constructive psychotherapy: A practical guide. New York, Guilford Press
(in press) The body in psychotherapy. New York, Guilford Press
Craighead LW, Craighead WE, Kazdin AE, Mahoney MJ (1994) Cognitive behavioral interventions. Boston, Allyn & Bacon
Craighead WE, Kazdin AE, Mahoney MJ (1976) Behavior modification: Principles, issues and applications. Boston, Houghton Mifflin
Mahoney MJ, Freeman A (Eds) (1985) Cognition and psychotherapy. New York, Plenum
Mahoney MJ, Mahoney K (1976) Permanent weight control. New York, Norton
Mahoney MJ, Thoresen CE (Eds) (1974) Self-control: Power to the person. Monterey, Brooks/Cole
Neimeyer RA, Mahoney MJ (Eds) (1995) Constructivism in psychotherapy. Washington (DC), American Psychological Association

Reda MA, Mahoney MJ (Eds) (1984) Cognitive psychotherapies: Recent developments in theory, research and practice. Cambridge (MA), Ballinger

Thoresen CE, Mahoney MJ (1974) Behavioral self-control. New York, Holt, Rinehart & Winston

Erwin Parfy

Mannoni, Maud

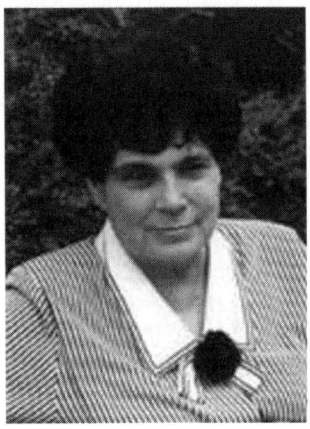

* 23.10.1923 in Courtrai, Belgien; † 15.03.1998 in Paris.

Psychoanalytikerin, Spezialistin in Kinder- und Jugendlichenanalyse, Mitglied der Ecole Freudienne de Paris, Begründerin einer alternativ-psychiatrischen Einrichtung für Kinder und Jugendliche in Bonneuil-sur-Marne.

Stationen ihres Lebens

In Courtrai/Flandern geborene Magdalena van der Spoel; lebte die ersten zehn Jahre ihrer Kindheit in Ceylon, damals niederländische Kolonie; Gymnasium anschließend in Amsterdam und Antwerpen; Studium der Kriminologie in Brüssel, erste Praktika in der Kinder- und Jugendpsychiatrie (Institut Decroly, Hôpital Brugmann); 1948 Mitglied der „Société Belge de Psychanalyse"; Lehranalyse bei Maurice Dugautier, später in Paris mit Jacques → Lacan. Doktorat im Département de Psychanalyse Paris VII; 1948 Heirat mit dem Anthropologen O. Mannoni in Paris; Mitarbeit an der Revue „Les temps modernes" und Engagement in der Société Française de Psychanalyse; Arbeit im Bereich der Kinderpsychiatrie im Spital von

Ville-Evrard; Begegnungen mit D. → Winnicott und R. → Laing; 1964 Mitgründerin der École Freudienne de Paris, die J. Lacan ins Leben gerufen hatte. In den folgenden Jahren enge Zusammenarbeit mit F. → Dolto. Veröffentlicht mit ihrem Werk „L'enfant arriéré et sa mère" als erste im von J. Lacan geführten Verlag Le Seuil in der Reihe Champ freudien. Verfasserin von ungefähr 20 Werken, die in viele Sprachen übersetzt sind (besondere Aufnahme in Lateinamerika); 1967 Organisatorin eines bedeutenden Kolloquiums „L'enfance aliénée" (die entfremdete Kindheit) an dem viele namhafte Psychoanalytiker (F. Dolto, J. Aubry, M. Safouan, J. Lacan, L. Israel u. a.) sowie englische Vertreter der Antipsychiatrie (R. Laing, D. Cooper) teilnehmen. Mannoni gründet 1969 (gemeinsam mit Robert Lefort) die Ecole expérimentale de Bonneuil, eine Institution für Kinder und Jugendliche in Not: Praktikumsstätte für zahlreiche angehende in- und ausländische Psychoanalytiker. 1982, zwei Jahre nach der Auflösung der Ecole Freudienne de Paris, ruft M. Mannoni das Centre de formation et de recherches psychanalytiques ins Leben; 1983 gründet sie die Reihe „Espace analytique" beim Verlag Denoël. Kurz vor ihrem Tod verfasst sie eine Schrift über Virginia Woolf.

Wichtige theoretische Beiträge und Orientierungen

Mannonis von der Psychoanalyse inspirierte Devise für die erzieherisch-therapeutische Praxis lautet, vom Ungewöhnlichen schlechthin auszugehen. Maud Mannoni lag es daran, das Subjekt nicht auf eine psychiatrische Diagnose zu reduzieren. Gemäß ihrer ersten Veröffentlichung erforscht sie den Standort des psychotischen Subjekts im Phantasma der Mutter und ist somit von der lacanianischen These inspiriert, nach der zunächst jedes Subjekt schon vor seiner Konzeption ein „gesprochenes Wesen" ist und das psychotische Kind überdies an jenen unbenennbaren Ort des Genießens der Mutter gestellt ist. Maud Mannonis Verdienst ist es, die hermetisch erscheinenden Lacanschen Konzepte für die „angewandte Psychoanalyse" brauchbar zu machen.

Wesentliche Publikationen

(1964) L'enfant arriéré et sa mère. Paris, Seuil [dt.: (1972) Das zurückgebliebene Kind und seine Mutter. Olten, Walter]

(1967) L'enfant, sa maladie et les autres. Paris, Seuil

(1970) Le psychiatre, son fou et la psychanalyse. Paris, Seuil [dt.: (1973) Der Psychiater, sein Patient und die Psychoanalyse. Olten, Walter]

(1973) L'éducation impossible. Paris, Seuil [dt.: (1976) „Scheisserziehung": Von der Antipsychiatrie zur Antipädagogik. Frankfurt/M., Syndikat]

(1976) Un lieu pour vivre. Paris, Seuil

(1982) D'un impossible à l'Autre. Paris, Seuil [dt.: (1978) Ein Ort zum Leben. Frankfurt/M., Syndikat]

(1986) Bonneuil, seize ans après. Paris, Denoël

(1993) Amour, haine et séparation. Paris, Denoël [engl.: (1999) Separation and creativity. New York, Other Press]

(1998) Elles ne savent pas ce qu'elles disent. Paris, Denoël

(Ed) (1967) L'enfance aliénée: L'enfant, la psychose et l'institution. Paris, Denoël

Literatur zu Biografie und Werk

Fages J-B (1976) Histoire de la psychanalyse après Freud. Toulouse, Regard [dt.: (1981) Geschichte der Psychoanalyse nach Freud. Frankfurt/M., Ullstein]

Roudinesco E (1994) Histoire de la Psychanalyse en France (2 vols). Paris, Fayard

Roudinesco E, Plon M (2000) Dictionnaire de la psychanalyse. Paris, Fayard

Theresia Erich

Marcel, Gabriel

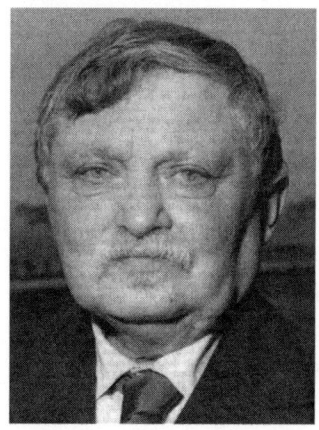

* 7.12.1889 in Paris; † 8.10.1973 in Paris.

Begründer des französischen Existenzialismus, Dramatiker, Ethiker, „Neo-Sokratiker", einer der bedeutendsten Leib- und Begegnungsphilosophen.

Stationen seines Lebens

Sohn einer jüdischen Mutter († 1898) und eines katholischen, aber agnostischen Vaters (Henry Marcel, französischer Botschafter, Kultusminister, † 1926). 1904 schreibt Marcel sein erstes Schauspiel, 1909 Philosophiestudium an der Sorbonne u. a. bei Bergson (mit Jean Wahl und Jaques Rivière), 1910 Agrégation in Philosophie, 1911 Lehrer am Lycée Vendôme, 1912/13 in Genf, 1915–18 am Lycée Condorcet. Während des Ersten Weltkriegs Arbeit für das Rote Kreuz, intensive Konfrontation mit Leiden, Tod, Verzweiflung, Ungesichertheit des Daseins in einer „zerbrochenen Welt", Themen, die sein Philosophieren, sein dramatisches Werk, sein konkretes Engagement gegen Krieg und für die Integrität von Menschen bestimmen sollten, seinen Protest gegen jede Form der Unterdrückung (Davy, 1964: 67). 1919 Ehe mit der Musikerin Jacqueline Boegner († 1947). 1919–23 Philosophieprofessor in Sens. 1923 Rückzug von der Lehre, um sich der Arbeit als Lektor, Herausgeber, Autor, Musik-, Literatur-, Theaterkritiker zu widmen. 1929 Bekehrung zum Katholizismus (Pate: François Mauriac). 1945–73 Administrateur/Professor am Institut St. Denys, Paris. 1952–73 Membre de L'Institut (Akademie für politische und moralische Wissenschaften). 1948 Leitung der UNESCO-Konferenz in Beirut. Internationale Gastvorlesungen (1949/50 Gifford Lectures, Aberdeen, 1961 William James Lectures, Havard). Ehrungen: 1949 Literaturpreis der Académie Française, 1956 Goethe-Preis, Hamburg, 1958 Großer Nationalpreis für Literatur, Paris, 1964 Friedenspreis des Deutschen Buchhandels, 1969 Erasmus-Preis, 1972 Großer Verdienstorden „Pour le mérite".

Wichtige theoretische Beiträge und Orientierungen

Gabriel Marcel ist als Philosoph, Dramatiker und Kritiker von Bedeutung. Er selbst vertont Poesie und improvisiert – intermediale Quergänge (→ Orth). Musik, Drama und Philosophie sind ihm miteinander verwobene Wege, sich dem „Mysterium des Seins" zu nähern. Wie Camus und → Sartre verbindet er als Autor von 15 Dramen philosophische mit literarischen Aussagen: „Im Drama und durch das Drama begreift das philosophische Denken sich selbst und bestimmt sich in concreto." Marcel will Menschen Wege weisen, wie eigene Wege zu finden seien: keine Philosophie als System vorgefertigter Lösungen. Er lädt sie zu einer vom Leibe her sich zum Anderen hin ausstreckenden Intensität des Denkens ein. „Wähle Dich, Dich selbst, Erkenne Dich, Dich selbst!" So seine Botschaft. Deshalb versteht er sich – trotz seiner Hinwendung zum Christentum – nicht als „christlicher Existenzialist", sondern als Neo-Sokratiker, der sich in der „Zwischenleiblichkeit" (1985) intersubjektiver Beziehung dem Mitmenschen zuwendet. Das ist existenzielles Denken als permanent „fragendes Denken", kein abstraktes Reflektieren! Der „homo viator" (1946) ist immer unterwegs, um Wahrheiten stets neu zu ergreifen, die nie in einer Verdinglichung des Seins und einer Objektivierung des Anderen enden können. Menschenwürde hat einen „existenziellen Grund" (1967), in einem Sein, das sich als „Problem" und als „Mysterium" zeigt, welches „über seine eigenen Gegebenheiten vordringt, […] und sich selbst als einfaches Problem überschreitet". Und in

dieser Möglichkeit des Transzendierens liegt „Hoffnung". Neben Bloch ist Marcel der „Philosoph der Hoffnung". „Die Reflexion über die Hoffnung steht im Herzen meines Werkes", das mit seinem „konkreten Philosophieren" für die Psychotherapie grundsätzliche Bedeutung hat: Selbst- und Welterkenntnis geschieht in „fragendem Denken". „Frage und Antwort müssen einander auf gemeinsamen Boden begegnen", einem Boden des „Konkreten". Marcels „Metaphysisches Tagebuch" (1927) hat die Tagebuchkultur der Integrativen Therapie seines Schülers → Petzold inspiriert und steht beispielhaft für die permanente Auseinandersetzung mit sich selbst, dem vom „Biß des Realen" (1949) berührten Selbst. Sie führt unabdingbar in die Auseinandersetzung mit dem Anderen in „voller Gleichwertigkeit", zur Erkenntnis, dass ich Leib bin, fleischgewordene Subjektivität, die ihre „Existenz empfindet" (das ist incarnation). Mein Leib ermöglicht mir, eine Welt zu haben. Marcels Leibphilosophie beeinflusst → Merleau-Ponty, Sartre und in der Psychotherapie die „Integrative Therapie". Sie verortet Leiblichkeit zwischen „Sein und Haben" (1935) – so Marcels berühmte Unterscheidung. Das dualistische Körper-Seele-Problem, an dem die Psychotherapie krankt, wird zugunsten unmittelbar erlebter Leiblichkeit als inkarnierter Personalität überstiegen. Therapie hat demnach beim Leibe anzusetzen und bei „Intersubjektivität" als erlebtem Mit-Sein zwischenleiblicher Präsenz. Integrativtherapeutische Beziehungsarbeit bedeutet mit Marcel: Begegnung, die Hoffnung begründet, Anwesenheit, die verändert, Verfügbarkeit/Treue, die versichern. Hier wird ko-respondierende „Auseinandersetzung in Freiheit und Wertschätzung auf gleicher Ebene im Respekt vor der Würde des Anderen" begründet: client dignity (Petzold, 2002). Intersubjektivität ist „letzten Endes nichts anderes als die Liebe selbst". Dabei geht der „Weg, der von mir zum anderen führt, durch meine eigenen Tiefen" (Marcel, 1959: 32), durch einen Selbstbezug des Ich, in dem der Andere schon eingeschlossen ist, da ich „mit mir selber nur in dem Maß Gemeinschaft habe wie ich mit den anderen Gemeinschaft habe" (Marcel, 1949: 53). Marcels Philosophie ist deshalb so wichtig, weil sie sich Grundthemen des Menschseins konkret zuwendet, die sich in den Lehrbüchern der Psychotherapie kaum finden: Liebe, Treue, Zugehörigkeit, Freundschaft und Filiation, Hoffnung, Gerechtigkeit, Verfügbarsein, Vertrauen, Freiheit, guter Wille, Unsterblichkeit – und ihre Antipoden: Erniedrigung, Verrat, Unrecht, Entfremdung, liebesleere Welt, böser Wille, Gewalt, Tod, etc. (Troisfontaines, 1968). Die Vernachlässigung dieser Themen ist ein gravierender Mangel, wenn man erkennt: Durch Liebe, Treue, Verfügbarkeit „entrinnt der Mensch der Einsamkeit und der Verzweiflung und dringt ein in das Mysterium der Hoffnung" (Davy 1964: 267). – Läge hier nicht ein Zentrum jedes therapeutischen Handelns (1956)?

Wesentliche Publikationen

(1927, 1956) Metaphysisches Tagebuch. Wien, Herold
(1935, 1954) Sein und Haben. Paderborn, Schöningh
(1944, 1949) Homo viator: Philosophie der Hoffnung. Düsseldorf, Bastion [auch unter: (1957) Philosophie der Hoffnung: Überwindung des Nihilismus. München, List]
(1949, 1963) Schöpferische Treue. Zürich, Thomas
(1949, 1964b) Das ontologische Geheimnis: Drei Essays. Stuttgart, Reclam
(1951a, 1957) Die Erniedrigung des Menschen. Frankfurt/M., Knecht
(1951b, 1952) Geheimnis des Seins. Wien, Herold
(1955, 1956) Der Mensch als Problem. Frankfurt/M., Knecht
(1956) Was erwarten wir vom Arzt? Stuttgart, Hippokrates
(1959, 1961) Gegenwart und Unsterblichkeit. Frankfurt/M., Knecht
(1954, 1960) Der Untergang der Weisheit: Die Verfinsterung des Verstandes. Heidelberg, Kerle
(1962, 1965) Schauspiele in drei Bänden (hg. von H. Andertann). Nürnberg, Glock & Lutz
(1963, 1965) Die Menschenwürde und ihr existentieller Grund. Frankfurt/M., Knecht
(1964a) Auf der Suche nach Wahrheit und Gerechtigkeit. Frankfurt/M., Knecht

Literatur zu Biografie und Werk

Berning V (1973) Das Wagnis der Treue: Gabriel Marcels Weg zu einer konkreten Philosophie des Schöpferischen. Freiburg/München, Alber
Davy M-M (1964) Gabriel Marcel: Ein wandernder Philosoph. Frankfurt/M., Knecht
Jaquenod R, Rauber A (1981) Intersubjektivität und Beziehungserfahrung als Grundlage der therapeutische Arbeit in der Gestalttherapie. Paderborn, Junfermann
Petzold, HG (2003) Integrative Therapie (3 Bde.). Paderborn, Junfermann
Troisfontaines R (1968) De l'existence à l'être: La philosophie de Gabriel Marcel (2 Bde.). Louvain, Editions Nauwelaerts

Hilarion G. Petzold

Marks, Isaac

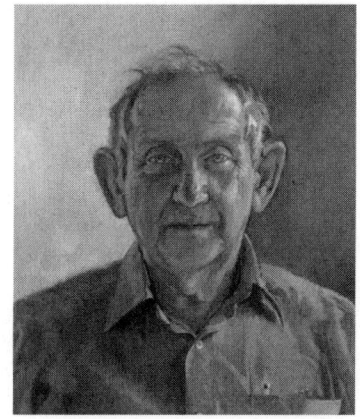

* 16.2.1935 in Kapstadt.

Marks ersetzte das Konditionierungsparadigma in der Verhaltenstherapie durch das klinische Paradigma.

Stationen seines Lebens

Seine Familie dürfte aus dem alten Österreich, wahrscheinlich aus Galizien, stammen. Das Medizinstudium schloss Marks 1956 in Kapstadt ab. 1960 begann Marks seine Psychiatrieausbildung an der Universität London, im Bethlem-Maudsley Hospital und schloss sie 1963 ab. Die weitere Karriere von Marks stieg steil bergan: Er war Gründungsmitglied des Royal College of Psychiatry (1971); von 1964 bis zur Emeritierung im Jahre 2000 entfaltete Marks im Institute of Psychiatry der University of London und im Bethlem-Maudsley Hospital seine klinisch-wissenschaftliche Tätigkeit. 1978 wurde Marks zum Professor für Experimental Psychology ernannt. Seit seiner Emeritierung ist Marks Senior Research Investigator im Charing Cross Hospital Campus, Imperial College, University of London; dort hat er eine computergestützte Selbsthilfeklinik aufgebaut. Mitgliedschaften in wissenschaftlichen Vereinigungen, Preise und Publikationen: Mitglied im Center for Advanced Studies in the Behavioral Sciences in Stanford, Salmon Lecturer and Medalist der New York Academy of Sciences, Sackler Scholar des Advanced Studies Institute der University of Tel Aviv, 1998, Consultant in der WHO und NIMH, als Visiting Professor an verschiedenen Universitäten auf fünf Kontinenten. Chairman der British Association for Behavioural Psychotherapy, Präsident der europäischen Association of Behaviour Therapy; im Editorial Board verschiedener einschlägiger Zeitschriften. Für seine wissenschaftliche Tätigkeit hat er die Starkey-Medaille erhalten sowie den Prize of the Royal Society of Health. Isaac Marks hat 12 Fachbücher verfasst. Seine wissenschaftliche Arbeit schlägt sich in mehr als 400 wissenschaftlichen Publikationen nieder.

Wichtige theoretische Beiträge und Orientierungen

Isaac Marks hat die Verhaltenstherapie mit einigen grundlegenden Fragen konfrontiert: Er hat das Konditionierungsparadigma durch das klinische Paradigma ersetzt wissen wollen. Anstelle von US, UR, CS und CR hat Marks ES (evoking stimulus) und ER (evoked response of psychopathology) vorgeschlagen. Er hat das phylogenetisch begründete Konzept der „Prepotence" (des schnellen Erwerbs einer Reaktion) diskutiert und die Analogforschung kritisch beleuchtet, indem er sich von der tierexperimentellen Forschungsbasis, die wenig fruchtbar ist für die Erforschung der humanen Pathopsychologie, abgegrenzt hat. Es sei hinreichend für die Therapie, Bewältigungsreaktionen für die vom Patienten gefürchtete Situation zu entwickeln; die Situation selbst, auf die sich so manche Therapeuten stürzen, sei an und für sich gar nicht so gefährlich und nicht so interessant. Die Abbruchquote von Patienten, die sich einer Verhaltenstherapie unterziehen, liege etwa bei einem Viertel. Marks hat sich klinisch vorwiegend mit Entstehung, Charakteristik und Behandlung von Ängsten, Phobien, Zwangsstörungen und sexuellen Störungen beschäftigt. Sein Anliegen schloss auch Interaktionen zwischen Drogenabhängigkeit und Verhaltenstherapie ein. Dar-

über hinaus war die Entwicklung eines „National nurse therapist training program" für ihn wichtig. Er engagierte sich in der „Community care" von ernsthaft psychisch Kranken, wobei auch Kosten-Effektivitäts-Fragen in der Health Care berücksichtigt wurden. Besonderes Interesse widmete er den computergestützten psychiatrischen Behandlungsmöglichkeiten.

Wesentliche Publikationen

(1978, 2001) Living with fear, 2nd ed. London, McGraw-Hill
(1987) Fears, phobias, and rituals: Panic, anxiety, and their disorders. New York, Oxford University Press
(1993) Ängste verstehen und bewältigen. Berlin, Springer [2. Aufl. von (1977): Bewältigung der Angst: Furcht und nervöse Spannung – leichter gemacht]
Marks I, Scott R (Eds) (1990) Mental health care delivery: Innovations, impediments and implementation. Cambridge, Cambridge University Press

Hans Georg Zapotoczky

Maslow, Abraham Harold

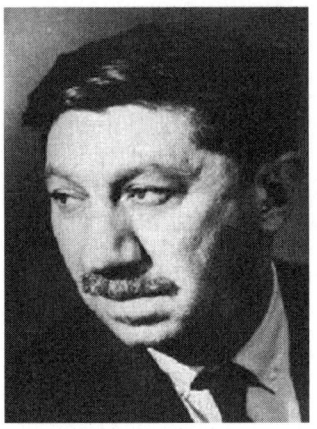

* 1.4.1908 in Brooklyn, New York; † 8.6.1970 in Menlo Park, Kalifornien.

Mitbegründer der Humanistischen und Transpersonalen Psychologie (Maslow'sche Bedürfnispyramide, Untersuchung von Gipfelerfahrungen / „peak experiences").

Stationen seines Lebens

Sohn jüdischer russischer Immigranten; studierte Psychologie am City College of New

York, an der Cornell University und an der University of Wisconsin, wo er 1934 sein Studium beendete. Anfänglich vom Behaviorismus fasziniert, wandte er sich später davon ab, als er anlässlich der Geburt seiner ersten Tochter eine mystische Erfahrung durchlebte. Ab 1937 unterrichtete Maslow für 14 Jahre am Brooklyn College, New York, wo er in Kontakt mit Karen → Horney, Erich → Fromm, Alfred → Adler, Max Wertheimer und Ruth Benedict kam. 1951 wurde er Vorstand der Psychologischen Abteilung an der Brandeis University (Waltham, MA), wo er bis 1969 blieb. 1968 wurde er zum Präsidenten der American Psychological Association gewählt. Kurz vor seinem Tod an einer Herzattacke 1970 ging er in die Laughlin Foundation in Menlo Park, Kalifornien. Maslow war Ende der 1950er Jahre Mitbegründer der Humanistischen Psychologie, gemeinsam mit Carl → Rogers, Rollo → May und anderen. Sie betrachteten ihre Bewegung als „dritte Kraft der Psychologie", als Alternative zu den orthodoxen Schulen der Psychoanalyse und des Behaviorismus. Maslow (1985: 15) spricht von einer „Gesundheits- und Wachstumspsychologie" im Gegensatz zur „Defizit-Psychologie" der beiden anderen genannten, wobei ihm die Integration beider Aspekte sehr am Herzen lag. Gleichzeitig gilt Maslow als Mitbegründer der Transpersonalen Psychologie (gemeinsam mit Tony Sutich, Stan → Grof u. a.). Er betrachtete die Humanistische Psychologie als Vorbereitung für eine „noch höhere, vierte Psychologie', die überpersönlich, transhuman ist, ihren Mittelpunkt im All hat, nicht in menschlichen Bedürfnissen und Interessen, und die über Menschlichkeit, Identität, Selbstverwirklichung und ähnliches hinausgeht" (Maslow, 1985: 11f.).

Wichtige theoretische Beiträge und Orientierungen

Im Mittelpunkt der Vorstellungen Maslows steht die Selbstverwirklichung („self-actualisation"). Nach seiner Auffassung haben alle Menschen einen aktiven Willen zur Gesundheit (physiologisch und psychologisch) und streben die höchsten Stufen ihrer Möglichkeiten und Potenziale an. Dies beinhaltet auch die Suche

nach den höchsten Stufen des Bewusstseins und der Weisheit. Diese Entwicklung wird von einer Hierarchie der Motivation bzw. der Bedürfnisse gelenkt. Maslow entwickelte dieses hierarchische Modell in den 1940er Jahren. Meist wird es durch eine Pyramide repräsentiert, in der alle basalen Bedürfnisse an der Basis angeordnet sind und diejenigen, die die höchsten Potenziale des Menschen betreffen, an der Spitze. Jede Stufe der Pyramide ist abhängig von der vorherigen Stufe, d. h. die Befriedigung eines basaleren Bedürfnisses ist die Voraussetzung für das Auftauchen des nächsthöheren. Maslow unterscheidet fünf solcher Stufen (von unten nach oben): 1. Physiologische Bedürfnisse: biologisch bedingte Bedürfnisse nach Sauerstoff, Nahrung, Wasser und einer relativ konstanten Körpertemperatur. Diese Bedürfnisse sind die stärksten, da der Mensch bei Nichterfüllung sterben würde. 2. Sicherheitsbedürfnisse: Bedürfnisse nach Sicherheit und Stabilität, Schutz, Strukturen, Grenzen, frei sein von Furcht, Angst und Chaos. Diese treten in Zeiten der Not oder Perioden der Desorganisation in der sozialen Struktur verstärkt hervor. 3. Bedürfnisse nach Liebe, Zuwendung und Zugehörigkeit: Bedürfnis, Liebe und Zuwendung zu geben und zu empfangen und sich zugehörig zu fühlen. Die Frustration dieser Bedürfnisse führt zu Einsamkeit, Isolation und Entfremdung. 4. Bedürfnisse nach Achtung: Menschen brauchen einen stabilen, fest gegründeten, hohen Level an Selbst-Respekt und Respekt von anderen, um sich zufrieden, selbstbewusst und wertvoll zu fühlen. Wenn diese Bedürfnisse nicht erfüllt werden, fühlt sich die Person unterlegen, schwach, hilflos und wertlos. 5. Selbstverwirklichungsbedürfnisse: Maslow beschreibt Selbstverwirklichung als das Bedürfnis einer Person, das zu sein und zu tun, wozu sie geboren wurde. Es ist seine „Berufung": „d. h., man spürt in sich selbst einen Drang in Richtung auf die Einheit der Persönlichkeit zu, der spontanen Expressivität, der vollen Individualität und Identität" (Maslow, 1985: 158). Wenn diese Bedürfnisse nicht eingelöst werden, fühlt sich die Person rastlos, angespannt, mit dem Gefühl, dass etwas fehlt. Niedere Bedürfnisse mögen ebenfalls ein rastloses Gefühl hervorrufen, aber hier ist es viel einfacher, den

Grund zu finden. Maslow glaubt, dass der einzige Grund, warum Menschen nicht durch die Bedürfnis-Pyramide zur Selbstverwirklichung fortschreiten, darin liegt, dass ihnen von der Gesellschaft Hindernisse in den Weg gelegt werden, z. B. durch repressive und nicht-fördernde Erziehung. Er tritt daher vehement für die Schaffung von politischen und gesellschaftlichen Bedingungen ein, um Wachstum im Sinne der Selbstverwirklichung zu fördern. Maslow studierte eine Reihe selbstverwirklichter Menschen (z. B. Lincoln, Schweitzer, Einstein, Jefferson, Eleanor Roosevelt u. a.), die sich von den meisten Menschen durch ungewöhnliche psychologische Gesundheit unterschieden. Folgende Charakteristika konnte er u. a. dabei beobachten (Maslow 1985: 41): größere Wahrnehmung der Realität; wachsende Akzeptierung seiner selbst, der anderen und der Natur; zunehmende Spontaneität; bessere Problemzentrierung; größere Frische des Verständnisses, größerer Reichtum der emotionalen Reaktionen; höhere Frequenz an Gipfel-Erfahrungen; wachsende Identifikation mit der menschlichen Spezies; veränderte, tiefergehende zwischenmenschliche Beziehungen; demokratische Charakterstruktur; stark zunehmende Kreativität. Besonders dem Aspekt der Gipfel-Erfahrungen widmete Maslow sehr viel Aufmerksamkeit und beschreibt deren Charakteristika ausführlich in seinem Buch „Psychologie des Seins" (Maslow 1985: 83ff.): Sie treten spontan und universell auf und sind transzendenter Natur. Sie weisen auf die Einheit der Welt hin und können Zeit und Raum überschreiten. Sie haben den Geschmack des Wunders und des Numinosen und hinterlassen ein Gefühl von Ehrfurcht und Einmaligkeit. Obgleich Maslow in den Begriff auch die mystischen Erfahrungen mit einschließt, geht er davon aus, dass Gipfelerlebnisse zu den natürlichen Erfahrungen des Menschen gehören und auch ohne religiösen Kontext erlebbar sind (z. B. in Krisensituationen, beim Fasten, Naturerlebnisse etc.).

Wesentliche Publikationen

(1954, 1981) Motivation und Persönlichkeit. Reinbek, Rowohlt
(1962, 1985) Psychologie des Seins: Ein Entwurf. Frankfurt/M., Fischer
(1964, 1976) Religions, values and peak-experiences. Columbus, Ohio State University Press bzw. New York, Penguin Books
(1966, 1977) Die Psychologie der Wissenschaft: Neue Wege der Wahrnehmung und des Denkens. München, Goldmann
(1971) The farther reaches of human nature. New York, Viking Press

Literatur zu Biografie und Werk

Hoffman E (1988) The right to be human: A biography of Abraham Maslow. Los Angeles, Tarcher [Neuauflage: (1999) New York, McGraw-Hill]
Goble F (1970) The third force: The psychology of Abraham Maslow. New York, Grossman
International Study Project (1972) Abraham H. Maslow: A memorial volume (compiled with the assistance of Bertha G. Maslow). Monterey (CA), Brooks/Cole
Quitmann H (1985, 1991) Humanistische Psychologie, 2. Aufl. Göttingen, Hogrefe

Hans Peter Weidinger

Masters, William Howell

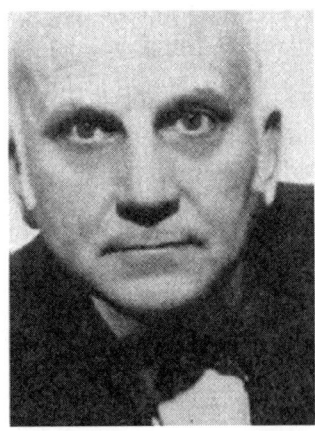

* 27.12.1915 in Cleveland, Ohio; † 16.2.2001 in Tuscon, Arizona.

Mit Virginia → Johnson Begründer der verhaltenstherapeutisch orientierten Sexualtherapie.

Stationen seines Lebens

Sohn wohlhabender Eltern, Medizinstudium an der Rochester University, Abschluss als Gynäkologe, dreimal verheiratet und Vater zweier Kinder. Virginia Johnson war seine zweite Ehe-

frau und über zwanzig Jahre seine Mitarbeiterin. Erste wissenschaftliche Publikationen Ende
der 1940er Jahre über Hormontherapie bei älteren Frauen; unterrichtete vorerst Frauenheilkunde und Geburtshilfe, ehe er sich an den
Sexualforschungen seines Landsmanns Alfred
Kinsey orientierte. 1954, kurz nach dem Erscheinen des zweiten Kinsey-Reports, begann
er an der Washington University School of
Medicine seine lange geplante Erforschung der
sexuellen Funktion. 1964 Gründung der Repro-
ductive Biology Research Foundation (Schließung 1994), 1970 Gründung der Masters &
Johnson Clinic Central Medical Building in
St. Louis, 1974 Eröffnung des Masters & Johnson Institute sowie Gründung der American
Association of Sex Eductors and Counselors,
welche einer regulierenden Qualitätssicherung
in der professionellen, wissenschaftlich fundierten Sexualtherapie dienen sollte.

*Wichtige theoretische Beiträge und
Orientierungen*

siehe Johnson, Virginia

Wesentliche Publikationen

Masters W, Johnson V (1966, 1967, 1975) Die sexuelle
  Reaktion. Reinbek, Rowohlt
Masters W, Johnson V (1970, 1973) Impotenz und An-
  orgasmie: Zur Therapie funktioneller Sexualstörun-
  gen. Frankfurt, Goverts Krüger Stahlberg
Masters W, Johnson V (1975, 1976) Spass an der Ehe.
  Wien, Molden
Masters W, Johnson V (1979, 1979) Homosexualität.
  Berlin, Ullstein
Masters W, Johnson V (1985, 1987) Liebe und Sexuali-
  tät. Berlin, Ullstein
Masters W, Johnson V, Kolodny R (1988, 1988) Das
  verdrängte Risiko: Sexualverhalten im Aidszeitalter.
  Düsseldorf, Econ

Literatur zu Biografie und Werk

Bullough VL (1994) Science in the bedroom: A history
  of sex research. New York, Basic Books
Kohlhagen N (1992) Tabubrecher: Von Frauen und
  Männern, die unsere Sexualität erforschten. Ham-
  burg, Luchterhand
Wendt H (1981) Masters und Johnson: Die nackte
  Wahrheit. Psychologie Heute 3: 37–49

Rotraud A. Perner

Maturana, Humberto R.

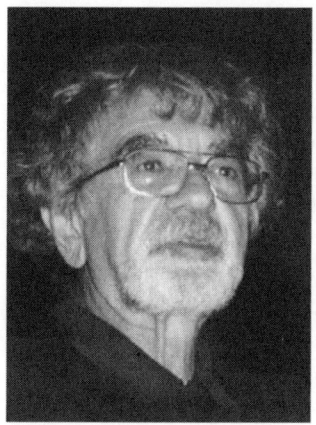

* 14.9.1928 in Santiago de Chile.

Wesentlicher Theoretiker des systemischen
Denkens und damit der Grundlagen Systemischer Therapie.

Stationen seines Lebens

Humberto Maturana Romesín, geboren und
aufgewachsen in Chile, entfaltete als Sohn einer
engagierten Sozialarbeiterin früh ein Verant-
wortungsgefühl für die Armen und Entrechte-
ten seines Landes. Eine Lungenkrankheit in seinen Adoleszenzjahren ließ ihm viel Zeit zum
Lesen; schon damals soll seine Leidenschaft ent-
flammt sein, den Menschen in seiner vielfältigen
Dimensionalität zu verstehen. Ein Medizinstudium an der Universidad de Chile in Santiago
unterbrach er nach vier Jahren, um im 1953 mit
Hilfe eines Stipendiums für zwei Jahre nach
England zu gehen und Anatomie bei J.Z. Young
an der University of London zu studieren. Darauf folgte ein Aufenthalt an der Harvard University (dort 1958 Promotion zum Ph.D. in
Biologie). Auf Einladung des Physiologen J.
Lettvin verbrachte er dann zwei Jahre am M.I.T.
(Massachusetts Institute of Technology). 1960
kehrte er nach Chile zurück. Ohne dort Zugang
zu raffinierten technischen Vorrichtungen zu
haben, gab er es auf, weiterhin an der vordersten
Reihe neurophysiologischer Forschung mitzuwirken. Zudem war er gegenüber der Physikali-
sierung und Mathematisierung der Biologie in
den USA grundsätzlich skeptisch geworden. Er

wandte sich dem eigentlichen biologischen Phänomen zu, nämlich der Frage nach dem Leben
und der menschlichen Kognition (mit seinen
Worten, der Neurophilosophie). Zurück in der
Heimat lehrte er zunächst Biologie an der Medizinischen Fakultät, bis er an die Abteilung für
Neurobiologie der Wissenschaftsfakultät (Fa-
cultad de Ciencias) der Universidad de Chile
ging, wo er vor wenigen Jahren emeritierte. In
den 1960er Jahren legte er die Grundsteine für
sein biologisches Theoriegebäude. 1969 ging er
auf Einladung von Heinz → von Foerster als
Gastprofessor an die University of Illinois (Biological Computer Laboratory), dort entstand
der zentrale Aufsatz „Biology of Cognition"
1970, Report BCL, University of Illinois; dt. in
Maturana, 1982). In den 1970er Jahren widmete
er sich nach eigenen Angaben der Ausarbeitung
seiner Autopoiese-Theorie und der Formulierung einer Biologie der Kognition. Aus dieser
Phase stammt die 1972 mit → Varela zusammen
verfasste, erste vollständige Darstellung der
Autopoiese-Theorie: „De máquinas y seres
vivos" (dt.: „Autopoietische Systeme: Eine Bestimmung der lebendigen Organisation"; in:
Maturana, 1982). Nach Deutschland ging er
zum ersten Mal Ende der 1970er Jahre; dort
hatte er starken Einfluss auf Arbeitsgruppen zu
Selbstorganisation und Konstruktivismus, die
sich an den Universitäten Bremen, Bielefeld und
Siegen etabliert hatten (u. a. Gerhard Roth,
Siegfried J. Schmidt, Wolfram Köck, Peter Hejl
und nicht zuletzt Niklas Luhmann). Durch die
Familientherapie-Tagungen 1981 in Zürich und
1984 in Calgary hatte das Denken Maturanas
Einzug in das Feld der Psychotherapie gehalten.
Im Jahr 1984 veröffentlichten Maturana und
Varela in Santiago ihr letztes gemeinsames
Werk, eine umfassende Theorie des Lebendi-
gen, die von der Zelle bis zur Gesellschaft
reicht: „El árbol del conocimiento" (dt.: „Der
Baum der Erkenntnis"). 1992 kam Maturana auf
Einladung von Niklas Luhmann als Gastpro-
fessor an die Universität Bielefeld; von seinen
Vorträgen dieser Zeit bei den „Karl Jaspers Vor-
lesungen zu Fragen der Zeit" stammt das Buch
„Was ist Erkennen". Bei einem Festakt zur
Feier seines 60. Geburtstags 1988 an der Univer-
sität Bielefeld wurde Maturana von dem nor-
wegischen Sozialphilosophen Bråten attestiert,

eine Kosmologie postuliert zu haben, deren
Universalität sich im 20. Jahrhundert allenfalls
mit jener Whiteheads vergleichen lässt.

Wichtige theoretische Beiträge und
Orientierungen

Im Kernstück von Maturanas Arbeit steht die
Autopoiese-Theorie; Autopoiese (Selbster-
zeugung) meint einen generativen Prozess, der
Leben als Komplex sich selbst erzeugender
Bestandteile produziert und konserviert; dies
definiere hinreichend das „lebende System".
Autopoietische Systeme (Lebewesen) sind
strukturdeterminierte, selbstreferentielle, zir-
kulär abgeschlossene und autonom operierende
komplexe Einheiten. Diese Definition betrifft
im wesentlichen die Zelle, sie lässt sich aber
auch auf multizelluläre Lebewesen (Autopoiese
zweiter Ordnung) anwenden. Kategorien wie
Input/Output, Zweck, Entwicklung und Zeit
sind keine Merkmale der autopoietischen Organisation sondern Beschreibungskategorien des
Beobachters. Dies Verständnis des Lebewesens
trifft ebenso auf den Menschen zu. Wesentlich
für den Menschen ist darüber hinaus seine konstitutive Fähigkeit, Unterscheidungen In-Spra-
che, d. h. im Prozess der spezifisch menschlichen Lebensweise des Linguierens oder In-
Sprache-Seins – zu treffen, sprich: Beobachtungen zu erbringen und Beschreibungen anzufer-
tigen. Als autopoietisches Lebewesen ist der
Mensch ein biologisch autonomes System, dessen Systemzustände von seiner Umwelt allenfalls „perturbiert" (verstört), jedoch nicht
bestimmt werden können. Gleiches gilt für
Kognition. Diese bildet nicht Merkmale der
Außenwelt ab sondern sie generiert intern eigene Systemzustände, die als Erfahrung erlebt und
entweder der Innen- oder der Außenwelt zugeordnet werden. Deshalb erweist sich das Kriterium der Objektivität, die eine Äquivalenz
zwischen inneren Zuständen (Erkenntnis) und
äußeren Umständen (Objekt) voraussetzt, als
nicht erfüllbar. Ohne über einen Mechanismus
zu verfügen, der Illusion und Perzeption eindeutig unterscheiden lässt, geht jede Weltbe-
schreibung auf einen „Beobachter" zurück:
„Alles Gesagte wird von einem Beobachter zu
einem anderen Beobachter gesagt, der er selbst

sein kann." Dieser ontologische Grundsatz bildet das Fundament der Theorien Maturanas. Beobachter und Beobachtetes gehen ineinander über, die Unterscheidung von Subjekt und Objekt verliert ihren Sinn. Diese hier kurz skizzierten Grundgedanken über den Menschen, das In-Sprache-Sein und die Folgerungen für Kognition und soziale Systeme übten auf jene Wissenschaftler, die offen für neue Zugänge zu den menschlichen Phänomenen waren (z. B. Kybernetik, Selbstorganisationstheorie, Systemtheorie), eine so irritierende wie anziehende Wirkung aus. Maturanas Gedanken finden sich mittlerweile in allen Disziplinen, jedoch nicht überall konfliktfrei. In den 1980er und 1990er Jahren erweiterte Maturana nach Einbeziehung des „Emotionierens" und der Liebe als grundlegender biologischer Phänomene den Fokus seiner Betrachtung auf zwischenmenschliche, gesellschaftliche und anthropologische Fragen. Im Bereich der an Kausalitäts- und Objektivitätsmodellen ausgerichteten Psychotherapien wurden Maturanas Gedanken zaghaft bis kaum aufgenommen (vgl. z. B. Brocher und Sies für die Psychoanalyse). In dem sich aber auf Systemtheorie berufenden Ansatz wirkte Maturanas Denken als entscheidender Anstoß zur Formulierung einer neuen Psychotherapie, nämlich der systemischen Therapie (vgl. Ludewig, 1992).

Wesentliche Publikationen

(1982) Erkennen: Die Organisation und Verkörperung von Wirklichkeit. Braunschweig, Vieweg
(1994) Was ist Erkennen? München, Piper
(1998) Biologie der Realität. Frankfurt/M., Suhrkamp
Maturana HR, Varela FJ (1972) De máquinas y seres vivos. Santiago de Chile, Ed. Universitaria [dt.: (1982) Autopoietische Systeme: Eine Bestimmung der lebendigen Organisation. In: Maturana HR, Erkennen: Die Organisation und Verkörperung von Wirklichkeit (S 170–235). Braunschweig, Vieweg]
Maturana HR, Varela FJ (1984) El árbol del conocimiento. Santiago de Chile, Ed. Universitaria [dt.: (1987) Der Baum der Erkenntnis. München, Scherz]

Literatur zu Biografie und Werk

Brocher TH, Sies C (1986) Psychoanalyse und Neurobiologie. Jahrbuch der Psychoanalyse, Beiheft 10
Ludewig K (1992) Systemische Therapie: Grundlagen klinischer Theorie und Praxis. Stuttgart, Klett-Cotta

Ludewig K, Maturana HR (1992) Conversaciones con Humberto Maturana: Preguntas del psicoterapeuta al biólogo. Temuco (Chile), Ed. Univ. de La Frontera
Maturana HR, Pörksen B (2002) Vom Sein zum Tun. Die Ursprünge der Biologie des Erkennens. Heidelberg, Carl Auer
Riegas V, Vetter C (1990) Zur Biologie der Kognition. Frankfurt/M., Suhrkamp

Kurt Ludewig

May, Rollo Reese

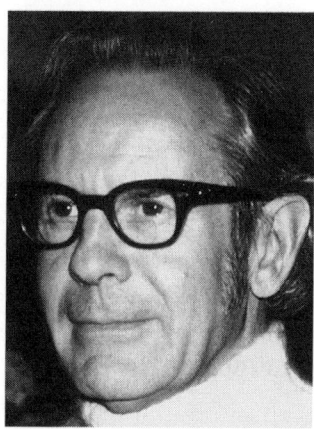

*21.4.1909 in Ada, Ohio; †22.10.1994 in Tiburon, Kalifornien.

Einer der bedeutendsten Psychologen und Psychotherapeuten unserer Zeit. Es war fast ausschließlich sein Verdienst, dass bedeutende existenzialistische Werke und Lehren europäischer Herkunft den Weg nach Amerika fanden.

Stationen seines Lebens

May war das zweite von sechs Kindern, deren Eltern sehr von der viktorianischen Lebensart geprägt und daher äußerst religiös waren. Trotz dieser Voraussetzungen übernahm er diesen konservativen Lebensstil nicht. Während seiner Zeit im College war er der Herausgeber der Schulzeitung. Er verfasste einen Beitrag, der so kontroversiell war, dass er von der Schule verwiesen wurde. Mit etwa 20 Jahren verließ er Amerika, um an einer griechischen Highschool in Saloniki Englisch zu unterrichten. Während seiner Lehrtätigkeit an dieser Schule erlitt er einen Nervenzusammenbruch. Bedingt durch diesen Schicksalsschlag fand er einen neuen Sinn im Leben. Nach einiger Zeit des Malens, Herumreisens und des Besuchs von Seminaren des Individualpsychologen Alfred → Adler kehrte May nach Amerika zurück und begab sich auf seine lebenslange spirituelle Reise. Diese Reise half ihm bei der Bewältigung von Schicksalsschlägen, von einem Anfall von Tuberkulose mit fast tödlichem Ausgang bis hin zu hart erarbeiteten beruflichen und legislativen Triumphen im Bereich der Tiefenpsychologie. Einige davon waren: sein bahnbrechendes Werk, das 1958 erschienen ist, „Existence: A new dimension in psychiatry and psychology" (zusammen mit Henri Ellenberger und Ernest Angel), das die existenzielle Psychologie in Amerika bekannt machte, weiters der Vorsitz in der New York State Psychological Association, wo er sich für die Zulassungsrechte zur Berufsausübung von Psychologen einsetzte, sowie seine zahlreichen Vorträge, Aufsätze und Kritiken an der etablierten Psychologie.

Wichtige theoretische Beiträge und Orientierungen

Von seinen genauen Betrachtungen der Phänomenologie leitete May Erkenntnisse ab, die wesentlich und wichtig für das menschliche Selbstverständnis sind: Wer sind wir? Was sind wir? Warum sind wir? Mays Antwort auf diese Fragen war, dass unser Zustand widersprüchlich ist und dass unser fundamentaler Widerspruch ist, dass wir zwar frei sind, uns aber dennoch Grenzen oder Bestimmungen gesetzt sind. Freiheit bedeutet, die Fähigkeit zu haben, auszuwählen (Überzeugungen oder Handlungen), während Bestimmung die Grenze oder die Struktur darstellt, die dieser Wahlmöglichkeit durch die jeweilige Kultur, Anlagen oder durch das kosmische Geschick entgegengesetzt wird. Das Paradox von Freiheit und Grenze findet man in jedem von Mays Leitgedanken und es bildet das zentrale Element seiner Therapieansätze. Jedesmal, wenn Einseitigkeit vorlag, jedesmal wenn Übereinstimmung vorlag, stellte May diese in Frage. Andererseits, jedesmal, wenn Komplexität und Zweideutigkeit vorlagen, wurden diese von May bejaht. Der Therapieansatz von May zielte darauf ab, den Klienten zu befreien, ihm

zu helfen, ihm wieder seine Ganzheit zu geben. Trotz Freiheit (und Ganzheit) zielte May keineswegs darauf ab, Frivolität zu fördern; er bezeichnete Kampf, Widerspruch und Angst, die aus dieser Unordnung erwachsen, als eine inspirierende Wahlmöglichkeit, eine Wahlmöglichkeit, geboren aus Ringen, Personifizierung und Tiefe. Nach Mays Ansicht treten Probleme dann auf, wenn die Menschen ihre Freiheit oder Bestimmung nicht zulassen. Er nannte eine solche Einseitigkeit „neurotisch". Zum Beispiel werden Schuld, Angst oder Depression neurotisch, wenn dabei Hoffnung, Kreativität und Eventualität (Freiheit) vernachlässigt werden; genauso werden Begeisterung, Tapferkeit oder Kraft neurotisch, wenn sie die gesellschaftlichen oder moralischen Konsequenzen, naturgegebene oder existenzielle Ängste sowie Grenzen vernachlässigen. Mays Therapieansatz war ein integrativer, immer auf das gesamte Individuum zugeschnitten, unter Berücksichtigung darauf, wie ich zuvor Ganzheit beschrieben habe. May verwendete eine Vielzahl von Methoden, um einer Person zu helfen, zu dieser Ganzheit zu gelangen; Methoden, die für die Person geeignet sind, und nicht vice versa. So verwendete er zum Beispiel eine psychoanalytische Interpretationsform bei einem Klienten, aber er verwechselte diese Interpretationsform nicht mit der Person oder dem Gesamtzusammenhang. Die Vorgehensweise bei Mays Therapieansätzen beruhte auf Erfahrungen, jenseits von Worten oder Diskussion. Er lud seine Klienten ein und ermutigte sie, den Zusammenhang ihrer isolierten Ängste und Verhaltensweisen zu betrachten, die unmittelbar, direkt und personifiziert sind. Über Betrachtungen des Klienten hinausgehend, dass dieser beispielsweise May als seinen Vater betrachtete, hinterfragte er, was der Klient noch in seinem Verhältnis zu May sehen könnte oder was sonst noch der Klient im Moment fühlte; oder er untersuchte, wie die Gestalt des Klienten aussah, oder er ermutigte den Klienten, seine gegenwärtigen Empfindungen zu personifizieren (oder aus der Befangenheit heraus zu handeln) – alles, um den Klienten für die Fülle seiner Erfahrungen des Lebens und des Kosmos zu öffnen und nicht nur für die Vergangenheit oder isolierte Inhalte. Zusammenfassend kann gesagt werden, dass May die wirklich großen Fragen über das Leben stellte. Er wollte keine leichten Antworten, sondern zeigte essenzielle Probleme auf – über Freiheit und Bestimmung, Zufriedenheit und Verantwortung. Er war ein Wegbereiter der Psychologie – „immer im Grenzbereich unterwegs", wie er es selbst nannte; seine Leidenschaft war, neugierig zu sein.

Wesentliche Publikationen

(1939, 1989) The art of counseling, rev. ed. New York, Gardner Press [dt.: (1991) Die Kunst der Beratung. Mainz, Matthias-Grünewald]

(1950, 1977) The meaning of anxiety, rev. ed. New York, Norton

(1953) Man's search for himself. New York, Norton

(1969) Love and will. New York, Norton [dt.: (1988) Liebe und Wille. Köln, Edition Humanistische Psychologie]

(1972) Power and innocence. New York, Norton

(1975) The courage to create. New York, Bantam [dt.: (1987) Der Mut zur Kreativität. Paderborn, Junfermann]

(1981) Freedom and destiny. New York, Norton [dt.: (1985) Freiheit und Schicksal: Anatomie eines Widerspruchs. Frankfurt/M., Fischer]

(1983) The discovery of being. New York, Norton [dt.: (1990) Sich selbst entdecken. München, dtv]

(1991) The cry for myth. New York, Norton

May R, Angel E, Ellenberger H (Eds) (1958) Existence: A new dimension in psychiatry and psychology. New York, Basic Books

Literatur zu Biografie und Werk

DeCarvalho R (1991) The founders of Humanistic Psychology. New York, Praeger [pp 24–28]

Hoeller K (Ed) (1999) Special issue: Rollo May's existential psychology. Review of Existential Psychology and Psychiatry 24(1–3)

Schneider KJ (1999) Rollo May: Liberator and realist. In: Moss DM (Ed), Humanistic and transpersonal psychology: A historical and biographical sourcebook (pp 347–354). Westport (CT), Greenwood Press

Schneider KJ, May R (1995) The psychology of existence: An integrative, clinical perspective. New York, McGraw-Hill

Simon N (1991) A revisit worth the trip: The art of Rollo May. Contemporary Psychology 36: 925–927

*Kirk J. Schneider
(Übersetzung aus dem amerik. Orig.
vom Autor durchgesehen)*

McClure Goulding, Mary

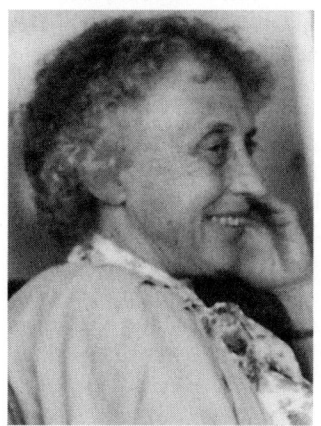

* 16.3.1925 in Minneapolis, Minnesota.

Gemeinsam mit Robert → Goulding Begründerin und Lehrerin der transaktionsanalytischen Neuentscheidungstherapie, einer eigenen Schulrichtung innerhalb der Transaktionsanalyse. Frühe Vertreterin intensiver Gruppentherapie und Kurzzeittherapie.

Stationen ihres Lebens

1960 Studienabschluss als Medical Social Worker (MSW) an der Universität von Kalifornien in Berkeley; Tätigkeit in verschiedenen Einrichtungen. 1965 lernte sie Robert L. Goulding an den Mental Health Clinics in Salinas und Monterey County (Kalifornien) kennen und arbeitete von 1965–69 mit ihm und Eric → Berne in Carmel (Kalifornien) in einer gemeinsamen Praxis. Mary Goulding ist die einzige medizinische Sozialarbeiterin und eine von lediglich drei Referentinnen, die bei allen drei „Evolution of Therapy"-Conferences (1985, 1990 und 1994) dazu eingeladen war, eines der Hauptreferate zu halten. Sie war auf jeder National Brief Therapy Conference der USA eine der Hauptreferentinnen. Viele Jahre im Vorstand der Internationalen Gesellschaft für Transaktionsanalyse (ITAA). Sie hat drei Kinder aus erster Ehe und vier Enkel.

Gemeinsame Stationen ihres Lebens

1970 Heirat; 1970 gemeinsame Gründung des Western Institutes for Group and Family Therapy in Watsonville (Kalifornien), an welches in 22 Jahren, bis kurz vor Gouldings Tod, mehr als 3.000 Psychotherapeuten aus aller Welt zur Weiterbildung kamen. Sie unterrichteten beide dort und weltweit die von ihnen entwickelte transaktionsanalytische Neuentscheidungstherapie. 1975 erhielten sie den Eric Berne-Wissenschaftspreis der ITAA für ihren Artikel „Redecision and twelve injunctions: New directions in transactional analysis" (Goulding & McClure Goulding, 1972). 1979 erschienen ihre beiden gemeinsamen Bücher „The power is in the patient", eine Zusammenstellung wichtiger, zuvor an verschiedenen Stellen veröffentlichter Artikel, sowie „Changing lives through redecision therapy", welches die von ihnen entwickelten grundlegenden therapeutischen Ideen enthält. Im übrigen gehörten beide mit zu den ersten, die Phobien mit verhaltensbezogenen Therapiemethoden behandelten, indem sie diese mit ihrer transaktionsanalytischen Neuentscheidungstherapiemethode kombinierten.

Wichtige theoretische Beiträge und Orientierungen

Gouldings wesentlichster theoretischer Beitrag ist die Entwicklung der transaktionsanalytischen Neuentscheidungstherapie. Diese ist ein therapeutisches Verfahren, welches den transaktionsanalytischen Ansatz um gestalt- und verhaltenstherapeutische Elemente erweitert, mit dem Ziel, in optimaler Weise sowohl Einfluss auf die emotionale Situation als auch auf das kognitive Verständnis zu nehmen. Diese Methode basiert auf der Theorie, dass alle Kinder Entscheidungen in bezug auf sich und andere treffen, um sich so an ihre Umgebung zu adaptieren (Entwicklung des eigenen Lebensskripts). Wenn jemand als Erwachsener weiterhin auf der Grundlage seiner alten, einengenden Entscheidungen lebt, ist sein heutiges Leben mehr oder minder stark eingeschränkt. Die Begründer der transaktionsanalytischen Neuentscheidungstherapie waren überzeugt, dass solche einschränkenden Botschaften, die sogenannten Einschärfungen, nicht automatisch übernommen werden, sondern Kinder sich dafür „entscheiden". Geht man von solchen frühen Entscheidungen aus, so können im Rahmen einer

psychotherapeutischen Behandlung „Neuentscheidungen" im Erwachsenenalter diese alten Entscheidungen wieder außer Kraft setzen und das Entwicklungspotenzial des Erwachsenen freisetzen. Die transaktionsanalytische Neuentscheidungstherapie ist eine erlebnis- und gefühlsorientierte Methode, bei der Patienten Situationen aus ihrer Kindheit mit dem Ziel imaginieren, eine Neuentscheidung auf dem Hintergrund ihres heutigen Wissens zu treffen, um als Erwachsene nicht länger unter dem Einfluss dieser alten, einschränkenden Erfahrungen zu leben. Dies ist speziell in der Psychotherapie mit Traumatisierten wichtig. Damit diese Neuentscheidung trägt, muss die Umsetzung im Alltag folgen. Ihr Neuentscheidungskonzept passt mit der heutigen Sicht der Konstruktivisten zusammen, welche betonen, dass Menschen sich ihre eigene Realität konstruieren und es bedeutsam ist, was man über etwas denkt und wie man entscheidet. In der therapeutischen Arbeit betonten Mary und Robert Goulding die Wichtigkeit positiver Zuwendung (Strokes) durch den Therapeuten und andere Gruppenteilnehmer als Stimulus für Entwicklung und Veränderungsprozesse im Rahmen von Therapie. Sie wiesen auf die große Bedeutung der Gefühle als wesentlichem Aspekt in der Psychotherapie hin. In der Therapie legten sie großen Wert auf den Abschluss von Non-Suizid-, Non-Homizid- und Non-Psychiatrie-Verträgen mit Erwachsenen, die sich oder andere gefährdeten. Die von ihnen entwickelte Engpasstheorie erklärt, wie Menschen sich innerlich davon abhalten, ihre gesetzten Ziele zu erreichen.

Wesentliche Publikationen

(1985) Who's been living in your head? Watsonville (CA), WIGFT Press [dt.: (1993) „Kopfbewohner" oder: Wer bestimmt dein Denken? Paderborn, Junfermann]

Goulding R, McClure Goulding M (1972) Redecision and twelve injunctions: New directions in transactional analysis. In: Sager CJ, Kaplan HS (Eds), Progress in group and family therapy (pp 104–134). New York, Brunner/Mazel

Goulding R, McClure Goulding M (1979) The power is in the patient (ed. by P. McCormick). San Francisco, TA-Press

McClure Goulding M, Goulding R (1979) Changing lives through redecision therapy. New York, Brunner/Mazel [überarb. Neuaufl.: (1997) New York, Grove Press; dt.: (1981) Neuentscheidung: Ein Modell der Psychotherapie. Stuttgart, Klett-Cotta]

McClure Goulding M, Goulding R (1989) Not to worry. New York, Silver Arrow Books

Literatur zu Biografie und Werk

McClure Goulding M (1992) Sweet love remembered: Bob Goulding and redecision therapy. San Francisco, TA-Press

McClure Goulding M (1998) A time to say good-bye: Moving beyond loss. Watsonville (CA), Papier-Maché Press

Pelton CL, Myers-Pelton L (Eds) (1992) Reflections of Robert L. Goulding. Aberdeen (SD), Family Health Media

Anne Kohlhaas-Reith

Meichenbaum, Donald Herbert

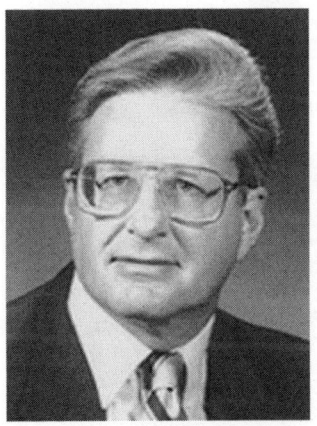

* 10.6.1940 in New York.

Mitbegründer der Kognitiven Verhaltenstherapie.

Stationen seines Lebens

Er studierte Psychologie am City College in New York (1958–62) und dann weiter an der University of Illinois in Champaign-Urbana (1962–66), wo er den Ph.D. in Klinischer Psychologie erwarb. Anschließend wurde er Assistenzprofessor an der Universität Waterloo (Ontario, Kanada). Er blieb in Waterloo bis zu seiner vorzeitigen Emeritierung 1998. Gegenwärtig ist er Forschungsdirektor des Melissa

Instituts zur Vorbeugung von Gewalt und für die Behandlung von Gewaltopfern in Miami, Florida (siehe URL www.MelissaInstitute.org).

Wichtige theoretische Beiträge und Orientierungen

An der Universität Waterloo verfolgte er zwei Forschungsrichtungen: Im klinischen Bereich war er einer der Begründer der Kognitiven Verhaltenstherapie (Meichenbaum, 1985, 1994, 1997; Meichenbaum & Turk, 1987; Turk, Meichenbaum & Genets, 1983). Das zweite Interessensgebiet war Entwicklungs- und Erziehungspsychologie (siehe auch Meichenbaum & Biemiller, 1998). Seine Forschungen betrafen einen breiten Bereich klinischer Patienten, einschließlich hyperaktiver Kinder und Kinder mit Verhaltensstörungen und ihre Familien, Patienten mit traumatischen Hirnschädigungen und schizophrene Patienten. Ein Hauptanliegen war die Entwicklung einer Reihe von innovativen und empirisch validierten Behandlungsstrategien, wie Stress-Inokulations-Training, Selbst-Instruktionstraining, Kognitive Restrukturierung und Problemlöseverfahren. In neueren Publikationen hat er eine „konstruktiv-narrative Perspektive" aufgenommen (Meichenbaum, 2000), welche auf die „Geschichten" der Patienten, die sie sich selbst und anderen erzählen, fokussiert ist.

Er arbeitete als Berater in einer Reihe von klinischen Kontexten, wie z. B. psychiatrische Militärkrankenhäuser, stationäre Behandlungen für jugendliche Straftäter und für Patienten mit Entwicklungsstörungen. In jeder dieser Situationen half er, ein therapeutisches Milieu entsprechend den Richtlinien der KVT (Kognitive Verhaltenstherapie) zu errichten. Die KVT beinhaltet ein biopsychosoziales Modell von Psychotherapie, welches die gegenseitige Wechselwirkung von Emotion, Kognition, Verhalten und daraus resultierenden Folgen und physiologischen und soziokulturellen Prozessen betont. Kognition und Emotion werden als zwei Seiten derselben Münze angesehen. Die Patienten sind in einen therapeutischen Prozess involviert, in dem sie gemeinsam mit dem Therapeuten bestimmte spezifische Behandlungsziele und Wege, diese zu erreichen, vereinbaren. Nach der Entwicklung einer therapeutischen Beziehung kommen die Patienten dazu, Muster in ihren Gedanken, Gefühlen und Verhalten zu erkennen und Strategien und Fertigkeiten zu entwickeln, diese zu verändern. KVT ist sowohl als Behandlung als auch als Vorbeugung eingesetzt worden. So wurde z. B. das Stress-Inokulations-Training auf einer präventiven Basis bei Polizeibeamten, Militärpersonal, Athleten, körperlich kranken Patienten und bei Vergewaltigungsopfern eingesetzt. Erst kürzlich wurde diese Forschung im „Clinical handbook on anger control" (Meichenbaum, 2001) zusammengefasst. Ein anderes Forschungsgebiet ist die Entwicklung von besonderen Kenntnissen. Meichenbaum und Biemiller (1998) haben Forschungsfragen wie „Warum werden kluge Kinder immer klüger, während andere Kinder immer mehr zurückfallen?" untersucht oder „Was können Lehrer tun, um diesen Unterschied zu verringern?" oder „Was macht aus manchen Studenten und Lehrern Experten und was kann getan werden, um solche Kompetenzen zu lehren?". Als Forschungsdirektor des Melissa-Instituts zur Vorbeugung gegen Gewalt hat Meichenbaum gegenwärtig seine Aufmerksamkeit darauf gerichtet, wie man die Lücke zwischen den Ergebnissen der wissenschaftlichen Forschung und öffentlicher Politik und klinischer Anwendung schließen kann: „Können wir wirklich die Psychologie weglassen?" In einer Umfrage, über die in der Fachzeitschrift „American Psychologist" berichtet wurde, wurde Meichenbaum als „einer der zehn einflussreichsten Psychotherapeuten des Jahrhunderts" bezeichnet.

Wesentliche Publikationen

(1977) Cognitive-behavior modification: An integrative approach. New York, Plenum [dt.: (1979) Kognitive Verhaltensmodikation. München, Urban & Schwarzenberg]

(1983) Coping with stress. London, Century / New York, Facts on File [dt.: (1985) Stress bewältigen! München, Ehrenwirth]

(1985) Stress-Inoculation training. New York, Pergamon

(1994) A clinical handbook/practical therapist manual for assessing and treating adults with posttraumatic stress disorder. Waterloo, Ontario, Institute Press

(2000) Treating patients with PTSD: A constructive narrative approach. National Center-PTSD Clinical Quarterly 9: 55–59

(2001) Treating individuals with anger-control problems and aggression: A clinical handbook. Waterloo, Ontario, Institute Press

Meichenbaum DH, Biemiller A (1998) Nurturing independent learners. Cambridge (MA), Brookline

Meichenbaum DH, Bowers K (Eds) (1984) The unconscious reconsidered. New York, Wiley

Meichenbaum DH, Jaremko M (Eds) (1983) Stress reduction and prevention. New York, Plenum

Meichenbaum DH, Price R, Phares E, McCormick N, Hyde J (1989) Exploring choices: The psychology of adjustment. Glenview (IL), Scott, Foresman and Company

Meichenbaum DH, Turk D (1987) Facilitating treatment adherence: A practitioner's guidebook. New York, Plenum [dt.: (1994) Therapiemotivation des Patienten: Ihre Förderung in Medizin und Psychotherapie. Ein Handbuch. Bern, Huber]

Turk D, Meichenbaum DH, Genest M (1983) Pain and behavioral medicine. New York, Guilford Press

Gerhard Lenz

Mentzos, Stavros

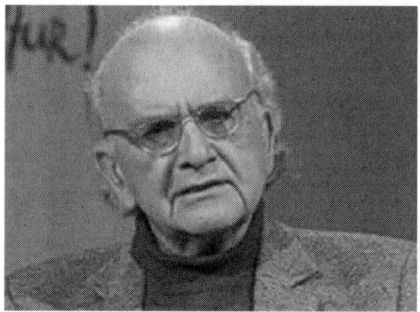

* 2.12.1930 in Athen.

Facharzt für Psychiatrie und Neurologie und psychotherapeutische Medizin, Psychoanalytiker.

Stationen seines Lebens

1948: Abitur und Beginn des Studiums der Medizin an der Universität in Athen; 1954: Abschluss des Studiums. Es folgen drei Jahre Militärdienst als Sanitätsarzt beim griechischen Heer; 1957: Weiterbildung und Tätigkeit in der Psychiatrischen Universitätsklinik in Hamburg bei Professor Bürger-Prinz – einem erklärten

Anti-Psychoanalytiker – mit fundierter Ausbildung in Psychopathologie. Intensive Beschäftigung mit der Elektrophysiologie und dem Elektroenzephalogramm; 1960: Promotion über die Foto-Stimulation im EEG. In den Jahren danach widmet sich Mentzos mehreren psychopharmakologischen Studien und einer groß angelegten klinisch psychiatrischen Untersuchung; 1961: Beginn der psychoanalytischen Ausbildung am Hamburger Institut. Seine Lehranalytiker waren Grodzicki und Scheunert; 1967: Antritt der Stelle als erster Oberarzt in der psychiatrischen Klinik in Frankfurt am Main. Die Ergebnisse der (nach 1960) begonnenen Forschungen münden in der Abfassung der Habilitationsschrift mit dem Titel „Mischzustände und mischbildhafte phasische Psychosen", welche im selben Jahr als Buch im Verlag Enke erscheint. Darin werden neben einer korrelationsstatistischen Untersuchung auch psychodynamische Hypothesen in bezug auf psychotische Zustände vorgestellt. Es folgen vier Jahre intensiver psychiatrischer Arbeit; 1969: Abschluss der psychoanalytischen Ausbildung; 1971: Mentzos wird Leiter der neugegründeten Abteilung für Psychotherapie und Psychosomatik am Klinikum der J.W. Goethe-Universität in Frankfurt am Main; 1973: Veröffentlichungen zum Thema der Hysterie und über „Psychoanalyse – Hermeneutik oder Erfahrungswissenschaft?"; 1976: Zunehmendes Interesse für Sozialpsychologie, Gruppendynamik und Paartherapie. Das Buch „Interpersonale und institutionalisierte Abwehr" erscheint; 1980: „Hysterie"; 1982: „Neurotische Konfliktverarbeitung" (eine Einführung in die Neurosenlehre); 1984: das Buch „Angstneurose" erscheint, eine Teamarbeit zusammen mit Mitarbeitern der Abteilung Psychotherapie und Psychosomatik; 1985: Kritik am Konzept des destruktiven Aggressionstriebs bzw. Todestriebs und Vortrag eines Entwurfs zu einem neuen Verständnis der Aggression im Rahmen eines Kongresses in Freiburg auf Einladung → von Cremerius. Erneute intensive Beschäftigung mit Psychosen, diesmal mit dem Augenmerk auf die systematische psychoanalytische Behandlung von psychotischen Patienten. Im Zuge dessen entsteht das „Frankfurter Psychose-Projekt" mit regelmäßig abgehaltenen Sitzungen, Supervisionen und theoretischen Diskussionen; 1991: „Psychodynamische Konzepte in der Psychiatrie" sowie das Mehr-Autoren-Buch „Psychose und Konflikt" erscheinen; 1995: Mentzos verlässt aus Altersgründen die Universitätsklinik. Die Beschäftigung mit Schizophrenie und affektiven Psychosen mündet in der Veröffentlichung von „Depression und Manie". Intensive Supervisions- und Gruppensupervisionstätigkeit an der Tagesklinik und der geschlossenen Abteilung in Frankfurt am Main, an der Vogelbergklinik und Kinderpoliklinik in Wiesbaden. Mentzos lebt und arbeitet in Frankfurt am Main. Er ist verheiratet und hat einen Sohn.

Wichtige theoretische Beiträge und Orientierungen

Als Facharzt für Psychiatrie und Neurologie, Psychoanalytiker und Psychotherapeut umfassen die theoretischen Beiträge von Stavros Mentzos das ganze Spektrum psychopathologischer Erscheinungen. Er unterzieht das Krankheitsbild der Hysterie, welches sich in der modernen medizinischen Theorie aufzulösen drohte, einer Revision. Er betrachtet die Hysterie nicht als nosologische Einheit, also als Erkrankung im medizinischen Sinne, sondern stellt drei diagnostische Dimensionen in den Vordergrund. Erstens die Art des zugrundeliegenden Konfliktes, zweitens die Beschaffenheit des Ichs bzw. des Selbst und drittens den möglichen Modus der neurotischen Konfliktverarbeitung. Dieses dreistufige Modell erwies sich theoretisch wie praktisch sehr nützlich und wurde auf alle psychischen Störungen ausgeweitet. Aus der systematisch psychoanalytisch orientierten Behandlung von Psychosen ergaben sich wertvolle theoretische Beiträge, unter anderem die Beschreibung dreier spezifischer Settings in der Therapie von psychotischen Patienten. Die Gründung des Frankfurter Psychose-Projekts, für dessen Entstehung Mentzos verantwortlich zeichnet und in dessen Rahmen mehrere Publikationen erfolgten, trug wesentlich zum erweiternden Verständnis der psychodynamisch konzeptualisierten Psychiatrie bei. Seit einigen Jahren liegt der Schwerpunkt seiner Forschung eher im Feld der Sozialpsychologie. Das Buch

„Der Krieg und seine psychosozialen Funktionen" und auch mehrere Vorträge bezogen auf diesen Themenkreis sind das Ergebnis seiner Ambitionen auf diesem Gebiet. Es geht um den Versuch einer Revision der Kulturtheorie – in welcher der interpersonalen Dimension zentrale Bedeutung beigemessen wird – bei gleichzeitiger Verschiebung des Gegensatzes zwischen Eros und Thanatus auf selbst- bzw. objektbezogene Tendenzen und Abwehrsysteme. Weitere wichtige Arbeitsgebiete sind die Hirnforschung, die psychosozialen Aspekte der neuen Technologien und die großen Klassifikationssysteme DSM und ICD. Für letztere fordert Mentzos eine Psychodynamisierung der operationalisierten Diagnostik.

Wesentliche Publikationen

(1967) Mischzustände und mischbildhafte phasische Psychosen. Stuttgart, Enke
(1973) Psychoanalyse – Hermeneutik oder Erfahrungswissenschaft? Psyche 27: 832–849
(1976) Interpersonale und institutionalisierte Abwehr. Frankfurt/M., Suhrkamp
(1980) Hysterie: Zur Psychodynamik unbewußter Inszenierungen. München, Kindler
(1982) Neurotische Konfliktverarbeitung: Einführung in die psychoanalytische Neurosenlehre unter der Berücksichtigung neuer Perspektiven. München, Kindler
(1986) Drei therapeutische Settings in der psychoanalytischen Psychotherapie psychotischer Patienten. Forum der Psychoanalyse 2: 134–151
(1991) Psychodynamische Modelle in der Psychotherapie. Göttingen, Vandenhoeck & Ruprecht
(1992) Psychose und Konflikt. Göttingen, Vandenhoeck & Ruprecht
(1993) Der Krieg und seine psychosozialen Funktionen. Frankfurt/M., Fischer
(1995) Depression und Manie. Frankfurt/M., Fischer
(2002) Psychodynamische Modelle in der Psychiatrie. Göttingen, Vandenhoeck & Ruprecht

Literatur zu Biografie und Werk

Kutter P, Paal J, Schöttler C (Hg) (1995) Der therapeutische Prozeß. Frankfurt/M., Suhrkamp
Wolf M (Hg) (2001) Selbst, Objekt und der Grundkonflikt: Psychoanalytische Beiträge zur Psychosentherapie, institutionalisierten Abwehr und Aggression. Frankfurt/M., Brandes und Apsel

Marco Messier

Merleau-Ponty, Maurice

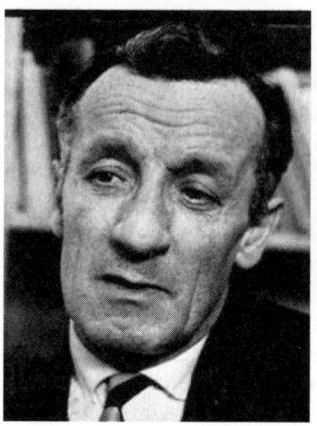

* 14.3.1908 in Rochefort-sur-Mer; † 3.5.1961 in Paris.

Philosoph, Psychologe, Kulturwissenschaftler, höchst einflussreich für die modernen Sozial- und Humanwissenschaften sowie für Leib- und Bewegungstherapie.

Stationen seines Lebens

Merleau-Ponty wuchs in einer katholischen Familie auf; früher Tod des Vaters. Gymnasien in Le Havre und Paris (Lycée Louis-Le-Grand); 1924 Baccalauréat; 1926–30 École Normale Supérieure (Philosophiestudium), Bekanntschaft mit → Sartre, Beauvoir, Hyppolite; 1930 Agrégation, Militärdienst; 1931–35 Philosophielehrer in Beauvais und Chartres, Forscher am CNRS. Neben seinem Lehrer L. Brunschvicg hörte er bei den Phänomenologen E. → Lévinas, G. Gurvitch, dem Hegelianer A. Kojève, dem Gestalttheoretiker A. Gurwitsch (er machte ihn mit den Arbeiten von → Goldstein und Gelb bekannt); Kontakte zu → Marcel; Bergson, Main de Briant, Marx wurden wichtige Einflüsse (1968). Ab 1935 „caiman" (Repetitor) an der École Normale Supérieure; Vorbereitung auf die Promotion über „Phänomenologie und Gestaltpsychologie"; breite Rezeption psychologischer Theorienbildung und Forschung (→ Janet, Koffka, Politzer, Wallon, Buytendijk); 1939/40 Militärdienst, mit Sartre in einer Widerstandsgruppe; 1940–44 Philosophielehrer am Lycée Carnot; nach vertieften Husserlstudien 1945 Promotion: Komplementärthese:

„Die Struktur des Verhaltens" (1938, 1942), Hauptthese: „Phänomenologie der Wahrnehmung"; 1946 Lehrbeauftragter, 1948 Professor für Psychologie in Lyon, 1949 Lehrstuhl für Kinderpsychologie und Kinderpädagogik an der Sorbonne, 1952 Berufung ans Collège de France, wo er bis zu seinem Tode Philosophie lehrte. Seine breite Aufnahme der Human- und Naturwissenschaften (1974), Auseinandersetzung mit politischen Fragestellungen, Strukturalismus, Sprachtheorie (1969, 1986) – Jakobson, Saussure, Lévi-Strauss – mit Kunst und Poesie (1964), im Spätwerk mit ökologischen Themen (1995) ließen ein Œuvre entstehen, das für Sozial- und Humanwissenschaften sehr einflussreich wurde (Grathoff & Sprondel, 1976; Métraux & Waldenfels, 1986). Sein modernes Leib- und Verkörperungskonzept bereitete die „embodied cognitive science" vor (Varela & Thompson, 1992).

Wichtige theoretische Beiträge und Orientierungen

Merleau-Pontys Philosophie entwickelte sich in Zeiten des Umbruchs. Der Zweite Weltkrieg veränderte das Denken. Der Nationalsozialismus ließ viele Intellektuelle eine Alternative im Marxismus als Leitidee einer neuen Zeit suchen. 1945 gründete Sartre die Avantgardezeitschrift „Les Temps Modernes". Merleau-Ponty wurde verantwortlicher Mitherausgeber, der aktiv in die Diskussionen um Marxismus, Existenzialismus und Politik eingriff. 1955 führte eine kritisch-selbstkritische Auseinandersetzung mit den „Abenteuern der Dialektik" zum Bruch mit Sartre. Diese Abrechnung mit geschichtsphilosophischem/politischem Totalitarismus führte ihn zu einem „offenen Philosophieren" ohne Absolutes (Tilliette, 1962). Merleau-Pontys Werk steht in einer Spannung zwischen Phänomen, Phänomenologie und Struktur sowie Strukturalismus, ein integratives Denken, das wahrnehmende Leiblichkeit und wahrgenommene Welt, Bewusstsein und Natur, Figur und Grund, Innen und Außen, Subjekt und Objekt zu verbinden sucht, „Koexistenz" in einem „Hell/Dunkel" einer „Ambiguität", d.h. Doppel- und Mehrdeutigkeit. Ein „Drittes" wird Scharnier/Gelenk zwischen Polaritäten/Viel-

heiten, bei denen die „letzte Wahrheit, die Umkehrbarkeit ist" (1964: 204). So überwindet schon sein Verhaltensbegriff im Frühwerk die behavioristische S-R-Simplifizierung: Verhalten ist ständige Auseinandersetzung von Mensch und Welt in horizontaler Verklammerung und vertikaler Mehrebenenstaffelung (Waldenfels, 1983: 156) mit einer physischen, vitalen und menschlichen Bedeutungsebene. Die Organismus-Umwelt-Relation Goldsteins (die → Perls als „naiven Phänomenologismus" übernahm) wird strukturtheoretisch ausgearbeitet zu einer vernetzenden, offenen Dialektik vitaler Inhärenz und rationaler Intention. Das Denken von den Phänomenen zu den Strukturen in vielfältigen Bezügen (1964: 129) wird Sinn und Bedeutung stiftendes Integrationsprinzip. Es ermöglicht Kreation, Überschreitung vorhandener Strukturen (1942: 189). Leben als Ganzes ist Handlung, Vermittlung von Natur an Kultur in der Wahrnehmung, in einer Dialektik der Sinnsuche und schöpferischer Sinnverwirklichung. Für → Petzolds Integrative Therapie ist Merleau-Ponty bedeutender Referenzphilosoph, weil seine Arbeitsmethodik auf dem Boden „integraler Erfahrung" des wahrnehmenden und handelnden Leibes psychologische, physiologische und klinische Erkenntnisse der Humanwissenschaften mit der Philosophie (1947) verbindet, womit diese „gleich der Kunst, Realisierung", nicht bloßes Auffinden, von „Wahrheit" wird (1945: XV). Macht sich die Dialektik leibhaftiger Erkenntnis und wissenschaftlicher Reflexion selbst zum Gegenstand, gewinnt sie „metawissenschaftliche" Qualitäten (1964: 236), wird „Hyperdialektik" (Taminiaux, 1986). Der Satz „Die Welt ist das, was wir wahrnehmen" (1945: XI), wird dann kein naives Axiom. Die fungierende Intentionalität des immer schon „Zur-Welt-Seienden" Leibes (être-au-monde) schöpft aus der Lebenswelt als „Grundtext" (XIII) aller Erkenntnis über das einheitliche Feld von Leib-Welt-Anderen und stiftet ihn wahrnehmend-reflektierend zugleich. Kernkonzepte sind: Leib und Lebenswelt, Welt und Sinn, Leib und Unbewusstes (Frostholm, 1978). Existenz ist „unaufhörliche Verleiblichung" zu „incarniertem Sinn" (1945: 199). So sind wir „zum Sinn verurteilt" (XIV). Therapie muss deshalb beim

Leibe ansetzen. Krankheit ist Regression (→ Freud), Mangel an Selbstaktualisierung (→ Goldstein) oder Integrationskapazität (→ Janet) des Leibsubjekts. Das Leibkonzept verschränkt, Dualismen überwindend, Körper und Bewusstsein. Leib ist totales Sinnesorgan, Ausdrucksfeld, Gedächtnisarchiv, „Netz lebender Bedeutungen" (ebd.: 177), voller „Bewegung, dank derer der Mensch [...] sich in einer psychischen oder sozialen Situation engagiert" (1948: 143), ausgerichtet an einer Vielfalt möglichen Sinnes aus der „Sinn-Matrix Welt" (Petzold, in Druck). Das „Ich bin mein Leib-zur-Welt" (ähnlich Marcel, → Lévinas, → Ricœur) konfrontiert traditionelle Sichtweisen dualistischer Psychotherapie grundlegend. Gestaltpsychologie sah Merleau-Ponty gegenüber reduktionistischem Behaviorismus als Fortschritt. Freuds Psychoanalyse, eine „Tafel von Anomalien", sei nicht zu verwechseln mit der normalen menschlichen Existenz. Er kritisiert ihr linear-kausales, mechanistisches Denken. In der Wende des Spätwerks zu einer „indirekten Ontologie", in der sich Sichtbares und Unsichtbares verschränken, greift er Freud auf, wenn er ein „Unbewußtes des Bewußtseins" (1964: 308), ein prinzipielles punctum caecum formuliert, auf ein wildes, rohes Sein („être sauvage") verweist, das sich dem Bewusstsein entzieht, aber nicht unter ihm oder über ihm ist, sondern das Wesen des Lebendigen/Sichtbaren durchdringt – er spricht metaphorisch vom „Fleisch der Welt", ein transversales Gefüge, an dem man in gelebter Erfahrung teil hat, und das ohne Abgleiten in Irrationalität die Grenzen des Wissbaren und Machbaren aufweist.

Wesentliche Publikationen

(1942) La structure du comportement. Paris, Gallimard [dt.: (1976) Struktur des Verhaltens (hg. von B. Waldenfels). Berlin, de Gruyter]
(1945) Phénoménologie de la perception. Paris, Gallimard [dt.: (1966) Phänomenologie der Wahrnehmung (hg. von R. Boehm). Berlin, de Gruyter]
(1947) Humanisme et terreur. Paris, Gallimard [dt.: (1976) Humanismus und Terror (hg. von V. Moldenhauer). Frankfurt/M., Suhrkamp]
(1948) Sens et non-sens. Paris, Gallimard
(1953) Éloge de la philosophie. Paris, Gallimard [dt. in: (1973) Vorlesungen I (hg. von A. Metraux). Berlin, de Gruyter]

(1955) Les aventures de la dialectique. Gallimard, Paris [dt.: (1968) Die Abenteuer der Dialektik. Frankfurt/M., Suhrkamp]
(1960) Préface à l'ouvrage de Hesnard: L'ouevre de Freud et son importance dans le monde moderne (pp 5–10). Paris, Payot
(1960) Signes. Paris, Gallimard
(1964) Le visible et l'invisible. Paris, Gallimard [dt.: (1986) Das Sichtbare und das Unsichtbare. München, Fink]
(1964) L'oeil et l'esprit. Paris, Gallimard [dt.: (1967) Das Auge und der Geist. Reinbek, Rowohlt; auch: (1984) Hamburg, Felix Meiner]
(1964) Resumés de cours à la Sorbonne. Bulletin de Psychologie 18(236): 105–336
(1964) The primacy of perception and other essays on phenomenology, the philosophy of art, history and politics (ed. by J.M. Edie). Evanston (IL), Northwestern University Press
(1968) L'union de l'âme et du corps chez Malebranche, Brian et Bergson. Notes prises au cours de M. Merleau-Ponty à l'École Normale Supérieure (1947–49) (hg. von J. Deprun). Paris, Vrin
(1968) Resumés de cours, Collège de France 1952–1960 (hg. von C. Lefort). Paris, Gallimard
(1969) La prose du monde. Paris, Gallimard [dt.: (1983) Die Prosa der Welt (hg. von R. Giuliani). München, Fink]
(1986) Von Marcel Mauss zu Claude Lévi-Strauss. In: Métraux A, Waldenfels B (Hg), Leibhaftige Vernunft: Spuren von Merleau-Pontys Denken (S 13–28). München, Fink
(1995) La nature (hg. von D. Seglard). Paris, Edition du Seuil

Literatur zu Biografie und Werk

Frostholm B (1978) Leib und Unbewußtes: Freuds Begriff des Unbewußten interpretiert durch den Leib-Begriff Merleau-Pontys. Bonn, Bouvier
Grathoff R, Sprondel W (1976) Maurice Merleau-Ponty und das Problem der Struktur in den Sozialwissenschaften. Stuttgart, Enke
Métraux A, Waldenfels B (1986) Leibhaftige Vernunft: Spuren von Merleau-Pontys Denken. München, Fink
Petzold HG (in Druck) Sinnfindung über die Lebensspanne: Gedanken über Sinn, Sinnlosigkeit, Abersinn – integrative und differentielle Perspektiven zu transversalem, polylogischem SINN. In: Petzold HG, Orth I (Hg), Sinn, Sinnerfahrung, Lebenssinn. Bielefeld, Edition Sirius, Aisthesis
Taminiaux J (1986) Maurice Merleau-Ponty: Auf dem Weg von der Dialektik zur Hyperdialektik. In: Métraux A, Waldenfels B (Hg), Leibhaftige Vernunft: Spuren von Merleau-Pontys Denken (S 64–85). München, Fink
Tilliette X (1962) Philosophes contemporains: Gabriel Marcel, Maurice Merleau-Ponty, Karl Jaspers. Paris, Desclée de Brouwer

Tilliette X, Métraux A (1973) M. Merleau-Ponty: Das Problem des Sinnes. In: Speck J (Hg), Grundprobleme der großen Philosophen (S 181–229). Göttingen, Vandenhoeck & Ruprecht

Varela FJ, Thompson E (1992) Der mittlere Weg der Erkenntnis. München, Scherz

Waldenfels B (1983) Merleau-Ponty: Inkarnierter Sinn. In: Phänomenologie in Frankreich (S 63–140). Frankfurt/M., Suhrkamp

Hilarion G. Petzold

Mesmer, Franz Anton

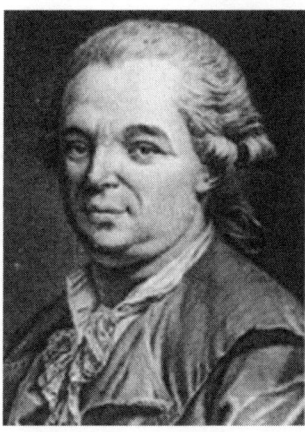

* 23.5.1734 in Iznang am Bodensee, Deutschland; † 5.3.1815 in Meersburg am Bodensee, Deutschland.

Begründer der Theorie und Behandlungsform des animalischen Magnetismus, der als Vorläufer des Hypnotismus (→ Braid) gilt.

Stationen seines Lebens

Studium der Theologie an der Bayerischen Universität zu Ingolstadt mit Promotion in Philosophie. Ab 1759 Studium der Medizin an der Universität Wien. 1766 Abschluss als Dr. med. mit der Dissertation „De planetarum influxu". 1768 Heirat und Umzug in ein stattliches Haus an der Landstraße 261 in Wien mit eigener Arztpraxis und Klink. Hier gab es prächtige Feste mit Musik von Haydn und Gluck sowie enge Beziehungen zu der Familie Mozart. 1773–74 behandelte Mesmer die Patientin Franziska Österlin, die an einer Reihe von hysterischen Symptomen litt. Am 28.7.1774 hatte die Patientin durch die ihr aufgelegten Stahlmagneten anfallsartige Erscheinungen – schmerzhafte „magnetische Ströme" schossen durch ihren Körper –, und die Patientin wurde gesund. Mesmer entdeckte bald und beschrieb Anfang 1775 in einem „Schreiben über die Magnetkur", dass es nicht so sehr die Wirkung der Stahlmagneten sei sondern vielmehr ein „animalischer Magnetismus", dessen Wirkung er durch seine eigenen Hände lenken könne. Am 20.1.1777 nahm er die in früher Kindheit erblindete Maria Theresia Paradis in Behandlung. Die etwa 18-jährige Patientin war als pianistisches Wunderkind sehr berühmt. Mesmer erreichte eine erste Heilung der Blindheit und war mit den Auswirkungen des sekundären Krankheitsgewinnes konfrontiert: Sehend konnte die Patientin nicht mehr gut Klavier spielen und war nicht mehr die gleiche Attraktion. Damit war ihrer Familie Einkommen gefährdet, die mit Hilfe von Verfügungen erreichte, dass die Patientin am 8.6.1777 Mesmers Klinik verlassen musste. Mesmers Ruf in Wien war angeschlagen, man hatte ihn des Betruges bezichtigt. Er übersiedelte 1778 nach Paris. Sein Ruf verbreitete sich sehr schnell, sodass er Gruppenbehandlungen um ein Baquet einführte: Eine speziell präparierte Wanne wurde von ihm magnetisiert; aus dieser ragten Eisenstäbe heraus, die sich die Kranken direkt an affizierte Körperstellen legten. Am 16.3.1784 wurde eine wissenschaftliche und am 5.4.1784 eine ärztliche Kommission zur Untersuchung des animalischen Magnetismus einberufen, die keinerlei Hinweise auf eine physikalische Kraft finden konnten und die mit dem Magnetisieren erzielten Effekte Prozesse der Imagination zuschrieb (Bailly, 1784). Trotz der fehlgeschlagenen wissenschaftlichen Anerkennung hatte die Magnetismus-Bewegung schon eine große Eigendynamik entwickelt und sich vor allem in Laienkreisen in Frankreich und über ganz Europa ausgebreitet. Mesmers Leben nach 1784, insbesondere nach der Französischen Revolution von 1789, war unstet, er lebte an verschiedenen Orten, ab 1814 in Meersburg am Bodensee, wo er starb. Der Berliner Arzt Karl Christian Wolfart war Mitglied einer Kommission zur Prüfung des Magnetismus und besuchte Mesmer im September und Oktober 1812. Dessen mündliche Unterweisungen fasste er zusammen und gab sie als „Mesmerismus oder

System der Wechselwirkungen" (Mesmer, 1814) noch rechtzeitig vor Mesmers Tod heraus. Ein 1830 von der Gesellschaft für Naturforscher errichtete Grabmal ist bis heute auf dem Meersburger Friedhof zu besichtigen.

Wichtige theoretische Beiträge und Orientierungen

(1) Zurückweisung von Gaßners Dämonologie: Mitte des 18. Jahrhunderts dominierte der Gedanke der Aufklärung und Gaßners Dämonologie wurde als mittelalterlicher Aberglaube angesehen, den es zu überwinden galt. Mesmer lieferte eine passende, naturwissenschaftlich erscheinende Theorie und das geeignete Verfahren, Gaßners Theorie zu falsifizieren. Mesmers Gutachten vor der Bayerischen Akademie der Wissenschaften 1775 wird gewöhnlich als der Beginn der modernen Psychotherapie angesehen. (2) Theorie des animalischen Magnetismus: In der ursprünglichen Konzeption war dies ein das ganze Universum ausfüllender Äther, der im Körper bestimmter Menschen konzentriert werden konnte, durch den Kontakt mit den Händen wieder ausstrahlen und die Stockungen in den Nerven- und Körpersäften der Kranken auflösen konnte. Diese Ausstrahlung war zwar ähnlich der unsichtbaren Kraft des mineralischen Magneten gedacht, aber von lebendiger Qualität, daher der Name animalischer (thierischer) oder (Lebens-)Magnetismus. (3) In der Praxis des animalischen Magnetismus geht es darum, den animalischen Magnetismus auf andere Menschen zu übertragen, an bestimmten Körperstellen zu verstärken, an anderen abzuschwächen oder zu harmonisieren. Hierzu muss sich der Magnetiseur mit seinem Patienten „in Rapport setzen", ihn mit beiden Händen am Kopf berühren, und dann in gleichmäßigen Bewegungen knapp über der Körperoberfläche streichen („Passes" bzw. „Luftstriche"). Die Wirkung zeigte sich dadurch, dass die Patienten in einen anfallsartigen Zustand („Krise") fielen; dem wurde die eigentliche heilsame Wirkung zugeschrieben, denn hierdurch zeigte sich die Wirkung des animalischen Fluidums. (3) Bewertung des animalischen Magnetismus: Im Gegensatz zu der Theorie des Exorzismus von Pater Gaßner entsprach Mesmers Theorie den vernünftigen Kriterien der Aufklärung, wenn auch das postulierte Agens nicht nachgewiesen werden konnte. In den wissenschaftlich vernichtenden Urteilen von 1784 in Paris wurden Alternativhypothesen aufgestellt, die auch die Imagination in Betracht zogen, heute als wesentlicher Wirkfaktor von Hypnose angesehen. Dass Mesmer gerade die Imagination ablehnte und auf dem animalischen Magnetismus als physikalischer Kraft beharrte, ist nicht der einzige Grund, weshalb man kritisch sein sollte, wenn Mesmer als Begründer der heutigen Psychotherapie angesehen wird. Im Gegensatz zu Pater Gaßner, der durchaus differentialdiagnostische Vorstellungen hatte, postulierte er eine physikalisch-physiologische Universaltheorie sowohl zur Entstehung wie auch zur Heilung von Krankheiten – er kannte also keine geistigen (bzw. psychischen) Ätiologien wie Pater Gaßner und später → Puységur; Rapport wurde nicht als menschliche Kommunikation angesehen sondern lediglich als physikalischer Kontakt zur Übertragung des Fluidums; und auch alle weiteren apparativen Maßnahmen in seinem Pariser Salon zeugen davon, dass er sich als naturwissenschaftlich denkender Arzt verstand und mit dem, was wir heute als Psychotherapie verstehen, vermutlich nichts hätte zu tun haben wollen.

Wesentliche Publikationen

(1766) Dissertatio physico-medica de planetarum influxu. Wien, Ghelen

(1775) Schreiben über die Magnetkur von Herrn A. Mesmer, Doktor der Arzneygelährtheit, an einen auswärtigen Arzt. Wien, Joh. Kurzböck

(1781, 1985) Abhandlung über die Entdeckung des thierischen Magnetismus. Tübingen, Edition diskord [Nachdruck der Originalausgabe]

(1783) Kurze Geschichte des thierischen Magnetismus bis April 1781. Carlsruhe, Michael Macklot

(1785) Lehrsäzze des Herrn Mesmer's. So wie er sie in den geheimen Versammlungen der Harmonia mitgeteilt hat, und worinnen man seine Grundsätze, seine Theorie, und die Mittel findet selbst zu magnetisiren (hg. von Hrn. Caullet de Veaumorel, Hausarzt des ältesten Hrn. Bruders Sr. K. Maj.). Strasburg, Verlag der akademischen Buchhandlung [franz. Original: (1785) Aphorismes de M. Mesmer, dictés à l'assemblée de ses élèves … Paris, M. Quinquet]

(1814) Mesmerismus oder Systeme der Wechselwirkungen: Theorie und Anwendung des thierischen

Magnetismus als die allgemeine Heilkunde zur Erhaltung des Menschen (hg. von K.C. Wolfart). Berlin, Nikolaische Buchhandlung [Nachdruck: (1966) Amsterdam, E.J. Bonset]

Literatur zu Biografie und Werk

Bailly J (1784, 2000) Exposé zu den Erfahrungen, die zur Untersuchung des animalischen Magnetismus gesammelt worden sind. Hypnose und Kognition 17: 107–113

Bittel K (1940) Der berühmte Hr. Doct. Mesmer vom Bodensee, 2. Aufl. Friedrichshafen, Seeverlag

Florey E (1995) Ars Magnetica: Franz Anton Mesmer, 1734–1815, Magier vom Bodensee. Konstanz, Universitätsverlag Konstanz

Heydenreuter R (2000) Die Anfänge der Psychotherapie in Deutschland: Die kurbayerische Akademie der Wissenschaften und Mesmer im Jahre 1775. Hypnose und Kognition 17: 19–34

Kerner J (1856) Franz Anton Mesmer aus Schwaben, Entdecker des thierischen Magnetismus. Frankfurt/M., Literarische Anstalt

Kiesewetter C (1893) Franz Anton Mesmers Leben und Lehre nebst einer Vorgeschichte des Mesmerismus, Hypnotismus und Somnambulismus. Leipzig, Max Spohr

Milt B (1953) Franz Anton Mesmer und seine Beziehungen zur Schweiz. Zürich, Leemann

Peter B (1995) Magnetismus und Immoralität oder das schnelle Ende des Magnetismus in Berlin um 1819/20. Psychotherapie, Psychosomatik und Medizinische Psychologie 45: 266–267

Peter B (2000a) Zu den Anfängen der Hypnose und Psychotherapie in München 1775. Hypnose und Kognition 17: 251–257 [auch in: ÖGATAP-Info 4/1999: 10–11; 1/2000: 19–21]

Peter B (2000b) Zur Geschichte der Hypnose in Deutschland. Hypnose und Kognition 17: 47–106

Peter B (2000c) Hypnotische Selbstkontrolle: Die wirksame Therapie des Teufelsbanners Johann Joseph Gaßner um 1775. Hypnose und Kognition 17: 19–34

Wolfart KC (1815) Erläuterungen zum Mesmerismus. Berlin, Nikolaische Buchhandlung

Burkhard Peter

Meyer, Adolf-Ernst

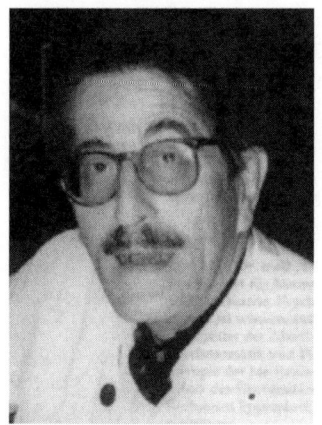

* 6.12.1925 in Zürich; † 23. 12.1995 in Hamburg.

Psychoanalytiker mit moderner Methodik.

Stationen seines Lebens und wichtige theoretische Beiträge und Orientierungen

Meyer stammte aus einer angesehenen Züricher Familie. Zunächst schien er sich zu einem polyglotten Literaten zu entwickeln, der schon früh auch einen Filmclub gründete; er wurde auf diesem Gebiet ein großer Kenner und hatte seine eigene Filmsendung im Schweizer Fernsehen. Seine akademischen Lehrer waren bedeutende Ärzte und Wissenschaftler: der Nobelpreisträger Hess, Bleuler am Burghölzli, → Boss, sein Lehranalytiker Bally. Nach Hamburg kam er 1957, um an der damaligen psychoanalytischen Abteilung des Allgemeinen Krankenhauses Ochsenzoll bei Ulrich Ehebald sein psychotherapeutisches Handwerkszeug zu vervollkommnen. 1958 nahm er bei Arthur Jores an der II. Medizinischen Klinik des Universitätskrankenhauses Eppendorf eine Forschungsstelle an. Zusammen mit Detlef von Zerssen führte er ein Projekt über Hirsutismus (übermäßiger Haarwuchs) durch. Die damit verbundene Aneignung von statistischer und psychologischer Methodik, die Abgrenzung von der Position von Arthur Jores, die Auseinandersetzung mit der Endokrinologie, prägten im weiteren Verlauf die wissenschaftliche Position, aber auch die Einstellung zur Psychoanalyse nachhaltig und über die Habilitation hinaus. Ab Ende der

1960er Jahre beschäftigte ihn vor allem ein großes Forschungsprojekt über Kurzpsychotherapie, dessen Gegenstand der Vergleich der Effekte der Gesprächspsychotherapie nach → Rogers mit einem an → Balints Fokaltherapie orientierten Verfahren war (1981). 1973 begründete er zusammen mit Hedwig Wallis und Hans Giese den Sonderforschungsbereich 115 „Psychotherapie, Psychosomatik, Klinische Psychologie" der Deutschen Forschungsgemeinschaft. In diesem Rahmen entwickelte er eine Studie über das Funktionieren des Psychoanalytikers („Wie tickt der Psychoanalytiker?"). Dieses Forschungsinteresse verband ihn seit damals und bis zu seinem Tod mit Helmut → Thomä und Horst → Kächele, mit denen er die Ulmer Werkstatt gründete. Daneben plante er aus einer langjährigen Zusammenarbeit mit dem Internisten Heinz Frahm heraus, der sich große Verdienste um die erfolgreiche Behandlung der Anorexia nervosa erworben hatte, zusammen mit Klaus Engel in der Spätphase des SFB 115 Anfang der 1980er Jahre ein Forschungsprojekt zu diesem Thema. Ein anderes Projekt, das ihn über viele Jahre und bis zuletzt beschäftigte, war die Entwicklung eines psychoanalytischen Fragebogens zur Charakterologie (PSACH). Ebenso bedeutsam wie seine wissenschaftliche Arbeit war sein Wirken in der und auf die Öffentlichkeit. Als Nachfolger Thure von → Uexkülls war er 1982–92 Vorsitzender des Deutschen Kollegiums fiir Psychosomatische Medizin und bis zu seinem Tode Vorstandsmitglied. Seit 1971 war er jahrelang Gutachter der Deutschen Forschungsgemeinschaft, und 1991 veröffentlichte er im Auftrag des Bundesministeriums für Jugend, Familie, Frauen und Gesundheit federführend das große Forschungsgutachten zu Fragen eines Psychotherapeutengesetzes. 1994 wurde ihm der Senior Scientist Award der International Society for Psychotherapy Research verliehen. Der Psychoanalyse blieb er auf seine besondere Weise treu. Er war Dozent am Hamburger Psychoanalytischen Institut und dessen Nachfolgeinstitution, dem Michael-Balint-Institut, und er war bis zuletzt als Lehranalytiker tätig. Der Mainstream-Psychoanalyse warf er, der die wissenschaftlichen Erkenntnisse der Psychologie schätzte, vor, dass sie einer veralteten Empirie anhinge und

u. a. damit ihren wissenschaftlichen Ruin herbeizuführen drohe. In der Auseinandersetzung mit Kritikern der Psychoanalyse, vor allem mit → Eysenck und → Grawe, erwies er sich immer als einer der klügsten und kundigsten Verteidiger der Psychoanalyse. Meyer war als Wissenschaftler, als akademischer Lehrer und mit seinen vielfältigen Begabungen eine herausragende Persönlichkeit.

Wesentliche Publikationen

(1962) Der psychoanalytische Dialog: Seine methodischen Determinanten und seine grundsätzlichen Möglichkeiten zur Verifizierung und Validisierung psychoanalytischer Thesen. Medizinische Welt 47: 2439–2445

(1990) Die Zukunft der Psychosomatik in der BRD: Eine Illusion? Psychotherapie, Psychosomatik und Medizinische Psychologie 40: 337–345

(1998) Zwischen Wort und Zahl: Psychosomatische Medizin und Psychotherapie als Wissenschaft (hg. von F.-W. Deneke, A. Haag, H. Kächele, U. Lamparter und U. Stuhr). Göttingen, Vandenhoeck & Ruprecht

(Ed) (1981) The Hamburg short psychotherapy comparison experiment. Psychotherapy and Psychosomatics 35: 77–220

Meyer A-E, Lamparter U (1994) Pioniere der Psychosomatik. Heidelberg, Asanger

Meyer A-E, Richter R, Grawe K, Schulenburg Graf v. d. JM, Schulte B (1991) Forschungsgutachten zu Fragen eines Psychotherapeutengesetzes. Bonn, Bundesministerium für Jugend, Frauen und Gesundheit

Meyer A-E, v. Holtzapfel B, Deffner G, Engel K, Klick M (1986) Psychoendocrinology of remenorrhea in the late outcome of anorexia nervosa. Psychotherapy and Psychosomatics 45: 174–185

Hubert Speidel & Horst Kächele

Mindell, Arnold [„Arny"]

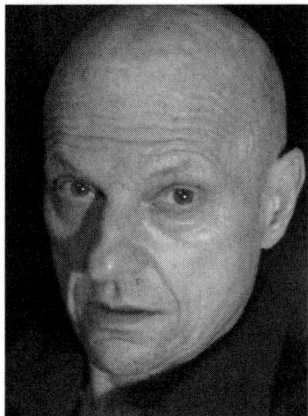

* 1.1.1940 in New York.

Begründer der Prozessorientierten Psychologie (POP).

Stationen seines Lebens

Arnold Mindells mütterliche Linie stammt aus Osteuropa, Wien und Berlin. Die Vater-Linie kommt aus Rußland. Er selbst ist in New York aufgewachsen. Er beginnt am M.I.T. Mechanical Engineering and Applied Physics zu studieren. Ab 1963 lebt er zusammen mit seiner ersten Frau Nora und den zwei gemeinsamen Kindern in Zürich (Schweiz), wo er seine Studien in theoretischer Physik fortsetzt und mit dem Magister-Diplom vollendet. Arnold Mindell, schon immer sehr an der menschlichen Psyche interessiert, vermisst den „human factor" in diesem technisch orientierten Studium immer mehr. Er findet, dass durch Wissenschaft alleine die Grundfragen des menschlichen Seins nicht beantwortet werden können, und lässt sich ab 1964 am C.G. Jung-Institut in Zürich in Analytischer Psychologie ausbilden. Gleichzeitig beginnt er ein Psychologiestudium, das er am Union Institute in Cincinnati (Ohio) mit dem Doktorat abschließt. Im Anschluss daran arbeitet er als Psychotherapeut, Analytiker und Lehrer am C.G. Jung-Institut weiter. Während dieser Zeit gründet Arnold Mindell auch die Forschungsgesellschaft für Prozessorientierte Psychologie (1982). 1984 kommt es zur Scheidung von seiner Frau Nora.

Wichtige theoretische Beiträge und Orientierungen

In seiner Arbeit erforscht Arnold Mindell, ausgehend vom Wissen Wilhelm → Reichs und C.G. → Jungs, dass Träume und spontane Körpererfahrungen auf einer tieferen Bewusstseinsebene zusammenhängen. Es entsteht der Begriff „dreambody" (Traumkörper). Arnold Mindell vereint Körperarbeit und Traumarbeit zur „Traumkörperarbeit". Er zeigt, dass Körpersymptome und Krankheiten unter anderem auch immer somatisierte Träume sind, Botschaften aus dem Unbewussten. Aber auch umgekehrt drücken sich im Traumerleben unter anderem körperliche Vorgänge aus. So kann man über Traumkörperarbeit Zugang zu einer tieferen Ebene des Krankheitsgeschehens finden und Einfluss nehmen („The dreambody", 1985). Arnold Mindell erweitert sein Konzept des Traumkörpers und zeigt, dass in Familien und größeren sozialen Organismen auch einzelne Personen Träume für andere Menschen ausdrücken und ausleben, wenn diese oder alle anderen einen Teil des Lebensprozesses unterdrücken und ausklammern. Die Symptomatik ist in diesem Fall „aufgeräumt" („Traumkörper in Beziehungen", 1987). Wenn das Geschehen in der Gruppe bewusst gemacht werden kann und wieder in den Gruppenprozess integriert und gelebt wird, dann verschwindet die Symptomatik beim Aufgeräumten, da ein weiterer Ausdruck überflüssig wird. Zu dieser Zeit lernt er auch Amy, seine jetzige Frau und Mitarbeiterin, kennen, die er 1988 heiratet. Sie unterstützt und bereichert in weiterer Folge seine Arbeit. 1989 hat Arnold Mindell während eines Aufenthaltes in den Schweizer Bergen einen Traum: C.G. Jung besucht ihn und teilt ihm mit, es sei Zeit, zurück in die Vereinigten Staaten zu gehen. Dort solle er mehr über Politik und das Zusammenwirken der Menschen auf dieser Ebene in der Welt herausfinden, um die Psychologie zu erweitern. Trotz seiner und Amys Liebe zur Schweiz beschließen beide, der Traumbotschaft zu folgen, und so verlegt Arnold Mindell Ende der 1980er Jahre seine Haupttätigkeit in die USA, vorwiegend nach Portland (Oregon). Er hält aber auch weiterhin Seminare und Vorträge im deutschsprachigen Raum und vor allem in der Schweiz ab. Eine Tante teilt ihm kurz vor ihrem Tod mit, dass etwa drei Viertel seiner Onkel und Tanten während des NS-Regimes in Konzentrationslagern umgebracht worden sind. Diese Ereignisse und wohl auch seine multinationale Herkunft sollten einen großen Einfluss auf das weitere Schaffen Arnold Mindells haben: Er sammelt Schüler und Mitarbeiter um sich, und es entsteht eine neue erweiterte Form der Arbeit, die er „Weltarbeit" nennt. Arnold Mindell, seine Frau und seine Mitarbeiter leiten zuweilen auch große Gruppen, zum Teil auch in Krisengebieten. Die Themen sind Rassismus, Minderheitenproblematik, Xenophobie, Nationalitäten- und Volksgruppenzugehörigkeitskonflikte, Welt- und Umweltthemen. Die Arbeit basiert auf Mindells weiterentwickeltem Konzept des Träumens und Aufgeträumt-Werdens unter Einbeziehung spiritueller Dimensionen. Konflikte, aber auch kriminelle oder terroristische Handlungen sind demzufolge Botschaften von verdrängten oder nicht integrierten Prozessen in der Gesellschaft („Der Weg durch den Sturm", 1997). Mit Hilfe moderner Feldtheorien erklärt Arnold Mindell auch, wie die Traumkörper verschiedener Wesen aufeinander Einfluss nehmen können. Parallel zu dieser Tätigkeit gründet er in Oregon zwei Zentren für Arbeit mit Schwerkranken und Menschen in veränderten Bewusstseinszuständen, wie etwa Psychosen oder Koma. Mindell schöpft auch stets aus dem Wissen von Menschen aus anderen Kulturkreisen und Heiltraditionen, die sich schon seit vielen Generationen mit dem Traumgeschehen beschäftigen (Indianischer Schamanismus, Aborigines, Taoismus), aus alten Mythen, Sagen und Märchen und besonders auch aus dem Wissen der Alchemie. Zusammen mit seinem modernen Wissen über Psychologie und den Welterklärungsmodellen der Atomphysik gelingt es ihm immer besser, seinen innersten Wunsch und zugleich auch C.G. Jungs Vision zu verwirklichen: die Synthese der Denkansätze von Psychologie und Quantenphysik („Quantum mind", 2000).

Wesentliche Publikationen

(1982) Dreambody: The body's role in revealing the self. Portland (OR), Sigo Press [dt.: (1985) The Dreambody: Krankheit und Individuation. Über die Beziehungen zwischen Traum- und Körperprozessen. Fellbach Oeffingen, Bonz]

(1984) Working with the dreaming body. London, Penguin

(1985) River's way: The process science of the dreambody. London-Boston, Penguin [dt.: (1993) Traumkörper-Arbeit oder: Der Lauf des Flusses. Paderborn, Junfermann]

(1987) The dreambody in relationships. New York-London, Penguin [dt.: (1994) Traumkörper in Beziehungen: Prozessorientierte Psychologie in Praxis und Theorie. Basel, Sphinx]

(1988) City shadows: Psychological interventions in psychiatry. New York-London, Penguin

(1990) The year I: Global process work with planetary tensions. New York-London, Penguin

(1991) Inner dreambodywork: Working on yourself alone. New York-London, Penguin

(1992) The leader as martial artist: An introduction to deep democracy. Techniques and strategies for resolving conflict and creating community. San Francisco, Harper [dt.: (1997) Der Weg durch den Sturm: Weltarbeit im Konfliktfeld der Zeitgeister. Petersberg, Verlag Via Nova]

(1994) Coma, key to awakening: Working with the dreambody near death. New York-London, Penguin

(1996) The Shaman's body: A new Shamanism for health, relationships and community. San Francisco, Harper [dt.: (1996) Den Pfad des Herzens gehen: Traumkörperarbeit, Schamanische Praktiken und moderne Psychologie. Petersberg, Via Nova]

(1997) Sitting in the fire: Large group transformation through diversity and conflict. Portland (OR), Lao Tse Press

(2000) The quantum mind: Journey to the edge of psychology and physics. Portland (OR), Lao Tse Press

(2001) Dreaming while awake: Techniques for 24 hour lucid dreaming. Charlottesville (VA), Hampton Roads

(2001) The Dreammaker's apprentice: The psychological and spiritual interpretation of dreams. Charlottesville (NC), Hampton Roads

(2002) Creating deep democracy: Mysticism, social change and the world inside-out. Charlottesville (NC), Hampton Roads

Mindell A, Mindell A (1992) Riding the horse backwards: Process work in theory and practice. New York-London, Penguin

Michael Hofreiter

Minuchin, Salvador

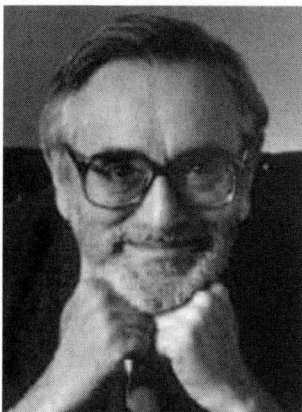

* 21.10.1921 in Mendoza, Argentinien.

Begründer der strukturellen Familientherapie.

Stationen seines Lebens

Aufgewachsen in einer Großfamilie in einer kleinen Stadt in Argentinien, Sohn russischer Einwanderer jüdischer Herkunft; bedroht von Antisemitismus seiner Umgebung; engagierte sich aktiv in der zionistischen Studentenbewegung, Inhaftierung und Gefängnisaufenthalt; Fortsetzung des Medizinstudiums in Uruguay; 1948–49 Arzt in der Israelischen Armee (Unabhängigkeitskrieg); 1950 Beginn der psychiatrischen Ausbildung in New York (Council Child Development Center unter Direktor Nathan → Ackerman); 1952 Rückkehr nach Israel als Psychiatrischer Direktor von Youth Aliyah, einem Programm für Waisenkinder in einem Kibbuz; 1954 Rückkehr in die USA, psychoanalytische Ausbildung am William Alanson White Institut in New York, Kontakt zu den Theorien von Harry →Sullivan; Mitarbeit an der Wiltwyck School für delinquente Jugendliche; 1959 Beginn der Arbeit mit ganzen Familien: Projekt „Families in the slums" mit gleichnamiger Veröffentlichung 1967; aus der praktischen Arbeit mit Unterschichtfamilien heraus Entwicklung der Fundamente seines familientherapeutischen Modells; 1965 Direktor der Child Guidance Klinik in Philadelphia; Spezialisierung auf Psychosomatik, Anorexie und Diabetes; Evaluation der Therapie u. a. durch Messungen von physiologischen Veränderungen der Patienten; Zusammenarbeit mit Jay →Haley; psychotherapeutisches Training für Nichtprofessionalisten des Gesundheitswesens, woraus sich die Idee der Live-Supervision entwickelte; 1974 Veröffentlichung des Buches „Familien und Familientherapie"; 1975 Rücktritt als Direktor der Klinik, blieb aber Direktor des Ausbildungsinstitutes bis 1981; ab ca. 1985 verstärkte Beschäftigung mit sozialen Institutionen in ihrer Auswirkung auf das Leben von Familien und Umsetzung seiner Erkenntnisse im kommunalpolitischen Kontext (New York).

Wichtige theoretische Beiträge und Orientierungen

Im Zentrum von Minuchins Modell struktureller Familientherapie stehen die Begriffe Struktur, Subsysteme und Grenzen. Häufig wiederkehrenden Transaktionen innerhalb der Familie bilden sogenannte Muster, aus denen die Struktur der Familie diagnostisch ablesbar ist. Teilstrukturen werden als Subsysteme bezeichnet (Vater-Mutter, Kinder untereinander, Mutter-Kinder). Diese Subsysteme sind durch innere und äußere Muster charakterisiert, die die Grenzen und Regeln des Ausschlusses oder der Teilhabe an den Interaktionen des Subsystems gegenüber den restlichen Mitgliedern formen. Somit ergeben sich familiendiagnostische Beschreibungen, die sich zwischen rigiden oder diffusen Grenzen einerseits und „verstrickten" oder „losgelösten" Beziehungen andererseits bewegen. Weiters beschreibt er Formen von Konfliktvermeidung, die sich gegenüber Kindern als Triangulation, Koalition mit einem Kind und Konfliktumleitung manifestieren. Ziel der normativ orientierten Therapie ist es, diese Form der Konfliktlösung zu verändern und der Familie zu eindeutigen Grenzen, klarer Hierarchie und der Entwicklung von genügend Autonomie zu verhelfen.

Wesentliche Publikationen

(1974, 1977) Familie und Familientherapie. Freiburg, Lambertus
(1984, 1988) Familienkaleidoskop: Bilder von Gewalt und Heilung. Reinbek, Rowohlt

Minuchin P, Colapinto J, Minuchin S (1998, 2000) Ver-
strickt im sozialen Netz: Neue Lösungswege für
Multiproblem-Familien. Heidelberg, Carl Auer

Minuchin S, Fishman H (1981, 1983) Praxis der strukturellen Familientherapie. Freiburg, Lambertus

Minuchin S, Lee WY, Simon G (1996, 1998) Supervision und familientherapeutisches Können. Freiburg, Lambertus

Minuchin S, Montalvo B, Guernen B, Rosman B, Schu-
mer F (1967) Families of the slums: An exploration of
their structure and treatment. New York, Basic Books

Minuchin S, Nichols, MP (1993, 1993) Familie – die
Kraft der positiven Bindung: Hilfe und Heilung
durch Familientherapie. München, Kindler

Minuchin S, Rosman B, Baker L (1978, 1981) Psychosomatische Krankheiten in der Familie. Stuttgart,
Klett-Cotta

Gerald Binter

Moreno, Jakob Levy
[Varianten: Levi; Jacob, Jakov, Jacques, Jake]

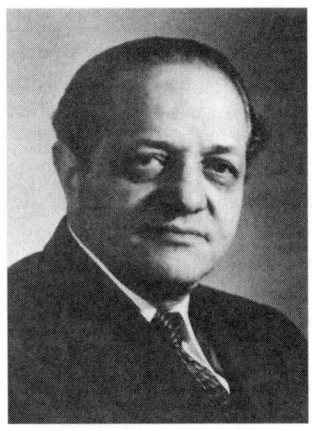

* 18.5.1889 in Bukarest; † 14.5.1974 in Beacon, New
York State.

Begründer des Psychodrama, des Rollenspiels
und der Soziometrie sowie Mitbegründer der
Gruppentherapie.

Stationen seines Lebens

Jakob ist ältester Sohn sephardisch-türkisch-jü-
discher Eltern und hat fünf Geschwister. Schon

Foto aus Fox J. (Ed.) (1987) The essential Moreno:
Writings on psychodrama, group method, and spontaneity. Springer, New York [dt.: (1989) Psychodrama
und Soziometrie: Essentielle Schriften. Edition Humanistische Psychologie, Köln]

als vierjähriges Kind versucht er, Gott zu spielen. Diese Vorstellung des Auserwählten wird
ihn sein Leben lang – zumindest ironisierend –
begleiten. Als Jakob sechs Jahre alt ist, übersiedelt die Familie nach Wien. Die Trennung der
Eltern bringt den 14-jährigen Jakob in die Nähe
vorübergehender Zustände der Verzweiflung
und Erregung, er lebt einige Jahre lang wie ein
Wanderprediger und Prophet für die „Religion
der Begegnung". Seinen Vater sieht er nie mehr.
1911 schafft er es, im Medizinstudium zugelassen zu werden, das er 1917 abschließt. Am Weg
zur Universität liest er im Wiener Augarten
Kindern Geschichten vor. Das animierte Steg-
reifspiel der Kinder wird zu einer Wurzel des
Psychodrama. Während des ersten Weltkriegs
arbeitet Moreno als Arzt in einer Kinderstation
des Flüchtlingslagers in Mitterndorf südlich
von Wien. 1918–25 ist er Gemeindearzt in Bad
Vöslau in der Nähe von Wien und Werksarzt
der dortigen Kammgarnfabrik. Seine Auseinandersetzungen mit philosophischen und spirituellen Texten machen ihn zum Schriftsteller. Ab
1908 veröffentlicht er Texte in expressionisti-
schem und aktionistischem Stil. All diese Texte
wurden von Moreno unter den Übertitel „Einladung zu einer Begegnung" gestellt, womit er
bereits sehr früh die in seinem auch späteren
Werk so zentrale Idee der Begegnung hervorheben wollte, die für die Psychotherapie so
wesentlich werden sollte. Sein Kontakt mit
Literaten und Theaterleuten lässt ihn einen Ge-
nossenschaftsverlag gründen, in dem er expres-
sionistische, philosophisch-anthropologische
Schriften veröffentlicht. Er gibt die bedeutenden Monatshefte „Der Daimon" (1918), „Der
neue Daimon" (1919) und „Die Gefährten"
(1920) heraus. In der Wiener Maysedergasse 2
betreibt Moreno ab 1921 ein kleines Stegreiftheater, in dem unter aktiver Beteiligung der
Zuschauer auch problematische Lebenssitua-
tionen spontan dargestellt werden. 1924 veröffentlicht er dazu anonym „Das Stegreiftheater".
Die technische Erfindung elektromagnetischer
Tonspeicherung, an der Moreno beteiligt ist,
und die er gewinnbringend verwerten will und
viele andere Motive, führen ihn Ende 1925 nach
Elyria, Ohio, wo er an der Entwicklung eines
Ton- und Bildspeicherungsgeräts arbeitete, bevor er 1927 nach New York City zurückkehrt.

Moreno geht 1928 – um seinen Aufenthalt in den Vereinigten Staaten zu erleichtern – eine „Scheinehe" mit seiner Förderin Beatrice Beecher ein, die die erste Anwendung psychodramatischer Techniken an der „Plymouth Church Sunday School" vornahm. Er arbeitet in der „Mental Hygiene Clinic of Mt. Sinai Hospital" in Zusammenarbeit mit Ira S. Wile, nachdem er zuerst von Bela Schick eingeladen worden war, seine Arbeit an diesem Spital zu demonstrieren. Später probiert er es wieder mit der Theaterwelt und gründet 1929 das „Impromptu Theatre" in der New Yorker „Carnegie Hall" und die Zeitschrift „Impromptu". Nachdem er genügend Englisch lernt, bekommt er die Zulassung als Psychiater. Mit seiner zweiten Frau, Florence Bridge, arbeitet er an der Entwicklungspsychologie und der Rollentheorie. Aus dieser Ehe entstammt 1939 eine Tochter, Regina. Moreno arbeitet unter anderem für die Strafvollzugsanstalt Sing-Sing und in der Erziehungsanstalt „The New York State Training School for Girls". 1936 gründet Moreno ein psychiatrisches Privatsanatorium in Beacon, das 190 Kilometer nördlich von New York City liegt, einen Eigenverlag und zahlreiche Zeitschriften und internationale Gesellschaften zur Gruppentherapie und Soziometrie und veranstaltet Kongresse auf fast allen Kontinenten. Nachdem er zu Beginn der 1940er Jahre Celine Zerka Toeman (Zerka → Moreno) kennenlernt, findet er in ihr eine neue Lebensgefährtin und ab 1949 eine Ehefrau, mit der er über 30 Jahre zusammen produktiv arbeitet. 1952 bekommen sie einen Sohn, Jonathan. 1968 erhält Moreno ein Ehrendoktorat der Medizinischen Fakultät in Barcelona, 1969 das Goldene Doktorat der Universität Wien und eine Gedenktafel wird in Bad Vöslau angebracht. 1974 stirbt er im Alter von 85 Jahren in Beacon. Fast 20 Jahre nach seinem Tod wird die Urne in ein Ehrengrab am Wiener Zentralfriedhof überführt.

Wichtige theoretische Beiträge und Orientierungen

In seiner frühen ärztlichen Praxis sieht er manche Symptome durch psychosoziale Konflikte verursacht. So beginnt er ab 1921, diese Schwierigkeiten bei Hausbesuchen vor Ort zu klären, in dem er wichtige Szenen nachspielen lässt. Nachträglich nennt er diesen Versuch „theatre reciproque". Die Beschäftigung mit Lebensgruppen („natürlichen Gruppen") kann als ein erster systemtheoretischer und familienkommunikationstherapeutischer Ansatz verstanden werden. In den USA wird er immer mehr vom Theatermacher zum Psychiater und Psychotherapeuten, die Theatermetapher behält er aber ab 1931 in seinem Psychodrama bei. Die Handlung mit Körperbezug ist ihm wichtiger als das Reden. Die Rollengestaltung, vor allem der Rollentausch mit einem Konfliktpartner (Antagonisten) ist bedeutend für eine positive Veränderung. Moreno spricht lieber von „Zweifühlung" (Tele) statt von Einfühlung, da damit die von (Gegen-)Übertragung unverfälschte Begegnung ausgedrückt wird. Aus seiner Rollentheorie leitet er die Entwicklungs- und die Persönlichkeitspsychologie ab und baut darauf die Diagnostik und seinen Gesundheitsbegriff auf. Ein spontaner und kreativer Mensch ist rollenflexibel, mit dieser Ansicht erneuert er die Kreativitätstheorien. Auf der Bühne ist es beispielsweise auch möglich, mit Verstorbenen oder Wahnfiguren zu sprechen; dafür schuf Moreno den Begriff „surplusreality". Katharsis gibt es sowohl für den Hauptdarsteller („Protagonisten") als auch in Anteilen für die Antagonisten, die Mitspieler und die Zuschauer. Moreno führt den Begriff „sociatry" ein. Damit meint er, dass Heilung nur gelingen kann, wenn es eine globale Therapie gibt. Die Behandlung von Individuen, Gruppen und Gesellschaft (Soziodrama) müsse zusammenspielen. 1931 verwendet er bei der Jahrestagung der American Psychiatric Association als erster den Begriff Gruppenpsychotherapie und verstand diese Idee als die „Dritte psychiatrische Revolution" – nach Pinels Akt der Befreiung der Wahnsinnigen von den Ketten und nach Freuds Entdeckung des Unbewussten. Bis dahin ist die Behandlung von Problemen in Gruppen eher anstößig gewesen. Der neue therapeutische Trend kann als Signatur einer Zeit verstanden werden, in welcher der Individualismus brüchig geworden ist. Manche Forscher sehen ihn auch als den Entdecker der Gruppendynamik (Petzold, 1980) und der Aktionsforschung. Die Verhaltenstherapie übernimmt im „Assertive Training" die Technik des Rollenspiels.

Für Moreno ist Gruppenpsychotherapie, Psychodrama und Soziometrie eine zusammengehörige Trias. Die Soziometrie erfindet er während des Ersten Weltkriegs, indem er in einem Flüchtlingslager Anziehung und Abstoßung und Wahl von Personen beobachtet. Im sozialen Atom ist seine Vorstellung verfasst, dass der einzelne Mensch nur mit seinen emotional wichtigen Bezugspersonen zu denken ist, das Individuum hingegen eine Fiktion sei. In New York City arbeitet er diese Idee dann wissenschaftlich aus. Seine dort durchgeführten soziometrischen Untersuchungen und Vorschläge bilden die Grundlage für sein epochemachendes Buch „Who shall survive?" (1934) und die Entdeckung des Hier-und-Jetzt-Prinzips. Er schafft soziometrische Testverfahren, grafische Darstellungsmöglichkeiten im Soziogramm und 1937 den Begriff „interpersonal relation", was als frühe empirische Psychotherapieforschung angesehen werden kann. Vor allem in der Soziologie findet er damit Anerkennung. Während des Zweiten Weltkriegs ist das britische Militär sehr interessiert, Soziometrie zur Personalauslese zu verwenden. Sokrates und das antike Theater stellen für Moreno Vorbilder dar. Das Psychodrama ist für ihn nicht nur die Aufarbeitung von Tragödien. Das gutwillige Lachen und den Humor sieht Moreno als eine kathartische Form an. Auf seinem Wiener Grabstein ist seine Selbstbeschreibung gemeißelt: „Der Mann, der Freude und Lachen in die Psychiatrie brachte."

Wesentliche Publikationen

(1914/15) Einladung zu einer Begegnung. Heft 1–4. Wien-Leipzig, Anzengruber / Verlag Brüder Suschitzky [Flugschriften]

(1918) Die Gottheit als Autor. Daimon 1(Feb.): 3–31

(1919) Die Gottheit als Komödiant. Der Neue Daimon 1–2 (Jan.): 48–63

(1919) Die Gottheit als Redner. Der Neue Daimon 1–2 (Jan.): 3–18

(1920) Das Testament des Vaters. Die Gefährten 3: 1–33 [stark erweitert: (1941) The words of the father. Beacon, Beacon House]

(1923a) Der Königsroman. Berlin-Potsdam, Gustav Kiepenheuer

(1923b) Rede über den Augenblick. Berlin-Potsdam, Gustav Kiepenheuer

(1924) Das Stegreiftheater. Berlin-Potsdam, Gustav Kiepenheuer [engl.: (1947, 1970) The theatre of spontaneity. Beacon, Beacon House]

(1924) Theater ohne Zuschauer: Internationale Ausstellung neue Theatertechnik [Ausstellungskatalog]. Wien, Würthel und Sohn

(1925) Rede vor dem Richter. Berlin-Potsdam, Gustav Kiepenheuer

(1932) Group method and group psychotherapy. New York, The National Committee of Prisons and Prison Labor [erw. Wiederaufl. (1957) unter dem Titel: The first book on group psychotherapy. Beacon, Beacon House]

(1934) Who shall survive? A new approach to the problem of human interrelations. Washington (DC), Nervous and Mental Disease Publishing [dt.: (1996) Die Grundlagen der Soziometrie. Opladen, Leske + Budrich]

(1946) Psychodrama, vol. 1. Beacon, Beacon House

(1951) Sociometry: Experimental method and the science of society. An approach to a new political orientation. Beacon, Beacon House [dt.: (1981) Soziometrie als experimentelle Methode. Paderborn, Junfermann]

(1959) Gruppenpsychotherapie und Psychodrama: Einleitung in die Theorie und Praxis. Stuttgart, Thieme

(1987) The essential Moreno: Writings on psychodrama, group method, and spontaneity (ed. by J. Fox). New York, Springer [dt.: (1989) Psychodrama und Soziometrie: Essentielle Schriften. Köln, Edition Humanistische Psychologie]

(Ed) (1936) The sociometry review. Hudson (NY), The New York State Training School for Girls

(Ed) (1956) Sociometry and the science of man. Beacon, Beacon House

(Ed) (1960) The Sociometry reader. Glenco (IL), The Free Press

Moreno JL, Friedeman A, Battegay R, Moreno ZT (Eds) (1966) The international handbook of group psychotherapy. New York, Philosophical Library

Moreno JL, Moreno ZT (1959) Psychodrama, vol. 2: Foundations of psychotherapy. Beacon, Beacon House

Moreno JL, Moreno ZT (1969) Psychodrama, vol. 3: Action therapy and principles of practice. Beacon, Beacon House

Literatur zu Biografie und Werk

Adelsberger E, Ancelin Schützenberger A (2002) On the traces of J. L. Moreno in Vienna [Video]. Vienna, published by themselves

Bartlett Haas R (Ed) (1959) Psychodrama and Sociodrama in American education. Beacon, Beacon House

Gruvitch G (Ed) (1950) Sociometry in France and the United States. Beacon, Beacon House

Maida MJO (2003) Jacob Levy Moreno – his life and his muses [video]. Sao Paulo, Brazil, Daimon

Marineau RF (1989) J.L. Moreno et la troisième révolution psychiatrique. Paris, Métailié [gekürzte engl. Fassung: (1989) Jacob Levy Moreno 1889–1974: Father of psychodrama, sociometry and group psychotherapy. London / New York, Tavistock / Routledge]

Moreno JL (1955) Preludes to my autobiography. Beacon, Beacon House

Moreno JL (1985) The autobiography of J.L. Moreno, M.D. Boston, Harvard University Archives. The Francis A. Countway Library of Medicine [gekürzt: Moreno, JL (1989) The autobiography of J. L. Moreno, MD. Journal of Group Psychotherapy, Psychodrama and Sociometry 42: 1–126; dt.: (1995) Auszüge aus meiner Autobiographie. Köln, inScenario]

Moreno JL, Moreno ZT, Moreno JD (1964) The first psychodramatic family. Beacon, Beacon House

Petzold H (1980) Moreno und Lewin und die Ursprünge der psychologischen Gruppenarbeit. Zeitschrift für Gruppenpädagogik 6: 1–18

Schiferer R (1996) Imaginative Inszenierung des Selbst. J.L. Moreno: Sein soziales Wirken und sein expressionistischer Hintergrund. In: Erlacher-Farkas B, Jorda C (Hg), Monodrama (S 13–37). Wien-New York, Springer

Tomaschek-Habrina L (2004) Die Begegnung mit dem Augenblick. Jakob Levy Morenos Theater- und Therapiekonzept im Lichte der jüdischen Tradition. Marburg, Tectum

Michael Wieser
(durchgesehen von Zerka Moreno)

Moreno, Zerka T.

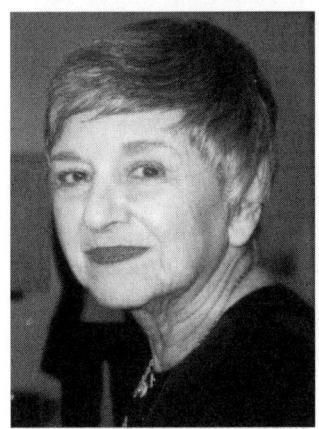

* 13.6.1917 als Zerka Toeman in Amsterdam.

Mitbegründerin des Psychodramas, Mitarbeiterin und Ehefrau von J.L. → Moreno.

Stationen ihres Lebens

Jüngstes von vier Kindern einer jüdischen Familie; ihr Vater, Geschäftsmann, war Engländer, ihre Mutter Belgierin. 1931 Übersiedlung nach London; nach der Highschool Besuch einer Schule für angewandte und darstellende Kunst. Berufswunsch: Mode-Designerin, Kostüm- und Bühnenbildnerin; in der Schule Engagement für Theaterspiel. Das frühe Nachlassen der eigenen Sehfähigkeit und ein psychotischer Zusammenbruch ihrer fünf Jahre älteren Schwester änderten den Lebensplan grundlegend. Sie beginnt ein Psychologiestudium. Das Studienfach Klinische Psychologie hatte damals kein klar definiertes Berufsbild. Das berufliche Ziel war daher vage. 1939 Emigration in die USA: „Ich entschied mich, Europa zu verlassen und meine Schwester samt Familie aus Belgien herauszuholen". (Zitate, hier und im Folgenden, sind wörtlich übersetzt aus einem Brief von Zerka T. Moreno für diesen Beitrag.) Nach gefährlichen Monaten als Flüchtling gelang ihr dies (1941). Die psychotische Verfassung, in der ihre Schwester in New York eintraf, erforderte deren sofortigen Spitalsaufenthalt. Emil Gutheil, ein früherer Student Wilhelm → Stekels, empfahl das Spital von J.L. Moreno in Beacon (NY), etwa 60 Meilen nördlich von New York

City. Ihr wurde gesagt, dass Moreno eine spezielle Begabung in der Arbeit mit jungen Menschen habe: „Da meine Schwester keine Einsicht in ihren Zustand hatte, gab ich ihm einige Hintergrund-Informationen. Auf Basis dieses Materials entschied sich Moreno für ein Spiegel-Psychodrama; in dem die Mitarbeiter sie selbst, ihren Mann und unsere Eltern darstellten. In einem bestimmten Moment kam meine Schwester von selbst auf die Bühne, schob das Hilfs-Ich, das sie darstellte, energisch beiseite, und sagte: ‚So war es nicht, ich zeige euch, was damals passierte.‘ Erst dann hatte sie Vertrauen und stimmte der Therapie durch Moreno zu.“ Inzwischen hatte Moreno Zerkas Talent zur Improvisation erkannt. Zerka half ihm bei der Behandlung ihrer Schwester beim Psychodramaspiel. Zerkas Interessen für Theater und Psychologie verbanden sie tief mit Morenos therapeutischer Philosophie: „Ich brannte danach, mehr über Psychodrama zu lernen.“ Sie konnte selbst durch ihre hauptberufliche Tätigkeit als Fremdsprachen-Sekretärin (vier Sprachen) für ihre Ausbildung aufkommen, weiters durch Mitarbeit an Forschungsvorhaben, bei der Herausgabe von Zeitschriften, Führung der Korrespondenz u. a. 1942: Eröffnung der dritten Psychodrama-Bühne in New York City; Arbeit mit psychodramatischen und soziometrischen Methoden. Moreno bat Zerka, Forschungsassistentin an diesem Zentrum zu werden. „Ab dieser Zeit widmete ich mein Leben gänzlich dem Werk Morenos.“ Bis zum Oktober 2000 wurde Beacon Zerkas Heimat. „Ich betrachte es als überaus großes Glück, bei so einem großen Lehrer die Ausbildung erhalten zu haben. Die Ausbildung dauerte sieben Jahre.“ 1949: „Ich leite erstmals selbst eine Traumdarstellung. Ich habe den Weg für mich gefunden.“ 1943–45: J.L. Moreno und Zerka werden von Hilfsorganisationen konsultiert und beginnen regelmäßige Trainingskurse anzubieten. „Moreno nannte die allererste Wochenendveranstaltung im Sommer 1948 einen ‚Workshop‘. Das war zu dieser Zeit ein völlig neues Konzept. Der Terminus Workshop griff und ist seither auch in den allgemeinen Sprachgebrauch in Theorie und Praxis eingegangen. Wenige Menschen kennen den Ursprung mancher Begriffe, die sie in ihrem Arbeitsgebiet anwenden.“ 1949:

J.L. Moreno und Zerka Toeman heiraten. Während J.L. Morenos Lebenszeit erweiterte und verfeinerte das Ehepaar die Techniken des Psychodramas, der Soziometrie und der Gruppentherapie. 1974: Nach Morenos Tod brachte Zerka selbst das gemeinsame Werk in andere Kontinente. Zerka Moreno reiste als Botschafterin des Psychodramas durch die ganze Welt (u. a. Japan, Korea, Taiwan, China, Australien, Neuseeland und Lateinamerika); Psychodrama-Ausbildungstätigkeiten in Brasilien, Argentinien, Schweden, Norwegen und Finnland. Regelmäßig besuchte Zerka Moreno als Ausbildnerin die Moreno-Institute in Überlingen und Stuttgart, ebenso die Moreno-Institute von Schweden und Holwell (dem späteren Holwell Center) in Devonshire, England. Heute gibt es zwei Zerka-Moreno-Institute, in Buenos Aires, Argentinien, und in St. Louis, Missouri, USA; Letzteres pflegt regelmäßigen Kontakt mit Taiwan. 2000: Ein schwerer Unfall zwingt sie die Reise ins Baltikum (Riga, Lettland) abzubrechen und in die USA zurückzukehren. Sie lebt nach der Auflassung von Beacon nun in Charlottesville, USA. Zerkas spezielles Interesse gilt der Therapie von Kindern und behinderten Babys, ebenso der intensiven Arbeit mit Psychotikern. Sie verwendet besonders die Technik des Doppelns und des Rollenspiels. Zerka T. Morenos Verdienst ist es, in Zusammenarbeit mit ihrem Mann und Dank ihrer eigenen Praxis, aus Morenos Methoden einen Katalog von erprobten und daher praktikablen Techniken im therapeutischen Bereich zu erstellen, unter Einbeziehung der Entwicklung der Internationalen Moreno-Gemeinde. J.L. Morenos Tochter Regina ist Grundschullehrerin. Sie verwendet Morenos Methoden beim Unterricht und lehrt die Techniken auch anderen Erziehern im Schulsystem. Der gemeinsame Sohn Jonathan Moreno ist Vorstand für Biomedizinische Ethik an der University of Virginia, Charlottesville, USA.

Wesentliche Publikationen

(als Zerka Toeman):
(1945) Psychodramatic research of pre-marital couples. Sociometry 8: 89
(1946) Psychodrama: Auxiliary ego, double and mirror techniques. Sociometry 9: 411–438

Moreno JL, Toeman Z (1942) The group approach in psychodrama. Sociometry 5: 191–196

(als Zerka Moreno):
(1951) Psychodrama in a well-baby clinic. Group Psychotherapy 4: 100–106
(1959) A survey of psychodramatic techniques. Group Psychotherapy 12: 5–14
(1965) Psychodramatic rules, techniques and adjunctive methods. Group Psychotherapy 18: 73–86
(1969) Psychodrame d'enfants. Paris, Presses universitaires de Paris
(1971) Love songs to life: A book of poetry. Beacon (NY), Beacon House
(1974) Psychodrama of young mothers. Group Psychotherapy 27: 191–203
(1978) The function of the auxiliary ego in psychodrama with special reference to psychotic patients. Group Psychotherapy 31: 163–166
(1987) Psychodrama, role theory, and the concept of the social atom. In: Zeig JK (Ed), The evolution of psychotherapy (pp 341–358). New York, Brunner/Mazel [dt.: (1991) Psychodrama, Rollentheorie und das Konzept des sozialen Atoms. In: Zeig JK (Hg), Psychotherapie: Entwicklungslinien und Geschichte (S 545–570). Tübingen, dgvt]
Moreno JL, Moreno Z, Moreno J (1955) The discovery of the spontaneous man. Group Psychotherapy 8: 108–129
Moreno JL, Moreno ZT (1959, 1969) Psychodrama, vols. 2 + 3. Beacon (NY), Beacon House
Moreno JL, Moreno Z (1960) An objective analysis of the group psychotherapeutic movement. Group Psychotherapy 13: 233–237
Moreno Z, Blomkvist LD, Rützel Th (2000) Psychodrama, surplus reality and the art of healing. London-Philadelphia, Routledge

Literatur zu Biografie und Werk

(1962) The twenty-fifth anniversary of the American Theatre of Psychodrama. Group Psychotherapy 15: 5–20
(1973) Origins of the group psychotherapy movement. International Journal of Sociometry and Sociatry 7: 5–13
Moreno JL, Moreno Z, Moreno J (1961) New Moreno legends from the first psychodramatic family. Group Psychotherapy 11: 1–35
Moreno JL, Moreno Z, Moreno J (1963) The first psychodramatic family. Group Psychotherapy 16: 203–249

Barbara Erlacher-Farkas
& Rüdiger Schiferer

Morgenthaler, Fritz

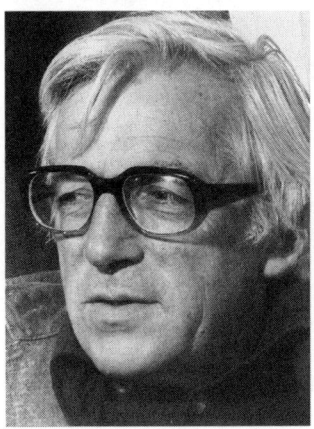

* 19.7.1919 in Oberhofen/Thunersee, Kanton Bern, Schweiz; † 26.10.1984 in Addis Abeba, Äthiopien.

Psychoanalytiker, Pionier der Ethnopsychoanalyse, neue Ansätze zur psychoanalytischen Traum- und Sexualtheorie und zur Theorie und Technik der Psychoanalyse.

Stationen seines Lebens

Morgenthaler wurde als zweiter Sohn des bekannten impressionistischen Malers Ernst Morgenthaler und der Sasha Morgenthaler-von Sinner geboren. Er besuchte die Volksschule in Paris und absolvierte sein Gymnasium und das Medizinstudium in Zürich, welches er 1945 abschloss. 1946 war er als Arzt an der Poliklinik Prijedor (Jugoslawien) im Rahmen der Nachkriegshilfe („Schweizerspende") tätig. 1946–51 Assistenzarzt an der Neurologischen Universitätspoliklinik Zürich und Ausbildung zum Freudschen Psychoanalytiker bei Prof. Rudolf Brun. 1951/52 Assistenzarzt in Paris (Kardiologie). Ab 1952 Praxis als Psychoanalytiker in Zürich. Morgenthaler war 1956–77 Vorstandsmitglied der Schweizer Gesellschaft für Psychoanalyse, leitete den Unterrichtsausschuss und gab deren Bulletin heraus. Er war in dieser Funktion auch in der Leitung des 1958 im Rahmen der Schweizer Gesellschaft für Psychoanalyse von ihm mitbegründeten Psychoanalytischen Seminars Zürich und trug zu dessen Demokratisierung und Autonomisierung bei. 1961–65 war Morgenthaler Mitglied des „sponsoring committee" für Italien der Internationalen Psychoanalytischen Vereinigung. Er lehrte an verschiedenen psychoanalytischen Instituten, in den letzten Jahren vor allem in Italien, in Bologna, Mailand, Turin, Parma und Bari. 1954–71 unternahm Morgenthaler sechs ethnopsychoanalytische Forschungsreisen nach Westafrika, zusammen mit Paul → Parin und Goldy Parin-Matthèy und Ruth Morgenthaler; 1979/80 eine Forschungsreise ins Sepik-Gebiet von Papua-Neuguinea zusammen mit den Ethnologen Florence Weiss, Milan Stanek und seinem Sohn Marco. Vor und nach seinen Forschungsreisen war Morgenthaler, meist zusammen mit seiner Frau Ruth, auf Reisen in Nord- und Süd-Indien, dem Fernen Osten, China, Australien, Indonesien, Mittel- und Südamerika. Er war ausgebildeter Jongleur und künstlerisch als Maler tätig. Mit etwa einem Dutzend Ausstellungen erwarb er sich einen bedeutenden Namen als Maler. Er starb 1984 auf einer Reise in Äthiopien.

Wichtige theoretische Beiträge und Orientierungen

Die Beiträge von Morgenthaler im Rahmen der psychoanalytischen Theorie beziehen sich auf die Sexualtheorie, die Theorie und Technik der Psychoanalyse und auf das Gebiet der Ethnopsychoanalyse. Die Beschäftigung mit sexuellen Fragen und ganz besonders mit der männlichen Homosexualität hat sich in der psychoanalytischen Praxis Morgenthalers entwickelt. Die daraus gewonnenen Einsichten ergeben eine neue Orientierung nicht nur in der Therapie, sondern in der Auffassung sexuellen Verhaltens überhaupt und führen zu einer Weiterentwicklung der Freudschen Sexualtheorie. „Das Sexuelle" wird von „der Sexualität" unterschieden. Das Sexuelle unterliegt in seinen Äußerungsformen keinen Beschränkungen, während die Sexualität als das Ergebnis einer Entwicklung gesehen wird, die sich unter dem Einfluss der sozialen Umwelt und der sich bildenden Struktur des Individuums vollzieht. Ihre verschiedenen Formen werden als gleichwertige Möglichkeiten des Sexuellen anerkannt (Homosexualität, Heterosexualität, Perversionen). Morgenthaler akzentuierte die zentrale Bedeutung des Sexuellen im psychoanalytischen Prozess, dessen konfliktuöser Gehalt in der neueren psychoanalytischen Theoriebildung (Ich-Psychologie, Theorie der Objektbeziehungen, Selbstpsychologie) immer mehr entschärft wurde. Seine Arbeiten darüber, in den Jahren 1961–83 entstanden, sind 1984 in dem Band „Homosexualität, Heterosexualität, Perversion" veröffentlicht worden. Morgenthalers Auffassung der Theorie der psychoanalytischen Technik resultiert aus den beschriebenen klinischen Erfahrungen und der Anwendung der psychoanalytischen Methode bei Angehörigen fremder Kulturen. Dabei hat er besonders die emotionalen Bewegungen des Analytikers und des Analysanden studiert und als Movens der Analyse untersucht und hervorgehoben. Seine Bücher „Technik: Zur Dialektik der psychoanalytischen Praxis" (1978) und „Der Traum: Fragmente zur Theorie und Technik der Traumdeutung" (1986) enthalten die Forschungen, die Morgenthaler im Bereich der Theorie der psychoanalytischen Technik unternommen hat. Morgenthaler gehört zu den Pionieren der Ethnopsychoanalyse. Gemeinsam mit Paul Parin und Goldy Parin-Matthèy hat er zum erstenmal in der Geschichte der Anwendung der Psychoanalyse auf ethnologischem Gebiet die psychoanalytische Technik als Methode der ethnologischen Feldforschung erprobt. Mit ihren Feldforschungen in den 1950er und 1960er Jahren bei den Dogon und Agni in Westafrika gelang ihnen der Nachweis, dass sich die Psychoanalyse praktisch und theoretisch eignet, Individuen zu verstehen, die einer außereuropäischen traditiongeleiteten Kultur angehören. Diese Anwendung der Psychoanalyse eröffnet einen Zugang zum Wechselspiel zwischen den bewussten und unbewussten Anteilen des Individuums, denen seiner Kultur und den Einrichtungen seines Gesellschaftsgefüges. Wie die Psychoanalyse als Grundlagenwissenschaft für die moderne Psychotherapie verstanden werden kann, hat die Ethnopsychoanalyse diese Bedeutung für die interkulturelle Psychotherapie.

Wesentliche Publikationen

(1978) Technik: Zur Dialektik der psychoanalytischen Praxis. Frankfurt/M., Syndikat [Neuausgabe: (2005) Gießen, Psychosozial]

(1984) Homosexualität, Heterosexualität, Perversion. Frankfurt/M., Fischer [Neuausgabe: (2004) Gießen, Psychosozial]

(1986) Der Traum: Fragmente zur Theorie und Technik der Traumdeutung. Frankfurt/M., Campus [Neuausgabe: (2004) Gießen, Psychosozial]

Morgenthaler F, Parin P, Parin-Matthèy G (1963) Die Weißen denken zuviel: Psychoanalytische Untersuchungen bei den Dogon in Westafrika. Zürich, Atlantis

Morgenthaler F, Parin P, Parin-Matthèy G (1971) Fürchte deinen Nächsten wie dich selbst: Psychoanalyse und Gesellschaft am Modell der Agni in Westafrika. Frankfurt/M., Suhrkamp

Morgenthaler F, Weiss F, Morgenthaler M (1984) Gespräche am sterbenden Fluß: Ethnopsychoanalyse bei den Iatmul in Papua Neuguinea. Frankfurt/M., Fischer

Literatur zu Biografie und Werk

Erdheim M (1986) Fritz Morgenthaler und die Entstehung der Ethnopsychoanalyse. In: Morgenthaler F (Hg), Der Traum: Fragmente zur Theorie und Technik der Traumdeutung. Mit Zeichnungen des Autors (S 187–211). Frankfurt/M., Campus

Parin P (1993) Fritz Morgenthaler. In: Lautmann R (Hg), Homosexualität (S 273–278). Frankfurt/M.-New York, Campus

Psychoanalytisches Seminar Zürich (Hg) (1986) Sexualität. Frankfurt/M., Syndikat

Reichmayr J (2003) Ethnopsychoanalyse: Geschichte, Konzepte, Anwendungen. Gießen, Psychosozial-Verlag

Reichmayr J, van den Broek W, Reichmayr M (Hg) (2004) Psychoanalyse, Ethnopsychoanalyse, Kulturkritik. 245 Texte auf CD-ROM. Gießen, Psychosozial

Valk J (Hg) (2005) Fritz Morgenthaler. Vermischte Schriften. Gießen, Psychosozial

Johannes Reichmayr

Moser, Tilmann

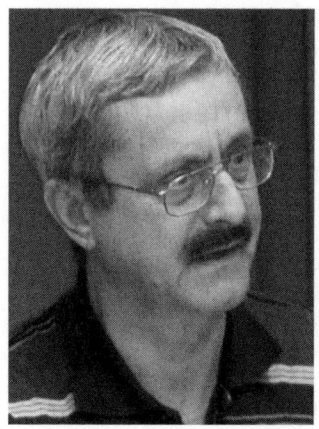

* 29.7.1938 in Villingen im Schwarzwald, Deutschland.

Psychoanalytiker, Vertreter der analytischen Körperpsychotherapie.

Stationen seines Lebens

1957 Studium der Literaturwissenschaft in Tübingen, Berlin und Paris. Nach einer journalistischen Ausbildung Soziologie- und Politologiestudium in Frankfurt/M. und Gießen. Promotion über ein kriminologisches Thema („Jugendkriminalität und Gesellschaftsstruktur"). Grundlage dieser Arbeit war eine einjährige praktische Erfahrung in einer Jugendstrafanstalt. Aus den dort geführten Gesprächen entstand das Interesse für Therapie. 1968–73 psychoanalytische Ausbildung am Sigmund Freud-Institut in Frankfurt/M. Anwendung der Erfahrungen als Dozent in Frankfurt/M. im Fachbereich Jura zu Themenstellungen der Kriminologie, Gruppendynamik und Psychoanalyse. 1973 Beginn therapeutischer Tätigkeit in eigener Praxis, zunächst im herkömmlichen analytischen Setting. Ab 1978 erste körpertherapeutische Interventionen in Gruppen, angeregt durch Seminarerfahrungen bei Ruth → Cohn in erlebnisbezogenen, körperorientierten TZI-Verfahren und Norman Liberman durch dessen körperorientierten Gestaltansatz. 1980–84 Intensivierung der Selbsterfahrung durch Fortsetzung der eigenen Therapie in körperorientierten Therapiemethoden. 1988–93 Ausbildung bei A. Pesso. Dort weitere Beschäftigung mit den Möglichkeiten szenischer Darstellungen in der Therapie. Veröffentlichung dieser Erfahrungen zusammen mit A. Pesso in „Strukturen des Unbewußten" (1991). Ab Mitte der 1980er Jahre zunehmendes Interesse an eigener theoretischer Durcharbeitung und literarischer Darstellung von körpertherapeutischen Vorgehensweisen innerhalb eines psychoanalytischen Methodenverständnisses. Erste Veröffentlichung einer psychoanalytischen Behandlung mit körpertherapeutischen Interventionen bei einer Borderline-Patientin in „Das erste Jahr" (1986). In weiteren Veröffentlichungen Auseinandersetzung mit orthodoxen analytischen Vorgehensweisen, insbesondere der durchgehenden Körper-Abstinenz: „Der Analytiker als sprechende Attrappe" (1987). Entwicklung von alternativen Interventionsmöglichkeiten anhand veröffentlichter psychoanalytischer Fallgeschichten in „Körpertherapeutische Phantasien" (1989). Anschließend Veröffentlichung eigener Therapien unter körpertherapeutischem Gesichtspunkt sowie Produktion von zwei Lehrfilmen mit Darstellung und theoretischer Diskussion körpertherapeutischer Interaktionen. Ab 1989 Beschäftigung mit den innerpsychischen Folgen der „Wende" in Deutschland. Interviews mit Angehörigen aus der ehemaligen DDR führten zu Fragen über die direkten seelischen Auswirkungen einer Diktatur in der betroffenen Generation sowie in einer Mehrgenerationenperspektive („Besuche bei Brüdern und Schwestern", 1992). Erforschung von seelischen Spätfolgen der Nazi-Diktatur. Im therapeutischen Bereich Erprobung und Erweiterung von szenischen Möglichkeiten in der Darstellung gesellschaftlicher Problematik im therapeutischen Raum („Dämonische Figuren: Die Wiederkehr des Dritten Reiches in der Psychotherapie", 1996).

Wichtige theoretische Beiträge und Orientierungen

Moser ist in seinem theoretischen Fundament wie in seiner praktischen Orientierung Psychoanalytiker Freudscher Prägung. Er steht in der Tradition von Psychoanalytikern, die in unterschiedlicher Intensität körperliche Interaktionen in ihr therapeutisches Vorgehen einbezogen

– wie → Ferenczi, → Balint und → Winnicott. Sein methodisches Interesse gilt einer Erweiterung der psychoanalytischen Behandlungsmethode um den Handlungsaspekt im körperlichen und szenisch-interaktionellen Ausdruck. Die Integration von Ergebnissen der neuen Säuglingsforschung (→ Stern, → Lichtenberg) und deren Anwendung im methodischen Umgang zur Heilung früher Defizite (Frühstörung) trägt entscheidend zu seiner Handlungsorientierung bei. Wesentlicher Schwerpunkt seiner Behandlungsgeschichten ist die Darstellung der Gegenübertragungsvorgänge, ergänzt durch deren körperliche Ausdrucksform. Leitmotiv dieser Betonung der inneren Vorgänge wurde die Erfahrung, dass im körperlichen Umgang das Selbst des Therapeuten dem emotionalen Geschehen sehr viel mehr ausgesetzt ist als bei einem verbal zentrierten Vorgehen.

Wesentliche Publikationen

(1986) Das erste Jahr: Eine psychoanalytische Behandlung. Frankfurt/M., Suhrkamp

(1987) Der Analytiker als sprechende Attrappe. Frankfurt/M., Suhrkamp

(1989) Körpertherapeutische Phantasien: Psychoanalytische Fallgeschichten neu betrachtet. Frankfurt/M., Suhrkamp

(1992a) Besuche bei Brüdern und Schwestern. Frankfurt/M., Suhrkamp

(1992b) Stundenbuch: Protokolle aus der Körperpsychotherapie. Frankfurt/M., Suhrkamp

(1992c) Vorsicht Berührung: Über Spaltung, NS-Erbe und Stasi-Angst. Frankfurt/M., Suhrkamp

(1993) Der Erlöser der Mutter auf dem Weg zu sich selbst: Eine körpertherapeutische Studie. Frankfurt/M., Suhrkamp

(1994) Ödipus in Panik und Triumph: Eine Körperpsychotherapie. Frankfurt/M., Suhrkamp

(1996) Dämonische Figuren: Die Wiederkehr des Dritten Reiches in der Psychotherapie. Frankfurt/M., Suhrkamp

(2001) Berührung auf der Couch. Frankfurt/M., Suhrkamp

(2003) Von der Gottesvergiftung zu einem erträglichen Gott. Stuttgart, Kreuz

(2004) Bekenntnisse einer halb geheilten Seele. Frankfurt/M., Suhrkamp

Moser T, Pesso A (1991) Strukturen des Unbewußten: Protokolle und Kommentare. Stuttgart, Klett-Cotta

Gisela Worm

- N -

Neumann, Erich

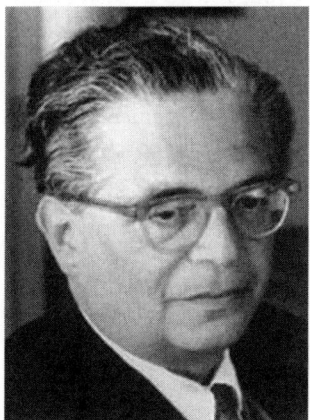

*23.1.1905 in Berlin; †5.11.1960 in Tel Aviv.

Schüler und Freund C.G. → Jungs, der ein eigenes Werk hinterließ und die Analytische Psychologie in Israel begründete.

Stationen seines Lebens

Erich Neumann lernte seine spätere Ehefrau Julia mit 15 Jahren kennen. Sie überlebte ihn um 25 Jahre. Er studierte Philosophie, Psychologie und Medizin, war tief im Judentum verwurzelt, ohne orthodox zu sein, und beschäftigte sich mit der Kabbala und der mystisch-religiösen Bewegung der Chassidim. Nach dem Abschluss des Medizinstudiums ging das Ehepaar ein Jahr lang nach Zürich in Analyse zu Jung, woraus sich später eine Freundschaft entwickelte, bzw. zu dessen Mitarbeiterin Toni Wolff (1888–1953). Die Erneuerung des jüdischen Lebens in Palästina sprach beide an, sie wanderten dorthin im Jahr 1934 aus. Der lebenslange Briefwechsel zwischen Jung und Neumann wies zunächst auch Enttäuschung von Neumann über Jungs geringes Interesse am Judentum und an politischen Zeitfragen auf. Jung war wissbegierig,

wie es Neumann in Palästina ging, und blieb für ihn ein Mentor, Lehrer und Freund. Neumann entwickelte seine Ideen im Rahmen der Analytischen Psychologie weiter. Er hielt viele Jahre lang wöchentlich Seminare über jüdische Mystik, Mythologie und Analytische Psychologie und bot Supervision für Kindertherapeuten an, die auch zu ihm und seiner Frau in Analyse gingen. Fallmaterial aus der über 10 Jahre fortgesetzten Supervisionsgruppe wurde die Grundlage für sein posthum veröffentlichtes Werk „Das Kind". Auf den Eranos-Konferenzen in Ascona hielt Neumann 1948–59 vierzehn Vorträge. Am ersten internationalen Kongress für Analytische Psychologie 1958 wurden Neumann und vier Analytikerinnen als israelische Ländergruppe in die International Association for Analytical Psychology (IAAP) aufgenommen.

Wichtige theoretische Beiträge und Orientierungen

In „Die Große Mutter" (1956, 1997) verglich Neumann verschiedene Stufen der Menschheitsentwicklung in Übereinstimmung mit der allmählichen Differenzierung des Mutterbildes. Die allmähliche Wandlung des Weiblichen sah er gestaltet durch das Ineinandergreifen von „Elementarcharakter" und „Wandlungscharakter". Elementarcharakter heißt der Aspekt des Weiblichen „in dem es als das ‚Große Runde', als großes Enthaltendes" die konservative Tendenz hat, „das aus ihm Entstehende festzuhalten und wie eine ewige Substanz zu umfassen" (1956: 40). Im Wandlungscharakter, der oft in Weibliches projiziert wird, gerät Bestehendes in Bewegung, kommt es zu Veränderung und Verwandlung. Er tritt in der psychischen Entwicklung erst allmählich aus der Vorherrschaft des Elementarcharakters und dessen Übermacht heraus. Neumann beschrieb symbolische Ausdrucksformen des Elementarcharakters, die den negativen, verschlingenden oder den positiven, gebärenden und beschützenden Charakter ausdrücken, sowie die weitere Entwicklung im Sinne des Wandlungscharakters. Das Hauptwerk „Ursprungsgeschichte des Bewußtseins" (1949, 1999) handelt von archetypischen Faktoren, welche die phylo- und ontogenetische Bewusstseinsentwicklung bestimmen. Im ersten Teil ging Neumann auf psychogenetische Aspekte der Bewusstseinsentstehung ein und verglich dazu mythologische Symbole verschiedener historischer Epochen und Kulturkreise. Am Beginn der psychischen Entfaltung der Menschheit herrschte nach Neumann der Zustand des „Uroboros", der Kreisschlange, die sich in den Schwanz beißt, als Charakterisierung der unbewussten, mütterlichen, alles in sich bergenden, ungegliederten Welteinheit, in der die Gegensätze und der „Ichkeim" schon enthalten sind. Über die Stufen „Sohngeliebter", „Heldenkampf" und „Drachentötung" befreie sich das Bewusstsein, das geistig-männliche Element, zuerst aus matriarchaler und später aus patriarchaler Dominanz. Unabhängig geworden integriere es dann die Seite des Weiblichen, welche das Geistige ausdrückt, die „Anima". Im zweiten Teil überträgt Neumann seine Ergebnisse auf die Ontogenese. Diese Sicht des bewusstseinsgeschichtlichen Ablaufs ist nicht unwidersprochen geblieben. Neumann beschäftigte sich auch schon ansatzweise mit der Vermassung, dem Zerfall des Kulturkanons und der Künstlerpersönlichkeit. In Arbeiten wie „Der schöpferische Mensch und die Wandlung" (1954), „Die Erfahrung der Einheitswirklichkeit" (1955), „Der schöpferische Mensch und die große Erfahrung" (1956) und „Mensch und Sinn" (1959) kam er zum Schluss: Wenn das archetypische Mutterbild (im Sinne des Empfangens und Gebärens) dominant bleibt, ohne dass das Individuum erkrankt, ist eine der Grundkonstellationen des schöpferischen Prozesses gegeben. Der Künstler bildet ein gesundes Gleichgewicht gegen die einseitige Bewusstseinskultur, da er sich dem Transpersonalen nicht entziehen kann. Deshalb ist er imstande, die abgespaltenen unbewussten Anteile und die damit verbundene Erstarrung der Persönlichkeit für die Gesellschaft sichtbar zu machen. In

„Tiefenpsychologie und neue Ethik" (1949) stellte Neumann fest, dass die „alte Ethik" des jüdisch-christlichen Zeitalters sich als unfähig erwiesen hat, die zerstörerischen Kräfte des Menschen zu bändigen. Schuld an dieser Krise ist der Gegensatz von einer bewusstseinsstarren Persona einerseits und dem Schatten andererseits. Das von der Gesellschaft unterdrückte Unbewusste (die minderwertige Funktion im Sinne der Typologie Jungs) wird dann auf einen Sündenbock projiziert. Daher sollte es Ziel der „neuen Ethik" sein, die Beziehung zwischen dem Ich und dem Unbewussten wieder herzustellen. Das Prinzip der „Vollkommenheit" (alte Ethik) muss also zugunsten der „Ganzheit" aufgegeben werden. Die Individuation im Sinne Jungs zeigt einen Ausweg. Nach Erich Neumann entspricht die „neue Ethik" der ursprünglichen Konzeption des Judentums. Hier wird postuliert, dass die Gottheit Licht und Dunkel, Gut und Böse erzeugt hat. Gott und Satan sind miteinander verbundene Aspekte des Numinosen.

Wesentliche Publikationen

(1949) Ursprungsgeschichte des Bewußtseins. Frankfurt/M., Fischer

(1952) Amor und Psyche: Deutung eines Märchens. Ein Beitrag zur seelischen Entwicklung des Weiblichen. Mit dem Text des Märchens von Apuleius. Zürich, Rascher

(1955) Narzißmus, Autoerotismus und Urbeziehung. In: (o. Hg.), Studien zur Analytischen Psychologie C.G. Jungs. Festschrift zum 80. Geburtstag von C.G. Jung, Bd. I: Beiträge aus Theorie und Praxis (S 106–133). Zürich, Rascher

(1956) Die Erfahrung der Einheitswirklichkeit. Eranos 24: 11–54

(1956) Die Große Mutter: Eine Phänomenologie der weiblichen Gestaltungen des Unbewußten. Zürich-Düsseldorf, Walter

(1958) Die Sinnfrage und das Individuum. Eranos 26: 11–55

(1959) Der schöpferische Mensch. Zürich, Rhein

(1961) Die archetypische Welt Henry Moores. Zürich, Rascher

(1963) Das Kind. Zürich, Rhein

(o.J., 1949) Tiefenpsychologie und neue Ethik. Frankfurt/M., Fischer

Literatur zu Biografie und Werk

Adler G (1980) Erich Neumann: 1905–1960. Analytische Psychologie 11: 181–186

Kirsch T (2000) The Jungians: A comparative and historical perspective. London, Routledge

Prokop H (1977, 1982) Erich Neumann in Israel. In: Eicke D (Hg), Tiefenpsychologie. Kindlers Psychologie des 20. Jahrhunderts, Bd. 4, Individualpsychologie und Analytische Psychologie (S 331–342). Weinheim, Beltz [Orig.: erschienen in der 15-bändigen Ausgabe von Kindlers Psychologie des 20. Jahrhunderts]

Samuels A (1989) Jung und seine Nachfolger. Stuttgart, Klett-Cotta [insbes. S 280–289]

Rudolf Bock

- O -

Ogden, Thomas

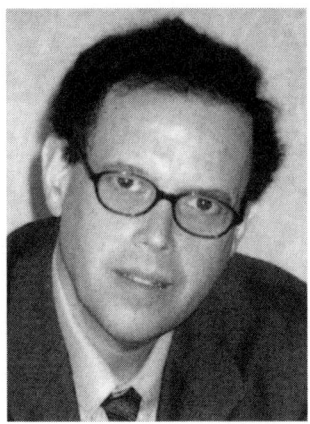

* 4.12.1946 in New York City.

Psychoanalytiker, Objektbeziehungstheoretiker.

Stationen seines Lebens

Mutter und Bruder Sozialarbeiter, Vater Geschäftsmann. Im Alter von 16 Jahren stieß Ogden auf → Freuds „Vorlesungen zur Einführung in die Psychoanalyse", war fasziniert von der „Stimme" des Schreibers und ebenso von dessen Ideen. Sie weckten in ihm den Wunsch, selbst Psychoanalytiker werden. In der englischen Literatur hoffte er zunächst ein bedeutungsvolles Zusammentreffen von Inhalt und Form eines Textes zu finden. Medizinstudium an der Yale University 1968–72. 1970 Heirat mit einer Rechtsanwältin, aus der Ehe stammen zwei Buben. 1972–75 Assistenzzeit im Krankenhaus, 1975–76 Tavistock Clinic, London, wo er mit John Steiner und Sandy Bourne zusammen arbeitete. Bourne lehrte ihn lacanianische Theorie und Technik (→ Lacan). Ogden nahm während dieser Zeit an Vorlesungen von Anna → Freud an der Hampstead Clinic teil.

1976–79 Arbeit an einer Langzeitstation des Mount Zion Hospitals in San Francisco mit schizophrenen Patienten. 1979 mitbegründete Odgen mit dem Psychiater Bryce Boyer das Center for the Advanced Studies of Psychosis in San Francisco. 1986 wurde Ogden Mitglied und Teil des Lehrkörpers in der psychonalytischen Vereinigung, San Francisco. Entscheidende Mentoren: Bryce Boyer und James Grotstein.

Wichtige theoretische Beiträge und Orientierungen

Worte sind für Ogden nicht nur einfach Träger von Information, sie sind Ereignisse, in denen Bedeutung entsteht. Ein Gedicht erzählt nicht über ein Ereignis, es ist ein Ereignis. Dieser Sprachaspekt wurde zum zentralen Leitgedanken seiner Auffassung von Psychoanalyse. Das Unbewusste befindet sich demnach nicht hinter oder unter dem Bewusstsein, sondern ist im gesprochenen Wort selbst enthalten. Bereits Freud widerstrebte es, das Wort Unterbewusstsein zu verwenden, er bevorzugte vielmehr das Wort unbewusst. Bei der Vorstellung des menschlichen Geistes denkt Ogden nicht an einen unbewussten Geist, der hinter oder unter dem Bewusein liegt, sondern fasst das Bewusstsein als ein singuläres Ereignis mit unterschiedlichen Qualitäten auf. Sein Konzept eines singulären Bewusstseins führt zu einer Form der Trauminterpretation, in der sich nicht erst durch Zerlegen die verborgene Bedeutung zeigt. Der Traum entspringt vielmehr einer Bemühung, zu sich selbst darüber zu sprechen, was wahr ist. Die Kommunikation mit unseren Träumen bietet die beste Möglichkeit, um wahrhaftig mit uns selbst darüber zu sein, was wir im Moment sind. Durch Sprache können wir lebendig werden. Daher betont Ogden die Wichtigkeit, nicht in technischer Sprache zu sprechen, weder zu Patienten noch zu Kollegen noch zu uns selbst. Ogden spricht in Alltagsprache und metaphorisch zu den Patienten, gibt aber trotzdem nicht vor, Dichter zu sein. Die Rekonstruktionalisten aus den 1950er Jahren verlieren für ihn an Bedeutung. Die Vergangenheit zu rekonstruieren tritt zugunsten der Bedeutung von gelebter Gegenwart zurück, was auch in den Schriften von Betty Joseph und den Neo-Kleinianern (Melanie → Klein) zu finden ist. Aus seiner Arbeit mit schizophrenen Personen entwickelte er seine Ideen über projektive Identifikation und schizophrene Konflikte. Projektive Identifikation sieht Ogden als einen unbewussten intrapsychischen/interpersonellen Prozess, in dem jeder der Beteiligten unbewusst einen Weg zu einem dritten Subjekt, dem analytischen Dritten, eröffnet. Eine erfolgreiche Analyse hängt vom Analytiker ab, der die Fähigkeit hat, von seinen Erfahrungen über den analytischen Dritten zu sprechen, also der in Worte gefassten, bewussten Verknüpfung von Übertragung und Gegenübertragung. Der schizophrene Konflikt ist – im Gegensatz zum neurotischem – kein ödipaler. Vielmehr versucht der schizophrene Prozess Bedeutungsbildung an sich zu zerstören. Ogdens wichtigstes technisches Prinzip für Schriftstücke, wie auch in der angewandten Psychoanalyse, ist die Unterscheidung von Lebendigkeit im Gegensatz zu Nicht-Lebendigkeit. Wann eine Person in einer Sitzung lebendig wird und wann nicht, ist ein entscheidendes Kriterium einer Deutung. Eine anschauliche Paarung von Lebendigkeit versus Nicht-Lebendigkeit findet sich in der Perversion, wo Sexualität das Gegenteil von Lebendig-Sein ist. Sie tötet, was lebendig werden kann. Perversion ist die psychologische Aktivität einer Person, die nicht lebendig werden kann. Zwei Pychoanalytiker, die ihn am meisten beeinflussten, waren: Roy Schafer und Marshall Edelson. Schafer war gegen die Verdinglichung von Konzepten in der psychoanalytischen Theorie. Das Ich z.B. sei lediglich eine Idee und nichts real Existierendes. Sprache wird oft verwendet, um von Verantwortung für Gesagtes zu entbinden. So sagt Ogden am Ende einer Sitzung nicht: „Wir müssen jetzt die Stunde beenden", sondern „Lassen Sie uns hier aufhören".

Wesentliche Publikationen

(1979) On projective identification. International Journal of Psychoanalysis 60: 357–373
(1982) Projective identification and psychotherapeutic technique. Northvale (NJ), Jason Aronson
(1986) The matrix of the mind: Object relations and the psychoanalytic dialogue. Northvale (NJ), Jason Aronson/London, Karnac
(1989a) On the concept of the autistic contiguous position. International Journal of Psychoanalysis 70: 127–140
(1989b) The primitive edge of experience. Northvale (NJ), Jason Aronson [dt.: (1995) Frühe Formen des Erlebens. Wien-New York, Springer]
(1994a) Subjects of analysis. Northvale (NJ), Jason Aronson/London, Karnac
(1994b) The analytic third, working with the intersubjective clinical facts. International Journal of Psychoanalysis 75: 3–20
(1995) Analyzing forms of aliveness and deadness of the transference-countertransference. International Journal of Psychoanalysis 76: 695–710
(1997) Reverie and interpretation: Sensing something human. Northvale (NJ), Jason Aronson [dt.: (2001) Analytische Träumerei und Deutung. Wien-New York, Springer]

Eva Wolfram

Orlinsky, David

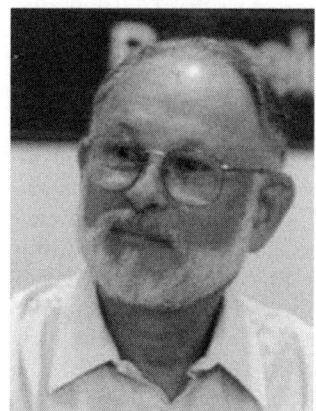

* 6.6.1936 in New York, NY.

Renommierter Psychotherapieforscher.

Stationen seines Lebens und wichtige theoretische Beiträge und Orientierungen

Schulbesuch und dann Studium der Psychologie an der renommierten University of Chicago

(1953–62), der er bis heute treu blieb. Als junger klinischer Psychologe erarbeitete er mit Ken → Howard sein erstes Buch zu den subjektiven phänomenalen Aspekten therapeutischer Prozesse (1975) und dieses Thema wurde sein und ihr gemeinsames Feld. Zusammen initiierten sie die Gründung der Society for Psychotherapy Research, die seine intellektuelle und emotionale Heimat bleiben sollte. In dem in größeren Abständen von einigen Jahren erscheinenden „Handbook of psychotherapy and behavior change" (hg. von A.E. Bergin und S.L. Garfield) war er vor allem für die systematische Aufbereitung der Datenlage zu psychotherapeutischem „process and outcome" verantwortlich (1978, 1986), zuletzt zusammen mit Klaus → Grawe in der 4. Auflage (Orlinsky, Grawe & Parks, 1994). Die Formulierung eines „generic model of psychotherapy" war eines der wesentlichen, das Forschungsfeld nachhaltig beeinflussenden Ergebnisse (1987). Die Mitwirkung in dem von Ken Howard geleiteten Chicago Northwestern-Therapieprojekt führte zu wichtigen Beiträgen zum Dosis-Konzept und zur Entwicklung von praktisch nutzbaren Evaluationsprogrammen (1994a). Seit 1989 leitet er ein international operierendes Konsortium von Therapieforschern, das Collaborative Research Network, das sich vor allem um die weltweit einmalige systematische Erfassung von Therapeutenmerkmalen unter professionstheoretischen Gesichtspunkten verdient gemacht hat. In 23 Sprachen wurden persönliche und strukturelle Merkmale von Psychotherapeuten erfasst und in einer Vielzahl von einschlägigen Publikationen aufbereitet (Orlinsky & Howard, 1994). In der deutschsprachigen Forschung wurde dieses Programm durch die sogenannte Lindau-Studie bekannt, die auch wichtige Beiträge zur Therapiezieldiskussion liefern konnte (1994b).

Wesentliche Publikationen

(1994a) Research-based knowledge as the emergent foundation for clinical practice in psychotherapy. In: Talley F, Butler S, Strupp H (Eds), Psychotherapy research and practice: Bridging the gap (pp 99–123). New York, Basic Books
(1994b) „Learning from many masters". Psychotherapeut 39: 2–9

Orlinsky DE, Howard KI (1975) Varieties of psychotherapeutic experience. New York, Columbia Teachers College Press
Orlinsky DE, Howard KI (1978) The relation of process to outcome in psychotherapy. In: Garfield SL, Bergin AE (Eds), Handbook of psychotherapy and behavior change (pp 283–329). New York, Wiley
Orlinsky D, Howard KI (1987) A generic model of psychotherapy. Journal of Integrative and Eclectic Psychotherapy 6: 6–27
Orlinsky DE, Howard KI (1994) Unity and diversity among psychotherapies: A comparative perspective. In: Bongar B, Beutler L (Eds), Foundations of psychotherapy: Theory, research, and practice (pp 1–23). Oxford, Oxford University Press
Orlinsky DE, Grawe K, Parks BK (1994) Process and outcome in psychotherapy: Noch einmal. In: Bergin AE, Garfield SL (Eds), Handbook of psychotherapy and behavior change book (pp 270–376). New York, Wiley
Orlinsky DE, Rønnestad MH (in press) The psychotherapist's perspective: Therapeutic work, professional development, and personal life. Washington (DC), American Psychological Association

Horst Kächele

Ornstein, Anna

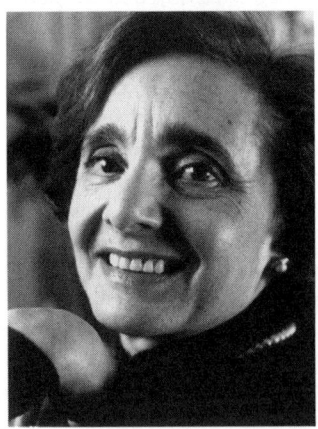

* 27.1.1927 in Szendrő, Ungarn.

Psychoanalytikerin, Selbstpsychologin aus dem engsten Kreis um Heinz → Kohut.

Stationen ihres Lebens und wichtige theoretische Beiträge und Orientierungen

Anna Ornstein lebte bis 1944 in Ungarn, bis sie und ihre Familie nach der Okkupation Ungarns durch die Deutschen nach Auschwitz deportiert wurden. Ihre beiden älteren Brüder starben im Arbeitslager und ihr Vater kam in Auschwitz ums Leben. Gemeinsam mit ihrer Mutter überlebte sie verschiedene Konzentrationslager. Nach dem Krieg kehrte sie nach Budapest zurück, wo sie das Gymnasium beendete. 1946 heiratete sie und floh mit ihrem Mann, Paul → Ornstein, nach Westeuropa. Abschluss des Medizinstudiums 1952 in Heidelberg; absolvierte ihre psychoanalytische Ausbildung am Chicago Institute for Psychoanalysis; 1972 Graduierung an diesem Institut nach der Veröffentlichung ihrer bis heute immer wieder zitierten Arbeit „The dread to repeat and the new beginning" („Die Angst vor der Wiederholung und der Neubeginn"). In dieser Arbeit wendet sie den Freudschen Wiederholungszwang in genialer Weise um und gibt ihm damit seinen eigentlichen und vor allem therapeutisch relevanten Sinn: der Zweck des Wiederholungszwangs ist nicht die Wiederholung selbst. Ursache des Wiederholungszwangs ist die Angst des Patienten, demselben Trauma, das zu seiner Störung geführt hat, wieder ausgesetzt zu sein, etwa durch den Analytiker. Anna Ornstein erkannte, dass der Zwang zur Wiederholung von einem Affekt, einer Angst begleitet war: die Wiederholung war nicht eine Folge des Todestriebes, sie war aber auch nicht einfach nur im Dienst der Bewältigung des ursprünglichen Traumas zu sehen. Der begleitende Affekt zeigte an, dass der Patient Angst hatte, die traumatische Erfahrung, die das ursprüngliche Trauma verursacht hatte, könnte durch den Analytiker oder auch durch den Patienten selbst wiederholt werden, indem dieser die Interventionen des Analytikers in der „alten Weise" wahrnehmen und in der alten Weise des Erlebens auf sie reagieren könnte. Indem Anna Ornstein sich vom subjektiven, affektiven Erleben des Patienten leiten ließ, gab sie diesem wichtigen Phänomen eine neue Bedeutung, die vor allem klinisch von größtem Nutzen ist. Der „Wiederholungszwang" wird so zur Angst des Patienten vor der Wiederholung der traumatisierenden Situation, Widerstand zu dem aus der Geschichte dieses Menschen spezifisch verstehbaren, notwendigen Schutz zur Sicherung der Integrität seines Selbst. Nach einigen Überarbeitungen wurde die Arbeit 1991 nochmals im „Journal of the American Psychoanalytic Association" veröffentlicht. Diese Publikationen sind deshalb so populär, weil Anna Ornstein darin Aspekte der Technik der selbstpsychologischen Analyse hervorhebt, die in Heinz Kohuts Veröffentlichungen nicht enthalten waren. Am Chicago Institute, wo sie zuerst Studentin, dann enge Mitarbeiterin von Kohut war, wurde sie mit den zu dieser Zeit aufkommenden revolutionären Ideen der psychoanalytischen Selbstpsychologie vertraut. Ihre enge Verbindung mit Kohut beeinflusste ihre psychoanalytische Arbeit grundlegend; sie wurde zu einer eloquenten Vertreterin der psychoanalytischen Selbstpsychologie in den Vereinigten Staaten und in vielen anderen Ländern. Ihr therapeutisches Credo, würde man sie heute fragen, was das eigentlich Heilende in der Therapie ist: „feeling understood". Anna Ornsteins über 60 Publikationen behandeln den Prozess der Interpretation in der Psychoanalyse, die psychoanalytische Psychotherapie (viele dieser Arbeiten verfasste sie gemeinsam mit Paul Ornstein), die Psychopathologie des Kindes, die Therapie von Kindern und Familien und den Prozess der Aufdeckung nach dem Überleben von Extremsituationen. Diese letzte Reihe psychoanalytischer Publikationen enthält eine kritische Sichtung der Literatur und die Interpretation ihrer eigenen Erfahrungen in Auschwitz und verschiedenen anderen Konzentrationslagern. Ihre Erfahrungen während des Zweiten Weltkriegs begründeten ihr Interesse, die Konsequenzen eines Traumas, das in der frühen Kindheit oder aber im Erwachsenenalter erlitten wurde, voneinander zu unterscheiden. Eine künstlerische Wiedergabe ihrer Erinnerungen aus den Kriegsjahren – 25 Kurzgeschichten, begleitet von 13 Radierungen – wurden in einer auf 36 Stück limitierten Auflage 1997 publiziert und unter dem Titel „Tales of slavery and deliverance" in mehreren Museen in den USA und in einer Galerie in München 1999 ausgestellt. Anna Ornstein hielt über 350 Vorträge und Seminare allein und gemeinsam mit Paul Ornstein in den USA und rund um die Welt. Mehrere Arbeiten von Anna Ornstein wurden in deutschen und italienischen psychoanalytischen Zeitschriften veröffentlicht. Ihre Arbeit „Die Herstellung des Kontaktes mit der inneren Welt des Kindes" wurde vom Ernst

Reinhardt-Verlag als „Klassiker" ausgewählt und im „Handbuch der Kinderpsychotherapie" 1981 veröffentlicht. Anna Ornstein ist Mitglied zahlreicher psychoanalytischer Organisationen, Gründungsmitglied des International Council for Psychoanalytic Self Psychology, Life Fellow in der American Psychiatric Association und in der Academy of Child and Adolescent Psychiatry sowie im Editorial Board mehrerer angesehener psychoanalytischer Fachzeitschriften. 1989 erhielt sie den Distinguished Psychiatrist Lecturer Award der American Psychiatric Association und 2000 die Special Presidential Commendation derselben Organisation, 1989 den Rosenberry Award („for dedication to the care of children, excellence in teaching and scholarly pursuit") und 1996 einen Faculty Achievement Award („for excellence in research, scholarship and service") der University of Cincinnati. Die Ornsteins haben drei Kinder und fünf Enkelkinder. Alle drei Kinder sind Psychiater und zwei davon wurden Psychoanalytiker.

Wesentliche Publikationen

(1981) Self pathology in childhood: Clinical and developmental considerations. Psychiatric Clinics of North America 4: 435–453
(1983) Fantasy or reality: An unsettled question in pathogenesis and reconstruction in psychoanalysis. In: Goldberg A (Ed), The future of psychoanalysis (pp 381–395). New York, International Universities Press
(1989) Treatment issues with survivors and their offspring. In: Marcus P, Rosenberg A (Eds), Healing their wounds: Psychotherapy with Holocaust survivors and their families (pp 105–116). New York, Praeger
(1990) Selfobject transferences and the process of working through: The realities of transference. In: Goldberg A (Ed), Progress in self psychology, vol. 6 (pp 41–58). Hillsdale (NJ), The Analytic Press
(1993) Little Hans: His phobia and his Oedipus complex. In: Magid B (Ed), Freud's case studies: Self psychological perspectives (pp 87–106). Hillsdale (NJ), The Analytic Press
(1998) The fate of narcissistic rage in the treatment process. Psychoanalytic Inquiry 18: 55–70
(2001) Survival and recovery: Psychoanalytic reflections. Harvard Review of Psychiatry 9: 13–22
Ornstein A, Ornstein PH (1985) Parenting as an adult function: A psychoanalytic developmental perspective. In: Anthony J, Pollock G (Eds), Health and disease (pp 181–231). Boston (MA), Little Brown

and Co [dt.: (1994) Elternschaft als Funktion des erwachsenen Selbst: Eine psychoanalytische Betrachtung der Entwicklung. Kinderanalyse 2: 351–376]
Ornstein A, Ornstein PH (1996) Speaking in the interpretive mode and feeling understood: Crucial aspects of the therapeutic action in psychoanalysis. In: Lifson LE (Ed), Understanding therapeutic action in psychoanalysis: Psychodynamic concepts of cure (pp 87–101). Hillsdale (NJ), The Analytic Press
Ornstein A, Ornstein PH (2001) Empathie und therapeutischer Dialog: Beitrage zur klinischen Praxis der psychoanalytischen Selbstpsychologie (hg. von H.P. Hartmann). Gießen, Psychosozial Verlag

Literatur zu Biografie und Werk

Ornstein A (2001) Versklavung und Befreiung: Jüdische Schicksale aus Ungarn als zeitgemäße Pessachgeschichten. Konstanz, Hartung Gorre
Peck JM (1998) At the fire's center: A story of love and Holocaust survival. Urbana & Chicago, University of Illinois Press

Ramon Greenberg
(Übersetzung: Erwin Bartosch)

Ornstein, Paul H.

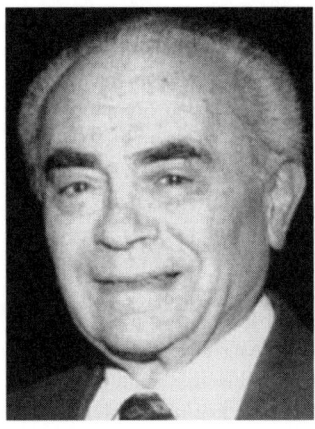

* 4.4.1924 in Hajdunánás, Ungarn.

Psychoanalytiker, Selbstpsychologe aus dem engsten Kreis um Heinz → Kohut.

Stationen seines Lebens und wichtige theoretische Beiträge und Orientierungen

Paul Ornstein besuchte das Gymnasium in seiner Heimatstadt, später das „Franz Joseph Rabbinische Seminar" in Budapest, wo er gerade noch rechtzeitig sein Maturazertifikat erhielt, kurz nachdem die deutsche Armee Ungarn am 19.3.1944 okkupiert hatte. Er wurde in ein Arbeitslager in Polen gebracht, das er wie durch ein Wunder überlebte und es gelang ihm, nach Budapest zurückzufinden, wobei er seinen Verfolgern immer wieder entkommen konnte. Die beiden letzten Monate des Krieges versteckte er sich im Souterrain eines Nebengebäudes des Schweizer Konsulats, bis die Russen Budapest besetzten. Er und seine Frau Anna → Ornstein gelangten schließlich nach Heidelberg, wo er Medizin studierte und mit dem Diplom 1950 und dem Doktorat 1951 abschloss. Bald danach wanderte er in die Vereinigten Staaten aus. Nach der psychiatrischen Ausbildung an der University of Cincinnati machte er seine psychoanalytische Ausbildung am Chicago Institute for Psychoanalysis, die er 1966 mit einer Arbeit über „Selected problems in learning how to analyze" (Ornstein, 1967) beendete. Seine Verbindung mit Michael → Balint gab den Anstoß für sein Interesse an der Fokaltherapie, das 1972 zur gemeinsamen Publikation mit Michael und Enid Balint führte: „Fokaltherapie: Ein Beispiel angewandter Psychoanalyse". Die Verbindung mit Michael Balint hatte aber noch eine bedeutendere Konsequenz: Sie wurde für Paul Ornstein der Auslöser für seine Untersuchungen über den psychotherapeutischen, später den psychoanalytischen Prozess – eines seiner zentralen Anliegen, das er und seine Frau Anna Ornstein ihr ganzes berufliches Leben hindurch verfolgten. Vor kurzem wurden die wichtigsten Arbeiten dazu in deutscher Sprache veröffentlicht (Ornstein & Ornstein, 2001). Seine Verbindung mit Heinz Kohut – Paul Ornstein gehörte zum engsten Kreis der Mitarbeiter Kohuts – prägte die Richtung seiner psychoanalytischen Interessen und Studien, indem er die Selbstpsychologie als die für ihn maßgebliche Theorie der Psychoanalyse übernahm. Bis heute ist sein Grundgedanke das Konzept der Selbst-Selbstobjekt-Matrix, das ihm das Verstehen und die Beschreibung des therapeutischen Prozesses ebenso wie der psychischen Entwicklung ermöglicht. Die neuen Entwicklungen in der Selbstpsychologie kann er von diesem original selbstpsychologischen Standpunkt her in sein Konzept integrieren. Er gab Kohuts ausge-

wählte Schriften in vier umfangreichen Bänden heraus: 1978 „The search for the self: Selected writings of Heinz Kohut" (2 Bände), mit einem einleitenden Essay „The evolution of Heinz Kohut's psychoanalytic psychology of the self" und (1990) die Bände 3 und 4 mit einem Essay „The unfolding and completion of Heinz Kohut's paradigm of psychoanalysis". Paul Ornstein veröffentlichte an die 100 Arbeiten, zuerst über psychiatrische und psychotherapeutische Ausbildung, über Traumforschung (als Mitglied eines Teams) und über Psychopharmakologie. Nachdem er Psychoanalytiker geworden war, beschäftigte er sich in den meisten seiner Arbeiten mit dem psychotherapeutischen und psychoanalytischen Prozess und den verschiedenen Apekten des therapeutischen Ansatzes, die durch die Selbstpsychologie ermöglicht werden. Besonderes Gewicht liegt dabei auf dem Prozess der Interpretation. Viele dieser Arbeiten verfasste er gemeinsam mit seiner Frau Anna. Einige davon wurden ins Deutsche, Italienische und Ungarische übersetzt. Ein Seminar, wieder in Heidelberg, das sich mit → Freud, → Jung und → Adler beschäftigte, weckte sein Interesse für den Vergleich innerhalb der psychoanalytischen Strömungen. Die anfängliche Feindschaft der amerikanischen Psychoanalyse gegenüber der Selbstpsychologie verstärkte dieses Interesse und so wurde er häufig eingeladen, um mit Kritikern der Selbstpsychologie zu diskutieren. Da er in der klassischen Ich-Psychologie in Chicago ausgebildet worden war, war es ihm möglich, beide dieser psychoanalytischen Richtungen aus ihrem inneren Zusammenhang heraus zu verstehen und er war sehr daran interessiert, Ähnlichkeiten und Unterschiede der beiden Zugänge zu diskutieren und darüber zu schreiben.

Er leitete gemeinsam mit seiner Frau an die 300 Seminare und Workshops in mehr als einem Dutzend Ländern. In den letzten zehn Jahren boten die Ornsteins jährlich ein Wochenende mit klinischen Seminaren am Konstanz International Center for the Study of Self Psychology an. Paul Ornstein erhielt 1985 den Honored Clinician Award der Society for Psychoanalytic Psychotherapy. Er wurde weiters 1991 geehrt mit dem Distinguished Psychiatric Lecturer Award am Annual Meeting of the American

Psychiatric Association in New Orleans, mit der Special Presidential Commendation from the American Psychiatric Association am Annual Meeting 2000 in Chicago. Er ist Mitglied zahlreicher psychoanalytischer Organisationen, inklusive der International Psychoanalytic Association, und Mitglied des Editorial Boards mehrerer psychoanalytischer Fachzeitschriften. Paul Ornstein ist Gründungsmitglied des International Council for Psychoanalytic Self Psychology, war dessen Vizepräsident 1999–2001 und 2001–2003 dessen Präsident. Er ist emeritierter Professor für Psychiatrie und emeritierter Professor für Psychoanalyse an der University of Cincinnati, Lehr- und Kontrollanalytiker am Cincinnati Psychoanalytic Institute, Co-Director des International Center for the Study of Psychoanalytic Selfpsychology, Lecturer in Psychiatry an der Harvard University (Massachusetts Mental Health Center), Mitglied der Faculty am Psychoanalytic Institute in New England East (PINE) und am Boston Psychoanalytic Institute. Paul und Anna Ornstein haben nicht nur für den Aufbau und den Zusammenhalt der amerikanischen selbstpsychologischen Gemeinschaft unermüdlich unschätzbare Dienste geleistet, sondern besonders auch für das Wachsen und die Ausbildung der europäischen Selbstpsychologie.

Wesentliche Publikationen

(1968) Sorcerer's apprentice: The initial phase of training in psychiatry. Comprehensive Psychiatry 9: 293–315 [Festschrift in Honor of Maurice Levine, M.D.; ed. by P.H. Ornstein and C.K. Hofling]

(1974) On narcissism: Beyond the introduction. Highlights of Heinz Kohut's contributions to the psychoanalytic treatment of narcissistic personality disorders. Annual of Psychoanalysis 2: 127–149

(1978) The resolution of a mirror transference: Clinical emphasis upon the termination phase. In: Goldberg A (Ed), The psychology of the self: A case book (pp 13–120). New York, International Universities Press

(1979) Remarks on the central position of empathy in psychoanalysis. Bulletin: The Association for Psychoanalytic Medicine 18: 95–109

(1980) Self psychology and the concept of health. In: Goldberg A (Ed), Advances of self psychology (pp 137–156). New York, International Universities Press [dt.: (2001) Der Gesundheitsbegriff in der Selbstpsychologie. In: Ornstein A, Ornstein PH,

Empathie und therapeutischer Dialog: Beiträge zur klinischen Praxis der psychoanalytischen Selbstpsychologie (hg. von H.-P. Hartmann) (S 247–270). Gießen, Psychosozial]

(1990) How to enter a psychoanalytic process conducted by another analyst? Psychoanalytic Inquiry 10: 478–497

(1993) Did Freud understand Dora? In: Magid B (Ed), Freud's case studies: Self psychological perspectives (pp 31–85). Hillsdale (NJ), The Analytic Press

(1998) Heinz Kohut's vision of the essence of humanness. In: Marcus P, Rosenberg A (Eds), Psychoanalytic versions of the human condition and clinical practice (pp 206–232). New York, New York University Press [dt.: (2001) Heinz Kohuts Bild vom Wesen des Menschen. In: Ornstein A, Ornstein PH, Empathie und therapeutischer Dialog: Beiträge zur klinischen Praxis der psychoanalytischen Selbstpsychologie (hg. von H.-P. Hartmann) (S 271–298). Gießen, Psychosozial]

(Ed) (1978–91) The search for the self: Collected papers of Heinz Kohut (4 vols.). Madison (CT), International Universities Press

Ornstein A, Ornstein PH (2001) Empathie und therapeutischer Dialog: Beiträge zur klinischen Praxis der psychoanalytischen Selbstpsychologie (hg. von H.-P. Hartmann). Gießen, Psychosozial

Ornstein PH, Ornstein A (1985) Clinical understanding and explaining: The empathic vantage point. In: Goldberg A (Ed), Progress in self psychology, vol. 1 (pp 43–61). New York, Guilford Press

Ornstein PH, Ornstein A (1994) On the conceptualization of clinical facts in psychoanalysis. International Journal of Psycho-Analysis 75: 977–994

Literatur zu Person und Werk

Fisch JM (2000) Interview mit Paul H. Ornstein. In: Hartmann H-P, Milch W (Hg), Übertragung und Gegenübertragung: Weiterentwicklungen der Psychoanalytischen Selbstpsychologie (S 157–174). Gießen, Psychosozial

Ramon Greenberg
(Übersetzung: Erwin Bartosch)

Orr, Leonard

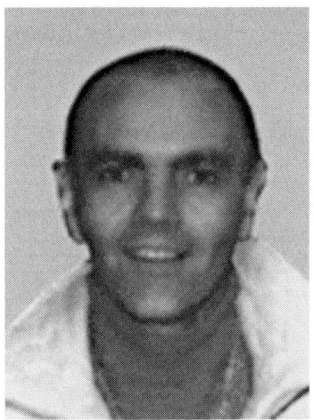

* 15.11.1937 Walton, New York.

Begründer des Rebirthing.

Stationen seines Lebens

Studium von Theologie und Philosophie. Ab 1960 Studium von Affirmationstechniken bei Joel und Champion Teutsch. Verschiedene berufliche Tätigkeiten im Verkaufsbereich und als Unternehmensberater. 1966/67: Befreiung aus Selbstmordgedanken durch Einsicht in negative Gedankenmuster und „Entwirrung des eigenen Todesdrangs". Anfang der 1970er Jahre: Experimente mit Atemtechniken in der Badewanne führen zum Wiedererleben der eigenen Geburt und schließlich zur Prägung des Wortes „Rebirthing", oft auch als „conscious connected breathing", „bewusstes verbundenes Atmen" bezeichnet. Ab 1974 lehrt Orr die Technik des verbundenen Atems in erfolgreicher Seminartätigkeit. Rebirthing verbreitet sich von Kalifornien aus rasch in den USA und später nach Europa und in die anderen Erdteile. Orr spricht 1981 von einer weit verbreiteten Einführung in die „amerikanische Form des Prana Yoga". Zunächst wird die Atemtechnik im warmen Wasser ausgeführt, ehe Orr erkennt, dass die besten Resultate erzielt werden, wenn die Atemform zuerst auf einer Matte liegend in ca. 10 Sitzungen erlernt wird, ehe das Atmen im Wasser stattfindet. 1977 Publikation von „Rebirthing in the new age" (zusammen mit Sondra Ray). Schüler wie Jim Leonard, Phil Laut, Sondra Ray und Jim Morningstar sorgen für Verbreitung und Weiterentwicklung der Rebirthing-Atemtechnik. 1977 Erste Indienreise; dort Zusammentreffen mit indischen Meistern. 1980er Jahre: Leitung eines Seminarzentrums in Campbell Hotsprings (Kalifornien). Orr beschäftigt sich intensiv mit Techniken der „spirituellen Reinigung", wie Feuerrituale, Fasten und indischen Meditationsformen. Das Konzept der „physischen Unsterblichkeit" wird zu einer zentralen Theorie. Orr verfasst auch Schriften zur Demokratieentwicklung, Geldpolitik und indischen Philosophie. Seminar- und Vortragstätigkeit in Nord- und Südamerika, Europa, Asien und Australien. Anfang der 1990er Jahre: „Meisterung der Senilitätskrise" (Orr, 1990). Intensive Auseinandersetzung mit der eigenen Krebserkrankung, die er 2000 für geheilt erklärt. 1997 Ehrenmitgliedschaft bei der 1993 gegründeten International Breathwork Foundation.

Wichtige theoretische Beiträge und Orientierungen

Orr erkannte die zentrale Bedeutung der Atmung an der Schnittstelle von Körper, Seele und Geist. Blockierungen in der Atmung weisen auf traumatische Erfahrungen zurück und bewirken Gesundheitsbeeinträchtigungen und neurotische Verhaltensmuster. Durch das Lösen von Anspannungen in der Atmung mittels der Rebirthing-Atemtechnik werde ein verbessertes körperliches Wohlbefinden erreicht, dazu komme es auch zu körperlichen Heilungsprozessen, psychischer Gesundung und spiritueller Öffnung. Zu den frühen Theorien Orrs zählt die Idee des „Todesdrangs", worunter er ein Gedankenkonstrukt versteht, das von dem Grundgedanken der Unvermeidlichkeit des Todes und damit von einer negativen Einstellung zum Leben bestimmt ist. Da „Gedanken kreativ sind", würden diese Gedanken Probleme im Leben und letztlich den Tod herbei führen. Deshalb seien sie mit Hilfe von Übungen durch lebensbejahende Gedanken zu ersetzen. Orr kann als Pionier der psychologischen Selbsthilfe bezeichnet werden, weil die von ihm entwickelten Methoden sowohl in einem therapeutischen Kontext als auch in der Selbsthilfepraxis angewendet werden können. Das bewusste verbundene Atmen kann nach seiner Ansicht in 10 Sitzungen erlernt und dann alleine ausgeübt werden. Orr vertritt das Konzept der Selbstverantwortung in der Therapie und war damit Wegbereiter einer neuen Form der Klienten-Therapeuten-Beziehung zwischen Lebensberatung und spiritueller Wegweisung. Zu den wichtigsten theoretischen Beiträgen Orrs zählt das Aufgreifen der Geburtraumatheorie (O. → Rank). Er betrachtet die Geburt in jedem Fall als traumatisch und führt eine Vielzahl späterer neurotischer oder psychotischer Störungen darauf zurück. Er sieht eine Möglichkeit der Heilung darin, dass bewusst der erste Atemzug wieder erlebt wird. Orr steht der transpersonalen Psychologie (u. a. S. → Grof) nahe, weil für ihn psychische Heilung eng mit spirituellen Erfahrungen verbunden ist. Rebirthing kann auch als Weiterentwicklung der Körpertherapie (W. → Reich) und der Bioenergetik (A. → Lowen) verstanden werden, indem das Konzept der Körperpanzerung zentral auf die Atmung übertragen wird. Orr hat eine vereinfachte Arbeitsform entwickelt, deren leichte Erlernbarkeit zur raschen Verbreitung der Technik beigetragen hat. Zur kognitiven Integration der Atemerfahrungen schlägt er vor allem die Arbeit mit Affirmationen vor.

Wesentliche Publikationen

(1981) Physical immortality. Staunton (VA), Inspiration University

(1988) Breath awareness. Staunton (VA), Inspiration University

(1990) Turning senility misery into victory: Physical immortality starts after senility. Staunton (VA), Inspiration University

(1994a) The healing power of birth and rebirth. Staunton (VA), Inspiration University

(1994b) The secrets of youthing. Staunton (VA), Inspiration University

(1998) Breaking the death habit. Berkeley (CA), North Atlantic Books

(2000a) Healing cancer. Staunton (VA), Inspiration University

(2000b) Rebirthing, Geld und Unsterblichkeit: Schriften vom Begründer der Rebirthingbewegung Leonard Orr. Aachen, Spirit Rainbow Verlag

(2000c) The new renaissance. Staunton (VA), Inspiration University

Orr L, Ray S (1977) Rebirthing in the new age. Berkeley (CA), Celestial Arts

Literatur zu Biografie und Werk

Anders G (2001) Rebirthing: Die Integration von Körper, Geist und Seele durch bewußtes Atmen. Aachen, Rainbow

Ehrmann W (2004) Handbuch der Atemtherapie. Ahlerstedt, Param

Leonard J, Laut P (1988) Neu geboren werden. Rebirthing: Der Weg zu Selbstentfaltung und Lebensfreude. München, Kösel

Minett G (1997) Rebirthing: Heilung für Körper und Seele. München, Droemer-Knaur

Wilfried Ehrmann

Orth, Ilse

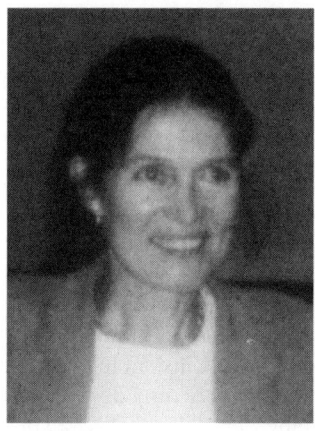

* 11.1.1936 in Berlin.

Führende Protagonistin im Bereich der Kunsttherapie, Therapie mit kreativen Medien, Poesie- und Bibliotherapie; Mitbegründerin der „Integrativen, intermedialen Kunsttherapie".

Stationen ihres Lebens

Zweites Kind, Kindheit und Jugend in der „Reichshauptstadt" Berlin, zum Teil im Krieg. 1942 ausgebombt, Trennung von den Eltern, Evakuierung aus der Großstadt zu Verwandten nach Süddeutschland, in ein schwäbisches Dorf. Kriegsende: Umzug nach Düsseldorf, Gymnasium. Mit 16 Jahren Austauschschülerin in den USA, gewann den Wettbewerb „I speak for democracy"; 1956 Abitur; Studium in Heidelberg, Wien, Paris, Bonn: Germanistik, Anglistik, Philosophie, Pädagogik, u. a. bei Gadamer,

Löwith und Benno von Wiese. Schwerpunkt-bildungen im Bereich Rhetorik, Drama (eigene Theaterarbeit), Frauenliteratur. Erstes Staatsexamen 1960 (Arbeit über George Eliot), danach Aufenthalt im Engadin. Unter dem Einfluss der Natur „ökopsychosomatische Selbsterfahrung" und erste „intermediale" Arbeit: kreatives Gestalten mit Ton, Naturmaterialien, Verbindung von Bewegung, Tanz, Schreiben, Sprache. Zweites Staatsexamen 1964 (Arbeit über „Die Wirkung von Poesie auf Schüler). Zehn Jahre Schuldienst, zwei Jahre Referentin für Beratungslehrer am Landesinstitut für Lehrerbildung von Nordrheinwestfalen. 1994–96: Aufbaustudium Supervision an der FU Amsterdam, Abschluss als Diplomsupervisorin. Psychotherapieausbildungen: Ab 1961 an der Existentialpsychologischen Bildungs- und Begegnungsstätte, Todtmos-Rütte, Schülerin von Graf → Dürckheim, Leibtherapie bei Marianne Müller, Jungsche Analyse bei Maria → Hippius, ab 1972 dort Mitarbeiterin. Seitdem psychotherapeutische, leibtherapeutische, kunsttherapeutische und supervisorische Arbeit in eigener Praxis. Weiterbildungen in experienzieller Therapie, Gestalttherapie u. a. bei Udo Derbolowsky, Ruth → Cohn, John Brinley. Ab 1972 Bewegungstherapie- und Psychotherapieausbildung am Fritz Perls Institut (FPI) Düsseldorf, bei Hilarion → Petzold u. a.; Abschluss als Psychotherapeutin. Seit 1976 dort Mitarbeiterin, dann Lehrtherapeutin, Supervisionsausbildung 1978–82, Lehrsupervisorin (DGSv). 1976–79: Körperpsychotherapie-Ausbildung bei Malcolm Brown. 1982: Fachbereichsleitung der Ausbildung für Integrative Kunst- und Kreativitätstherapie an der Europäischen Akademie für psychosoziale Gesundheit (EAG), Beversee, seit 1992 dort im Leitungsgremium. 1984 Mitbegründerin der ersten deutschsprachigen Ausbildung und der Deutschen Gesellschaft für Poesie- und Bibliotherapie (DGPB, seitdem Vorstandsmitglied), 1985 Mitbegründerin und langjähriges Vorstandsmitglied der Deutschen Gesellschaft für Kunsttherapie (DGKT). Mit Petzold Organisation der ersten deutschsprachigen Tagungen/Kongresse im Bereich der künstlerischen Therapieformen. Internationale Seminar- und Lehrtätigkeit im Bereich Kunsttherapie, Bewegungstherapie, Supervision u. a.

an verschiedenen Universitäten (Amsterdam, Krems). 1998 Bundesverdienstkreuz für Verdienste um Psychotherapie und Kunsttherapie.

Wichtige theoretische Beiträge und Orientierungen

Eine der ersten, die systematisch kreative Medien in die psychotherapeutische Arbeit einbezog und auf der Grundlage der Integrativen Therapie zusammen mit H. Petzold und J. Sieper eine Integrative und intermediale Kunsttherapie (IKT) entwickelte und dann in einem Ausbildungscurriculum umsetzte. Der Ansatz ist – ihren Studien entsprechend – einer künstlerischen und philosophischen Therapeutik verpflichtet. Ausgangspunkt wurde eine phänomenologisch-tiefenhermeneutisch (P. → Ricœur) und sozialkritisch orientierte „Anthropologie des schöpferischen Menschen" (1993). Sie gründet im „totalen Sinnesorgan des Leibes" (M. → Merleau-Ponty), der vielfältige Wahrnehmungsvermögen hat, denen jeweils Ausdrucksvermögen entsprechen. Beide sind bei Patienten – so Orths Krankheitskonzept – durch die „Domestizierung des Leibes" (1995) und „multiple Entfremdung" häufig eingeschränkt und müssen in der Therapie „restituiert" werden: Die Wahrnehmungsvermögen führen zu Ausdrucksvermögen: Audition führt zu Ausdruck in Sprache, Gesang, dramatischem Spiel und eröffnet den Behandlungsweg therapeutischer Vokalarbeit (Dramatherapie), die kinästhetischen Sinne führen zu Bewegung/Tanz, therapeutische Bewegungsarbeit, Tanztherapie, der Gesichtssinn zu bildnerischem Gestalten und therapeutischer Arbeit mit Formen, Farben, Ton, Materialien, etc.). Eine solche Intermedialität wurde schon in den Tempelkrankenhäusern des Asklepios praktiziert. Sie findet sich durchgängig bei Kindern und ermöglicht, entwicklungspsychologisch spezifische Milieus anzusprechen, z. B. mit Fingerfarben, Ton, Bewegung den Frühbereich der sensumotorischen Phase, mit Poesietherapie die sprachsensible Phase, mit Dramatechniken die rollenspielsensible Phase – stets in der Vielstimmigkeit (M. Bakhtin) sozialer Netzwerke. Immer werden von Orth – als Germanistin und Psychotherapeutin – Verbalität und Nonverbalität, Leib

353

und Sprache in ihrem Metamorphose-Modell (1992) verschränkt. Eindruck/Impuls führen zu Wahrnehmen/Erleben; dies führt zu zerebralem Verarbeiten und hermeneutischem Auslegen, dies zu Ausdruck/Handeln, ein Polylog von „Du, Ich, Wir in Kontext und Kontinuum". Ziele solcher prozessualer Therapie sind Symptombeseitigung, Persönlichkeitsentwicklung, Kulturarbeit u. a. durch die heilende Kraft ästhetischer Erfahrung, eine „Lebenskunst" (M. → Foucault), in der das Selbst „Künstler und Kunstwerk" (H. Petzold) ist, Integration und persönliche Souveränität (1993, 1998) gewonnen und Traumaerfahrungen überwunden werden. Das Charakteristikum der IKT: Veränderungen, Transgressionen im konkreten „Alltag als Übung" (K. Dürckheim) und im „sozialem Gestaltungsraum" (A. Boal) ermöglichen, jenseits symbollastiger Mythologisierungen (1999), die man so oft in der Kunsttherapie findet. Mit „Kreativen Medien" wurde eine differenzierte projektive/semiprojektive Diagnostik (1994) entwickelt und eine aktionale Therapeutik, die vom „eigenleiblichen Spüren" (H. → Schmitz) ausgehend, „movement produced information" (J. Gibson, A. Damasio) nutzt, um eigenes Denken, Fühlen, Wollen und Handeln im „sozialen Raum" wahrzunehmen, gemeinsam in sprachlicher und nicht-sprachlicher Hermeneutik auszulegen und veränderungswirksam zu gestalten. Denn „jeder Mensch ist ein Künstler" (J. Beuys), deshalb sind gelungene soziale Situationen für Ilse Orth Ergebnis „sozialer Gestaltungen", die auf humanes Miteinander, auf „Konvivialität" (J. Derrida) abzielen. In der IKT wird kein geschmäcklerischer Ästhetizismus gepflegt, sondern an die sozialphilosophisch reflektierte „kulturkritische Aufgabe von Kunst" angeknüpft. Deshalb hat sie neben „aktiver Kunsttherapie" (eigenes Malen, Schreiben, Theaterspielen) auch Formen „rezeptiver Kunsttherapie" (Kunstbetrachtung, Bibliotherapie, Theaterbesuch) und kultureller Projektarbeit entwickelt.

Wesentliche Publikationen

(1993) Integration als persönliche Lebensaufgabe. In: Petzold HG, Sieper J (Hg), Integration und Kreation, Bd. 1 (S 371–384). Paderborn, Junfermann

(1994a) Der domestizierte Körper: Die Behandlung beschädigter Leiblichkeit in der Integrativen Therapie. Gestalt [Schweiz] 21: 22–36

(1994b) Unbewußtes in der therapeutischen Arbeit mit künstlerischen Methoden und Kreativen Medien: Überlegungen aus der Sicht integrativer und intermedialer Kunsttherapie. Integrative Therapie 20: 312–339

(1996) Leib, Sprache, Gedächtnis, Kontextualisierung. Gestalt [Schweiz] 27: 11–17

(2002) Weibliche Identität und Leiblichkeit: Prozesse „konvivialer" Veränderung und Entwicklung – Überlegungen für die Praxis. Integrative Therapie 28: 119–140, 303–324

Orth I, Petzold HG (1990) Metamorphosen: Prozesse der Wandlung in der intermedialen Arbeit der Integrativen Therapie. In: Petzold HG, Orth I (Hg), Die neuen Kreativitätstherapien: Handbuch der Kunsttherapie, Bd. II (S 721–774). Paderborn, Junfermann [auch in: Integrative Therapie 16: 53–93]

Orth I, Petzold HG (1991) Körperbilder in der Integrativen Therapie: Darstellungen des phantasmatischen Leibes durch „Body Charts" als Technik projektiver Diagnostik und kreativer Therapeutik. Integrative Therapie 17: 117–146

Orth I, Petzold HG (1993a) Anthropologie des schöpferischen Menschen. In: Petzold HG, Sieper J (Hg), Integration und Kreation: Modelle und Konzepte der Integrativen Therapie, Agogik und Arbeit mit kreativen Medien, Bd. 1 (S 93–116). Paderborn, Junfermann

Orth I, Petzold HG (1993b) Therapietagebücher, Lebenspanorama, Gesundheits-/Krankheitspanorama als Instrumente der Symbolisierung, karrierebezogenen Patientenarbeit und Lehranalyse in der Integrativen Therapie. Integrative Therapie 19: 95–153

Orth I, Petzold HG (1994a) Integrative Kunsttherapie: Ein kreativer Ansatz der Kulturarbeit und der Krankenbehandlung. In: Faust J, Marburg F (Hg), Zur Universalität des Schöpferischen (S 196–215). Münster, Lit Verlag

Orth I, Petzold HG (1994b) Kreative Persönlichkeitsdiagnostik durch „mediengestützte Techniken" in der Integrativen Therapie und Beratung. Integrative Therapie 20: 340–391

Orth I, Petzold HG (Hg) (1985) Poesie und Therapie: Über die Heilkraft der Sprache. Poesietherapie, Bibliotherapie, Literarische Werkstätten. Paderborn, Junfermann

Orth I, Petzold HG, Sieper I (1995) Qualitätssicherung und Didaktik in der therapeutischen Aus- und Weiterbildung. Sonderausgabe Gestalt und Integration. Düsseldorf, FPI-Publikationen

Orth I, Petzold HG (1998) Heilende Bewegung: Die Perspektive der Integrativen Leib- und Bewegungstherapie. In: Illi U, Breithecker D, Mundigler S (Hg), Bewegte Schule: Gesunde Schule (S 183–199). Zürich, Internationales Forum für Bewegung (IFB)

Literatur zu Biografie und Werk

Nitsch-Berg H, Kühn H (2001) Kreative Medien und die Suche nach Identität: Methoden Integrativer Therapie und Gestaltpädagogik für psychosoziale Praxisfelder. Köln, Edition Humanistische Psychologie

Petzold, HG, Orth I (1990) Die neuen Kreativitätstherapien: Handbuch der Kunsttherapie (2 Bde.). Paderborn, Junfermann

Petzold HG, Orth I (1999) Die Mythen der Psychotherapie: Ideologien, Machtstrukturen und Wege kritischer Praxis. Paderborn, Junfermann

Petzold HG, Orth I (2005) Sinn, Sinnerfahrung, Lebenssinn in Psychologie und Psychotherapie (2 Bde.). Bielefeld, Edition Sirius bei Aisthesis

Petzold HG, Sieper J (Hg) (1993) Integration und Kreation: Modelle und Konzepte der Integrativen Therapie, Agogik und Arbeit mit kreativen Medien. Bd. 1: Theorien und Konzepte; Bd 2: Strukturen, Methoden, Organisation. Paderborn, Junfermann

Johanna Sieper

- P -

Parin, Paul

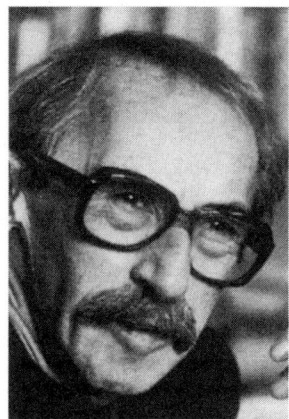

* 20.9.1916 in Polzela, Slowenien.

Arzt mit Spezialisierung in Neurologie, Psychoanalytiker, Schriftsteller, Begründer der Ethnopsychoanalyse.

Stationen seines Lebens

1916 als Schweizer Staatsbürger noch in der ehemaligen Habsburgermonarchie in der Südsteiermark geboren, wuchs er als Sohn einer typischen assimilierten jüdischen großbürgerlichen Familie der Jahrhundertwende auf dem elterlichen Gutsbesitz in Slowenien auf. Studium der Medizin in Graz, Zagreb und Zürich, wo er 1943 promovierte und anschließend in Lugano als Assistent im Ospedale Civico arbeitete. Während des Zweiten Weltkriegs war Parin als Antifaschist in der Flüchtlingsarbeit aktiv und 1944/45 im Rahmen der Schweizer Ärzte- und Sanitätshilfe bei der jugoslawischen Befreiungsarmee im Einsatz. 1946–52 absolvierte er eine Ausbildung in Neurologie und Psychoanalyse in Zürich, ab 1949 war Parin Mitglied der Internationalen Psychoanalytischen Vereinigung, 1958 war er Mitbegründer des Psychoanalytischen Seminars

Zürich, an dem er bis 1983 lehrte. 1967–70 Präsident der Schweizerischen Gesellschaft für Psychoanalyse. 1954–71 Forschungsreisen nach Westafrika, gemeinsam mit Goldy Parin-Matthèy und mit Fritz → Morgenthaler begründete und entwickelte Parin die Ethnopsychoanalyse als wissenschaftliche Methode. Paul Parin praktizierte bis 1990 als Psychoanalytiker, seitdem arbeitet er hauptsächlich als Schriftsteller und veröffentlichte neben seinen wissenschaftlichen Publikationen und zahlreichen kritischen Essays zu Politik und Kultur bisher sieben Erzählbände. Er erhielt 1986 den Literaturpreis des Kantons Zürich, wurde 1992 mit dem Erich-Fried-Preis ausgezeichnet, 1997 erhielt er den Sigmund-Freud-Preis für wissenschaftliche Prosa der Deutschen Akademie für Sprache und Dichtung und 1999 den Sigmund-Freud-Preis der Stadt Wien. Paul Parin ist seit 1995 Ehrendoktor der Universität Klagenfurt und lebt seit 1938 in Zürich; seit 1939 zusammen mit seiner Frau Goldy Parin-Matthèy, die 1997 verstarb.

Wichtige theoretische Beiträge und Orientierungen

Ab 1954 begannen Paul Parin, Fritz Morgenthaler und Goldy Parin-Matthèy Forschungsreisen nach Westafrika zu unternehmen, aus denen die Studien „Die Weißen denken zuviel: Psychoanalytische Untersuchungen bei den Dogon in Westafrika" (1963) und „Fürchte deinen Nächsten wie dich selbst: Psychoanalyse und Gesellschaft am Modell der Agni in Westafrika" hervorgingen, womit die Ethnopsychoanalyse als wissenschaftliche Methode begründet und entwickelt wurde. In diesem Konzept wird eine Theorie des Subjekts mit dem bestehenden Wissen um die verschiedenen Kulturen zu einem neuen Wissen vom Menschen und seinen vielfältigen Lebensmöglichkeiten und Lebensformen verbunden, wobei die theoretischen und methodischen Mittel der Psychoanalyse eingesetzt werden. Erstmals in der Geschichte der Verbindung von Psychoanalyse und Ethnologie war es gelungen, die Freudsche psychoanalytische Methode und Technik auf ethnologischem Untersuchungsgebiet erprobend einzusetzen. Die Ethnopsychoanalyse kann als die bedeutendste Anwendung und Entwicklung der deutschsprachigen Psychoanalyse nach dem Zweiten Weltkrieg angesehen werden. Mit ihren ethnopsychoanalytischen Untersuchungen bei den Dogon und Agni und der gleichzeitigen Rückbeziehung auf ihre psychoanalytischen Erfahrungen in der eigenen Kultur war ihnen der Nachweis gelungen, dass sich die Psychoanalyse praktisch und theoretisch eignet, Menschen psychoanalytisch zu verstehen, die in anderen gesellschaftlichen Formationen und außerhalb der europäischen Kultur- und Zivilisationsgeschichte leben und aufgewachsen sind. Die Psychoanalyse wird dabei als Trieb- und Konfliktpsychologie verstanden und als Instrument zur differenzierten Betrachtung und Analyse gesellschaftlicher Strukturen verwendet. Die ethnopsychoanalytischen Erfahrungen wurden für die Erweiterung und Differenzierung der psychoanalytischen Theorie und Praxis ausgewertet („Der Widerspruch im Subjekt", 1978; „Subjekt im Widerspruch", 1986). Innerhalb der Pioniergruppe kann Parin als derjenige angesehen werden, der sich speziell um die theoretische Basis der Ethnopsychoanalyse bemühte. Die ethnopsychoanalytischen Untersuchungen hatten die Wirkung der gesellschaftlichen Kräfte im Individuum unmittelbar deutlich werden lassen. Diese Einsichten schufen die notwendige Distanz, um bei der psychoanalytischen Arbeit in der eigenen Kultur die komplexen gesellschaftlichen Prozesse zu erfassen und in die psychoanalytische Theorie und Praxis einzubeziehen. Auf theoretischer Ebene wurden diese Erfahrungen mit dem Modell der Anpassungsmechanismen des Ich Rechnung getragen. Die ethnopsychoanalytischen Untersuchungen stehen in der Tradition der Freudschen Kulturtheorie und Kulturkritik und führten diese in Europa durch den Faschismus und Nationalsozialismus unterbrochene Tradition fort. Die Ausarbeitung dieses gesellschaftstheoretischen und gesellschaftskritischen Ansatzes

in der Psychoanalyse hat in der Ethnopsychoanalyse und in den Arbeiten von Parin seinen elaboriertesten Ausdruck gefunden. Sie hat sich zu einem an theoretischen und praktischen Innovationen reichen Wissenschaftszweig entwickelt; sie bemüht sich, die psychologischen Auswirkungen von gesellschaftlichen Kräften, von unterschiedlichen Gesellschaftsstrukturen sowie historischen und kulturellen Prozessen und Institutionen auf das Individuum zu erfassen und deren psychische Repräsentanzen theoretisch zu bestimmen; sie ist paradigmatisch für die qualitative Sozialforschung und kann als Grundlagendisziplin einer interkulturellen Psychotherapie angesehen werden.

Wesentliche Publikationen

(1978) Der Widerspruch im Subjekt: Ethnopsychoanalytische Studien. Frankfurt/M., Syndikat

(1980) Untrügliche Zeichen von Veränderung: Jahre in Slowenien. Hamburg, Europäische Verlagsanstalt

(1985) Zu viele Teufel im Land: Aufzeichnungen eines Afrikareisenden. Frankfurt/M., Syndikat

(1990) Der nationalen Schande zu begegnen: Ein ethno-psychoanalytischer Vergleich der deutschen und italienischen Kultur. Psyche 44: 643–659

(1990) Noch ein Leben: Eine Erzählung. Zwei Versuche. Freiburg, Kore

(1991) Es ist Krieg und wir gehen hin: Bei den jugoslawischen Partisanen. Reinbek, Rowohlt

(1993) Das Bluten aufgerissener Wunden: Ethnopsychoanalytische Überlegungen zu den Kriegen im ehemaligen Jugoslawien. In: Stiglmayer A (Hg), Massenvergewaltigung: Krieg gegen Frauen (S 57–84). Freiburg, Kore

(1993) Karakul: Erzählungen und ein Faksimile. Hamburg, Europäische Verlagsanstalt

(1995) Eine Sonnenuhr für beide Hemisphären und andere Erzählungen. Hamburg, Europäische Verlagsanstalt

(1998) Ethnisierung der Politik. Ex-Jugoslawien: Vom National-Kommunismus zum „National-Sozialismus". In: Modena E (Hg), Das Faschismus-Syndrom: Zur Psychoanalyse der Neuen Rechten in Europa (S 100–118). Gießen, Psychosozial

(2001) Der Traum von Ségou: Neue Erzählungen. Hamburg, Europäische Verlagsanstalt

(2004) Psychoanalyse, Ethnopsychoanalyse, Kulturkritik. 245 Texte auf CD ROM (hg. von Reichmayr J, van den Broek W, Reichmayr M). Gießen, Psychosozial

Parin P, Morgenthaler F, Parin-Matthèy G (1963) Die Weißen denken zuviel: Psychoanalytische Untersuchungen bei den Dogon in Westafrika. Zürich, Atlantis

357

Parin P, Morgenthaler F, Parin-Matthèy G (1971) Fürchte deinen Nächsten wie dich selbst: Psychoanalyse und Gesellschaft am Modell der Agni in Westafrika. Frankfurt/M., Suhrkamp

Parin P, Parin-Matthèy G (1986) Subjekt im Widerspruch: Aufsätze 1978–1985. Frankfurt/M., Syndikat

Parin P, Parin-Matthèy G (1988) Psychoanalyse der Macht: Zur Einleitung einer Diskussion. Merkur 42: 867–872

Literatur zu Biografie und Werk

Boyer L, Grolnik B, Grolnik SA (Eds) (1989) The psychoanalytic study of society: Essays in honor of Paul Parin. Hillsdale (NJ), The Analytic Press

Reichmayr J (2003) Ethnopsychoanalyse: Geschichte, Konzepte, Anwendungen. Gießen, Psychosozial-Verlag

Rütten U (1996) Im unwegsamen Gelände: Paul Parin. Erzähltes Leben. Hamburg, Europäische Verlagsanstalt

Johannes Reichmayr

Pawlow, Iwan Petrowitsch

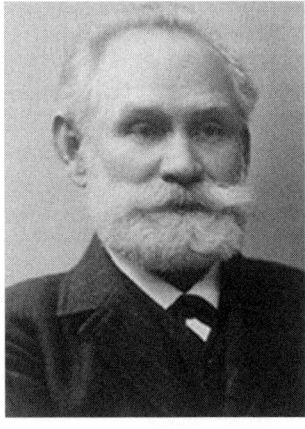

* 14.9.1849 in Rjasan bei Moskau; † 27.2.1936 in St. Petersburg.

Physiologe und Entdecker der „bedingten Reflexe".

Stationen seines Leben

Aufgewachsen in der ärmlichen Familie eines orthodoxen Pfarrers. Er war das älteste von zehn Kindern. Gegen Ende seiner Ausbildung im dortigen theologischen Seminar (1860–70)

kam er in Kontakt mit den Ideen von Charles Darwin und Ivan Sechenow – dem damaligen „Vater" der russischen Physiologie – und begann an der Universität von St. Petersburg mit dem naturwissenschaftlichen Studium der Physiologie und Chemie. Nach Abschluss dieses Studiums wurde er 1876 Mitarbeiter in der veterinärmedizinischen Abteilung der Militärakademie in St. Petersburg und studierte gleichzeitig Humanmedizin. Nach dem Examen wurde Pawlow 1879 zum Militärarzt ernannt und erhielt für seine wissenschaftlichen Arbeiten 1880 die Goldmedaille. Ein Jahr später heiratete Pawlow die junge Lehrerin Seraphima (Sara) Wassiljewna Karschewskaja. 1883, in dem Jahr, in dem Pawlow seine Doktorarbeit („Über die zentrifugalen Nerven des Herzens") ablieferte, kam sein erster Sohn zur Welt, der jedoch noch als Säugling starb. 1884 wurde der zweite Sohn geboren; ihm folgten noch zwei weitere Söhne und eine Tochter. Ebenfalls 1884 wurde Pawlow zum Privatdozenten an der Militärakademie ernannt. Nach einem zweijährigen Studienaufenthalt in Leipzig und Breslau wurde er 1886 Professor für Pharmakologie. 1891 erhielt er einen entsprechenden Lehrstuhl, wechselte danach (1895) allerdings auf den Lehrstuhl für Physiologie, den er dann 30 Jahre lang (bis 1925) leitete. Zahlreiche Auslandsreisen in die USA, Frankreich und England fallen in diese Zeit. Pawlow war im Laufe seines gesamten Lebens leidenschaftlicher Physiologe mit speziellem Interesse an den Abläufen des Verdauungstraktes. 1936 erlag er in St. Petersburg einer Lungenentzündung – noch bis Ende 1935 hatte er täglich in seinem neuen Laboratorium gearbeitet, welches die russische Regierung in Anerkennung seiner Verdienste im selben Jahr für ihn gebaut hatte. Berühmt (und auch für die Psychologie und Verhaltenstherapie einflussreich) wurde Pawlow durch seine Arbeiten zum klassischen Konditionieren und zum bedingten Reflex. Wie manch andere wissenschaftliche Erkenntnis wurde auch diese zunächst eher zufällig entdeckt: Als er begann, bei seinen legendären „Pawlowschen Hunden" die Menge des abgesonderten Speichels objektiv zu messen, stellte er fest, dass diese nicht nur beim Anblick des Futters, sondern bald bereits bei den sich nähernden Schritten des Versuchsleiters zu speicheln begannen. Diese Beobachtung war Ausgangspunkt für viele weitere Forschungen zum „Pawlow-Reflex". In der klassischen Versuchsanordnung wird einem hungrigen Hund Futter dargeboten, und – als Reaktion auf diesen unbedingten Reiz – fließt Speichel (= angeborener, unbedingter Reflex). Ein neutraler Reiz – wie beispielsweise ein Glockenton – hat zunächst keinen Einfluss auf die Speichelabsonderung. Erklingt dieser Ton jedoch einige Male vor/mit dem Futter, löst er alleine den Speichelfluss aus. Diese neue Reaktion nennt Pawlow bedingten Reflex und den vorher neutralen, nun reaktionsauslösenden, bedingten Reiz (Pawlow, 1927, 1928). Pawlow unterstrich stets die gemeinsamen Grundlagen der Nerventätigkeit bei Tier und Mensch, betonte aber gleichzeitig die Besonderheit der menschlichen Sprache und Abstraktionsfähigkeit. Seine Forschungen fanden sowohl in Russland als auch in Amerika und anderen Nationen viel Beachtung. Pawlows Theorie spielte für die Entwicklung des Behaviorismus (John B. Watson) und die behavioristische Psychologie (z. B. B.F. → Skinner) eine herausragende Rolle. Die Frühphase der Verhaltenstherapie wurde zu wesentlichen Teilen dadurch bestimmt, dass Methoden zur Anwendung kamen, die aus der klassischen Konditionierung abgeleitet wurden (vgl. → Wolpes systematische Desensibilisierung). Selbst wenn es mittlerweile modernere und ausgefeiltere Theorien der neurophysiologischen Informationsverarbeitung bei Mensch und Tier gibt, bleibt das Prinzip der klassischen Konditionierung auch heute noch ein einfaches und plausibles Erklärungsmodell. Nicht nur bei Tieren, sondern auch bei uns Menschen lassen sich immer wieder psychologisch-physiologische Konditionierungen beobachten – besonders bei körperlichen Reaktionen, der Koppelung von Angstreaktionen an bestimmte Auslöser, psychosomatischen Krankheiten oder auf dem Gebiet der Psychoneuroimmunologie. Eindrucksvoll konnte beispielsweise in Humanexperimenten gezeigt werden, dass asthmatische Reaktionen auf Rosen bereits durch den (konditionierten) Anblick von Plastik-Rosen ausgelöst werden können. Nach Meinung vieler lassen sich die Forschungen Pawlows zusammen mit den Erkenntnissen Sigmund Freuds als

Beginn der modernen Psychologie betrachten. Pawlow selbst blieb allerdings zeit seines Lebens mehr an der Physiologie interessiert. 1904 erhielt er „in Anerkennung seiner Arbeit über die Physiologie der Verdauung" den Nobelpreis für Medizin. In Russland genießt er noch heute große Bewunderung. Zwar hatte er ein sehr kritisches Verhältnis zur sowjetischen Regierung (wie auch umgekehrt); sein Bekanntheitsgrad schützte ihn jedoch vor persönlicher Verfolgung.

Wesentliche Publikationen

(1927) Conditioned reflexes: An investigation of the physiological activity of the cerebral cortex. London, Oxford University Press
(1928) Lectures on conditioned reflexes: Twenty-five years of objective study of the higher nervous activity (behavior) of animals. New York, International Publications
(1953–55) Sämtliche Werke (1–7). Berlin-Ost, Akademie-Verlag
(1972) Die bedingten Reflexe. München, Kindler
(1973) Auseinandersetzung mit der Psychologie. München, Kindler

Literatur zu Biografie und Werk

Babkin BP (1949) Pavlov: A biography. Toronto, The University of Chicago Press
Med-World (2002) Biographie: Iwan Petrowitsch Pawlow, Physiologe, Pharmakologe. URL www.medicine-worldwide.de/persoenlichkeiten/pawlow.html
Nobel e-museum (2001). Ivan Petrovich Pavlov – biography. URL www.nobel.se/medicine/laureates/1904/pavlov-bio.html
Schorr A (1984) Die Verhaltenstherapie: Ihre Geschichte von den Anfängen bis zur Gegenwart. München/Weinheim, Psychologie Verlags Union
WBGH (1998) A science odyssey: People discoveries. Ivan P. Pavlov. URL www.pbs.org/wgbh/aso/databank/entries/bhpavl.html

Dieter Schmelzer & Christina Schmelzer

Perls, Friedrich [„Fritz" S.(alomon)]

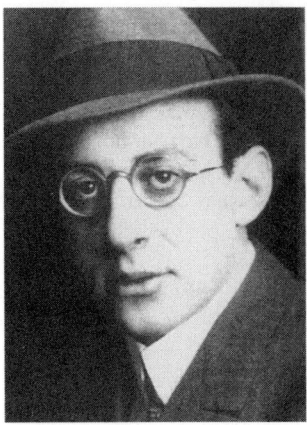

* 8.7.1893 in Berlin; † 14.5.1970 in Chicago.

Begründer der Gestalttherapie (gemeinsam mit Laura → Perls und Paul → Goodman).

Stationen seines Lebens

1893 als drittes Kind jüdischer Eltern in Berlin geboren; das familiäre Milieu wird als das einer aufstrebenden, kleinbürgerlichen Händlerfamilie mit patriarchalischer Struktur beschrieben; Medizinstudium an der Universität Berlin, 1916 unterbrochen durch den Ersten Weltkrieg, in dem er als Sanitätsoffizier bei Gasangriffen verletzt wird; 1921 Promotion zum Doktor der Medizin und Eröffnung einer Praxis in Berlin; prägende Einflüsse der Berliner Zeit u. a. durch Max Reinhardt (der junge Perls spielt Statistenrollen am Deutschen Theater) sowie durch den Philosophen Salomo Friedlaender (1918: „Schöpferische Indifferenz"); 1925 Beginn einer Psychoanalyse bei Karen → Horney in Berlin und in der Folge Beginn der Ausbildung zum Psychoanalytiker; 1926 Übersiedlung nach Frankfurt; Perls arbeitet am „Institut für hirnverletzte Soldaten" und am „Neurologischen Institut" als Assistent von Kurt → Goldstein, dessen organismische Theorie ihn nachhaltig beeinflussen sollte; die Atmosphäre in Frankfurt wird als anregend beschrieben: In Vorlesungen und Seminaren bei A. Gelb erfährt er über Gestaltpsychologie, lernt die Arbeiten der „Berliner Schule" (Wertheimer, Köhler, → Lewin) kennen, gewinnt durch Lewins erste

Ansätze seiner Feldtheorie wichtige Impulse; besucht bisweilen Vorlesungen der Existenzialisten → Buber und Tillich; Beginn der Freundschaft zu Lore Posner, seiner späteren Frau Lore (ab 1949 Laura) Perls; Analyse bei Clara Happel; 1927/28 arbeitet Perls in Wien als Assistent an der Nervenklinik unter Wagner-Jauregg, Kontrollanalyse bei Helene → Deutsch und Eduard Hitschmann; nimmt als Kandidat des Berliner Instituts als Gast an Veranstaltungen der Wiener Psychoanalytischen Vereinigung teil, er hört u. a. Referate von Anna → Freud und Paul → Federn, dessen Begriff der „Ich-Grenze" für ihn lebenslang von Bedeutung bleibt; 1930 Heirat mit Lore, Arbeit als Psychoanalytiker in Berlin; 1931 Geburt des ersten Kindes Renate; nach unbefriedigender Analyse bei Eugen Harnik nochmals in Analyse bei Wilhelm → Reich (1929–33); 1933 Flucht vor den Nationalsozialisten über Amsterdam nach Johannesburg; Fritz und Lore gründen das erste Südafrikanische Institut für Psychoanalyse und führen eine erfolgreiche Praxis; Einfluss der holistischen Ideen Jan Smuts'; 1935 Geburt des zweiten Kindes Stephen; 1936 Teilnahme am Internationalen Psychoanalytischen Kongress in Marienbad mit einem Referat zu oralen Widerständen, das auf Ablehnung stößt; die Einflüsse von J. Smuts – „er war der erste wirkliche Holist" (Perls, 1980: 24) – und die kritische Auseinandersetzung von Fritz und Lore Perls mit Sigmund → Freud führen 1942 zur Veröffentlichung seines ersten Buches („Ego, hunger and aggression: A revision of Freud's theory and method"), in dem zwei Kapitel von Lore Perls stammen und das er dem Andenken Max Wertheimers widmet; der Untertitel wird in späteren Ausgaben geändert in „Die Anfänge der Gestalt-Therapie"; 1942–45 Freiwilliger im Dienst der Südafrikanischen Armee als Sanitätsoffizier und Psychiater; 1946 Emigration in die USA, gefolgt von Lore und den Kindern 1947; Perls besucht Seminare am Moreno-Institut in New York und übernimmt wichtige Techniken → Morenos wie Rollentausch und „leeren Stuhl"; Niederlassung in New York; 1951 Veröffentlichung von „Gestalt therapy" als gemeinsames Werk von Fritz Perls, Ralph Hefferline und Paul Goodman (er wird heute allgemein als Hauptautor angesehen) als grundlegendem Text einer neuen Therapieschule; 1952 Gründung des New York Institute for Gestalt Therapy durch Fritz und Laura Perls sowie Paul Goodman; 1954 Gründung des Gestalt Institute of Cleveland; 1956 verlässt Perls Familie und New Yorker Kollegen und lebt vorwiegend in Miami; 1959–64 zunehmende Reisetätigkeit als Gruppenleiter zwischen Mendocino, San Francisco, Los Angeles – unterbrochen von einer Weltreise, die ihn u. a. nach Japan und Israel führt; 1964 erstes Blockseminar in Gestalttherapie in Esalen, wo er bis 1969 bleibt und zu einer der Kultfiguren der Human-Potential-Bewegung wird. 1969 Übersiedlung nach Kanada: Er kauft ein altes Motel am Lake Cowichan und gründet einen „Gestaltkibbuz", in dem er seinen Traum von gemeinschaftlichem Leben und Arbeiten verwirklicht sieht. Trotz des Gefühls, seinen Frieden in Cowichan gefunden zu haben, weiterhin Reisen, zuletzt nach Europa, von wo er sehr krank zurückkehrt; er stirbt 1970 auf einer Vortragsreise in Chicago.

Wichtige theoretische Beiträge und Orientierungen

Fritz Perls entwickelt, von der Psychoanalyse kommend, gemeinsam mit Laura Perls sowie später mit Paul Goodman, eine Therapietheorie, die bestimmt wird durch eine ganzheitliche, „organismische" Auffassung des Menschen (I. Smuts, K. Goldstein, W.A. White); er ersetzt die Assoziationspsychologie durch zentrale Konzepte der Gestaltpsychologie und Theorien von Whitehead, Angyal, White und Korzybski: Wahrnehmung und die Bedeutung der Wahrnehmung werden durch den Kontext bedingt, in dem sie stattfindet; sie ist ein aktives Suchen des Organismus und hängt ab von seinen Bedürfnissen, vom Hintergrund und vom Feld; Perls setzt differenzierendes Denken in Polaritäten, auf der Grundlage der „schöpferischen Indifferenz" von S. Friedlaender und der General Semantics von Korzybski, an die Stelle kausaler Modelle; die Integration der Polaritäten, ohne dass dieselben aufgelöst oder zerstört werden, ist Ziel der therapeutischen Arbeit; die gestalttherapeutische Konzeption einer Theorie des Selbst basiert auf einer holistisch-feld

theoretischen Position und beschreibt das Selbst dialektisch sowohl als Prozess wie auch als differentielle Struktur: „Das Selbst ist die Kraft, die die Gestalt im Feld bildet; oder besser, das Selbst ist der Figur-Grund-Prozess in Kontaktsituationen" (Perls et al., 1951, 1979a: 162); Freuds Triebtheorie wird ersetzt durch eine biologische Systemtheorie organismischer Selbstregulation (Perls, 1980: 119–128) und ergänzt durch eine Kontakt- und Kommunikationstheorie ökologischer Bezogenheit (ebd.) und mündet schließlich in ein Grundmodell von Wachstum und kreativer Selbstentfaltung (Perls, 1969, 1974); die therapeutische Beziehung beruht auf direktem Kontakt im Hierund-Jetzt; Anfang der 1950er Jahre gibt Perls das klassische analytische Setting auf: Psychotherapeut und Klient sitzen einander gegenüber, haben Blickkontakt, befinden sich auf gleicher Ebene; in differenzierter Kontaktarbeit mit dem Klienten findet damit eine Verlagerung des Schwerpunkts von Übertragung und Deutung auf die Wahrnehmung aktueller Kontaktprozesse statt; nicht unbewältigtes Geschehen aus der Vergangenheit des Klienten steht im Vordergrund, sondern das Offensichtliche seines Verhaltens im Hier-und-Jetzt; nicht Fragen nach dem „Warum", sondern nach dem „Was" und „Wie" werden relevant. Sowohl die kontaktoffene Haltung des Therapeuten als auch das Konzept der „schöpferischen Anpassung" bedeuten den Versuch, nicht auf eine gesetzte Norm hin zu korrigieren, sondern je persönlich sinnvolles Wachstum zu unterstützen bzw. zu ermöglichen; dabei bildet „das Alternieren und Oszillieren zwischen Kontakt und Rückzug für uns das Modell" (Perls, 1980: 123); Perls sieht Widerstand als kreativen, wenn auch oft dysfunktionalen Ausdruck des Klienten, den es zu erforschen gilt und der – das übernimmt Perls von Reich – gegenwärtig prägnant und erfahrbar zu machen ist. Eine Fülle kreativer Techniken zur Verfeinerung der Wahrnehmung und des Gewahrseins, wie aktives Experimentieren, Visualisieren, In-Szene-Setzen, Aufmerksamkeit für Sprache, nonverbales Verhalten und Körperempfindungen, Intuition und Fantasie werden Bestandteil gestalttherapeutischer Praxis. Sie eröffnen Handlungsspielräume und neue Sichtweisen und er

möglichen bewusste Übernahme von Verantwortung für eigenes Verhalten.

Wesentliche Publikationen

(1942, 1978) Das Ich, der Hunger und die Aggression.
Stuttgart, Klett-Cotta

(1969a, 1974) Gestalt-Therapie in Aktion. Stuttgart,
Klett-Cotta

(1969b, 1981) Gestalt-Wahrnehmung: Verworfenes
und Wiedergefundenes aus meiner Mülltonne.
Frankfurt/M., Verlag für Humanistische Psychologie Werner Flach

(1973, 1976) Grundlagen der Gestalttherapie: Einführung in die Sitzungsprotokolle. München, Pfeiffer

(1980) Gestalt: Wachstum-Integration. Aufsätze, Vorträge, Therapiesitzungen. Paderborn, Junfermann

Perls FS, Hefferline RF, Goodman P (1951, 1979a)
Gestalttherapie: Lebensfreude und Persönlichkeitsentfaltung. Stuttgart, Klett-Cotta

Perls FS, Hefferline RF, Goodman P (1951, 1979b)
Gestalttherapie: Wiederbelebung des Selbst. Stuttgart, Klett-Cotta

Literatur zu Biografie und Werk

Clarkson P, Mackewn J (1993) Frederick S. Perls und
die Gestalttherapie. Köln, Edition Humanistische
Psychologie

Petzold H (1984) Die Gestalttherapie von Fritz Perls,
Lore Perls und Paul Goodman. Integrative Therapie
10: 5–72

Sreckovic M (1999) Geschichte und Entwicklung der
Gestalttherapie. In: Fuhr R, Sreckovic M, Gremm-
ler-Fuhr M (Hg), Handbuch der Gestalttherapie
(S 15–178). Göttingen, Hogrefe

Inge Bolen

Perls, Laura

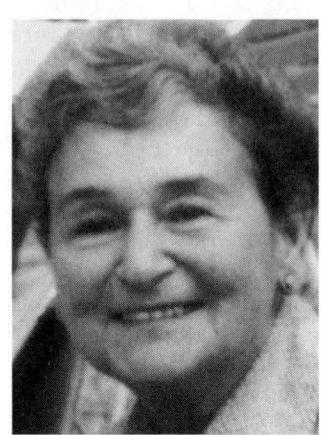

* 15.8.1905 als Lore Posner in Pforzheim, Deutschland;
† 13.7.1990 in Pforzheim.

Zusammen mit Fritz → Perls und Paul →
Goodman Begründerin der Gestalttherapie.

Stationen ihres Lebens

Laura Perls kam aus einer wohlhabenden, assimilierten jüdischen Familie und lernte die
Ideale des Bildungsbürgertums des 19. Jahrhunderts von ihren Eltern. Ihr Vater vermittelte ihr
deutlich, dass sie als hochbegabte und intelli-
gente Jüdin in Deutschland nur als „unauffällige
Nebenerscheinung" (Sreckovic, 1999: 22) Anerkennung bekommen würde. Sie war eine
virtuose Pianistin, erhielt auch Unterricht in
Eurhythmie und Ausdruckstanz. In Frankfurt/
M. studierte sie zuerst Jus, dann Psychologie
und war Doktorandin bei Adhemar Gelb bis
1932. Bei Max Wertheimer studierte sie ab 1929
die ganzheitliche Theorie der Wahrnehmung,
bei Kurt → Goldstein lernte sie ganzheitliche
organismische Theorie. Martin → Buber beeindruckte sie mit dem Begriff „Heilung aus der
Begegnung" und Tillichs Konzept der Grenze
hatte einen Einfluss auf ihre Theoriebildung. Sie
promovierte 1932 mit einer Dissertation über
„die Bedeutung der ‚phänomenalen Feldverän-
derungen' für die Wahrnehmung" (Sreckovic,
1999: 47), die uns auf die Feldorientierung der
Jahre später entstandenen Gestalttherapie hin-
weist. Ihre psychoanalytische Ausbildung erhielt sie in Frankfurt/M., Berlin und Amster-

dam. Die Lehranalyse absolvierte sie bei Clara Happel und Karl → Landauer, die Kontrollanalyse bei Otto → Fenichel. 1930 heirateten Friedrich und Lore Perls und lebten in Berlin, wo F. Perls als Psychoanalytiker arbeitete und L. Perls an ihrer Dissertation schrieb. Ihre Tochter Renate kam 1931 zur Welt. 1933 flohen sie, beide jüdischer Abstammung und antifaschistisch tätig, vor den Nationalsozialisten nach Amsterdam, wo L. Perls ihre psychoanalytische Ausbildung fortsetzte. Ernest → Jones half dem Paar, weiter nach Südafrika zu fliehen, und gemeinsam mit Friedrich S. Perls gründete Lore das erste psychoanalytische Institut in Johannesburg (Südafrika), wo sie 1934–47 praktizierte. Ihr Sohn Stephen wurde 1935 in Johannesburg geboren. 1947 emigrierte sie in die USA, nannte sich Laura und arbeitete weiter an ihrem neuen psychotherapeutischen Ansatz, der anfangs Konzentrationstherapie hieß. Sie begründete 1952 mit Fritz Perls das erste Ausbildungsinstitut für Gestalttherapie, das New York Institute for Gestalt Therapy, 1953/54 das Gestalt Institute of Cleveland. Seit Mitte der 1970er Jahre war sie nur mit der Lehre der Gestalttherapie in den USA und Europa beschäftigt und prägte einen besonderen Stil vieler Gestalttherapie-Ausbildner. 1982 wurde ihr die goldene Doktorwürde anlässlich des 50. Jubiläums ihrer Promotion in Frankfurt/M. verliehen und 1989 wurde sie Ehrenbürgerin ihrer Geburtsstadt Pforzheim. Für die Aufrechterhaltung des New York Institute for Gestalt Therapy, das eine klinische, theorieorientierte Tradition vorweist, war sie jahrzehntelang verantwortlich. Bis kurz vor ihrem Tod 1990 lebte und arbeitete sie in New York.

Wichtige theoretische Beiträge und Orientierungen

Eine Revision der psychoanalytischen Triebtheorie und das Interesse für das Essverhalten bei Säuglingen beim Übergang vom Saugen zum Kauen waren ausschlaggebend für die Konzipierung von „Ego, hunger and aggression" (1942; dt.: „Das Ich, der Hunger und die Aggression: Die Anfänge der Gestalt-Therapie"), in dem die Theorie der oralen Widerstände erstmals beschrieben wurde. Dieser theoretische Übergang von der Psychoanalyse zum Gestaltansatz wurde gemeinsam mit Fritz Perls vorbereitet: „von der historisch-archäologischen Betrachtungsweise Freuds zur existentiell-experimentellen, von der ‚isoliert stückhaften Betrachtungsweise' (Ternus) der Assoziationspsychologie zur Ganzheitsbetrachtung, vom rein Sprachlichen zum Organismischen, von der Interpretierung von Erinnerungen und Träumen zur direkten Wahrnehmung des Hier und Jetzt, von der Übertragung zum wirklichen Kontakt, von dem Begriff des Ichs als einer Substanz, die Grenzen hat, zu dem Begriff des Ichs als Grenzphänomen selbst, die eigentliche Kontaktfunktion der Identifizierung und Verfremdung" (L. Perls, 1989: 109). L. Perls schrieb selber zwei Kapitel in „Das Ich, der Hunger und die Aggression": „The dummy complex", über Ersatzbefriedigungen und wie sie die freie Entwicklung eines Menschen behindern, sowie „The meaning of insomnia", über die Bedeutung der Schlaflosigkeit als ungelöste Situation, die den Schlaf stört. L. und F. Perls postulierten eine analoge Entwicklung zwischen den Essgewohnheiten einerseits und der Aufnahme von geistiger Nahrung und der Entwicklung zwischenmenschlicher Beziehungen andererseits. Aus der Kooperation der beiden Perls mit Paul Goodman entstand aus der „Konzentrationstherapie" die Theorie der Gestalttherapie, die im Werk von Perls, Hefferline und Goodman (1951) dargestellt und innerhalb der Humanistischen Psychologie angesiedelt wurde. Dazu gehört das Konzept des Selbst als Prozess und Grenzphänomen anstatt als Instanz und der Begriff der Gesundheit als freifließender Gestaltbildungsprozess. Ihr Stil, geprägt vom Prinzip „Kontakt und Stütze", war eine Hinterfragung der einst üblichen Konfrontationen für alle Störungsbilder. Dieser Stil war gekennzeichnet von unsensationellen, „verdaulichen" Schritten. Sie bot ihren Patienten so viel Stütze wie nötig und so wenig wie möglich, mit dem Ziel der Selbststütze und Interdependenz. Ihre therapeutische Haltung zeigte zurückhaltende Präsenz, Klarheit, Tiefgang und „Commitment", die Fähigkeit zur grenzenlosen Hingabe. Den persönlichen Stil als schöpferischen Ausdruck eines Menschen zu entwickeln, war ihre Absicht. Aus der Sicht L. Perls' sind die

Basiskonzepte der Gestalttherapie eher philosophisch und ästhetisch als technisch, woraus folgt, dass sie einen philosophischen Bezugsrahmen für Ansätze bietet, die existenziell-phänomenologisch, erfahrungsbezogen und experimentell sind. Wesentliche methodische Innovationen waren die Abkehr vom psychoanalytischen Setting durch die Arbeit von Angesicht zu Angesicht sowie die Miteinbeziehung von Atmung, Körperhaltung, Bewegung, Mimik und Gestik in den therapeutischen Prozess. In ihren regelmäßig stattfindenden Gruppen förderte sie die Interaktion zwischen den Teilnehmern, ein Schritt in Richtung „Gruppe als Organismus". Ihr behutsamer, präziser Stil war prozess- und beziehungsorientiert; sie ermutigte Psychotherapeuten, sich nach der subjektiven Wahrnehmung ihrer Patienten zu richten und deren momentanes Befinden als Ort zu nehmen, wo eine Begegnung und ein Dialog stattfinden können.

Wesentliche Publikationen

(1932) Die Erscheinungen des simultanen Kontrastes und der Eindruck der Feldbeleuchtung. Unveröffentlichte Dissertation, Universität Frankfurt/M.
(1968) Two instances of gestalt therapy. In: Pursglove PD (Ed), Recognitions in gestalt therapy (pp 42–63). New York, Funk & Wagnalls [dt.: Zwei Beispiele für Gestalttherapie. In: Perls L (1989), S 61–78]
(1971) One gestalt therapist's approach. In: Fagan J, Shepherd IL (Eds), Gestalt therapy now: Theory, techniques, applications (pp 125–129). New York, Harper & Row [dt.: Der Gestalt-Ansatz. In: Perls L (1989), S 79–86]
(1980) Begriffe und Fehlbegriffe in der Gestalttherapie. In: Perls FS, Gestalt, Wachstum, Integration (S 255–261) (hg. von H. Petzold). Paderborn, Junfermann
(1989) Leben an der Grenze: Essays und Anmerkungen zur Gestalt-Therapie. Köln, Edition Humanistische Pychologie
Kitzler R, Perls L, Stern EM (1982) Retrospects and prospects: A trialogue between Laura Perls, Richard Kitzler, and E. Mark Stern. Voices: The Art and Science of Psychotherapy 18: 5–22
Kudirka N, Perls L (1982) A talk with Laura Perls about the therapist and the artist. Voices: The Art and Science of Psychotherapy 18: 29–37
Perls L, Rosenfeld E (1982) A conversation between Laura Perls and Edward Rosenfeld. Voices: The Art and Science of Psychotherapy 18: 22–29

Literatur zu Biografie und Werk

Clarkson P, Mackewn J (1993, 1995) F.S. Perls und die Gestalttherapie. Köln, Edition Humanistische Psychologie
Schneider K (1994) Meine Wildnis ist die Seele des anderen: Erinnerungen und Reflektionen zu Lore Perls. In: Freiler C, Ventouratou-Schmetterer D, Reiner-Lawugger C, Bösel R (Hg), 100 Jahre Fritz Perls: Tagungsband der Internationalen Psychotherapietagung der Fachsektion für Integrative Gestalttherapie ÖAGG (S 100–110). Wien, Facultas
Schwerpunktheft (1982) Keeping the flame: Laura Perls and gestalt therapy. Voices: The Art and Science of Psychotherapy 18(2)
Sreckovic M (1999) Geschichte und Entwicklung der Gestalttherapie. In: Fuhr R, Sreckovic M, Gremmler-Fuhr M (Hg), Handbuch der Gestalttherapie (S 15–178). Hogrefe, Göttingen
Wysong J (Ed) (1980) A Festschrift for Laura Perls in celebration of her 75th birthday. Gestalt Journal 3: 3–158

Nancy Amendt-Lyon

Peseschkian, Nossrat

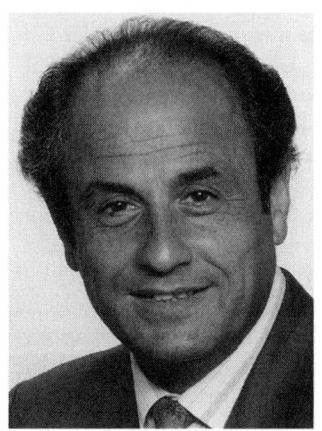

* 18.6.1933 in Kaschan, Iran.

Begründer der Positiven Psychotherapie.

Stationen seines Lebens

Er verbrachte seine Kinder- und Jugendjahre im Iran. Sein Vater war Arzt und Apotheker. Seine Mutter starb, als er 18 Jahre alt war. Er wuchs in einer persischen Großfamilie auf und wurde bereits in seiner Schulzeit mit den unterschiedlichen Denkweisen östlicher und westlicher

Kulturen konfrontiert. Von seinen Eltern wurde er im Glauben der Bahá'i erzogen, besuchte aber auch eine katholische Schule. Nach dem Abitur kam er nach Deutschland, studierte in Freiburg, Mainz und Frankfurt/M. (1954–60) Medizin, Promotion zum Dr. med. 1960, erwarb Facharztdiplome aus den Bereichen Neurologie, Psychiatrie, Psychotherapie und Psychosomatische Medizin. Er absolvierte psychotherapeutische Ausbildungen in Deutschland und der Schweiz unter anderem bei Battegay, Meng und → Benedetti. Seit 1954 lebt er in Wiesbaden (BRD); seine Frau ist Familientherapeutin und seine engste Mitarbeiterin. Die beiden Söhne sind wie ihr Vater ebenfalls Psychiater und Psychotherapeuten. 1972 rief er die Bad Nauheimer Psychotherapie-Wochen in Hessen ins Leben, in denen er gemeinsam mit internationalen Dozenten bereits tausende Ärzte unterschiedlicher Fachrichtungen mit psychotherapeutischen und psychosomatischen Themen vertraut machte. Fast 20 Jahre lang leitete er eine eigene psychotherapeutische Tagesklinik in Wiesbaden, derzeit ist er Leiter der Wiesbadener Akademie für Psychotherapie (WIAP), einer anerkannten tiefenpsychologischen Aus-, Fort- und Weiterbildungseinrichtung.

Wichtige theoretische Beiträge und Orientierungen

Peseschkian arbeitet seit 1968 an seiner Konzeption der Positiven und transkulturellen Psychotherapie/PTP). Über Fachkreise hinaus bekannt wurde Peseschkian mit seinem 1979 herausgegebenen Buch „Der Kaufmann und der Papagei", in dem er die psychotherapeutische Funktion orientalischer Geschichten an Hand von Fallbeispielen aufzeigte und praktische Lebenshilfe bot. Das tragende Motiv seiner Arbeit ist der transkulturelle Ansatz, die Gegenüberstellung und Verbindung unterschiedlicher Werte- und Normensysteme, die sich gegenseitig auch ergänzen können. Dieser Ansatz verdient in der heutigen Zeit der Globalisierung (und auch Radikalisierung) besondere Aufmerksamkeit. Bereits 1978 wies Peter R. Hofstätter in einer Rezension auf den Wert der neuen Psychotherapieform hin: „Die von dem Autor entwickelte Methode der Psychotherapie

besticht durch Verständlichkeit, leichte Anwendbarkeit und tiefgehende Wirkung. Mit ihr lassen sich Patienten aus allen sozialen Schichten behandeln, und sie ist auch transkulturell einsetzbar." – Die Doppelbedeutung des Wortes positiv in der Bezeichnung der Methode beinhaltet einerseits das Vorgegebene (lat. positum; es ist vom Verständnis der Symptomatik, der Erkrankung, vom Tatsächlichen auszugehen: Leiden, Schmerzen, Sorgen, Nöte, Trauer, etc.) und andererseits die Möglichkeit der positiven Umdeutung der Störung oder Krankheit (welchen verdeckten Sinn hat diese, auch als Ressource, als „Fähigkeit" verstanden?). So wird z. B. Schlafstörung als Fähigkeit gedeutet, besonders wachsam und aufmerksam zu sein; Potenzstörung als Fähigkeit, sich aus dem Konfliktfeld der Sexualität zurückzuziehen. Gesunde Anteile des Patienten spielen in der PTP eine hervorragende Rolle, die Eigeninitiative des Patienten soll gefördert, sein Selbstwertgefühl gestärkt und relevante Beziehungen aktiviert werden. – Die PTP kann als Synthese von psychoanalytisch verstandener Konfliktdynamik mit verhaltenstherapeutischen Verfahren gesehen werden: von den fünf Stufen des therapeutischen Vorgehens haben Beobachtung/Distanzierung und Verbalisierung einen Bezug zu tiefenpsychologischen Techniken, während Inventarisierung, situative Ermutigung und Zielerweiterung verhaltenstherapeutische Elemente sind. Die Theorie beinhaltet ein positives Menschenbild, ein spezifisches Konfliktmodell mit der Unterscheidung zwischen Aktualkonflikt (Lebensereignisse und Mikrotraumen, aktuelle Beziehungsstrukturen, Auslöser), Grundkonflikt (prägende Beziehungen, Konfliktmuster) und Schlüsselkonflikt (Dichotomie Höflichkeit: Konfliktvermeidung/Angst – Ehrlichkeit: offener Gefühlsausdruck/Aggression), einen Dualismus zwischen Kognition (Erkenntnisfähigkeit) und Emotionalität (Liebesfähigkeit) sowie die Unterscheidung zwischen primären (Liebe, Sexualität, Vertrauen, etc.) und sekundären Aktualfähigkeiten (Pünktlichkeit, Ordnung, Treue, etc.). Die PTP differenziert zwischen vier Formen der Konfliktverarbeitung: Flucht in die Krankheit, in die Arbeit, in die Geselligkeit/Einsamkeit, in die Fantasie. Entwicklungspsychologisch werden drei Interaktionsstadien unterschieden: Verbundenheit, Differenzierung und Ablösung. Unter saluto-genetischem Gesichtspunkt ist eine Balancierung der vier Bereiche Körper/Sinne – Leistung/Verstand – Kontakt/Tradition – Fantasie/Intuition anzustreben, um seelisches Gleichgewicht zu ermöglichen. Die PTP erfüllt umfassend die von → Grawe (1994) postulierten vier Wirkprinzipien der Psychotherapie: Ressourcenaktivierung, Problemaktualisierung, aktive Hilfen zur Problembewältigung sowie therapeutische Klärung. Nach dem Modell von Grawe ist die PTP eine klassische integrative Psychotherapieform. Peseschkian hat über 180 wissenschaftliche Beiträge in Fachzeitschriften veröffentlicht und nahezu 20 Fachbücher geschrieben, die bisher in 22 Sprachen übersetzt sind. Er betrieb mit seinen Mitarbeitern transkulturelle Forschungen in über 20 Ländern; mittlerweile gibt es über 40 Zentren für PTP in 23 Ländern. Peseschkian ist Mitglied zahlreicher nationaler und internationaler wissenschaftlicher Gesellschaften und erhielt vielfache Auszeichnungen (so wurde ihm 1997 in Deutschland der Richard-Merten-Preis für Qualitätssicherung in der Medizin verliehen – erstmals für psychotherapeutische Leistungen) und Ehrungen (unter anderem 1999 Ehrenprofessur des berühmten V. M. Bekhterev-Instituts in St. Petersburg).

Wesentliche Publikationen

(1974) Positive Psychotherapie: Theorie und Praxis einer neuen Methode. Frankfurt/M., Fischer
(1980) Positive Familientherapie. Frankfurt/M., Fischer
(1983) Auf der Suche nach Sinn: Psychotherapie der kleinen Schritte. Frankfurt/M., Fischer
(1987) Psychotherapie des Alltagslebens: Training zur Partnerschaftserziehung und Selbsthilfe. Frankfurt/M., Fischer
(1988) Wiesbadener Inventar zur Positiven Psychotherapie und Familientherapie: WIPPF. Berlin, Springer
(1991) Psychosomatik und Positive Psychotherapie. Frankfurt/M., Fischer
(1996) Das Geheimnis des Samenkorns: Positive Stressbewältigung. Frankfurt/M., Fischer
(1997) Der nackte Kaiser oder Wie man die Seele der Kinder und Jugendlichen versteht. Frankfurt/M., Fischer
Peseschkian N, Jork K (2001) Salutogenese und Positive Psychotherapie. Bern, Huber

Reinhard Larcher

Peter, Burkhard Pankraz

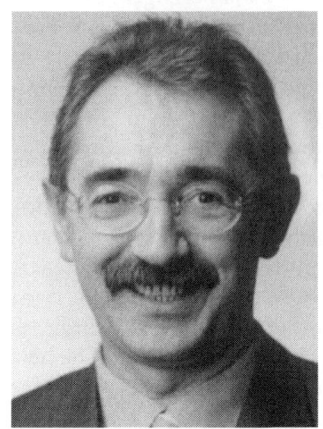

* 18.1.1949 in Hesselbach, Bayern.

Pionier der Hypnose und Hypnotherapie in Deutschland mit besonderen Verdiensten um die direkte und indirekte Anwendung hypnotischer Phänomene und deren Nutzung in Psychotherapie, Schmerztherapie und Psychosomatik.

Stationen seines Lebens

Kindheit in Hesselbach, einem Dorf im Frankenwald. Besuch des Humanistischen Gymnasiums in Obermedlingen, Dillingen und Kulmbach, Matura 1969. Studium der Germanistik, Politischen Wissenschaft und Psychologie an der Ludwig-Maximilians-Universität in München, 1976 Diplom in Psychologie, 1995 Promotion zum Dr. phil. an der Universität Bremen. Nach Aus- und Fortbildungen in Verhaltenstherapie, Gesprächspsychotherapie, Gestalttherapie und Hypnotherapie entsteht die Idee einer Integration der verschiedenen psychotherapeutischen Verfahren; dies führt 1976 zur Mitbegründung des Institutes für Integrierte Therapie (IIT) in München, aus dem heraus sich ab 1978 die Milton Erickson-Gesellschaft für klinische Hypnose (M.E.G.) entwickelt. Tätig als Psychologischer Psychotherapeut in eigener Praxis in München sowie als Ausbildner und Supervisor für Hypnotherapie und andere psychotherapeutische Verfahren; ab 1997 Lehrauftrag für klinische Hypnose an der Universität München. 1977 erste Veröffentlichung zu einem integrierten Entspannungstraining. 1978 lernt er seine Frau Alida Jost kennen, 1979 Geburt ihrer gemeinsamen Tochter Shoshannah. 1978 Studienaufenthalt bei Milton H. → Erickson. In der Folge gründet 1978 Burkhard Peter mit Kollegen eine professionelle Hypnose-Gesellschaft in Deutschland, die Milton Erickson Gesellschaft für Klinische Hypnose (M.E.G.), deren Gründungsvorsitzender er 1978–84 ist. Beginn seines intensiven Engagements für Hypnotherapie. 1984 organisiert er den Ersten Deutschen Kongress für Hypnose und Psychotherapie nach Milton H. Erickson, mit dem Ziel der Verbreitung des Ericksonschen Ansatzes in den deutschsprachigen Ländern, danach folgen weitere europäische und internationale Hypnosekongresse. Zunehmendes Interesse an der Erarbeitung eines Konzepts einer allgemeinen, wissenschaftlich fundierten Hypnotherapie. Kontaktaufnahme zu anderen nationalen und internationalen Hypnosegesellschaften: 1987–88 Vizepräsident der Deutschen Gesellschaft für Hypnose (DGH) e.V., 1992–94 Secretary des Council of Representatives der International Society of Hypnosis (ISH), Melbourne, Australien, deren Vorstand er bis 2000 angehört. Die wissenschaftliche Tätigkeit zeigt sich u. a. auch in seiner editorischen Arbeit: 1984 wird er zum Founding Editorial Board Member der Ericksonian Monographs bestellt, 1984 ist er Mitbegründer und Mitherausgeber der deutschsprachigen Zeitschrift „Hypnose und Kognition", 1993–99 Herausgeber des Newsletter der ISH, seit 1993 Editorial Consultant des „International Journal of Clinical and Experimental Hypnosis" sowie anderer Hypnose-Zeitschriften; seit 1995 Mitherausgeber von „Hypnosis International Monographs". Anfang der 1990er Jahre gelingt ihm die erfolgreiche Integration der damals zerstrittenen Schulen von traditioneller und Ericksonscher Hypnose, die 1992 in einer „Joint Conference" in Jerusalem ihren Abschluss fand; 2000 ist er verantwortlich für den 15th International Congress of Hypnosis der ISH an der Universität München. An Ehrungen seien 1997 die Verleihung der Fellowship der American Society of Clinical Hypnosis (ASCH), 1999 die Verleihung des Lifetime Achievement Award durch die Milton Erickson Foundation (Phoenix, Ari-

zona) sowie 2004 der Pierre Janet Award for Clinical Excellence der International Society of Hypnosis (ISH) erwähnt. Er ist Gründer und Mitherausgeber von zwei Periodika, von acht Sammelbänden und einem Lehrbuch zu Hypnose und Hypnotherapie (zusammen mit Revenstorf, 2001); Autor von über 100 Artikeln und Buchbeiträgen über Hypnose und Hypnotherapie.

Wichtige theoretische Beiträge und Orientierungen

Das Bemühen um die Integration verschiedener psychotherapeutischer Verfahren führt Burkhard Peter zur Suche nach gemeinsamen Wirkprinzipien dieser Verfahren. Die Hypnotherapie Milton H. Ericksons eröffnet ihm die Möglichkeit, die Wirkung hypnotischer Trance, hypnotischer Phänomene sowie direkter und indirekter hypnotischer Suggestionen in psychotherapeutischen Prozessen zu untersuchen. Ein erstes Ziel war daher, hypnotisch-suggestive Verfahren für die verschiedenen Psychotherapieformen nutzbar zu machen (z. B. 1991 zusammen mit Kraiker & Revenstorf) und den Ericksonschen Ansatz für Hypnose und Psychotherapie in den deutschsprachigen Ländern zu verbreiten; hierzu verschiedene Aktivitäten in der M.E.G. und anderen Hypnosegesellschaften, durch Ausbildungen, in Publikationen, durch Organisation von Fachkongressen und Gründung einer Stiftung zur Förderung der klinischen und experimentellen Hypnose (MEG-Stiftung.de). Seinen beruflich-therapeutischen Schwerpunkt sieht er in der Anwendung (und Weitergabe dieser Anwendung) von hypnotischer Trance als geeignetem psychophysiologischen Zustand sowie hypnotischen Phänomenen als passende Techniken zur Konstruktion einer „alternativen Wirklichkeit" (2001), um Prozesse in der allgemeinen Psychotherapie und Psychosomatik zu beschleunigen und zu erleichtern (z. B. 1994a). Die phänomenologischen Ähnlichkeiten zwischen hypnotischen Phänomenen und psychopathologischen Symptomen machen nicht nur die Konzeptualisierung von Kontraindikationen plausibel, sondern führen zur Frage nach den Unterschieden, welche er in den Interaktionsphänomenen

Kontakt und Kommunikation sieht. Aus der hypnotherapeutischen Arbeit mit Krebs- und AIDS-Patienten (z. B. 1994b, 1996) erwuchs ein weiterer Schwerpunkt seiner Arbeit, die „hypnotherapeutische Schmerzkontrolle" (z. B. 1998a, 1990–2002). Die ausführliche Beschäftigung mit der Geschichte der Hypnose (z. B. 1995, 1998b, 2000a) zeigte ihm, dass Hypnose immer wieder Gefahr lief, von Esoterikern vereinnahmt und von der Wissenschaft als esoterisches Verfahren abgelehnt zu werden. Deshalb war und ist ihm die wissenschaftliche Auseinandersetzung mit Hypnose, ihre Abgrenzung gegenüber Bühnenhypnose und esoterischen Einflüssen (z. B. zusammen mit Revenstorf, 2001) ein großes Anliegen. Aus den vielfältigen theoretischen Erklärungen der Wirkungsweise von Hypnose, wie sie auch in der Geschichte der Hypnose deutlich werden, entnahm er auch die Idee eines „therapeutischen Tertiums" (2000b), welches in vielen Formen der Psychotherapie ein zentrales und therapeutisch überaus hilfreiches Konstrukt darstellt. Seine zahlreichen wissenschaftlichen Artikel und seine internationalen Arbeiten trugen schließlich zur breiten Anerkennung von Hypnose und Hypnotherapie im deutschsprachigen Raum bei und sollen in der Entwicklung von „Hypnotherapie" als einer eigenständigen Psychotherapieform gipfeln.

Wesentliche Publikationen

(1990, 2004) Hypnose. In: Basler HD, Franz C, Kröner-Herwig B, Rehfisch HP (Hg), Psychologische Schmerztherapie: Grundlagen, Diagnostik, Krankheitsbilder, Behandlung, 5., korr. u. erw. Aufl. (S 567–587). Berlin, Springer

(1994a) Zur Relevanz hypnotischer Trance und hypnotischer Phänomene in Psychotherapie und Psychosomatik. Verhaltenstherapie 4: 276–284

(1994b) Hypnose und Psychotherapie bei HIV-, ARC- und AIDS-Patienten. Hypnose und Kognition 11: 65–93

(1995) Magnetismus und Immoralität, oder das schnelle Ende des Magnetismus in Berlin um 1819/20. Psychotherapie, Psychosomatik, Medizinische Psychologie 45: 266–276

(1996) Hypnotherapy with cancer patients: On speaking about death and dying. Australian Journal of Clinical and Experimental Hypnosis 24: 29–35

(1998a) Möglichkeiten und Grenzen der Hypnose in der Schmerzbehandlung. Der Schmerz 12: 179–186

(1998b) Hypnosis in Germany. In: Hawkins P, Heap M (Eds), Hypnosis in Europe (pp 73–98). London, Whurr

(2000a) Zur Geschichte der Hypnose in Deutschland. Hypnose und Kognition, 17: 47–106

(2000b) Ericksonsche Hypnotherapie und die Neukonstruktion des „therapeutischen Tertiums". Psychotherapie 5: 6–21

(2001) Hypnose und die Konstruktion von Wirklichkeit. In: Revenstorf D, Peter B (Hg), Hypnose in Psychotherapie, Psychosomatik und Medizin: Manual für die Praxis (S 33–53). Heidelberg, Springer

(Hg) (1985) Hypnose und Hypnotherapie nach Milton H. Erickson: Grundlagen und Anwendungsfelder. München, Pfeiffer

Peter B, Kraiker C, Revenstorf D (Hg) (1991) Hypnose und Verhaltenstherapie. Bern, Huber

Peter B, Revenstorf D (2001) Kontraindikationen, Bühnenhypnose und Willenlosigkeit. In: Revenstorf D, Peter B (Hg), Hypnose in Psychotherapie, Psychosomatik und Medizin: Manual für die Praxis (S 119–142). Heidelberg, Springer

Charlotte Wirl

Petzold, Hilarion Gottfried

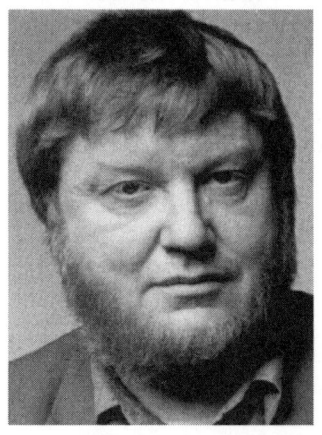

* 25.3.1944 in Kirchen, Deutschland.

Begründer der „Integrativen Therapie in der Lebensspanne", der Integrativen Leib- und Bewegungstherapie, Integrativen Supervision, Integrativen Agogik.

Stationen seines Lebens

Kindheit und Jugend im Rheinland und in Frankreich, humanistisches Gymnasium; Landwirtschaftslehre, Budosportler, Katastrophenhelfer (u. a. 1963 Skopje-Erdbeben). Seine Eltern Hugo, Agronom, Maler und Irma Petzold, Theaterwissenschaflerin, Autorin, waren Pazifisten, vom Nazi-Regime verfolgt, lebenslang in Friedensarbeit, Suchtkrankenhilfe, künstlerischen Zirkeln aktiv. Naturwissenschaftlich, geisteswissenschaftlich, künstlerisch orientierte Erziehung. 1963–71 Studium in Paris, „Mai 1968". Petzold erlebte Protagonisten französischen Geisteslebens: u. a. → Foucault, Levi-Strauss, → Ricœur, → Sartre. Die Diskurse „politischer" Psychologie (Politzer, → Merleau-Ponty, Sève) zwischen Existenzialismus, Phänomenologie und Marxismus, sowie zwischen Hermeneutik, Strukturalismus und Psychoanalyse führten ihn über poststrukturalistische Theoriepluralität hinaus zu seinem „transversalen" Ansatz „konnektivierender Integration" (1998, 2002a). Studien: Orthodoxe Theologie (Dr. theol. et iur. can.; Thèse: „Geisteskrankheiten, Ehe, Ordination", 1968). Ab 1964 auch Philosophie und Psychologie mit Schwerpunkten, die ihn lebenslang beschäftigen: Anthropologie (→ Lévinas), klinische Psychologie (→ Janet, Delay), Entwicklungspsychologie (Wallon, Piaget, Zazzo), Sozialpsychologie (Moscovici); bei Iljine russische Psychologie und Psychophysiologie (u. a. → Vygotsky, Ukhtomsky, Lurija, Bahktins Dialogik), Auseinandersetzung mit der Verhaltenstherapie (Sieper, 2001). 1971 Dr. phil. (bei → Marcel zur Anthropologie, Ergänzungsthèse bei Iljine zu Überforderungserlebnissen), Professur (Pastoralpsychologie) am Institut St. Denis. 1971 Weiterstudium in Düsseldorf: Medizin, Soziologie, Erziehungswissenschaften. 1979 Promotion in Frankfurt/M. „Psychodramatherapie mit alten Menschen". 1979 Freie Universität Amsterdam, Professor für Psychologie, Klinische Bewegungstherapie, Psychomotorik. Gastprofessuren u. a.: 1980–89 Bern, Abteilung Klinische Psychologie bei → Grawe; 1978–86 Graz bei Gastgeber (Pastoraltherapie, Thanatotherapie); seit 2000 an der Donau-Universität, Krems (Psychotraumatologie, Supervision). Seit Studientagen Therapie mit Kindern (1994), alten Menschen (1985), Drogenabhängigen (2004), Psychiatriepatienten, Traumapatienten (2002). Therapieausbildung: therapeutisches Theater, „aktive Psychoanalyse" → Ferenczis bei Iljine;

Psychodrama bei → Moreno, Gestalttherapie bei → Perls, R. Price, Körpertherapie (→ Raknes). Petzold brachte „Gestalttherapie" und „neue Körpertherapien" nach Europa (1969). Mitbegründer der deutschsprachigen Psychodramabewegung, des Fritz Perls Instituts für Integrative Therapie (1972), Gründer der Europäischen Akademie für psychosoziale Gesundheit, führendes Zentrum kreativtherapeutischer Verfahren, Hückeswagen (1981).

Wichtige theoretische Beiträge und Orientierungen

Pionier der Methodenintegration, entwickelt „Integrative Therapie" als entwicklungsorientierte Psychotherapie/Humantherapie „in der Lebensspanne" (1991–93, 2001, 2003; Rahm et al., 1993; Schuch, 2001), die somatische/sensumotorische, emotionale, volitive, kognitive, sozioökologische Dimensionen berücksichtigt, die Interaktion von Problemen, Ressourcen, Potenzialen, von Risiko- und Schutzfaktoren. Er begründet eine „Integrative Pädagogik" (Nitsch-Berg & Kühn, 2001), eine „klinische Philosophie" permanenter „herakliteischer" Entwicklung (1991): Epistemologie und Anthropologie sehen ein in Leiblichkeit und Zwischenleiblichkeit/Intersubjektivität gegründetes exzentrisches Subjekt, das in Korrespondenz über Konsens/Dissensprozesse Sinn stiftet aus „engagierter Ethik", einer „Sorge um sich" (Foucault), die Anderen, die Welt (2003). Petzolds „Metahermeneutik" erlaubt theoriplurale, inter- und transdisziplinäre Diskurse, eine „konnektivierende" Modellkonstruktion und Praxeologie (vgl. Strukturmodell des „Tree of Science" als polyzentrische Wissensorganisation, 1998; 2003). Menschenbild: „Der Mensch als Mann und Frau ist Körper-Seele-Geist-Subjekt im sozialen und ökologischen Kontext/Kontinnum" (1993). Leibtheorie: lebenslange psychophysiologische Sozialisation, in der Wahrnehmung-Verarbeitung-Handlung sozialökologisch in Kontext/Kontinuum verschränkt sind, bildet den „informierten Leib" (2003). Persönlichkeitstheorie: „Selbst, Ich, Identität" konstituieren Persönlichkeit, Identität ist Wechselspiel kognitiv und emotional bewerteter Fremd- und Selbstattributionen in

„Fünf Säulen": Leiblichkeit, Soziales Netz, Arbeit/Leistung, materielle Sicherheiten, Werte. Krankheits-/Gesundheitslehre: lebenslanges Zusammenspiel von frühen und späteren multiplen Stimulierungen, salutogene und pathogene (Traumata, Defizite, Störungen, Konflikte), von Risiko-, Resilienz-, Protektivfaktoren in Kontext/Kontinuum, was longitudinal orientierte „prozessuale Diagnostik/Therapeutik" (1992; Osten, 2000) erfordert. Immer werden psychophysiologische, entwicklungspsychologische, sozialpsychologische/soziologische und ökologische Perspektiven in Theorie und Praxis „konnektiviert". Das charakterisiert Petzolds Integrationsmodell, seine psychophysiologische „Integrative Traumatherapie" (Petzold et al., 2000), „Ressourcentheorie" (1998), „Prozesstheorie" (tetradisches System von Initial-, Aktions-, Integrations- Neuorientierungsphase), sein Therapieintegrationsmodell („common and divergent concept approach"), sein komplexes Lernmodell Integrativer Agogik (Sieper, 2001; Petzold & Sieper, 1993; Nitsch-Berg & Kühn, 2001). Praxeologie: Als höchst kreativer „Praxeologe" und „Menschenarbeiter" inaugurierte Petzold folgende Konzepte/Methodologien: 1965 „Integrative Therapie", „kreative Medien", „Kreative Therapie", 1968 „Kokreativität", „Lebenspanorama", „body chart", „multiple Stimulierung" (Petzold & Orth, 1990), 1969 „Vier Wege der Heilung und Förderung", Begriff/Methodik des „Behaviordramas" (Sieper, 2001), 1970 „Integrative Bewegungs- und Leibtherapie", „Integrative und Differentielle Relaxation", Fokaltherapie (1974; Petzold et al., 2000), 1972 Integrative Kunsttherapie (mit Sieper, → Orth), 1973 „Integrative Supervision", 1974 „Lauftherapie", Narrative Therapie, Poesie-/Bibliotherapie (mit Orth, 1990), 1993 „14 Heilfaktoren" etc.; 1968/69 Pionierarbeit in Drogen- und Gerontopsychotherapie, Gründung der ersten therapeutischen Wohngemeinschaften (Vierstufenmodell) in Europa, Begriff/Modell der „Therapiekette" (Petzold et al., 2004). Er machte sich um die „künstlerischen Therapieformen" verdient, führte im deutschen Sprachraum mit seinen Mitarbeitern die ersten curricular organisierten Ausbildungen ein: Kunsttherapie 1972, Bewegungspsychotherapie 1972, Gestaltpädagogik/

Integrative Agogik 1976, therapeutisches Puppenspiel 1984, Poesie-/Bibliotherapie, Dramatherapie 1984. Initiator/Mitinitiator der entsprechenden kreativtherapeutischen Verbände: 1972 Deutsche Gesellschaft für Gestalttherapie (ab 1982 für Integrative Therapie, DGIK), 1985 erster Dachverband künstlerischer Therapieformen (DGKT); er initiierte die Europäische Gesellschaft für Gestalttherapie (EAG 1985), die ersten deutschen schulenpluralen Dachverbände: 1978 Arbeitsgemeinschaft Psychotherapeutischer Fachverbände (AGPF), 1984 Dachverband für Kinder- und Jugendlichenpsychotherapie (BDKJ). Durch Petzolds philosophische und psychologische Ausrichtung wurde Integrative Therapie auf drei Ebenen entwickelt: 1. „Integrative klinische Philosophie" (1991) mit einer „sozialwissenschaftlich ernüchterten" Phänomenologie und kulturkritischen Metahermeneutik; 2. „Integrative klinische Theorie" (1992) mit eigenständiger Entwicklungs-, Persönlichkeits-/Identitäts-, Lern- und Kontexttheorie in klinisch-psychologischer (Janet, Iljine), entwicklungspsychologischer (Vygotsky, Rutter) und sozialpsychologischer (→ Lewin, Moreno, Moscovici) Orientierung; 3. „Integrative Praxeologie" (1993), salutogenese- und konfliktorientiert, mit zahlreichen Medien. Ziel: Ein schulenübergreifendes Verfahren durch vergleichende Theorienentwicklung, experimentierende klinische Praxis „systematischer Heuristik", forschungsgegründete Effizienznachweise, Qualitätsentwicklung, didaktisch differenzierte Ausbildungspraxis – eine Pionierarbeit curricularer Therapieausbildung. Mit diesem breit angelegten Schaffen, 700 Fachveröffentlichungen, Gründung wissenschaftlicher Zeitschriften, Organisator zahlreicher nationaler/internationaler Kongresse, ist Petzold einer der kreativsten Protagonisten moderner Psycho-, Sozio-, Körpertherapie und Supervision; 1992 Bundesverdienstkreuz; „Die Zeit" zählt Petzold zu den „Leitfiguren" der Psychotherapie.

Wesentliche Publikationen

(1974) Integrative Bewegungstherapie. In: (1996) Integrative Leib- und Bewegungstherapie, Bd. 1, 3. Aufl. (S 59–173). Paderborn, Junfermann

(1985, 2005) Mit alten Menschen arbeiten. 2. erw. Aufl. (2 Bde.). Stuttgart, Pfeiffer bei Klett-Cotta

(1991, 1992, 1993; 2003) Integrative Therapie: Modelle, Theorien und Methoden für eine schulenübergreifende Psychotherapie, 2. erw. Aufl. (3 Bde.). Paderborn, Junfermann

(1994) Die Kraft liebevoller Blicke: Psychotherapie und Babyforschung (2 Bde.). Paderborn, Junfermann

(1998) Integrative Supervision, Meta-Consulting und Organisationsberatung. Paderborn, Junfermann

(2001) Integrative Therapie: Das „biopsychosoziale Modell" kritischer Humantherapie. Paderborn, Junfermann

(Hg) (2002) Das Trauma überwinden: Integrative Modelle der Traumatherapie. Paderborn, Junfermann

Märtens M, Petzold HG (Hg) (2002) Therapieschäden. Mainz, Grünewald

Petzold HG, Märtens M (Hg) (1999) Wege zu effektiver Psychotherapie: Psychotherapieforschung und Praxis. Opladen, Leske + Budrich

Petzold HG, Orth I (Hg) (1990, 2001) Die neuen Kreativitätstherapien, 3. Aufl. (2 Bde.). Paderborn, Junfermann

Petzold HG, Orth I (1999) Die Mythen der Psychotherapie: Ideologien, Machtstrukturen und Wege kritischer Praxis. Paderborn, Junfermann

Petzold HG, Schay P, Ebert W (2004) Integrative Suchttherapie (2 Bde.). Wiesbaden, Verlag für Sozialwissenschaften

Petzold HG, Schigl B, Fischer M, Höfner C (2003) Supervision auf dem Prüfstand. Opladen, Leske + Budrich

Petzold HG, Wolf U, Landgrebe B, Josic Z, Steffan A (2000) Integrative Traumatherapie: Modelle und Konzepte für die Behandlung von Patienten mit „posttraumatischer Belastungsstörung". In: van der Kolk B, McFarlane A, Weisaeth L (Eds), Traumatic stress (pp 445–579) [ergänzte dt. Übers. hg. von M. Märtens und H. Petzold]. Paderborn, Junfermann

Literatur zu Biografie und Werk

Kühn R, Petzold HG (1991) Philosophie und Psychotherapie. Paderborn, Junfermann

Nitsch-Berg H, Kühn H (2000, 2001) Kreative Medien und die Suche nach Identität (2 Bde.). Köln, Edition Humanistische Psychologie

Osten P (2000) Die Anamnese in der Psychotherapie. München, Reinhardt

Petzold HG (1986) Psychotherapie und Friedensarbeit. Paderborn, Junfermann

Rahm D, Otte H, Bosse S, Ruhe-Hollenbach H (1993) Einführung in die Integrative Therapie: Grundlagen und Praxis, 2. Aufl. Paderborn, Junfermann

Schuch W (2001) Grundzüge eines Modells „Integrativer Psychotherapie". In: Petzold HG (Hg), Integrative Therapie: Das „biopsychosoziale Modell" kritischer Humantherapie (S 145–200). Paderborn, Junfermann

Sieper J (2001) Das behaviorale Paradigma im „Integrativen Ansatz" klinischer Therapie, Soziotherapie und Agogik. Integrative Therapie 27: 105–144

Sieper J, Orth I, Schuch W (2005) Freude am Lebendigen. Festschrift für H. G. Petzold. Bielefeld, Edition Sirius bei Aisthesis

Sieper J, Schmiedel I (1996) Die innovatorischen Aktivitäten von Hilarion G. Petzold. In: Petzold HG, Sieper J (Hg), Integration und Kreation, Bd 2 (S 421–439). Paderborn, Junfermann

Zundel R (1987) Hilarion Petzold: Integrative Therapie. In: Zundel E, Zundel R, Leitfiguren der Psychotherapie (S 191–214). München, Kösel

Johanna Sieper

Pfeiffer, Wolfgang M.

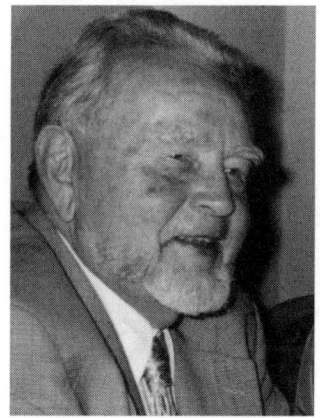

* 23.10.1919 in Plauen im Vogtland, Deutschland.

Pionier der Gesprächspsychotherapie in Deutschland, Protagonist der Transkulturellen Psychiatrie und Psychotherapie.

Stationen seines Lebens

Pfeiffer studierte Medizin in Halle und München. Nach Studium und anschließendem Kriegsdienst arbeitete er an verschiedenen neurologisch-psychiatrischen Kliniken und erhielt 1952 die Anerkennung als Facharzt für Neurologie und Psychiatrie. 1957 nahm er für gut drei Jahre die Stelle als Leiter einer psychiatrischen Klinik in Bandung auf Java an. Kenntnisse in der Sprache der ehemaligen Kolonialherren, dem Holländischen, brachte er schon mit. Er lernte die indonesische Amtssprache Bahasa und einen lokalen Dialekt, sodass ihm ein sehr unmittelbarer Zugang zu seinen Patienten möglich wurde. Aus dieser Tätigkeit erwuchs das sein weiteres Leben bestimmende Interesse an interkulturellen Fragen bzw. an der transkulturellen Psychiatrie. Letztere wird 1969 das Thema seiner Habilitation sein. 1972 wurde er Mitglied der deutschen Gesellschaft für wissenschaftliche Gesprächspsychotherapie (GwG), 1976 GwG-Ausbildner. Als Direktor des Instituts für Medizinische Psychologie der Universität Münster 1974–84 hat er in Forschung und Lehre für die Psychotherapie im Allgemeinen und für den Personzentrierten Ansatz im Besonderen gewirkt. Noch im Alter von 75 Jahren lernt er türkisch und wird zum Initiator der deutsch-türkischen Gesellschaft für Psychiatrie und Psychotherapie.

Wichtige theoretische Beiträge und Orientierungen

Ein Schwerpunkt Pfeiffers ist die intensive Beschäftigung mit Fragen der Psychotherapie bei Menschen aus anderen Kulturen, insbesondere der Passung unserer westlichen Psychotherapie, namentlich der Personzentrierten Psychotherapie, bei hiesigen Arbeitsmigranten etwa aus der Türkei. Sein Buch „Transkulturelle Psychiatrie" ist ein Standardwerk dieses Gebiets. Von besonderem Interesse sind sein Verhältnis zur und seine Verdienste um die Gesprächspsychotherapie bzw. die Personzentrierte Psychotherapie. Nach einer Auseinandersetzung mit der Psychotherapie Freudscher und Jungscher Schule begann er sich Ende der 1960er Jahre zunehmend mit der Gesprächspsychotherapie zu beschäftigen. Eine Begegnung mit Carl → Rogers in La Jolla 1971 überzeugte ihn endgültig davon, dass hier Theorie und Wirklichkeit, Konzept und therapeutische Realität übereinstimmten. In der GwG engagierte er sich in vielfältiger Weise, z. B. als Mitglied und Sprecher des wissenschaftlichen Beirats und Mitherausgeber des Jahrbuchs für personenzentrierte Psychologie und Psychotherapie. An vielen Symposium und Kongressen der GwG beteiligte er sich sowohl auf der planerischen Ebene wie als glanzvoller Redner und Vortragender. Sehr war er um die Verbreitung des Personzentrierten Ansatzes im ärztlichen Bereich bemüht. Er war Initiator und Grün-

dungsmitglied der Ärztlichen Gesellschaft für Gesprächspsychotherapie (ÄGG). Vor allem auch wegen seiner vielfältigen Publikationen über die Personzentrierte Psychotherapie auch in medizinischen Zeitschriften kann er als der Nestor dieses Ansatzes im ärztlichen Bereich gelten. Es ist das Anliegen von Wolfgang Pfeiffer, die Gesprächspsychotherapie auch mit psychiatrischen Sichtweisen zu versöhnen. Hierbei geht es ihm u. a. um die Frage des Menschenbilds und der Relativierung einer allzu optimistischen Sicht der Selbstentfaltungsmöglichkeiten des Menschen angesichts schwerer psychischer Störungen. Die letzteren sind ihm aber nur ein Beispiel, um die Verfasstheit des Menschen in ihrer generellen Gefährdung und Zwiespältigkeit zu sehen. Eines aber verbindet ihn eng mit Rogers: Die Frage nach den Gestaltungsmöglichkeiten der menschlichen Beziehung und die Bedeutung dieser Beziehung für die Psychotherapie. Diesem Problemkreis widmete er viele Publikationen. Dabei interessiert ihn vor allem der spätere Rogers mit seinem Prinzip des „person to person" und der „realness" des Therapeuten. Psychotherapie hat für ihn letztlich dialogisch zu sein. Ihr entscheidender Wirkfaktor besteht für ihn in der Gegenwärtigkeit der Person des Therapeuten und in seiner Bereitschaft, Antwort zu geben. Hier sah er auch Berührungspunkte mit Otto → Rank, dessen Einfluss auf Rogers ihm ein wichtiges Thema ist (Pfeiffer, 1990). Das transkulturelle Interesse Pfeiffers spielt hier insofern eine Rolle, als für ihn auch der Patient ein Stück weit die Fremde, der Andere ist, an dem das einfühlende Verstehen seine Grenze findet, und der dennoch in seiner Andersheit anzuerkennen ist. Diese Anerkennung kann aber als wirklich echte nur in einem Dialog von „person to person" vollzogen werden. Beim Blick auf Pfeiffers Lebenswerk darf keineswegs seine Tätigkeit als Ausbilder und als Förderer bei den Publikationsbemühungen anderer vergessen werden. Hier zeigte er sich ebenso kompetent wie engagiert, ebenso temperamentvoll-anregend wie warmherzig und geduldig.

Wesentliche Publikationen

(1971, 1994) Transkulturelle Psychiatrie: Ergebnisse und Probleme, 2., neu bearb. Aufl. Stuttgart, Thieme

(1981) Der Widerstand in der Sicht der klientenzentrierten Psychotherapie. In: Petzold H (Hg), Widerstand: Ein strittiges Konzept in der Psychotherapie (S 209–225). Paderborn, Junfermann [auch in (1987) GwG-Zeitschrift 66: 55–62]

(1986a) Ist das Rogers'sche Persönlichkeits- und Therapie-Konzept im Hinblick auf psychiatrische Erkrankungen angemessen? Zeitschrift für Personzentrierte Psychologie und Psychotherapie 4: 366–377

(1986b) Psychologie des kranken Menschen: Studienbuch für Krankenschwestern, Krankenpfleger und medizinisch-technische Assistentinnen. Stuttgart, Kohlhammer

(1987) Übertragung und Realbeziehung in der Sicht klientenzentrierter Psychotherapie. Zeitschrift für Personzentrierte Psychologie und Psychotherapie 3: 347–352

(1989) Klientenzentrierte Psychotherapie im Kontext von Kultur und Mode. In: Sachse R, Howe J (Hg), Zur Zukunft der klientenzentrierten Psychotherapie (S 223–247). Heidelberg, Asanger

(1990) Otto Rank und die klientenzentrierte Psychotherapie. In: Behr M, Esser U, Petermann F, Pfeiffer WM (Hg), Jahrbuch für personenzentrierte Psychologie und Psychotherapie, Bd. 2 (S 8–21). Salzburg, Otto Müller

(1991a) Krankheit und zwischenmenschliche Beziehung. In: Finke J, Teusch L (Hg), Gesprächspsychotherapie bei Neurosen und psychosomatischen Erkrankungen. Neue Entwicklungen in Theorie und Praxis (S 25–43). Heidelberg, Asanger

(1991b) Wodurch wird ein Gespräch therapeutisch? Zur kulturellen Bedingtheit psychotherapeutischer Methoden. Psychotherapie, Psychosomatik und, medizinische Psychologie 41: 93–101

(1993) Die Bedeutung der Beziehung bei der Entstehung und der Therapie psychischer Störungen. In: Teusch L, Finke J (Hg), Die Krankheitslehre der Gesprächspsychotherapie: Neue Beiträge zur theoretischen Fundierung (S 19–40). Heidelberg, Asanger

(1993) Überlegungen zu einer Störungslehre aus interaktioneller Perspektive. In: Schmidtchen S, Speierer G-W, Linster H (Hg), Die Entwicklung der Person und ihre Störung. Bd. 2: Theorien und Ergebnisse zur Grundlegung einer klientenzentrierten Krankheitslehre (S 41–81). Köln, GwG

(Hg) (1980) Psychopathologie im Kulturvergleich. Stuttgart, Enke

Literatur zum Werk

Finke J (1999) Prof. Dr. Wolfgang M. Pfeiffer zum 80. Geburtstag. Gesprächspsychotherapie und Personzentrierte Beratung 30: 237–238

Koch E (Hg) (2000) Psychosoziale Versorgung in der Migrationsgesellschaft: Deutsch-türkische Perspektiven. Freiburg i. Br., Lambertus [Prof. Wolfgang M. Pfeiffer zum 80. Geburtstag gewidmet]

Jobst Finke

Pfister, Oskar

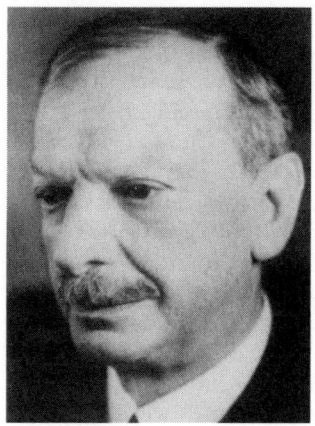

* 23.2.1873 in Wiedikon bei Zürich; † 6.8.1956 in Witikon.

Protestantischer Pastor, Pionier der Psychoanalyse in der Schweiz.

Stationen seines Lebens

1876: Nach dem Tode des Vaters zieht die Mutter gemeinsam mit Oskar und seinen drei Brüdern nach Königsfeld (Baden-Württemberg, Deutschland) in die Gemeinde der Mährischen Bruderschaft; 1880: Die Familie Pfister kehrt in die Schweiz zurück. Pfister geht in Zürich zur Schule und studiert in Basel Theologie, Philosophie und Psychologie. Nach acht Semestern schließt er das Theologiestudium ab und geht nach Berlin, wo er sein Philosophiestudium fortsetzt und mit der Dissertation „Die Genesis der Religionsphilosophie A. E. Biedermanns" abschließt; 1897: Hochzeit mit Erika Wunderli, mit der er einen Sohn hat; 1898: Pfister zieht nach Wald bei Zürich, wo er die Stelle eines Dorfpastors einnimmt; 1902: Pfister zieht mit seiner Familie nach Zürich, wo er Pastor an der Predigerkirche wird (eine Stellung, die er bis 1939 innehat); 1908: Professur für Theologie an der Universität Zürich; 1909: Über Ludwig → Binswanger lernt Pfister Sigmund → Freud kennen, mit dem ihn eine lebenslange Freundschaft verbindet. In einem ca. 120 Briefe umfassenden Briefwechsel diskutieren Pfister und Freud klinisch-psychoanalytische, gesellschaftstheoretische, politische und pädagogische Themen. Auch zwischen C.G. → Jung und Pfister entwickelt sich eine Freundschaft; 1913: Pfisters erstes größeres psychoanalytisches Werk, „Die psychoanalytische Methode", wird veröffentlicht. Als es zum Bruch zwischen Freud und Jung kommt, ergreift Pfister Partei für Freud; 1919: Gemeinsam mit Emil Oberholzer, Hermann Rorschach und Hans Walser gründet Pfister die Schweizerische Psychoanalytische Gesellschaft (SPP); 1928: Freud veröffentlicht die religionskritische Studie „Die Zukunft einer Illusion" (1927), auf die Pfister mit seiner Abhandlung „Die Illusion einer Zukunft" – worin er meint, dass der wahre Glaube vor der Neurose schützt – antwortet, „Psychoanalyse und Weltanschauung" wird veröffentlicht; 1929: Pfisters psychoanalytisch-pädagogisches Werk „Die Psychoanalyse im Dienste der Erziehung" erscheint. Tod seiner ersten Frau Erika; 1930: Pfister heiratet in zweiter Ehe Martha Zuppinger-Urner, mit der er zwei Kinder hat und bis zu seinem Tod zusammenlebt; 1934: Ehrendoktorat der Universität Genf; 1939: Nach der Pensionierung als Pastor in Zürich übersiedelt Pfister mit seiner Familie nach Witikon; 1944: „Das Christentum und die Angst" erscheint; 1956: Pfister stirbt in Witikon.

Wichtige theoretische Beiträge und Orientierungen

Oskar Pfister war von tiefem Glauben an Gott und den Menschen erfüllt und setzte seine ethischen Prinzipien nicht nur in seiner Arbeit als Pastor, sondern auch als Therapeut um. Sein zentrales Lebenswerk war die Anwendung psychoanalytischer Einsichten auf die Seelsorge, die es ihm ermöglichte, abseits dogmatischer Prämissen und Erstarrungen psychodynamische Funktions- und Reaktionsweisen zu verstehen und adäquat auf Ratsuchende und Patienten einzugehen. Pfister zählt zu den Schweizer Pionieren der Psychoanalyse, da er nicht nur maßgeblichen Anteil an der Konstituierung einer psychoanalytischen Gesellschaft hatte, sondern sich auch vehement und konsequent für die Freudsche Lehre einsetzte.

Wesentliche Publikationen

(1912) Anwendungen der Psychoanalyse in der Pädagogik und Seelsorge. Imago 1: 56–82

(1913) Die psychoanalytische Methode: Eine erfahrungswissenschaftliche systematische Darstellung. Leipzig, Klinkhardt

(1925) Die Liebe vor der Ehe und ihre Fehlentwicklungen: Tiefenpsychologische Untersuchungen im Reiche des Eros. Bern, Bircher

(1927) Analytische Seelsorge: Einführung in die praktische Psychoanalyse. Für Pfarrer und Laien. Göttingen, Vandenhoeck & Ruprecht

(1928a) Psychoanalyse und Weltanschauung. Leipzig, Internationaler Psychoanalytischer Verlag

(1928b) Die Illusion einer Zukunft: Eine freundschaftliche Auseinandersetzung mit Sigmund Freud. Imago 14: 149–184

(1929) Die Psychoanalyse im Dienste der Erziehung. Leipzig, Klinkhardt

(1934) Neutestamentliche Seelsorge und psychoanalytische Therapie. Imago 20: 425–443

(1944) Das Christentum und die Angst: Eine religionspsychologische, historische und religionshygienische Untersuchung. Zürich, Artemis

Freud S, Pfister O (1963) Briefe 1909–1939. Frankfurt/M., Fischer

Literatur zu Biografie und Werk

Lethiais L (1995) Oskar Pfister et la cure d'âme psychanalytique. Mémoire de DESS de psychologie clinique et pathologique, Université Paris-X

Roudinesco E, Plon M (1997) Pfister Oskar (1873–1956): Pasteur et psychanalyste suisse. In: Dictionnaire de la psychanalyse (pp 795–798). Paris, Fayard [dt.: (2004) Wörterbuch der Psychoanalyse: Namen, Länder, Werke, Begriffe. Wien-New York, Springer]

Zulliger H (1966) Oskar Pfister 1873–1956: Psychoanalysis and faith. In: Alexander F, Eisenstein S, Grotjahn M (Eds), Psychoanalytic pioneers (pp 169–179). New York, Basic Books

Gernot Nieder

Pierrakos, John C.

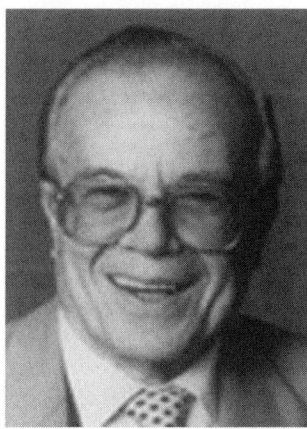

* 8.2.1921 in Neon Oitylon, Griechenland; † 1.2.2001 in New York.

Gemeinsam mit Alexander → Lowen Begründer der Bioenergetik, später Entwicklung der Core-Energetik.

Stationen seines Lebens

John Pierrakos verbrachte seine ersten neun Lebensjahre in einem kleinen griechischen Ort am Mittelmeer. Er wuchs in einer patriarchalisch orientierten Familie auf. Sein Vater, ein Geschäftsmann, war die meiste Zeit auf Reisen und für den Sohn kaum greifbar. 1930 zog die Familie nach Athen. Während der folgenden Jahre kam Pierrakos durch verschiedene Zeitungsartikel das erste Mal mit den Ideen von → Freud und → Reich in Kontakt. 1939 übersiedelte Pierrakos zu einer seiner Schwestern nach New York, um den europäischen Kriegswirren zu entkommen. Bald drauf begann er mit seinem Medizinstudium an der Columbia-Universität. 1944 wurde er zur US-Army einberufen und in der Folge zum amerikanischen Staatsbürger. Nach dem Krieg beendet er seine psychiatrische Ausbildung. Er beginnt sich für die Arbeit von Wilhelm Reich zu interessieren und wird vorerst sein Patient. In dieser Therapie lernt er zum ersten Mal Körper- und Energiearbeit kennen. Bald wird er zu Reichs Schüler und begeistert sich für dessen Theorien und Arbeiten. Mit seinem Lehrer entstehen aber auch heftige Autoritätskonflikte, die sich im Laufe

der engeren Zusammenarbeit zuspitzen: Als es für Reich wegen der Orgon-Experimente zur Konfrontation mit den amerikanischen Behörden kommt, zieht sich Pierrakos aus Reichs Umfeld zurück. In den 1950er Jahren arbeitet John Pierrakos einige Zeit als Psychiater in einem New Yorker Spital und eröffnet dann gemeinsam mit Reich-Schüler Alexander Lowen eine Privatpraxis. Er ist mittlerweile verheiratet und Vater zweier Töchter. Gemeinsam mit Lowen entwickelt Pierrakos das Konzept der Bioenergetik, basierend auf den Erfahrungen mit der Arbeit Wilhelm Reichs. 1964, nach der Scheidung von seiner ersten Frau, lernt er Eva Broch kennen, die er später heiratet. Sie besitzt mediale Fähigkeiten und hält über ihre transzendenten Erfahrungen Vorträge. Ihre spirituelle Sicht der menschlichen Existenz beeinflusst Pierrakos nachhaltig: Nach der Trennung von Alexander Lowen, mit dem ihn eine fast 20-jährige Zusammenarbeit verbunden hat, entwickelt er auf den bioenergetischen Grundlagen seinen Ansatz der Core-Energetik, welcher die spirituelle Dimension des Daseins mit einbezieht. 1973 gründet John Pierrakos das Institut für Core-Energetik in New York, das in verschiedenen Ländern Ausbildungen organisiert und mit regionalen Zentren zusammenarbeitet.

Wichtige theoretische Beiträge und Orientierungen

Pierrakos entwickelte gemeinsam mit Alexander Lowen den körperpsychotherapeutischen Ansatz der Bioenergetik. Die von ihm begründete Core-Energetik befasst sich zusätzlich mit der spirituellen Dimension der menschlichen Existenz. Pierrakos führte den Begriff des Core (engl. Kern, Herz) ein: Er versteht darunter den innersten, intakten, spirituellen Kern der Persönlichkeit, das „höhere Selbst". Über diesen Kern zieht sich eine Schicht des niederen Selbst (der negativen Gefühle). Diese wiederum wird von der sogenannten Maske (soziale Fassade) umhüllt. Der Ansatz von Pierrakos beschäftigt sich mit dem Zusammenspiel von Bewusstsein und Energie. Nach seinem theoretischen Verständnis entstehen Fortschritte in der therapeutischen Behandlung nicht ausschließlich durch Bewusstwerden von verdrängten Konflikten, sondern ebenso stark durch Veränderung der Energieströme im Körper. Dies wird vor allem durch ein vielfältiges Repertoire an körperlichen Übungen, die den Atemrhythmus, die Körperhaltung und die Muskelspannung beeinflussen, erreicht. Pierrakos schenkte aber auch der Erforschung der menschlichen Aura besonders großes Augenmerk und erweiterte mit den gewonnenen Erkenntnissen die bioenergetische Charaktertypologie. Darüber hinaus beschrieb er die unterschiedlichen Grundeinstellungen und Werthaltungen der einzelnen Charakterstrukturen. Eine große Bedeutung kommt den Themen Eros, Liebe, und Sexualität zu, wobei wiederum der Aspekt der Energie stark betont wird. Pierrakos beschreibt den Therapieprozess folgendermaßen: 1. Phase: das Durchdringen der Maske (Erkennen der sozialen Fassade); 2. Phase: die Befreiung des niederen Selbst (Beschäftigung mit den negativen Gefühlen. Die Therapeutin bzw. der Therapeut nimmt dabei eine aktive, provozierende Rolle ein, um den Klienten beim Ausdruck der negativen Gefühle zu unterstützen. Dabei werden Körper und Stimme im hohen Maße miteinbezogen.); 3. Phase: die Zentrierung im höheren Selbst (Erkennen des inneren, heilen Kerns); 4. Phase: Die Enthüllung des Lebensplans (befriedigende, sinngebende Lebensperspektiven werden entwickelt).

Wesentliche Publikationen

(1977) Core Energetics, Part 1. Energy & Character 8(3): 13–21
(1978) Core Energetics, Part 2. Energy & Character 9(1): 14–20
(1987, 1987) Core-Energetik: Zentrum deiner Lebenskraft. Essen, Synthesis
(1997, 1998) Eros, Liebe & Sexualität: Die Kräfte, die Frau und Mann vereinen. Essen, Synthesis

Andrea Lang-Prechtl

Polster, Erving

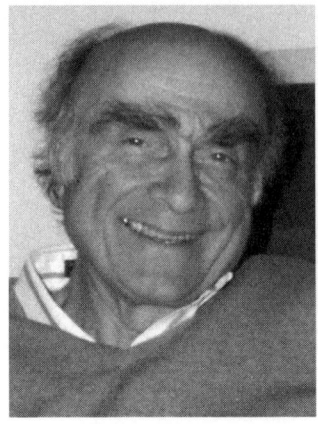

* 13.4.1922 in Medjelaborce, Tschechoslowakei.

Polster, Miriam

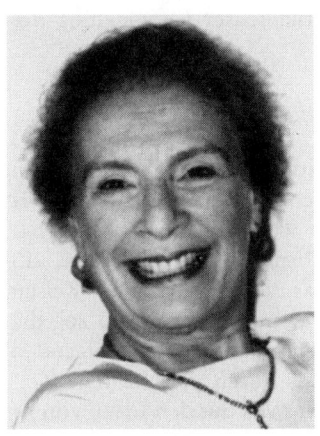

* 7.7.1924 in Cleveland, Ohio; † 19.12.2001 in San Diego, Kalifornien.

Schlüsselpersönlichkeiten für die Entwicklung und Verbreitung der Gestalttherapie.

Stationen ihres Lebens und wichtige theoretische Beiträge

Erving Polster war zwei Jahre alt, als seine Eltern aus der ehemaligen Tschechoslowakei in die Vereinigten Staaten emigrierten; er wuchs in einem behüteten europäisch-jüdischen Haushalt auf. In seinem berühmten Artikel „Stolen by gypsies" beschreibt er mit großer Virtuosität, wie sein innerer Konflikt zwischen Vertrautem und Neuem zu einem Faktor in seinem Verständnis der Gestalttherapie wurde. Nach seiner Rückkehr aus dem Zweiten Weltkrieg – er war als Navigator bei der Air Force in England stationiert – studierte er Klinische Psychologie und promovierte 1950 an der Case Western Reserve University in Cleveland, Ohio. Er arbeitete als Direktor für Psychotherapie im Psychologie-Department des Cleveland State Hospitals, als er mit der Gestalttherapie in Berührung kam und Fritz → Perls 1953 in einem Workshop kennenlernte. Er war Gründungsmitglied des „Gestaltinstitute of Cleveland" und der erste Leiter des Instituts (1955–73), das auch heute noch eine führende Rolle in der Entwicklung der Gestalttherapie inne hat. Das Gestaltinstitut von Cleveland war das erste Ausbildunginstitut, das nach dem Gestaltinstitut New York – dem „Ur-Institut" von Fritz und Laura → Perls – gegründet wurde. Die Mitglieder des Cleveland Institutes arbeiteten regelmäßig mit Isadore From, und auch wiederholt mit Fritz Perls, Laura Perls, Paul Weisz und Paul → Goodman. Erving Polster leitete 1956 das erste Ausbildungsworkshop des Cleveland Institutes. Er spielte eine prominente Rolle in der Entwicklung der Gestalttherapie und war maßgeblich an der Ausbildung von Gestalttherapeuten beteiligt. Die in der Folge gegründeten Gestaltinstitute in verschiedenen anderen Städten waren durch Erving Polster und das Gestaltinstitute Cleveland inspiriert und beeinflusst.

Miriam Polster wuchs in Cleveland in einer großbürgerlich jüdischen Familie auf, studierte Musik und Gesang am Cleveland Institut für Musik und erlangte einen Bachelor-Abschluss an der Miami University. 1949 heiratete sie Erving Polster, blieb nach der Geburt ihrer zwei Kinder (eine Tochter und ein Sohn) zunächst zu Hause und begann sich dann in der Psychologie zu engagieren. Während ihres Psychologiestudiums (1962–67) absolvierte sie die Ausbildung in Gestalttherapie am Gestalt Institute of Cleveland und arbeitete alsbald als Psychotherapeutin. Sie schloss ihr Studium an der Case Western Reserve Univesity in Cleveland mit dem Ph.D. ab und wurde kurz darauf Staff-Mitglied des Gestalt-Instituts Cleveland. 1973 verließen Erving und Miriam Polster Cleveland und gründeten das Gestalt Training Center of San Diego, das sie beide bis zu Miriams Tod leiteten. Sie arbeiteten von nun an im Team zusammen und begründeten ihren einmaligen Stil, der von Respekt, Liebe und Tiefe geprägt war. Sie arbeiteten ständig an der Entwicklung des Ausbildungsprogramms des Institutes, hielten Workshops auch an vielen amerikanischen Universitäten und in Europa. Sie waren sehr aktiv in der klinischen Arbeit, u. a. als Clinical Professors an der University of California, San Diego. Sie leiteten internationale klinische Trainingsprogramme in über 20 Ländern. Während ihrer gesamten Ausbildungtätigkeit hielten sie den Kontakt zum akademischen Bereich und lehrten an verschiedenen Universitäten. Seit 1980 ist Erving Polster Clinical Professor, Department of Psychiatry, School of Medicine, University of California at San Diego, Miriam Polster war bis zu ihrem Tode Associate Clinical Professor in demselben Department. Dadurch wirkten sie weit über den unmittelbaren Kreis der Gestaltausbildung hinaus. Das jährlich stattfindende internationale „Clinical Training" für Gestalttherapie versammelte Psychotherapeuten aus aller Welt und beeinflusste die Arbeitsweise vieler Gestalttherapeuten in der ganzen Welt. Neben ihrer beinahe 40 Jahre währenden Ausbildungstätigkeit, in der sie ganze Generationen von Gestalttherapeuten heranbildeten, arbeiteten sie kontinuierlich an einer Weiterentwicklung der Theorie der Gestalttherapie. Sie waren die ersten, die die klinische Anwendbarkeit der Gestalttherapie 1973 in ihrem Buch „Gestalttherapy integrated" beschrieben, das bis heute ein Grundlagenwerk der Gestaltliteratur darstellt. Folgende wesentliche Konzepte sind enthalten: 1. Sie wiesen auf die Spannung zwischen Humanität und therapeutischen Techniken hin. 2. Sie führten das Konzept der Deflektion ein: Dieses beschreibt einen Kontaktvermeidungsmechanismus, der Prozesse von Depersonalisierung einschließt, die in unsererer Gesellschaft weitverbreitet sind. 3. Sie überschritten das damals strenge Konzept des „Hier und Jetzt", indem sie die Syntax der Kontaktepisoden einführten und die Wichtigkeit des „Hintergrundes" in der Figur/Grund-Formation betonten. 4. Sie formulierten und beschrieben spezifische Kontaktfunktionen und wie sie therapeutisch „angesprochen" werden. 4. Sie akzentuierten den Selbstbildungsprozess und führten das Konzept der Ich-Grenzen ein. 5. Sie zeigten, dass sich Awareness – ein umfassendes Konzept des Gewahrseins in der Gestalttherapie – nur im Rhythmus zwischen Kontakt und Aktion bildet. 6. Sie klärten Widerstand als einen inneren Konflikt einer Person; der therapeutische Umgang beruht im Versuch, dass die widerstreitenden Anteile integriert werden können. 7. Sie beschrieben die Sequenzen der therapeutischen Entwicklung. Erving Polster verwendet in „Every person's life is worth a novel" die Metapher des Romanciers, um zu zeigen, wie die therapeutische Suche nach dem jeweiligen individuellen „Lebensdrama" für den Klienten ein tiefere innere Sinnhaftigkeit und Bedeutung gewinnt. Er betont 1. die inneren Zusammenhänge und Unterbrechungen im Leben eines Menschen, 2. den Inhalt im sehr prozessorientierten Ansatz der Gestalttherapie und 3. hinterfragt die starke Betonung des „Hier und Jetzt" der Gestalttherapie. In seinem Buch „A population of selves" präsentiert er eine Theorie des Selbst bzw. der Selbstbildungsprozesse. Er postuliert multiple Selbstfiguren, wobei die therapeutische Aufgabe in der Integration dieser Selbstfiguren besteht. Das Gestaltkonzept der Topdog-Underdog-Interaktion wird erweitert. In ihrem vielschichtigen Buch „Eve's daughters: The forbidden heroism of women" gibt Miriam Polster der Art und Weise, wie Frauen in unserer Gesellschaft „Heldinnen" sind, Anerkennung und Bedeutung. Sie zeigt auf, dass Frauen in unserer patriarchal geprägten Gesellschaft nicht entsprechend wahrgenommen werden. Sie erweitert die klassische Bedeutung von Heldentum um eine neue – man könnte sagen – von den Frauen geprägte Bedeutung. Ein Hauptanliegen ist der Versuch, zwischen einzel-emanzipatorischen und gesellschaftlich integrierenden Kräften eine Verbindung zu schaffen, was von vielen Feministinnen kritisiert wurde. Daneben schrieben beide zusammen und auch getrennt eine Fülle von Artikeln. Sie waren auf jeder hochrangigen Konferenz für Psychotherapie präsent. Besonders zu erwähnen ist hier die Serie der Konferenzen „The evolution of psychotherapy" der Milton Erickson Foundation. 1999 publizierten sie ihr letztes Buch, „From the radical center: The heart of Gestalt thera-

py", ein Vermächtnis ihrer theoretischen Arbeit über die letzten 45 Jahre. Sie fassen ihr Lebenswerk in zehn theoretischen Positionen zusammen, die sie für die Gestalttherapie als grundlegend erachten. Ihr Hauptanliegen besteht darin, eindimensionale Aspekte, die sich in der Gestalttherapie herausgebildet haben, zu reformulieren, um so zu einem umfassenderen Verständnis der Natur der menschlichen Erfahrung zu gelangen, das im therapeutischen Prozess handlungsleitend wirken soll. Sie erhielten hohe Anerkennungen durch die psychotherapeutische und psychologische Fachgemeinschaft. Im August 2000 wurde ihnen zu Ehren ein gestalttherapeutischer Kongress in Montreal veranstaltet, dem eine Festschrift des Gestaltjournals folgte. Ihr Vermächtnis ist die Liebe und Humanität, gepaart mit einer wachen Auseinandersetzung mit der Theorie.

Wesentliche Publikationen

Polster E (1966) A contemporary psychotherapy. Psychotherapy: Theory, Research and Practice 3: 1–6 [auch in: Pursglove D (Ed) (1968), Recognitions in Gestalttherapy (pp 3–9). New York, Funk and Wagnall]

Polster E (1972) Stolen by gypsies. In: Burton A (Ed), Twelve therapists (pp 143–161). San Francisco, Jossey Bass

Polster E (1986, 1987) Jedes Menschen Leben ist einen Roman wert. Köln, Edition Humanistische Psychologie

Polster E (1995) A population of selves: A therapeutic exploration of personal diversity. San Francisco, Jossey-Bass

Polster E (1997) The therapeutic power of attention: Theory and techniques. In: Zeig J (Ed), The evolution of psychotherapy: Third conference (pp 221–233). New York, Brunner/Mazel

Polster E (1998) Translating theory into practice: Martin Heidegger and Gestalttherapy. Gestalt Review 2: 253–268

Polster E, Polster M (1973, 1983) Gestalttherapie: Theorie und Praxis der integrativen Gestalttherapie. Frankfurt/M., Fischer

Polster E, Polster M (1999) From the radical center: The heart of Gestalttherapy. Selected writings. Cleveland, GIC Press

Polster M (1976) Women in therapy: A Gestalt approach. In: Franks V, Burtle V (Eds), Women in therapy (pp 247–261). New York, Brunner/Mazel

Polster M (1992, 1994) Evas Töchter: Frauen als heimliche Heldinnen. Köln, Edition Humanistische Psychologie

Polster M (1997) Beyond one-to-one. In: Zeig J (Ed), The evolution of psychotherapy: Third conference (pp 233–245). New York, Brunner/Mazel

Literatur zu Biografie und Werk

Harman R (Hg) (2001) Werkstattgespräche Gestalttherapie: Mit Gestalttherapeuten im Gespräch. Wuppertal, GIK Bildungswerkstatt im Peter Hammer Verlag

Schoen S (2000) Unbinding: The spiritual legacy of the Polsters. The Gestalt Journal 23: 15–27

The Gestalt Journal (2000) XXIII(2) [als „Festschrift" bzw. Schwerpunktheft Erving und Miriam Polster gewidmet]

Wysong J (1988) An oral history of Gestalttherapy: Part three. A conversation with Erving and Miriam Polster. In: Wysong J, Rosenfeld E (Eds), An oral history of Gestalttherapy (pp 47–70). Highland (NY), The Gestalt Journal

Madelaine Ulbing

Pontalis, Jean-Bertrand

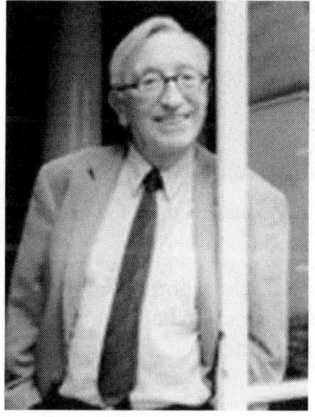

* 15.1.1924 in Paris.

Psychoanalytiker, Schriftsteller, Direktor der „Nouvelle Revue de Psychanalyse" und Herausgeber von Fachzeitschriften.

Stationen seines Lebens

Pontalis verbringt seine Kindheit und Jugend in Paris; 1945 Abschluss des Philosophiestudiums mit einer Arbeit über B. Spinoza. Auseinandersetzung mit dem Existenzialismus J.P. → Sartres und der Phänomenologie M. → Merleau-Pontys; Französisch- und Philosophielehrer im In- und Ausland; 1953 Mitarbeiter am „Centre National de Recherches Sociales" unter der damaligen Direktion von Daniel Lagache. Pontalis unternimmt eine Analyse bei Jacques → Lacan bei gleichzeitiger Ausbildung in der „Société Française de Psychanalyse"; schreibt Zusammenfassungen der Seminare Jacques Lacans im „Bulletin de Psychologie"; regelmäßige Mitarbeit an der Revue „Les temps modernes" unter der Direction von J.P. Sartre (derzeit C. Lanzmann), aus der er 1969 ausscheidet; regelmäßige Veröffentlichungen in „L'Express". Begegnung in den 1950er Jahren mit Didier → Anzieus analytischem Psychodrama. Praktizierender Psychotherapeut in einer Beratungsstelle für Studenten in Paris. Aktive Teilnahme an den Bemühungen der „Société Française de Psychanalyse" um die Anerkennung seitens der Internationalen Psychoanalytischen Vereinigung; 1964 Gründung der „Association Française de Psychanalyse"; ab 1967 ordentliches Mitglied, Vorsitzender 1970–72. 1966 gründet Pontalis bei der Edition Gallimard die Reihe „Connaissances de l'inconscient", die sich später auffächert in folgende Sammelbände: „Le psychanalyste dans son histoire", „Œuvres de Sigmund Freud: Traductions nouvelles", neue Übersetzungen des Freudschen Werkes ins Französische. 1967 gibt Pontalis gemeinsam mit J. → Laplanche das weltberühmte „Vocabulaire de la psychanalyse" heraus; Lehrtätigkeit in Philosophie an der Ecole pratiques des Hautes Etudes. 1970 Gründung der „Nouvelle Revue de psychanalyse" gemeinsam mit Didier Anzieu, G. Rosolato, Jean Starobinski u. a. 1979 stößt Pontalis zum Komitée der Lektoren der Edition Gallimard hinzu; 1980 Gründung einer neuen literarischen Reihe „L'un et l'autre" sowie der Reihe „Le temps de réflexion" ebenfalls in der Edition Gallimard; parallel zu Fachveröffentlichungen und Tätigkeit als Psychoanalytiker zahlreiche literarische Veröffentlichungen in essayistischer Form.

Wichtige theoretische Beiträge und Orientierungen

Als Lehrer, Schriftsteller, Analytiker, Übersetzer und Herausgeber prägte J.B. Pontalis seit den 1950er Jahren das psychoanalytische Leben Frankreichs. Pontalis bezeichnete sich selbst als einen „go between", einen Mittler verschiedener Welten, was die Vielfalt seiner Herangehensweisen an seine Leidenschaft, die Psychoanalyse, auch deutlich erkennen lässt. Trotz seines Bruchs mit Lacan und der Ecole Freudienne de Paris sowie den Philosophen Sartre und der Revue „Les temps modernes" steht Pontalis, seiner eigenen Aussage zufolge, in der Schuld seiner Meister. Es lag ihm jedoch daran, sich von ihnen und somit von Strukturalismus und Existenzialismus abzuwenden zugunsten der phänomenologischen Betrachtungsweise: Sein Stil ist beschreibend literarisch, stets der Vielfalt Rechnung tragend (erkennbar an seiner regen Herausgebertätigkeit). Sein Anliegen ist es, zwischen den Welten Brücken zu schlagen, indem er das Freudsche Werk so getreu wie möglich zugänglich macht. Von jenem Bestreben zeugt die Erstellung (gemeinsam mit Laplanche) des wichtigen Nachschlagewerkes für die Geschichte der psychoanalytischen Konzepte, dem „Vokabular der Psychoanalyse" (in 15 Sprachen übersetzt).

Wesentliche Publikationen

(1952) L'enfance d'un autre [Roman]. Paris, La Table Ronde
(1965) Après Freud. Paris, Julliard dt.: (1974) Nach Freud. Frankfurt/M., Suhrkamp]
(1977) Entre le rêve et la douleur. Paris, Gallimard [dt.: (1998) Zwischen Traum und Schmerz. Frankfurt/M., Fischer]
(1980) Loin, récit. Paris, Gallimard
(1988) Perdre de vue. Paris, Gallimard [dt.: (1991) Aus dem Blick verlieren. München, Kirchheim]
(1990) La force d'attraction. Paris, Seuil [dt.: (1992) Die Macht der Anziehung. Frankfurt/M., Fischer]
(1997) Ce temps qui ne passe pas. Paris, Gallimard
(1998) Zusammenfassende Wiedergabe der Seminare IV-VI von Jacques Lacan. Zürich, Riss
Pontalis JB, Laplanche J (1964) Fantasme originaire, fantasmes des origines, origines du fantasme. Les Temps modernes 215
Pontalis JB, Laplanche J (1967) Vocabulaire de la psychanalyse. Paris, Presses Universitaires de France [dt.: (1973) Das Vokabular der Psychoanalyse. Frankfurt/M., Suhrkamp]

Literatur zu Biografie und Werk

Pontalis JB (1986) L'amour des commencements. Paris, Gallimard [dt.: (1989) Ins Beginnen verliebt. Tübingen, Edition diskord]
Janin C (1997) J.-B. Pontalis. Paris, Presses Universitaires de France
Roudinesco E (1994) Histoire de la psychanalyse en France (2 vols.). Paris, Fayard
Roudinesco E, Plon M (2000) Dictionnaire de la psychanalyse. Paris, Fayard

Theresia Erich

Puységur, Marquis de [Amand-Marie-Jaques de Chastenet]

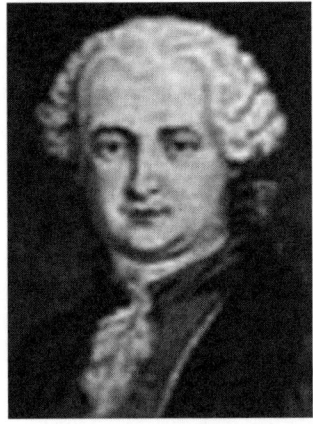

* 1751 in Buzancy bei Soissons, Frankreich; † Ende Mai 1825 in Buzancy.

Begründer des animalischen Somnambulismus (historisches Bindeglied zwischen dem orthodoxen Mesmerismus und dem romantischen Magnetismus).

Stationen seines Lebens

Amand-Marie-Jacques war ältester von drei Brüdern, allesamt Schüler von Franz Anton → Mesmer während dessen Pariser Zeit; sie gehörten zu den ersten Mitgliedern der 1782 gegründeten „Société de l'Harmonie". Der jüngste Bruder, Jacques Maxime, soll einen auf dem Paradeplatz von Bayonne zu Boden gestürzten Soldaten mit animalischem Magnetismus geheilt und danach die medizinische Betreuung seiner gesamten Einheit übertragen bekommen haben. Der mittlere Bruder, Antoine Hyacinthe, hat als Marineoffizier den tierischen Magnetismus nach Santo Domingo (dem späteren Haiti) exportiert und soll seinen zunächst skeptischen älteren Bruder, Amand-Marie-Jacques, einen bei der Belagerung von Gibraltar ausgezeichneten Artillerieoffizier, von den Segnungen des Mesmerismus überzeugt haben. Amand-Marie-Jacques – im Folgenden nur Puységur genannt – führte nach der Ausbildung bei Mesmer auf seinem Schloss in Buzancy Behandlungen im Mesmerisieren bzw. Magnetisieren durch und wurde damit bald sehr bekannt, sodass er Gruppenbehandlungen einführen musste: Ähnlich wie Mesmer magnetisierte er die große Ulme auf dem Dorfplatz von Buzancy und ließ die Kranken darunter Platz nehmen, mit dem Baum durch Hanfseile verbunden. 1785 bekam er als Offizier den Befehl, sich nach Straßburg zu seinem dort stationierten Artillerieregiment zu begeben. In Straßburg hielt er Vorträge über den thierischen Magnetismus, u. a. auch auf Einladung der Freimaurerloge, und gründete dort die „Société Harmonique des Amis Réunis", einen Ableger der noch von Mesmer mitbegründeten Harmonischen Gesellschaft von Paris. Ziel dieser Gesellschaften war es, Magnetiseure auszubilden und Ambulanzen für (kostenlose) magnetische Behandlungen einzurichten. Die Straßburger Gesellschaft war sehr rührig, zählte 1789 schon über 200 Mitglieder und war für den animalischen Somnambulismus des späten 18. und frühen 19. Jahrhunderts in Deutschland, zunächst in Baden, dann in Bremen und schließlich in Berlin wegbereitend. Mit der Französichen Revolution verschwanden alle Harmonischen Gesellschaften, Puységur verbrachte zwei Jahre im Gefängnis, ging danach auf sein Schloss zurück, wurde später Bürgermeister von Soissons und nahm seine Behandlungen mit animalischem Magnetismus sowie seine Studien dazu wieder auf. Für die jungen Magnetiseure der Nachrevolutionszeit, die Mesmer nicht mehr kannten, war Puységur Lehrer und Vorbild.

Wichtige theoretische Beiträge und Orientierungen

Einer der ersten Patienten Puységurs, sein berühmtester, war ein Bauer von 23 Jahren, Victor Race. Dieser litt an Atemwegserkrankungen, war leicht zu magnetisieren, zeigte aber im magnetischen Zustand nicht das hysteriform anfallsartige Verhalten von Mesmers Pariser Patientinnen und Patienten. Im Gegenteil war er in seinem „magnetischen Anfall" sehr ruhig, schien auch wacher und intelligenter zu sein als im normalen Wachzustand. Dieser Zustand war dem Schlafwandeln nicht unähnlich, wurde deshalb künstlicher oder animalischer Somnambulismus genannt. Es war hier also nicht mehr das besondere Heilmittel der magnetischen Kur und der dadurch erzeugte „Anfall", welche die Heilung bewirkten, wie es Mesmer noch postuliert hatte; im Gegenteil: Victor und die Somnambulen der Folgezeit diagnostizierten im luziden Zustand des animalischen Somnambulismus ihre Krankheiten selbst und verordneten sich die verschiedensten konventionellen „Remedien" aus den Apothekerschränken der Zeit, all jene Pülverchen und Mixturen, derer sich auch die traditionellen Ärzte bedienten. Der einzige Unterschied zu den normalen Kranken bestand darin, dass letztere zur Diagnose und Behandlung eines Arztes bedurften, während die somnambulen Kranken ihren Arzt nur mehr zum Akt der Magnetisierung brauchten – Diagnose und Behandlung führten sie alleine durch. Aufgrund dieser und ähnlicher Erfahrungen hatte sich Puységur bald von der orthodoxen Idee der Übertragung eines physikalischen Fluidums abgewandt und postulierte zur Induktion des animalischen Somnambulismus nur mehr die Übertragung psychischer Kräfte, nämlich Glauben und Willen („croyez et veuillez"). Damit stand er bald im Gegensatz zur originalen Theorie des Mesmerschen Magnetismus, welche im Fluidum eine interstellare, korpuskulare Kraft sah und alles Animistische heftig ablehnte. Dieser Streit zwischen den Animisten und den Fluidisten währte noch sehr lange Zeit. Aus den Annahmen der Animisten entstanden später die psychologischen Theorien über Hypnose, während die Fluidisten mehr oder weniger orthodoxe Mesmeristen bzw. Magnetisten blieben. Der Somnambulismus Puységurs stellt das historische Bindeglied zwischen dem orthodoxen Mesmerismus und dem romantischen Magnetismus im Deutschland des frühen 19. Jahrhunderts dar. Mit seiner

Postulierung psychischer Wirkfaktoren steht Puységur heutigen Vorstellungen von Psychotherapie wesentlich näher als Mesmer mit seinem Beharren auf einer universellen physikalischen Kraft.

Wesentliche Publikationen

(1784) Memoires pour servir a l'histoire et a l'établissement du magnétisme animal. Paris, o.V.
(1784) Rapport des cures opérées à Bayonne par le magnétisme animal adressé à M. L'Abbé de Poulouzat. Paris, Chez Prault
(1897) Du magnétisme animal, considéré dans ses rapports avec diverses branches de la Physique général. Paris, Desenne

Literatur zu Biografie und Werk

Ellenberger HF (1970) The discovery of the unconscious: The history and evolution of dynamic psychiatry. New York, Basic Books [dt.: (1985) Die Entdeckung des Unbewußten: Geschichte und Entwicklung der dynamischen Psychiatrie von ihren Anfängen bis zu Janet, Freud, Adler und Jung. Zürich, Diogenes (insbes. S 113–120)]
Gauld A (1992) A history of hypnotism. Cambridge, Cambridge University Press
Peter B (2001) Geschichte der Hypnose in Deutschland. In: Revenstorf D, Peter B (Hg), Hypnose in Psychotherapie, Psychosomatik und Medizin (S 697–737). Heidelberg, Springer

Burkhard Peter

- R -

Radó, Sándor

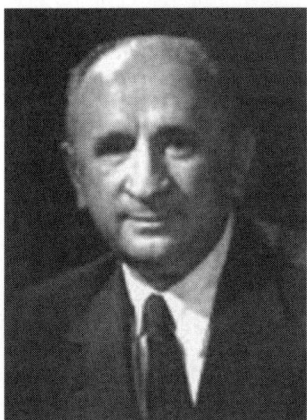

* 8.1.1890 in Budapest; † 14.5.1972 in New York.

Psychoanalytiker; seine Beiträge beziehen sich insbesondere auf aktuelle Konflikte der Patienten.

Stationen seines Lebens und wichtige theoretische Beiträge und Orientierungen

Radó studierte zuerst an der Juridischen Fakultät, 1911 erhielt er ein Diplom in Politikwissenschaften; anschließend inskribierte er an der Medizinischen Fakultät der Universität Budapest. Die Psychoanalyse hat er in einer Schrift Sándor → Ferenczis kennengelernt. 1913 wurde Radó Sekretär der Ungarischen Psychoanalytischen Gesellschaft, mit Sándor Ferenczi stand er in engem Kontakt und Austausch. Im Herbst 1922 ging Radó nach Berlin und absolvierte eine Analyse bei Karl → Abraham, gleichzeitig begann er als Analytiker in eigener Praxis zu therapieren und am Berliner Lehrinstitut zu unterrichten; Radó wurde Lehranalytiker am Berliner Psychoanalytischen Institut (u. a. Analytiker von Otto → Fenichel, Heinz → Hartmann, Wilhelm → Reich und René → Spitz). Radó

übernahm 1924 die Schriftleitung der „Internationalen Zeitschrift für Psychoanalyse" (1927 auch die der Zeitschrift „Imago") und fungierte als Sekretär der Deutschen Psychoanalytischen Gesellschaft 1926–30; 1927–35 war er Sekretär der Internationalen Unterrichts-Kommission (IUK). Seine frühen Arbeiten waren wichtige Beiträge zur klassischen Psychoanalyse und kreisten um das Thema Melancholie und Angst: Zum Beispiel wies er nach, dass eine Verbindung zwischen dem Hunger des Kleinkindes und der Leere besteht, die der Melancholiker beklagt. 1927 erschien „Das Problem der Melancholie", wo er die Ich-Psychologie → Freuds auf klinische Beobachtungen anwendete; ein weiteres Thema seiner Publikationen ist die Sucht; die Studien wurden zu Klassikern in der Literatur. Arbeiten über den Kastrationskomplex der Frau und über die Bisexualität sind hingegen mehrfach als spekulativ beschrieben worden. Radó wurde als brillianter und einflussreicher Lehrer beschrieben, der in Diskussionen kompromisslos und aggressiv erscheinen konnte. Von der orthodoxen Freudschen Psychoanalyse hat er sich im Laufe der Jahre zum reformistischen Vertreter der medizinischen Psychoanalyse auf biologischer Grundlage gewandelt: „Some of his colleagues feel that Rado has introduced unnecessary neologisms for phenomena for which psychoanalysis had already created traditionally sanctioned terms, for example, ‚hedonistic self-regulation' for ‚pleasure principle', ‚nonreporting desire' for ‚unconscious trends', ‚an obedient child' for ‚positive transference', and many similar semantic innovations. This is probably the main reason for Rado's controversial position in the psychoanalytic community. His classification of some fundamental concepts would have had a greater effect on many of his colleagues had he remained content with sharpening definitions and classifications of traditional terms and abstractions rather then renaming them" (Alexander, 1966: 240f.). 1931 ging er auf Einladung von Abram A. Brill nach New York und übernahm für ein Jahrzehnt die Organisation und Leitung des New York Psychoanalytic Institute. Radó wurde Professor an der Columbia University und gründete 1944 dort sein eigenes psychoanalytisches Lehrinstitut, die Columbia Psychoanalytic Clinic for Training and Research und die Association for Psychoanalytic Medicine, die zwar Mitglied der American Psychoanalytic Association war, als Fachgesellschaft trotzdem eine distanzierte Haltung zur New York Psychoanalytic Society and Institute einnahm, die Gründung wurde äußerst kontroversiell diskutiert. Die Columbia Clinic war das erste psychoanalytische Ausbildungsinstitut an einer amerikanischen Universität. Radó wandte sich von der klassischen Psychoanalyse und der Libidotheorie ab, in den 1930er Jahren zum Beispiel hieß es in einer Kritik Fenichels: „Nach Radó ist Angst ein masochistisches Phänomen, d. h. sie entsteht nur unter der Bedingung, daß Triebe mit selbstzerstörerischem Ziel innerlich wahrgenommen werden; – äußere Versagungen wirken dadurch, daß sie den Trieb, den jeweils die Versagung trifft, in einen masochistischen verwandeln und nur so; kein Zweifel, hier wird unter der Vermeidung des Wortes ‚Todestrieb' tatsächlich die Konsequenz aus der Todestrieblehre gezogen [...] und die Neurosen biologisiert" (Fenichel, 1998: 146). Radós Konzept wird unter dem Begriff „adaptational psychodynamics" beschrieben, heute wird mit diesem Konzept aber auch von manchen Autoren die eigentliche Ich-Psychologie gleichgesetzt. In seiner therapeutischen Arbeit hat er die Beschäftigung mit der Gegenwart des Patienten mit seinen gegenwärtigen Konflikten in den Vordergrund gestellt; Neurosen interpretierte er seiner Einsicht entsprechend als Fehlanpassungen, und seine Technik wurde dadurch zur emotionellen Re-Edukation und Adaption. 1955, nach seiner Emeritierung an der Columbia University, begann er die New York School of Psychiatry zu organisieren, und er war eines der Gründungsmitglieder der American Academy of Psychoanalysis. Radó starb 1972 in New York.

Wesentliche Publikationen

(1920) Seelische Hemmungen. Prien, Anthropos Verlag
(1926) Die psychischen Wirkungen der Rauschgifte: Versuch einer psychoanalytischen Theorie der Süchte. Internationale Zeitschrift für Psychoanalyse 12: 540–556
(1927a) Das Problem der Melancholie. Internationale Zeitschrift für Psychoanalyse 13: 439–455
(1927b) Eine ängstliche Mutter: Beitrag zur Psychoanalyse des Ichs. Internationale Zeitschrift für Psychoanalyse 13: 283–289
(1934) Psychoanalyse der Pharmakothymie (Rauschgiftsucht): I. Das klinische Bild Internationale Zeitschrift für Psychoanalyse 20: 16–32
(1933, 1934) Die Kastrationsangst des Weibes. Wien, Internationaler Psychoanalytischer Verlag
(1940) A critical examination of the concept of bisexuality. Psychosomatic Medicine 2: 459–467
(1956–62) Psychoanalysis of behavior: Collected papers. New York, Grune & Stratton

Literatur zu Biografie und Werk

Alexander F (1966) Sandor Rado, b. 1890: The adaptational theory. In: Alexander F, Eisenstein S, Grotjahn M (Eds), Psychoanalytic pioneers (pp 240–248). New York-London, Basic Books
Hale NG (1995) The rise and crisis of psychoanalysis in the United States: Freud and the Americans, 1917–1985. New York-Oxford, Oxford University Press
Fenichel O (1998) 119 Rundbriefe. Bd. 1: Europa (1934–1938); Bd. 2: Amerika (1938–1945) (hg. von E. Mühlleitner, J. Reichmayr). Basel-Frankfurt/M., Stroemfeld Verlag
Roazen P, Swerdloff B (1995) Heresy: Sandor Rado and the psychoanalytic movement. Northvale-New Jersey-London, Jason Aronson

Elke Mühlleitner

Raknes, Ola

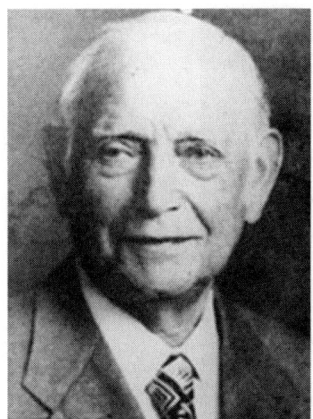

*17.1.1887 in Osteroya in Nord Hordaland, Norwegen; †22.1.1975 in Oslo.

Pionier der Körperpsychotherapie in Europa.

Stationen seines Lebens und wichtige theoretische Beiträge und Orientierungen

Abschluss in Philologie in Oslo; 1917–21 Lektor für Norwegisch an der Sorbonne in Paris. Dort studierte er auch Philosophie, wo er zutiefst von Henri Bergson beeinflusst wurde. Weiters interessierte er sich für die Konzepte der Psychologie des Unbewussten, wie sie von William → James entwickelt wurden. Dessen Buch „Meetings with the holy", in dem er die Psychologie religiöser Zustände erforschte, bildete die Basis für seinen Doktortitel in Philosophie, den er im Jahre 1927 an der Sorbonne erhielt. Er veröffentlichte englisch-norwegische und französisch-norwegische Wörterbücher. Raknes absolvierte seine analytische Ausbildung bei Karen → Horney in Berlin und wurde Mitglied der Berliner Psychoanalytischen Gesellschaft und der Skandinavischen Psychoanalytischen Gesellschaft in Oslo. Er gehörte zu den ersten, die von 1934 an die Charakteranalyse und die Vegetotherapie bei Wilhelm → Reich studierten. Gemeinsam mit Harald Schjelderup, Professor für Psychologie an der Universität in Oslo, und Nic Waal, Direktor des Instituts für Psychiatrie in Oslo, übernahm er die Verantwortung für die Einladung von Wilhelm Reich nach Norwegen zu jener Zeit, als dieser vor den

Nazis in Deutschland flüchtete. In der Folge wirkte er als Vegetotherapie-Lehrer in Europa (und hier insbesondere in Norwegen, England und Italien); aus seinen Ausbildungen in Oslo, in London und Neapel entstanden Schulen wie die Biosynthese (David → Boadella), die Biodynamische Psychologie (Gerda → Boyesen), die Existentiale Vegetotherapie (Rolf Gronseth), die Organismische Psychotherapie (Malcolm Brown), die Funktionale Körperpsychotherapie (Luciano Rispoli) und die Somato-Psychotherapie (Federico Navarro). Er war Lehrer zahlreicher Vegetotherapeuten, die später das Forum für Charakteranalytische Vegetotherapie in Oslo gründeten. Gemeinsam mit Tage Philipson aus Dänemark, einem Vegetotherapeuten, der ebenfalls von Reich ausgebildet wurde, war Raknes insbesondere interessiert an der Vorbeugung von Neurosen sowie an den Prinzipien der Selbstregulation und der sexualökonomischen Erziehung. Im Jahre 1939 gab er zusammen mit Tage Philipson die Zeitschrift für Sexual-Ökonomie heraus; im Jahre 1949 schrieb er sein Buch über Erziehung, „Fri Vokster". Im Jahre 1956 hielt er eine Hauptrede anlässlich des 5. Skandinavischen Psychologie-Kongresses in Kopenhagen, wo er auf die Zusammenhänge zwischen energetischen Zuständen des Körpers und Spiritualität hinwies. Raknes stand bis zum Ende seines Lebens in enger Verbindung mit der Entwicklung der Arbeiten von Wilhelm Reich. Er war aktiver Teilnehmer am 1. und 2. Kongress der American Society for Medical Orgonomists (1949 und 1950). Darüber hinaus lieferte er Beiträge in Form von Fallstudien über die Vegetotherapie für das internationale Journal of Sex Economy and Orgone Therapy. Er führte im Jahre 1950 die Vegetotherapie vor einer wichtigen Gruppe von Medizinstudenten in Norwegen ein und veröffentlichte im Jahre 1970 sein Buch über Reich und die Orgonomie. Raknes wurde in Anerkennung seiner unermüdlichen Arbeit an der Ausbildung von Menschen in Charakteranalyse und Vegetotherapie zum Dekan des American College of Orgonomy ernannt. In Argentinien wird er durch die Ola Raknes Foundation gewürdigt, die Trainings in Körperpsychotherapie fördert. Auch im hohen Alter von 87 Jahren machte er anlässlich der Esalen

Institute Conference im April 1974 (San Francisco) die Arbeiten von Wilhem Reich über die Politik des Körpers publik.

Wesentliche Publikationen

(1942) [unter dem Pseudonym Carl Arnold, Ph.D.] The treatment of a depression. International Journal of Sex-Economy and Orgone Research 1: 163–170

(1944) [unter dem Pseudonym Carl Arnold, Ph.D.] Sex-economy: A theory of living functioning. International Journal of Sex-Economy and Orgone Research 3: 17–37

(1949) Fri Vokster. Oslo, J.G. Tanum

(1950) A short treatment with orgone therapy. Orgone Energy Bulletin 2: 22–31

(1951a) Orgonomic work in Scandinavia. Orgone Energy Bulletin 3: 42–52

(1951b) Vortrag über Orgon-Therapie an der Universität Oslo. Internationale Zeitschrift für Orgonomie 1: 93–95

(1952) From libido theory to orgonomy. Orgone Energy Bulletin 4: 13–18

(1968) An introduction to orgone therapy: From a lecture given to the Medical Students' Union, Oslo, Norway. Journal of Orgonomy 2: 75–80

(1968) An introduction to orgonomy. Journal of Orgonomy 2: 75–80 [dt.: (1997) Eine Einführung in die Orgontherapie. In: de Meo J, Senf B (Hg), Nach Reich (S 115–121). Frankfurt, Zweitausendeins]

(1969) Pädagogische Probleme der Pubertät. Zeitschrift für politische Psychologie und Sexualökonomie 1: 36–45

(1970a) Life and religion. Energy and Character 1: 2–9 [Nachdruck: Boadella D (Ed) (1976), In the wake of Reich (pp 66–80). London, Coventure; dt.: (1997) Leben und Religion. Energie und Charakter 28: 169–178]

(1970b) Wilhelm Reich and orgonomy. New York, St. Martins Press [dt.: (1983) Wilhelm Reich und die Orgonomie: Eine Einführung in die Wissenschaft von der Lebensenergie. Frankfurt/M., Nexus]

Literatur zur Biografie

Bell J (1997) An interview with Ola Raknes. Journal of Orgonomy 31: 137–150

Fossum K, Herskowitz M (1975) In Memoriam: Ola Raknes. Journal of Orgonomy 9: 110–113

Raknes O (1959) Ola Raknes. Selvbiografisk skisse. Norsk pedagogisk tidsskrift 43: 273–279

David Boadella

Rank, Otto

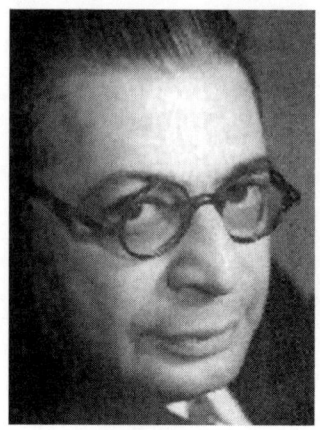

* 22.4.1884 in Wien; † 31.10.1939 in New York.

Psychoanalytiker; wesentliche Beiträge zum Geburtstrauma, zum künstlerischen Schaffen, zur Behandlungstechnik und zu Bedeutung der Motivation in der Psychotherapie („will therapy").

Stationen seines Lebens und wichtige theoretische Beiträge und Orientierungen

Der Name Rank war das schriftstellerische Pseudonym für Otto Rosenfeld, Sohn eines Wiener Privatbeamten. Rank begann etwa um 1900 unter seinem Pseudonym zu schreiben, 1909 wurde der Name offiziell in seine Dokumenten eingetragen. Er hatte die maschinentechnische Abteilung der höheren Gewerbeschule in Wien mit der Reifeprüfung abgeschlossen, sein Interesse galt jedoch den Geisteswissenschaften, insbesondere dem Theater, und eigentlich wollte Rank Schauspieler werden. Auf die Psychoanalyse wurde er über die Lektüre der Traumdeutung aufmerksam, Alfred → Adler machte ihn mit Sigmund → Freud bekannt. „Eines Tages führte sich ein absolvierter Gewerbeschüler durch ein Manuskript [„Der Künstler"; Anm. E.M.] bei uns ein, welches außerordentliches Verständnis verriet. Wir bewogen ihn, die Gymnasialstudien nachzuholen, die Universität zu besuchen und sich den nichtärztlichen Anwendungen der Psychoanalyse zu widmen. Der kleine Verein erwarb so einen eifrigen und verlässlichen Sekretär, ich gewann an Otto Rank den treuesten Helfer und Mitarbeiter" schrieb Freud 1914. Rank wurde der erste bezahlte Sekretär der Psychologischen Mittwoch-Gesellschaft in Wien, er holte die Reifeprüfung am humanistischen Gymnasium als Externist nach, und Freud unterstützte sein Studium an der philosophischen Fakultät der Universität Wien. 1912 promovierte Rank mit der Arbeit „Die Lohengrinsage"; sein Interesse galt der psychoanalytischen Durchleuchtung von Literatur, Mythologie und Kulturgeschichte. Gemeinsam mit Hanns Sachs übernahm Rank 1912 die Redaktion der neugegründeten Zeitschrift „Imago" und ein Jahr später übernahm er zusätzlich die Redaktion der „Internationalen Zeitschrift für Psychoanalyse" gemeinsam mit Sándor → Ferenczi und Ernest → Jones. Rank war während des Ersten Weltkriegs Herausgeber der Krakauer Zeitung, dem offiziellen Blatt der österreichischen Armee und lernte in Krakau seine erste Frau Beate Mincer, die später ebenfalls Psychoanalytikerin wurde, kennen. Sein Verdienst innerhalb der psychoanalytischen Bewegung lag in der Redaktionsarbeit, 1919–25 leitete er die Geschäfte des Internationalen Psychoanalytischen Verlags. Rank war Mitglied des Geheimen Komitees (des inoffiziellen Leitungsgremiums der Internationalen Psychoanalytischen Vereinigung), und 1922 wurde er Obmann-Stellvertreter der Wiener Psychoanalytischen Vereinigung. 1924 hielt Rank sich für Vorträge und Analysen mehrere Monate in den Vereinigten Staaten auf, im selben Jahr erschien sein Buch „Das Trauma der Geburt" und mit Sándor Ferenczi veröffentlichte er „Entwicklungsziele der Psychoanalyse." Rank entfernte sich Mitte der 1920er Jahre von der klassischen Freudschen Psychoanalyse, ab 1926 lebte er vorwiegend in Paris, 1935 ließ er sich in New York nieder. Ende 1928 trat er offiziell aus der Wiener Psychoanalytischen Vereinigung aus. Rank wird heute zusammen mit Sándor Ferenczi als Vertreter der aktiven Technik bezeichnet. Er wandte sich von der triebtheoretischen Grundposition der Freudschen Psychoanalyse ab und entwarf eine philosophisch (besonders an Friedrich Nietzsche) orientierte Konzeption von Individualität, wobei für ihn das schöpferische, kreative Ich im Mittelpunkt stand. Er führte das Konzept und die Entwicklung des Willens und das Bewusstsein in die Psychotherapie ein.

Sein Verständnis der Realität in der therapeutischen Beziehung, die Arbeit mit dem Patienten im „Hier und Jetzt" sind heute für fast alle psychodynamisch orientierten psychotherapeutischen Schulen relevant. Rank hat auf die frühe Mutter-Kind-Beziehung ein Augenmerk gelegt und den Begriff „Prä-Ödipalität" geprägt, er gilt als ein Vorläufer der Objektbeziehungstheorie sowie der Selbstpsychologie. In seine Studie „Der Doppelgänger" nahm er wichtige Positionen der späteren Narzissmusforschung von → Kohut und → Kernberg vorweg. Sein erstes Hauptwerk, „Das Trauma der Geburt", wurde „gelobt, kritisiert, mißverstanden und schließlich nach Ranks Bruch mit der orthodoxen Psychoanalyse ignoriert. […] Dem Geburtstrauma folgen in der normalen Entwicklung zwei Trennungen: Das Abstillen und die Loslösung von der Mutter beim Gehenlernen. Erst später rückt das Ödipus-Drama in den Mittelpunkt und wird durch das Vorangegangene modifiziert. Der Streit um Ranks Theorie entzündete sich an diesem Punkt. Der Ödipus-Komplex war der Kernpunkt Freudscher Theorie und Praxis" (Liebermann, 1998: S 10f.). Die Grundangst bei Rank war als Trennungsangst konzipiert, innerhalb der Freudschen Richtung der Psychoanalyse war Ranks Angsttheorie umstritten, von der offiziellen Geschichtsschreibung wurde er der Häresie bezichtigt und sogar als Geisteskranker abgewertet. Heute jedoch ist eine Wiederentdeckung und offenere Diskussion seines Werkes zu beobachten. Mit seinem letzten großen kulturpsychologischen Werk, „Kunst und Künstler", legte Rank eine Theorie des schöpferischen Lebens, des künstlerischen Schaffens und der kreativen Persönlichkeit vor und stellt die Verbindung zwischen Künstler und Gesellschaft her. Otto Rank betrieb eine psychoanalytische Praxis in New York und unterrichtete u. a. an der Graduate School of Jewish Social Work. Seine zweite Ehe schloss er mit Estelle Buel 1939, wenige Monate vor seinem Tod.

Wesentliche Publikationen

(1907) Der Künstler: Ansätze einer Sexualpsychologie. Wien, Hugo Heller
(1909) Der Mythos von der Geburt des Helden: Versuch einer psychologischen Mythendeutung. Leipzig-Wien, Deuticke

(1911) Die Lohengrinsage: Ein Beitrag zu ihrer Motiv-
gestaltung und Deutung. Leipzig-Wien, Deuticke
(1912) Das Inzest-Motiv in Dichtung und Sage:
Grundzüge einer Psychologie des dichterischen
Schaffens. Leipzig-Wien, Deuticke
(1914, 1993) Der Doppelgänger. Wien, Turia und Kant
(1924, 1998) Das Trauma der Geburt. Gießen, Psychosozial Verlag
(1926, 1929, 1931) Technik der Psychoanalyse (3 Bde.).
Leipzig-Wien, Deuticke
(1927, 1928, 1929) Grundzüge einer genetischen Psychologie auf Grund der Psychoanalyse der Ich-
Struktur (3 Bde.). Leipzig-Wien, Deuticke
(1930) Seelenglaube und Psychologie. Leipzig-Wien,
Deuticke
(1932) Art and Artist. Knopf, New York [dt.:
(2000) Kunst und Künstler. Gießen, Psychosozial
Verlag]
(1941) Beyond Psychology. New Jersey, Haddon
Craftsman
Rank O, Ferenczi S (1924, 1996) Entwicklungsziele der
Psychoanalyse: Zur Wechselbeziehung von Theorie
und Praxis. Wien, Turia und Kant
Rank O, Sachs H (1913) Die Bedeutung der Psycho-
analyse für die Geisteswissenschaften. Wiesbaden,
Bergmann

Literatur zu Biografie und Werk

Freud S (1914) Zur Geschichte der Psychoanalytischen
Bewegung. GW X, S. 44–113
Janus L (Hg) (1998) Die Wiederentdeckung Otto
Ranks für die Psychoanalyse. Psychosozial 21(73,
Heft III)
Leitner M (1998) Freud, Rank und die Folgen. Ein
Schlüsselkonflikt für die Psychoanalyse. Wien, Turia
und Kant
Liebermann J (1998) Die Kulturpsychologie Otto
Ranks: Eine legitime psychoanalytische Kulturtheo-
rie. In: Janus L (Hg), Die Wiederentdeckung Otto
Ranks für die Psychoanalyse. Psychosozial 21(73,
Heft III). 157–167
Liebermann J (1995, 1997) Otto Rank: Leben und
Werk. Gießen, Psychosozial Verlag
Menaker E (1982) Otto Rank: A rediscovered legacy.
New York, Columbia University Press
Mühlleitner E (1992) Biographisches Lexikon der Psy-
choanalyse: Die Mitglieder der Psychologischen
Mittwoch-Gesellschaft und der Wiener Psycho-
analytischen Vereinigung 1902–1938. Tübingen,
Edition diskord
Taft J (1958) Otto Rank: A biographical study based on
notebooks, letters, collected writings, therapeutic
achievements, and personal associations. New York,
The Julian Press
Zottl A (1982) Otto Rank: Das Lebenswerk eines Dis-
sidenten der Psychoanalyse. München, Kindler

Elke Mühlleitner

Reich, Wilhelm

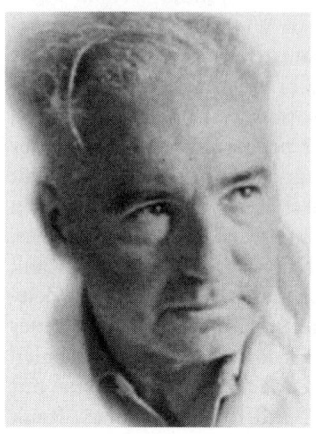

* 24.3.1897 in Dobrzcynica, Galizien; † 3.11.1957 in
Lewisburg, Pennsylvania.

Begründer der charakteranalytischen Vegetotherapie bzw. übergeordnet Stammvater der
Körperpsychotherapie.

Stationen seines Lebens

Reich wuchs als Sohn wohlhabender Gutsbesit-
zer auf dem Lande auf. Einschneidende Ereignisse in seiner Kindheit waren der Selbstmord
seiner Mutter, als Reich 12 Jahre alt war, und der
Tod seines Vaters fünf Jahre später. Reich übernahm zunächst die Leitung des Gutes und diente von 1916 bis Ende des Ersten Weltkriegs in
der österreichischen Armee. Dann Übersiedlung nach Wien, Beginn eines Jusstudiums, das
er alsbald zugunsten des Medizinstudiums abbrach. Im Zuge des Studiums kam Reich in
Kontakt mit der Psychoanalyse und mit Sigmund → Freud. Die zunächst enge Beziehung
der beiden währte bis ins Jahr 1930 und zer-
brach letztendlich an der unterschiedlichen
Auffassung der gesellschaftspolitischen Dimension der Psychoanalyse. 1920: Aufnahme in die
psychoanalytische Vereinigung. Reich übernahm die Leitung des sogenannten „Technischen Seminars" und widmete dieses dem
Thema „Widerstand". Die Entwicklung der
Charakteranalyse bzw. der charakteranalytischen Vegetotherapie nahm hier ihren Ausgang.
Gemeinsamer Aufbau der psychoanalytischen
Poliklinik, die auch mittellosen Menschen die

Möglichkeit zur kostenlosen Behandlung bot. Beginn des politischen Engagements anlässlich des Justizpalastbrandes 1927 in Wien – Reich schließt sich den Kommunisten an. Er sucht in dieser Zeit eine Verbindung zwischen seinem psychoanalytischen Wissen und analytischer Tätigkeit einerseits und der gesellschaftspolitischen Ebene andererseits. Zu den jungen Analytikern, welche ebenso den Marxismus mit der Psychoanalyse zu verbinden versuchten, zählten Reichs langjähriger Freund Otto → Fenichel, Edith → Jacobson und Karen → Horney. Reichs gesellschaftspolitisches Engagement findet einen Ausdruck in der sogenannten Sexpol-Bewegung, welche durch Veranstaltungen vor Ort und in Sexualberatungsstellen den Menschen Gelegenheit bot, über sexuelle Probleme zu sprechen. Reich setzte damit seiner Überzeugung gemäß in seiner politischen Arbeit an den unmittelbaren Bedürfnissen der Menschen an. In den Zeitraum 1920–30 fiel auch die Ehe mit der Psychoanalytikerin Annie Pink, der zwei Kinder, Lore und Eva, entstammen. Eva Reich setzte Reichs Spätwerk der Neurosenprophylaxe in ihrer Arbeit mit Schwangeren und Säuglingen fort. 1930: Übersiedlung nach Berlin, diese Zeit stand im Zeichen der Sexpolbewegung. 1933: Emigration nach Skandinavien, Beginn der bioelektrischen Experimente anhand physiologischer Untersuchungen am Menschen, Reich verdient seinen Lebensunterhalt mit vegetotherapeutischer Arbeit, Beginn der Krebsforschung. 1934: Ausschluss aus der psychoanalytischen Vereinigung am Internationalen Psychoanalytischen Kongress in Luzern. 1939 Reich verlässt Norwegen mit dem letzten Schiff vor dem Einmarsch der Deutschen, um in Amerika Heimat zu finden. 1940–50: Aufbau des Forschungszentrums in Orgonon, Maine, wo Reich mit seiner zweiten Frau Ilse Ollendorf lebte und gemeinsam mit ihr die von ihm so benannte Orgonenergie erforschte. 1944 Geburt des Sohnes Peter. Veranstaltung von Sommerworkshops, zu welchen Wissenschaftler, Therapeuten, Pädagogen, unter ihnen Elsworth Baker, A.S. Neill, mit welchem Reich eine langjährige Freundschaft verband, und Ola → Raknes, zählten. Bau von Orgon-Akkumulatoren, deren Vertrieb letztendlich zur Verurteilung durch die Food and Drug Administration

(FDA) führte. Zerstörung der Orgon-Akkumulatoren und Verbrennung seiner Bücher. In der Folge starb Wilhelm Reich 1957 im Gefängnis. Orgonon wurde zu einem Museum umgebaut.

Wichtige theoretische Beiträge und Orientierungen

Ausgehend von der Entdeckung der orgastischen Potenz formulierte Reich die grundsätzliche funktionelle Identität von Körper und Psyche. Dies bietet den Boden für die Einbeziehung des Körpers in die Therapie. Reich gilt damit als Vater der Körpertherapie. Er nennt seine Methode zunächst charakteranalytische Vegetotherapie, später Orgontherapie. Mit der Entwicklung der Charakteranalyse liefert er _einen wichtigen und nach wie vor gewürdigten Beitrag für die Psychoanalyse. In der Bioenergetischen Analyse (→ Lowen) finden Charakterstrukturen wesentliche Beachtung. Reich beschreibt spezifische Widerstandsformen, wie sie sich körperlich und charakterlich ausdrücken, im Begriff der Panzerung. Zu beachten ist auch die Analyse des Zusammenspiels von Persönlichkeits- und Gesellschaftsstruktur bei der Ätiologie von Krankheit im Rahmen seiner Faschismusanalyse (Reich, 1933), woraus sich die Beachtung und Betonung der Neurosenprophylaxe entwickelte, wie sie in den letzten Lebensjahren in der Gründung des Säuglingsforschungszentrums in Orgonon einen Niederschlag fand. Reich kann als ein Vorreiter der Humanistischen Psychologie gelten, da er in seiner Konzeption einen in der Tiefe des Menschen aufzufindenden „guten" Kern annimmt. Natur und Kultur werden nicht als unvereinbar gesehen. Reich stellt der moralischen Regulierung menschlichen Verhaltens die sogenannte ökonomische Selbststeuerung gegenüber. Auf dem medizinischem Gebiet leistete Reich einen wesentlichen Beitrag durch die Erforschung der sogenannten Biopathien, Erkrankungen, die er als Folge chronischer Blockierung und damit einhergehender Resignation und Schrumpfung im plasmatischen Bereich betrachtete. Seinen Forschungen lag die Anwendung der von ihm (1927) beschriebenen funktionellen Denkmethode zugrunde.

Wesentliche Publikationen

(1927, 1987) Die Funktion des Orgasmus: Die Entdeckung des Orgons I. Köln, Kiepenheuer & Witsch
(1932, 1995) Der Einbruch der sexuellen Zwangsmoral.
Köln, Kiepenheuer & Witsch
(1933, 1986) Massenpsycholgie des Faschismus. Köln,
Kiepenheuer & Witsch
(1945, 1993) Die sexuelle Revolution. Frankfurt/M.,
Fischer
(1948, 1989) Charakteranalyse. 3. Ausgabe. Köln, Kiepenheuer & Witsch
(1948, 1994) Die Entdeckung des Orgons II: Der
Krebs. Köln, Kiepenheuer & Witsch
(1949, 1987) Äther, Gott und Teufel. Frankfurt/M.,
Nexus

Literatur zu Biografie und Werk

Baker E (1967, 1980) Der Mensch in der Falle. Mün-
chen, Kösel
Boadella D (1973, 1981, 1995) Wilhelm Reich: Pionier
des neuen Denkens, 2., überarb. Neuausg. Bern,
Scherz
Ollendorf-Reich I (1969, 1975) Wilhelm Reich: Das
Leben des großen Psychoanalytikers und Forschers.
München, Kindler
Raknes O (1970, 1983) Wilhelm Reich und die Orgo-
nomie. Frankfurt/M., Nexus
Sharaf M (1983, 1994) Wilhelm Reich: Der heilige Zorn
des Lebendigen. Die Biographie. Berlin, Simon und
Leutner

Beatrix Teichmann-Wirth

Reik, Theodor

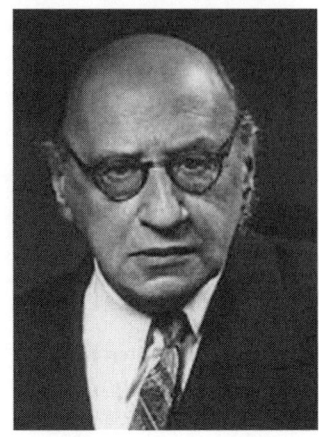

* 12.5.1888 in Wien; † 31.12.1969 in New York.

Psychoanalytiker; Beiträge zur Behandlungstechnik („Hören mit dem dritten Ohr") und
zum Masochismus.

*Stationen seines Lebens und wichtige
theoretische Beiträge und Orientierungen*

Reik stammte aus einer jüdischen Beamtenfamilie in Wien; er promovierte 1912 an der Philosophischen Fakultät der Wiener Universität mit
einer Arbeit über Flauberts „Die Versuchung
des Hl. Antonius", die als erste psychoanalytische Doktorarbeit gilt. 1910 war er Sigmund →
Freud das erste Mal begegnet, und 1911 hielt er
seinen Aufnahmevortrag in der Wiener Psychoanalytischen Vereinigung. Reik schrieb literarische Interpretationen über Arthur Schnitzler
und Richard Beer-Hoffmann und beschäftigte
sich mit religionspsychologischen Fragen. Er
arbeitete bei Sigmund Freuds Wiener Verleger
Hugo Heller und beendete seine psychoanalytische Ausbildung in Berlin bei Karl → Abraham.
Für die Arbeit „Die Pubertätsriten der Wilden"
erhielt er 1915 den ersten Preis als beste wissenschaftliche Arbeit auf dem Gebiet der angewandten Psychoanalyse. 1918, nach seinem
Einsatz im Ersten Weltkrieg, bestellte der Vorstand Reik zum zweiten Sekretär und Bibliothekar der Wiener Psychoanalytischen Vereinigung. Mitte der 1920er Jahre wurde Reik als
nicht-ärztlicher Analytiker Opfer einer Ankla-
ge wegen Kurpfuscherei, und Freud verteidigte

ihn unter anderem durch die Abfassung der Schrift „Die Frage der Laienanalyse". Reik zog 1928 nach Berlin und wirkte bis 1932 als Lehrer am psychoanalytischen Lehrinstitut. 1933 emigrierte er nach Holland und 1938 nach New York. Obwohl Reik zu den angesehensten Analytikern in Europa zählte, bot ihm die New York Psychoanalytic Society keine vollwertige Mitgliedschaft an. Er gründete stattdessen eine eigene psychoanalytische Gesellschaft, lehrte am William Alanson White Institute und wurde 1948 Leiter der NPAP (National Psychological Association for Psychoanalysis). Er fungierte als Herausgeber der Zeitschrift „The Psychoanalytic Review". Reik publizierte mehr als 50 Bücher über Psychologie und Psychoanalyse und trug vor allem in den Vereinigten Staaten zur weiten Verbreitung der Psychoanalyse unter dem Laienpublikum bei; sein Schwerpunkt lag auf der Interpretation von Literatur, Musik, Religion, in Psychobiografie und Kriminologie. Innerhalb der psychoanalytischen Theorie wurde Reik für seine Arbeit „Der überraschte Psychologe" (1935) bekannt; er betonte die Bedeutung der Beziehung zwischen dem Unbewussten des Patienten und dem des Analytikers. 1948 erschien „Listening with the third ear"; die Arbeit stellt seinen bekanntesten Beitrag zur psychoanalytischen Technik dar, und er wiederholte – nicht unwidersprochen – die Bedeutung der intimen therapeutischen Situation und der intuitiven Haltung des Analytikers in der psychoanalytischen Erfahrung, die er bereits 1933 in seiner Arbeit „New ways in psychoanalytic technique" formuliert hatte. Mit dieser Ansicht einer intuitiven Psychotherapie zielte er vor allem gegen die Tendenzen einer zu strengen Systematisierung der Psychoanalyse ab. In den USA stellte diese Haltung eine Stimme gegen die wissenschaftliche, medizinalisierte Psychoanalyse dar und hat immer wieder die Diskussion über Psychoanalyse als entweder Kunst oder Wissenschaft vorangetrieben. „This impassioned book sets forth Reik's concept of psychoanalysis as an exquisitely personal experience, in which the essential interaction goes on between the unconscious of the patient and that of the analyst. Understanding and insight come as a surprise to both patient and analyst, albeit usually first to the analyst. The setting aside of theoretical and technical theories and preconceptions is a sine qua non of successful psychoanalytic technique, and the nature of the psychoanalytic process defies systematization and codification" (Natterson, 1966: 260). Sein 1941 veröffentlichtes Buch „Masochism in modern man" gilt als das zweite große Werk Reiks.

Wesentliche Publikationen

(1912) Richard Beer Hoffmann. Leipzig, Eichler
(1912) Flaubert und seine „Versuchung des Hl. Antonius": Ein Beitrag zur Künstlerpsychologie. Minden, J.C.C. Bruns
(1913) Arthur Schnitzler als Psycholog. Minden, J.C.C. Bruns
(1915/16) Die Pubertätsriten der Wilden: Über einige Übereinstimmungen im Seelenleben der Wilden und Neurotiker. Imago 6: 125–144, 189–222
(1923) Der eigene und der fremde Gott: Zur Psychoanalyse der religiösen Entwicklung. Leipzig-Wien-Zürich, Internationaler Psychoanalytischer Verlag
(1925) Geständniszwang und Strafbedürfnis. Probleme der Psychoanalyse und der Kriminologie. Leipzig-Wien-Zürich, Internationaler Psychoanalytischer Verlag
(1927a) Dogma und Zwangsidee: Eine psychoanalytische Studie zur Entwicklung der Religion. Leipzig-Wien-Zürich, Internationaler Psychoanalytischer Verlag
(1927b) Wie man Psychologe wird. Leipzig-Wien-Zürich, Internationaler Psychoanalytischer Verlag
(1928) Das Ritual: Psychoanalytische Studien. Leipzig-Wien, Internationaler Psychoanalytischer Verlag
(1932) Der unbekannte Mörder: Von der Tat zum Täter. Wien, Internationaler Psychoanalytischer Verlag
(1935) Der überraschte Psychologe: Über Erraten und Verstehen unbewußter Vorgänge. Leiden, Sijthoff
(1941) Masochism in modern man. New York, Grove Press [dt.: (1977) Aus Leiden Freuden: Masochismus und Gesellschaft. Hamburg, Hoffmann & Campe]
(1944) A psychologist looks at love. New York, Farrar & Rinehart
(1945) Psychology of sex relations. New York, Rinehart [dt.: (1950) Geschlecht und Liebe. Stuttgart, Klett]
(1948) Listening with the third ear: The inner experience of a psychoanalyst. New York, Farrar & Straus [dt.: (1976) Hören mit dem dritten Ohr. Hamburg, Hoffmann & Campe]
(1952) The secret self: Psychoanalytic experiences in life and literature. New York, Farrar, Straus & Young
(1956) The search within. New York, Farrar & Rinehart

Literatur zu Biografie und Werk

Fenichel O (1998) 119 Rundbriefe. Bd. 1: Europa (1934–1938); Bd. 2: Amerika (1938–1945) (hg. von E. Mühlleitner und J. Reichmayr). Basel-Frankfurt/M., Stroemfeld

Freeman E (1971) Insights: Conversations with Theodor Reik. New Jersey, The Analytic Press

Mühlleitner E (1992) Biographisches Lexikon der Psychoanalyse: Die Mitglieder der Psychologischen Mittwoch-Gesellschaft und der Wiener Psychoanalytischen Vereinigung 1902–1938. Tübingen, Edition diskord

Natterson J (1966) Theodor Reik 1888: Masochism in modern man. In: Alexander F, Eisenstein S, Grotjahn M (Eds), Psychoanalytic pioneers (pp 249–264). New York-London, Basic Books

Reik T (1949) Fragment of a great confession: A psychoanalytic autobiography. New York, Farrar & Straus

Sherman M (1988) Theodor Reik and lay analysis. The Psychoanalytic Review 75: 380–392

Elke Mühlleitner

Reil, Johann Christian

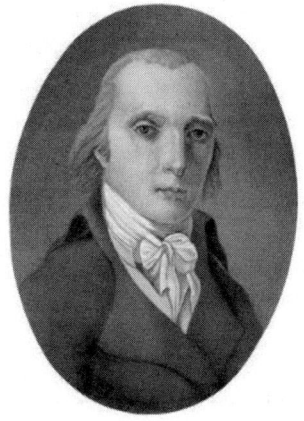

* 20.2.1759 in Rhaude, Ostfriesland; † 22.11.1813 in Halle.

Begründer einer allgemein-integrativen und interdisziplinären Psychopathologie, Psychiatrie – diesen Begriff prägt Reil 1808 – und Psychotherapie.

Stationen seines Lebens

Sohn eines Pfarrers; zur Schulentlassung 1779 trägt er ein Gedicht „Lob der Medicin in Versen vorgestellet" vor. Reil studierte zunächst in Göttingen, ab Herbst 1780 in Halle. Dort schließt er sich seinem Mentor Goldhagen an und wird Mitglied einer Loge. 1782 Promotion; danach der obligatorische Cursus in Berlin, Teilnahme am Leben der jüdischen Familie Herz; Praxis in Norden; ab 1787 wieder in Halle; Privatdozent. Reil wirkt bei der von Goldhagen ab 1786 aufgebauten staatlichen schola clinica (Vorlesungsprogramm: klinische Übungen, Pharmakotherapie, Krankheitslehre u. a.), mit, die er nach Goldhagens Tod erfolgreich übernimmt. Dort wird moderner poliklinisch-internistischer Unterricht gelehrt, wie er „heute kaum anders in der Ambulanz einer Universitätsklinik praktiziert wird" (Kaiser & Mocek, 1979: 29). 1789 Übernahme des Stadtphysikats Halle. 1795 Gründung des „Archivs für Physiologie", darin: „Von der Lebenskraft". 1802 Ablehnung einer Berufung nach Göttingen; erste Begegnung mit Goethe, ab 1803 einer seiner Leibärzte. Tagebuchnotiz von Goethe am 15.8. 1803 zu Reils psychopathologisch-psychotherapeutischem Hauptwerk Rhapsodieen: „Bergrat Reil Danck für sein Werck." Aus psychologischer Sicht beeindruckt seine scharfsinnige, kühne, weitsichtige, der Humanität und Menschlichkeit verpflichtete grundlegende 1803 erschienene Arbeit „Rhapsodieen über die Anwendung der psychischen Curmethode". Sie enthält bereits den Heilmittel-Hauptsatz, in dem die quantitative Relativität (Paracelsus: die Dosis macht das Gift) qualitativ verallgemeinert wurde. Er gründete mehrere psychologische Magazine, 1805 zusammen mit dem Naturphilosophen Kayssler das „Magazin für die psychische Heilkunde". In diesem Magazin entwickelt er bereits 1805 die grundlegende Jungsche Selbstentfaltungs- und die moderne humanistische Selbstverwirklichungsidee. 1808 und 1812 gab er mit dem Philosophen (Kantianer) Hoffbauer „Beyträge zur Beförderung einer Kurmethode" heraus. Im ersten Band 1808: 161 (Ehrendoktor für Philosophie) erfindet Reil den Begriff der Psychiaterie. Ebenso oft vitalistisch missverstanden wie „Von der Lebenskraft" wurden seine kühnen und fantastisch anmutenden Ideen einer theatralischen, quasi hollywood-perfekten Illusionstherapie für psychopathologische Ausnahmesituationen. Quelle all dieser Ideen waren immer Empirie, Beobachtung und Kasuistik. 1810 Professor in Berlin. 1813 Aufsicht über die Lazarette links der Elbe. Auf dem Schlachtfeld bei Leipzig infizierte er sich am Flecktyphus, woran er starb; zuletzt Professor der Medizinischen Klinik in Berlin. Ernest Harms würdigt (1960) Reils Konzeption von den Geisteskrankheiten als „die großartigste psychologisch-biologische Philosophie", die ihm jemals begegnet ist (zit. nach Ellenberger, 1973: 300).

Wichtige theoretische Beiträge und
Orientierungen

Hauptleistung: Allgemeine, integrative und interdisziplinäre Grundlegung der Psychotherapie. Im Zusammenhang mit → Pawlow und der Verhaltenstherapie mag interessieren, dass Reil bereits 1795 in „Von der Lebenskraft" in § 21 (141ff.) die Idee des bedingten Reflexes formuliert. Seine Arbeit über die Lebenskraft beginnt wie folgt: „§ 1 Die Erscheinungen belebter Körper haben vorzüglich in der Materie ihren Grund." Lebenskraft ist nur eine Bezeichnung für die Naturgesetze und Regeln, die aus toter Materie Leben hervorbringen. In § 17 der Rhapsodieen (1803: 218–219) formuliert Reil ein empirisch-kreatives Konzept zur Erforschung der psychischen Curmethode: „Daher sollte man vorerst gute Köpfe, die Genie, Scharfsinn, Erfindungsgeist und Philosophie haben, durch Übung zu einer geläuterten Empirie ausbilden." Moderne psychosomatische Auffassung: „Psychische Curmethoden sind also methodische Anwendungen solcher Mittel auf den Menschen, welche zunächst auf die Seele desselben und auf diese in der Absicht wirken, damit dadurch die Heilung einer Krankheit zustande kommen möge. Es ist daher in Rücksicht ihres Begriffes gleichgültig, ob sie eine Krankheit der Seele oder des Körpers heilen" (1803: § 4, 27/28). Auch der Begriff des Unbewussten (erste Nennung von Goethe 1777 „An den Mond") war Reil bereits bekannt (1803: 127). Grundaxiome der Heilbarkeit: „Es giebt nur zwey Wege, Krankheiten zu heilen, entweder wir tilgen sie direkt, oder entfernen die Ursachen, durch welche sie entstehn." Primat des psychischen Heilprinzips: „Die direkte Cur des

Wahnsinns, oder das ärztliche Einwirken unmittelbar auf den Theil des Organismus, in welchem die Phänomene der Verrücktheit zunächst und zureichend gegründet sind, muß höchst wahrscheinlich bloß durch die psychische Curmethode geschehen" (1803: § 7, 45). Einheit von Theorie und Praxis (1808: 173). Relativitätsprinzip der Heilmittel: „Heilmittel sind Dinge, durch deren Anwendung auf thierische Körper wir die Krankheiten derselben zu entfernen suchen. Es ist gleich viel, ob diese Dinge körperlicher oder unkörperlicher Natur, Substanzen der Erde, oder ätherische Stoffe sind, die dem ganzen Weltall angehören, ob sie durch mechanische, chemische oder andere Kräfte wirken. […] Das nemliche Ding ist ein Nahrungsmittel, wenn es den Verlust an Substanz in einem gesunden Körper ersetzt; eine Arzney, wenn es die verlohrne Gesundheit wieder herstellt; und ein Gift, wenn es dieselbe zerstört. Dabey bleibt es an sich, immer das nemliche Ding. Daher muß jeder Versuch verunglücken, durch die Diätetik, Arzneimittellehre, Toxikologie u.s.w. bestimmte Scheidungslinien in dem Naturreich zu ziehen, und es gleichsam in besondere Provinzen abzutheilen" (1803: 23f.). Organisation einer Heilanstalt: „Der Arzt und Psychologe sind die nächsten Kräfte, durch welche die Kur der Irrenden bewerkstelligt werden muss. Sie sind beide Heilkünstler, bloss verschieden durch die Mittel, welche sie anwenden, sofern jener durch pharmaceutische, dieser durch psychische Mittel wirkt" (1803: 476).

Wesentliche Publikationen

(1795) Von der Lebenskraft. Archiv für die Physiologie 8–162 [neu aufgelegt 1910 in der Reihe „Klassiker der Medizin" (hg. von K. Sudhoff). Leipzig, Barth; unveränderter Nachdruck: (1968) Leipzig, Zentralantiquariat der DDR]
(1803) Rhapsodieen über die Anwendung der psychischen Curmethode auf Geisteszerrüttungen. Halle, Curt'sche Buchhandlung [Nachdruck: Amsterdam, Bonset; auch unter URL www.sgipt.org/gesch/reil/r03-iv.htm]
(1815/16) Entwurf einer allgemeinen Pathologie (3 Bde.) [Bd. 1 hg. von Chr. Fr. Nasse, Bd. 2 und 3 von P. Keukenberg]. Halle, Curt'sche Buchhandlung
Reil JC, Hoffbauer JC (1808–12) Beyträge zur Beförderung der psychischen Kurmethode (2 Bde.). Halle, Curt'sche Buchhandlung [u. a.: (1808) Ueber den Begriff der Medicin und ihre Verzweigungen, beson-

ders in Beziehung auf die Berichtigung der Topik der Psychiatrie]

Reil JC, Kayssler AB (1805–1806) Magazin für psychische Heilkunde. Berlin [Nachdruck: (1966) Amsterdam, Bonset]

Literatur zu Biografie und Werk

Ellenberger HF (1970, 1973) Die Entdeckung des Unbewußten. Bd. I. Bern, Huber [S 298–300]

Gregor A (1921) Johann Christian Reil. In: Kirchhoff T (Hg), Deutsche Irrenärzte: Einzelbilder ihres Lebens und Wirkens (S 28–42). Berlin, Springer

Harms E (1960) Johann Christian Reil. American Journal of Psychiatry 66: 1037–1039

Kaiser W, Mocek R (1979) Johann Christian Reil. Leipzig, Teubner

Kaiser W, Völker A (1989) Johann Christian Reil und seine Zeit. Hallesches Symposion. Halle, Martin Luther Universität Halle-Wittenberg [Wissenschaftliche Beiträge 1989/43 (T 73)]

Kronfeld A (1928) Einige Bemerkungen über die ersten psychotherapeutischen Veröffentlichungen, insbesondere J. C. Reil. Allgemeine Ärztliche Zeitschrift für Psychotherapie und Hygiene 1: 10–23 [auch unter URL www.sgipt.org/gesch/reil/kronf28.htm]

Mothes K (Hg) (1960) Johann Christian Reil 1759–1813. Nova Acta Leopoldina, Neue Folge 144, Bd. 22. Leipzig, Barth

Society of General and Integrative Therapy in der Internet Publication: General and Integrative Therapy. URL www.sgipt.org/gesch/reil/reil-ueb.htm

Rudolf Sponsel

Revenstorf, Dirk

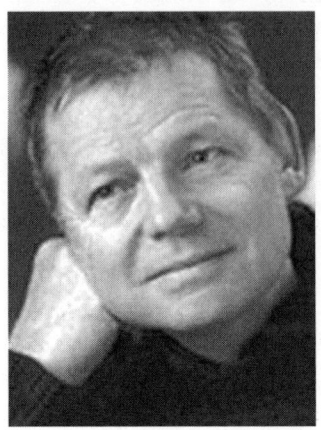

* 29.5.1939 in Hamburg, Deutschland.

Mitbegründer der modernen Hypnotherapie und ihrer wissenschaftlichen Fundierung in den deutschsprachigen Ländern.

Stationen seines Lebens

Sohn von Ellinor Lippmann und Niels Revenstorf. Studium der Chemie, Philosophie und Psychologie in Hamburg. Promotion 1973 (bei R. Cohen in Konstanz über die Adaptation deutscher Emigranten in Israel). 1979 Habilitation (bei J.C. Brengelmann in München über Interaktionsforschung). Forschungsstipendien in USA und Israel, 1969–79 Assistent und Bereichsleiter am Max Planck-Institut für Psychiatrie, München; seit 1979 Professur für klinische Psychologie an der Universität Tübingen, 1995–97 Gastprofessur an der Universidad de las Americas in Puebla, Mexico, 1984–96 Vorsitzender der Milton Erickson Gesellschaft für klinische Hypnose, Deutschland (M.E.G.); seit 1996 Präsident der Akademie der M.E.G; Gründungsmitglied der Deutsch-Chinesischen Akademie für Psychotherapie.

Wichtige theoretische Beiträge und Orientierungen

(1) Psychometrie: Veröffentlichungen zur Faktorenanalyse (1976), Zeitreihenanalyse (1979), zur Therapie-Evaluation und klinischen Signifikanz kennzeichnen seine methodische

Grundhaltung bei der Analyse von Therapieeffekten. Dabei wird auch die Skepsis gegenüber den Verkürzungen durch eine Mathematisierung in der Psychologie deutlich. (2) Ehe und Paartherapie: Empirische, praktische und theoretische Arbeiten zur Paarbeziehung (1999, mit Hahlweg und Schindler 1981) markieren ein anderes Gebiet, in dem methodisches und therapeutisches Interesse zusammentreffen; hier wird auch der Bezug zum Lebensalltag in der Suche nach Liebesglück thematisiert (2000a). (3) Gestalttherapie und Körpertherapie werden von ihm als wichtige Ansätze beschrieben, um in einer integrativen Psychotherapie den emotionalen Zugang zu berücksichtigen (2000b). (4) Klinische Hypnose: Nach Therapieausbildungen in Verhaltenstherapie (bei Brengelmann in München), Gestalttherapie (bei → Polster in San Diego; 1998) begann sein Interesse an Hypnose und Hypnotherapie Anfang der 1980er Jahre indirekt über kritische Untersuchungen des Neurolinguistischen Programmierens (NLP), die er 1984 als Hauptredner auf dem Ersten deutschsprachigen Kongress für Hypnose und Hypnotherapie nach Milton Erickson vortrug (1985). In den folgenden Jahren bezog sich sein theoretisches und praktisches Engagement vor allem auf eine Integration von Hypnose und Verhaltenstherapie, wobei Hypnose auch wegen ihrer Bedeutung für subliminale Prozesse und vor dem Hintergrund einer konstruktivistischen Theorie den Stellenwert einer besonderen Form von kognitiver Therapie einnimmt (1987, 1991, 1996). Diese Bemühungen trugen dazu bei, dass Hypnose in Deutschland in verhaltenstherapeutischen Behandlungen seit Ende der 1980er Jahre eine auch von Psychotherapiegutachtern problemlos akzeptierte und von Krankenkassen bezahlte Behandlungsmodalität wurde. Er verfasste eine erste ausführliche Übersichtsarbeit und Metaanalyse zur Wissenschaftlichkeit von Hypnose (Revenstorf & Prudlo, 1994), die zur staatlichen Anerkennung der Hypnose in Österreich beitrug; zur weiteren Fundierung der Wissenschaftlichkeit der modernen Form der Hypnotherapie initiierte Revenstorf eine Reihe von klinischen Untersuchungen. Auf das von ihm herausgegebene Lehrbuch der Klinische Hypnose (1990) folgte

das von ihm mit Burkhard → Peter herausgegebene ausführliche Praxismanual (2001), das das zeitgemäße theoretische und praktische Wissen über Hypnotherapie in klinisch relevanter Form zusammenfasst. Revenstorfs wissenschaftliches Engagement (50 Publikationen zur Hypnose) haben zur Renaissance und Reputation von Hypnose und Hypnotherapie in den deutschsprachigen Ländern entscheidend mit beigetragen. Wenn demnächst Hypnotherapie in Deutschland die Anerkennung durch den wissenschaftlichen Beirat Psychotherapie erhält, so ist das in erster Linie Dirk Revenstorfs Verdienst. Bislang liegen von Revenstorf über 150 wissenschaftliche Publikationen und 16 Fachbücher vor. 2000 erhielt er den Pierre Janet Award der International Society for Clinical Hypnosis; 2003 wurde er von der M.E.G. mit dem Milton Erickson-Preis geehrt.

Wesentliche Publikationen

(1976) Lehrbuch der Faktorenanalyse. Stuttgart, Kohlhammer
(1979) Zeitreihenanalyse: Methodik und Anwendungen. Weinheim, Beltz
(1982/83) Psychotherapeutische Verfahren (4 Bde.). Stuttgart, Kohlhammer
(1985) Kritik der „Struktur der Magie". In: Peter B (Hg), Hypnose und Hypnotherapie nach Milton H. Erickson (S 238–270). München, Pfeiffer
(1987) Hypnose und Verhaltenstherapie. Hypnose und Kognition 4: 10–21
(1991) Hypnose als kognitive Therapie. In: Peter B, Kraiker C, Revenstorf D (Hg), Hypnose und Verhaltenstherapie (S 213–252). Bern, Huber
(1996) Klinische Hypnose. In: Margraf J (Hg), Lehrbuch der Verhaltenstherapie (Bd. 1, S 315–333). Berlin, Springer
(1998) Gestalttherapie. In: Kraiker C, Peter B (Hg), Psychotherapieführer (S 200–210). München, Beck
(1999) Klinische Hypnose: Gegenwärtiger Stand der Theorie und Empirie. Psychotherapie, Psychosomatik und Medizinische Psychologie 49: 5–13
(1999) Wenn das Glück zum Unglück wird: Zur Psychologie der Paarbeziehung. München, Beck
(2000a) Liebe und Paartherapie. In: Sulz S (Hg), Paartherapie (S 119–142). München, CIP-Medien
(2000b) Die Nutzung des Affekts in Psychotherapie. In: Sulz S (Hg), Emotionen in der Psychotherapie (S 91–116). München, CIP-Medien
(Hg) (1990) Klinische Hypnose. Berlin, Springer
Revenstorf D, Hahlweg K, Schindler L (1981) Partnerschaftsprobleme: Diagnose und Therapie. Handbuch für den Therapeuten. Heidelberg, Springer

Revenstorf D, Peter B (Hg) (2001) Hypnose in Psychotherapie, Psychosomatik und Medizin: Manual für die Praxis. Springer, Heidelberg

Revenstorf D, Prudlo U (1994) Zu den wissenschaftlichen Grundlagen der klinischen Hypnose unter besonderer Berücksichtigung der Hypnotherapie nach Milton H. Erickson. Hypnose und Kognition 11: 190–224

Burkhard Peter

Richter, Horst-Eberhard

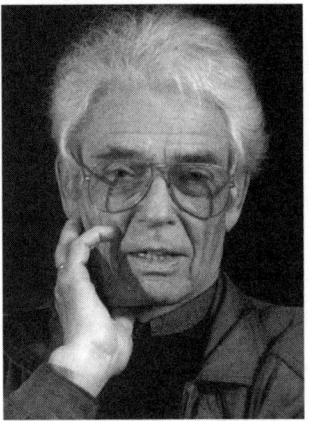

* 28.4.1923 in Berlin.

Pionier der psychoanalytischen Familienforschung und Familientherapie; Mitbegründer der psychoanalytischen Gruppentherapie.

Stationen seines Lebens

1943–49 Studium der Medizin, Philosophie und Psychologie; 1949 Promotion zum Dr. phil.; 1950–54 Ausbildung am Berliner Psychoanalytischen Institut; 1957 Promotion zum Dr. med.; ab 1952 leitender Arzt an der „Beratungs- und Forschungsstelle für seelische Störungen im Kindesalter" am Kinderkrankenhaus Berlin-Wedding; ab 1960 Oberarzt an der Neurologischen und Psychiatrischen Klinik der Freien Universität Berlin; 1959–62 Leitung des Berliner Psychoanalytischen Instituts. 1962 übernimmt Richter den neu eingerichteten Lehrstuhl für Psychosomatik an der Universität Gießen und beginnt eine Psychosomatische Klinik aufzubauen. Mit den Abteilungen für Klinische Psychosomatik, Medizinische Psy-

chologie, Klinische Sozialpsychologie, Medizinische Soziologie und Psychoanalyse wird sie zu einem interdisziplinären Zentrum mit Modellcharakter. Diesem „Zentrum für psychosomatische Medizin" steht Richter bis zu seiner Emeritierung 1991 als geschäftsführender Direktor vor. Seine Forschungsarbeiten zur Psychosomatik finden große Anerkennung; für sein Forschungsprojekt zur Herzneurose, das er 1964–68 gemeinsam mit Dieter Beckmann leitet, erhält er 1970 den Forschungspreis der Schweizer Gesellschaft für Psychosomatische Medizin. In Zusammenarbeit mit Beckmann entwickelt Richter 1968 einen Fragebogen zur Individual- und Gruppendiagnostik, der unter dem Namen „Gießen-Test" bekannt wird. Dieses von der internationalen Fachwelt anerkannte Instrument hat sich als wesentlicher Baustein der klinisch-psychologischen und der sozialpsychologischen Forschung bewährt. Mit diesem Test sind inzwischen in über 20 Ländern mehr als 1.000 Forschungsprojekte abgeschlossen worden. In den 1970er Jahren wird Richter vor allem durch seine psychoanalytische Erforschung von Gruppenprozessen bekannt. Er ist Mitstreiter in einem gesundheitspolitischen Projekt zur Reform der deutschen Psychiatrie und Sozialpsychiatrie, wofür er 1980 den Theodor-Heuss-Preis erhält. 1981 gehört er zu den Gründern der 1985 mit dem Friedensnobelpreis ausgezeichneten Organisation Internationale Ärzte zur Verhütung des Atomkrieges. Ab 1987 arbeitet er in der International Foundation for the Survival and the Development of Humanity unter der Schirmherrschaft von Michael Gorbatschow mit, deren Ziel es ist, die internationalen Beziehungen zu humanisieren. Von 1992–2002 war er Geschäftsführender Direktor des Sigmund-Freud-Instituts in Frankfurt/M.

Wichtige theoretische Beiträge und Orientierungen

Richter hebt stets das gesellschaftskritische Potenzial der Psychoanalyse hervor und gibt mit seinen Reflexionen von sozialen Prozessen Anstöße zu gesellschaftlichen Veränderungen. Bereits in jungen Jahren hat er mit seinem Interesse für die unbewussten Austauschprozesse in Familien die politische Psychoanalyse für sich

entdeckt. Er analysiert das individuelle Unbewusste immer auch in seinen sozialen Verflech-
tungen, bezieht „die Macht der sozialen Umgebung" in seine Analysen ein, studiert die unbewussten Dynamiken in Familien, Gruppen und
in der Gesellschaft. Angeregt durch die Studentenbewegung von 1968 beteiligt sich Richter an
sozialen Reformprojekten, u. a. supervidiert er
Kinderladen-Elterngruppen, arbeitet nahezu
zehn Jahre mit einer Initiativgruppe in einer
Obdachlosensiedlung, in der 120 Familien mit
über 100 Kindern leben. Richter setzt sich mit
Fremdenangst, Rechtsextremismus, den Ursachen und traumatischen Folgen des Nazi-Terrors auseinander, befasst sich mit den resultierenden gesellschaftlichen Konflikten, wie dem
der 68er-Generation, die sich mit ihrem Protest
auch gegen das Schweigen ihrer Eltern über den
Nationalsozialismus richtete. Richter ist Initiator und Unterstützer von Gruppen, die sich für
Frieden, Menschenrechte und Ökologie engagieren. In einem seiner Hauptwerke, „Der
Gotteskomplex" (1979), zeigt Richter auf, wie
der zunehmende Glaubensverlust, das Empfin-
den, sich einer Geborgenheit in Gott nicht mehr
sicher sein zu können, einen Ausgleich in gren-
zenloser Selbstüberschätzung erzwingt, wie
sich der einstige Glaube an die Allmacht Gottes
in eine überhebliche Selbstsicherheit einer
Technologie- und Fortschrittsgläubigkeit verwandelt, wobei es „im Wesen dieses unbewussten Ohnmacht-Allmacht-Komplexes liegt,
dass die Brüchigkeit des größenwahnsinnigen
Selbstbildes so schwer durchschaut werden
kann" (Richter, 1979: 30). In seinen Arbeiten
steht die Untersuchung der Wechselbeziehung
zwischen gesellschaftlichen Faktoren und individueller psychischer Verfassung immer wieder
im Mittelpunkt. In der Aufdeckung unbewusster Anpassungszwänge sieht er eine der
Chancen, soziale Verantwortung zu stärken.
Unter dem Titel „Politische Selbstbesinnung"
veranstaltet Richter seit 1992 halbjährlich nicht-
öffentliche Ost-West-Symposien, zu denen er
Vertreter aus unterschiedlichen gesellschaftlichen Bereichen wie Politik, Wirtschaft, Literatur, Journalistik und Kirche einlädt. Er gibt
diesen Persönlichkeiten die Möglichkeit, unge-
stört von der Öffentlichkeit, über sich selbst
und die Lebensfragen unserer Gesellschaft zu

reflektieren. Richter verbindet Persönliches mit
gesellschaftlichem Engagement, psychoanalytisches und wissenschaftliches Erkenntnisinter-
esse mit politischer Praxis. Er nutzt die Substanz der Psychoanalyse zur Gesellschaftskritik. Bis zu seinem 75. Geburtstag hat Richter
etwa 200 wissenschaftliche Veröffentlichungen
und 23 Bücher geschrieben. Er ist Mitherausgeber der von ihm 1978 gegründeten Zeitschrift
„psychosozial" sowie des „Jahrbuchs der
Psychoanalyse". Im Jahr 2000 hat der Jüdische
Nationalfonds in Jerusalem mit der Pflanzung
von zehn Bäumen das Lebenswerk von H.E.
Richter gewürdigt.

Wesentliche Publikationen

(1963) Eltern, Kind und Neurose. Reinbek, Rowohlt
(1970) Patient Familie. Reinbek, Rowohlt
(1972) Die Gruppe. Reinbek, Rowohlt
(1974) Lernziel Solidarität. Gießen, Psychosozial
(1976) Flüchten oder Standhalten. Reinbek, Rowohlt
(1979) Der Gotteskomplex: Die Geburt und die Krise
  des Glaubens an die Allmacht des Menschen. Reinbek, Rowohlt
(1981) Alle redeten vom Frieden. Reinbek, Rowohlt
(1986) Die Chance des Gewissens. Hamburg, Hoffmann & Campe
(1993) Umgang mit Angst: Wer nicht leiden will, muß
  hassen. Hoffmann & Campe
(1997) Als Einstein nicht mehr weiterwußte: Ein
  himmlischer Krisengipfel. München, Econ
(2000) Wanderer zwischen den Fronten: Gedanken
  und Erinnerungen. Köln, Kiepenheuer & Witsch

Literatur zu Biografie und Werk

Frank M (1982) Der kommende Gott. Frankfurt/M.,
  Suhrkamp
Haland-Wirth T, Spangenberg N, Wirth H-J (1998)
  Unbequem und engagiert: Horst-Eberhard Richter
  zum 75. Geburtstag. Gießen, Psychosozial
Zundel R (1991) Horst-Eberhard Richter: Psychoana-
  lyse und soziale Verantwortung. In: Zundel E, Zun-
  del R (Hg), Leitfiguren der neueren Psychotherapie
  (S 36–43). München, dtv

Ursula Lischke

Ricœur, Paul

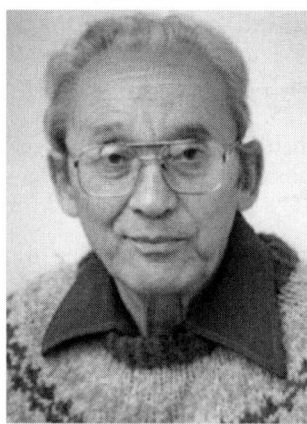

* 27.2.1913 in Valence, † 20.5.2005 in Chatenay Malabry bei Paris.

Philosoph, führender Hermeneutiker, Erzähltheoretiker, Begründer der Tiefenhermeneutik.

Stationen seines Lebens

In hugenottisch-protestantischem Haus geboren, früh verwaist, mit der Schwester bei Pflegeeltern in der Bretagne aufgewachsen; Lycée in Rennes, dort Philosophieunterricht bei dem Freud-Spezialisten R. Dalbiez; 1929 Baccalauréat und Philosophiestudium in Rennes (Licence ès Lettres 1933) und Paris. Schwerpunkte: Husserl, → Heidegger, → Jaspers; Schüler von → Marcel; 1935 Heirat mit Simone Lejas; Agrégation, Sorbonne; 1933–39 Gymnasiallehrer in Saint-Brieu, Colmar, Lorient. 1939–1945 Kriegsgefangenschaft in Pommern, wo er Husserls Ideen I übersetzt;1945–48 Forschung für das Centre National de la Recherche Scientifique (CNRS), Lehrtätigkeit am Collège Cévenol; 1950 Promotion, Sorbonne; Hauptthese: Le voluntaire et l'involuntaire, Komplementärthese: die Husserlübersetzung mit Kommentar; ab 1947 Redaktionsmitglied von „Esprit"; 1948–56 Straßburg, Professor für Philosophiegeschichte, 1956 für allgemeine Philosophie, Sorbonne; aktiver Pazifist während des Algerienkrieges (1954–62); ab 1961 Leiter des Husserl-Archivs, Paris; 1969 Dekan der philosophischen Fakultät Universität Nanterre, 1970 Rücktritt während Studentenunruhen; unter-

liegt in der Kandidatur gegen → Foucault am Collège de France; 1973–80 Lehrstuhl in Nanterre, gleichzeitig 1970–1992 Professur an der Universität von Chicago (Divinity School, Nachfolge Tillich), zahlreiche Gastprofessuren, Ehrendoktorate, öffentliche Ehrungen (z.B. Grand Prix de l'Académie française, Hegelpreis/Stuttgart, Karl Jaspers Preis/Heidelberg, Leopold Lucas Preis/Tübingen, Preis für Philosophie der Balzan Stiftung, Kyoto-Preis für Kunst und Philosophie). Neben einem immensen wissenschaftlichen Werk (zu Symboltheorie, Sprachtheorie, Psychoanalyse, Bibelauslegung, Sozialwissenschaften) stets engagierte Stellungnahmen/Aktivitäten zu politischen und religiösen Fragen (Ethik, Unrecht/Gerechtigkeit, Sinn).

Wichtige Beiträge

Ricœur beginnt unter dem „Dreierpatronat" von Marcel, Jaspers, Husserl eine Suche, die ihn zu einer *phänomenologischen Hermeneutik* führt, einer Integration der hermeneutischen Bewegungen von Schleiermacher, Dilthey in Auseinandersetzung mit der ontologischen Hermeneutik Heideggers, der philosphischen Gadamers, der kritischen von Apel und Habermas. Er entwickelt die Hermeneutik nicht nur als Kunst des Verstehens/Erklärens/Interpretierens von Texten, Sprach-/Symbolwelten, sondern auch von Handlungs-/Wissenssystemen (Linguistik, Geschichtswissenschaft, Psychoanalyse). Er philosophiert dialogisch-dialektisch vermittelnd zwischen deutscher, angelsächsischer, französischer Denkkultur, bringt Husserls cartesianische Bewusstseinsphilosophie mit Marcels existenzphilosophisch-intuitiv erfassbaren Seinserfahrung ins Gespräch oder mit Kant, Hegel, Heidegger, Spinoza, Aristoteles natürlich. Mit den „Philopsophen des Verdachts" – → Freud, Marx, Nietzsche – gelangt er in der Dialektik Vertrauen/Misstrauen durch den Konflikt hindurchgehend zu einer „kritischen Hermeneutik", zu einem „vielfältigen und interpretierten Sein" ohne letztgültige Aussagen. Den Dialog von Strukturalismus/Poststrukturalismus (→ Lacan, Levi-Strauss, Derrida) mit dem Denken von Husserl, Heidegger, → Merleau-Ponty, → Sartre als „anderen Wegen der Lebensinterpretation" vorantreibend, sucht Ricœur beständig auch Wissenschaftsnähe, Dialoge mit Psychologie, Neurowissenschaften (Changeux), Bibelwissenschaften (Lecocque). Ohne „Wissen zu zentralisieren oder zu totalisieren" (1985/1991: 472), schafft er eine *vernetzende* Interpretation moderner Wissenskultur, wie sie u.a. durch seinen Einfluss für die Integrative Therapie charakteristisch wurde (Petzold, 2002), eine *konnektivierende Integration* von Diskursen als Vermittlung zwischen verschiedenen Diskurssphären (Mattern, 1996: 215). „Eine Philosophie, die den Dialog mit den Wissenschaften abbricht, richtet sich nur noch an sich selbst" (1975/1986: 94f.). Er befreit die Hermeneutik vom Staub konservativer Textauslegung in einer „*Dialektik von Verstehen und Erklären*" zu einer „Meta-Science", die in den Forschungsprogrammen der Artificial Intelligenz Berücksichtigung findet (vgl. die MIT-Wissenschaftler Mallery, Hurwitz & Duffy, 1986/1987).

Als differentieller und zugleich integrativer Denker, der keine monopolisierend-vereinnahmenden, „starken Integrationen", sondern eine „Synthèse panoramique" anstrebt, könnte er als Referenzphilosoph für die Psychotherapie-*schulen* mit ihren durchwegs seminaiven (vgl. 1965), ja ärmlichen epistemologischen, anthropologischen, persönlichkeits- und biographietheoretischen Konzepten dienen! Ricœur unternimmt durchdringende, klinisch-therapeutisch höchst relevante Analysen: Wahrheit/Treue, Wille/Unrecht/Schuld, Gewissen/Zurechenbarkeit, Gerechtigkeit/Liebe, Freundschaft/Verpflichtung, Begehren/Macht, Freiheit/Verantwortung, Erinnerung/Geschichte/Vergessen (2000), Ethos/Sinn, wo man sich fragt, wieso diese für Menschen so zentralen Themen in der Mainstream-Psychotherapieliteratur weitgehend vernachlässigt wurden (etwa Krankheit durch Unrechtserfahrungen!).

Seine wertschätzend-kritische Diskussion Freuds begründet eine fundierte Tiefenhermeneutik. Mit Aufnahme der Habermas/Gadamer-Debatte, seiner Derrida-Auseinandersetzung realisiert er seine „diskursive, kritisch-kreative *phänomenologische Hermeneutik*" in einer „Sammlung von Sinn", „Übung von Zweifel und Bezeugung" (1990a). Ricœur verbindet analytische Sprachphilosophie, Strukturalismus, Wissenschafts- und Geschichtsphilosophie in Richtung einer „*metahermeneutischen Hyperspirale*" (Petzold, 2002). Seine Auseinandersetzung in „Temps et récit" ermöglicht ein Verstehen von Biographizität in der Dialektik von „Narrativität und Zeit/Menschenzeit", was epistemologisch und anthropologisch zu einer Dialektik von „Distanzierung und Zugehörigkeit" für die Position des Menschen in der Welt führt. Die zeitgenössische Kontroverse zwischen klassischer Subjekttheorie und postmoderner Subjektlosigkeit überwindet Ricœur durch eine dritte Position: „*Das Selbst als ein Anderer*". Er verbindet hier eigenständige sprach- und handlungstheoretische Positionen in „Redeakten" der „Interlokution" dialogisch/polylogischer Gesprächsituationen. In seiner therapierelevanten „Hermeneutik des Selbst in Eigenleiblichkeit und Weltbezug", die über die *Wer*-Frage hinaus nach dem „*Was* bin ich?" in theoretischen Auseinandersetzungen zu „prozesshaftem" Selbst, Ich, Identität, Anderem (Petzold, 2002) fragt, gewinnt er 1. einen indirekten Zugang zur Reflexion über die Analyse, 2. differenziert er invariant-permanente *Selbigkeit* (*idem*) von der in der Zeit stehenden *Selbstheit* (*ipse*), 3. bestimmt er *Selbstheit* über die Dialektik zur *Andersheit* (1990a/1996: 358). Konkretes *Handeln* und die *Bezeugung* (*attestation*): „ich kann", enthüllen einen Anderen im Selbst, eine intersubjektive Dimension im Selbst als „Leib und Körper" (*Husserl*), der durch seine eigenen Handlungen *bezeugt*, dass *er* handeln, schaffen, leiden *kann*, wobei *Alterität* und *Ipseität* zusammengebunden sind im zentralen Konzept „*narrativer Identität*". Diese wird verstanden als Dialektiken von Beständigkeit und Wandel, Kontinuität und Diskontinuität, Verdacht und Bezeugung, in denen jedes Selbstverstehen durch Zeichen, Symbole, Texte in interlokutionären Redeakten vermittelt ist.

„*Narrative Identität*" schafft eine rezeptive Referenzposition, in der Akte des Hörens, Lesens, Ko-respondierens Möglichkeiten bereitstellten, anders zu handeln und zu sein – ein Kernprozess jeder therapeutisch-biographischen Arbeit (Petzold, 2003) –, weil „die Geschichte eines Lebens unaufhörlich refiguriert [wird] durch all die fiktiven und wahren Geschichten, die ein Subjekt über sich erzählt […] ein Gewebe erzählter Geschichten" (1985/1991: 396) – Refigurationen, in denen die Chance der Selbstgestaltung mit dem Anderen die Chance von Therapie ist.

Wesentliche Publikationen

(1960) Philosophie de la volonté. Finitude et culpabilité I. L'homme faillible; Philosophie de la volonté II. La symbolique du mal. Paris, Aubier Montaigne [dt.: (1971) Die Fehlbarkeit des Menschen. Phänomenologie der Schuld I; Symbolik des Bösen. Phänomenologie der Schuld II. München/Freiburg, Alber]

(1965) De l'interprétation. Essai sur Freud. Paris, Seuil [dt.: (1969) Die Interpretation. Ein Versuch über Freud. Frankfurt/M., Suhrkamp]

(1968) Entretiens Paul Ricœur – Gabriel Marcel. Paris, Mouton [dt.: (1970) Gespräche. Frankfurt/M., Knecht]

(1969) Le conflit des interprétations. Essais d'herméneutique. Paris, Seuil [dt.: (1973) Hermeneutik und Strukturalismus. Der Konflikt der Interpretationen I; (1974) Hermeneutik und Psychoanalyse. Der Konflikt der Interpretationen II. München, Kösel]

(1975) La métaphore vive. Paris, Seuil [dt.: (1986) Die lebendige Metapher. München, Wilhelm Fink]

(1981) Hermeneutics and the human sciences. Essay on language, action and interpretation. Cambridge, Cambridge University Press

(1983) Temps et récit. Vol. I; (1984) Vol. II: La configuration dans le récit de fiction; (1985) Vol. III: Le temps raconté. Paris, Gallimard [dt.: (1988) Zeit und Erzählung. Band I: Zeit und historische Erzählung; (1989): Zeit und Erzählung. Band II: Zeit und literarische Erzählung; (1991): Zeit und Erzählung. Band III: Die erzählte Zeit. München-Freiburg, Wilhelm Fink]

(1985) Irrationality and the plurality of philosophical systems. Dialectica 39(4): 297–319

(1987) Du texte à l'action. Essais d'herméneutique II. Paris, Seuil

(1988) Lectures on ideology and utopia (ed. by G.H. Taylor). New York, Columbia University Press

(1990a) Soi-même comme un autre. Paris, Seuil [dt.: (1996) Das Selbst als ein Anderer. München-Freiburg, Wihelm Fink]

(1990b) Liebe und Gerechtigkeit. Tübingen, Mohr

(1991) Reflection and imagination. A Ricœur reader (ed. by M.J. Valdés). Toronto, University of Toronto Press

(2000) La mémoire, l'histoire, l'oubli. Paris, Seuil [dt.: (2004) Gedächtnis, Geschichte, Vergessen. München, Fink]

Literatur zu Biographie und Werk

Greisch J, Kearney R (Hg) (1991) Paul Ricœur. Les métamorphoses de la raison herméneutique. Actes du colloque de Cérisy-la-Salle, 1.–11.8.1988. Paris, de Jean

Hahn LW (Ed) (1995) The philosophy of Paul Ricœur. Chicago-La Salle, Pub Group West (mit Bibliographie von Paul Ricœur: A primary and secondary systematic bibliography von F.D. Vansina)

Mallery JC, Hurwitz R, Duffy G (1986) Hermeneutics: From textual explication to computer understanding? Massachusetts Institute of Technology Artificial Intelligence Laboratory A.I. Memo No. 871 [rev. in: Shapiro SC, Eckroth D (Eds) (1987) Encyclopedia of artificial intelligence (pp 86–99). New York, John Wiley & Sons]

Mattern J (1996) Paul Ricœur zur Einführung. Hamburg, Junius

Mongin O (1998) Paul Ricœur. Paris, Seuil

Petzold HG (2002) Zentrale Modelle und Kernkonzepte der „Integrativen Therapie". Düsseldorf-Hückeswagen, Europäische Akademie für psychosoziale Gesundheit [Polyloge: Materialien aus der Europäischen Akademie für psychosoziale Gesundheit; unter www. FPI-Publikationen.de/materialien .htm]

Petzold HG (2003) Lebensgeschichten erzählen. Biographiearbeit, narrative Therapie, Identität. Paderborn, Junfermann

Reagan CE (1998) Paul Ricoeur: His life and his work. Chicago, University of Chicago Press

Waldenfels B (1987) Paul Ricoeur: Umwege der Deutung. In: Phänomenologie in Frankreich (S 266–335). Frankfurt/M., Suhrkamp

Hilarion G. Petzold

Riemann, Fritz

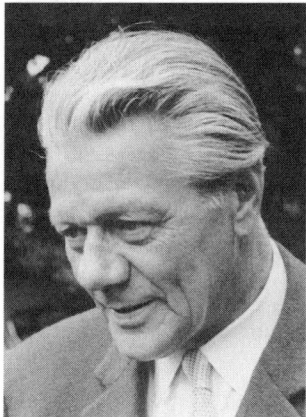

* 15.9.1902 in Chemnitz; † 24.8.1979 in München.

Vorreiter der Psychoanalyse in München nach dem Zweiten Weltkrieg; Mitbegründer des Münchner Instituts für psychologische Forschung und Psychotherapie.

Stationen seines Lebens

Fritz Riemann wuchs als mittlerer von drei Söhnen eines Fabrikbesitzers in Chemnitz auf. Nach der Reifeprüfung begann er eine kaufmännische Ausbildung, die er jedoch abbrach, um 1922 mit dem Studium der Psychologie und verschiedener Geisteswissenschaften zu beginnen, das er ebenfalls nicht abschloss. Zusammen mit seiner ersten Frau zog er 1924 in die Oberpfalz, wo er ein zurückgezogenes Leben führte und sich mit tiefenpsychologischer und astrologischer Literatur befasste. Nach seiner Scheidung 1934 übersiedelte er nach Leipzig, um eine astrologische Ausbildung bei Herbert von Klöckler zu beginnen. Gleichzeitig begann er seine Lehranalyse bei Therese Benedek, die 1935 emigrierte. Er setzte seine Lehranalyse bei Felix Böhm, später bei Harald → Schultz-Hencke fort und schloss seine analytische Ausbildung 1937 am Berliner Reichsinstitut für psychologische Forschung und Psychotherapie ab. Im selben Jahr erhielt er zusammen mit seinem Kollegen Leon Saul aus Chicago den von der British Psychoanalytical Society ausgeschriebenen Preis für die beste Darstellung eines Falles („Zwanghafte Weinkrämpfe und

neurotische Hemmungen bei einer hypomanisch-depressiven Persönlichkeit"), der seine Examensarbeit darstellte, und wurde schließlich Lehranalytiker am Berliner Psychoanalytischen Institut. 1939 heiratete er seine zweite Frau, mit der er vier Kinder hatte. 1943 wurde er, nach zwei erfolglosen Versuchen, Deutschland zu verlassen, zum Sanitätsdienst einberufen und kehrte 1945, nach kurzer Kriegsgefangenschaft in Holland, nach Deutschland zurück, wo er sich in München niederließ. 1946 gründete er gemeinsam mit einigen Kollegen aus Berlin das Münchner „Institut für psychologische Forschung und Psychotherapie", wo er als der einzige Freudianer als Dozent und Lehranalytiker wirkte und mit Abstand die meisten Ausbildungskandidaten betreute. Insofern hatte er eine besondere Bedeutung für die Entwicklung der Psychoanalyse in der Zeit nach dem Zweiten Weltkrieg in München. Er war ebenso Mitbegründer des Instituts für charakterologische Forschung und Beratung, wo er sich seinen astrologischen Studien widmete. 1950 wurde auch die zweite Ehe geschieden und er verheiratete sich ein drittes Mal. Aus dieser Ehe entstammt ein Sohn. 1961 erschien sein bekanntestes Buch, „Grundformen der Angst".
Obwohl er ab Ende der 1960er Jahre mit gesundheitlichen Problemen zu kämpfen hatte, setzte er seine Arbeit fort, allerdings nur in eingeschränktem Maße. 1971 trat er aus dem Vorstand des Instituts aus; ihm blieb nur noch die Praxis, die er bis zu seinem Tod weiterführte. Fritz Riemann starb 1979 an Krebs.

Wichtige theoretische Beiträge und Orientierungen

Fritz Riemann lässt sich in keine bestimmte psychoanalytische Schule einordnen. Er wandte sich gegen den Dogmatismus der orthodoxen Psychoanalyse und kritisierte vor allem → Freuds Konzept des Unbewussten, der Instanzenlehre sowie dessen überwiegend kausal-genetische Sicht. Riemann widmete sich besonders den Frühgestörten, er weigerte sich, sich starr an die Regeln der ursprünglichen analytischen Methode zu halten, da er die Weiterentwicklung der Psychoanalyse und ihre Anpassung an die Bedürfnisse des jeweiligen Patienten für notwendig hielt. Vor allem die Förderung der Regression und Übertragung in der Analyse und die hohe Frequenz der Stunden hielt er bei Frühgestörten für problematisch. Daher richtete er sein psychoanalytisches Setting auf seine Patienten aus und scheute sich nicht, psychoanalysefremde Methoden einzubauen, was ihn am Institut des Öfteren in Schwierigkeiten brachte. Seine Ablehnung der Theorietreue ging soweit, dass er eine Mitgliedschaft in der Internationalen Psychoanalytischen Vereinigung ablehnte. Fritz Riemann ging davon aus, dass das Leben auf dieser Welt grundsätzlich Angst auslöst, da es unauflösbare Widersprüche und Gegensätzlichkeiten birgt, die vom Individuum in ein Gleichgewicht gebracht werden müssen. Er definierte vier Grundängste, nämlich die Angst vor Selbsthingabe, die Angst vor der Selbstwerdung, die Angst vor der Wandlung und die Angst vor der Dauerhaftigkeit. Die Art der Angst und der Grad ihrer Intensität sind sowohl von den Erbanlagen als auch von Umwelteinflüssen abhängig. Der gesunde Mensch ist in der Lage, seinen Ängsten adäquat zu begegnen, während der in seiner Entwicklung Gestörte eine der Grundängste überwertig werden lässt bzw. einen der vier Grundimpulse aufgibt. Riemann unterscheidet zwischen verschiedenen Charakteren, dem schizoiden, dem zwanghaften, dem hysterischen und dem depressiven Typ, wobei die unterschiedlichen Persönlichkeitsstrukturen zu verschiedenen Angstreaktionen führen. Sein großes Interesse galt auch der Astrologie, in der er eine wichtige Ergänzung für seine psychotherapeutische Tätigkeit sah. Seiner Auffassung nach kann das Horoskop darüber Auskunft geben, wie ein Mensch ursprünglich angelegt ist, d. h. es ist möglich, Dispositionen der neurotischen Persönlichkeitsstrukturen und schicksalhaft fällig werdende Krisen im Horoskop des Patienten zu erkennen. Sein Bemühen ging dahin, eine Psychoanalyse zu schaffen, in der die Astrologie einen festen Platz haben sollte. Zu diesem Thema verfasste er das Buch „Lebenshilfe Astrologie", in dem er psychoanalytische und astrologische Konzepte miteinander verband.

Wesentliche Publikationen

(1961) Grundformen der Angst: Eine tiefenpsychologische Studie. München, Reinhardt
(1967) Grundformen der Angst und die Antinomien des Lebens: Eine tiefenpsychologische Studie über die Ängste des Menschen und ihre Überwindung. München, Reinhardt
(1979a) Grundformen helfender Partnerschaft. München, Pfeiffer
(1979b) Lebenshilfe Astrologie. Stuttgart, Klett-Cotta
(Hg) (1957) Lebendige Psychoanalyse: Die Bedeutung Sigmund Freuds für das Verstehen des Menschen. München, Beck
Riemann F, Elhard S, Zagermann D (Hg) (1982) Die Fähigkeit zu lieben. Stuttgart, Kreuz-Verlag

Literatur zu Biografie und Werk

Bonin WF (1983) Die großen Psychologen: Von der Seelenkunde zur Verhaltenswissenschaft – Forscher, Therapeuten und Ärzte. Düsseldorf, Econ
Dittrich KA (1995) Fritz Riemann und Fritz Friedmann: Zur Nachkriegsgeschichte des Münchner Psychoanalytischen Instituts. Luzifer-Amor 8 (16): 66–76
Pongratz L (Hg) (1973) Psychotherapie in Selbstdarstellungen. Bern, Huber
Schelkopf A (1969) Aspekte der Psychoanalyse: Fritz Riemann, Versuch einer Biographie. In: Schelkopf A, Elhard S (Hg), Aspekte der Psychoanalyse (S 171–211). Göttingen, Vandenhoeck & Ruprecht

Ines Lahoda

Ringel, Erwin

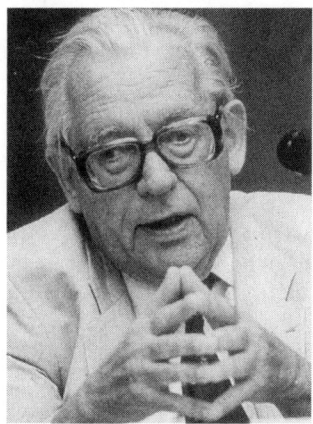

* 27.4.1921 in Temesvar, Ungarn (heute Rumänien);
† 28.7.1994 in Bad Kleinkirchheim, Kärnten.

Begründer der Internationalen Vereinigung für Suizidprophylaxe, bedeutender Vertreter der österreichischen Psychosomatik, jahrzehntelanger Präsident des Österreichischen Vereins für Individualpsychologie, sein 1953 beschriebenes Präsuizidales Syndrom ist auch heute noch der wesentliche Beitrag zur Einschätzung der Suizidalität.

Stationen seines Lebens

Nach kurzer Gestapohaft 1939 Matura am Akademischen Gymnasium, Wien; zur deutschen Wehrmacht eingezogen, kurzfristige Haft; 1946 Promotion zum Dr. med. univ., dann Facharztausbildung an der Psychiatrisch-Neurologischen Universitätsklinik Wien, ab 1947 individualpsychologische Ausbildung bei Oskar → Spiel, 1948 Aufbau des ersten Selbstmordverhütungszentrums Europas; Aufbau der ersten psychosomatischen Station in Österreich; 1960 Gründung der Internationalen Vereinigung für Selbstmordverhütung (IASP), 1960–69 ihr Präsident, dann Ehrenpräsident auf Lebenszeit, 1961–89 Präsident des Österreichischen Vereins für Individualpsychologie, 1962 Habilitation, 1971 Gründungsmitglied des Internationalen Collegiums für Psychosomatik, 1972–91 Leiter der Psychosomatischen Abteilung der Psychiatrischen Universitätsklinik Wien (Ao. Univ.-Prof. für Psychosomatik), 1976 Gründer und Vorsitzender des Vereins Kriseninterventionszentrum und Überführung des Selbstmordverhütungszentrums (Lebensmüdenfürsorge) in das Wiener Kriseninterventionszentrum; 1978 Gründung der Österreichischen Gesellschaft für klinische psychosomatische Medizin, gleichzeitig ihr erster Präsident, 1981 Berufung als Ordinarius für Medizinische Psychologie in Wien, 1984–94 Obmann des Vereins für Bewährungshilfe und soziale Arbeit.

Wichtige theoretische Beiträge und Orientierungen

Die Schwerpunkte in seinem Schaffen (über 300 Publikationen, mehr als 30 Bücher) sind Arbeiten zur Suizidproblematik, insbesondere die Beschreibung des nach ihm benannten Präsuizidalen Syndroms, weiters zur Konvergenz tiefenpsychologischer Schulen (er selbst bezeichnete das Präsuizidale Syndrom immer als Kombination individualpsychologischer und psychoanalytischer Theorien) und die Integrierung der Psychotherapie in die Medizin sowie die Entwicklung psychosomatischer Modelle. Über Versorgungsfragen zur Suizidprävention und zur Psychotherapie kam er zunehmend zur Beschreibung gesellschaftlicher Phänomene und Probleme („Die österreichische Seele") und zu kritischer Auseinandersetzung mit der (katholischen) Kirche. Er sah in der (psychologisch-psychotherapeutischen) Aufklärung der Öffentlichkeit, der er sich zunehmend widmete, einen wichtigen Beitrag zur Psychohygiene.

Wesentliche Publikationen

(1953) Der Selbstmord. Wien, Maudrich
(1974) Selbstmord: Appell an die anderen. München, Kaiser
(1984) Die Österreichische Seele. Wien, Böhlau
(1990) Unbewußt – höchste Lust: Oper als Spiegel des Lebens. Wien, Kremayr & Scheriau
(1993) Das Alter wagen. Wien, Kremayr & Scheriau
(1997) Selbstschädigung durch Neurose. Frankfurt/ M., Fischer
(Hg) (1969) Selbstmordverhütung. Bern, Hans Huber
Ringel E, Földy R (1992) Machen uns die Medien krank? Wien, Universitas
Ringel E, Kirchmayr A (1985) Religionsverlust durch religiöse Erziehung. Wien-Freiburg-Basel, Herder
Ringel E, Kropiunigg U (1983) Der fehlgeleitete Patient. Wien, Facultas

Literatur zu Biografie und Werk

Kropiunigg U (Hg) (1991) Erwin Ringel: Die wichtigsten Schriften mit Kommentaren von seinen Schülern, Freunden und Weggefährten. Wien, Ueberreuter

Reiter FR (1995) Wer war Erwin Ringel. Wien, Ephelant

Sonneck G (Hg) (1996) Wieviel Seele braucht der Mensch? Erwin Ringel zum 75. Geburtstag. Wien, Ertel

Gernot Sonneck

Rogers, Carl Ransom

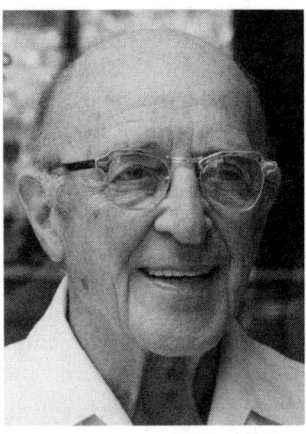

* 8.1.1902 in Oak Park, einem Vorort von Chicago; † 4.2.1987 in La Jolla, Kalifornien.

Begründer der Klientenzentrierten Psychotherapie (Personzentrierten Psychotherapie, in Deutschland auch unter der Bezeichnung „Gesprächspsychotherapie" bekannt) bzw. – übergeordnet – Begründer des Personzentrierten Ansatzes.

Stationen seines Lebens

Viertes von sechs Kindern; sein Vater war im Baugewerbe tätig; aufgewachsen in fundamental protestantischem Elternhaus; 1914: Übersiedlung seiner Familie auf eine Farm; dies fördert zwar seine Naturverbundenheit und seine frühe Beschäftigung mit wissenschaftlichen Fragestellungen, doch isoliert es ihn von Gleichaltrigen und trägt zu Scheu und Zurückgezogenheit bei. Dies kann als Nährboden für sein lebenslanges Interesse an einem von Nähe,

Verständnis und Austausch geprägten Beziehungsklima betrachtet werden. 1919: Beginn des Studiums der Agrarwissenschaften an der Universität von Wisconsin; 1922: fünfmonatige Reise nach China, u. a. zu einem Welttreffen christlicher Studenten, und andere fernöstliche Länder beeinflussten ihn hin zu Weltoffenheit, bewirkten einen Wandel in seiner theologischen Ausrichtung hin zu einer liberaleren Einstellung; 1924: Heirat mit Helen Elliott, einer künstlerisch veranlagten Kollegin, die er seit seiner Kindheit kannte und mit der er bis zu ihrem Tode verheiratet war; 1924–26: Studium der Theologie am progressiven „Union Theological Seminary" in New York, mit dem Ziel, Geistlicher zu werden; allmähliche Abkehr von der Religion, der er in weiterer Folge skeptisch gegenüberstand, und Hinwendung zur Psychologie, die seiner Tendenz, sich keinem Denksystem unterzuordnen, besser entsprach; 1926: Geburt des Sohnes David, 1928 der Tochter Natalie; 1926–31: Studium der Klinischen und Erziehungspsychologie am naturwissenschaftlich-experimentell ausgerichteten Teachers College der Columbia Universität; dort u. a. Kontakt mit den reformpädagogischen Ideen John Deweys (Groddeck, 2002: 44, 160); 1927–28: praktische Erfahrungen am psychodynamisch orientierten Institute of Child Guidance; 1928–39: Arbeit an Erziehungsberatungsstelle in Rochester, New York; hier auch mit psychoanalytischen und den Auffassungen von Otto → Rank in Form der „relationship-therapy" konfrontiert; 1938–39: dortselbst Leitung der Child Guidance Clinic; 1939: Publikation seines ersten Buches („Clinical treatment of the problem child"), in dem erste Anklänge seines Ansatzes erkennbar sind; 1940: Rede („Some newer concepts of psychotherapy") an der Universität von Minnesota, die als Geburtsstunde des Klientenzentrierten Ansatzes betrachtet wird (vgl. auch Rogers, 1942); 1940–45: Professur am Psychologischen Institut der Ohio State University in Columbus; hier Psychotherapieforschung, u. a. zum ersten Mal mit Hilfe von Schallplattenaufnahmen von therapeutischen Interviews; 1942: erstes Buch („Counseling and psychotherapy") über den von ihm praktizierten Ansatz in Beratung und Psychotherapie; 1944: Arbeit mit Kriegsheimkehrern im Rahmen der „United Service Organization" (USO); 1945–57: Professur an der Universität von Chicago und Leitung eines Counseling Center; allmähliche Entwicklung vom non-direktiven zum Klientenzentrierten Ansatz; in dieser Phase ausgedehnte Forschungstätigkeit zur Psychotherapie (Korunka et al., 2001); seine Verdienste um die Psychotherapieforschung werden 1956 mit dem Wissenschaftspreis der American Psychological Association (APA) gewürdigt. 1946–47: Präsident der APA; 1948–49: persönliche Krise im Anschluss an missglückte Therapie mit einer Klientin; danach Eigentherapie bei Ollie Bown, einem Kollegen am „Counseling Center"; 1951: Veröffentlichung seines (Lehr-)Buches „Client-centered therapy"; ab 1956: zahlreiche Dialoge, u. a. mit Skinner (1956, 1960 und 1962), Buber (1957), Tillich (1965), Polanyi (1966) und Bateson (1975); 1957–63: Professur an der Universität von Wisconsin; Arbeit und intensives Forschungsprojekt mit schizophrenen Personen am Mendota State Hospital; zunehmende Betonung der Kongruenz und Transparenz des Psychotherapeuten, der therapeutischen Beziehung und – auch unter dem Einfluss von Eugene → Gendlin – einer Erlebnisorientierung in der therapeutischen Arbeit („Experiencing"); 1964: Übersiedlung nach Kalifornien, La Jolla, einem Vorort von San Diego und Arbeit am Western Behavioral Science Institute; Beratungstätigkeit für das California Institute of Technology (Caltech); 1964: Gespräch mit Gloria (eine Klientin, die auch von Fritz → Perls bzw. von Albert → Ellis interviewt wird); Rückzug aus der klinischen Arbeit und stärkeres Interesse an philosophischen und gesellschaftspolitischen Fragen; ab 1967: Veröffentlichung einer Reihe von weiteren Büchern, u. a. „Freedom to learn", „On encounter groups", „On personal power" und „A way of being"; 1968: Gründung des Center for Studies of the Person, intensive Arbeit mit Encountergruppen; 1972: Award für Angewandte Psychologie (Distinguished Professional Contribution Award) der APA (damit der erste, der sowohl den Forschungspreis, als auch diesen Preis erhält); rege Tätigkeit als Leiter von (u. a. interkulturellen und interrassischen) (Groß-) Gruppen („Cross Culturals") in vielen Ländern der Welt, u. a. in Brasilien (1977), Nordirland

(1978), Südafrika (1982 und 1986) und später im Rahmen seines Engagements für die Friedensarbeit auch in Russland (1986); 1979: Tod seiner Frau Helen; Rogers geht nach ihrem Tod neue Liebesbeziehungen ein; er pflegt für einen längeren Zeitraum gleichzeitig Beziehungen zu drei Frauen, die voneinander wissen; 1981–85: mehrfach Aufenthalte in Deutschland, der Schweiz und Österreich, u. a. am Rust-Workshop, das dem Dialog zentralamerikanischer Politiker diente (Central American Challenge); kurz vor seinem Tode wird Rogers u. a. deswegen für den Friedensnobelpreis vorgeschlagen.

Wichtige theoretische Beiträge und Orientierungen

In deutlichem Gegensatz zur klassischen Psychoanalyse und zum Behaviorismus entwickelte Rogers mit seiner Klientenzentrierten Psychotherapie in einer Art Paradigmenwechsel einen eigenständigen Ansatz, der sich – neben seiner persönlichen Lebensgeschichte – aus einer Reihe von Quellen speist: experimentell-naturwissenschaftliche Ausbildung, Pragmatismus, Gestaltpsychologie, Phänomenologie und später auch Existenzphilosophie. Während er in Theoriebildung und Praxis einer erfahrungsnahen, phänomenologischen Position folgte, stand er im Forschungsbereich einer positivistischen Annäherung – zumindest in seinen akademischen Jahren (ca. 1940–63) – relativ nahe, was ihm auch den Rang eines „Pioniers der empirischen Psychotherapieforschung" verschaffte. Rogers ist auch zugute zu halten, dass er sich darum bemüht hat, das konkrete Verhalten der Psychotherapeuten, die psychotherapeutischen Prozesse und Ergebnisse transparent und der Forschung zugänglich zu machen: u. a. enthält sein Buch aus 1942 das erste komplett abgedruckte Transkript des Verlaufs einer Psychotherapie. Während dieses Werk vor allem noch Ausdruck seiner Abgrenzung gegenüber den damals gängigen Methoden ist, manifestiert sich in seinem Lehrbuch (1951) und in einer stringenten Darstellung (1959) ein zum eigenständigen Ansatz in der Psychotherapie gereifter Entwurf, der u. a. eine originäre Persönlichkeitstheorie und Beispiele für Anwendungsfelder innerhalb der Psychotherapie und darüber hinaus aufweist (kompakte Darstellung in Rogers, 1980, 1991). Formulierung von drei „notwendigen und hinreichenden therapeutischen Grundhaltungen" im Rahmen von Psychotherapie: Kongruenz (Echtheit), nicht an Bedingungen gebundene Wertschätzung (unconditional positive regard) und Empathie (einfühlendes Verstehen) (1957); Rogers nimmt Abstand vom Ansinnen, einen anderen Menschen zu behandeln oder zu heilen, vielmehr stellt er die Perspektive, wie der Psychotherapeut eine Beziehung zum Klienten herstellen und gestalten kann, die dessen persönlicher Entfaltung förderlich ist, ins Zentrum seiner Bemühungen. Indem er Psychotherapie als „Entwicklungsprojekt" sieht, erteilt er dem medizinischen Modell eine deutliche Absage. Zugrunde liegt diesem Vorgehen die Annahme einer grundlegend wirksamen Tendenz im Menschen (Aktualisierungstendenz), deren Richtung sich mit Wachstum, konstruktiver und sozialer Entwicklung und Reifung beschreiben lässt. Hierin wird auch das anthropologische Fundament, das Menschenbild bzw. seine Auffassung von der Natur des Menschen sichtbar sowie eine Ablehnung eines Expertentums der Psychotherapeuten, die sich auch in kritischer Distanz zu psychologischen Diagnosen und zu Techniken im engeren Sinn äußert. Demgegenüber vertrat er die Überzeugung, dass leidende Personen, die er schon früh Klienten (statt Patienten) nannte, unter geeigneten psychologischen und Beziehungsbedingungen in der Lage sind, aus sich selbst heraus zu Problemlösungen zu gelangen; akzentuierter Vertreter der Humanistischen Psychologie; in seinen späteren Schriften, beginnend mit „On becoming a person" (1961), seinem auflagenstärksten Buch, schreibt Rogers denn auch zunehmend persönlicher und befasst sich einerseits intensiv mit Encountergruppen (1970), aber auch mit pädagogischen und gesellschaftspolitischen Fragestellungen (1969; 1977, 1978; 1980), u. a. mit Friedensarbeit. In der Ausdehnung seines Ansatzes über die Psychotherapie hinaus auf Bereiche wie Bildung, Poltik, Wirtschaft u. a. kann die Erweiterung des Klientenzentrierten Ansatzes zu einem Personzentrierten Ansatz mit einer entsprechenden philosophischen Grundlage gesehen werden.

Wesentliche Publikationen

(1942) Counseling and psychotherapy. Boston, Houghton Mifflin [dt.: (1972) Die nicht-direktive Beratung. München, Kindler]

(1951) Client-centered therapy: Its current practice, implications, and theory. New York, Houghton Mifflin [dt.: (1972) Die klient-bezogene Gesprächspsychotherapie. München, Kindler; ab 1983: Die klientenzentrierte Gesprächspsychotherapie. Frankfurt/M., Fischer]

(1957) The necessary and sufficient conditions of therapeutic personality change. Journal of Counseling Psychology 21: 95–103 [dt.: (1991) Die notwendigen und hinreichenden Bedingungen für Persönlichkeitsentwicklung durch Psychotherapie. In: Rogers CR, Schmid PF, Person-zentriert: Grundlagen von Theorie und Praxis (S 165–184). Grünewald, Mainz]

(1959) A theory of therapy, personality and interpersonal relationships, as developed in the client-centered framework. In: Koch S (Ed), Psychology. A study of a science. Study I: Conceptual and systematic. Vol. III: Formulations of the person and the social context (pp 158–256). New York, Mc Graw-Hill [dt.: (1987) Eine Theorie der Psychotherapie, der Persönlichkeit und der zwischenmenschlichen Beziehungen: Entwickelt im Rahmen des klientenzentrierten Ansatzes. Köln, GwG]

(1961) On becoming a person: A therapist's view of psychotherapy. New York, Houghton Mifflin [dt.: (1973) Entwicklung der Persönlichkeit. Stuttgart, Klett-Cotta]

(1969) Freedom lo learn: A view of what education might become. Columbus, Charles Merrill [dt.: (1974) Lernen in Freiheit: Zur Bildungsreform in Schule und Universität. München, Kösel; ab 1988: Frankfurt/M., Fischer]

(1970) Carl Rogers on encounter groups. New York, Harper & Row [dt.: (1974) Encounter-Gruppen: Das Erlebnis menschlicher Begegnung. München, Kindler; ab 1984: Frankfurt/M., Fischer]

(1977) Therapeut und Klient: Grundlagen der Gesprächspsychotherapie. München, Kindler (ab 1983: Frankfurt/M., Fischer)

(1977) On personal power: Inner strength and its revolutionary impact. New York, Delacorte [dt.: (1978) Die Kraft des Guten: Ein Appell zur Selbstverwirklichung. München, Kindler]

(1980) A way of being. Boston, Houghton Mifflin

(1980) Client-centered psychotherapy. In: Kaplan H, Sadock B, Freedman A (Eds), Comprehensive textbook of psychiatry, vol. III (pp 2153–2168). Baltimore, Williams & Wilkins [dt.: (1991) Klientenzentrierte Psychotherapie. In: Rogers CR, Schmid PF, Person-zentriert. Grundlagen von Theorie und Praxis (S 185–235). Mainz, Grünewald; in letzter Auflage: Rogers CR, Sanford R (1989) Client-centered psychotherapy. In: Kaplan H, Sadock B (Eds), Comprehensive textbook of psychiatry, vol. V (pp 1482–1501). Baltimore, Williams & Wilkins]

(1981) Der neue Mensch. Stuttgart, Klett [teilweise in: (1980) A way of being. Boston, Houghton Mifflin]

Rogers CR, Rosenberg RL (1977) A pessoa como centro. Sao Paolo, Ed. Pedagogica e Universitaria [dt.: (1980) Die Person als Mittelpunkt der Wirklichkeit. Stuttgart, Klett; zum Teil auch in: A way of being. Boston, Houghton Mifflin]

Literatur zu Biografie und Werk

Cohen D (1997) Carl Rogers: A critical biography. London, Constable

Evans R (1975) Carl Rogers: The man and his ideas. New York, Dutton

Groddeck N (2002) Carl Rogers: Wegbereiter der modernen Psychotherapie. Darmstadt, Wissenschaftliche Buchgesellschaft

Kirschenbaum H (1979) On becoming Carl Rogers. New York, Delacorte Press

Kirschenbaum H (1995) Carl Rogers. In: Suhd M (Ed), Positive regard. Carl Rogers & other notables he influenced (pp 1–102). Palo Alto, Science and Behavior Books

Kirschenbaum H (2003) Carl Rogers and the Person-centered approach (Video). Webster (NY), Values Associates

Korunka C, Nemeskeri N, Sauer J (2001) Carl Rogers als Psychotherapieforscher: Eine kritische Würdigung. Person 5(2): 68–89

Person (2001) Schwerpunktheft 100 Jahre Rogers. Person 5(2)

Person-Centered Review (1987) Vol. 2, Issue 3 [Schwerpunktheft Carl Rogers]

Rogers CR (1961) This is me. In: On becoming a person (pp 19–31). New York, Houghton Mifflin [dt.: (1973) „Das bin ich": Entwicklung meiner fachlichen Ansichten und meiner persönlichen Philosophie. In: Entwicklung der Persönlichkeit (S 19–43). Stuttgart, Klett-Cotta]

Rogers CR (1973, 1980) Meine Philosophie der interpersonalen Beziehungen und ihre Entstehung. In: Rogers CR, Rosenberg R (Hg), Die Person als Mittelpunkt der Wirklichkeit (S 185–198). Stuttgart, Klett-Cotta

Rogers CR (1974, 1980) Rückblick: Sechsundvierzig Jahre. In: Rogers CR, Rosenberg R (Hg), Die Person als Mittelpunkt der Wirklichkeit (S 35–52). Stuttgart, Klett-Cotta

Rogers CR (1980, 1981) Alt werden oder: Älter werden und wachsen. In: Rogers CR, Der neue Mensch (S 37–61). Stuttgart, Klett-Cotta

Rogers N (2002) Carl Rogers: A daughter's tribute (CD-ROM). Mindgarden Media

Russel DE (Ed) (2002) Carl Rogers: The quiet revolutionary – An oral history. Roseville (CA), Penmarin Books

Thorne B (1992) Carl Rogers. London, Sage

Zundel E (1987) Carl Rogers: Humanistische Psychologie. In: Zundel E, Zundel R (Hg), Leitfiguren der neueren Psychotherapie: Leben und Werk (S 49–65). München, Kösel [ab 1991: München, dtv]

Gerhard Stumm

Rojas Bermudez, Jaime

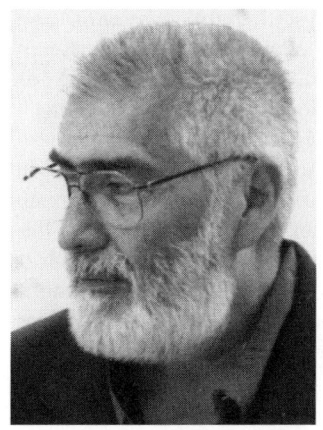

* 21.7.1926 in Tunja, Kolumbien.

Vertreter des Psychodramas, entwickelte das Konzept der Handpuppe als intermediäres Objekt in der Psychosenbehandlung.

Stationen seines Lebens

Der Vater ist Arzt, die Mutter stammt aus einer Familie von Politikern und Diplomaten. Die Intellektualität der Familie steht im Kontrast zur katholisch-konservativen Atmosphäre Kolumbiens. Rojas Bermudez besucht das Instituto-Liceo Jean Baptiste de La Salle, eine Ordensschule. Der Vater, ein Spezialist für Infektionskrankheiten, stirbt früh nach langer Krankheit in Folge seiner Tätigkeit. Drei Jahre später beginnt Rojas Bermudez das Medizinstudium im fortschrittlicheren Buenos Aires, das ihm eine neue Welt eröffnet. Bereits im dritten Semester wird ihm eine Assistentenstelle für Anatomie angeboten. Sein damaliges intensives Interesse für den menschlichen Körper spiegelt sich später in seinem Sinn für die Bedeutung von Formen und Strukturen wider. Als Chirurg gewinnt er endgültig Macht über die physischen Aspekte des menschlichen Körpers und wendet sich Neuem, der menschlichen Psyche, zu. Er studiert Psychoanalyse in der APA (Asociación

Psicoanalítica Argentina), die sich an Melanie →
Klein orientiert. Mehr Einfluss haben allerdings
L. Alvarez de Toledo und deren Interpretation
verbaler Äußerungen, E. Pichón Rivière und
A. Aberastury mit der Kinderpsychoanalyse.
Rojas Bermudez spezialisiert sich auf Psychiatrie. Obwohl er nach Abschluss seiner sieben-
jährigen Lehranalyse bereits anerkannt und
etabliert ist, sucht er weiterhin nach besseren
Möglichkeiten für die Gruppenarbeit. In J.L. →
Morenos Buch „Sociometria y Psicodrama",
das zu dieser Zeit erstmals in Argentinien veröffentlicht wird, findet er Anregungen, die er in
seinen psychoanalytischen Gruppen erfolgreich
umsetzt. 1962 nimmt er mit J.L. Moreno in Beacon (New York) Kontakt auf und studiert dort
im Rahmen eines Stipendiums Psychodrama.
Nach Abschluss der Ausbildung gründet Rojas
Bermudez in Buenos Aires die Asociación Argentina de Psicodrama y Psícoterapia de Grupo,
die rechtliche und öffentliche Anerkennung erlangt. In ihr entwickelt er Trainingsprogramme
für Psychodrama im therapeutischen, sozialen
und pädagogischen Feld und eine Form des öffentlichen Psychodramas, das viel Aufsehen erregt. Das Psychodrama erlebt in kurzer Zeit
eine rasche Ausbreitung. Er gründet Zweigver-
eine in den großen Städten von Argentinien,
Brasilien und Uruguay. 1963 beginnt er mit
einer anarchistischen Kommune in Kolumbien,
die „Comunidad del Sur", eine soziodramati-
sche Arbeit, die auch wissenschaftliche Untersuchungen einschließt. 1975 unter der Diktatur
wird die Kommune vertrieben. Er setzt die Betreuung im Exil in Peru und Schweden und nach
der Rückkehr nach Uruguay über zwanzig
Jahre fort. Während der lateinamerikanischen
Jahre heiratet Rojas Bermudez dreimal und hat
sieben Kinder. Beim II. Internationalen Kongress für Psychodrama 1966 hält er erstmals in
Spanien eine öffentliche Psychodramasitzung
ab. 1969 organisiert er den IV. Internationalen
Kongress für Psychodrama und Soziodrama in
Buenos Aires mit J.L. Moreno als Ehrenpräsident; ab 1982 regelmäßige Tätigkeit in verschiedenen Städten Spaniens. Gemeinsam mit seiner
vierten Ehefrau Graciela Moyano gründet er
1987 das Institut „Centro de Psicodrama, Sociodrama y Psicodanza" in Sevilla, das neben
dem therapeutischen Angebot für Patienten

Ausbildungen für Psychodramatiker anbietet.
1995 wird er Mitbegründer der „Asociacion de
Psicodrama y Psicoterapia de Grupo" in Madrid, dem spanischen Dachverband für Psychodrama.

Wichtige theoretische Beiträge und Orientierungen

Bei seinen Versuchen, Psychodrama bei der
Therapie chronisch psychotischer Patienten im
Hospital Nacional J.T. Borda in Buenos Aires
einzusetzen, in dem mehrere tausend Patienten
stationär betreut werden, entdeckt er die Wirksamkeit von Handpuppen als kommunikativer
Brücke zu den Patienten und entwickelt das
Konzept der „intermediären Objekte". In seinem Persönlichkeitskonzept vereint er Beobachtung, ethologische und neuro-physiolo-
gische Daten, psychodramatische sowie psychoanalytische Konzepte (Nucleus des Ichs).
Seine Studien führen zur Anerkennung des Psychodramas im psychiatrischen Bereich. Die
Diktatur in Argentinien 1979 beendet die Forschungsarbeiten. In einer zweiten Phase widmet
sich Rojas Bermudez dem Tanz und der Wirkung von Bewegung in Verbindung mit Musik
auf die Psyche. Seit 1970 setzt er einen Schwerpunkt in der Arbeit mit inneren Bildern, die
seiner Auffassung nach trotz linearer Entstehung ein ganzheitliches Abbild, eine Verdich-
tung bzw. Metapher eines inneren Überzeu-
gungssystems sind. Die Dramatisierung stellt
ein wichtiges Werkzeug zu deren Veranschau-
lichung und Bearbeitung dar. Die Form, die er
selbst als Stärke der Natur sieht, wird dabei zum
Schlüssel für die Interpretation.

Wesentliche Publikationen

(1966, 1984) Qué es el psicodrama, 4th ed. Buenos
  Aires, Celsius
(1969, 1985) Títeres y psicodrama / Puppets and psychodrama, 2nd, bilingual ed. Buenos Aires, Celcius
  [dt.: (1983) Handpuppen als Intermediärobjekte in
  der Behandlung von Psychotikern. München, Pfeif-
  fer]
(1970) El núcleo del yo. Buenos Aires, Genitor
(1977) Introduçao ao psicodrama. Sao Paulo (Brasil),
  Mestre Jou
(1997) Teoria y tecnica psicodramaticas. Barcelona,
  Paidos

Jutta Fürst

Rosenfeld, Herbert

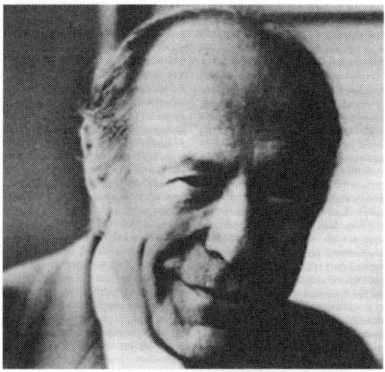

* 2.7.1910 in Nürnberg, Deutschland; † 29.11.1986 in London.

Zählt zu den bekanntesten kleinianischen Autoritäten in der psychoanalytischen Psychosenbehandlung.

Stationen seines Lebens

Rosenfeld wurde in Nürnberg geboren; er stammte aus einer jüdischen Mittelklasse-Familie und hatte drei Schwestern. Von seiner frühen Jugend an war er an Psychologie und Humanwissenschaften interessiert. Nach dem Wunsch des Vaters sollte er in das Familienunternehmen einsteigen, er entschloss sich jedoch zu einem Medizinstudium. Wie es zu dieser Zeit üblich war in Deutschland, studierte er an verschiedenen deutschen Universitäten, 1934 schloss er sein Studium mit einer Dissertation über die Auswirkungen multipler Absencen im Kindesalter in München ab. Aufgrund der Nürnberger Gesetze war es nicht-arischen Ärzten in dieser Zeit nicht erlaubt, arische Patienten zu behandeln; aus diesem Grund emigrierte Rosenfeld 1935 nach England. 1936 erhielt er seine Zulassung zum Arztberuf, als ausländischer Arzt durfte er jedoch nicht als Allgemeinmediziner arbeiten, wie er es ursprünglich vorgehabt hatte. Um in England bleiben zu können, musste er sich also spezialisieren und wandte sich der Psychotherapie zu. Seine erste psychotherapeutische Ausbildung erhielt er an der Tavistock Clinic. Seine erste Tätigkeit in der Psychiatrie führte ihn in eine psychiatrische Klinik in der Nähe von Oxford, später wechselte er an das Maudsley Hospital. Bei Kriegsbeginn arbeitete er als Psychotherapeut an der Tavistock Clinic. Schon damals stellte er fest, dass es sehr wohl möglich war, mit unterschiedlichsten psychotischen Patienten in Kontakt zu kommen. Seine Ansichten wurden nur von sehr wenigen seiner psychiatrischen Kollegen geteilt. Sein Interesse an chronisch-schizophrenen Patienten bewog ihn schließlich, sich bei Melanie → Klein einer Analyse zu unterziehen. Er hatte von ihr in der Tavistock Clinic gehört (indirekt über seine Frau, die in dieser Zeit eine Analyse bei Paula → Heimann machte). Er begann seine Analyse als Kandidat am Psychoanalytischen Institut in London 1942, beendete seine psychoanalytische Ausbildung 1945 und wurde kurze Zeit später Lehranalytiker. Aufgrund seiner Fähigkeit, mit psychotischen Patienten zu arbeiten, wurde er schon bald eine wichtige Hilfe für Melanie Klein. Rosenfeld avancierte zu einer der bekanntesten Autoritäten auf dem Gebiet der Psychosenbehandlung und war bis zu seinem Tod im Jahr 1986 wissenschaftlich, aber auch als Supervisor in England und im Ausland tätig.

Wichtige theoretische Beiträge und Orientierungen

1947 veröffentlichte Rosenfeld seine erste Fallgeschichte über die Behandlung einer schizophrenen Patientin mit Depersonalisationserscheinungen. Seine Arbeiten über Verwirrtheitszustände in der Schizophrenie (1950, 1965) wurden zu Vorläufern des von Melanie Klein beschriebenen Neid-Konzepts. In späteren Arbeiten beschäftigte sich Rosenfeld mit der Narzissmustheorie. Er untersuchte die klinischen Manifestationen des Todestriebs und führte den Begriff des „negativen Narzissmus" ein (Zustand, in dem die Destruktivität des Ichs sich gegen sich selbst richtet). In seiner Arbeit über den Todestrieb (1971) beschrieb er anhand von klinischem Material eine sehr maligne Form des Narzissmus. Bei dieser häufig psychotischen Persönlichkeitsorganisation beherrscht der destruktive Selbstanteil die guten Persönlichkeitsanteile, vergleichbar einer Mafiabande. Diese unheilvolle Ich-Organisation pervertiert in der Folge sämtliche Objektbeziehungen (1987).

Wesentliche Publikationen

(1947) Analysis of a schizophrenic state with depersonalization. International Journal of Psycho-Analysis 28: 130–139 [dt.: (1981) Analyse einer schizophrenen Psychose mit Depersonalisationserscheinungen. In: Rosenfeld H, Zur Psychoanalyse psychotischer Zustände (S 11–35). Frankfurt/M., Suhrkamp]

(1950) Notes on the psychopathology of confusional states in chronic schizophrenia. International Journal of Psycho-Analysis 31: 132–137 [dt.: (1981) Zur Psychopathologie von Verwirrtheitszuständen bei chronisch Schizophrenen. In: Rosenfeld H, Zur Psychoanalyse psychotischer Zustände (S 58–71). Frankfurt/M., Suhrkamp]

(1952) Notes on the analysis of the superego conflict in an acute catatonic patient. International Journal of Psycho-Analysis 33: 111–131 [dt.: (1981) Bemerkungen zur Psychoanalyse des Über-Ich-Konflikts bei einem akut schizophrenen Patienten. In: Rosenfeld H, Zur Psychoanalyse psychotischer Zustände (S 72–119). Frankfurt/M., Suhrkamp; auch in: Bott Spillius E (Hg), Melanie Klein heute, Bd. I (S 15–62). München, Verlag Internationale Psychoanalyse]

(1965) Psychotic states. London, Hogarth [dt.: (1981) Zur Psychoanalyse psychotischer Zustände. Frankfurt/M., Suhrkamp]

(1971) A clinical approach to the psycho-analytic theory of the life and death instincts: An investigation into the aggressive aspects of narcissism. International Journal of Psycho-Analysis 52: 169–178 [dt.: (1990) Beitrag zur psychoanalytischen Theorie des Lebens- und Todestriebes aus klinischer Sicht. In: Bott Spillius E (Hg), Melanie Klein heute, Bd. I (S 299–319). München, Verlag Internationale Psychoanalyse]

(1987) Impasse and interpretation. London, Tavistock [dt.: (1990) Sackgassen und Deutungen. München-Wien, Verlag Internationale Psychoanalyse]

Literatur zu Biografie und Werk

Hinshelwood RD (1993, 2004) Wörterbuch der kleinianischen Psychoanalyse. 2. Aufl. Stuttgart, Klett-Cotta [Orig.: (1989) A dictionary of Kleinian thought. London, Free Association Books]

Segal H, Steiner R (1987) Obituary. International Journal of Psycho-Analysis 68: 415–419

Katharina Leithner

Rossi, Ernest

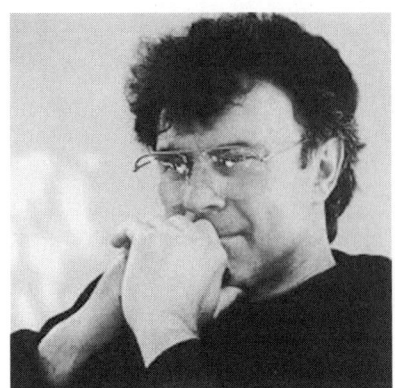

* 26.3.1933 in Shelton, Connecticut.

Hypnotherapeut, Begründer der aus der Ericksonschen Hypnotherapie hervorgegangenen „Psychobiology of Mind-Body Healing" und der „Psychobiology and Gene Expression".

Stationen seines Lebens

Studium der Pharmazie, 1954: Bachelor of Science an der University of Connecticut, Graduierung in Klinischer Psychologie, Master of Science 1958 an der Washington State University; Danforth Foundation Scholarship; 1958–62 Ausbildung in Freudianischer Analyse; 1962 Ph.D. als Klinischer Psychologe an der Temple University, Philadelphia, Pennsylvania. 1962–64: Post-Doctoral Fellow in Clinical Psychology am Mount Sinai Hospital in Los Angeles, Kalifornien. Zusammenarbeit mit dem bekannten Psychoanalytiker und Spezialisten für Psychosomatik Franz → Alexander. Rossi eröffnete eine private Praxis in Los Angeles, später in Malibu. 1963–77 verheiratet mit Sheila Rossi, mit der er zwei Töchter hat; 1968: Ernennung zum Mitglied im American Board of Examiners in Professional Psychology, Übersiedlung nach Malibu; 1968–70 Mental Health Consultant in Watts, Los Angeles. Abschluss der Ausbildung in Analytischer Psychologie nach C.G. Jung. 1970 wird er zum Elected Member der International Association for Analytical Psychology ernannt. Erste Veröffentlichung 1972: „Dreams and the growth of personality: Expanding awareness in psychotherapy". Erstmalig setzte er sich darin mit der Idee der Psychosynthese neuer Proteine, basierend auf Erkenntnissen C.G. → Jungs, auseinander. Als er sich für Hypnose zu interessieren beginnt, lernte er 1972 M.H. → Erickson kennen, der in Phoenix, Arizona, praktizierte. Rossi nahm Ericksons therapeutische Arbeit auf Ton- und Videobändern auf, transkribierte und analysierte sie anschließend zusammen mit Erickson (um 1980). Daraus entstanden gemeinsame Veröffentlichungen (zwölf Bücher) über Hypnose und Hypnotherapie. Rossi analysierte Ericksons Arbeit im Hinblick auf die innerseelischen Vorgänge und psychologischen Mechanismen im Patienten. 1976 wurde er Lehranalytiker am C.G. Jung Institute von Los Angeles; 1976–81 war er im Certifying Board des C.G. Jung Institute of Southern California tätig. 1980 Veröffentlichungen der „Collected papers of Milton H. Erickson on hypnosis" (vier Bände), die umfassendste Sammlung der Schriften M.H. Ericksons. 1986 erhielt Rossi den Lifetime Achievement Award for Outstanding Contributions to the Field of Psychotherapy der Milton H. Erickson Foundation. Rossi lebt seit 2000 in Los Osos, Kalifornien, seit 1995 ist er mit der Psychologin Kathryn L. Rossi verheiratet.

Wichtige theoretische Beiträge und Orientierungen

Rossis „Mind-Body Therapy" beschäftigte sich mit dem Zusammenspiel von Geist und Körper. Er befasste sich vor allem mit den biologischen Aufmerksamkeitszyklen – insbesondere in Trance – und veröffentlichte dies 1986 in „The psychobiology of mind-body healing: New concepts of therapeutic hypnosis". Ein wesentliches Element dabei stellen die sogenannten „ultradian rhythms" dar, biologische Zyklen, in denen es um den Wechsel von Aufmerksamkeits- und Aktivitätsphasen mit Erholungszeiten im alltäglichen Leben und in Heilungsprozessen geht. Das „Ultradian-Stress-Syndrom" sieht Rossi als Grund für zahlreiche Katastrophen, ausgelöst durch menschliches Versagen, an. Therapeutische Hypnose utilisiert diese natürlichen Prozesse und Zyklen des Lebens, d. h. nützt sie für therapeutische Zwecke. Sie kann darüber hinaus in Form von Selbsthypnose für

diese Erholungsphasen genutzt werden. Rossi begann 1988 mit dem Studium der Mathematik und wendete nicht-lineare Dynamiken, adaptive Systeme und chaotische Systeme (über die Route der Feigenbaumverzweigungen) auf kreative Prozesse an. Er schrieb etwa ein halbes Dutzend Aufsätze, in denen er die Verwendung von Differentialgleichungen zur Konzeptualisierung psychobiologischer und therapeutischer Hypnose untersuchte. Seit 1992 ist er Mitglied der Mathematical Association of America. Er interessiert sich für die Psychobiologie im Mikrobereich des menschlichen Lebens. In seinem jüngsten Buch, „The psychobiology of gene expression: Neuroscience, neurogenesis and numinosum in therapeutic hypnosis and the healing arts", geht es um genetische Veränderung im Sinne der Beeinflussung von Mustern genetischer Ausdrucksformen, wobei Rossi erläutert, wie psychosoziale Dynamik die Muster genetischer Ausdrucksformen modulieren kann: Diese Dynamik kann entweder Zellwachstum, Neurotransmitter und Zyklen positiv beeinflussen, d. h. Wachstum anregen, oder verhindern bis zerstören. Im positiven Sinn gilt dies auch für Zustände von Kreativität und emotionale Befriedigung, wie sie für gute psychotherapeutische Sitzungen und moderne Hypnotherapie typisch sind. Damit bringt er die Idee der Geist-(Psyche)-Körper-Verbindung und der gegenseitigen Beeinflussung, die ihn schon als jungen Wissenschaftler interessierte, auf eine genetische Basis.

Wesentliche Publikationen

(1986) The psychobiology of mind-body healing: New concepts of therapeutic hypnosis. New York, Norton [dt.: (1991) Die Psychobiologie der Seele-Körper-Heilung. Essen, Synthesis]

(1996) The symptom path to enlightenment: The new dynamics of hypnotherapeutic work. New York, Zeig-Tucker

(1999) Dreams, consciousness & spirit: The new dynamics of self-reflection and co-creation. New York, Zeig-Tucker

(2002) The psychobiology of gene expression: Neuroscience and neurogenesis in therapeutic hypnosis and the healing arts. New York, Norton

Erickson M (1980) The collected papers of Milton H. Erickson on hypnosis (4 vols.) (ed. by E.L. Rossi). New York, Irvington [dt.: (1995–98) Gesammelte Schriften von Milton H. Erickson (6 Bde.). Heidelberg, Auer]

Erickson M, Rossi E (1979) Hypnotherapy. An exploratory casebook. New York, Irvington [dt.: (1981) Hypnotherapie: Aufbau, Beispiele, Forschungen. München, Pfeiffer]

Erickson M, Rossi E (1989) The February man: Evolving consciousness and identity in hypnotherapy. New York, Brunner/Mazel [dt.: (1990) Der Februarmann: Persönlichkeits- und Identitätsentwicklung in Hypnose. Paderborn, Junfermann]

Erickson M, Rossi E, Rossi S (1976) Hypnotic realities. New York, Irvington [dt.: (1978) Hypnose: Induktion – psychotherapeutische Anwendung – Beispiele. München, Pfeiffer]

Lloyd D, Rossi E (Eds) (1992) Ultradian rhythms in life processes: An inquiry into fundamental principles of chronobiology and psychobiology. New York, Springer

Rossi E, Cheek D (1988) Mind-body therapy: Ideodynamic healing in hypnosis. New York, W.W. Norton

Rossi E, Ryan M (Eds) (1986) The lectures, seminars, and workshops of Milton H. Erickson. Vol. III: Mind-body communication in hypnosis. New York, Irvington

Charlotte Wirl

Rühle, Otto

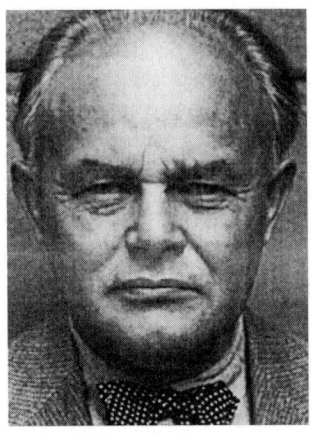

* 23.10.1874 in Großvoigtsberg bei Freiburg in Sachsen; † 24.6.1943 in Mexico City.

Sozialistischer Politiker und indivualpsychologisch inspirierter Erziehungstheoretiker.

Stationen seines Lebens und wichtige theoretische Beiträge und Orientierungen

Ausgebildet als Volksschullehrer, hat Rühle als „Wanderlehrer" durch ganz Deutschland die Bildungsarbeit der Sozialdemokratie aufgebaut.

Er schrieb 1911 die Monografie „Das proletarische Kind", 1912 „Grundfragen der Erziehung". Ab 1912 war er Abgeordneter im Reichstag, 1918 Gründungsmitglied der KPD. Dann trat er gegen Parteien, gegen den Bolschewismus und für das Rätesystem auf („Revolution ist keine Parteisache", 1920). Ab 1919 ist er Mitglied der rätekommunistischen KAPD, schließlich ab 1921 Mitglied der „Allgemeinen Arbeiterunion (Einheitsorganisation)" (AAUE). Auch von dieser trennte er sich wieder. 1921 heiratete er Alice → Rühle-Gerstel. Ab diesem Zeitpunkt arbeiteten beide zusammen. Otto Rühle muss ein Massenredner agitatorischen Zuschnitts gewesen sein, der vor allem die Arbeiterjugend begeisterte und mitriss. Enttäuscht vom Ausbleiben der Revolution in Deutschland und der Entwicklung in der Sowjetunion wandte er sich in den 1920er Jahren zunehmend mehr den psychologischen und pädagogischen Bedingungen für die Veränderung der Gesellschaft zu. Aus dieser Zeit stammen seine Bücher „Die Seele des proletarischen Kindes" (1925) und seine Marx-Biografie (1928), in denen seine individualpsychologische Denkweise deutlich ist. Weitere Werke, vor allem politische Analysen, folgten. Rühles Interesse an der Individualpsychologie war durch seine Überzeugung begründet, dass das Scheitern der sozialistischen Bewegung in der autoritären Denk- und Verhaltensstruktur der Arbeiterklasse begründet sei. Sein Buch „Die Seele des proletarischen Kindes" ist die Analyse und Kritik der Sozialisierung zum „autoritären Menschen". Die Individualpsychologie diene der Überwindung des „autoritären Menschen", worin er eine „Synthese von Marx und Adler" sieht: „Sie befreit den Menschen von der Last […] seiner Minderwertigkeitsgefühle, stellt ihn seelisch nach vorwärts gerichtet ein […] gibt ihm das höchste Vertrauen in seine eigene schöpferische Kraft, die sich in der Gemeinschaft entfaltet" (Rühle, 1925b: 188). Otto Rühle arbeitete mit seiner Frau Alice an der Anwendung individualpsychologischer Pädagogik auf sozialistische Erziehung. Sie schrieben beide dazu eine Reihe von Büchern, unterhielten einen Verlag („Am anderen Ufer", Dresden), gaben Zeitschriften heraus. Er hielt vor allem in Sachsen und Berlin hunderte von Vorträgen und Kursen vor Arbeitern, Arbeitereltern und Jugendlichen in Kreisen der SPD, Arbeiterkulturorganisationen und anderen politischen Zirkeln. Sie hatten enge, zum Teil freundschaftliche Kontakte zu linken Individualpsychologen wie Manès → Sperber, Henry Jacoby, Felix Kanitz. Otto Rühle hatte großen Einfluss auf die Organisationen der sozialistischen Erziehung, besonders auf die der österreichischen „Kinderfreunde", in denen Felix Kanitz die Verbindung zur Individualpsychologie herstellte. Otto Rühle unterstützte zudem „antiautoritäre Erzieher" der anarchistischen Jugendbewegung. Beide Rühles brachten 1924 die Zeitschrift „Am anderen Ufer: Blätter für sozialistische Erziehung" heraus, die der Theorie sozialistischer Erziehungspraxis dienen sollte. 1925 erschien die Zeitschrift „Das proletarische Kind". 1926 gaben sie eine Reihe individualpsychologischer Erziehungsschriften in ihrem Verlag heraus. Unter dem Hauptthema „Schwererziehbare Kinder" waren es 14 Broschüren von bekannten Individualpsychologen, u. a. von → Adler, Appelt, Kaus, → Künkel, Seif, → Wexberg und den Rühles selbst. 1932 flüchteten die Rühles nach Prag. Er emigrierte von hier aus 1935 nach Mexiko. Dort bekam Otto Rühle 1936 eine Stelle als Berater im Erziehungsministerium, die er aber bald wieder verlieren sollte (1939). Als 1943 Otto Rühle an einem Herzschlag starb, folgte ihm Alice am gleichen Tag in den Tod.

Wesentliche Publikationen

(1925a) Die Seele des proletarischen Kindes. Dresden, Am Anderen Ufer [Neuauflage in: Werder L v, Wolff R (Hg) (1975) Zur Psychologie des proletarischen Kindes (S 44–160). Frankfurt/M., Fischer]
(1925b) Der autoritäre Mensch und die Revolution. Die Aktion 15: 555–626 [Neuauflage in: Werder L v, Wolff R (Hg) (1975) Zur Psychologie des proletarischen Kindes (S 161–190). Frankfurt/M., Fischer]
(1928) Karl Marx: Leben und Werk. Hellerau/Dresden, Avalun
(1930) Illustrierte Kultur- und Sittengeschichte des Proletariats, Bd. 1. Berlin, Neuer deutscher Verlag [Neuauflage: (1970) Frankfurt/M., Verlag Neue Kritik; Bd. 2: (mit Vorwort von H. Jacoby) (1977), Gießen, focus]
Rühle A, Rühle O (Hg) (1924) Schwer erziehbare Kinder: Eine Schriftenfolge. Dresden, Am anderen Ufer [neu hg.: Lehmkuhl G, Gröner H (2001) Gotha, DGIP]

Literatur zu Biografie und Werk

Bruder-Bezzel A (1999) Geschichte der Individualpsychologie. Göttingen, Vandenhoeck & Ruprecht
Herbst I, Klemm B (1984) Vorwort zu: Alice Rühle-Gerstel: Der Umbruch oder Hanna und die Freiheit [Roman]. Frankfurt/M., Fischer
Jacoby H, Herbst I (1985) Otto Rühle. Hamburg, Soak-Einführungen
Kutz W (1991) Der Erziehungsgedanke in der marxistischen Individualpsychologie. Bochum, Schallwig
Schille HJ (1993) Otto Rühle: Individualpsychologie und Pädagogik, sein Leben und seine Marx-Biographie. Zeitschrift für Individualpsychologie 18: 224–234
Stecklina G, Schiller J (Hg) (2003) Otto Rühle. Leben und Werk (1874–1943). Weinheim, Juventa

Almuth Bruder-Bezzel

Rühle-Gerstel, Alice

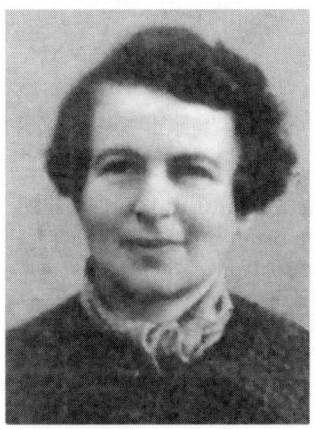

* 24.3.1894 in Prag; † 24.6.1943 in Mexiko City.

Marxistische Individualpsychologin und Schriftstellerin.

Stationen ihres Lebens und wichtige theoretische Beiträge und Orientierungen

In wohlhabenden, deutsch-jüdischen Verhältnissen in Prag aufgewachsen, studierte sie in Prag und München Germanistik und Philosophie und promovierte 1921 über Friedrich Schlegel. Seit 1917/18 hatte sie sich für die sozialistische Bewegung begeistert. 1919/20 wurde sie in München auf die Individualpsychologie aufmerksam und machte bei Leonhard Seif eine Analyse. 1921 heiratete sie Otto → Rühle. Ab diesem Zeitpunkt arbeiteten beide zusammen. Sie wurde führend in der theoretischen Diskussion über die Verbindung von Individualpsychologie und Marxismus und in der Anwendung individualpsychologischer Pädagogik als „Erziehung zum Selbstbewusstsein". Alice beschäftigte sich darüber hinaus mit Neurose, Gruppentherapie und mit der Frauenfrage. Sie schrieben beide dazu eine Reihe von Büchern, unterhielten einen Verlag („Am anderen Ufer", Dresden), gaben Zeitschriften heraus. Alice hielt Verbindung zu den individualpsychologischen Gemeinschaften, gründete eine individualpsychologische proletarische Erziehungsgemeinschaft (Dresden) und hielt Vorträge und Kurse in Kreisen der Individualpsychologie und Arbeiterkulturorganisationen. Sie hatten enge, zum Teil freundschaftliche Kontakte zu linken Individualpsychologen wie zu Manès → Sperber, Henry Jacoby, Felix Kanitz. Beide Rühles brachten 1924 die Zeitschrift „Am anderen Ufer: Blätter für sozialistische Erziehung" heraus, die der Theorie sozialistischer Erziehungspraxis dienen sollte. 1925 erschien die Zeitschrift „Das proletarische Kind". 1926 gaben sie eine Reihe individualpsychologischer Erziehungsschriften in ihrem Verlag heraus. Unter dem Hauptthema „Schwererziehbare Kinder" waren es 14 Broschüren von bekannten Individualpsychologen, u. a. von → Adler, Appelt, Kaus, → Künkel, Seif, → Wexberg und den Rühles selbst. Alice Rühle-Gerstel verstand die Arbeits- und Erziehungsgemeinschaften als „Selbsterziehung in der Gruppe" oder als „Autotherapie" zur wechselseitigen Ermutigung und Therapie, wohingegen sie gegenüber der Einzeltherapie kritisch stand (autoritäre Arzt-Patient-Beziehung). Alice Rühle gründete 1927 in Dresden eine individualpsychologisch marxistische Arbeitsgemeinschaft – die es zu gleicher Zeit auch in Wien und Berlin gab – und organisierte 1927 die Erste Tagung marxistischer Individualpsychologen. Nach ihrer vergleichenden Untersuchung von Psychoanalyse und Individualpsychologie (Freud und Adler 1924) wurde ihr Buch „Der Weg zum Wir" (1927) wegweisend für die Diskussion der Verbindung von Individualpsychologie und Marxismus: Der Kern oder die Struktur der Adlerschen Theorie stehe in Übereinstimmung mit dem Marxismus, und dazu gehörte Adlers Auffassung vom Menschen als sozialem Wesen, seine kausal-finalen Erklärungen und das dialektisch-ganzheitlich gedachte Verhältnis von Minderwertigkeitsgefühl/Kompensation, Individuum/Gemeinschaft und Ichbezogenheit/Gemeinschaftsgefühl. 1932 schreibt Alice Rühle-Gerstel ein über 400 Seiten starkes Buch zur Frauenfrage („Das Frauenproblem der Gegenwart"), das in vielen Punkten seine Aktualität noch nicht eingebüßt hat. Sie verbindet historisch-materialistische und individualpsychologische Analysen zur Erklärung der Unterordnung und Geringschätzung der Frau und ihrer spezifischen Verarbeitungsweise, worin sie vier Typen von Frauen unterscheidet, die sie wiederum in vier Abstufungen von Normalität und Neurose einteilt. 1932 flüchteten die Rühles nach Prag, wo Alice als Redakteurin arbeitete, u. a. für die Kinderbeilage des Prager Tagblattes. Sie folgte 1936 ihrem Mann in die Emigration nach Mexiko. Bald mussten sie sich sehr elend durchschlagen, u. a. mit Alices Redaktionsarbeiten, Übersetzungen und verschiedenen Gelegenheitsarbeiten. Als 1943 Otto Rühle an einem Herzschlag starb, stürzte sich Alice am gleichen Tag aus dem Fenster und starb.

Wesentliche Publikationen

(1924, 1989) Freud und Adler: Elementare Einführung in Psychoanalyse und Individualpsychologie. Zürich, Kopernikus

(1927, 1980) Der Weg zum Wir: Versuch einer Verbindung von Marxismus und Individualpsychologie. München, Reinhardt

(1930) Individualpsychologische Autodidaktik. Internationale Zeitschrift für Individualpsychologie 8: 52–61

(1932) Das Frauenproblem der Gegenwart. Leipzig, Hirzel [Nachdruck als: (1972) Die Frau und der Kapitalismus. Frankfurt/M., Neue Kritik]

(1984) Der Umbruch oder Hanna und die Freiheit. Roman. Frankfurt/M., Fischer

Rühle A, Rühle O (Hg) (1924) Schwer erziehbare Kinder: Eine Schriftenfolge. Dresden, Am anderen Ufer [neu hg. von: Lehmkuhl G, Gröner H (2001) Gotha, DGIP]

Literatur zu Biografie und Werk

Bruder-Bezzel A (1999) Geschichte der Individualpsychologie. Göttingen, Vandenhoeck & Ruprecht

Herbst I, Klemm B (1984) Vorwort zu: Alice Rühle-Gerstel: Der Umbruch oder Hanna und die Freiheit [Roman]. Frankfurt/M., Fischer

Jacoby H, Herbst I (1985) Otto Rühle. Hamburg, Soak-Einführungen

Kutz W (1991) Der Erziehungsgedanke in der marxistischen Individualpsychologie. Bochum, Schallwig

Mikota J (2004) Alice Rühle-Gerstel: Ihre kinderliterarischen Arbeiten im Kontext der Kinder- und Jugendbücher der Weimarer Republik, des Nationalsozialismus und des Exils. Frankfurt/M., Lang

Almuth Bruder-Bezzel

- S -

Sartre, Jean-Paul

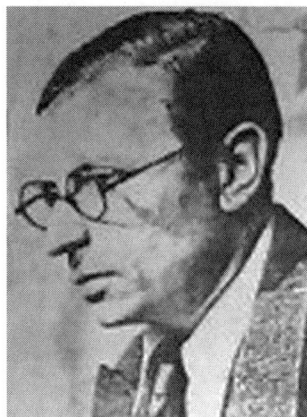

* 21.6.1905 in Paris; † 15.4.1980 in Paris.

Philosoph, Begründer des Nachkriegs-Existenzialismus in Frankreich, Kritiker der Psychoanalyse.

Stationen seines Lebens

Sohn eines Marineoffiziers, der stirbt, als Jean-Paul zweijährig ist. Kindheit bei den Großeltern, deren Erziehung er für seine spätere antibürgerliche politische Haltung verantwortlich macht. Lycée in La Rochelle und in Paris; Besuch der Ecole Normale Superieure in Paris. Bekanntschaft und lebenslange Verbundenheit mit Simone de Beauvoir. 1929 Studienabschluss in Philosophie; bis 1939 Gymnasiallehrer für Philosophie in Le Havre, Lyon und Paris, unterbrochen 1933/34 durch einen Aufenthalt in Berlin, wo er sich mit Husserl und → Heidegger befasst. 1936 erste philosophische Arbeit („L'Imagination"); 1938 ein Roman („La Nausée"), worin er den „Ekel" zum Grundphänomen menschlichen Daseins erklärt. 1940/41 deutsche Kriegsgefangenschaft, dann wieder Gymnasiallehrer am Pasteur Gymnasium in

Paris, 1942–44 Professor an der Ecole Concordet in Paris; kurzfristig aktiv in der Résistance. 1943 erscheint „L'etre et le néant" („Das Sein und das Nichts"), ein Versuch, Heideggers Gedankenwelt der französischen Philosophie einzuverleiben. Heidegger selbst ist mit seinem „Zauberlehrling" nie glücklich geworden; zur wirklichen Auseinandersetzung kam es erst, als Sartre seinen Essay „L'existentialisme est un humanisme" (1946) veröffentlichte, worauf Heidegger mit dem an Jean Beaufred gerichteten „Brief über den Humanismus" (publiziert 1947) antwortete. Durch seine schriftstellerischen Arbeiten bekannt geworden, ist Sartre von 1945 an als freier Schriftsteller und publizistisch tätig. Vorträge in Berlin (1948), Frankfurt/M. (1950) und Freiburg (1953), Reisen nach Afrika, Russland, Kuba und China. Seine Werke werden 1948 auf den katholischen Index librorum prohibitorum gesetzt, was den Atheisten wenig schmerzt; lebt im Quartier Saint Germain-des-Prés in Paris. Ein Versuch, eine linksorientierte nicht-kommunistische Partei zu gründen, schlägt fehl, dafür Gründung der Zeitschrift „Les Temps Modernes". Politisch zwar Anhänger der Kommunisten, nach 1956 (Ungarn) und nach dem russischen Einmarsch in die Tschechoslowakei (1968) Kritiker der Sowjetunion, unterstützt aber die Maoisten. 1964 lehnt er den Nobelpreis für Literatur ab. Nach dem Ende des Zweiten Weltkriegs Vorreiter und Symbol der existenzialistischen, gesellschaftlichen und literarischen Modeströmung in Frankreich. Zusammenarbeit mit Albert Camus, Simone de Beauvoir, Maurice → Merleau-Ponty, Gabriel → Marcel u. a.; Versuch einer „Phénomenologie du corps" unter dem Einfluss von Gabriel Marcel.

Wichtige theoretische Beiträge und Orientierungen

Von philosophischer Seite hat sich wohl Sartre als erster mit der Psychoanalyse kritisch auseinandergesetzt. Sein eigener Einfluss auf die Entwicklung der Psychotherapie blieb aber gering, sofern überhaupt von einem solchen gesprochen werden kann (vgl. → Condrau, „Einführung in die Psychotherapie", 1989: 190ff.; → Boss, „Grundriß der Medizin und der Psychologie", 1975: 322ff.). Auch wenn ihm die Entwicklung einer eigentlichen Phänomenologie des Leibes und Grundsätze für eine existenzielle Psychoanalyse („psychanalyse existentielle") zugesprochen werden, blieb Sartres Bedeutung wohl mehr auf das literarische und politische Leben Frankreichs beschränkt. Immerhin übte er harsche Kritik an der psychoanalytischen Trieblehre und an der Schematisierungstendenz der Psychiatrie. Das Prinzip der existenziellen Psychoanalyse dagegen beruht in der Auffassung, dass der Mensch nur ganzheitlich und nicht aus seiner Zusammensetzung verstanden werden kann. Das Ziel der Psychoanalyse bestehe darin, empirisch Verhaltensweisen des Menschen zu dechiffrieren und nicht nur eine Liste von Verhaltensweisen, Trieben und Neigungen aufzustellen. Dechiffrieren heißt bei Sartre nicht „Unbewusstes" (den Begriff lehnt er inhaltlich wie formal ab, was ihn in die Nähe der Daseinsanalyse bringt) ins Bewusstsein zu bringen, sondern entziffern, befragen, verstehen. Maßgebend für die existenzielle Psychoanalyse ist die Wahl und die Freiheit. Freiheit ist aber bei Sartre autonom, nicht durch das Mitsein begrenzt. Der Mensch ist nach ihm zur Freiheit verdammt. Bei allen Anleihen, die Sartre von Heidegger macht, ist er zumeist in der Wesensmetaphysik stecken geblieben, auch wenn ihm Alfred Kraus (1998) zu recht eine späte Rehabilitierung zuerkennt.

Wesentliche Publikationen

(1937, 1952) Das Sein und das Nichts: Versuch einer phänomenologischen Ontologie. Hamburg, Rowohlt
(1938, 1949) Der Ekel. Stuttgart, Rowohlt
(1945–1949, 1949–51) Die Wege der Freiheit (3 Bde.). Stuttgart, Rowohlt

(1946) L'existentialisme est un humanisme. Paris, Gallimard [dt.: (1994) Der Existentialismus ist ein Humanismus. In: Der Existentialismus ist ein Humanismus und andere philosophische Essays (S 145–192). Reinbek, Rowohlt]
(1964) Die Transzendenz des Ego: Drei Essays. Reinbek, Rowohlt

Literatur zu Biografie und Werk

Heist W (1978) Jean-Paul Sartre. In: Fassmann K (Hg), Die Großen der Weltgeschichte, Bd. 10 (S 696–715). Zürich, Kindler
Kraus A (1998) Existenzanalytische Aspekte der Raum-Phobien und ihrer Behandlung. In: Faller H, Weiß H (Hg), Angst, Zwang und Wahn: Pathologie, Genese und Therapie (S 28–45). Würzburg, Königshausen & Neumann
Levy B-H (2000, 2002) Sartre: Der Philosoph des 20. Jahrhunderts. Darmstadt, Wissenschaftliche Buchgesellschaft / München, Hanser
Suhr M (2001) Jean Paul Sartre zur Einführung. Hamburg, Junius

Gion Condrau

Satir, Virginia

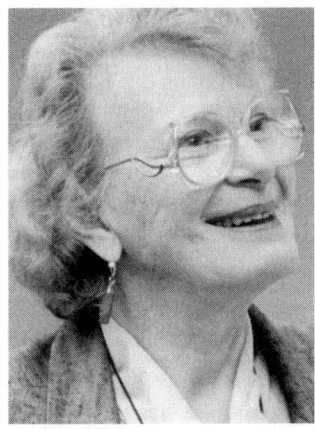

* 26.6.1916 in Neillsville, Wisconsin; † 10.9.1988 in Palo Alto, Kalifornien.

Begründerin der wachstumsorientierten, humanistischen Familientherapie.

Stationen ihres Lebens

Kindheit auf einer Farm in Wisconsin in einer Familie deutschstämmiger Einwanderer, frühe Betätigung als „Familiendetektivin" auf der Suche nach Verstehen, wie Familien funktionieren (ihre spätere Rolle als Familientherapeutin begriff sie als die einer Detektivin für Kinder, die bei den Eltern „spioniert"); sechs Jahre Tätigkeit als Lehrerin; 1948 Abschluss des Studiums an der University of Chicago, School of Social Service Administration; vielfältige Praxiserfahrung als Sozialarbeiterin mit unterprivilegierten Menschen, die aus dem medizinischen und sozialen Versorgungsnetz herausgefallen waren: „unbehandelbare" Alkoholiker, verhaltensauffällige Kinder und psychiatrische Patienten, mit denen niemand mehr arbeiten wollte; 1951: die Behandlung einer jungen schizophrenen Frau, die sie nach klassischem individuumzentrierten Ansatz behandelt hatte, wird durch die Einbeziehung der Familienangehörigen zum Schlüsselerlebnis; ab 1955 Kurse über Familiendynamik am Illinois State Psychiatric Institute; in den folgenden Jahren verstärkte Beschäftigung mit der Familientherapie; 1958 Umzug nach Kalifornien, enger Kontakt mit der Forschergruppe um Gregory → Bateson; 1959: Mitbegründerin des Mental Research Institute (MRI) in Palo Alto, gemeinsam mit Don → Jackson und John Riskin; ab 1960: Beeinflussung durch die Human Potential-Bewegung, Entwicklung ihres systemischen „Wachstumsmodells" (Grundprinzipien: Gleichwertigkeit aller Menschen, Wertschätzung und eine lebenslang währende Fähigkeit zu Veränderung); 1964–69 Direktorin am Esalen Institute in Big Sur (Kalifornien); ab Mitte der 1960er Jahre weltweite Seminar- und Lehrtätigkeit.

Wichtige theoretische Beiträge und Orientierungen

Auch wenn Satirs besondere Stärke in ihrer persönlichen Ausstrahlung, ihrem Humor und ihrer intuitiven Weisheit lag – sie gehört gemeinsam mit Fritz → Perls und Milton → Erickson zu den drei „Hexenmeistern der Therapie" des vergangenen Jahrhunderts –, hat sie die Familientherapie auch um eine Reihe von theoretischen und methodischen Innovationen bereichert. Zu ihren wichtigsten theoretischen Beiträgen gehören: die Darstellung der fünf Kommunikationsformen (versöhnlich, anklagend, rationalisierend, ablenkend, kongruent)

und ihre Konzepte von Selbstwert (emotionaler „pot"), Wachstum, Triaden und Kongruenz. Methodische Weiterentwicklungen und Neuerungen: Familienskulptur; Familienrekonstruktion; ihre Kunst des Reframing, Parts Party (Arbeit mit inneren Teilen) sowie eine Reihe meditativer und kreativer Techniken, die in das Repertoire von systemischen Familientherapeuten Eingang gefunden haben.

Wesentliche Publikationen

(1964, 1973) Familienbehandlung: Kommunikation und Beziehung in Theorie, Erleben und Therapie. Freiburg, Lambertus
(1972, 1975) Selbstwert und Kommunikation: Familientherapie für Berater und zur Selbsthilfe. München, Pfeiffer
(1978, 1988) Meine vielen Gesichter: Wer bin ich wirklich? München, Kösel
(1988, 1990) Kommunikation, Selbstwert, Kongruenz. Paderborn, Junfermann
Satir V, Baldwin M (1983, 1988) Familientherapie in Aktion. Paderborn, Junfermann
Satir V, Banmen J, Gerber J, Gomori M (1991, 1995) Das Satir-Modell: Familientherapie und ihre Erweiterung. Paderborn, Junfermann

Literatur zu Biografie und Werk

Bosch M, Ullrich W (Hg) (1989) Die entwicklungsorientierte Familientherapie nach Virginia Satir. Paderborn, Junfermann
Institut für Familientherapie Weinheim (Hg) (1998) Sonderheft der Zeitschrift „Systhema": 10 Jahre nach dem Tod Virginia Satirs.
Moskau G, Müller G (Hg) (1992) Virginia Satir: Wege zum Wachstum. Ein Handbuch für die Arbeit mit Einzelnen, Paaren, Familien und Gruppen. Paderborn, Junfermann
Nerin W (1986, 1989) Familienrekonstruktion in Aktion: Virginia Satirs Methode in der Praxis. Paderborn, Junfermann

Andrea Brandl-Nebehay

Scheler, Max

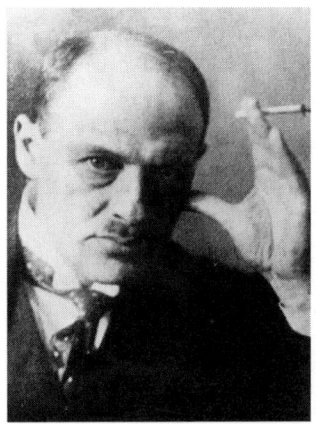

* 22.8.1874 in München; † 19.5.1928 in Frankfurt/M.

Entwickelte eine Philosophische Anthropologie als Fundamentaldisziplin.

Stationen seines Lebens

Max Ferdinand Scheler stammt aus einer wohlhabenden jüdischen Familie. Nach Beginn eines Philosophiestudiums an der Universität München wechselt er zunächst zur Medizin, geht 1895 nach Berlin und setzt dort sein Philosophiestudium bei Wilhelm Dilthey und Georg Simmel fort. 1896 folgt Jena, wo er die Philosophische Gesellschaft gründet und bei Rudolf Eucken zum Thema „Beiträge zur Feststellung der Beziehungen zwischen den logischen und ethischen Prinzipien" dissertiert (Promotion 1897). 1899 habilitiert er sich bei Eucken mit der Arbeit „Die transzendentale und die psychologische Methode". In diesem Jahr erfolgt der Übertritt zur katholischen Kirche und die erste Eheschließung. 1900 beginnt Scheler als Privatdozent an der Jenaer Universität zu lesen, seit 1906 ist er Privatdozent in München, 1910 geht er nach Göttingen und hält bei der dortigen philosophischen Gesellschaft Vorlesungen. 1913 wird er mit dem Begründer der Phänomenologie, Edmund Husserl, einer der Mitherausgeber des Jahrbuchs für Philosophie und phänomenologische Forschung. Nach Tätigkeiten für das deutsche Außenministerium wird Scheler als Direktor an das Institut für Sozialwissenschaften in Köln und an die Universität Köln als Pro-

fessor für Philosophie und Soziologie berufen. Die Berufung an die Universität Frankfurt/M. erfolgt 1928, doch schon im Mai dieses Jahres stirbt Scheler. 1929 beginnt Maria Scheler (die Witwe aus dritter Ehe) mit der Arbeit am Nachlass, das Jahr 1933 beendet jedoch abrupt alle Möglichkeiten zu einer Publikation von Schelers Werken. Die „Gesammelten Werke" erscheinen seit 1954.

Wichtige theoretische Beiträge und Orientierungen

Scheler hat sich selbst in seiner ständigen Unrast treffend charakterisiert, als er gegenüber Nicolai Hartmann bemerkte: „Mein Genie und Ihr Sitzfleisch – das gäbe einen Philosophen" (Gadamer; in Good, 1975: 11). So wenig bei Schelers sprunghaftem Vorgehen und bei all seinen vielseitigen Interessen und deren plötzlichen Änderungen von einer durchgehend kontinuierlichen Entwicklung die Rede sein kann, lassen sich doch drei Phasen erkennen: 1. das Frühwerk mit der Dissertation und der Habilitationsschrift; 2. die Phase der Begegnung mit der Phänomenologie bei gleichzeitiger Einbeziehung eines christlichen Personalismus; 3. das Spätwerk, das durch den Dualismus von Geist und Drang geprägt ist. Das Frühwerk steht im Zeichen von Eucken. Schon in der Dissertation treten die späteren Interessen hervor. Ziel ist eine „Wertkritik des Bewusstseins" zum Unterschied von Kants „Vernunftkritik". Die Frage nach den Werten führt Scheler zu einer geschichtlich orientierten philosophischen Anthropologie und Metaphysik. Dazu kommt die Beschäftigung mit sozialen Fragen, beginnend schon 1899 mit der Abhandlung „Arbeit und Ethik". Der Phänomenologie begegnet Scheler leibhaft 1901 in der Person Husserls. Sie wird ihm zum unentbehrlichen methodischen Instrument. Zwei Themenkreise treten hinzu, teils durch die äußeren Ereignisse bestimmt: Politik und Religion. Nach anfänglicher Kriegsbegeisterung (1915 erscheint „Der Genius des Krieges und der deutsche Krieg") wendet sich Scheler wieder stärker der katholischen Kirche zu, die der Auffassung ist, in Scheler jenen gefunden zu haben, der Philosophie, Wissenschaften und Religion unter den Ansprüchen der

Moderne zu integrieren imstande wäre. Diese von gegenseitigen Hoffnungen erfüllte Beziehung bestimmt Schelers erste Kölner Jahre. In seiner Spätphase entfernt sich Scheler sehr deutlich von Kirche wie Christentum und erblickt „in den Tiefen, in dem Ewigkeitssinn, in der Ruhe und Würde des asiatischen Geistes" ein Heilmittel gegen das „hyperaktivistische, hyperbetriebsame Europa" (Scheler, 1954b: 429). An die Stelle des christlich gefärbten Personalismus tritt jetzt eine tragische Auffassung des Menschen, die allerdings auch der künftigen Philosophie ihr Ziel vorgibt: den Ausgleich zwischen dem geistigen Prinzip im Menschen und dessen Lebensprinzip, die Durchdringung von Geist und Drang. In der Zeit der Entstehung und ersten Ausbildung der Phänomenologie ist Scheler einer der ganz wenigen phänomenologisch orientierten Philosophen, der sich mit der Psychoanalyse ausführlich und detailliert auseinandersetzt. Dabei korrigiert er → Freuds Kritik an der Philosophie in mehrfacher Hinsicht: Einerseits identifiziere dieser die Philosophie mit einem einseitigen Rationalismus, andererseits verdanke er bestimmten Philosophen (Platon, Schopenhauer) sehr viel, außerdem seien seine theoretischen Annahmen (Unbewusstes, Herkunft der Gottesidee, des Schuldgefühls u. a.) vielfach von undurchschauten Vorurteilen durchsetzt. Akzeptanz findet Freuds Korrektur an der These von der Autonomie der Vernunft, negativ steht Scheler der Verallgemeinerung gegenüber, wonach selbst die höchsten geistigen Akte und die Personalität den Menschen aus einem „ganz einseitigen Triebnaturalismus" (Scheler, 1987: 65) hergeleitet würden. Außerdem setze die Sublimierung als eine Vergeistigung des Trieblebens Geist und Vernunft bereits voraus. Trotz seines Bruchs mit einer falschen Bewusstseinspsychologie sei Freud noch immer der Assoziationspsychologie verhaftet und verkenne die Ganzheit der Triebstrukturen bzw. die Einheit des Instinktes. Schließlich unterlege er dem Unbewussten eine „geradezu unheimliche" Rationalität und Intelligenz. Dass das geistige Leben mehr als nur ein Epiphänomen der libidinösen Regungen ist, macht Scheler nicht zuletzt für personalistisch und phänomenologisch orientierte Psychotherapeuten und Psychiater wie Alfred → Adler (für den Scheler einer der scharfsinnigsten Psychologen seiner Gegenwart ist), Ludwig → Binswanger oder für das Sinnverständnis in der Logotherapie von Viktor E. → Frankl und deren Weiterentwicklung durch Alfried Längle zu einem wichtigen philosophischen Gewährsmann ihrer eigenen Theorien.

Wesentliche Publikationen

(1954a) Der Formalismus in der Ethik und die materiale Wertethik. Gesammelte Werke 2. Bonn, Bouvier
(1954b) Vom Ewigen im Menschen. Gesammelte Werke 5. Bonn, Bouvier
(1955) Vom Umsturz der Werte. Gesammelte Werke 3. Bonn, Bouvier
(1957) Schriften aus dem Nachlass I. Gesammelte Werke 10. Bonn, Bouvier [enthält u. a.: Tod und Fortleben; Über Scham und Schamgefühle; Phänomenologie und Erkenntnistheorie]
(1960) Die Wissensformen und die Gesellschaft. Gesammelte Werke 8. Bonn, Bouvier
(1963) Schriften zur Soziologie und Weltanschauungslehre. Gesammelte Werke 6. Bonn, Bouvier
(1973) Wesen und Formen der Sympathie. Gesammelte Werke 7. Bonn, Bouvier
(1976) Späte Schriften. Gesammelte Werke 9. Bonn, Bouvier [enthält u. a.: Die Stellung des Menschen im Kosmos; Philosophische Weltanschauung; Idealismus – Realismus]
(1979) Schriften aus dem Nachlass II. Gesammelte Werke 11. Bonn, Bouvier [enthält u. a.: Manuskripte zur Metaphysik der Erkenntnis]
(1987) Schriften aus dem Nachlass III. Philosophische Anthropologie. Gesammelte Werke 12. Bonn, Bouvier [enthält Schelers ausführlichste Stellungnahmen zu Freud]

Literatur zu Biografie und Werk

Good P (1975) Max Scheler im Gegenwartsgeschehen der Philosophie. Bern-München, Francke
Henckmann W (1998) Max Scheler. München, Beck
Mader W (1980) Max Scheler in Selbstzeugnissen und Bilddokumenten. Reinbek, Rowohlt

Helmuth Vetter

Schilder, Paul

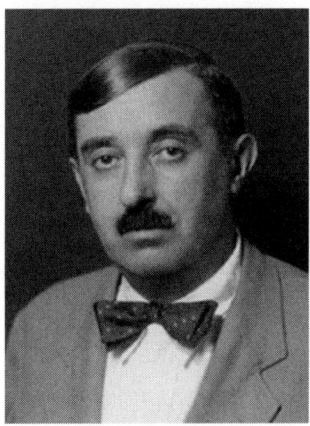

* 15.2.1886 in Wien; † 7.12.1940 in New York.

Verdienste um die Entwicklung der Psychoanalyse innerhalb der Psychiatrie.

*Stationen seines Lebens und wichtige
theoretische Beiträge und Orientierungen*

Paul Schilder war der Sohn eines jüdischen Seidenhändlers in Wien. Er studierte an der Wiener Medizinischen Fakultät und promovierte 1909 zum Doktor der gesamten Heilkunde. Sein Spezialgebiet war die Neuropathologie, darüber hinaus studierte er Philosophie (1917 promovierte er in absentia an der Wiener Universität mit der Arbeit „Selbstbewußtsein und Persönlichkeitsbewußtsein"). 1912–14 war er Assistent an der Psychiatrischen Klinik in Leipzig, er diente im Ersten Weltkrieg an der Front in verschiedenen Spitälern. Anschließend erhielt er eine Stelle an der Psychiatrischen Klinik (Julius Wagner-Jauregg) in Wien und habilitierte sich 1920 in den Fächern Neurologie und Psychiatrie. 1919 wurde Schilder, der während seiner Studienzeit auch die Vorlesungen Sigmund → Freuds besucht hatte, Mitglied der Wiener Psychoanalytischen Vereinigung; er setzte an der Wiener Universität die berühmten Samstagabend-Vorlesungen Freuds unter dem Titel „Psychoanalytische Demonstrationen" erfolgreich fort. 1925 erschien seine Arbeit „Entwurf zu einer Psychiatrie auf psychoanalytischer Grundlage". Im selben Jahr wurde er zum Professor ernannt. Sein Engagement für die Psy-

choanalyse wurde jedoch im akademischen medizinischen Umfeld angefeindet. 1928, dem Jahr, als er die Psychiatrische Klinik verließ, nahm er eine einsemestrige Lehreinladung von Adolf Meyer an die Henry Phipps Psychiatric Clinic der Johns Hopkins University in Baltimore wahr. Anfang 1929 wurde Schilder der Leiter der Abteilung für die Behandlung von Psychosen am Ambulatorium der Wiener Psychoanalytischen Vereinigung. Er blieb bis 1932 Mitglied des Wiener Vereins, 1929 war er jedoch nach New York übersiedelt. 1930 wurde er zum Clinical Director der Psychiatric Division des Bellevue Hospital bestellt und er lehrte am College of Medicine der New York University. Schilder gilt als unorthodoxer Analytiker, er war ein Gegner der in den 1920er Jahren obligatorisch gewordenen Lehranalyse, hatte abweichende Auffassungen in Bezug auf die Triebtheorie und das Unbewusste. Seine philosophischen Ansätze sind von der Phänomenologie Edmund Husserls, seine psychologischen Arbeiten von Karl Bühler beeinflusst worden. Ab 1923 verfasste er Arbeiten zum Körperbild, die erst spät, aber dann äußerst einflussreich rezipiert wurden. „Schilder combined Carl Wernicke's concept of the somatopsyche, Sir Henry Head's postural model of the body, and Freud's idea that the ego is primarily a body ego, to arrive at his own formulation of the fundamental role of the body image in man's relation to himself, to his fellow human beings, and to the world around him. Over the years, Schilder wrote a number of papers developing these formulations, culminating in his book The Image and Appearance of the Human Body, published in 1935, which he esteemed highest among his later works" (Ziferstein, 1966: 458). Seine psychoanalytischen Einsichten sind mit den späteren Entwicklungen der Ich-Psychologie, u. a. von Heinz → Hartmann, in Verbindung gebracht worden. Schilder trug dazu bei, dass die Psychoanalyse innerhalb der Psychiatrie einen großen Stellenwert einnehmen konnte. Er initiierte in New York die psychoanalytisch orientierte Gruppenpsychotherapie und arbeitete mit seiner zweiten Frau Lauretta Bender mit psychotischen Kindern. Insgesamt schrieb er mehr als 300 wissenschaftliche Arbeiten zu einem breiten Themenspektrum. Er starb bei einem Autounfall im Dezember 1940, als er aus der Klinik kam, wo er seine Frau und neugeborene Tochter besuchte.

Schindler, Raoul

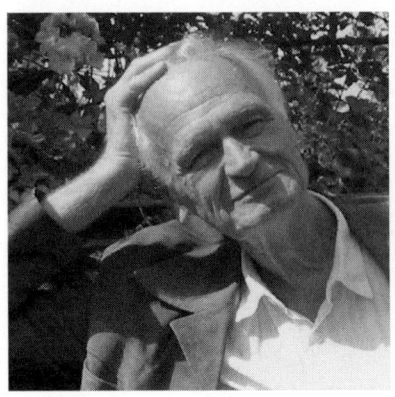

* 11.3.1923 in Wien.

Kreativer und innovativer Psychoanalytiker, Psychiater und Gruppendynamiker, dessen Werk mit vielfältigen Entwicklungen der Familientherapie, der Gruppenpsychologie und der Psychotherapie von Psychotikern verbunden ist. Weitreichende und visionäre Initiativen im gesundheitspolitischen Bereich (Wiener Psychiatriereform, Psychotherapiegesetz in Österreich).

Wesentliche Publikationen

(1914) Selbstbewußtsein und Persönlichkeitsbewußtsein: Eine psychopathologische Studie. Berlin, Springer
(1918) Wahn und Erkenntnis: Eine psychopathologische Studie. Berlin, Springer
(1923a) Das Körperschema: Ein Beitrag zur Lehre vom Bewußtsein des eigenen Körpers. Berlin, Springer
(1923b) Seele und Leben: Grundsätzliches zur Psychologie der Schizophrenie und Paraphrenie, zur Psychoanalyse und zur Psychologie überhaupt. Berlin, Springer
(1924) Medizinische Psychologie für Ärzte und Psychologen. Berlin, Springer
(1925) Entwurf zu einer Psychiatrie auf psychoanalytischer Grundlage. Leipzig, Internationaler Psychoanalytischer Verlag
(1928) Gedanken zur Naturphilosophie. Wien, Springer
(1931) Brain and personality: Studies in the psychological aspects of cerebral neuropathology and the neuropsychiatric aspects of the motility of schizophrenics. New York, International Universities Press
(1938) Psychotherapy. New York, Norton
(1942) Mind: Perception and thought in their constructive aspects. New York, Columbia University Press
(1950) The image and appearance of the human body. New York, International Universities Press
Schilder P, Kauders O (1926) Lehrbuch der Hypnose. Wien-Berlin, Springer

Literatur zu Biografie und Werk

Mühlleitner E (1992) Biographisches Lexikon der Psychoanalyse: Die Mitglieder der Psychologischen Mittwoch-Gesellschaft und der Wiener Psychoanalytischen Vereinigung 1902–1938. Tübingen, Edition diskord
Schilder P (1940) Vita and bibliography of Paul Schilder. Journal of Criminal Psychopathology 2: 221–234
Shaskan D, Roller W (Eds) (1985) Paul Schilder: Mind explorer. New York, Human Sciences Press
Ziferstein I (1966) Psychoanalysis and psychiatry: Paul Ferdinand Schilder 1886–1940. In: Alexander F, Eisenstein S, Grotjahn M (Eds), Psychoanalytic pioneers (pp 457–468). New York-London, Basic Books
www.medicalarchives.jhmi.edu/sgml/schilder .html
www.whonamedit.com/doctor.cfm/88.html

Elke Mühlleitner

Stationen seines Lebens

Stammt aus bürgerlicher Familie in Wien, Vater Architekt, über die weitverzweigte Familienherkunft seiner Mutter besteht eine Verwandtschaft zu Eugen Bleuler. Erster Kontakt mit den Gedanken Sigmund → Freuds durch Seiko (ehemaliger Direktor des Kunsthistorischen Museums), den er über seine Mutter kennenlernte. Promotion im Jahr 1946, Ausbildung zum Facharzt für Psychiatrie und Neurologie an der Wiener Universitätsklinik unter den Professoren Pötzl, Kauders und Hoff. 1949 Austauschassistenz bei Manfred Bleuler in Zürich (Burghölzli), Kontakt mit Ludwig → Binswanger, Christian Müller, Gaetano → Benedetti, C.G. → Jung, Medard → Boss, u.a. Kennenlernen der patriarchal-familiären Tradition der Schweizer Psychiatrie, Beginn des Interesses für Angehörigenarbeit (entgegen der Freudschen Sichtweise, das Milieu der Angehörigen als Therapiehindernis zu verstehen). 1954 Abschluss der Facharztausbildung, anschließend weitere sechs Jahre als Oberarzt an der Wiener psychiatrischen Universitätsklinik (Aufbau einer psychotherapeutischen Ambulanz). Studienreise durch Hawaii und Amerika zu Familientherapeuten. Seit 1963 Primarius am Psychiatrischen Krankenhaus der Stadt Wien auf der Baumgartner Höhe bis 1988. Psychoanalytische Ausbildung bei der Wiener Psychoanalytischen Vereinigung (→ Aichhorn, Jokl, Fleischmann) und im Wiener Arbeitskreis für Tiefenpsychologie. Lehranalytiker im Wiener Arbeitskreis für Psychoanalyse, Lehrpsychotherapeut und Gruppendynamiktrainer im Österreichischen Arbeitskreis für Gruppentherapie und Gruppendynamik (ÖAGG). Habilitation 1978 an der Universität Wien im Fach Psychiatrie und Psychotherapie, Vorlesungen vor allem über spezielle Probleme der Psychotherapie bei Psychosen sowie an der Wirtschaftsuniversität Wien über Psychoanalyse und Wirtschaft.

Wichtige theoretische Beiträge und Orientierungen

Weitgefasstes und verstreutes Werk, das sein dialektisch-flexibles, keiner Methodendoktrin verpflichtetes, mutiges und provozierendes Denken und Handeln widerspiegelt und weit über die Grenzen mehrerer Fachgebiete hinaus befruchtend wirkt. Insgesamt 130 Beiträge in Fachzeitschriften, Büchern und Handbüchern sowie zahlreiche Vorträge bei in- und ausländischen Fachtagungen. Die wichtigsten wissenschaftlichen Entwicklungen sind das Konzept der senilen Dekompensation im Alterungsvorgang (1953), Methode der bifokalen Familientherapie (Habilitationsthema, 1952), das Modell der Rangdynamik in der Gruppenpsychologie und Therapie (1956), sowie das Konzept der schizophrenen Persönlichkeitsabwandlung (Isolierung, katatone Abkapselung, Wahnfixierung, Verpuppung), eine psychodynamische Theorie der Schizophrenie (1960). Zwischen 1961 und 1988 Aufbau und Leitung des Referats Psychohygiene am Gesundheitsamt Wien (Vorläufer des Psychosozialen Dienstes in Wien), damit Wegbereiter der „Wiener Psychiatriereform", angeregt durch Kontakt und Freundschaft mit Maxwell Jones bedeutsame Veränderungen im stationären Betreuungs-

betrieb (z. B. Einführung von „Hausparlamenten" und „Therapeutischen Gemeinschaften" von Patienten und Behandlungsteam, konsequente Einbindung von Psychotherapien in den stationären Behandlungsplan). Als Pionier der psychotherapeutischen Behandlung von psychotischen Menschen versteht Schindler den Wahn und psychotische Denk- und Handlungsmuster als Übertragungsangebot des Patienten, stationäre Behandlungsaufenthalte nicht als Krankheitsrückfall, sondern als Spezialform einer Krisenintervention, deren Ziel die Kontaktherstellung zu weiterführender Psychotherapie (und nicht: medikamentöse Scheinanpassung) sein soll. 1971 Gründung der Gesellschaft Pro mente Infirmis (heute: pro mente Wien), eine Laienhilfeorganisation für die Nachbetreuung psychisch Erkrankter. Ziel all dieser Projekte ist die bessere gesellschaftliche Integration und die Erweiterung des Freiheitsgrades für psychisch erkrankte Menschen, die oft von der Familie und der Gesellschaft in einer Rolleneinengung (Pensionierung, Eheunfähigkeit etc.) fixiert werden. 1959 Gründung des ÖAGG mit dem Ziel „der Entwicklung von Ausbildungs- und Forschungstätigkeit auf dem Gebiet der Gruppenarbeit". Schindler verstand die menschliche Formation der Gruppe immer als soziales Agens, die im Sinne einer Wirklichkeit wirksam ist (das „Ich" wird über die Gruppe konstituiert) und brachte die beiden Strömungen der Gruppendynamik und der Gruppentherapie, die im selben Feld arbeiten, zusammen. Entwicklung der Rangdynamik von Gruppen und der soziodynamischen Grundformel, die die innergruppale dynamische Beweglichkeit und die Konstituierung der Gruppe über einen Gegner (Person, Ziel, Kollektiv) beschreibt und ein mächtiges Instrument zur Diagnostik und Intervention in Gruppen darstellt; Förderung der Konkurrenz als eines grundlegenden Antriebsfaktors menschlicher Gruppierungen und Weiterentwicklungen, daher auch Methodenkonkurrenz im ÖAGG. Das Interesse für Großgruppendynamik (die Schindler als Übergang zur Politik versteht) führte zur Gründung der Alpbacher Trainingsseminare (seit 1967), die mit sehr experimentellem Charakter die Entstehungs- und Zerfallsmechanismen großer Gruppen untersuchen und erlebbar machen (Übergang zur Erforschung der politischen Soziodynamiken, Veränderungen der Kulturen). Gemeinsam mit Pakesch, → Ringel, Solms, Spiel, → Strotzka u. a. hat Schindler die wissenschaftlich arbeitenden Psychotherapievereine Österreichs in einem Dachverband zusammengeführt, der schließlich das österreichische Psychotherapiegesetz 1990 vorbereitet und erreicht hat. Raoul Schindler wurde dafür 1992 vom Bundespräsidenten mit dem Goldenen Ehrenzeichen für Verdienste um die Republik Österreichs ausgezeichnet.

Wesentliche Publikationen

(1957a) Grundprinzipien der Psychodynamik in der Gruppe. Psyche 11 (5): 308–314
(1957b) Soziodynamik der Krankenstation. Zeitschrift für diagnostische Psychologie und Persönlichkeitsforschung 5: 227–236
(1958) Ergebnisse und Erfolge der Gruppenpsychotherapie mit Schizophrenen nach den Methoden der Wiener Klinik. Wiener Zeitschrift für Nervenheilkunde und deren Grenzgebiete 15: 250–261
(1960) Über den wechselseitigen Einfluss von Gesprächsinhalt, Gruppenposition und Ich-Gestalt in der analytischen Gruppentherapie. Psyche 14 (6): 382–392
(1966) Familientherapie in offener Gruppe im Rahmen einer Angehörigen-Beratungsstelle. In: JL Moreno (Ed), Handbook of group psychotherapy (pp 217–224). New York, Philosophical Library
(1968) Was lehrt uns die Gruppenerfahrung für das Verständnis der Psychodynamik bei schizophrenen Psychosen? Gruppenpsychotherapie und Gruppendynamik 1: 41–50
(1969) Das Verhältnis von Soziometrie und Rangordnungsdynamik. Gruppenpsychotherapie und Gruppendynamik 3: 31–37
(1976) Bifokale Familientherapie. In: Richter HE, Strotzka H, Willi J (Hg), Familie und seelische Krankheit (S 216–235). Reinbek, Rowohlt

Michael Ertl

Schindler, Walter

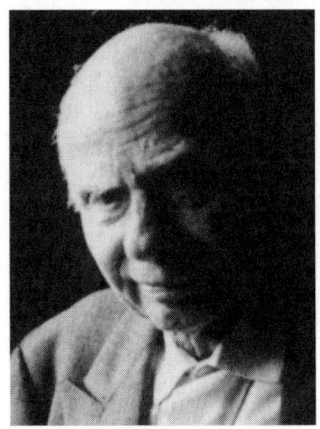

* 25.8.1896 in Breslau; † 17.1.1986 in London.

Einer der Pioniere bzw. Klassiker der analytischen Gruppenpsychotherapie (Gruppenanalyse); begründete den Ansatz „analytische Gruppentherapie nach dem Familienmodell"; Schüler und Lehranalysand von Wilhelm → Stekel.

Stationen seines Lebens

Einziges Kind eines jüdischen Fabrikantenehepaars (Vater besaß eine kleine Brauerei mit Destillerie) aus Breslau, Besuch des Gymnasiums in Breslau und Kattowitz, 1914 Abitur, 1914/15 Sanitätssoldat; studierte von 1916–20 Medizin in Breslau, Freiburg und München; Weiterbildung zum Psychoanalytiker von 1920–26 in Wien bei Wilhelm Stekel und von 1926–30 zum Psychiater in Berlin; seit 1930 Privatpraxis als Psychoanalytiker in Berlin; begründete und leitete dort einen Arbeitskreis, um Vertreter unterschiedlicher tiefenpsychologischer Schulrichtungen miteinander ins Gespräch zu bringen. Dieser Arbeitskreis wurde 1938 kommunistischer Umtriebe verdächtigt. Walter Schindler wurde von der Gestapo vernommen, aber aufgrund der Intervention eines ehemaligen (hochgestellten) Patienten, der gute Verbindungen zum Nazi-Regime hatte, wieder auf freien Fuß gesetzt, unmittelbar danach Emigration nach London. Zunächst dort analytische Arbeit mit Flüchtlingen, bis Schindler der englischen Sprache hinreichend mächtig war. Der Versuch, auch in England einen Arbeitskreis aus Vertretern unterschiedlicher analytischer Schulrichtungen zu gründen, schlug fehl. 1945–60 Lehrauftrag für medizinische Psychologie an der Universität London sowie psychoanalytischer Berater am Marylebone Hospital in London. Ab 1946 entstand im intensiven Austausch mit S.H. → Foulkes der Ansatz „analytische Gruppenpsychotherapie nach dem Familienmodell". Schon 1951 wurde Walter Schindler seit Begründung der Lindauer Therapiewochen regelmäßig zur Durchführung analytischer Selbsterfahrungsgruppen sowie zu Vorträgen und Workshops eingeladen (bis 1980). Unzählige Gruppenpsychotherapeuten aus dem deutschsprachigen Raum sind hierbei durch seine Schule gegangen. Ab Mitte der 1950er Jahre wiederholte Einladungen an deutsche, holländische und spanische Universitäten, um den eigenen gruppentherapeutischen Ansatz zu demonstrieren und über vielfältige theoretische und behandlungstechnische Fragen der analytischen Gruppentherapie Vorlesungen zu halten. Hieraus ist auch eine umfangreiche Weiterbildung in analytischer Einzel- und Gruppentherapie von spanischen Kollegen hervorgegangen, die regelmäßig nach London kamen. 1971 wurde Walter Schindler zum Mitglied des Royal College of Psychiatry berufen. Ab 1977 entstand in intensivem persönlichen Austausch mit Dieter Sandner (München) das Projekt, eine Auswahl der wichtigsten, aber vielfältig verstreuten, vor allem englischsprachigen, Beiträge Walter Schindlers zur analytischen Gruppentherapie in einem Sammelband auf Deutsch herauszubringen, was 1980 auch im Ernst Reinhardt Verlag gelang. Das Buch hat großes Interesse gefunden und ist 1985 auch auf Spanisch erschienen. 1980 beglich Schindler auch „eine alte Dankesschuld" an seinen Lehrer Wilhelm Stekel: Er veröffentlichte auf Deutsch ein Buch mit Originaltexten Stekels, versehen mit eigenen Kommentaren. Schindler verstarb 1986 fast 90-jährig ohne längeres Leiden an Herzversagen mitten heraus aus intensiven vielfältigen persönlichen und zugleich professionellen Kontakten mit analytischen Kollegen weltweit, die in den letzten zehn Jahren seines Lebens eher noch zugenommen hatten. Einen Großteil seines Vermögens vermachte er testamentarisch einer Stiftung zur Errichtung und Unterhaltung des nach ihm benannten „The Walter Schindler Center for Medical Psychotherapy" an der medizinischen Fakultät der Hebrew University Hadassah in Jerusalem.

Wichtige theoretische Beiträge und Orientierungen

Walter Schindler ist einer der Pioniere der analytischen Gruppenpsychotherapie. Er entwickelte nach dem Zweiten Weltkrieg in London sein Konzept der „analytischen Gruppentherapie nach dem Familienmodell". Hiernach legt die Gruppe als Ganzes (frühe) Mutterübertragungen nahe, der Gruppenleiter Vaterübertragungen sowie die Gruppenteilnehmer untereinander Geschwisterübertragungen. In Weiterführung des Ansatzes der „aktiven Psychoanalyse" seines Lehrers Wilhelm Stekel betont er die Bedeutung der aktiven Rolle des Gruppenleiters als (positive analytische) Autorität, die dem einzelnen Gruppenteilnehmer nicht passiv-abwartend gegenüber sitzt, vielmehr wohlwollend, ermunternd, aber auch aktiv konfrontierend und korrigierend begegnet und auf diese Weise den Patienten hilft, ihre Übertragungen zu erkennen und aufzulösen. Andererseits sollte der Gruppenleiter sich stets zurückhalten, wenn die Teilnehmer selber in der Lage sind, wechselseitig ihre Anliegen zu klären. Schindler verstand sich vor allem als „Gärtner, der den Blumen Wasser gibt", wenn sie zu trocken werden. Ähnlich wie Alexander → Wolf steht er einer besonders gruppenzentrierten analytischen Arbeitsweise skeptisch gegenüber: Er hält die auf diese Weise vermehrt entstehenden „Massenreaktionen in Gruppen" nicht für analysierbar und hat sich wiederholt kritisch mit dem Konzept der Gruppenmatrix von S.H. Foulkes auseinander gesetzt. Nichtsdestoweniger ist Schindler der Auffassung, dass Gruppenphänomene auch im makrogesellschaftlichen Bereich eine große Rolle spielen: Er vertrat die Hypothese, dass auf die Gesellschaft und den Staat insgesamt Familienübertragungen stattfinden, wobei durch die Gesellschaft Mutterübertragungen (Wünsche und Ängste) sowie durch den Staat Vaterübertragungen aktiviert würden. Von besonderer Bedeutung in der analytischen Gruppentherapie ist nach Walter

Schindler die Verringerung der neurotischen Symptome. Eher skeptisch ist er, was die Möglichkeiten einer umfassenden Veränderung von Persönlichkeitsstrukturen anbelangt.

Wesentliche Publikationen

(1949a) The problem of masochism in individuals and nations. International Journal of Sexology 2 (February) 3

(1949b) The sexual aspects of antisemitism. International Journal of Sexology 2: 1–6

(1951) Family pattern in group formation and therapy. International Journal of Group Psychotherapy 1: 100–105 [dt. in: (1980) 17–22]

(1966) The role of the mother in group psychotherapy. International Journal of Group Psychotherapy 16: 198–202 [dt. in: (1980) 35–38]

(1971) Das Autoritätsproblem in der Gruppenpsychotherapie. Proceedings of the 3rd International Congress of Social Psychiatry, Zagreb, pp 304–10 [dt. in: (1980) 39–45]

(1972) Gefahrenmomente in gruppenanalytischer Theorie und Technik. Gruppentherapie and Gruppendynamik 5: 237–244 [auch in: (1980) 87–85]

(1979a) Das Borderline-Syndrom: Ein Zeichen unserer Zeit. Zeitschrift für Psychosomatische Medizin und Psychoanalyse 25: 363–375

(1979b) Über einige unterschiedliche Standpunkte hinsichtlich psychoanalytisch orientierter Gruppentherapie. Gruppenpsychotherapie und Gruppendynamik 14: 16–30 [auch in: (1980) 139–150]

(1980) Die analytische Gruppentherapie nach dem Familienmodell (hg. von D. Sandner). München, Reinhardt

(1985) Ein Leben für die Gruppe: Erfahrungen eines Gruppentherapeuten der ersten Generation. In: Kutter P (Hg), Methoden und Theorien der Gruppenpsychotherapie: Psychoanalytische und tiefenpsychologische Perspektiven (S 47–68). Stuttgart-Bad Cannstatt, Frommann-Holzboog

Stekel W (1980) Aktive Psychoanalyse – eklektisch gesehen: Ein Lesebuch (zusammengestellt, kommentiert, mit eigenen Fällen ergänzt und hg. von W. Schindler). Bern, Huber

Literatur zu Biografie und Werk

Sandner D (1980) Die analytische Gruppentherapie nach dem Familienmodell von Walter Schindler: Eine kritische Würdigung. In: Schindler W (1980), Die analytische Gruppentherapie nach dem Familienmodell (S 7–16). München, Reinhardt

Sandner D (1986) Walter Schindlers Beitrag zur gruppenanalytischen Theorie und Technik. In: Sandner D, Gruppenanalyse (S 38–41). Berlin-Heidelberg-New York, Springer

Dieter Sandner

Schmidt, Rainer

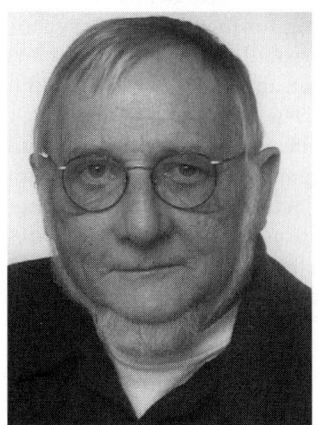

* 7.4.1930 in Rastenburg, damals Ostpreußen.

Deutscher Individualpsychologe, der ihre tiefenpsychologische Ausrichtung forcierte.

Stationen seines Lebens

Während der Schulzeit bis 1945 in Ostpreußen prägte ihn eine sehr zwiespältige Erfahrung: Das Elternhaus – der Vater war Arzt – war bestimmt von Ablehnung und Widerstand gegen das damals herrschende Hitler-Regime; außerhalb der Familie dagegen bestimmte die nationalsozialistische Ideologie das Leben, an dem er teilnehmen wollte. Dieser Zwiespalt erzeugte in ihm eine fast unerträgliche Spannung und hat sein weiteres Denken stark beeinflusst, sodass er sich – aus seiner heutigen Sicht – später besonders für die unbewussten Motivationen und die Frage der Freiheit und Gebundenheit des Menschen interessierte. Nach dem Medizinstudium und der Ausbildung zum Facharzt für Innere Medizin 1963–65 Oberarzt an der inneren Abteilung des Diakonissenkrankenhauses in Witten/Ruhr. 1966–70 Mitarbeiter an der Rheinisch-Westfälischen Hochschule Aachen; seit 1967 Aufbau einer medizinisch-psychologischen Beratungsstelle für Studenten am Hochschulärztlichen Institut; daneben bis 1971 berufsbegleitende Weiterbildung in Psychotherapie und Psychoanalyse durch die Alfred-Adler-Gesellschaft in Aachen und Münster, die in dieser Zeit in Deutsche Gesellschaft für Individualpsychologie (DGIP) umbenannt wurde.

Lehranalyse bei Kurt Seelmann und Lucie Ackerknecht; 1970 Niederlassung in Aachen als Internist und Psychotherapeut (Psychotherapie und Psychoanalyse), 1974–87 Vorsitzender der DGIP, 1985–93 Vizepräsident, seit 1999 Ehrenpräsident der IAIP. Weiterhin bis in die Gegenwart wissenschaftliche und literarische Tätigkeit, Öffentlichkeitsarbeit im Rahmen der Individualpsychologie und aktueller literarisch-politischer Themen sowie Mitarbeit am Alfred-Adler-Institut in Aachen als Dozent und (bis 1999) als ärztlich-wissenschaftlicher Leiter des Instituts; ständige Mitarbeit an der „Zeitschrift für Individualpsychologie" und an den „Beiträgen zur Individualpsychologie".

Wichtige theoretische Beiträge und Orientierungen

In → Adlers Vorstellungen von einem unbewussten Beweggrund des Menschen, von finalen Leitlinien und leitenden Fiktionen des individuellen Lebensstils, vom menschlichen Streben von Ohnmacht zur Macht und in dem Gedanken einer im Lebensstil gebundenen schöpferischen Kraft sah er die unverzichtbaren Beiträge der Individualpsychologie zur Psychoanalyse. Als Vorsitzender – wie auch in seinem späteren Engagement für die Individualpsychologie – war es sein vornehmliches Anliegen, die Theorien Adlers im Zusammenhang mit der gesamten Tradition der Psychoanalyse zu verstehen und zu vermitteln, zumal die Psychoanalyse sich inzwischen von einer einseitigen Überbewertung der Libidotheorie relativ gelöst hatte und durch die Entwicklung der Ich-Psychologie, der Objektbeziehungstheorie und der Selbstpsychologie – weitgehend im Sinne der Individualpsychologie – weiterentwickelt worden war. Sein Bemühen um das Leitbild „Psychoanalytiker individualpsychologischer Schule" wurde anfänglich sehr kontrovers diskutiert, da die Individualpsychologie nach 1945 zunächst relativ kognitiv geprägt war. Mit seinem Eintreten für einen Begriff des Unbewussten, das aus tieferen Schichten der Seele wirkend duch kognitive Erkenntnis nur unvollständig zugänglich ist, wurde er zur Leitfigur der tiefenpsychologischen Wende der Individualpsychologie in Deutschland. In diesem Zusammenhang waren besonders seine Arbeiten zur tiefenpsychologischen Wahrnehmung der therapeutischen Beziehung und zum weiterentwickelten Begriff der schöpferischen Regression in der Therapie bedeutsam und richtunggebend nicht nur für die Weiterentwicklung der Individualpsychologie im deutschsprachigen Raum seit 1970, sondern auch für den europäisch-amerikanischen Dialog in der Individualpsychologie. Hervorzuheben sind ferner Ausführungen zur Psychosomatik, Gruppenarbeit, Traumanalyse, zum Problem der Gebundenheit und der Freiheit des Menschen im Werk Alfred Adlers; weiterhin Artikel zur Freiheit zum Frieden sowie zum politischen und zeitgeschichtlichen Hintergrund, auf dem wir unser Handwerk betreiben, wobei es Rainer Schmidt immer wieder auch um Erinnern und Durcharbeiten der Hitlerzeit in Deutschland geht. Psychotherapie versteht er in diesem Zusammenhang als Friedensarbeit. Der Mensch ist vielleicht nicht immer frei zum Frieden, aber er kann sich befreien zur Friedensfähigkeit und damit frei werden zum Frieden. Darüber hinaus ist er als vielseitiger Schriftsteller, Lyriker, Erzähler und Theaterkritiker mit beachtlichen und zum Teil sehr persönlichen Arbeiten hervorgetreten und ist als Vorstandsmitglied der Arno-Holz-Gesellschaft um seinen Beitrag zur deutsch-polnischen Verständigung bemüht. Neben seiner thematisch und stilistisch sehr weitgespannten Lyrik (aus fünf Jahrzehnten zusammengestellt in dem Band „Ortszeit") sind zwei teilweise surrealistisch anmutende Erzählbände erschienen.

Wesentliche Publikationen

(1977) Finalität: Verantwortetes Sein. In: Eicke D (Hg), Die Psychologie des 20. Jahrhunderts, Bd. II: Freud und die Folgen (S 624–642). München, Kindler

(1979) Abbruch autoritärer Strukturen: Aufbruch zum Gespräch oder Nachdenken über eine neue Solidarität der Geschlechter. In: Brandl G (Hg), Vom Ich zum Wir: Individualpsychologie konkret (S 114–127). München, Reinhardt

(1982) Träume und Tagträume: Eine individualpsychologische Analyse. Stuttgart, Kohlhammer

(1985) Individualpsychologie nach Alfred Adler. In: Toman W, Egg R (Hg), Psychotherapie: Ein Handbuch, Bd. I (S 85–104). Stuttgart, Kohlhammer

(1989) Aus der Arbeit mit psychosomatisch leidenden Patienten: 14 Thesen zum Problem von Beziehung und Deutung in individualpsychologischen Einzel- und Gruppentherapien. In: Reinelt T, Datler W (Hg), Beziehung und Deutung im psychotherapeutischen Prozeß (S 57–72). Berlin, Springer

(1991) Kommentar zu Erwin Ringel: Zur Identitätsfindung der Individualpsychologie. In: Kropiunigg U (Hg), Erwin Ringel: Die wichtigsten Schriften mit Kommentaren von seinen Schülern, Freunden und Weggefährten (S 163–172). Wien, Ueberreuter

(1995) Kausalität, Finalität und Freiheit: Perspektiven der Individualpsychologie. München, Reinhardt

(1996) Individuum und Gemeinschaft: Manès Sperbers Beiträge zur Individualpsychologie Alfred Adlers. In: Moses S, Schlör J, Schoeps JH (Hg), Manès Sperber als Europäer (S 234–253). Berlin, Edition

(Hg) (1982) Die Individualpsychologie Alfred Adlers: Ein Lehrbuch. Stuttgart, Kohlhammer [auch: (1989) Frankfurt/M., Fischer]

Hentrich G, Schmidt R (Hg) (2000) Von der unteilbaren Ganzheit des Menschen: Fünfundzwanzig Jahre individualpsychologisch-psychoanalytische Weiterbildung am Alfred-Adler-Institut Aachen-Köln. Aachen-Köln, Alfred-Adler-Institut Aachen-Köln

Literarische Publikationen

(1994) nachsuchend – Erzählungen. Aachen, Alano Herodot

(1995) Heldertrop oder Geschichten vom Seelensterben. Aachen, Alano Herodot

(2000) ortszeit – gedichte aus fünf jahrzehnten. Aachen, Alano Herodot

Hermann Hellgardt

Schmitz, Hermann

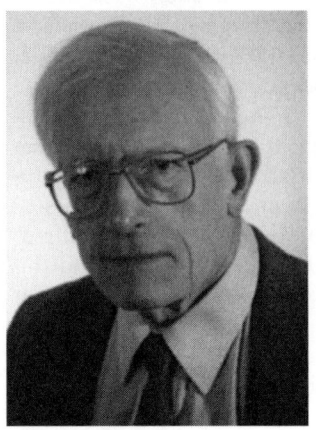

* 16.5.1928 in Leipzig.

Philosoph, Begründer der Neuen Phänomenologie und moderner Leibtheorie.

Stationen seines Lebens

Der Vater war Reichsgerichtsrat in Leipzig, die Mutter Tochter eines Rechtsanwaltes. Besuch humanistischer Gymnasien (Leipzig, Bonn). 1948 Abitur – längere Krankheit ersparte ihm den Militärdienst. Die Beobachtung der emotional aufgewühlten, entgrenzten Massen im Nationalsozialismus war Anstoß, darüber nachzudenken, wie die Kluft zwischen Besinnung und Betroffenheit (Grundgedanke seines späteren Werkes) möglichst geschlossen werden kann. 1949–1952 Studium in Bonn: Philosophie, Geschichte, Literaturwissenschaft, gefördert von Erich Rothacker, seinem Doktorvater; Dissertation über Goethe (geschrieben Berlin, 1953–1955), 1955: Dr. phil.; 1958 Assistent am Philosophischen Seminar der Universität Kiel, Habilitation über „Hegel als Denker der Individualität". Die beiden folgenden Jahrzehnte widmete Schmitz seine Arbeit dem Aufbau der Philosophie als einer empirisch breit fundierten, von Metaphysik befreiten, folglich gegen Husserl kritisch eingestellten „Neuen Phänomenologie". Ergebnis dieser Arbeit: das 1964–1980 erschienene fünfbändige „System der Philosophie", über 5000 Seiten. Darin unterzieht er die Denkweise, die seit 400 v. Chr. zunehmend die europäische Intellektualkultur bestimmt, einer gründlichen phänomenologischen Revision. Die Außenwelt wurde, so Schmitz, um sie fassen zu können, reduziert auf wenige „messbare" Merkmale, und der (für uns subjektiv wichtigere) „Rest" in private Innenwelten abgeschoben. Schmitz will die unwillkürliche Lebenserfahrung von Denkkonstrukten befreien, in die sie durch das bloß naturwissenschaftlich-physikalische Weltbild eingezwängt war, und zieht sie begrifflich präzisierend ans Licht. Das daraus entstandene „System" kennzeichnet eine außerordentliche Originalität und Differenziertheit und bleibt immer der Erfahrung und kritischen Durchleuchtung verpflichtet. Er gilt als der bedeutendste Leibphilosoph.

1971 (–1993) ordentlicher Professor und Direktor des philosophischen Seminars, Universität Kiel. Nach „System der Philosophie" folgen philosophiegeschichtliche Studien über antike Philosophie und die philosophische Entwicklung von Kant bis → Heidegger. 1999 erschien „Adolf Hitler in der Geschichte", das die „vier Verfehlungen des abendländischen Geistes" (1999b) von der Antike über das Christentum, bis zu Hitler und darüber hinaus verfolgt. Neben der historischen Arbeit zahlreiche Buch- und Aufsatzpublikationen: „Der unerschöpfliche Gegenstand" (1990), ein Extrakt des „Systems". Auch nach der Emeritierung zahlreiche Vorträge.

Werk und Wirkung

Die „Neue Phänomenologie" bietet ein präzises System, das beansprucht, alle Dimensionen menschlichen Lebens, ohne Rückgriff auf Konstrukte zu erfassen. In seiner Konzeptualisierung zieht Schmitz immer wieder Materialien, Erkenntnisse, Forschungen aus Psychiatrie und Psychologie bei. Er selbst publiziert in psychotherapeutischen Sammelwerken, was seine Anschlussfähigkeit und Rezeption für diese Bereiche förderte. Wichtige (Wieder-)Entdeckungen: Der *gespürte Leib* (1990: 289ff.), der sich hochbedeutsam vom sicht- und tastbaren Körper unterscheidet, da er nur leibliche Richtungen kennt, die aus der *Enge* in die *Weite* gehen (Blick, Gesten; Grundlage aller komplexen Fertigkeiten z. B. Klavier- oder Tennisspielen), sowie *Leibesinseln* mit diffusem Rand. Der *vitale*

Antrieb (1997: 72f.), gespeist von den antagonistischen Tendenzen Enge und Weite, teilt sich in einer Situation mit einem bedeutsamen Anderen auf und sorgt für wechselnde oder einseitige, antagonistische oder solidarische *Einleibung* in die gemeinsame Situation. Als *Situation* (1990: 65–79) gilt eine chaotisch-mannigfaltige Ganzheit, die durch ihren binnendiffusen, nicht in allen Einzelheiten festgelegten Bedeutsamkeitshintergrund zusammengehalten wird.

In diesem Sinne sind auch *vielsagende Eindrücke* (1990: 66f.) Situationen, nämlich das unmittelbar Wahrgenommene, nicht erst im nachhinein Zusammenzusetzende. Gefühle, neophänomenologisch analysiert, sind *Atmosphären* im prägeometrischen Raum (1990: 292ff.), die Menschen affektiv-leiblich betreffen. Schmitz streicht die vorrangige Bedeutung der subjektiven Tatsachen (1997: 34ff., 47ff.) heraus, die zeitlebens Basis jeglichen Identitätserlebens bleiben. Die *Person* entwickelt sich im Schwingen zwischen primitiver und entfalteter Gegenwart (1999a: 106ff.), personaler Regression und Emanzipation (1997: 56ff.). So schlägt sich die Lebensgeschichte nieder als *retrospektive* Anteile in der persönlichen Situation, die ebenso wichtig sind, wie die *präsentischen* (Haltungen, Lebenstechniken) und *prospektiven* (Lebensentwurf) Anteile. Die persönliche Situation umfasst also Situationen, auch Stile und Niveaus der personalen Emanzipation (1997: 60ff.), und ist selbst eingebettet, eingewachsen in unzählige aktuelle (Gespräch) und zuständliche (Familie, Kulturkreis) Situationen. Sie bleibt immer offen hin zu leiblicher Dynamik und Kommunikation, ist keine statische, in einem fiktiven Innenraum angesiedelte Seele oder Psyche.

Die Arbeiten von Schmitz haben in Psychotherapie und Psychiatrie Echo gefunden. Früh hat sich J. H. Schultz, Begründer des Autogenen Trainings, das mittels Konzentration auf Leibesinseln Entspannung bewirkt, für Schmitz eingesetzt. Die neuere „Phänomenologische Psychiatrie" (W. → Blankenburg, C. Scharfetter, neuerlich T. Fuchs) bezieht sich in Theorie und z. T. in leiborientierter Therapie auf Schmitz. → Petzold rekurriert auf das Leib- und Atmosphärenkonzept, und seit Mitte der 80er Jahre trifft sich ein Kreis von Psychotherapeuten – im Wesentlichen aus dem Bereich Integrativer Therapie - mit Schmitz, um sein System kritisch zu prüfen und auszubauen (Schmitz, 2002). Sie nutzen für ihre Arbeit das Wissen um die „leibliche Kommunikation" und die durchlässigen Grenzen der „persönlichen Situation", um „Subjektivität und ihre Störbarkeit im Leib und in der persönlichen Situation" (1997: 47–65), die Würdigung von Erschütterung für die Reifung der Person. Die neue, präzise Sprache, mit der Phänomene benannt und dadurch erst wahrgenommen werden können (Marx, 2002), schärft und vertieft das Verständnis für die Not von PatientInnen, die eigenen Handlungen und alles, was in der gemeinsamen, psychotherapeutischen Situation spürbar geschieht. Das Werk von Schmitz mit seiner Fundierung in Leiblichkeit, Situation, Kommunikation, Gefühl/Atmosphäre hat für Psychotherapie/Körpertherapie höchste Relevanz und ermöglicht Brückenschläge zur aktuellen Neurobiologie und medizinischen Somatik (z. B. Diabetologie).

Wesentliche Publikationen

(1964–1980) System der Philosophie, 5 Bände. Bonn, Bouvier
(1980) Neue Phänomenologie. Bonn, Bouvier
(1989, 1992) Leib und Gefühl. Materialien zu einer philosophischen Therapeutik, 2. erw. Aufl. (hg. v. H. Gausebeck und G. Risch). Paderborn, Junfermann
(1990) Der unerschöpfliche Gegenstand. Grundzüge der Philosophie. Bonn, Bouvier
(1992) Psychotherapie als leibliche Kommunikation. Integrative Therapie 18, 292– 313
(1993) Die Liebe. Bonn, Bouvier
(1993) Neophänomenologie – eine Grundlage für die Psychiatrie. In: Danzer G, Priebe S (Hg), Forschen und Denken. Wege in der Psychiatrie (S 17–33). Würzburg, Königshausen & Neumann
(1997) Höhlengänge. Über die gegenwärtige Aufgabe der Philosophie. Berlin, Akademie
(1998) Der Leib, der Raum und die Gefühle. Ostfildern, Edition tertium (arcaden)
(1999a) Der Spielraum der Gegenwart. Bonn, Bouvier
(1999b) Adolf Hitler in der Geschichte. Bonn, Bouvier
(2002) Der Wille in neophänomenologischer Sicht. In: Petzold H (Hg), Wille und Wollen. Psychologische Modelle und Konzepte (S 118–148). Göttingen, Vandenhoeck & Ruprecht
(2003) Was ist Neue Phänomenologie? Rostock, Ingo Koch

Literatur zu Autor und Werk

Blankenburg W (1989) Zur Konzeption von Raum und Zeit in ihrer Bedeutung für die Bewegungstherapie in der Psychiatrie. Integrative Therapie 15, 6–15
Blume A (2003) Scham und Selbstbewußtsein. Zur Phänomenologie konkreter Subjektivität bei Hermann Schmitz. Freiburg/München, Carl Alber
Fuchs T (2000) Psychopathologie von Leib und Raum. Phänomenologisch-empirische Untersuchunen zu depressiven und paranoiden Erkankungen. Darmstadt, Steinkopff
Großheim M, Waschkies HJ (Hg) (1993) Rehabilitierung des Subjektiven. Festschrift für Hermann Schmitz. Bonn, Bouvier
Marx G (2002) Sprechenlernen über die erfahrbare Wirklichkeit. In: Schmitz H, Begriffene Erfahrung. Beiträge zur antireduktionistischen Phänomenologie (mit Beiträgen von Gabriele Marx und Andrea Moldzio) (S 235–249). Rostock, Ingo Koch
Moldzio A (2004) Schizophrenie – eine philosophische Erkrankung? Würzburg, Königshausen & Neumann
Soentgen J (1998) Die verdeckte Wirklichkeit. Einführung in die Neue Phänomenologie von Hermann Schmitz. Bonn, Bouvier

Gabriele Marx & Hilarion Petzold

Schultz, Johannes Heinrich

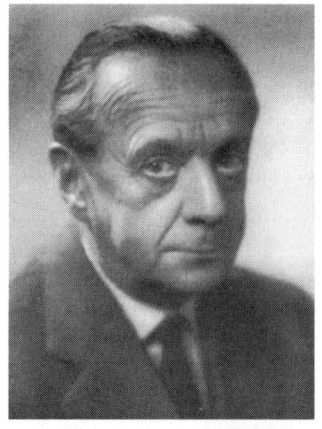

* 20.6.1884 in Göttingen; † 19.9.1970 in Berlin.

Begründer des Autogenen Trainings und der Bionomen (Autogenen) Psychotherapie.

Stationen seines Lebens und wichtige theoretische Beiträge und Orientierungen

Vater: Ordinarius für (evangelische) Theologie in Basel, Straßburg, Heidelberg und zuletzt

Göttingen; Mutter: Schweizerisch-sarazenischer Herkunft; Kindheit und Jugend waren stark vom (mächtigen) Vater geprägt, der andererseits wegen seiner toleranten Haltung Schwierigkeiten mit der Kirche hatte. 1902: Beginn des Medizinstudiums in Lausanne, später Göttingen; bereits als Student machte er Erfahrungen mit Hypnose; während des Studiums Begegnung mit Karl → Jaspers. Ein wichtiger Lehrer war der Physiologe und Philosoph Max Verworn (1863–1921). Durch ihn wurde Schultz ein „unheilbarer Physiologe im organismischen Sinn" (organismisch setzte Schultz an Stelle von psychosomatisch). 1909: Arbeiten am Frankfurter Hirnforschungsinstitut beim Hirnanatomen Heinrich Vogt und erster Kontakt mit Sigmund → Freud. Dieser sendet Schultz zu dessen Übersichtsreferat über die Psychoanalyse ein anerkennendes und zustimmendes Schreiben; später mehrfache Begegnungen; 1911: Beitrag über Hypnotherapie im Handbuch der Therapie der Geisteskrankheiten von O. Bumke. 1913/14: Assistent der psychiatrischen Klinik in Jena bei Otto Binswanger. Wichtig für seine Entwicklung war der Neurologe und Hirnanatom Oskar → Vogt. Der erste Weltkrieg verhinderte die Habilitation. 1916: Chefarzt eines Genesungsheimes; 1919: Veröffentlichung des Buches „Die seelische Krankenbehandlung (Psychotherapie)" und Ernennung zum außerordentlichen Professor der Universität Jena. Im Vorwort der zweiten Auflage erhebt Schultz erstmals seine Forderung nach der „Psychologisierung des Arztens" – also der ärztlichen Tätigkeit. 1920: Chefarzt von „Lahmanns Sanatorium", einer naturärztlich orientierten Anstalt. Um 1920 beginnt auch – ursprünglich unter dem Titel „Autogene Organübungen" – die Entwicklung des „Autogenen Trainings" (ein erstes Ergebnis dazu siehe „Über Schichtenbildung im hypnotischen Selbstbeobachten", 1920). Die Betonung des „Autogenen" und die Bedeutung der „Bionomie" wird immer wichtiger. 1923: „Gesundheitsschädigungen nach Hypnose"; Autogenes Training wird als prophylaktische Maßnahme gegen erblich bedingten hohen Blutdruck empfohlen. 1925: „Schicksalsstunde der Psychotherapie"; darin findet sich u. a. der Bericht über die Beobachtung von 100 Patien-

ten: Bei 87 von ihnen findet Schultz die „von der analytischen Schule als ‚Ödipus-Komplex' bezeichnete seelische Einstellung, und zwar nicht in irgend einem konstruierten Sinne, sondern im gröbsten Maße greifbar". Vieles, was Schultz damals für die Psychotherapie forderte, ist heute in Erfüllung gegangen, z. B. die strenge Wissenschaftlichkeit. 1924: Übersiedlung nach Berlin; 1926: erste Arbeit über das Autogene Training („Autogene Organübungen"). In diesem Jahr nimmt er an der Gründung der Allgemeinen Ärztlichen Gesellschaft für Psychotherapie teil. 1932 erscheint „Das Autogene Training (Konzentrative Selbstentspannung)", sein Lehrbuch, das bislang neunzehn Auflagen erfahren hat. Darin werden auch die „Existentialwerte" erwähnt, die später zur Basis einer „Bionomen Psychotherapie" werden. 1936: „Neurose, Lebensnot, Ärztliche Pflicht". Schultz tritt in der Zeit des Nationalsozialismus im Rahmen des von Mathias Heinrich Göring, einem Vetter Hermann Görings, geführten Deutschen Institutes für psychologische Forschung und Psychotherapie für die Psychoanalyse ein und erwähnt bis Kriegsende Freud und seine Schüler. In seiner Neuroseneinteilung unterscheidet er zwischen zentripetalen und zentrifugalen Neurosen sowie – entsprechend den Forschungen zur „Schichtenbildung" – die praxisnahe Einteilung in Fremd-, Rand-, Schicht- und Kernneurosen (eingehend ausgearbeitet in „Grundfragen der Neurosenlehre", 1955). Bis 1945 Aufenthalt in Berlin; dort übersteht er das Kriegsende und ist 1950 bei der Gründung der Lindauer Psychotherapie-Wochen an führender Stelle beteiligt. In seinem Buch „Bionome Psychotherapie" (1951) verlangt Schultz – zum Großteil schon explizit in der „Seelischen Krankenbehandlung" angeführt – vom Psychotherapeuten eine „innere Gleichstellung, eine Erfassung des Anderen in seiner Eigenart und mit allen Lebensbezügen", die „Wahrheitspflicht" des Arztes, das „Erlernen der Sprache des Kranken" und ein echtes Mitgefühl. Die „Einwirkung einer bedeutenden Arztpersönlichkeit" ist noch keine Psychotherapie; diese muss bewusst, folgesicher und zielgerichtet durchgeführt werden. Psychotherapie, schreibt er, ist gebunden an eine verantwortlich gelenkte, sich aber frei gestaltende Wir-Bildung. Der Hauptkampf richtet sich gegen die Angst. 1955: „Grundfragen der Neurosenlehre", in denen er die besondere Nähe zu den Ideen von Karen → Horney, Peter Hofstätter und Fritz → Riemann betont. Angelpunkte dabei sind die Bionomie, die „Primitivreaktionen" und die drei gerichteten Fundamentalhandlungen Annäherung, Stillstand und Flucht. Seit seiner Einführung entwickelte sich das Autogene Training (vorwiegend Grundstufe) in Medizin und Psychologie im deutschen und teilweise auch im englischen, französischen, italienischen und japanischen Sprachraum zu einem Basispsychotherapeutikum (Iversen, Stetter), mit dem man auch einfachere Fälle von schwereren differenzieren kann. 1959 gibt er mit von → Gebsattel und Viktor → Frankl das fünfbändige „Handbuch der Neurosenlehre" heraus und schon 1961 warnt er vor einer Entwicklung, die in der Zukunft noch viele Probleme aufwerfen sollte (Heterosuggestion, Gebrauch von Tonträgern, Vermittlung durch Laien etc.). Manches, vor dem er gewarnt hat, hat sich allerdings, entgegen seinen Erwartungen, positiv entwickelt. Bis zu seinem Tod arbeitete er unermüdlich als niedergelassener Nervenarzt, publizierte und unterrichtete in Berlin und bei den Lindauer Psychotherapie-Wochen.

Wesentliche Publikationen

(1919, 1963) Die seelische Krankenbehandlung (Psychotherapie): Ein Grundriss für Fach- und Allgemeinpraxis, 8. Aufl. Stuttgart, Fischer

(1920) Über Schichtenbildung im hypnotischen Selbstbeobachten. Monatsschrift für Psychiatrie 49: 137–143 [auch in: Langen D (Hg) (1976) Der Weg des Autogenen Trainings, 2. Aufl. (S 34–41). Darmstadt, Wissenschaftliche Buchgesellschaft]

(1926) Über Narkolyse und autogene Organübungen: Zwei neue psychotherapeutische Methoden. Medizinische Klinik 22: 946–948 [auch in: Langen D (Hg) (1976) Der Weg des Autogenen Trainings, 2. Aufl. (S 52–58). Darmstadt, Wissenschaftliche Buchgesellschaft]

(1932, 1991) Das autogene Training (Konzentrative Selbstentspannung): Versuch einer klinisch-praktischen Darstellung, 19. Aufl. Stuttgart, Thieme

(1935, 1994) Hypnose-Technik, 9., bearb. und erg. Aufl. Stuttgart, Fischer

(1937) Übung und Schulung als biologisches Grundprinzip der Psychotherapie. Zeitschrift für die gesamte Neurologie und Psychiatrie 158: 384–402

(1951) Bionome Psychotherapie: Ein grundsätzlicher Versuch. Stuttgart, Thieme

(1952) Psychotherapie. Leben und Werk großer Ärzte. Stuttgart, Hippokrates

(1953) Arzt und Neurose, 2. Aufl. Stuttgart, Thieme [erste Aufl.: (1936) unter dem Titel: Neurose, Lebensnot, ärztliche Pflicht. Klinische Vorlesungen über Psychotherapie für Ärzte und Studierende. Leipzig, Thieme]

(1955) Grundfragen der Neurosenlehre: Aufbau und Sinn-Bild. Propädeutik einer medizinischen Psychologie. Stuttgart, Thieme

(1959) Das Autogene Training. In: Frankl V, Gebsattel v V, Schultz IH (Hg), Handbuch der Neurosenlehre (S 153–210). München, Urban & Schwarzenberg

Literatur zu Biografie und Werk

Iversen G, Krapf G, Binder H (1970) Dem Wegbereiter I.H. Schultz. Köln-Lindau, Deutscher Ärzte Verlag

Langen D (Hg) (1976) Der Weg des Autogenen Trainings, 2. Aufl. Darmstadt, Wissenschaftliche Buchgesellschaft

Schulte W (1970) I.H. Schultz 1884–1970. Praxis der Psychotherapie 15: 245–248

Schultz IH (1964) Lebensbilderbuch eines Nervenarztes. Stuttgart, Thieme

Wallnöfer H (1984) I.H. Schultz und sein Werk. In: Pesendorfer F (Hg), Johann Heinrich Schultz zum 100. Geburtstag (S 33–36). Wien, Literas

Heinrich Wallnöfer

Schultz-Hencke, Harald

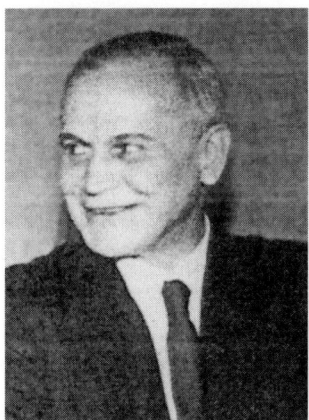

* 18.8.1892 in Berlin; † 23.5.1953 in Berlin.

Gilt neben Alfred → Adler, Sandor → Rado, Karen → Horney, Harry Stack → Sullivan und Thomas French als einer der Vertreter der Neopsychoanalyse.

Stationen seines Lebens

Sohn einer preußischen Beamtenfamilie, Abitur 1911 an der Goethe-Schule in Berlin-Wilmersdorf, im gleichen Jahr Beginn des Studiums der Medizin in Freiburg im Breisgau, 1914 Meldung als Kriegsfreiwilliger, 1917 Dissertation zum Dr. med. an der Universität Freiburg und Anstellung als Arzt. Nach Assistenz an der Psychiatrischen Klinik in Würzburg und der neurologischen Abteilung der Berliner Charité, seit 1922 Allgemeinarzt in eigener Praxis in Berlin. 1922 Beginn der psychoanalytischen Ausbildung am Berliner Psychoanalytischen Institut, Lehranalyse bei Sandor Rado und Felix Boehm, seit 1927 ordentliches Mitglied der DPG, Gründungsmitglied der Allgemeinen Ärztlichen Gesellschaft für Psychotherapie (1927). 1927 veröffentlichte Schultz-Hencke die „Einführung in die Psychoanalyse", in der sich erstmals abweichende theoretische Standpunkte andeuten. 1931 erfolgte in „Schicksal und Neurose" eine deutlich kritische Auseinandersetzung mit der Psychoanalyse S. → Freuds, insbesondere mit der Sexualtheorie und Metapsychologie, verbunden mit der Forderung nach exakter Methodik gegenüber spekulativen Folgerungen.

Obwohl er Freuds wissenschaftliche Leistung nachdrücklich betonte, brachte ihn sein Bestreben, die Individualpsychologie Alfred Adlers und die analytische Psychologie C.G. → Jungs mit den Freudschen Positionen zu „amalgamieren", in eine kontroverse Position gegenüber Freud und den klassischen Freudianern. 1936, nach der durch die Nationalsozialisten erzwungenen Auflösung der DPG, wurde Schultz-Hencke, obwohl kein Mitglied der NSDAP, Vertreter der psychoanalytischen Gruppe (Arbeitsgruppe A) im Deutschen Institut für Psychologische Forschung und Psychotherapie (1936–45). Nach Kriegsende und Wiedergründung der DPG erfolgte 1945 mit Werner Kemper die Gründung des Instituts für Psychopathologie und Psychotherapie in Berlin, das Schultz-Hencke von 1948–1952 leitete. An diesem Institut sollte die Ausbildung in einer die führenden tiefenpsychologischen Schulen (S. Freud, A. Adler, C.G. Jung) verbindenden wissenschaftlichen Gruppierung gewährleistet werden. Nach dem Krieg trug Schultz-Hencke wesentlich dazu bei, die DPG und das Institut wieder in der psychotherapeutischen Versorgung zu etablieren. 1946 wurde durch die Einbindung der Poliklinischen Einrichtung des Instituts als Zentralinstitut für psychogene Erkrankungen in die Landesversicherungsanstalt Berlin allen Mitgliedern der DPG die kassenfinanzierte psychoanalytische Krankenversorgung und die psychotherapeutische Forschung ermöglicht.

Wichtige theoretische Beiträge und Orientierungen

1940 veröffentlichte Schultz-Hencke sein drittes Lehrbuch „Der gehemmte Mensch", das seine eigene wissenschaftliche Überzeugung darstellte. In einer nicht triebtheoretisch, sondern milieutheoretisch und interpersonal orientierten Sichtweise stellte er dar, wie frühe traumatische Beziehungserfahrungen in Form von Härte oder Verwöhnung zur Hemmung normalen Antriebsverhaltens führen und sich später in spezifischen Neurosestrukturen manifestieren. Besondere Bedeutung räumte er der Verarbeitung prägenitaler Erfahrungen ein, insbesondere den Auswirkungen der Hemmung des oralen

433

Antriebserlebens mit Beeinträchtigung der Intentionalität und des Besitzstrebens. Die obligatorisch zu bewältigenden Antinomien des Lebens erhielten dadurch eine besondere Zuspitzung und in bestimmten Versuchungs- und Versagungssituationen komme es zum Ausbruch neurotischer, psychosomatischer oder psychotischer Symptome. Die neurotische Symptomatik definierte Schultz-Hencke als „Antriebssprengstück" der gehemmten Antriebe und die psychoanalytische Behandlung definierte er unter der nationalsozialistischen Zensur 1940 als Desmolyse bzw. Desmologie dieser Hemmungsstrukturen. Diese von ihm nach dem Krieg als „Neopsychoanalyse" genannte theoretische Sicht stellte er 1949 auf dem internationalen psychoanalytischem Kongress in Zürich vor. Nach einer kontroversen Stellungnahme Karl Müller-Braunschweigs fiel die Entscheidung einer nur vorläufigen Aufnahme der DPG, dabei wurde deutlich, dass die definitive Aufnahme der DPG von dem Ausscheiden von Schultz-Hencke abhängig gemacht wurde, was dieser verweigerte. Nachdem Müller-Braunschweig mit einer kleinen Gruppe von Psychoanalytikern, die sich der klassischen Freudschen Theorie verbunden fühlten, aus der DPG ausgetreten war und 1951 für seine neu gegründete Gruppe DPV die Aufnahme in die IPV ebenso beantragte wie Felix Böhm für die DPG, lagen der IPV zwei Anträge vor, wobei nur der Antrag Müller-Braunschweigs akzeptiert wurde. Dies führte zur definitiven Spaltung von DPG und DPV. Schultz-Hencke war Autor von sechs Lehrbüchern und zahlreichen weiteren wissenschaftlichen Publikationen.

Schultz-Hencke starb 1953 im Alter von 60 Jahren in Berlin an den Folgen postoperativer embolischer Komplikationen.

Wesentliche Publikationen

(1927, 1972) Einführung in die Psychoanalyse. Göttingen, Vandenhoeck & Ruprecht
(1931) Schicksal und Neurose: Versuch einer Neurosenlehre vom Bewußtsein her. Jena, Gustav Fischer
(1940) Der gehemmte Mensch: Grundlagen einer Desmologie als Beitrag zur Tiefenpsychologie. Leipzig, Thieme [unveränd. Ausgabe: (1947) Der gehemmte Mensch: Entwurf eines Lehrbuches der Neo-Psychoanalyse. Thieme, Stuttgart]

(1949) Lehrbuch der Traumanalyse. Stuttgart, Thieme
(1951) Lehrbuch der analytischen Psychotherapie. Thieme, Stuttgart
(1952) Das Problem der Schizophrenie: Analytische Psychotherapie und Psychose. Stuttgart, Thieme

Literatur zu Biografie und Werk

Dührssen A (1994) Ein Jahrhundert psychoanalytische Bewegung in Deutschland. Göttingen-Zürich, Vandenhoeck & Ruprecht
Lockott R (1985) Erinnern und Durcharbeiten. Frankfurt/M., Fischer [S 126–134]
Thomä H (1963) Die Neo-Psychoanalyse Schultz-Henckes. Psyche 17: 44–126

Juliane Eva van Wyk

Schützenberger, Anne → Ancelin Schützenberger, Anne

Segal, Hanna

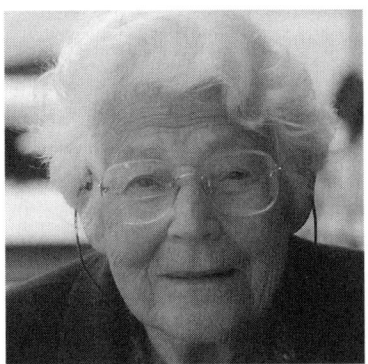

* 20.8.1918 in Lódz, Polen.

Eine der wichtigsten Vertreterinnen der Konzepte von Melanie → Klein, Autorität in der psychoanalytischen Behandlung von psychotischen Patienten.

Stationen ihres Lebens

Hanna Segal stammt aus einer jüdischen Familie, ihr Vater war Rechtsanwalt in Warschau, emigrierte in den 1930er Jahren in die Schweiz, wo er als Herausgeber einer internationalen Zeitschrift tätig war. Obwohl Segal erst 12 Jahre alt war, als ihre Familie Polen verließ, fühlte sie sich dort tief verwurzelt. Im Alter von 17 Jahren kehrte sie in ihr Geburtsland zurück, um die Schule abzuschließen und ein Medizinstudium zu beginnen. Aus politischen Gründen musste ihre Familie die Schweiz verlassen und nach Paris übersiedeln. Als im September 1939 der Krieg ausbrach, war Segal, die zu dieser Zeit in Warschau Medizin studierte, gerade in Paris und konnte nicht mehr nach Polen zurückkehren. 1940, angesichts der deutschen Invasion in Frankreich, musste die Familie erneut emigrieren, dieses Mal nach England. In Edinburgh nahm sie ihr Medizinstudium wieder auf, und dort kam sie auch in Kontakt mit Ronald → Fairbairn, der sie mit den Werken von Melanie Klein bekannt machte. Schon im Alter von 16 Jahren hatte sie gewusst, dass sie Psychoanalytikerin werden wollte, jetzt zeigte sich ihr endlich der Weg dazu. Sie ging nach London und wurde von der Britischen Psychoanalytischen Gesellschaft zur Ausbildung und von Melanie Klein zur Analyse angenommen. Die Zeit ihrer Ausbildungsjahre war geprägt durch die kontroversen Diskussionen zwischen der Gruppe um Anna → Freud und der kleinianischen Gruppe. 1945 schloss sie ihre Ausbildung ab, 1950 wurde sie Lehranalytikerin. Sie wurde bald ein wichtiges Mitglied der kleinianischen Gruppe. Nach dem Krieg begannen einige kleinianische Analytiker, unter ihnen Hanna Segal, Herbert → Rosenfeld und Wilfred → Bion, mit schwer gestörten psychotischen Patienten zu arbeiten. Segal wird die erste Analyse eines hospitalisierten schizophrenen Patienten ohne Modifikation der analytischen Behandlungstechnik zugeschrieben. Nach dem Tod von Melanie Klein war sie sehr um die Organisation der kleinianischen Gruppe bemüht und entwickelte außerordentliche Aktivitäten, kleinianische Konzepte bei Analytikern international bekannt zu machen. 1987 hatte sie die neu etablierte Freud-Professur am University College London inne. Segal gilt als eine der wichtigsten Vertreterinnen der kleinianischen Konzepte sowie als eine Autorität in der Behandlung von psychotischen Patienten und hat durch ihre Arbeit als Supervisorin weltweit Analytiker, die mit schwer gestörten Patienten arbeiten, wesentlich geprägt. Sie lebt und arbeitet in London.

Wichtige theoretische Beiträge und Orientierungen

Segal gehörte zu den ersten Analytikern, die mit psychotischen Patienten arbeiteten. In ihrer bedeutsamen Arbeit von 1957 über die Symbolbildung stellt sie der Fähigkeit zur Symbolbildung die symbolische Gleichsetzung gegenüber, bei der zwischen Symbol und symbolisiertem Gegenstand kein Unterschied gemacht wird. Die symbolische Gleichsetzung beeinträchtigt das Denken und Verhalten gravierend, da die Fähigkeit, die Realität zu erkennen, gestört ist. Segal versteht symbolische Gleichsetzung als ein Resultat pathologischer projektiver Identifizierung, wodurch die Grenzen zwischen Selbst und Objekt zerstört werden und das Selbst entleert wird. In ihrem weiteren Werk setzt sie sich mit verschiedenen Aspekten in der Behandlung psychotischer Patienten auseinander. In ihren Arbeiten über Ästhetik und Kreativität (1952, 1974, 1977, 1981, 1984) zeigt sie, dass künstlerische Schöpfung ein relativ stabiles Erreichen der depressiven Position voraussetzt; in dieser Position kann der Antrieb zur Wiedergutmachung mobilisiert und in künstlerische Aktivität umgesetzt werden.

Wesentliche Publikationen

(1950) Some aspects of the analysis of a schizophrenic. International Journal of Psycho-Analysis 31: 268–278 [dt.: (1991) Aspekte der Analyse eines schizophrenen Patienten. In: Bott Spillius E (Hg), Melanie Klein heute, Bd. II (S 128–154). München, Verlag Internationale Psychoanalyse]

(1952) A psycho-analytic approach to aesthetics. International Journal of Psycho-Analysis 33: 196–207 [auch in: Klein M, Heimann P, Money-Kyrle R (Eds) (1955), New directions in psycho-analysis (pp 384–405). London, Hogarth; sowie in: Segal H (1981), The work of Hanna Segal (pp 101–120). New York, Jason Aronson]

(1957) Notes on symbol formation. International Journal of Psycho-Analysis 38: 391–397 [dt.: (1990) Bemerkungen zur Symbolbildung. In: Bott Spillius E (Hg), Melanie Klein heute, Bd. I (S 202–224). München, Verlag Internationale Psychoanalyse]

(1964) Introduction to the work of Melanie Klein. London, Heinemann [dt.: (1974) Melanie Klein: Eine Einführung in ihr Werk. München, Kindler]

(1974) Delusion and artistic creativity. International Review of Psycho-Analysis 1: 135–141 [dt.: (1991) Wahn und künstlerische Kreativität: Betrachtungen über William Goldings Roman „Der Turm der Kathedrale". In: Bott Spillius E (Hg), Melanie Klein heute, Bd. II (S 332–345). München, Verlag Internationale Psychoanalyse]

(1977) Psycho-analysis and freedom of thought. London, Lewis [auch in: Segal H (1981) The work of Hanna Segal (pp 217–227). New York, Jason Aronson]

(1979) Klein. London, Fontana

(1981) The work of Hanna Segal: A Kleinian approach to clinical practice. New York, Jason Aronson [dt.: (1992) Wahnvorstellungen und künstlerische Kreativität: Ausgewählte Aufsätze. Stuttgart, Klett-Cotta]

(1984) Joseph Conrad and the mid-life crisis. International Review of Psycho-Analysis 11: 3–9

(1987) Silence is the real crime. International Review of Psycho-Analysis 14: 3–12 [dt.: (1986) „Schweigen ist das eigentliche Verbrechen". Jahrbuch der Psychoanalyse 19: 194–210]

(1991) Dream, phantasy and art. London, Routledge [dt.: (1996) Traum, Phantasie und Kunst. Stuttgart, Klett-Cott]

(1993) On the clinical usefulness of the concept of death instinct. International Journal of Psycho-Analysis 74: 55–61 [dt.: (2002) Über den klinischen Nutzen des Todestriebkonzepts. Jahrbuch der Psychoanalyse 44: 105–119]

(1997) Psychoanalysis, literature, and war. London, Routledge

Literatur zu Biografie und Werk

Aguayo J (1999) An interview with Dr. Hanna Segal. Journal of the Northern California Society for Psychoanalytic Psychology 5 [URL www.fortda.org/Spring_99/Hana_Segal.html]

Hinshelwood RD (1989, 1991, 1993) Wörterbuch der kleinianischen Psychoanalyse. Stuttgart, Verlag Internationale Psychoanalyse

Pick D, Roper L (1999) Psychoanalysis, dreams, history: An interview with Hanna Segal. History Workshop Journal 49: 161–170

Katharina Leithner

Selvini Palazzoli, Mara

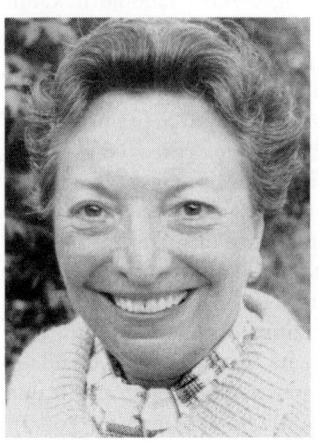

* 15.8.1916 in Mailand; † 21.6.1999 in Mailand.

Begründerin des Mailänder Modells in der systemischen Familientherapie.

Stationen ihres Lebens

Kindheit in einer wohlhabenden Kaufmannsfamilie; Medizinstudium, Fachausbildung in Interner Medizin an der Universitätsklinik von Mailand; Spezialisierung auf Patientinnen mit der Diagnose Anorexia nervosa; aus dem erwachenden psychotherapeutischen Interesse heraus Beschluss, das Fachgebiet zu wechseln; Ausbildung zur Psychiaterin und ab 1950 Beginn einer psychoanalytischen Ausbildung bei → Benedetti; unter Einfluss von → Fromm-Reichmann, → Sullivan, → Fairbairn, Guntrip und der Existenzialanalyse wachsendes Interesse an der Therapeut-Klient-Beziehung; 1963 Publikation über Magersucht; aus Unzufriedenheit über das Missverhältnis zwischen dem Aufwand für die Behandlungen und den Resultaten Neuorientierung und Auseinandersetzung mit Familientherapie; 1965–81 Dozentin für Psychotherapie am Psychologie-Institut der Katholischen Universität in Mailand; 1967 Studienreise in die USA; Kontakt u. a. mit Wynne, Singer und der Forschergruppe in Palo Alto (→ Bateson, → Haley und → Watzlawick); Entscheidung, einen eigenständigen Weg zu suchen; 1967: mit einer Gruppe von Psychiatern und Analytikern Gründung des Centro per lo Studio della Famiglia in Mailand, dem ersten familientherapeutischen Zentrum in Italien („psychoanalytische Phase" des Instituts), aber zunehmende Verlagerung des Forschungsfeldes vom Individuum zu Kommunikation und zu den Beziehungen innerhalb der Familie; erste Hypothesen über das „Familienspiel". 1971 Trennung von dieser Gruppe und Gründung des später legendär gewordenen „Mailänder Teams", bestehend aus Mara Selvini Palazzoli, Luigi Boscolo, Gianfranco Cecchin und Giuliana Prata; Zuwendung zum systemischen Paradigma, Änderung des Verhaltens der Therapeutin (mehr Aktivität, Rolle als Provokateurin), strategisches Denken steht im Vordergrund („Spielzüge" der Familie erkennen), Konzentration auf das Verhalten der Familienmitglieder; Setting der Therapiesitzungen: Teamarbeit, aktive Mitarbeit des Teams hinter dem Einwegspiegel; kurztherapeutische Behandlung von Kindern mit den Eltern; 1975 Veröffentlichung des Buchs „Paradoxon und Gegenparadoxon", das zum Bestseller wird; Weiterentwicklung der Methodik: zirkuläres Fragen, positive Konnotation, paradoxe Abschlusskommentare, Symptomverschreibungen (Verschreibung an die Familie, nichts zu verändern), nonverbale Interventionen und Verschreibungen von Familienritualen wurden Bestandteil des systemischen Vorgehens; Verlagerung der Aufmerksamkeit von der Familie auf das therapeutische System, Fokus auf Motivation für die Therapie sowie auf den Kontext, in den die Therapie eingebunden ist; der Artikel „Hypothetisieren, Zirkularität, Neutralität" (1981; engl. 1980) stellte den Höhepunkt und die letzte gemeinsame Veröffentlichung dieses Mailänder Teams dar; ab 1980 Spaltung des Teams; Boscolo und Cecchin begannen Ausbildungen zu organisieren, Selvini blieb jedoch ihrem Forschergeist und ihrer Unabhängigkeit treu („Lehre schränkt ein") und gründete mit Giuliana Prata ein neues Institut; Erweiterung ihres Tätigkeitsfeldes auf größere Systeme (Schule, Psychiatrie, Betriebe) und Organisationen; 1981: „Hinter den Kulissen von Organisationen"; ab 1982 neues Team im Nuovo Centro per lo Studio della Famiglia mit Stefano Cirillo, Anna Maria Sorrentino und ihrem Sohn Matteo; Entwicklung der „unveränderlichen Verschreibung" als Strategie der Informationsgewinnung; Fokussierung auf die Therapie mit den Eltern als Paar; Änderung der sehr distanzierten Haltung zu mehr Kooperation; das Individuum bekommt wieder mehr Gewicht; 1991 Veröffentlichung des umstrittenen Buches „Psychotische Spiele in der Familie"; zum Teil vollzieht sich eine Rückwendung zu einzeltherapeutischen und psychoanalytischen Ansätzen.

Wichtige theoretische Beiträge und Orientierungen

Ziel ihrer Arbeit ist, eine soziale Ätiologie von psychischen Störungen zu entwerfen. Sie ist überzeugt, dass die Entwicklung solcher Störungen stark mit der Interaktion des Elternpaares verbunden ist, auf dem Hintergrund beider Herkunftsfamilien. Der Symptomträger wird als Mitspieler des Spiels zwischen den Eltern gesehen, wobei sich das Kind auf die Seite des vermeintlich schwächeren Elternteils schlägt. Ziel der Therapie ist, klare Grenzen zwischen den Subsystemen zu etablieren, das Patt der Eltern aufzubrechen und die verdeckten „Spiele" offen zu legen. Die wichtigsten Errungenschaften sind die Arbeitsform des Teams; zirkuläre Fragen als Möglichkeit des Informationsgewinnes bzw. als therapeutisches Instrument sowie als Ausdrucksform der Zirkularität von Information im System; die Vorgangsweise, sich von den entwickelten oder verworfenen Hypothesen während der Sitzung führen zu lassen; der Begriff Neutralität als Haltung des Therapeuten gegenüber der Familie; die Nutzung von Verschreibungen einerseits als Informationsbeschaffung und als therapeutische Technik andererseits.

Wesentliche Publikationen

(1963, 1982) Magersucht: Von der Behandlung einzelner zur Familientherapie. Stuttgart, Klett-Cotta
(1976, 1978) Der entzauberte Magier: Zur paradoxen Situation des Schulpsychologen. Stuttgart, Klett
(1983) Die Notwendigkeit langer Abstände zwischen den Sitzungen. Zeitschrift für systemische Therapie 1: 49–56
Selvini Palazzoli M, Anolli L, di Blasio P, Giossi L, Pisano I, Ricci C, Sacchi M, Ugazio V (1981, 1981) Hinter den Kulissen der Organisation. Stuttgart, Klett-Cotta

Selvini Palazzoli M, Boscolo L, Cecchin G, Prata G (1975, 1977) Paradoxon und Gegenparadoxon. Stuttgart, Klett-Cotta

Selvini Palazzoli M, Boscolo L, Cecchin G, Prata G (1979) Gerade und ungerade Tage. Familiendynamik 4: 138–147

Selvini Palazzoli M, Boscolo L, Cecchin G, Prata G (1981) Hypothetisieren, Zirkularität, Neutralität: Drei Richtlinien für den Leiter der Sitzung. Familiendynamik 6: 123–139

Selvini Palazzoli M, Boscolo L, Cecchin G, Prata G (1983) Das Problem des Zuweisenden. Zeitschrift für systemische Therapie 1: 11–20

Selvini Palazzoli M, Cirillio S, Selvini M, Sorrentino AM (1988, 1992) Die psychotischen Spiele in der Familie. Stuttgart, Klett-Cotta

Selvini Palazzoli M, Cirillo S, Sellini M, Sorrentino AM (1998, 1999) Anorexie und Bulimie: Neue familientherapeutische Perspektiven. Stuttgart, Klett-Cotta

Selvini Palazzoli M, Boscolo L, Cecchin G, Prata G (1974) The treatment of children through brief therapy of their parents. Family Process 14: 429–442

Selvini Palazzoli M, Boscolo L, Cecchin G, Prata G (1986) Das Problem des Zuweisenden: Geschwister als Zuweiser. Zeitschrift für systemische Therapie 4: 47–61

Literatur zu Biografie und Werk

Boscolo L, Cecchin G, Hoffman L, Penn P (1987, 1988) Familientherapie – Systemtherapie: Das Mailänder Modell. Dortmund, Modernes Lernen

Pisarsky B (2000) Die Mailänder Schule: Systemische Therapie von der paradoxen Intervention zum epigenetischen Ansatz. Göttingen, Vandenhoeck & Ruprecht

Selvini M (Hg) (1985, 1992) Mara Selvinis Revolutionen: Die Entstehung des Mailänder Modells. Heidelberg, Carl Auer

Zundel E, Zundel R (1987) Leitfiguren der neuen Psychotherapie: Leben und Werk. München, dtv, S 124–142

Gerald Binter

Shapiro, Francine

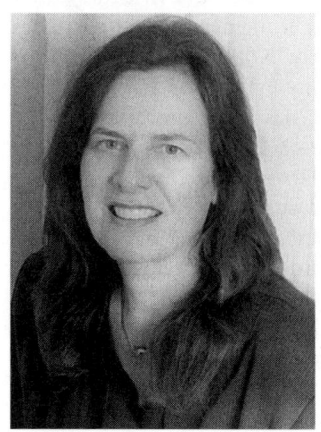

* 18.2.1948 in Brooklyn, New York.

Begründerin von EMDR (Eye Movement Desensitization Reprocessing) als strukturiertes, integriertes Verfahren zur Behandlung von Traumata.

Stationen ihres Lebens und wichtige theoretische Beiträge und Orientierungen

Amerikanerin in der zweiten Generation; ihre Großeltern waren jüdisch-europäischer Herkunft. Ihre Kindheit und frühe Jugend verbrachte sie in New York, besonders beeinflusst von ihrem Großvater, einem tiefgeistigen Menschen, der sein Leben den Armen und den Menschen mit geringer Ausbildung in seiner Gemeinde widmete. Da ihre Eltern großen Wert auf eine Ausbildung legten und sie selbst gern las, entschied sie sich in jungen Jahren, Literaturlehrerin zu werden. So wurde sie Bachelor sowie Master of Arts in Literatur und danach Lehrerin im öffentlichen Schulsystem in New York City. Da sie sich wünschte, auch auf Universitätsniveau zu lehren, begann sie ein Doktoratsstudium und spezialisierte sich auf die Literatur des 19. Jahrhunderts, um danach an der New York University zu unterrichten. Ihrem Lehrer William Buckler verdankt sie, ihr „nicht, was zu denken, sondern wie zu denken" beigebracht zu haben. Sie wurde Literaturkritikerin, verfasste Beiträge für verschiedene Zeitschriften und gab ein Buch mit dem Titel „Thomas Hardy's chosen poems" heraus. Während dieser

Zeit faszinierte sie auch das aufkommende Feld der Verhaltenstherapie und die frühen Schriften von Andrew Salter und Joseph → Wolpe. Besonders überzeugend war für sie die Idee einer Psychotherapie, die vorhersagbar und sehr zeiteffizient ist. Zusätzlich hatte das Literaturstudium einen großen Einfluss auf ihr Verständnis der menschlichen Psyche und auch darauf, sich auf Nuancen des Ausdrucks und der Interpretation einzustimmen. Der Kampf gegen den Krebs im Jahr 1979 führte sie zum Entschluss, ihre Aufmerksamkeit von der Literatur weg und stattdessen hin auf die Beziehung zwischen Seele, Körper und externen Stressoren zu richten. Sie entschloss sich dazu, sich nun ganz der Aufgabe zu widmen, die Verfahren und Techniken zu identifizieren, die ihr zu einer größeren persönlichen Befähigung helfen könnten. 1979–87 erforschte sie viele Alternativverfahren und benutzte dabei ihren Körper und ihre Seele als eigenes Labor, um Behandlungseffekte zu erkunden. Während dieser Zeit studierte sie Psychologie, um das, was bereits bekannt war und gelehrt wurde, zu überprüfen. 1987 bemerkte sie – während eines Spazierganges – den Einfluss von Augenbewegungen auf ihre eigene kognitive Verarbeitung und begann die Erforschung dessen, was inzwischen als Eye Movement Desensitization and Reprocessing (EMDR) bekannt wurde. Dies war auch das Thema ihrer Dissertation, welche sie 1988 erfolgreich abschloss und 1989 publizierte – eine der ersten kontrollierten Studien über die Behandlung von posttraumatischen Stresssymptomen. Joseph Wolpe war von ihren Forschungsdaten sehr angetan und lud sie zu einem Artikel in seiner Zeitschrift ein, was die anfängliche Verbreitung im Bereich der Verhaltenstherapie sehr unterstützte. Die weitere methodologische Ausarbeitung durch Shapiro (1995, 1999) zeigte, wie EMDR von seinen ursprünglichen Wurzeln zu einem ausgefeilten und integrativen psychotherapeutischen Verfahren wurde. Die Integration von psychodynamischen, kognitiv-verhaltenstherapeutischen, personzentrierten, körperorientierten und interaktionellen Therapien (siehe die Kapitel von führenden Vertretern dieser Orientierungen; Shapiro, 2002) mit den bestimmenden Elementen von EMDR – seine kurzen Expositionen gegenüber trauma-assoziiertem Material, doppelte Aufmerksamkeitsstimulation, die Achtsamkeit und freie Assoziation – bildeten die Vorraussetzung für ein überaus strukturiertes Verfahren. EMDR scheint den Zugang zu traumatischen Erinnerungen zu erleichtern und das Informationsverarbeitungssystem mit seinen inhärenten, selbstheilenden Prozessen zu aktivieren. Das Durcharbeiten der dysfunktional gespeicherten Information führt zu einem umfassenden Lernprozess, welcher die Elimination von emotionalem und somatischem Distress und gleichzeitig die kognitive Einsicht einschließt. Die Effizienz von EMDR in der Behandlung von PTSD (post-traumatic stress disorder) ist inzwischen weitreichend anerkannt. Es wurde das am gründlichsten untersuchte Verfahren für die PTSD-Behandlung mit 15 empirischen Evaluationen von unabhängigen Forschern in vielen Forschungseinrichtungen. Während es ursprünglich dazu entwickelt wurde, den Distress zu lindern, der mit traumatischen Erinnerungen assoziiert ist, wird EMDR zunehmend für ein breiteres Spektrum von klinischen Erkrankungen, welche nach stressreichen Lebenserfahrungen auftreten, angewendet. Shapiros Bemühungen gelten aktuell dem EMDR Humanitarian Assistance Programm, einer Non-Profit-Organisation, die ein weltweites Netzwerk von Klinikern koordiniert, um das Leid in den am wenigsten entwickelten Ländern zu lindern. Das Ziel ist es, den Zyklus von Gewalt so zu unterbrechen, dass die Schmerzen, die durch Naturkatastrophen oder von Menschen herbeigeführten Katastrophen entstanden sind, bewältigt werden können.

Wesentliche Publikationen

(1989) Efficacy of the eye movement desensitization procedure in the treatment of traumatic memories. Journal of Traumatic Stress Studies 2: 199–223

(1995) Eye movement desensitization and reprocessing: Basic principles, protocols and procedures. New York-London, Guildford Press [dt.: (1998) EMDR: Grundlage und Praxis. Paderborn, Junfermann]

(1999) EMDR and the anxiety disorders: Clinical and research implications of an integrated psychotherapy treatment. Journal of Anxiety Disorders 13: 35–67

(Ed) (2002) EMDR as an integrative psychotherapy approach: Experts of diverse orientations explore the paradigm prism. Washington (DC), American Psychological Association

Shapiro F, Forrest MS (1997) EMDR: The breakthrough therapy for overcoming anxiety, stress, and trauma. New York, Basic Books [dt.: (1998) EMDR in Aktion. Paderborn, Junfermann]

Traudl Szyszkowitz

Simon, Fritz B.

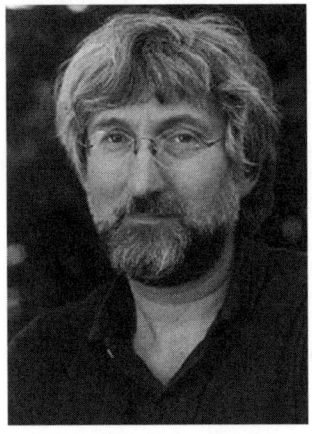

* 27.10.1948 in Siegen, Westfalen.

Bedeutender Vertreter des Heidelberger Modells der Systemischen Familientherapie.

Stationen seines Lebens

Studium der Medizin und Soziologie in Göttingen; 1973: Promotion zum Dr. med.; 1975–1978 Facharztweiterbildung in Psychiatrie und Neurologie, 1979 Anerkennung als Facharzt für Psychiatrie; 1976–82 psychoanalytische Ausbildung im Lehrinstitut für Psychoanalyse und Psychotherapie Hannover; anschließend ärztliche und psychotherapeutische Tätigkeit in Hannover und Heidelberg, wo er 1983 die Internationale Gesellschaft für Systemische Therapie mitbegründete. 1982–89 war er leitender Oberarzt der Abteilung für psychoanalytische Grundlagenforschung und Familientherapie der Universität Heidelberg; 1987: Habilitation (Venia legendi für Psychosomatik und Psychotherapie) an der Universität Heidelberg; 1989: Mitbegründer des Carl-Auer-Systeme-Verlags, seither dessen geschäftsführender Gesellschaf-

ter; 1990: Mitbegründer und mit Unterbrechung bis 2001 Geschäftsführer des Heidelberger Instituts für systemische Forschung; 1994–2001: Vizepräsident der European Family Therapy Association (EFTA); 1996: Anerkennung als Facharzt für psychotherapeutische Medizin, seit damals auch (gemeinsam mit A. Retzer) Herausgeber der Zeitschrift „Familiendynamik". Seit 1999 hat er eine Stelle als Professor für Führung und Organisation an der Wirtschaftswissenschaftlichen Fakultät der Universität Witten/Herdecke inne; seit 2000 geschäftsführender Gesellschafter des Management Zentrums Witten, seit 2001 Geschäftsführer der Systemischen Organisationsgesellschaft Simon, Weber & Friends; 2002: Mitbegründer des Helm-Stierlin-Instituts für Systemische Therapie (mit A. Ebbeke-Nohlen, G. Schmidt, J. Schweizer, G. Weber und C. Beilfuß). Darüber hinaus arbeitete er in all diesen Jahren als Gruppendynamiktrainer, Psychotherapeut und Psychiater in unterschiedlichen Institutionen der Universitäts- und Versorgungspsychiatrie.

Wesentliche theoretische Beiträge und Orientierungen

Fritz B. Simon trug neben H. → Stierlin, G. Schmidt und G. Weber maßgeblich zur Entwicklung des Heidelberger Modells der Systemischen Familientherapie bei. Das Heidelberger Modell basiert auf systemisch-konstruktivistischen Grundannahmen und wurde durch die Erkenntnisse der Forschergruppe am Mental Research Institute, besonders durch die Publikationen Paul → Watzlawicks und die mathematischen Überlegungen George SpencerBrownes, beeinflusst. Weiters trug Simon maßgeblich zur Vertiefung des zirkulären Fragemodells bei und publizierte besonders zu Themen systemischer Psychiatrie und Psychosomatik und den systemischen Gesundheits-, Krankheits- und Therapietheorien. Später wandte er seine Aufmerksamkeit größeren Organisationssystemen zu. Seine derzeitigen Arbeitsschwerpunkte sind: Organisations-, Kommunikations- und Konfliktforschung sowie Beratung und Coaching im Topmanagement. Er übt verschiedene Lehr- und Beratungstätigkeiten in mehreren europäischen Ländern, in den USA und in China aus und ist Vize-Präsident der Deutsch-Chinesischen Akademie für Psychotherapie. Fritz B. Simon ist Autor von ca. 200 Fachartikeln und Autor bzw. Herausgeber von bislang 17 Büchern.

Wesentliche Publikationen

(1984) Der Prozeß der Individuation: Über den Zusammenhang von Vernunft und Gefühlen. Göttingen, Vandenhoeck und Ruprecht
(1988) Lebende Systeme. Frankfurt/M., Suhrkamp
(1990) Meine Psychose, mein Fahrrad und ich. Heidelberg, Carl Auer
(1988) Unterschiede, die Unterschiede machen. Berlin, Springer [auch: (1993) Frankfurt/M., Suhrkamp]
(1992) Radikale Marktwirtschaft. Heidelberg, Carl Auer
(1995) Die andere Seite der Gesundheit. Heidelberg, Carl Auer
(1997) Die Kunst, nicht zu lernen. Heidelberg, Carl Auer
(1999) Zirkuläres Fragen. Heidelberg, Carl Auer
(2001) Tödliche Konflikte. Heidelberg, Carl Auer
(2002) Die Familie des Familienunternehmens. Heidelberg, Carl Auer
(2004) Gemeinsam sind wir blöd!? Die Intelligenz von Unternehmen, Managern und Märkten. Heidelberg, Carl Auer
Simon FB, König K (2001) Zwischen Couch und Einwegspiegel: Systemisches für Psychoanalytiker – Psychoanalytisches für Systemiker. Heidelberg, Carl Auer
Simon FB, Stierlin H (1984) Die Sprache der Familientherapie. Stuttgart, Klett-Cotta
Simon FB, Weber G (2004) Vom Navigieren beim Driften. „Post aus der Werkstatt" der systemischen Therapie. Heidelberg, Carl Auer

Paul Gumhalter &
Billie Rauscher-Gföhler

Simonton, Oscar Carl

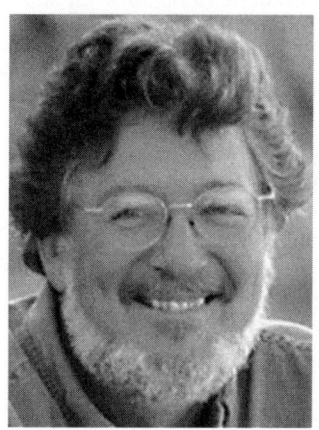

* 29.6.1942 in Los Angeles, Kalifornien.

Amerikanischer Krebsspezialist und Strahlentherapeut. Er hat systematische, emotionale und psychologische Komponenten in die Krebstherapie eingeführt und ein Visualisierungs-Modell für Krebspatienten entwickelt, um mit Hilfe der eigenen Vorstellungskraft (und Killerzellen) den Krebs zu bekämpfen.

Stationen seines Lebens und wichtige theoretische Beiträge und Orientierungen

Sohn eines Pastors; besucht 1960–62 das Phoenix College in Phoenix, Arizona, anschließend die Arizona State University; studiert 1963–67 Medizin an der University of Oregon Medical School; arbeitet 1967–68 als Turnusarzt am Santa Barbara County Hospital und Santa Barbara Cottage Hospital in Kalifornien. Die Ausbildung zum Facharzt für Strahlenheilkunde absolviert er 1968–71 an der Universitätsklinik in Oregon, danach leitet er die Radiotherapie-Station der Traves Air Force Base in Kalifornien. In dieser Phase erkennt er die Notwendigkeit der emotionalen Unterstützung bei der Behandlung der Krebspatienten und führt Gruppen- und Einzeltherapie als Standardbehandlung für Krebskranke ein. Seine Idee ist, dass psychische Komponenten den Krankheitsverlauf beeinflussen könnten. 1973 entwickelt er das Simonton-Modell, in Zusammenarbeit mit seiner damaligen Frau Stephanie Matthews-Simonton, Klinische Psychologin, Autorin des Buches

„The healing family" (1984). Sein Programm baut er auf einer Versuchsstudie 1974–81 auf, mit der er die Erhöhung der Überlebensdauer und die Verbesserung der Lebensqualität von Krebskranken belegen wollte. 1978 präsentiert er – basierend auf Teilergebnissen seiner Studie beim 12. Internationalen Krebskongress in Buenos Aires sein Papier „The psychological causes and the psychological treatment of cancer". Auch seine Bücher „Getting well again" (1978) und „The healing journey" (1992) sind darauf aufgebaut. Für sein kausal-lineares psychosomatisches Konzept der Krebserkrankung wird er heftig kritisiert: Vor allem die amerikanische Krebsgesellschaft weist seine Theorien zurück und setzt ihn 1981 auf die Quacksalberliste. 1985 gründet er das Simonton-Cancer-Center (Pacific Palisades, Kalifornien), leitet es und bietet auf Vortragsreisen durch Europa sein Trainingsprogramm als „Weg zur spirituellen Heilung" an. 1993–96 ist er Direktor des Psychoneuroimmunology Intervention Counseling Program des Cancer Treatment Center im Brea Community Hospital (Brea, Kalifornien). Mit Vorträgen und Seminaren propagiert er den Sieg über den Krebs durch Lebenswillen und Selbstdisziplin. Er bereist Amerika, Europa und Australien. In den letzten Jahren arbeitet er bei Krebspatienten verstärkt mit kreativen Medien, vor allem mit Musik. Das Simonton-Modell setzt sich aus Elementen verschiedener psychologischer Schulen und Psychotherapietechniken zusammen: Bausteine aus der Progressiven Muskelentspannung nach E. → Jacobson, aus Biofeedback- und Hypnosekonzepten, aus der aktiven Imagination nach C.G. → Jung, aus der „Psychotherapie gegen den Krebs" des amerikanischen Psychiaters Lawrence LeShan (1982) und aus Konzepten der Stressforschung der 1970er Jahre. Gemeinsam münden sie in die Simonton-Technik: Ein in sechs Wochen erlernbares Übungsprogramm für Patienten und Schüler: Dreimal täglich werden Entspannungs- und Visualisierungsübungen praktiziert, verbunden mit der „Vorstellung, wie die Killerzellen die Krebszellen besiegen", so Simonton in „Wieder gesund werden": „Das gehört zu den wertvollsten Verfahren, unseren Patienten zum Glauben an ihre Fähigkeit zur Genesung zu verhelfen." Weitere Bausteine sind dreimal wöchentlich ca. eine Stunde Bewegungstraining und Zielanvisierungstraining: „Fügen Sie Ziele in ihre Visualisierungen ein […] beseitigen Sie in der Vorstellung alle Hindernisse, die Sie daran hindern könnten, Ihre Ziele zu erreichen." Simontons Visualisierungsmethode ist umstritten: Bislang gibt es keine Belege dafür, dass die Anwendung von Imaginationstechniken zur Veränderung des Verlaufs von Krebserkrankungen beiträgt. Sämtliche Versuche, der Krebserkrankung eine Psychogenese zu unterstellen, sei es durch life events, spezifische Stressfaktoren oder aufgrund charakterlicher Merkmale einer „Krebspersönlichkeit" entbehren jeglicher wissenschaftlichen Grundlage, erklären seine Kritiker. In den letzten Jahren ist Simonton davon abgekommen, dass sich Krebs durch positives Denken und bloße Willenskraft beseitigen lässt und hat schulmedizinische Behandlungsformen in das Krebstherapieprogramm seines Centers eingeführt. Seine Botschaft dahingehend modifiziert lautet: Hoffnung, Vertrauen und ein völlig neuer Umgang mit sich selbst sind – neben der bestmöglichen medizinischen Therapie – die wichtigsten Voraussetzungen für den Heilungsprozess.

Wesentliche Publikationen

(1989) Prinzip Mut: Die Aktivierung der Selbstheilungskräfte bei Krebs. München, Heyne

Simonton OC, Henson R (1992) The healing journey. New York, Bantam Books [dt. (1993): Auf dem Wege der Besserung: Schritte zur körperlichen und spirituellen Heilung. Reinbek, Rowohlt]

Simonton OC, Matthews-Simonton S (1981) Cancer and stress: Counselling the cancer patient. Medical Journal of Australia 1: 679–683

Simonton OC, Matthews-Simonton S, Creighton J (1978, 1980) Getting well again: A step by step, self-help guide to overcoming cancer for patients and their families. Los Angeles (CA), Tarcher / New York, Bantam Books [dt.: (1982) Wieder gesund werden: Eine Anleitung zur Aktivierung der Selbstheilungskräfte für Krebspatienten und ihre Angehörigen. Reinbek, Rowohlt]

Literatur zum Werk

Federspiel K (1999) Krebs: Mit der Krankheit leben. München, Heyne

Kappauf H, Gallmeier W (2000) Nach der Diagnose Krebs: Leben ist eine Alternative. Freiburg/Br., Herder

König W (Hg) (1998) Krebs: Ein Handbuch für Be-
troffene, Angehörige und Betreuer. Wien-New
York, Springer

LeShan L (1977, 1982) Psychotherapie gegen den
Krebs: Über die Bedeutung emotionaler Faktoren
bei der Entstehung und Heilung von Krebs. Stuttgart, Klett-Cotta

Walter König

Skinner, Burrhus Frederick

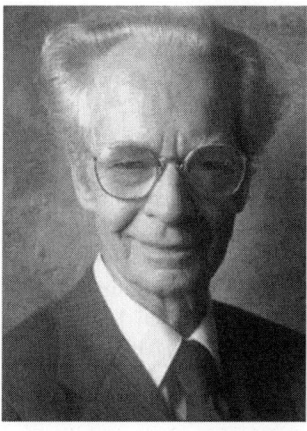

* 20.3.1904 in Susquehanna, Pennsylvania; † 18.8.1990
in Cambridge, Massachusetts.

Vater des operanten Konditionierens und einer
der berühmtesten Vertreter des Behaviorismus.

*Stationen seines Lebens und wichtige
theoretische Beiträge und Orientierungen*

Sohn eines Rechtsanwalts; er war ein aktives
Kind, das gerne draußen spielte oder etwas baute und das – bis auf die täglichen Gottesdienste
– die Schule mochte. Bereits in seiner Jugendzeit
kam er mit den Werken von Francis Bacon in
Berührung, später faszinierten ihn auch die
Schriften Iwan → Pawlows, John B. Watsons
und Bertrand Russells. Nach Beendigung seiner
Schul- und Studienzeit am Hamilton College
New York (Hauptfach: englische Literatur) versuchte er sich dort zwei Jahre lang als freier
Schriftsteller – ohne großen Erfolg. So ging er
schließlich nach Cambridge (Massachusetts)
und begann mit dem Studium der Psychologie
an der renommierten Harvard-Universität.
Nach der Hinwendung zum Behaviorismus begann er ein intensives Studium der Verhaltenswissenschaft (behavioral science), die ihn im
Laufe seines Lebens nie mehr los ließ. 1931 erhielt er seinen Ph.D. mit einer Doktorarbeit
über die Geschichte der Reflexe. Danach arbeitete er fünf Jahre lang in Harvard im Tierlabor
eines Biologen, wo er mit Ratten und kleinen
Käfigen experimentierte, die z. B. auf Knopf-
druck eine Futterpille abgaben und später – in
weiterentwickelter Form – als „Skinner-Box"
bekannt wurden. 1936 ging er nach Minneapolis, um an der Universität von Minnesota zu
unterrichten. Dort schrieb er „The behavior of
organisms" und begann seinen utopischen Roman „Walden two". Vor dem Fenster seines
Arbeitszimmers saßen häufig Tauben auf der
Stange, was ihn auf die Idee brachte, sie für seine
Experimente zu nutzen; sie wurden künftig seine bevorzugten Versuchstiere. 1936 heiratete er
seine Freundin Yvonne Blue, die in Minneapolis
Englisch studierte. Aus der Ehe gingen zwei
Töchter hervor. 1945 wurde Skinner Vorstand
des Psychologischen Instituts der Universität
von Indiana, wo er drei Jahre lang blieb. Dort
gründete er auch das „Journal of Experimental
Analysis of Behavior" zum Zweck der besseren
Kommunikation zwischen Forschern. 1948
kehrte Skinner an die Harvard-Universität nach
Cambridge zurück, wo er von da an lebte und
arbeitete. 1958 wurde er dort Edgar Pierce Professor of Psychology. Skinner war ein ausgesprochen aktiver Mensch, besessen von seiner
Forschung und der Verbreitung seiner Erkenntnisse. Als hervorragender Publizist seiner Ideen
und Ansätze ist er Autor und Ko-Autor von
etwa 20 Büchern und schrieb unzählige wissenschaftliche Zeitschriftenbeiträge (siehe Skinner
Foundation, o.J.). Als Universitätsprofessor betreute er hunderte von Doktoranden. Skinner
war zeit seines Lebens strikter Behaviorist.
Folglich hielt er als Gegenstand wissenschaftlicher Psychologie nur das äußerlich beobachtbare Verhalten für akzeptabel. Seine bevorzugte
Forschungsmethode war das streng kontrollierte Experiment, hauptsächlich mit Tauben und
Ratten in der von ihm konstruierten „Skinner-
Box". Mit Hilfe dieser Versuchsanordnung
sammelte Skinner während seiner gesamten
Karriere (1930–90) empirische Daten über die
Zusammenhänge zwischen Verhalten und ex-

ternen Umgebungsvariablen. Seine experimentellen Ergebnisse fasste er nach und nach zur Theorie der operanten oder instrumentellen Konditionierung zusammen, welche für Tiere und Menschen gleichermaßen Gültigkeit beanspruchen soll. Die „operante" Art des Lernens, bei dem das Verhalten gleichsam ein Instrument bzw. eine Operation darstellt, durch das ein angestrebter Zustand erreicht wird, ist von der klassischen Konditionierung (Pawlow) grundsätzlich verschieden. Lernen hängt dann nicht allein von vorausgehenden Stimuli ab, sondern ganz entscheidend von den nachfolgenden Konsequenzen. In behavioristischer Tradition verzichtet Skinner allerdings gänzlich auf unbeobachtbare intervenierende Variablen, mentale Begriffe oder „innere" Ereignisse („Geist", „Psyche", „Bewusstsein" oder ähnliche „private events"). Sein zentrales Konzept, das sich auf den beobachtbaren Sachverhalt bezieht, ist die Verstärkung: Ein „Verstärker" ist definiert als jedes Ereignis, das die Auftretenswahrscheinlichkeit einer Reaktion erhöht (Skinner, 1953). Skinners Begriffe der (positiven und negativen) Verstärkung, der Bestrafung, der Löschung (Extinktion) oder der systematischen Ausformung („Shaping") bestimmter Verhaltensmuster gehören heute zu den lerntheoretischen Grundlagen der Psychologie, die hier allerdings nicht näher behandelt werden können (zur Vertiefung siehe z. B. Werner & Butollo, 1984; oder aktueller: Edelmann, 2000). Die praktische Anwendung der operanten Lerntheorie war und ist elementarer Bestandteil der Verhaltensmodifikation in Psychologie, Psychiatrie und Pädagogik. Dort entstanden zur praktischen Umsetzung der Idee des „programmierten Unterrichts" in dieser Zeit auch viele programmierte Lerntexte, in denen die Leser unmittelbar Rückmeldungen über Lernerfolge erhielten; Skinner selbst schrieb in diesem Stil ein psychologisches Lehrbuch (vgl. Skinner & Holland, 1961, 1972). Selbst wenn solche Texte bald wieder aus der Mode kamen, findet man die Grundstruktur zum Teil noch heute in computergestützten Selbstlernprogrammen. Skinner hat die internationale Verhaltenstherapie – insbesondere in ihrer Phase bis zur so genannten „kognitiven Wende" zu Beginn der 1970er Jahre – entscheidend mitgeprägt. Er selbst hat sich

aber nicht sonderlich für die Klinische Psychologie interessiert und auch nie therapeutisch gearbeitet. Die Grundidee seiner „funktionalen Verhaltensanalyse", nämlich die Identifikation der verhaltensbestimmenden externen Variablen, wurde ebenfalls von der Verhaltenstherapie übernommen. Sie wurde allerdings schon Mitte der 1960er Jahre, insbesondere von Frederick H. → Kanfer, modifiziert (Kanfer & Saslow, 1965) und später um einige der von Skinner verpönten „inneren" Personfaktoren (Kognitionen, Ziele/Standards, Emotionen, etc.) wieder erweitert. Von vielen so genannten „humanistischen" Vetretern wurde Skinner häufig missverstanden und heftig kritisiert. Vielen war sein Ansatz zu reduktionistisch und zu mechanistisch. Er war der festen Überzeugung, jedes Verhalten durch Kontrolle der externen Umgebungsfaktoren verstärken und ausformen zu können („Give me a child and I'll shape him into anything!"). Andere warfen ihm vor, Ergebnisse aus streng kontrollierten Laborsituationen ungerechtfertigt auf den Alltag zu generalisieren oder von Tierexperimenten auf menschliches Verhalten zu übertragen. Auch seine Analyse sprachlichen Verhaltens (Skinner, 1957) stieß auf vehementen Widerspruch, ebenso sein Buch „Beyond freedom and dignity" (1971), in dem er u. a. vorschlug, sich für das Ziel einer idealen Gesellschaft behavioraler Technologien zu bedienen und die Freiheit des Individuums zu opfern. Bereits 1948 hatte er seine Idee einer aggressionsfreien Gesellschaft mittels umfassender Verhaltenskontrolle in Form eines utopischen Romans („Walden two") vorgelegt. Bei aller Kritik zeichnen sich Skinners Werke durch viel Esprit und sprachliche Eleganz aus und sind im Original auch heute noch sehr lesenswert. Im Laufe seiner Karriere wurden Skinner zahlreiche Ehrungen zuteil: So erhielt er z. B. 1958 einen Preis der American Psychological Association (APA) in Anerkennung seiner großen wissenschaftlichen Verdienste und 1964 vom National Institute of Mental Health (NIMH) einen Preis für sein berufliches Lebenswerk. 1968 bekam er die National Medal of Science, 1971 den International Award for Study on Mental Retardation, 1972 den Humanist Yearly Award und 1978 den Preis der American Educational Research Association. Burrhus Frederick Skinner arbeitete in Harvard/Cambridge bis ins hohe Alter. Er gehört zu den prominentesten Forscherpersönlichkeiten der Psychologie des 20. Jahrhunderts. Er starb im Alter von 86 Jahren an Leukämie.

Wesentliche Publikationen

(1938) The behavior of organisms. New York, Appleton Century-Crofts

(1948) Walden two. New York, Macmillan [dt.: (1972) Futurum zwei: Die Vision einer aggressionsfreien Gesellschaft. Reinbek, Rowohlt]

(1953) Science and human behavior. New York, Macmillan [dt.: (1973) Wissenschaft und menschliches Verhalten. München, Kindler]

(1957) Verbal behavior. New York, Appleton Century-Crofts

(1971) Beyond freedom and dignity. New York, Appleton Century-Crofts [dt:. (1973) Jenseits von Freiheit und Würde. Reinbek, Rowohlt]

(1974) About behaviorism. New York, Alfred A. Knopf

(1989) Recent issues in the analysis of behavior. Columbus (OH), Merrill Publishing

Skinner B, Ferster CB (1957) Schedules of reinforcement. New York, Appleton Century-Crofts

Skinner BF, Holland JG (1961) The analysis of behavior. New York, McGraw-Hill [dt.: (1972) Analyse des Verhaltens. München, Urban & Schwarzenberg]

Literatur zu Biografie und Werk

B.F. Skinner Foundation (o.J.). Publications. URL www.bfskinner.org/publications.asp

Bjork DW (1993) B.F. Skinner: A life. New York, Basic Books

Boeree G (1998) Personality theories: B. F. Skinner (1904–1990). URL www.ship.edu/-cgboeree/skinner.html

Edelmann W (2000) Lernpsychologie, 6. Aufl. Weinheim, Beltz

Kanfer FH, Saslow G (1965) Behavioral analysis: An alternative to diagnostic classification. Archives of General Psychiatry 12: 529–538

Richelle MN (1993) B.F. Skinner: A reappraisal. Englewood Cliffs (NJ), Lawrence Erlbaum

Schorr A (1984) Die Verhaltenstherapie: Ihre Geschichte von den Anfängen bis zur Gegenwart. München-Weinheim, Psychologie Verlags Union

Skinner BF (1967) An autobiography. In: Boring EG, Lindzey G (Eds), A history of psychology in autobiography, vol. 5 (pp 387–413). New York, Appleton Century-Crofts

Skinner BF (1976) Particulars of my life: Part one of an autobiography. New York, Alfred A. Knopf

Skinner BF (1979) The shaping of a behaviorist: Part two of an autobiography. New York, New York University Press

Skinner BF (1983) A matter of consequences: Part three of an autobiography. New York, New York University Press

Todd JT, Morris EK (Eds) (1995) Modern perspectives on B.F. Skinner and contemporary behaviorism. Westport (CT), Greenwood Press

Werner A, Butollo WHL (1984) Skinner und das operante Konditionieren. In: Zeier H (Hg), Lernen und Verhalten, Bd. 1: Lerntheorien (Kindlers Psychologie des 20. Jahrhunderts (S 181–241). Weinheim, Beltz

Dieter Schmelzer & Christina Schmelzer

Slavson, Samuel Richard

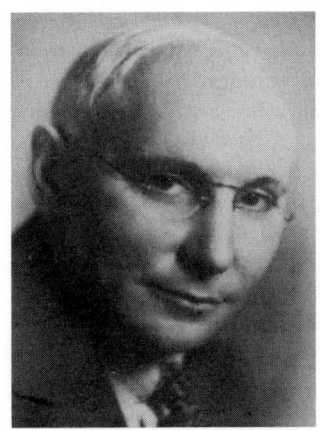

* 25.12.1890 in Poltava (heute Ukraine); † 5.8.1981 in New York.

Einer der Pioniere der Gruppenpsychotherapie, zu deren Anerkennung als wissenschaftliche Disziplin er einen großen Beitrag leistete.

Stationen seines Lebens

Kam mit seiner Familie 1903 in die Vereinigten Staaten. Schon früh organisierte er in Brooklyn (New York) Clubs für Kinder und Jugendliche, um deren Talente zu fördern und kulturelle Interessen zu wecken, „Self-culture-clubs". Er absolvierte eine Ausbildung (in civil engineering) in der Cooper Union in New York City und als Lehrer am Teachers College der Columbia University. Daneben führte er die Entwicklung von Förderprogrammen für Kinder und

Jugendliche weiter. Slavsons tiefe Überzeugung eines angeborenen kreativen Potenzials jedes Menschen verband ihn sowohl mit der Bewegung der Progressive Education, als auch mit der Psychoanalyse S. → Freuds. Slavson sammelte grundlegende Erfahrungen mit Gruppen im Jewish Board of Guardians New York, einer Betreuungsstätte für Jungen und Mädchen mit Entwicklungsschwierigkeiten bis zum Alter von 18 Jahren (Child Guidance-Bewegung). 1934 gelang ihm dort die Entdeckung der Wirksamkeit von Gruppenarbeit bei emotionalen Störungen, und er begann mit der detaillierten Untersuchung jener Faktoren, die zu einer Besserung geführt hatten. 1943 legte er mit „An introduction to group therapy" einen umfassenden Erfahrungsbericht dieser Arbeit vor und veröffentlichte damit das erste grundlegende Werk über psychotherapeutische Gruppenarbeit mit Kindern und Jugendlichen. Diese Arbeit fand größtes Interesse und wurde auf der Liste der Menninger Clinic als einer der zehn psychotherapeutischen Klassiker geführt. Slavson leitete über 22 Jahre die gruppentherapeutische Abteilung des Jewish Board of Guardians und sein Büro blieb bis zu seinem Ausscheiden 1956 der offizielle Sitz der American Group Psychotherapy Association (AGPA). Er war Gründungsmitglied und erster Präsident der AGPA, Gründer und Herausgeber des International Journal of Group Psychotherapy (1951), Ausbildner und Supervisor in zahlreichen nationalen und internationalen Ausbildungsstätten, Autor von fast 200 Arbeiten zur Theorie und Praxis analytischer gruppentherapeutischer Methoden für Kinder, Jugendliche und Erwachsene. Für seine Verdienste und Beiträge zur Psychotherapie erhielt er zahlreiche Auszeichnungen, 1969 den Award der American Academy of Psychotherapists. In „100 most important leaders in the world of health" (Family Health 4, 3, 1972) erhielt er den Titel „Father of group psychotherapy".

Wichtige theoretische Beiträge und Orientierungen

Indem Slavson seine Gruppenarbeit auf Erwachsene ausgedehnte, arbeitete er nach dem von ihm entwickelten Kleingruppenkonzept (maximal bis 8 Teilnehmer) vorzugsweise mit homogenen Gruppen bezüglich Alter, Geschlecht und spezifischer Symptomatik. Er entwickelte dabei zahlreiche störungsspezifische gruppenpsychotherapeutische Modelle und exakte Beschreibungen zu ihrer klinischen Anwendung. Slavson unterschied zwischen Beratung (counseling), Führung (guidance) und Psychotherapie und entwickelte die Konzepte der para-analytischen Gruppentherapie, pflegenden Gruppenpsychotherapie, Vita-Erg-Therapie mit Psychotikern, auf das Kind zentrierten „group guidance" (Gruppenführung) der Eltern, koordinierten Familien-Gruppen-Therapie, Gruppenpsychotherapie mit Kindern als Aktivitätsgruppentherapie, (analytische) Aktivitäts-Interview Gruppen, (analytische) Spielgruppen und Übergangsgruppen (zur Beendigung der Therapie). 1964 legte Slavson „A textbook in analytic group psychotherapy" vor, das einen Höhepunkt seiner wissenschaftlichen Publikationen und eine Zusammenfassung seiner Arbeit an der Entwicklung der Theorie und Methodik der analytischen Gruppenbehandlung darstellte. Er verband die Freudsche Triebtheorie mit milieutheoretischen Theorien und bezeichnete das Verlangen nach Beziehung und Akzeptiertwerden als primäres Bedürfnis. Slavson betonte zudem, dass außerfamiliäre Beziehungen („sozialer Hunger") wesentlich zur Entwicklung des Individuums beitragen. Analytische Gruppentherapie verstand er als Ich-Therapie mit Schwerpunkt auf der Entwicklung eines permissiven Gruppen-Überichs und eines „Wir-Gefühls", das den Weg aus Selbstbezogenheit und psychischer Einsamkeit ermöglicht. Es ist das besondere Verdienst Slavsons, die Entwicklung der Gruppentherapie auf der einen Seite konzeptuell mit der Psychoanalyse, auf der anderen Seite mit der organisatorischen Struktur der amerikanischen Psychiatrie und der American Mental Health Bewegung verbunden zu haben. Er förderte die Integration der Gruppentherapie in die staatlichen offiziellen Gesundheitsdienste der Vereinigten Staaten und ermöglichte damit einer Vielzahl psychisch gestörter Menschen, eine wirksame und intensive Hilfe für ihre Probleme zu finden. Slavson begründete die Anerkennung der Gruppenpsychotherapie als wissenschaftliche Disziplin, lieferte hierzu grundlegende theoretische Beiträge und schuf in den Vereinigten Staaten eine professionelle Organisation, die erstmals verbindliche Richtlinien für eine qualifizierte Ausbildung festlegte.

Wesentliche Publikationen

(1943) An introduction to group therapy. New York, International University Press [dt.: (1956) Einführung in die Gruppentherapie. Göttingen, Verlag für Medizinische Psychologie]
(1947) The practice of group therapy. New York, International University Press
(1952) Child psychotherapy. New York, Columbia University Press
(1958) Gruppen-Psychotherapie. In: Stern E (Hg), Die Psychotherapie in der Gegenwart (S 240–264). Zürich-Stuttgart, Rascher
(1964) A textbook in analytic group psychotherapy. New York, International University Press [dt.: (1977) Analytische Gruppentherapie. Frankfurt/M., Fischer]
(1971a) Die Arten der Gruppen-Psychotherapie und ihre klinische Anwendung. In: de Schill S (Hg), Psychoanalytische Therapie in Gruppen (S 75–144). Stuttgart, Klett
(1971b) Meine Technik der Gruppentherapie mit Kindern. In: Biermann G (Hg), Handbuch der Gruppenpsychotherapie (S 745–753). München-Basel, Reinhardt
Slavson SR, Schiffer M (1976) Gruppenpsychotherapie mit Kindern: Ein Arbeitsbuch. Göttingen, Verlag für Medizinische Psychologie
Slavson SR, Speer A (1934) Science in the new education. New York, Prentice-Hall

Literatur zu Biografie und Werk

Klein A (1949) He lets them grow. Survey 85: 75–80
MacKenzie KR (1992) Classics in group psychotherapy. New York, Guilford Press [pp 166–167]
Scheidlinger S, Schamess G (1992) Fifty years of AGPA 1942–1992: An overview. International Journal of Group Psychotherapy 42: 1–22
Schiffer M (1983) S.R. Slavson. International Journal of Group Psychotherapy 33: 131–150
Spotnitz H (1971) In tribute to S.R. Slavson. International Journal of Group Psychotherapy 21: 402–405

Juliane Eva van Wyk

Sperber, Manès

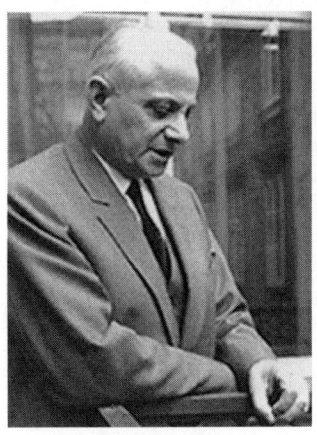

* 12.12.1905 in Zablotow, Galizien, heute Polen; † 5.2. 1984 in Paris.

Individualpsychologe, Schüler von Alfred → Adler und Schriftsteller.

Stationen seines Lebens und wichtige theoretische Beiträge und Orientierungen

Zablotow ist zur Zeit der Kindheit Manès Sperbers ein jüdisches Schtetl am Ostrand der Habsburger Donaumonarchie. Das Kind wächst auf in der Atmosphäre eines wohlhabenden, chassidisch frommen und zugleich weltoffenen Elternhauses. Sperber hat im ersten Band „Die Wasserträger Gottes" seiner Erinnerungstrilogie „All das Vergangene" ein anrührendes Zeugnis dieser Welt hinterlassen. Die Spur dieser Kindheit ist durch sein ganzes Leben zu verfolgen; einerseits als eschatologische Zuversicht – ein messianisches Urvertrauen, das er später als durchaus irdische Zukunftshoffnung artikuliert – andererseits als früh gesetzter Zweifel an der Gerechtigkeit Gottes und als Gewissheit, dass diese Welt verändert werden müsse. 1916 Flucht der Familie vor den Kriegsereignissen nach Wien; Sperber erlebt Verarmung, und er wird konfrontiert mit einem ihm bis dahin unbekannten Antisemitismus. 1917 Eintritt in die Jugendbewegung Haschomer Hazair; 1921 Begegnung mit Alfred Adler in der Wiener Volkshochschule; Sperbers Vortrag „Die Psychologie des Revolutionärs" findet bei Adler freundliche Beachtung. Sperber wird Mitarbeiter und Schüler Adlers. 1926 veröffentlicht er die Monografie „Alfred Adler: Sein Leben und sein Werk". 1927 Übersiedlung nach Berlin, um dort zusammen mit Fritz → Künkel die Individualpsychologie zu verbreiten. Unter dem Eindruck des aufkommenden Faschismus und überzeugt davon, im Marxismus ein Modell für eine im Diesseits verwirklichbare Eschatologie gefunden zu haben, tritt er in die Kommunistische Partei ein. Er wird bald – zusammen mit Otto → Rühle und Alice → Rühle-Gerstel – zum führenden Kopf eines marxistischen Flügels der Individualpsychologie. Über diese Entwicklung kommt es zu politischen – aber auch anderen inhaltlichen und persönlichen – Differenzen, die 1931 zum Bruch mit Adler führen. 1933 Verhaftung durch die Gestapo, nach mehrwöchigem Gefängnisaufenthalt Emigration nach Jugoslawien, wo er schon in den zurückliegenden Jahren einen Kreis von Individualpsychologen gegründet hatte. Hier entsteht sein Buch „Individuum und Gemeinschaft", eine Folge individualpsychologischer Vorlesungen über die dialektische Beziehung von Individuum und Gesellschaft. Das Buch erscheint erst 1978. 1934 übernimmt Sperber die Leitung eines Instituts für Studien des Faschismus in Paris. 1937 bricht er unter dem Eindruck der Moskauer Prozesse nach einer langen Zeit innerer Zweifel mit der Kommunistischen Partei. Im selben Jahr verfasst er die Schrift „Die Analyse der Tyrannis", eine bis heute gültige Untersuchung der gesellschaftlichen Bedingungen der Diktatur. Bei Kriegsausbruch tritt er in die französische Fremdenlegion ein. Nach der Kapitulation Frankreichs flieht er zunächst nach Cagnes-sur-Mer, wo er den ersten Teil „Wie eine Träne im Ozean" seiner großen Romantrilogie „All das Vergangene" niederschreibt, und emigriert dann in die Schweiz, wo er zum ersten Mal Nachricht erhält von dem ganzen Ausmaß der Judenverfolgung im sogenannten Dritten Reich. 1945 kehrt er nach Paris zurück. Hier entstehen in der Folgezeit seine großen literarischen Werke, u. a. die Essays „Zur täglichen Weltgeschichte", das Buch „Alfred Adler oder das Elend der Psychologie", für viele Individualpsychologen in der Zeit nach dem Krieg ein Schlüsselerlebnis, und „Churban oder Die unfassbare Gewissheit", sein Versuch, im Schatten der organisierten Aus-

rottung eines großen Teils der europäischen Juden mit der „Religion des guten Gedächtnisses" zu ermessen, was Jude-Sein heute heißt. Seine literarischen und seine individualpsychologischen Schriften bilden eine untrennbare Einheit, und seine Beiträge zur Entwicklung der Individualpsychologie im Nachkriegsdeutschland bleiben unverzichtbar. Das Bezogensein des Menschen, „Die unvermeidliche Vergesellschaftung", die ebenso sicher des Menschen Schicksal sei wie der Tod, war sein zentrales Thema. Er erfährt in seinem Alter viele Ehrungen, u. a. die Ehrenprofessur der Universität Wien (1966), den Literaturpreis der Bayrischen Akademie der Künste (1971), den Hanseatischen Goethe-Preis (1973), den Georg-Büchner-Preis (1975) und am Ende seines Lebens den Friedenspreis des deutschen Buchhandels (1983).

Wesentliche Publikationen

(1970) Alfred Adler oder das Elend der Psychologie. Wien, Molden
(1974) Die Wasserträger Gottes: All das Vergangene Bd. 1. Wien, Europaverlag
(1975) Die vergebliche Warnung: All das Vergangene Bd. 2. Wien, Europaverlag
(1975) Zur Analyse der Tyrannis. Wien, Europaverlag
(1976) Wie eine Träne im Ozean. Romantrilogie (Der verbrannte Dornbusch, Tiefer als der Abgrund, Die verlorene Bucht). Wien, Europaverlag
(1977) Bis man mir Scherben auf die Augen legt: All das Vergangene Bd. 3. Wien, Europaverlag
(1978) Individuum und Gemeinschaft: Versuch einer sozialen Charakterologie. Stuttgart, Klett-Cotta
(1979) Churban oder Die unfaßbare Gewißheit. Wien, Europaverlag
(1981) Essays zur täglichen Weltgeschichte. Wien, Europaverlag
(1985) Geteilte Einsamkeit: Der Autor und seine Leser. Wien, Europaverlag
(1986) Wie mächtig ist die Macht? Wien, Europaverlag
(1989) Die zwischenmenschliche Beziehung im therapeutischen Prozeß. In: Schmidt R (Hg), Die Individualpsychologie Alfred Adlers (S 13–29). Frankfurt/M., Fischer

Literatur zu Biografie und Werk

Friedrich H (Hg) (1985) Manès Sperber: Sein letztes Jahr (mit Beiträgen von M. Sperber, J. Sperber und S. Lenz). München, dtv
Moses S, Schlör J, Schoeps JH (Hg) (1996) Manès Sperber als Europäer. Berlin, Edition Hentrich

Rainer Schmidt

Spiel, Oskar

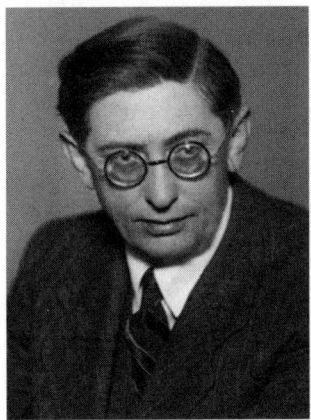

* 5.5.1892 in Wien; † 1.8.1961 in Wien.

Individualpsychologe und Pädagoge.

Stationen seines Lebens

Bereits seit frühester Kindheit leidet Spiel an einer starken Sehschwäche; 1911: Spiel schließt seine Matura am Priesterseminar in Strebersdorf mit Auszeichnung ab, nachdem er zuvor das Schottengymnasium, ein humanistisches Gymnasium, besucht hatte und dort einerseits mit dem Unterrichtsfach Latein, andererseits mit der strengen Führung der Schule Probleme hatte; 1912: Anstellung als provisorischer Lehrer in der allgemeinen Knaben-Volksschule in Wien I, Johannesgasse 4; Spiel wendet sich immer mehr sozialdemokratischen Ideen zu; 1914: Spiel lernt seine spätere Frau Hermine Stöger kennen; 1916: Spiel legt die Lehrbefähigungsprüfung für Volksschulen ab und wird im 2. Wiener Gemeindebezirk als Aushilfslehrer angestellt; Heirat mit Hermine Stöger; 1918: Spiel beginnt, sich mit der Psychoanalyse zu beschäftigen; 1920: Geburt des Sohnes Walter; Spiel besucht mit seinem Freund Ferdinand → Birnbaum Vorträge der Psychoanalytischen Vereinigung; im Frühjahr dieses Jahres lernt Spiel Alfred → Adler in einer schulischen Arbeitsgemeinschaft bei einer Erziehungsberatung kennen; dies ist der Anlass für seine Mitarbeit in einem pädagogischen Arbeitskreis des Vereins für Individualpsychologie, dem neben Ferdinand Birnbaum auch Franz Scharmer, Marie Polony, Regine Seidler und Friederike Friedmann angehören; 1920–24: In diesem Arbeitskreis wird das individualpsychologische System der Schulerziehung entfaltet, nach dem später in der individualpsychologischen Versuchsschule gearbeitet wird; 1924–28: Spiel leitet (gemeinsam mit der Ärztin Olga Oller) eine individualpsychologische Erziehungsberatungsstelle im Amtshaus im 20. Wiener Gemeindebezirk; 1925–27: Spiel und Franz Scharmer wirken an dem Versuch Wiener Versuchsklassenlehrer mit, den Gedanken der Schulklasse als Lebens- und Arbeitsgemeinschaft in die Tat umzusetzen; in einem Bericht dieser Aktivitäten im Jahre 1931 wird als ein Beispiel jenes von Spiel und Franz Scharmer vorgestellt; 1929: die Hauptschule Staudingergasse im 20. Wiener Gemeindebezirk, an der Spiel arbeitet, wird vom Wiener Stadtschulrat als Besuchsschule für die Hörer des Pädagogischen Instituts bestimmt; Spiel übernimmt innerhalb der Sektion Wien des Internationalen Vereins für Individualpsychologie die Funktion des Schriftführers; an der Volkshochschule Volksheim nimmt Spiel seine Tätigkeit als Referent auf; 1931: Die Hauptschule in der Staudingergasse wird vom Wiener Stadtschulrat zur individualpsychologischen Versuchsschule erklärt; 1932: Spiel legt die Lehrbefähigungsprüfung für Hauptschulen ab; 1934: Im Zuge der politischen Umwälzungen nach den Februarer-Eignissen wird der Schulversuch in der Staudingergasse beendet; Spiel wird an eine andere Schule versetzt und muss vorübergehend für das Sommersemester auch seine Vortragtätigkeit an der Volkshochschule einstellen; 1937: Spiel scheint als Mitglied des Klubs der Freunde der Individualpsychologie auf; 1938: Beendigung der Referententätigkeit an der Volkshochschule; 1942–45: gemeinsam mit Ferdinand Birnbaum arbeitet Spiel in einer von dem Psychoanalytiker August → Aichhorn geleiteten Arbeitsgruppe des Deutschen Zentralinstituts für psychologische Forschung und Psychotherapie mit; 1945: Spiel setzt sich für die Reaktivierung des Vereins für Individualpsychologie in Wien ein; am Pädagogischen Institut der Stadt Wien beginnt Spiel, Vorlesungen zu halten; 1946: Spiel arbeitet wieder als Erziehungsberater an der von dem Individualpsychologen Primar Dr. Karl Nowotny geleiteten Nervenheilanstalt Maria Theresien-schlössel in der Hofzeile in Döbling (19. Wiener Bezirk) und an einer vom Wiener Stadtschulrat eingerichteten Beratungsstelle; in der Haupt-schule Staudingergasse versucht Spiel, nun in leitender Position, den Schulversuch wieder ins Leben zu rufen; 1949: Über mehrere Zwischen-stationen gelangt Spiel schließlich an die Schule in der Schweglerstraße im 15. Wiener Gemein-debezirk, deren Leiter er wird; 1950: Ernen-nung zum Schulrat; 1953: Spiel wird der Pro-fessorentitel verliehen; 1955: Ernennung zum Oberschulrat; 1957 trat Spiel seine Pension an; 1961: Spiel stirbt an einem Krebsleiden.

Wichtige theoretische Beiträge und Orientierungen

Im Zentrum von Spiels Veröffentlichungen ste-hen pädagogische Fragestellungen und die Fra-ge, wie die Individualpsychologie im Bereich von Schule und Erziehung fruchtbar gemacht werden kann. Neben einzelnen publizierten Falldarstellungen aus seiner Tätigkeit als Erzie-hungsberater und populär gehaltenen Beiträ-gen, in denen sich Spiel als Ratgeber an Eltern wendet, sind vor allem seine Schriften von Be-deutung, die aus seiner Beschäftigung als Leh-rer der Versuchsschule in der Staudingergasse erwachsen sind. Dabei geht er davon aus, dass der Lebensstil und die Arbeitsweise des indi-vidualpsychologisch orientierten Lehrers im Schulalltag und bei der Erziehungsberatung eine wichtige Rolle einnehmen. Der Lehrer sollte Beobachter, Forscher und Deuter, Kon-taktsucher, Entlaster, Enthüller, Trainer und Regisseur sein. In dem mit Zeman entwickelten Wiener Schülerbeschreibungsbogen geht es Spiel darum, Lehrern eine Hilfestellung beim Zusammentragen von Beobachtungen an die Hand zu geben, um so Aufschluss über das Temperament des Schülers zu erhalten, seine Rolle in der Gemeinschaft, seine Einstellung zur Arbeit, seine Begabungen, und über die pädagogische Atmosphäre des Elternhauses, die Geschwisterreihe und das Milieu, aus dem das Kind stammt. In dem Anfang der 1930er Jahre durchgeführten individualpsychologi-schen Schulversuch in der Staudingergasse konnte Spiel gemeinsam mit den Individual-psychologen Ferdinand Birnbaum und Franz Scharmer individualpsychologische Überle-gungen in die erzieherische Praxis umsetzen. Schwer erziehbaren und schwachen Schülern sollte geholfen werden: Klassenbesprechungen und Einzelberatungen von Kindern und deren Eltern sollten dazu beitragen, dass diese Kinder an die schulische und außerschulische Gemein-schaft Anschluss finden; ein Helfersystem, bei dem bessere Schüler die schwächeren unter-stützen, sollte zu einer Verbesserung der schuli-schen Leistungen führen.

Wesentliche Publikationen

(1931) Die pädagogische Beratungsstunde in der Schu-le. Internationale Zeitschrift für Individualpsycho-logie 9: 183–191

(1932) Änderung des Lebensstils: Begabungswandel. Internationale Zeitschrift für Individualpsychologie 10: 183–200

(1937) Individualpsychologie und Schule. Internatio-nale Zeitschrift für Individualpsychologie 15: 152–159

(1946) Von der Arbeitsschule zur Erziehungsschule. Die neue Schule 2: 6–24

(1947) Am Schaltbrett der Erziehung. Wien, Jugend & Volk

(1948a) Gemeinschaft als Idee und Realität. Internatio-nale Zeitschrift für Individualpsychologie 17: 145–156

(1948b) Optimistische Lebensführung. Internationale Zeitschrift für Individualpsychologie 17: 108–120

(1949) Verstehende Persönlichkeitserfassung. Interna-tionale Zeitschrift für Individualpsychologie 18: 49–73

Spiel O, Birnbaum F (1929) Schule und Erziehungs-beratung. Internationale Zeitschrift für Individual-psychologie 7: 184–190

Spiel O, Zeman H (1952) Der Wiener Erziehungs-bogen: Seine Gestaltung und Verwendung. Wien, Ju-gend & Volk

Literatur zu Biografie und Werk

Handlbauer B (1984) Die Entstehungsgeschichte der Individualpsychologie Alfred Adlers. Salzburg, Geyer

Kenner C (2000) Der Verein für Individualpsycholo-gie. Emigration und Exil seiner Mitglieder. Unver-öffentlichte Dissertation, Universität Graz

Kümmel U (2002) Oskar Spiel – Ein Mensch wächst mit seinen Aufgaben. In: Lévy A, Mackenthun G (Hg), Gestalten um Alfred Adler. Pioniere der Indi-vidualpsychologie (S 271–287). Würzburg, Königs-hausen & Neumann

Rassl E, Wernig W (1998) Leben und Werk des Pädagogen und Individualpsychologen Oskar Spiel. Unveröffentlichte Diplomarbeit, Universität Klagenfurt

Johannes Gstach

Spitz, René A.

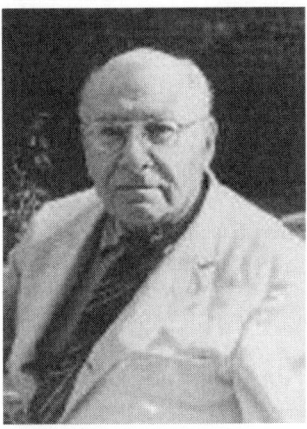

* 29.1.1887 in Wien; † 14.9.1974 in Denver, Colorado.

Pionier der Säuglingsforschung; Einführung empirischer Beobachtungsmethoden in die psychoanalytische Säuglingsforschung.

Stationen seines Lebens

Die Eltern von René Spitz waren Ungarn, er selbst kam in Wien zur Welt, wuchs aber in Budapest auf. Spitz studierte Medizin in Lausanne und Berlin und promovierte an der Budapester Universität im Jahre 1910. Er wurde Schüler Sándor → Ferenczis und absolvierte seine Analyse bei Sigmund → Freud in Wien 1911/12. Spitz praktizierte an der psychiatrischen Klinik in Budapest und diente im Ersten Weltkrieg als Militärarzt. Nach dem Krieg etablierte er eine psychoanalytische Privatpraxis. 1924 zog er nach Wien und wechselte 1926 von der Ungarischen Psychoanalytischen Gesellschaft in die Wiener Psychoanalytische Vereinigung. In Wien arbeitete Spitz für kurze Zeit am Psychologischen Institut der Universität. Zwei Jahre später ging er nach Berlin und wechselte 1930 in die Deutsche Psychoanalytische Gesellschaft. 1932 zog er nach Paris, wo er 1935 Mitglied und Lehranalytiker der Société Psychanalytique de Paris wur-

de. Von Paris zog er 1938 nach New York. Hier wurde er als Mitglied des New York Psychoanalytic Society and Institute 1940 aufgenommen, 1950–52 war er Vizepräsident der Vereinigung. Er erhielt eine Gastprofessur am City College of New York und wirkte in der psychiatrischen Abteilung des Mount Sinai Hospitals. 1957 berief ihn die University of Colorado auf den Lehrstuhl für klinische Psychiatrie und Spitz übersiedelte nach Denver. Spitz wurde Gründungsmitglied, Lehranalytiker und erster Präsident der Denver Psychoanalytic Society in den Jahren 1962/63. Kurzfristig lebte Spitz – nach dem Tod seiner Frau – als Gastdozent in Genf, 1968 zog er zurück nach Denver, wo er 1974 starb.

Wichtige theoretische Beiträge und Orientierungen

Spitz ist für seine Beobachtungen und die Erforschung des Säuglings und Kleinkindes bekannt geworden. Ab 1945 fungierte er im Editorial Board der Fachzeitschrift „The Psychoanalytic Study of the Child". In seinen Arbeiten beschrieb Spitz den emotionalen Austausch zwischen Müttern und Kleinkindern und die Effekte der Mutterentbehrung. Im Mittelpunkt stand dabei das Phänomen des Hospitalismus. Als Methode setzte er auf die filmische Beobachtung; seine Lehrfilme sind an der New York University Film Library einsehbar.

Wesentliche Publikationen

(1945) Hospitalism: An inquiry into the genesis of psychiatric conditions in early childhood. The Psychoanalytic Study of the Child 1: 53–74; 2: 113–117
(1957) Die Entstehung der ersten Objektbeziehungen. Stuttgart, Klett
(1957) No and yes: On the beginning of human communication. New York, International Universities Press [dt.: (1957) Nein und Ja: Die Usprünge der menschlichen Kommunikation. Stuttgart, Klett]
(1959) A genetic field theory of ego formation: Its implications for pathology. New York, International Universities Press [dt.: (1972) Eine genetische Feldtheorie der Ichbildung. Frankfurt/M., Fischer]
(1965) The first year of life: A psychoanalytic study of normal and deviant development of object relations. New York, International Universities Press [dt.: (1967) Vom Säugling zum Kleinkind: Naturgeschichte der Mutter-Kind-Beziehungen im ersten Lebensjahr. Stuttgart, Klett]

(1967) Einfühlen – Erinnern – Verstehen: Festschrift für René A. Spitz. Stuttgart, Klett

Literatur zu Biografie und Werk

Mühlleitner E (1992) Biographisches Lexikon der Psychoanalyse: Die Mitglieder der Psychologischen Mittwoch-Gesellschaft und der Wiener Psychoanalytischen Vereinigung 1902–1938. Tübingen, Edition diskord

Elke Mühlleitner

Steiner, Claude Michel

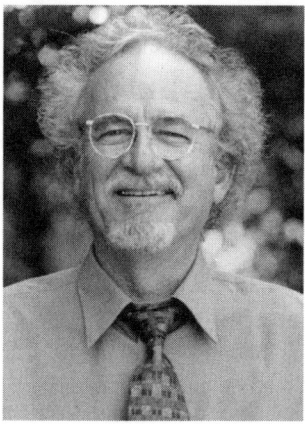

* 6.1.1935 in Paris.

Engster Schüler, Mitarbeiter und Vertrauter von Eric → Berne, dem Begründer der Transaktionsanalyse; hat die transaktionsanalytische Theorie um wesentliche Aspekte bereichert, wie z. B. Skript-Matrix, Gegenskript, Stroke-Ökonomie, Machtspiele, Kooperation, emotionale Kompetenz.

Stationen seines Lebens

Sohn einer Wiener Emigrantenfamilie; in Mexiko aufgewachsen, kam er zum Studium der Ingenieurwissenschaften und Physik in die USA; 1958 lernte er Eric Berne kennen, dessen Schüler und Freund er wurde. Erwerb eines Bachelor Degree in Psychologie an der Universität Berkeley (Kalifornien); auf Anregung von Berne fünf Jahre Psychologiestudium mit Erlangung

Foto © Andrew Partos, USA.

des Doktorgrads (Ph.D.) durch eine Arbeit über Skripts an der Universität von Ann Arbor (Michigan). Er war 1964 neben Berne eines der Gründungsmitglieder der Internationalen Gesellschaft für Transaktionsanalyse (ITAA). 1965 Rückkehr nach Berkeley und weitere regelmäßige Teilnahme an den Theorie-Abendseminaren von Berne. Arbeit am Center for Special Problems als Klinischer Psychologe mit Alkoholkranken und Drogenabhängigen; gleichzeitig Eröffnung einer eigenen Praxis sowie Gründung des Instituts für Transaktionsanalyse Berkeley (Kalifornien). In dieser Zeit schrieb er sein erstes Buch, „Games alcoholics play" (1971). Es handelt von psychologischen Spielen und Skripts bei Alkoholikern. Berne schrieb eine enthusiastische Einleitung zu diesem Buch, welches als eine Erweiterung zu seinem eigenen Buch „Games people play" (1964; dt.: „Spiele der Erwachsenen", 1970) angesehen werden kann. Ab 1968 gab er Kurse in Radical Psychiatry an der Freien Universität von Berkeley; 1969 Gründung des RAP-Centers (Radical Approach to Psychiatry). Entwicklung der Theorien der Radikalen Psychiatrie-Bewegung in Bezug auf Macht und Kooperation mit anderen Mitarbeitern. Ab 1971 ganztägige Praxis für Gruppenpsychotherapie in Berkeley. Seit 1976 lehrt er seine Theorien über Macht, Kooperation und Stroke-Ökonomie in Workshops in den USA und in Europa. 1971 erhielt er den Eric-Berne-Wissenschaftspreis der ITAA für seinen Artikel „Script and counterscript" (1966). 1980 bekam er diesen Preis zum zweiten Mal verliehen für seinen Artikel „The stroke economy" (1971). 1977 erstmals Gebrauch des Begriffes „emotional literacy" (dt.: emotionale Kompetenz; wörtlich: emotionale Alphabetisierung). Die Weiterentwicklung dieser Theorien mündete in die Veröffentlichung seines Buchs „Achieving emotional literacy" (1997). In den 1980er Jahren zahlreiche Reisen durch Zentralamerika, insbesondere Nicaragua, zum Studium der US-Propaganda. 1987–90 Senior Editor der vierteljährlich erscheinenden Zeitschrift „Propaganda Review". Rückkehr in seine psychologische Praxis. Er hat drei erwachsene Kinder und zwei Enkel und arbeitet als Psychotherapeut in Berkeley und Ukiah (Kalifornien) und als Lehrtherapeut für Transaktionsanalyse in USA und Europa.

Wichtige theoretische Beiträge und Orientierungen

Claude Steiner ist nach wie vor ein treuer Anhänger Eric Bernes und ein Vertreter der klassischen Schule der Transaktionsanalyse. Als enger Mitarbeiter Bernes leistete er wesentliche Beiträge zur Bildung von Grundbegriffen und zur Entwicklung von Basiskonzepten der Transaktionsanalyse. Beispielhaft sei die Skript-Matrix genannt, die Berne in sein Werk aufnahm. Steiner führte den Begriff des „pig parent" in die Transaktionsanalyse ein, analysierte in mehreren Arbeiten die Spiele und Skripts von Alkoholikern und beschrieb die Skriptaspekte von Geschlechterrollen. Viele seiner Ideen sind heute Allgemeingut der Transaktionsanalyse. Darüber hinaus hat sich Steiner seit den 1960er Jahren, ausgehend von der Bewegung der Radikalen Psychiatrie, intensiv mit den gesellschaftlichen Aspekten psychischer Störungen und Erkrankungen auseinandergesetzt. Daraus resultiert die Entwicklung seiner Theorien über Macht und ihren Missbrauch, über die auch allgemein gesellschaftlich bedeutsame, künstliche Verknappung von Zuwendung, die in der „Stroke-Ökonomie" ihren Niederschlag fand, über Kooperation und emotionale Kompetenz. Er beschreibt diese als die Summe dreier Fähigkeiten: der Fähigkeit, seine eigenen Gefühle zu verstehen, der Fähigkeit, anderen zuzuhören und sich in deren Emotionen einzufühlen, sowie der Fähigkeit, eigene Gefühle sinnvoll auszudrücken. In Unterscheidung zu einigen anderen Vertretern der Transaktionsanalyse vertritt er in bezug auf das Lebensskript eines Menschen die Auffassung, dass die destruktiven Grundbotschaften (Einschärfungen) tatsächlich von den Eltern – wenn auch unreflektiert von deren Kind-Ich – vermittelt werden und ein Skript nicht mit der Entscheidung des Kleinkindes beginnt.

Wesentliche Publikationen

(1971) Games alcoholics play. New York, Grove Press [überarb. Neuaufl.: (1979) Healing alcoholism. New York, Grove Press]
(1974) Scripts people live. New York, Grove Press [dt.: (1982) Wie man Lebenspläne verändert. Paderborn, Junfermann]

(1975) Readings in radical psychiatry. New York, Grove Press
(1977) The warm fuzzy tale. Sacramento (CA), Jalmar Press
(1981) The other side of power. New York, Grove Press [dt.: (1985) Macht ohne Ausbeutung. Paderborn, Junfermann]
(1986) When a man loves a woman: Sexual and emotional literacy for men. New York, Grove Press
(1966) Script and counterscript. TA Bulletin 5(18): 133–135
(1971) The stroke economy. TA Journal 1: 9–15
(1979) The pig parent. TA Journal 9: 26–37
(1984) Emotional literacy. TA Journal 14: 162–173
(1996) Emotional literacy training: The application of transactional analysis to the study of emotions. TA Journal 26: 31–39
Steiner C, Perry P (1997) Emotionale Kompetenz. München, Hanser

Literatur zu Biografie und Werk

Kohlhaas-Reith A (1991) On the early years of transactional analysis: Eric Berne and his disciple Claude Steiner. Waldkirch, Eigenverlag

Anne Kohlhaas-Reith

Stekel, Wilhelm

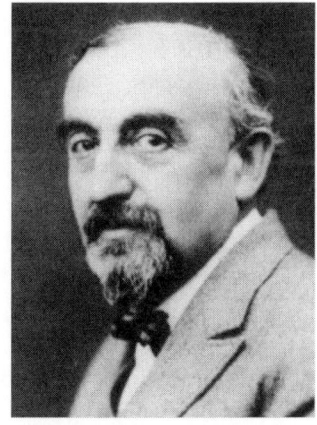

* 18.3.1868 in Bojan, Bukowina; † 25.6.1940 in London.

Begründer der aktiven Psychoanalyse.

Stationen seines Lebens und wichtige theoretische Beiträge und Orientierungen

Stekel gehörte 1902 zu den Gründungsmitgliedern der Psychologischen Mittwoch-Gesellschaft um Sigmund → Freud, die Bildung dieser Gruppe ging angeblich auf seine Anregung zurück. Stekel stammte aus einer jüdischen Kaufmannsfamilie in der K. u. k. Bukowina (Rumänien) und kam zum Medizinstudium nach Wien. 1893 promovierte er an der Medizinischen Fakultät und ließ sich als Nervenarzt nieder. Während des Medizinstudiums hörte er die Vorlesungen Freuds und suchte ihn später zur Behandlung auf. Stekel gehörte zu den frühen Rezipienten der Psychoanalyse, schrieb auch Feuilletons in Tages- und Wochenzeitungen, musizierte und komponierte neben seiner Arztpraxis. Er beschäftigte sich ausführlich mit dem Traum und der Traumdeutung, betrieb ein sogenanntes „Traum-Archiv" indem er systematisch Träume u. a. von Künstlern und Dichtern mit Fragebögen erforschte. 1911 erschien „Die Sprache des Traumes". 1908 hatte er auf der ersten internationalen Zusammenkunft der Psychoanalytiker in Salzburg über Angsthysterie referiert und im gleichen Jahr erschien „Nervöse Angstzustände und ihre Behandlung" (mit einem Vorwort Sigmund Freuds). Stekel gehört nicht nur zu den ersten praktizierenden Psychoanalytikern, er war auch einer der ersten, die sich von der psychoanalytischen Bewegung wieder abwandten. Ab etwa 1908 entwickelte er eigene theoretische Ansichten, veränderte die Terminologie, seine zum Teil ‚wilden' Analysen und Psychologisierungen stießen zunehmend auf Kritik. Am zweiten internationalen Kongress in Nürnberg 1910, als die Internationale Psychoanalytische Vereinigung gegründet wurde, wurde der offene Zwist noch abgewendet, indem C.G. → Jung zunächst nur auf zwei Jahre Präsident gewählt worden war und nicht – wie Freud dies wollte – auf Lebenszeit. Stekel erhielt die Funktion des Obmann-Stellvertreters in Wien; Obmann wurde Alfred → Adler. Das Zentralblatt für Psychoanalyse, das unter beider Schriftleitung herauskam, übernahm Stekel dann bis 1914, obwohl er sich 1912 endgültig von der Wiener Psychoanalytischen Vereinigung löste. Ein Jahr zuvor war es in Wien zum Bruch mit Adler gekommen. Nach dem Ersten Weltkrieg gründete Stekel 1923 seinen eigenen psychoanalytischen Verein, die Organisation ärztlicher Analytiker, er sprach sich gegen die nicht-ärztliche Analyse

aus und entwickelte die sogenannte „Aktive Psychoanalyse". Stekel wandte sich von der Libidotheorie Freuds ab, kritisierte die sexuelle Ätiologie der Neurosen, seine therapeutische Technik, setzte nicht mehr auf die freie Assoziation in der Analyse, sondern mehr auf Intuition und Beeinflussung seitens des Therapeuten. Außerdem trat er für die Verkürzung der Therapien ein. Ab 1924 erschien die Zeitschrift „Fortschritte der Sexualwissenschaft und Psychoanalyse" unter seiner Herausgeberschaft. Er gründete eine internationale Vereinigung ärztlicher Analytiker, das Aktivanalytische Privatambulatorium in Wien, darüber hinaus eine Klinik, in der Eifersuchtsfälle behandelt wurden. 1931 kam die Vierteljahresschrift „Psychoanalytische Praxis" mit Redaktionssitz in Deutschland erstmals heraus, ab 1934 erschien sie in Wien unter dem Titel „Psychotherapeutische Praxis". 1938 emigrierte Stekel nach England, er hatte eine begrenzte Aufenthaltsgenehmigung, seine Weiterreise in die Vereinigten Staaten scheiterte an der erschöpften rumänischen Einwanderungsquote. 1940 verübte Stekel Selbstmord in London.

Wesentliche Publikationen

(1908) Nervöse Angstzustände und ihre Behandlung. Berlin-Wien, Urban & Schwarzenberg
(1908–28) Störungen des Trieb- und Affektlebens (10 Bde.). Berlin-Wien, Urban & Schwarzenberg
(1909) Dichtung und Neurose: Bausteine zur Psychologie des Künstlers und Kunstwerkes. Wiesbaden, Bergmann
(1911) Die Sprache des Traumes: Eine Darstellung der Symbolik und Deutung des Traumes in ihren Beziehungen zur kranken und gesunden Seele für Ärzte und Psychologen. Wiesbaden, Bergmann
(1912) Die Träume der Dichter. Wiesbaden, Bergmann
(1917) Onanie und Homosexualität. Berlin-Wien, Urban & Schwarzenberg
(1920) Masken der Sexualität. Wien, Internationaler Psychoanalytischer Verlag
(1925) Sadismus und Masochismus, für Ärzte und Kriminologen dargestellt. Berlin-Wien, Urban & Schwarzenberg
(1927) Briefe an eine Mutter (3 Bde.). Zürich-Leipzig, Wendepunkt-Verlag
(1935) Fortschritte und Technik der Traumdeutung. Wien, Weidmann
(1938) Technik der psychoanalytischen Psychotherapie. Bern, Huber

Literatur zu Biografie und Werk

Jerábek R (1994) Wilhelm Stekel. In: Frischenschlager O (Hg), Wien, wo sonst! Die Entstehung der Psychoanalyse und ihrer Schulen (S 39–48). Wien, Böhlau

Mühlleitner E (1992) Biographisches Lexikon der Psychoanalyse: Die Mitglieder der Psychologischen Mittwoch-Gesellschaft und der Wiener Psychoanalytischen Vereinigung 1902–1938. Tübingen, Edition diskord

Schindler W (Hg) (1980) Wilhelm Stekel: Aktive Psychoanalyse eklektisch gesehen. Bern, Huber

Stekel W (1950) The life story of a pioneer psychoanalyst (ed. by E. Gutheil). New York, Liveright

Elke Mühlleitner

Sterba, Richard

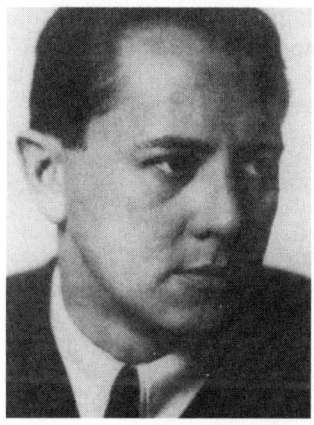

* 6.5.1898 in Wien; † 24.10.1989 in Grosse Pointe, Michigan.

Psychoanalytiker; psychoanalytisch-biografische Porträts von Künstlern.

Stationen seines Lebens

Sterba war der Sohn eines Wiener Mathematik- und Physiklehrers. Die Familie war katholisch. Während seines Militärdienstes im Ersten Weltkrieg wurde er auf die Psychoanalyse aufmerksam, nach Kriegsende inskribierte er an der Medizinischen Fakultät der Wiener Universität, wo sich sein Interesse an der Psychoanalyse durch die Demonstrationen Paul → Schilders vertiefte. Die Promotion erfolgte

1923. 1924 begann Sterba mit seiner psychoanalytischen Ausbildung bei Eduard Hitschmann. Seine Frau Editha, Studentin der Musikwissenschaften und Psychologie sowie Sekretärin im Internationalen Psychoanalytischen Verlag bei Otto → Rank, wurde später ebenfalls Psychoanalytikerin. 1925 wurden die Sterbas, die zu den ersten Absolventen des neugegründeten Lehrinstituts in Wien gehörten, Mitglieder der Wiener Psychoanalytischen Vereinigung. Richard Sterba praktizierte am Ambulatorium der Vereinigung, 1929 wurde er Lehranalytiker in Wien. Später fungierte er als Bibliothekar und war Mitglied des Vorstands. 1931 erhielt Richard Sterba von Adolf Josef Storfer (dem damaligen Direktor des psychoanalytischen Verlags) den Auftrag, ein Handwörterbuch der Psychoanalyse zusammenzustellen; die ersten fünf Folgen erschienen zum 80. Geburtstag Sigmund → Freuds (1936). Das Projekt wurde jedoch nicht zu Ende geführt, der letzte Eintrag – und dies wurde von Sterba selbst immer wieder ironisch vermerkt – behandelte das Stichwort „Größenwahn". Sterba sollte nach 1938 die Wiener Psychoanalytische Vereinigung während der nationalsozialistischen Herrschaft leiten. Als Nicht-Jude war er von den Nürnberger Rassegesetzen nicht betroffen, doch entschied er sich für die Emigration und wollte sich der nationalsozialistischen Ideologie nicht anpassen. Er versuchte ein Visum für Südafrika zu bekommen und wollte dort eine psychoanalytische Gruppe organisieren, ging aber schließlich in die Vereinigten Staaten und lebte 1939–46 in Chicago. Sterba praktizierte als Analytiker, übersiedelte nach Detroit und wurde Gründungsmitglied, Lehranalytiker und 1946–52 Präsident der Detroit Psychoanalytic Society. 1945 berief man ihn auf den Lehrstuhl für Psychiatrie am Wayne State University College of Medicine. Sterba beschäftigte sich mit psychoanalytisch-biografischen Porträts von Künstlern und schrieb über Michelangelo und zusammen mit seiner Frau über Beethoven. 1931 veröffentlichte er in der Zeitschrift für Psychoanalytische Pädagogik eine Einführung in die psychoanalytische Libidolehre. Innerhalb der psychoanalytischen Theorie war sein Konzept der therapeutischen Ich-Spaltung diskutiert worden.

Wesentliche Publikationen

(1927) Über latente negative Übertragung. Internationale Zeitschrift für Psychoanalyse 13: 160–167

(1931) Einführung in die psychoanalytische Libidolehre. Zeitschrift für Psychoanalytische Pädagogik 5: 49–103

(1934) Das Schicksal des Ichs im therapeutischen Verfahren. Internationale Zeitschrift für Psychoanalyse 20: 66–73

(1936) Handwörterbuch der Psychoanalyse. Wien, Internationaler Psychoanalytischer Verlag

(1956) The anxieties of Michelangelo Buonarroti. International Journal of Psycho-Analysis 37: 325–330

Sterba R, Katz A, Lyndon BH (1948) Transference in casework. New York, Family Service Association of America

Sterba R, Sterba E (1954) Beethoven and his nephew. New York, International Universities Press [dt: (1964) Ludwig van Beethoven und sein Neffe: Tragödie eines Genies. München, Szczesny]

Literatur zu Biografie und Werk

Mühlleitner E (1992) Biographisches Lexikon der Psychoanalyse: Die Mitglieder der Psychologischen Mittwoch-Gesellschaft und der Wiener Psychoanalytischen Vereinigung 1902–1938. Tübingen, Edition diskord

Sterba R (1982) Reminiscences of a Viennese psychoanalyst. Detroit, Wayne State University Press [dt.: (1985) Erinnerungen eines Wiener Psychoanalytikers. Frankfurt/M., Fischer]

Elke Mühlleitner

Stern, Daniel N.

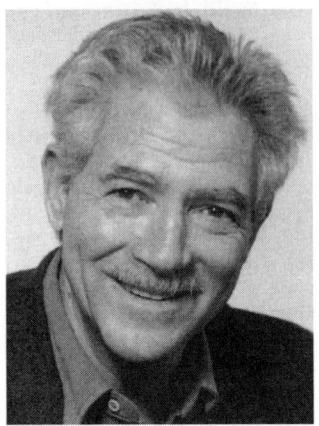

* 16.8.1934 in New York.

Bedeutender Autor der modernen psychoanalytischen Entwicklungspsychologie, der die Ergebnisse der empirischen Entwicklungspsychologie integrativ und innovativ mit Theorie und Praxis der Psychoanalyse und Psychotherapie verbunden hat.

Stationen seines Lebens

Verheiratet in dritter Ehe mit der Schweizer Psychotherapeutin und Kinderpsychiaterin Nadia Bruschweiler-Stern; insgesamt fünf Kinder; Studium der Medizin am Albert-Einstein-College, Promotion zum M.D. 1960; 1960–71 Tätigkeit als Assistenzarzt in der Inneren Medizin und Psychiatrie sowie psychoanalytischen Medizin in New York (Columbia-University); 1962–64 Militärdienst im öffentlichen Gesundheitswesen (National Institute of Mental Health: National Heart Institute); psychoanalytische Ausbildung abgeschlossen am Columbia Psychoanalytic Center 1971, seit damals dort Lehrbeauftragter; 1970–76 Leitung der Abteilung für Entwicklungsprozesse am New York State Psychiatric Institute sowie zunächst Assistenzprofessor, dann Associate Professor der Psychiatrischen Abteilung an der Columbia-University. In der Folge dieser Tätigkeiten entsteht 1977 das erste Buch: „Infant and mother: The first relationship". 1976–87 zunächst

Foto © Lisa Cohn.

Associate Professor, dann ordentlicher Professor für Psychiatrie am New York Hospital-Cornell Medical Center; in derselben Zeit Leiter der Abteilung für die Erforschung von Entwicklungsprozessen an der psychiatrischen Abteilung des Cornell Medical Center in New York. Während dieser Zeit entsteht 1985 das Buch, das ihn weltweit bekannt machte: „The interpersonal world of the infant". 1987–89 übernimmt Stern eine Professur für Psychiatrie an der Brown University in Providence, Rhode Island und ist seit 1987 bis zur Gegenwart ordentlicher Professor für Psychologie an der Fakultät für Psychologie und Erziehungswissenschaften der Universität Genf (Schweiz). Seit 1990 ist er Adjunct Professor für Psychiatrie an der Cornell University Medical School-New York Hospital (NY). 1995: Publikation des vierten Buches: „The motherhood constellation"; von 1995 an gehört er als Gastdozent zum Psychoanalytischen Institut Boston und aus dieser Verbindung (Process of Change Study Group, Boston) entstehen die Arbeiten über Veränderungsprozesse in der Psychotherapie (1998). Seine persönlichen Motive für die Beschäftigung mit der Psychoanalyse und Entwicklungspsychologie bringt Stern mit einem längeren Krankenhausaufenthalt als Kleinkind in Zusammenhang: „[…] um zu begreifen, was dort vorging, wurde ich zum Beobachter, zum Entschlüsseler nonverbaler Zeichen. Das hat sich, als ich älter wurde, nie mehr verloren. Deshalb war es für mich sehr aufregend, als ich […] die Ethologen entdeckte. Sie hatten eine wissenschaftliche Methode zum Studium der unter natürlichen Bedingungen auftretenden, nonverbalen Sprache der frühen Kindheit anzubieten. Und diese Methode schien mir die notwendige Ergänzung zur Analyse verbaler Selbstzeugnisse zu liefern, die die dynamischen Psychologien beschreiben. Man muß ‚zweisprachig' sein, um die Auflösung des Widerspruchs überhaupt in Angriff nehmen zu können" (Stern, 1992: 10–11). Für sein Werk wurde Stern mehrfach ausgezeichnet: Unter anderem erhielt er 1991 den ersten Preis der American Medical Writers Association, 1994 das Ehrendoktorat der Universität Mons-Hainault, Belgien und 1996 den Sigmund-Freud-Preis der Sigmund-Freud-Stiftung und des Frankfurter Psychoanalytischen

Instituts. Weltweit, vor allem in Europa und USA, hat Stern Lehraufträge inne und ist im Beirat verschiedener Fachgesellschaften (u. a.: World Association of Infant Mental Health) und Fachzeitschriften („Journal of Development and Psychopathology"; „Journal of Psycholinguistic Research"; „Devenir"; „Journal of Infant, Child and Adolescent Psychotherapy"). Mehrfach hat er Waisenhäuser in Rumänien besucht, dort Forschungen durchgeführt und die professionelle Weiterbildung unterstützt.

Wichtige theoretische Beiträge und Orientierungen

Stern beschreibt die Prozesse wechselseitiger Regulation sowohl zwischen Mutter/Vater und Kind als auch zwischen Therapeut und Patient und vertritt, dass der Säugling schon relativ kurz nach der Geburt in der Lage ist, Selbst und Objekt zu unterscheiden. Dies bedeutet, dass eine symbiotische Verschmelzung mit dem Objekt kein primärer Zustand des Selbst ist. Außerdem zeigt Stern, dass der Säugling – ebenfalls relativ kurz nach der Geburt – in der Lage ist, ganzheitliche Empfindungen von sich selbst und seinen Objekten auszubilden. Er erlebt also weder sich selbst noch seine Objekte fragmentiert bzw. gespalten, sondern eher als kohärent. Über den Wechsel seiner physiologischen und affektiven Zustände hinweg kann er sich als „kontinuierliche Person" identifizieren; ebenso kann er seine Mutter, die zu verschiedenen Zeitpunkten des Tages verschieden aussieht und sich verschieden benimmt, immer als dieselbe Mutter wahrnehmen. Damit liefert Stern eine gut begründete Kritik und Alternative zu → Mahlers Theorie der Symbiose am Anfang menschlicher Existenz. Zugleich werden die Ursprünge klinischer Phänomene aus unterschiedlicher Perspektive (Systemtheorie, Psychoanalyse, Objektbeziehungstheorie, Verhalten) untersucht und eine Verbindung zu den verschiedenen psychotherapeutischen Anwendungsmöglichkeiten hergestellt und eine Theorie des Selbstempfindens entwickelt. Stern (1995) erkennt in der Erfahrung der Mutterschaft eine spezifische Konstellation der Beziehung zwischen Mutter, Vater und Kind, denen Mutter-Kind-Therapien Rechnung tragen müssen. Schließlich hat er sich (Stern et al., 1998) zuletzt noch mehr der Anwendung seiner entwicklungspsychologischen Erkenntnisse und Positionen auf die nonverbalen Abläufe von Psychotherapien mit Erwachsenen und auf die Erforschung der dabei ablaufenden Prozesse gewidmet.

Wesentliche Publikationen

(1977, 1979) Mutter und Kind: Die erste Beziehung. Stuttgart, Klett-Cotta
(1985, 1992) Die Lebenserfahrung des Säuglings. Stuttgart, Klett-Cotta
(1990, 1993) Tagebuch eines Babys. München, Piper
(1995, 1998) Die Mutterschaftskonstellation. Stuttgart, Klett-Cotta
(1999) Vitality contours: The temporal contour of feelings as a basic unit for constructing the infant's social experience. In: Rochat P (Ed), Early social cognition (pp 67–80). Hillsdale (NJ), Lawrence Erlbaum
(2001) Handeln und Erinnern in der Übertragungsliebe und der Liebe des kleinen Kindes. In: Spector Person E, Hagelin A, Fonagy P (Hg), Über Freuds „Bemerkungen über die Übertragungsliebe" (S 213–230). Stuttgart, Frommann-Holzboog
Stern DN, Bruschweiler-Stern N (1998, 2002) Die Geburt einer Mutter. München, Piper
Stern DN, Sander LW, Nahum JP, Harrison AM, Lyons-Ruth K, Morgan AC, Bruschweiler-Stern N, Tronick EZ (1998) Non interpretive mechanisms in psychoanalytic therapy: The 'something more' than interpretation. International Journal of Psycho-Analysis 79: 903–92

Hans-Peter Hartmann

Stierlin, Helm

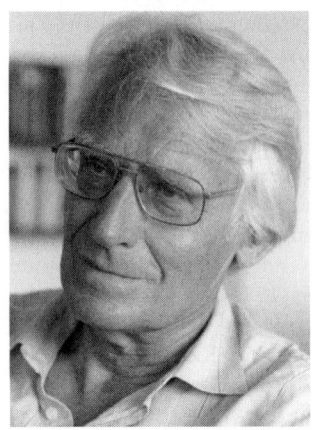

* 12.3.1926 in Mannheim.

Pionier der Familientherapie (Mehrgenerationenperspektive) und der systemischen Therapie.

Stationen seines Lebens

Ältester von drei Söhnen. Der Vater war ein erfolgreicher Brückenbau-Ingenieur, dessen berufliche Tätigkeiten es mit sich brachten, dass die Familie für die damalige Zeit häufig umziehen musste. 1935–45 lebte die Familie in Stettin. Schon früh bekam er die Rolle des Verantwortungsträgers auch im Umgang mit den Brüdern. Der Vater repräsentierte ein diszipliniertes Pflichtethos mit Strenge, aber auch starker Verlässlichkeit, die wesentlich jüngere Mutter eine auf Lebensfreude und unkonventionellen künstlerischen Ausdruck ausgerichtete Haltung. Daraus ergab sich für Stierlin ein kreativitätsförderndes dialektisches Spannungsfeld. Im letzten Jahr des Zweiten Weltkriegs noch zum Dienst in der Wehrmacht verpflichtet. Nach der Flucht der Familie aus Stettin Studium der Medizin und Philosophie in Heidelberg 1946–53. Promotion zum Dr. phil. 1951 in Heidelberg und zum Dr. med. 1955 in München. Intensive Auseinandersetzung mit der Hegelschen Dialektik. Lehranalyse bei F. → Riemann (1954–55). Zweite Lehranalyse bei Mabel Cohen (1957–62) in Washington. Seit 1955 Arbeit als Psychoanalytiker, 1955–57 am Sheppard Pratt Hospital, Towson, MD, 1957–62 in Chestnut

Lodge, Rockville, MD (führende Klinik der analytisch orientierten Psychosetherapie, wo z. B. auch Frieda → Fromm-Reichmann und andere Pioniere der psychoanalytischen Therapie von schizophren erlebenden Menschen arbeiteten). 1963–64 leitender Kontrollanalytiker am Sanatorium Bellevue, Kreuzlingen (Schweiz), 1965 Gastdozent an der Universität Dunedin, Neuseeland, 1966–70 Abteilungsleiter (Psychotherapy) am National Institute of Mental Health (NIMH), Bethesda, MD. 1970–74 dort Leiter der Family Studies Section. Diese Jahre am NIMH waren auch gekennzeichnet durch intensiven wissenschaftlichen und freundschaftlichen Austausch, z. B. mit Lymann Wynne, Ivan → Boszormenyi-Nagy und anderen zentralen Pionieren der Familientherapie. 1974–91 Ärztlicher Direktor der Abteilung für psychoanalytische Grundlagenforschung und Familientherapie an der Universität Heidelberg.

Wichtige theoretische Beiträge und Orientierungen

Insbesondere mit seinen Beiträgen zum Verständnis und zur therapeutischen Nutzung der Mehrgenerationendynamik familiärer Systeme und zur Interdependenz von Individuation und Bezogenheit in familiären und gesellschaftlichen Systemen gehört er zu den international maßgeblichsten Pionieren der Familientherapie und der systemischen Therapie. Seine Studien über die Einflüsse familiärer Beziehungen auf die psychische Entwicklung und das Verhalten Adoleszenter machten ihm schon ab Ende der 1950er Jahre die Macht familiärer Bindungsmuster deutlich und veranlassten ihn, die individuelle Dynamik im Kontext ihres Beziehungssystems zu betrachten und zu behandeln. Zentrales Thema seiner Arbeiten war immer, das Tun und das Erleben eines Individuums zu beschreiben in seiner Dialektik zwischen Autonomie und Abhängigkeit vom Tun seiner relevanten Beziehungspartner, dessen Sinn auch nur in der Berücksichtigung seiner Kontextbedingungen erhellbar wird. Viele seiner Konzepte tragen in einzigartiger Weise zu versöhnender, integrativer Nutzung psychoanalytischer, familientherapeutischer und systemischer

Modelle bei, so z. B. seine Beschreibungen der Dynamik der Persönlichkeitsentwicklung von Kindern und Jugendlichen, u. a. durch den Prozess, sich an die Realität der „stärkeren" Persönlichkeit in der Familie anzupassen, gleichzeitig dabei aber auch rückwirkend diese selbst wieder zu verändern. Er konnte die Familie verstehbar machen als Beziehungsnetz, welches von Aufträgen (Delegationen) und Loyalitäten durchzogen ist. Seine Beiträge zur differenzierten Betrachtung von Bindungs-Interaktionen in Familien (Bindungen auf der Ich-Ebene, Es-Ebene, Über-Ich-Ebene) und ihrem dialektischen Spannungsfeld mit der Dynamik von Ausstoßungsprozessen in Familien und deren typischen symptomatischen Begleiterscheinungen waren richtungsweisend für das Verständnis und die familientherapeutische Behandlung schizophrener, schizo-affektiver und zyklothymer Psychosen und von psychosomatischen Krankheiten. Psychische Reaktionen und (oft auch bizarre) Verhaltensweisen von Adoleszenten machte er durch seine Studien von Familiendynamik verstehbar als Ausdruck unbewusster Delegationsprozesse, in denen Kinder die unerfüllten Wünsche ihrer Eltern und Großeltern auszuleben versuchen. Viele vorher nur als bizarre, unverstehbare, krankhafte Störungen angesehene Erlebnisprozesse und Verhaltensweisen von Individuen konnte er verstehbar und therapierbar machen durch seine Beiträge zur Mehrgenerationen-Perspektive in Familien mit ihrer komplexen Schuld- und Verdienst-Konten-Dynamik. Dadurch konnte er zeigen, dass bei kontextbezogener Betrachtung sogar in vielen sehr schwer erscheinenden Störungsbildern, die vorher nur als Defizit gesehen worden waren, wie z. B. der Schizophrenie und massiven psychosomatischen Erkrankungen, auch wichtige beziehungsgestaltende Kompetenzen verborgen liegen. Er trug damit maßgeblich zur Entwicklung und weltweiten Verbreitung der ressourcenorientierten und kompetenz-fokussierenden Kurzzeitpsychotherapie bei. Der von ihm geprägte Begriff der „bezogenen Individuation" wurde international zur Leitlinie vielfältiger Forschung und therapeutischer Modelle. Gelingende Individuation wird dabei beschrieben als dialektisches Wechselspiel von Individuation mit und gegen die Positionen,

Wünsche, Werte und Erwartungen der elterlichen Autoritäten. Die Dialektik und gegenseitige Interdependenz von Phänomenen wie Macht und Ohnmacht, Unterdrückung und Gehorsam, Nähe-Distanz-Regulierung, Stärke und Schwäche in Beziehungen konnte er dabei unter Berücksichtigung von Positionen von z. B. Hegel und Martin → Buber Positionen eindrücklich darlegen. Durch die Berücksichtigung einer konstruktivistischen Perspektive, die aufzeigen kann, wie Realitäts-Wahrnehmung und Realitäts-Gestaltung als autonom vollzogener Akt der Unterschiedsbildung, Sinngebung und Wahl von Handlungsschlussfolgerungen verstehbar wird, zeigte er dabei auch die zentrale Bedeutung der Eigenverantwortlichkeit des Individuums im System auf. Mit seiner sogenannten „Heidelberger Gruppe" entwickelte er klinisch (durch Evaluationsforschung belegte) sehr wirksame differenzierte Kennzeichnungs-, Unterscheidungs- und Therapiekonzepte für typische, regelhafte Muster von Familiensystemen mit psychosomatischen Symptomentwicklungen, bei Krebserkrankungen und mit schizophren-psychotischen und mit manisch-depressiven Erkrankungen. Neben seiner vielfältigen wissenschaftlichen und therapeutischen Arbeit steuerte er seine vielfältigen internationalen Kontakte zu praktisch allen wichtigen zeitgenössischen Theoretikern und Praktikern der Psychoanalyse, der Familientherapie und der kompetenzorientierten Kurzzeit-Psychotherapie dazu bei, die wichtigsten nationalen und internationalen Organisationen der Familientherapie auf- und auszubauen. Durch die von ihm mitinitiierte Gründung der Internationalen Gesellschaft für systemische Therapie konnte auch die Verbreitung familientherapeutischer und systemischer Konzepte in Weiterbildung, Forschung und Lehre nachhaltig gefördert werden, nicht nur im gesamten deutschsprachigen Raum.

Wesentliche Publikationen

(1969) Conflict and reconciliation. New York, Science House

(1971) Das Tun des Einen ist das Tun des Anderen. Frankfurt/M., Suhrkamp

(1974) Separating parents and adolescents: A perspective of running away, schizophrenia and wayward-ness. New York, Quadrangle / The New York Times and Book Co. [dt.: (1980) Eltern und Kinder. Frankfurt/M., Suhrkamp]

(1975a) Adolf Hitler: Familienperspektiven. Frankfurt/M., Suhrkamp

(1975b) Von der Psychoanalyse zur Familientherapie. Stuttgart, Klett

(1978) Delegation und Familie. Frankfurt/M., Suhrkamp

(1987) Ob sich das Herz zum Herzen findet: Ein systemisches Paar-Brevier. Reinbek, Rowohlt

(1989) Individuation und Familie: Studien zur Theorie und therapeutischen Praxis. Frankfurt/M., Suhrkamp

(1992) Nietzsche, Hölderlin und das Verrückte: Systemische Exkurse. Heidelberg, Carl-Auer-Systeme

(1994) Ich und die Anderen: Psychotherapie in einer sich wandelnden Gesellschaft. Stuttgart, Klett-Cotta

(1997) Haltsuche in Haltlosigkeit: Grundfragen der systemischen Therapie. Frankfurt/M., Suhrkamp

(2001a) Christsein hundert Jahre nach Nietzsche: Systemisch-therapeutische Perspektiven. Frankfurt/M., Velbrück Wissenschaft Verlag

(2001b) Psychoanalyse – Familientherapie – Systemische Therapie: Entwicklungslinien / Schnittstellen / Unterschiede. Stuttgart, Klett-Cotta

Stierlin H, Grossarth-Maticek R (1998) Krebsrisiken – Überlebenschancen: Wie Körper, Seele und soziale Umwelt zusammenwirken. Heidelberg, Carl-Auer-Systeme

Stierlin H, Rücker-Embden I, Wetzel N, Wirsching M (1977) Das erste Familiengespräch: Theorie – Praxis – Beispiele. Stuttgart, Klett-Cotta

Stierlin H, Simon FB (1984) Die Sprache der Familientherapie: Ein Vokabular. Stuttgart, Klett-Cotta

Stierlin H, Weber G (1989) In Liebe entzweit: Die Heidelberger Familientherapie der Magersucht. Reinbek, Rowohlt

Wirsching M, Stierlin H (1982) Krankheit und Familie. Stuttgart, Klett

Gunther Schmidt

Stolorow, Robert D.

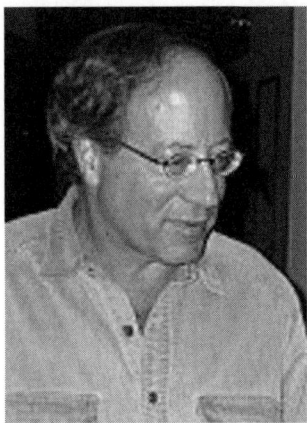

* 4.11.1942 in Pontiac, Michigan.

Psychoanalytiker, Selbstpsychologe, Begründer (gemeinsam mit G.E. Atwood) der Theorie der Intersubjektivität.

Stationen seines Lebens und wichtige theoretische Beiträge und Orientierungen

Robert Stolorow graduierte an der Harvard University 1970 in Klinischer Psychologie und 1974 in Psychoanalyse und Psychotherapie am Postgraduate Center of Mental Health, New York City. Er hat die Diplome in Klinischer Psychologie und Psychoanalyse des American Board of Professional Psychology (ABPP). 1995 erhielt er den Distinguished Scientific Award from the Division of Psychoanalysis of the American Psychological Association für herausragende Leistungen auf dem Gebiet der Psychoanalyse. Er ist einer der Begründer der intersubjektiven Perspektive in der Psychoanalyse. Beeinflusst von den Untersuchungsmethoden der „Personologie", denen er im Zuge seiner Doktoratsstudien an der Harvard University in den späten 1960er Jahren begegnete, führte er in den frühen und mittleren 1970er Jahren gemeinsam mit George Atwood eine Reihe von psychobiografischen Studien über die persönlich-subjektiven Ursprünge der Theorien von → Freud, → Jung, → Reich und → Rank durch, die in dem Buch „Faces in a cloud" (1979) ihren Niederschlag fanden. In diesem Buch kommen Stolorow und Atwood zu dem Schluss, dass die

Psychoanalyse eine Theorie der Subjektivität brauche, eine Tiefenpsychologie des persönlichen Erlebens. Indem sie Strukturalismus, Phänomenologie und philosophische Hermeneutik in ihre Arbeit einbeziehen, kommen sie zu einem Ansatz, der heute unter dem Namen „Theorie der Intersubjektivität" (intersubjectivity theory) bekannt ist. Ihre grundlegende Prämisse gilt sowohl für die kindliche Entwicklung als auch für die psychoanalytische Situation: psychologische Phänomene formen sich aus an der Schnittstelle von wechselseitig interagierenden, in unterschiedlicher Weise organisierten, subjektiven Welten. Diese Perspektive, die Stolorow und seine Mitarbeiter ausgearbeitet haben, hat sich zu einem umfassenden methodologischen und epistemologischen Standpunkt entwickelt, der eine radikale Kontextualisierung sämtlicher Aspekte des psychoanalytischen Denkens fordert. In der „Theorie der Intersubjektivität" liegt der Fokus der psychoanalytischen Betrachtung nicht mehr wie im traditionellen Konzept auf isolierten intrapsychischen Mechanismen und auf Strukturen im Inneren des Patienten. Ein breites Spektrum klinischer Phänomene, welches die psychische Entwicklung, die Pathogenese, die Entstehung von Konflikten, die Übertragung und den Widerstand einschließt, kann jetzt neu gesehen werden: Diese Phänomene bilden ihre Gestalt im Zusammenwirken unterschiedlicher subjektiver Welten (intersubjektives Feld) aus. Die psychoanalytische Methode versteht sich so als ein Konzept, das keinerlei vorweg getroffene Festlegungen enthält. Spezifische Entscheidungen darüber, wie analytisch interveniert werden soll, entstehen aus dem Zusammenspiel von Bedeutungen, wie sie Analytiker und Patient geben, und sie haben den Zweck, einer bestimmten Person zu der gerade ihr entsprechenden Entwicklung zu verhelfen. In einer Arbeit, die Robert Stolorow gemeinsam mit Daphne Socarides Stolorow (1984/85) geschrieben hat, wird die klinische Bedeutung der Affektintegration hervorgehoben. Diese erfolgt durch die Abstimmung (attunement) mit dem Kind von seiten der Bezugspersonen. Dort werden spezifische intersubjektive Kontexte beschrieben, die die Affektintegration und die Artikulation der Affekte entweder fördern oder stören. Eine wichtige

Rolle in der Theorie der Intersubjektivität spielt das Konzept der „organizing principles" (organisierende Prinzipien des Erlebens). Grundlegend für die „intersubjectivity theory" ist die Erkenntnis, dass wir als Menschen andere Menschen brauchen, um die Organisation unseres Erlebens aufrecht erhalten zu können. Die „organizing principles" der subjektiven Welt einer Person sind unbewusst und die Person ist sich auch ihrer eigenen Rolle in der Organisierung des Erlebens ihrer Realität nicht bewusst. Die psychoanalytische Therapie kann so als eine Aktivität gesehen werden, in der der Patient reflektive Bewusstheit über seine unbewusst strukturierende Aktivität erlangt. Wenn unbewusst organisierende Prinzipien in der psychoanalytischen Therapie zur Bewusstheit kommen, können sich neue Wege, Erleben zu organisieren, etablieren. Stolorow ist Gründungsmitglied, Lehr- und Kontrollanalytiker am Institute of Contemporary Psychoanalysis in Los Angeles, Gründungsmitglied des Institute for the Psychoanalytic Study of Subjectivity in New York City und Clinical Professor of Psychiatry an der UCLA School of Medicine, Ko-Autor von sechs Büchern und Mitherausgeber von „The intersubjective perspective" (1994). Er hat etwa 150 Arbeiten zur psychoanalytischen Theorie und Praxis verfasst oder mitverfasst.

Wesentliche Publikationen

(1997) Dynamic, dyadic, intersubjective systems: An evolving paradigm for psychoanalysis. Psychoanalytic Psychology 14: 337–346

Atwood G, Stolorow R (1984) Structures of subjectivity: Explorations in psychoanalytic phenomenology. Hillsdale (NJ), The Analytic Press

Orange D, Atwood G, Stolorow R (1997, 2001) Intersubjektivität in der Psychoanalyse: Kontextualismus in der psychoanalytischen Praxis. Frankfurt/M., Brandes und Apsel

Socarides D, Stolorow R (1984/85) Affects and self-objects. Annual of Psychoanalysis 12/13: 105–119

Stolorow R, Atwood G (1973, 1993) Faces in a cloud: Intersubjectivity in personality theory, 2nd. rev. ed. Northvale (NJ), Jason Aronson

Stolorow R, Atwood G (1992) Contexts of being: The intersubjective foundations of psychological life. Hillsdale (NJ), The Analytic Press

Stolorow R, Atwood G, Brandchaft B (Eds) (1994) The Intersubjective perspective. Northvale (NJ), Jason Aronson

Stolorow R, Brandchaft B, Atwood G (1987) Psychoanalytic treatment: An intersubjective approach. Hillsdale (NJ), The Analytic Press [dt.: (1996) Psychoanalytische Behandlung: Ein intersubjektiver Ansatz. Frankfurt/M., Fischer]

Stolorow R, Lachmann F (1980) Psychoanalysis of developmental arrests: Theory and treatment. Madison (CT), International Universities Press

Stolorow R, Orange D, Atwood G (2001) World horizons: A post-Cartesian alternative to the Freudian unconscious. Contemporary Psychoanalysis 37: 43–61

Jeffrey L. Trop
(Übersetzung: Erwin Bartosch
& Franz Herberth)

Stolze, Helmuth

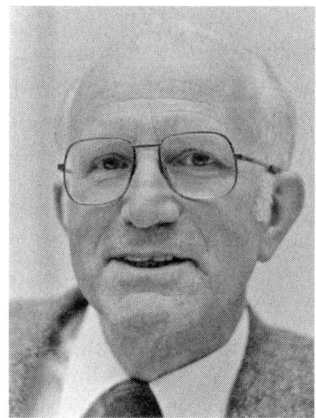

* 16.7.1917 in Lindau/Bodensee, Deutschland; † 23.12. 2004 in München.

Begründer der Konzentrativen Bewegungstherapie, einer körperorientierten Psychotherapiemethode.

Stationen seines Lebens

1938–42 Studium der Medizin; Staatsexamen und Promotion; seit 1943 verheiratet mit Maria (geb. Braig); 1943–45 Truppenarzt und Arzt in neurologischen Lazaretten; 1948–52 Weiterbildung in Neurologie, Neuropathologie und Psychologie; 1949–52 institutsunabhängige Weiterbildung in Psychotherapie; 1950 Facharztanerkennung; seit 1952 niedergelassener Psychotherapeut in eigener Praxis in München; 1953 erster Kontakt mit der Arbeitsweise G.

Hellers, einer Schülerin Elsa → Gindlers; 1953–58 Erprobung und Entwicklung dieser Arbeitsweise als psychotherapeutisches Verfahren in der Praxis; 1958 Vorstellung der Methode bei den Lindauer Psychotherapiewochen; endgültige Benennung des Verfahrens gemeinsam mit J.E. Meyer und C. Gräff als „Konzentrative Bewegungstherapie" (KBT); 1971 Lehrauftrag für Psychotherapie an der 2. Medizinischen Fakultät München; Habilitation; 1972 theoretische Fundierung der Konzentrativen Bewegungstherapie durch den „Gestaltkreis des Begreifens"; 1978 Ernennung zum apl. Professor; 1979 Begründung der Förderung der Erinnerungsarbeit durch Handeln in der Konzentrativen Bewegungstherapie, bezugnehmend auf → Freuds Arbeit: „Erinnern, Wiederholen, Durcharbeiten"; 1959–78 Leitung der Lindauer Psychotherapiewochen mit Ausgestaltung dieser schulen- und richtungsübergreifenden Weiterbildungsveranstaltung; 1961–64 Studien (mit Unterstützung der Deutschen Forschungsgemeinschaft) über die Verbreitung der Psychotherapie innerhalb der deutschen Ärzteschaft; 1974/75 Mitglied der Enquete der Bundesregierung zur Lage der Psychiatrie und Psychotherapie in der Bundesrepublik Deutschland; Auszeichnungen und Ehrenmitgliedschaften in verschiedenen in- und ausländischen Fachgesellschaften; Tätigkeit in der psychotherapeutischen Weiterbildung; Weiterentwicklung der Konzentrativen Bewegungstherapie (Grundlagen und Anwendung) in Veröffentlichungen, Vorträgen, Seminaren und Kursen.

Wichtige theoretische Beiträge und Orientierungen

Beruhend auf klinischen Beobachtungen an Patienten mit cervikalen Syndromen entstand an der Verbindung von körperlichen, psychologischen und gestaltsymbolischen Beobachtungsweisen 1953 das Buch „Das obere Kreuz". Von dort führte der Weg zu der leiborientierten Psychotherapiemethode der Konzentrativen Bewegungstherapie (KBT), die heute von Arbeitskreisen in Deutschland, Österreich, Schweiz, Slowakei und Italien vertreten und in über hundert Kliniken und zahlreichen Praxen Eingang gefunden hat. Die Wurzeln der KBT sind einmal die bewegungspädagogischen Ansätze Elsa Gindlers, zum anderen die Phänomenologie → Merleau-Pontys und Buytendijks. Theoretisch beruht sie auf der Tiefenpsychologie, sowie auf den Gestalt- und Regelkreisen von Wahrnehmen/Bewegen (V. v. → Weizsäcker) und Denken/Sprechen (Piaget). Sie ist ein ganzheitliches Behandlungsverfahren und kann der Humanistischen Psychotherapie zugerechnet werden.

Wesentliche Publikationen

(1953) Das obere Kreuz: Psychotherapie bei Erkrankungen der Halsregion. München, J.F. Lehmann

(1959) Psychotherapeutische Aspekte einer Konzentrativen Bewegungstherapie. In: Speer E (Hg), Kritische Psychotherapie: Vorträge der 8. Lindauer Psychotherapiewoche 1958 (S 67–76). München, J.F. Lehmann

(1972) Selbsterfahrung und Begegnung mit dem anderen durch Konzentrative Bewegungstherapie. In: Friedemann A (Hg), Die Sinnfrage in der Psychotherapie (S 431–449). Darmstadt, Wissenschaftliche Buchgesellschaft

(1977) Konzentrative Bewegungstherapie. In: Eicke D (Hg), Die Psychologie des 20. Jahrhunderts, Bd. III (S 1250–1273). Zürich, Kindler

(1989) Konzentrative Bewegungstherapie als tiefenpsychologisch fundierte Psychotherapie. In: Stolze H (Hg), Die Konzentrative Bewegungstherapie (S 210–220). Heidelberg, Springer

(1991) Wege zur leiborientierten Psychotherapie. Praxis der Psychotherapie und Psychosomatik 36: 58–67

(1995) Das getane Symbol. In: Kahleyss M (Hg), Methoden ärztlicher Psychotherapie. Psychoanalytische Grundlagen (S 107–112). Leipzig, J.A. Barth

(1997) Symbolisieren in der Konzentrativen Bewegungstherapie: Vom Erleben der Einheit von Innenwelt und Außenwelt. KBT – Zeitschrift des DAKBT 28: 19–35

(Hg) (1984) Die Konzentrative Bewegungstherapie: Grundlagen und Erfahrungen. Berlin, Verlag Mensch und Leben

Literatur zu Biografie und Werk

Bucheim P, Seifert T (1987) Helmuth Stolze zum 70. Geburtstag. Praxis der Psychosomatik 32: 167–169

Renate Schwarze

Strotzka, Hans

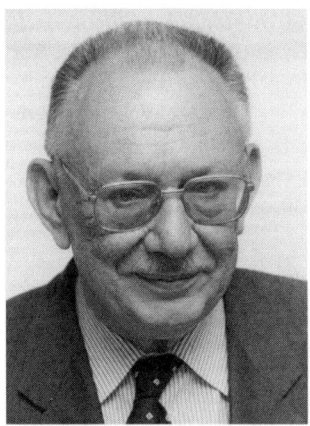

* 18.11.1917 in Wien; † 16.6.1994 in Wien.

Psychoanalytiker, Gründer der Universitätsklinik für Tiefenpsychologie und Psychotherapie an der Medizin Universität Wien.

Stationen seines Lebens

1935: Matura mit Auszeichnung und Studium der Medizin an der Universität Wien; 1940: Promotion zum Dr. med.; 1942: Heirat mit Veronika († 1990), mit der er zwei Söhne hatte; bereits während des Medizinstudiums Interesse für Psychiatrie und Psychotherapie; infolge einer schweren Kriegsverletzung im Zweiten Weltkrieg noch während des Krieges Arbeit in einem Lazarett für periphere Nervenverletzungen und Hirnverletzte. In dieser Zeit auch erste Publikationen über Nerven- und Hirnverletzungen; während der Fachausbildung zum Psychiater nach dem Krieg wandte sich Strotzka wieder der Psychotherapie zu und publizierte über die Hypnosebehandlung des Phantomglieds und zur Theorie der Suggestibilität. 1947–49 gehörte er dem Arbeitskreis für Tiefenpsychologie an (Igor → Caruso). Aufgrund theoretischer Meinungsverschiedenheiten schloss sich Strotzka der Wiener Psychoanalytischen Vereinigung an, wo er 1950–58 seine psychoanalytische Ausbildung absolvierte. 1950 dreimonatiges Stipendium in Basel bei Professor Meng, wodurch sich eine langjährige Beschäftigung mit Psychohygiene und Sozialpsychiatrie ergab. Damals entstanden die ersten Kontakte mit der Weltge-

sundheitsorganisation, die später zur Teilnahme an vielen internationalen Seminaren und zur Mitgliedschaft im Expertenrat für Psychiatrie führten. 1951 übernahm Strotzka die Leitung eines psychotherapeutischen Ambulatoriums der Wiener Gebietskrankenkasse, die er mit Unterbrechungen bis 1971 inne hatte. 1956–58 Leitung der psychohygienischen Arbeitsgruppe für Ungarnflüchtlinge; 1959–60 „Mental Health Advisor" des „United Nations High Commissioner for Refugees" in Genf; in dieser Eigenschaft übernahm er die sozialpsychiatrische Planung der Lagerräumung von „displaced persons" nach dem Zweiten Weltkrieg. Im Jahre 1960 habilitierte er sich an der Medizinischen Fakultät der Universität Wien; aus der Habilitationsschrift entstand auch sein bekanntes Buch „Einführung in die Sozialpsychiatrie". Ab Mitte der 1960er Jahre größere sozialpsychiatrische Teamarbeiten, unter anderem Herausgabe (gemeinsam mit Mitarbeitern) des Buches „Kleinburg: Eine sozialpsychiatrische Feldstudie" (1969), aber auch psychotherapeutische Publikationen, die im wesentlichen in dem Buch „Psychotherapie und soziale Sicherheit" (1972) zusammengefasst wurden. 1969 wurde er Lehranalytiker der Wiener Psychoanalytischen Vereinigung. Die sozialpsychiatrischen Interessen führten auch zu seinem Engagement in der Aus-, Fort- und Weiterbildung von Sozialarbeitern. 1971 wurde er Professor an der neugegründeten Universitätsklinik für Tiefenpsychologie und Psychotherapie. Ab 1972 führte er die Ehe- und Familienberatungsstelle der Gemeinde Wien und ab 1976 das Institut für Ehe- und Familientherapie der Gemeinde Wien. 1982 gründete Strotzka den „Dachverband Psychotherapeutischer Vereinigungen Österreichs", der erstmals alle wesentlichen psychotherapeutischen Schulen in Österreich zusammenfasste und im wesentlichen als Vorläufer des „Österreichischen Bundesverbands für Psychotherapie" anzusehen ist. Die Tätigkeit des Dachverbands wurde 1990 nach Beschlussfassung des österreichischen Psychotherapiegesetzes, das u. a. auch die Stellung nicht-ärztlicher Psychotherapeuten regelt, erfolgreich beendet. Die vielfältigen Interessen von Strotzka spiegeln sich auch in seinen Aktivitäten als stellvertretender Direktor und Leiter der experimentellen

Strotzka, Hans

Abteilung des Instituts für Publikumsforschung der österreichischen Akademie der Wissenschaften sowie in seiner Leitertätigkeit am Ludwig Boltzmann-Institut für Medizinsoziologie und schließlich ab 1989 als Leiter des Supervisionsdienstes der Wiener Gemeindespitäler. 1987 ist Hans Strotzka emeritiert.

Wichtige theoretische Beiträge und Orientierungen

Seine Hauptinteressen galten einerseits dem neuropsychiatrischen Bereich und andererseits der Psychotherapie. Sein aus der Habilitation hervorgegangenes Buch „Einführung in die Sozialpsychiatrie" (1965) hatte eine Auflage von über 24.000 Exemplaren (erweiterte Neuauflage 1972) und war im deutschen Sprachraum die Initialzündung für diesen Forschungsbereich. Zunehmend widmete er sich dem psychotherapeutischen Feld, zunächst der Hypnose und später der Psychoanalyse. Strotzka versuchte die Sozialpsychiatrie und Psychotherapie im Rahmen seiner Tätigkeit im psychotherapeutischen Ambulatorium der Wiener Gebietskrankenkasse, aber auch der Ehe- und Familienberatungsstellen der Gemeinde Wien und des Instituts für Ehe- und Familientherapie der Gemeinde Wien, zu integrieren. Ein Ergebnis seiner Aktivitäten war das Buch „Der Psychotherapeut im Spannungsfeld der Institutionen" (1980). Nach der Übernahme der Leitung der Universitätsklinik für Tiefenpsychologie und Psychotherapie hat Strotzka auch sein erstes Lehrbuch zur Psychotherapie herausgegeben („Psychotherapie: Grundlagen, Verfahren, Indikationen", 1975; zwei Auflagen). Für Strotzka war interdisziplinäre Teamarbeit in der Psychotherapie und psychosozialen Versorgung sowie die Patientenzentriertheit des Therapieangebots (es sollte jene Methode gefunden und angeboten werden, die für den Patienten in seiner jeweiligen psychischen und sozialen Situation am ehesten geeignet war) das zentrale Thema seines Psychotherapieverständnisses. Er war auch der Meinung, dass derartige Angebote nur von einem Therapeutenteam erbracht werden können. Es war Strotzka immer ein Anliegen, Psychotherapie für möglichst breite Schichten der Bevölkerung zugänglich zu machen. Sein Selbstverständnis als ärztlicher Psychotherapeut hat sich nicht zuletzt aufgrund seiner vielfachen psychotherapeutischen Ausbildungen nie auf nur eine psychotherapeutische Schule bezogen, was es ihm zweifellos erleichtert hat, als Integrationsfigur der österreichischen Psychotherapie zu wirken. Seine psychoanalytischen Themen waren insbesondere Humor und Ambivalenz, beides Themen, die ihn auch aufgrund seiner humorvollen und ambivalenten Persönlichkeit sehr interessiert haben müssen. Gegen Ende seines Lebens beschäftigte sich Strotzka vor allem mit Ethik und publizierte dazu das Buch „Fairness, Verantwortung und Phantasie" (1983), eine psychoanalytische Alltagsethik. Insgesamt war Hans Strotzka Verfasser von über 330 wissenschaftlichen Arbeiten, darunter 25 Büchern.

Wesentliche Publikationen

(1965, 1972) Einführung in die Sozialpsychiatrie. Reinbek, Rowohlt

(1972) Psychotherapie und soziale Sicherheit. Kindler, München

(1983) Fairness, Verantwortung und Phantasie: Eine psychoanalytische Alltagsethik. Wien, Deuticke

(Hg) (1975, 1978) Psychotherapie: Grundlagen, Verfahren, Indikationen, 2. Aufl. München-Wien, Urban & Schwarzenberg

(Hg) (1980) Der Psychotherapeut im Spannungsfeld der Institutionen. München-Wien, Urban & Schwarzenberg

Strotzka H, Hoff H (1958) Die psychohygienische Betreuung ungarischer Flüchtlinge. Wien, Hollinek

Strotzka H, Leitner I, Czerwenka-Wenkstetten G, Graupe S, Simon M (1969) Kleinburg: Eine sozialpsychiatrische Feldstudie. Wien, Österreichischer Bundesverlag

Literatur zu Biografie und Werk

Hauer N (2000) Hans Strotzka: Eine Biographie. Wien, Holzhausen

Elisabeth Jandl-Jager

465

Strupp, Hans H.[ermann]

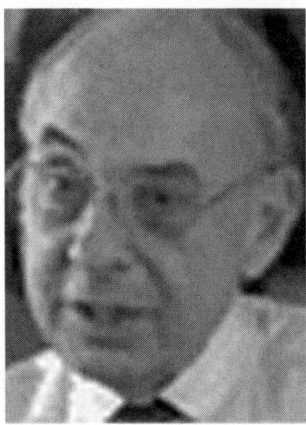

* 25.8.1921 in Frankfurt/M.

Psychotherapieforscher; insbesondere auch mit Kurzzeitpsychotherapie auf psychodynamischer Basis befasst.

Stationen seines Lebens

Volksschule und Gymnasium in Frankfurt; 1939 emigrierte er in die Vereinigten Staaten. Er besuchte ein Jahr lang das City College in New York und ging dann nach Washington (DC), wo er 1945 an der George Washington University sein Studium beendete. Der Doktortitel wurde ihm 1954 von derselben Universität verliehen. Darüber hinaus ist er Absolvent der Washington School of Psychiatry und Inhaber eines Ehrendoktorats der Universität Ulm. Er hatte einen Lehrstuhl an der University of North Carolina in Chapel Hill (1957–66) und an der Vanderbilt University in Nashville, Tennessee (1966–94). Er wurde zum Distinguished Professor of Psychology ernannt und seit 1994 ist er auch Distinguished Professor Emeritus.

Wichtige theoretische Beiträge und Orientierungen

Schon zu Beginn seiner Karriere interessierte sich Strupp für die psychotherapeutische Forschung, zu einem Zeitpunkt, als sich diese Disziplin noch in den Kinderschuhen befand. Seine ersten Überlegungen dazu, seine Dissertation, war eine experimentelle Studie zum Interven-

tionsstil und wurde 1955 in drei Arbeiten veröffentlicht. Während seiner gesamten Karriere fokussierte Strupp auf Prozess und Ergebnis der psychodynamischen Psychotherapie, unter besonderer Berücksichtigung der Person des Therapeuten. Er war Autor und Ko-Autor von über 300 Publikationen, darunter sechs Büchern. Er ist Gründungsmitglied der Society for Psychotherapy Research (SPR) und war 1972/73 deren Präsident. Er ist Träger des Distinguished Career Contribution Award, der von der SPR verliehen wird, und des Distinguished Professional Contribution to Knowledge Award der American Psychological Association. Sein Buch „Psychotherapists in action" (1960) ist eine Zusammenfassung seiner frühen Arbeiten über therapeutische Methoden. 1962 berichteten Strupp und → Luborsky über die Ergebnisse der Second Conference of Research in Psychotherapy. 1969 veröffentlichten Strupp, Fox und Lessler eine Studie über die Angaben, die Patienten rückblickend über ihre Erfahrung mit der Therapie machten. In dem Buch „Psychotherapy for better or worse" untersuchte das Vanderbilt-Forschungsteam das Problem der negativen Effekte in der Psychotherapie. Unter dem Titel „Psychotherapy: Clinical, research, and theoretical issues" (1973) veröffentliche Strupp eine erste Sammlung seiner Arbeiten. Auf theoretischem Gebiet entwickelten Strupp und Hadley (1977) ein dreiteiliges Modell für die Untersuchung seelischer Gesundheit und therapeutischer Ergebnisse. Eines der Hauptergebnisse des Vanderbilt-Forschungsteams berichtet der Artikel über „Specific vs. nonspecific factors in psychotherapy" (1979). Dieses Thema wurde ausführlicher in der Vanderbilt II-Studie (Binder & Strupp, 1997) behandelt. In den 1980er Jahren wurden sogenannte Behandlungsleitfaden entwickelt. Einer der ersten, der 1984 veröffentlicht wurde, war „Psychotherapy in a new key: A guide to time-limited psychotherapy" von Strupp und Binder. Auf Basis psychodynamischer Prinzipien wurde das Manual in einer Anzahl von Studien angewandt, bei denen die Instrumente „Vanderbilt Psychotherapy Process Scale" (VPPS), „Vanderbilt Negative Indicators Scale" (VNIS) und „Vanderbilt Therapeutic Alliance Scale" (VTAS) eingesetzt wurden. Fortschritt in der

Psychotherapie wird meist durch den sogenannten „negativen Prozess" gehemmt, ein
Konzept, das dem der negativen Gegenübertragung sehr ähnlich ist. Strupp etablierte ein
erfolgreiches Doktoranden-Programm, um diesen die Methoden der Forschung näher zu
bringen.

Wesentliche Publikationen

(1960) Psychotherapists in action. New York, Grune &
Stratton
(1973) Psychotherapy: Clinical, research, and theoretical issues. New York, Jason Aronson
(1979) Specific vs. nonspecific factors in psychotherapy. Archives of General Psychiatry 36: 1125–1136
Binder JL, Strupp HH (1997) Negative process: A re-
currently discovered and underestimated facet of
therapeutic process in the individual psychotherapy
of adults. Clinical Psychology: Science and Practice
4: 121–139
Strupp HH, Binder JL (1984) Psychotherapy in a new
key: A guide to time-limited dynamic psychotherapy. New York, Basic Books [dt.: (1991) Kurzpsychotherapie. Stuttgart, Klett-Cotta]
Strupp HH, Fox RE, Lessler K (1969) Patients view
their psychotherapy, New York, Grune & Stratton
Strupp HH, Hadley SW (1977a) Psychotherapy for
better or worse. New York, Jason Aronson
Strupp HH, Hadley SW (1977b) A tripartite model of
mental health and therapeutic outcomes. American
Psychologist 32: 187–196
Strupp HH, Hadley SW, Gomes-Schwartz B (1994)
When things get worse: The problem of negative
effects in psychotherapy. Northvale (NJ), Aronson
Talley PF, Strupp HH, Butler SF (1994) Psychotherapy
research and practice: Bridging the gap. New York,
Basic Books

Horst Kächele

Sullivan, Stack Harry

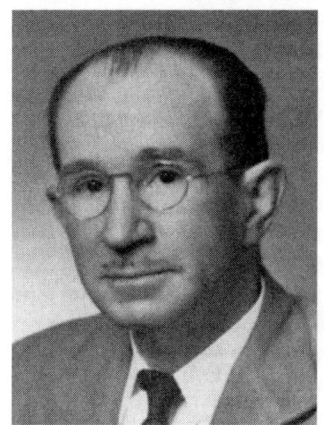

* 21.2.1892 in Norwich, N.Y., USA; † 14.1.1949 in
Paris.

Amerikanischer Psychiater und Neo-Psycho-
analytiker, Begründer der interpersonalen
Theorie der Psychiatrie.

Stationen seines Lebens

Harry Stack Sullivan war irischer Abstammung,
er begann 1913 am Chicago College of Medicine and Surgery zu studieren. Nach Beendigung
seines Studiums 1917 widmete er sich der Psychoanalyse, Individual-, Sozialpsychologie und
der Feldtheorie. Während des Ersten Weltkrieges war er im „Medical Corps" tätig und arbeitete in der Neuropsychiatrie. Nach Ende des
Ersten Weltkrieges wurde Sullivan zum leitenden medizinischen Offizier in einer Rehabilitationsabteilung des „Federal Board of Vocational
Education" akkreditiert. Am Krankenhaus
Saint Elizabeth in Washington lernte Sullivan
durch den Psychiater William Alanson White
die Grundprinzipien der Psychoanalyse nach
Sigmund → Freud kennen, wobei er klassischen
Konzepten in weiterer Folge aber mit Widerstand und Kritik begegnete. Unter der Führung
von W. A. White und Adolf Meyer (Begründer
der „Psychobiologie") begann Sullivan schizophrene Patienten psychotherapeutisch zu behandeln, unter besonderer Berücksichtigung in-
terpersonaler Verhältnisse (Muster) im Rahmen
der therapeutischen Beziehung. Bekannt wurde
Sullivan 1923, als er im Rahmen einer For-

schungsarbeit am „Sheppard and Enoch Pratt Hospital" in Towson, Maryland, in welchem eine spezielle Abteilung für schizophren Erkrankte eingerichtet wurde, ausschließlich jugendliche Schizophrene männlichen Geschlechts zu behandeln begann. Er demonstrierte, dass es möglich ist, aus den interpersonellen Interaktions- und Beziehungsverhältnissen die Prädisposition für eine schizophrene Erkrankung und deren begleitenden Verhaltensweisen zu verstehen. 1926 Begegnung mit → Ferenczi in den USA; darauf folgte bzw. daraus ging eine Analyse bei Clara Thompson, einer Schülerin von Ferenczi, hervor. Um 1930 übersiedelte Sullivan nach New York, wo er eine psychotherapeutische Privatpraxis eröffnete; gleichzeitig lehrte er bis 1933 an der „Maryland School of Medicine". In den 1930er Jahren entwickelte Sullivan in Kooperation mit Erich → Fromm und Karen → Horney die neo-analytische Gedankenrichtung, die in der „Washington School of Psychiatry" ihr Sammelbecken fand. Seine Forschungstätigkeit war nach 1930 sozialwissenschaftlich ausgerichtet und durch die Kooperation mit den Ethnologen R. Benedict, M. Mead, B. Malinowski, mit dem Linguisten E. Sapir und anderen namhaften Soziologen, Psychologen und Psychiatern geprägt. In weiterer Kooperation mit Sullivan stand seine Schülerin und spätere enge Mitarbeiterin Frieda → Fromm-Reichmann. Sullivan wirkte unterstützend und fördernd bei der Gründung und Etablierung der Weltgesundheitsorganisation (WHO) mit. 1938 Herausgabe des Journals „Psychiatry"; dieses Periodikum wurde zum wichtigsten Sprachrohr der Sullivan-Schule im angelsächsischen Bereich. Zu seinen Lebzeiten hatte Sullivan nur ein einziges Werk publiziert, seine Vorlesungsreihe „Conceptions of modern psychiatry" (1940), zum Gedenken an William Alanson White. 1942 folgten Lektorentätigkeiten an der „Chestnut Lodge" und an der „Washington School of Psychiatry". 1946 kam es zur Gründung und Etablierung des „William Alanson White Institute of Psychiatry, Psychoanalysis and Psychology" in New York. Im Jänner 1949 wohnte Sullivan einer Konferenz der „World Federation of Mental Health" bei, von welcher er nicht mehr in die Vereinigten Staaten zurückkehrte. Sullivan verstarb an Apoplexie im Hotel Ritz in Paris. Seine theoretischen Ansätze und psychotherapeutischen Konzepte erfuhren nach seinem Tod wachsenden Zuspruch und Anerkennung.

Wichtige theoretische Beiträge und Orientierungen

Innerhalb der Neo-Psychoanalyse hat Harry Stack Sullivan ein System geschaffen, das man am besten durch die Formel „Psychiatrie der zwischenmenschlichen Beziehungen" kennzeichnen kann und das ein eigentümliches Amalgam von Psychoanalyse, Individualpsychologie, Sozialpsychologie, Feldtheorie und psychologischer Anthropologie darstellt. Sullivans Beiträge zur Tiefenpsychologie, Psychotherapie und Psychiatrie sind wesentlich für die Wissenschaft des vergangenen Jahrhunderts. Gleichwohl weisen sie Engen und Einseitigkeiten auf. So kennt Sullivans Psychiatrie kaum Fragen der Kultur- und Gesellschaftskritik; sie ist fast durchwegs ein „gesellschaftsimmanentes System", im Gegensatz zu den Lehren von Fromm, Horney, aber auch von Freud. Innerhalb der theoretischen Konzeptionen Sullivans lässt sich eine stringente Orientierung an den Lehren von → Adler und eine Ablehnung der Freudschen psychoanalytischen Konzepte des Unbewussten und der Libidotheorie festhalten. Sullivan vertrat die Auffassung, dass Angst und andere psychopathologische, psychiatrisch relevante Symptome und Syndrome durch Kollisionen im zwischenmenschlichen Beziehungs- und Interaktionsfeld zwischen der betroffenen Person und deren Umwelt entstehen und dass die Persönlichkeitsentwicklung des Individuums bzw. der Prozess der Individualisierung zu einem erheblichen Anteil durch die Umwelt bzw. „Mitwelt" mitbestimmt und determiniert wird. In seinen Publikationen beschreibt Sullivan den Menschen als ein „soziales Wesen", das in der Atmosphäre vielfältiger Sozialkontakte wächst und gedeiht, die dessen subjektive Identität und Persönlichkeit ausbilden. Der Mensch ist gewissermaßen, um Sullivans sozialpsychologischen Thesen gerecht zu werden, die „Summe seiner sozialen Beziehungen". Neurosen und Psychosen begriff er als Entwicklungsdefizite. Die gesamte Neurosenlehre von Sullivan kann als Theorie der Emotionen verstanden werden, weil nach seiner Auffassung die Neurose primär eine Erkrankung des Gefühlslebens ist. Im Mittelpunkt psychopathologischer Thesen und Überlegungen von Sullivan steht die Angst – seelische Störungen sind Ausdruck und Abwehr erhöhter Lebensangst. Sullivan verstand Schizophrenie als das Resultat gestörter interpersoneller Verhältnisse und Beziehungsmuster aus der frühen Kindheit. Im Gegensatz zur verbreiteten Kraepelinschen Auffassung vertrat Sullivan die Hypothese und Überzeugung, dass die Symptome der Schizophrenie aussagefähig sind bzw. über einen ausdrucksvollen Symbolcharakter verfügen; diese erscheinen jedoch bedeutungslos, wenn sie dem interpersonellen Kontext ihrer Entwicklung auf dem Zwischenpersonengebiet enthoben wurden. Sullivan besaß die außerordentliche Fähigkeit, sich mit schizophren erkrankten Patienten auf einem verbalen Niveau zu verständigen, das neue Erkenntnisse und Einblicke in Verhaltens- und Denkmuster schizophren Erkrankter ermöglichte. Er erweiterte sein frühes Konzept von Schizophrenie durch eine Theorie dysfunktionaler Funktionsmuster, die sich bei der Pathogenese von entscheidender Bedeutung erwiesen, und argumentierte, dass normale und anormale Verhaltensmuster das Resultat interpersoneller Interaktions- und Bezugsmuster repräsentieren und so ein menschliches „Sozialklima" ergeben, welches sich für die Entwicklung interpersoneller Kompetenzen verantwortlich zeigt. Sullivans Arbeit hatte auch eine profunde Auswirkung auf zeitgenössische Psychologen wie R.D. → Laing und Timothy Leary. Die Integration seiner Theoreme in existenziell-phänomenologische und humanistische Ansätze in Theorie und Praxis der Psychotherapie erwies sich als besonders entscheidend. Hinsichtlich der psychotherapeutischen Theorie und Praxis verdanken wir Sullivan wertvolle Neuerungen, die weit über das „orthodox-psychoanalytische" Verfahren hinausführen. Die Auswirkungen der von Sullivan konzipierten theoretischen Überlegungen und Hypothesen im Feld der Psychologie, Psychiatrie und Psychotherapie kommen vor allem in der humanistischen Selbstpsychologie zum Ausdruck.

Wesentliche Publikationen

(1940) Concepts of modern psychiatry. New York, Norton

(1947) Therapeutic investigations in schizophrenia. Psychiatry 10: 121–125

(1953) The interpersonal theory of psychiatry. New York, Norton [dt.: (1980) Die interpersonale Theorie der Psychiatrie. Frankfurt/M., Fischer]

(1954) The psychiatric interview. New York, Norton [dt.: (1976) Das psychotherapeutische Gespräch: Beiträge zur modernen Psychoanalyse und Psychotherapie. Frankfurt/M., Fischer]

(1956) Clinical studies in psychiatry. New York, Norton

(1962) Schizophrenia as a human process (ed. by H.S. Perry). New York, Norton

(1964) The fusion of psychiatry and social science (ed. by H.S. Perry). New York, Norton

(1972) Personal psychopathology. New York, Norton

Sullivan HS, Chrzanowski G (1977) Interpersonal approach to psychoanalysis. New York, Gardner Press

Sullivan HS, Mullahy P (1973) The beginnings of modern American psychiatry: The ideas of Harry Stack Sullivan. Boston, Houghton Mifflin

Literatur zu Biografie und Werk

Chapman AH (1976) The life and emotional problems of Harry Stack Sullivan. In: Harry Stack Sullivan: The man and his work (pp 17–68). New York, G.P. Putnam & Sons

Conci M (1995) H.S. Sullivan und die Spaltungen in der amerikanischen psychoanalytischen Gemeinschaft der vierziger Jahre. Luzifer-Amor Zeitschrift zur Geschichte der Psychoanalyse 8(16): 32–55

Conci M (2000) Sullivan rivisitato: La sua rilevanza per la psichiatria, la psicoterapia e la psicoanalisi contemporanee. Bolsena, Massari

Ellenberger HF (1996) Die Entdeckung des Unbewußten. Zürich, Diogenes

Perry H (1982) Psychiatrist of America: The life of Harry Stack Sullivan. Cambridge, Harvard University Press

Rattner J (1969) Psychologie der zwischenmenschlichen Beziehungen. Freiburg, Olten

Rattner J (1990) Klassiker der Tiefenpsychologie. München, Psychologie Verlags Union

Wiegand R (1973) Gesellschaft und Charakter: Soziologische Implikationen der Neopsychoanalyse. Von Erich Fromm, Karen Horney zu Harry Stack Sullivan. München, Kindler

Wolman BB (1977) International encyclopedia of psychiatry, psychology, psychoanalysis and neurology, 11th ed. New York, Aesculapius

Martin Kumnig

Szondi, Leopold

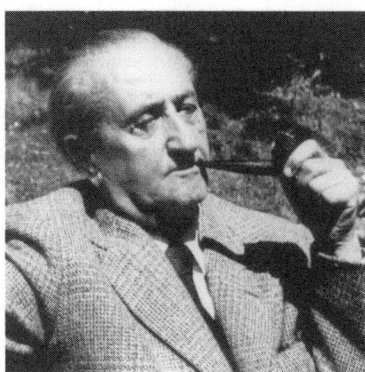

* 11.3.1893 in Nyitra; † 24.1.1986 in Zürich.

Begründer der Schicksalsanalyse und Schicksalspsychologie.

Stationen seines Lebens

1898 Übersiedlung mit seinen Eltern, Abraham Sonnenschein und Rézi Kohn, von der damals ungarischen Stadt Nyitra (heute das slowakische Nitra) nach Budapest. 1911 Matura, Tod seines Vaters, Änderung seines Familiennamens Sonnenschein in Szondi. Medizinstudium in Budapest. 1914–18 Kriegsdienst. 1919–26 Mitarbeiter von Pál Ranschburg in Budapest. 1926 Heirat mit Lili (Ilona) Radványi, 1928 Geburt der Tochter Vera, 1929 Geburt des Sohnes Peter; 1927–41 Leiter des Staatlichen Heilpädagogischen Laboratoriums für Pathologie und Therapie an der Hochschule für Heilpädagogik in Budapest. 29.6.1944 Deportation nach Bergen-Belsen. 6.12.1944 Befreiung aus dem Lager. 7.12.1944 Einreise der Flüchtlingsfamilie Szondi in die Schweiz. 1946–84 Wohnsitz in Zürich. 1959 Erhalt des Schweizer Bürgerrechtes. 1970 Ehrendoktor der Psychologisch-Pädagogischen Fakultät der Universität Löwen (Belgien). 1970 Eröffnung des Lehr- und Forschungsinstituts für Allgemeine Tiefenpsychologie und speziell für Schicksalspsychologie in Zürich. 1979 Ehrendoktorat der Universität Paris VII.

Wichtige theoretische Beiträge und Orientierungen

1919–44: Zahlreiche Forschungsarbeiten auf dem Gebiet der Endokrinologie, Konstitutionspathologie und Psychometrie. Erbstatistische Untersuchungen über das Stottern. Umfangreiche Stammbaumanalysen, geleitet von der Frage nach den schicksalsbestimmenden Faktoren, welche Partner- und Krankheitswahl unbewusst lenken. Die erste schicksalsanalytische Publikation „Analysis of marriages" (1937) umfasste eine neue Theorie der menschlichen Objektwahl, die alle schicksalsprägenden Wahlen des Menschen, wie die Wahl der Partner, Freunde, des Berufs, der Krankheit und des Todes in einem neuen Licht erscheinen lassen. Unter der Bezeichnung „Genotropismus" postulierte Szondi 1939 eine genische Kraft, die Menschen mit gleichen oder verwandten Erbanlagen zueinander zieht und ihre wechselseitige Bindung begründet. Menschen mit identischen oder verwandten Genen sind „Genverwandte". Der Genotropismus wurde von Szondi zum gestaltenden Prinzip des menschlichen Schicksals erhoben. Szondi nannte seine Forschungsrichtung „Schicksalsanalyse". Szondi wandte sich den genetischen Grundlagen des Trieblebens und der Triebpathologie zu. Er erarbeitete ein komplexes, vier Erbkreisen zugeordnetes Triebsystem mit vier Trieben, acht Bedürfnissen (Faktoren) und 16 Strebungen. Zwischen allen Systemteilen besteht ein dialektisches Spannungsverhältnis. Auf der Basis des Triebsystems entwickelte Szondi seinen „Genotest" (bekannter unter den Bezeichnungen „experimentelle Triebdiagnostik" oder „Szondi-Test"), den er 1938 als Forschungsinstrument einführte. Die experimentelle Triebdiagnostik fand Eingang in die Psychologie, Heilpädagogik, Pädagogik, Forensik und Zwillingsforschung. Trotz des Nazi-Terrors arbeitete Szondi unbeirrt an der Triebdiagnostik weiter und stellte 1943 eine eigenständige Ich-Analyse vor. Das Manuskript seines Grundlagenwerkes „Schicksalsanalyse" vermochte er in die Schweiz zu retten. 1944 erschien es in Basel. Mit der Zuordnung des vom Erbe gelenkten Lebensplans zum „familiären Unbewussten" gelang es Szondi, seine Schicksalsanalyse an die

Psychoanalyse → Freuds mit ihrem „persönlichen Unbewussten" und an die Analytische Psychologie von C.G. → Jung mit ihrem „kollektiven Unbewussten" anzuschließen. Szondi ergänzte mit seiner Schicksalsanalyse die anderen bereits etablierten tiefenpsychologischen Schulen Freuds und Jungs durch eine psychobiologische Dimension. Er intendierte innerhalb der Tiefenpsychologie einen Brückenschlag zwischen Geistes- und Naturwissenschaften. Ab 1951 Institutionalisierung der Schicksalsanalyse in nationalen und internationalen Vereinigungen und Arbeitsgemeinschaften. Als Privatgelehrter entwickelte Szondi sein Triebsystem und die experimentellen Triebdiagnostik weiter. Er betonte die schicksalsformende Dynamik und das dialektische Wechselspiel psychischer Polaritäten, die polare Dynamik des Vorder- und Hintergängers einer Person. Szondi richtete sein Augenmerk auf Blockierungen und Ausfälle von Ichfunktionen auf der sogenannten „Ich-Umlaufbahn" und erarbeitete eine differenzierte Krankheitslehre. Er verlagerte sein Interesse weg von Testsyndromen auf eine ganzheitlichere Schau von Existenzformen. Ab 1954 differenzierte Szondi den Schicksalsbegriff. Dieser spiegelt neu die biopsychosoziale und geistige Ganzheit des Menschen wider. Szondi unterschied zwischen Zwangs- und Freiheitsschicksal. Die ichhafte Möglichkeit des Menschen, mit einer transpersonalen geistigen Seinsdimension Verbindung aufzunehmen, führt zum Freiheitsschicksal. Im Werk „Ich-Analyse"(1956) werden das „Pontifex-Ich" und die ihm zugeordnete „Glaubensfunktion" zu Voraussetzungen des Freiheitsschicksals. Ein ichloses, blindes Verfallensein an das Erbe, die Affekte, die Triebe und die sozialen und familiären Traditionen führt zum Zwangsschicksal. Das der Glaubensfunktion zugehörige Partizipationsbedürfnis (Bedürfnis nach Selbsttranszendierung) wurde zum Schlüsselbegriff im Verständnis des Traumes, des Glaubens und der Wahnbildung. Erst ab 1956 trat Szondi als Begründer einer Schicksalsanalytischen Therapie auf. Im Lehrbuch „Schicksalsanalytische Therapie" (1963) veröffentlichte er ein breites Band von Methoden und Interventionsformen. Ausgangspunkt der Schicksalstherapie ist eine Mehrgenerationen-

perspektive. Das familiäre Unbewusste bildet ein unsichtbares Band, das Familienmitglieder sowohl vertikal über Generationen hinweg umschließt als auch horizontal die lebenden Familienmitglieder verbindet. Indiziert erscheint eine Schicksalstherapie bei Menschen, die sich gezwungen fühlen, Lebensmuster von Vorfahren ungefragt wiederholen zu müssen. In einer Schicksalstherapie gilt es, sich den folgenden Fragen zu stellen: Was ist mein familiäres Zwangsschicksal? Was will ich vom Familienerbe und von den Anliegen meiner Familie weiterführen („familiäre Identifizierung" nach Szondi)? Was will ich auf keinen Fall weiterreichen („familiäre Negation")? Was will ich von den Einseitigkeiten und Übertreibungen in meiner Familie modifizieren? Wie will ich im Kontext des familiären Erbes mein individuelles Leben gestalten („Wahlschicksal")? In Schicksalstherapien werden generationenübergreifende unbewusste Loyalitätsverpflichtungen sichtbar, die zum blind ausagierten Zwangsschicksal geworden sind. Schicksalstherapien beinhalten vielfach auch Versöhnungen über die Generationen hinweg.

Wesentliche Publikationen

(1937) Contributions to fate analysis I: Analysis of marriages. An attempt at a theory of choice in love. Acta Psychologica 3: 1–80
(1944, 1948, 1965) Schicksalsanalyse. Basel, Schwabe
(1947) Experimentelle Triebdiagnostik. Bd. 1: Testband; Bd. 2: Textband. Bern, Huber
(1952) Triebpathologie (Bd. 1). Bern, Huber
(1956) Ich-Analyse: Die Grundlage zur Vereinigung der Tiefenpsychologie. Triebpathologie (Bd. 2). Bern, Huber
(1963) Schicksalsanalytische Therapie: Ein Lehrbuch der passiven und aktiven Psychotherapie. Bern, Huber
(1969) Kain: Gestalten des Bösen. Bern, Huber
(1973) Moses: Antwort auf Kain. Bern, Huber
(1980) Die Triebentmischten. Bern, Huber
(1984) Integration der Triebe: Die Triebvermischten. Bern, Huber

Literatur zu Biografie und Werk

Bürgi-Meyer K (2000) Leopold Szondi: Eine biographische Skizze. Zürich, Szondi-Verlag
Hughes RA (1992) Return of the ancestor. Bern-New York, Peter Lang

Huth W (1978) Wahl und Schicksal. Bern, Huber
Kronenberg B (1998) Die Schicksalsanalyse und die Lebensgeschichte ihres Begründers Leopold Szondi. Zürich, Stiftung Szondi-Institut
Larese D (1976) Leopold Szondi: Eine Lebensskizze. Amriswil, Amriswiler Bücherei
Pongratz L (Hg) (1973) Leopold Szondi: Psychotherapie in Selbstdarstellungen. Bern, Huber

Karl Bürgi-Meyer

- T -

Tausch, Reinhard

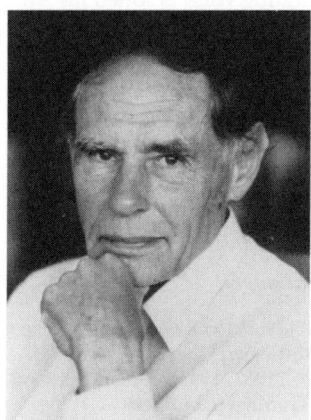

* 6.11.1921 in Braunschweig.

Gemeinsam mit seiner Ehefrau Anne-Marie Tausch (* 7.5.1925 in Berlin; † 27.7.1983 in Hamburg) Begründer und Verbreiter der Gesprächspsychotherapie als eng an Carl → Rogers angelehnte Form der Klientenzentrierten Psychotherapie im deutschen Sprachraum; weiterhin Vertreter (ebenfalls gemeinsam mit Anne-Marie Tausch) einer persönlichkeits- und kompetenzfördernden Erziehungspsychologie zur Prävention seelischer Störungen und zur Persönlichkeitsentfaltung von Heranwachsenden.

Stationen seines Lebens

1939 Abitur, gleich danach in den Zweiten Weltkrieg als Soldat eingezogen. Anfang 1945 schwere Kriegsverletzung. 1945/46 Studium und Volksschullehrerexamen (Pädagogisches Institut Hannover), 1947–51 Studium der Psychologie und Promotion (Universität Göttingen). 1951–54 wissenschaftlicher Assistent in Marburg bei Professor Düker. In dieser Zeit: Ehe mit Anne-Marie Tausch. Experimentelle

Wahrnehmungsforschung über den Zusammenhang von optischen Täuschungen und der Größenkonstanz in der Wahrnehmung. 1961 Habilitation mit diesem Thema. 1954–60 Dozent für Pädagogische Psychologie und Lehrerfortbildung am Pädagogischen Institut Weilburg. 1960 Ruf an die Universität Kiel (nicht angenommen). 1960–64 Professor für Pädagogische Psychologie an der Pädagogischen Hochschule Kettwig-Duisburg und Leiter des neu gegründeten Forschungsinstituts für Psychologie. 1961 Erstmals in den USA und Aufenthalt bei Carl Rogers. 1964 Wissenschaftlicher Rat an der Universität Köln, bei Professor Udo Undeutsch. 1965–87 ordentlicher Professor für Psychologie an der Universität Hamburg. 1970 Mitbegründer der Gesellschaft für wissenschaftliche Gesprächspsychotherapie (GwG). Im gleichen Jahr: Nichtannahme eines Rufes an die Universität Innsbruck aus familiären Gründen (Verwurzelung der drei Töchter in Hamburger Freundeskreisen). 1970–80 nahezu jedes Jahr Zusammentreffen mit Carl Rogers und Leiter bei dessen Begegnungsgruppen im „Center for Studies of the Person" in La Jolla, Kalifornien. Zwei Einladungen von Rogers nach Deutschland (1981, 1983). Im Frühjahr 1975 Verleihung der Ehrendoktorwürde des Fachbereichs Psychologie der Universität Hamburg an Carl Rogers, initiiert durch Reinhard Tausch. 1991 Verleihung der Hugo-Münsterberg-Medaille durch den Berufsverband Deutscher Psychologen (BDP) für seine Verdienste in der Angewandten Psychologie. 2002 Verleihung des Bundesverdienstkreuzes Erster Klasse der Bundesrepublik Deutschland.

Wichtige theoretische Beiträge und Orientierungen

Aufbau einer psychotherapeutischen Beratungsstelle am Psychologischen Institut in

Hamburg. Zahlreiche empirische Untersuchungen mit mehreren hundert Klienten zu Prozessen, Wirkungen und Variationsmöglichkeiten der Klientenzentrierten Psychotherapie von Carl Rogers. Der Begriff „Gesprächspsychotherapie/Gesprächstherapie" wurde zur Abwehr von Bestrebungen gewählt, Psychotherapie für Psychologen zu verbieten und nur Medizinern vorzubehalten: klinisch hilfreiche und wirksame Gespräche konnten schlechterdings nicht verboten werden. Insbesondere die drei therapeutischen Haltungen (einfühlendes Verstehen der Kognitionen und Gefühle des Klienten, Achtung-Wärme-Sorgen, Aufrichtigkeit) und die gefühlsbegleitete Selbstauseinandersetzung der Klienten (Selbstexploration) erwiesen sich auch im deutschen Sprachraum als entscheidend für die Minderung seelischer Störungen, insbesondere bei Psychoneurotizismus, Depressivität und übersteigerter Introversion. An Variationen wurde vor allem erprobt: gesprächspsychotherapeutische Hilfe am Telefon (Telefontherapie), alternierende Therapie (Gesprächspsychotherapie mit zwei sich von Therapiestunde zu Therapiestunde abwechselnden Therapeuten) sowie Team-Therapie (Gesprächspsychotherapie mit zwei in einer Sitzung anwesenden Therapeuten, zumeist beiderlei Geschlechts). Das letztere Modell wurde vor allem auch für die Ausbildung von Psychotherapeuten herangezogen. Weitere empirische Untersuchungen zum gesundheitsförderlichen Umgang von Ärzten mit Patienten, von professionellen Helfern mit den ihnen anvertrauten Personen, z. B. Kleinkindern, pflegebedürftigen oder todkranken Menschen sowie ihrer Angehörigen. Im Bereich der Pädagogischen Psychologie ging es Reinhard und Anne-Marie Tausch vor allem (nach den schrecklichen Erfahrungen mit dem Nationalsozialismus) um einen demokratischen Unterrichtsstil in Schulklassen, mit klar verständlichen Instruktionen und Arbeitspapieren seitens der Lehrer sowie Raum und Zeit für zahlreiche Gespräche der Schüler untereinander (Kleingruppenarbeit) sowie um selbstbestimmtes Lernen im Sinne der Aktualisierungstendenz (Rogers). Zahlreiche empirische Untersuchungen zur Klarheit und Verständlichkeit von Unterrichtstexten, zum sozialen Lernen in Schulklassen sowie zum förder-

lichen Schul- und Familienklima entstanden und belegten die entwicklungsunterstützende Bedeutung der an Carl Rogers angelehnten personzentrierten Begegnungspsychologie im Bereich Lernen und Lehren. Nach dem Tode seiner Frau folgten empirische Untersuchungen und Schriften zur Entstehung und Bewältigung von Stress und belastenden Gefühlen sowie Studien zur gegenseitigen zwischenmenschlichen seelischen Unterstützung von Personen im Alltag. Dabei zeigte sich, dass die Grundelemente der Gesprächspsychotherapie auch in Hilfestellungen durch nicht-professionelle Personen, durch Freunde, gute Bekannte oder auch in spontanen Begegnungen bislang einander unbekannter Personen zugegen sind und äußerst wirksam sein können.

Wesentliche Publikationen

Tausch R, Tausch A-M (1968, 1990) Gesprächspsychotherapie, 9. Aufl. Göttingen, Hogrefe
Tausch R, Tausch A-M (1963, 1998) Erziehungs-Psychologie, 11. Aufl. Göttingen, Hogrefe
Tausch R, Tausch A-M (1983, 1999) Wege zu uns und anderen, 8. Aufl. Reinbek, Rowohlt
Tausch A-M, Tausch R (1985, 2000) Sanftes Sterben, 7. Aufl. Reinbek, Rowohlt
Tausch A-M (1981, 1998) Gespräche gegen die Angst, 10. Aufl. Reinbek, Rowohlt
Langer I, Schulz v Thun F, Tausch R (1981, 2002) Sich verständlich ausdrücken, 7. Aufl. München, Reinhardt
Tausch R (1993, 2000) Hilfen bei Stress und Belastung, 9. Aufl. Reinbek, Rowohlt

Literatur zu Biografie und Werk

Behr M, Vahrenkamp S (2002) Sozial bedeutsame Psychologie: Zum 80. Geburtstag von Reinhard Tausch: Gesprächspsychotherapie und Personzentrierte Beratung 33: 5–11
Langer I (Hg) (2001) Menschlichkeit und Wissenschaft: Festschrift zum 80. Geburtstag von Reinhard Tausch. Köln, GwG
Tausch R (1992) Reinhard Tausch. In: Wehner E (Hg), Psychologie in Selbstdarstellungen, Bd. 3 (S 276–304). Bern, Huber

Inghard Langer

Tellenbach, Hubertus

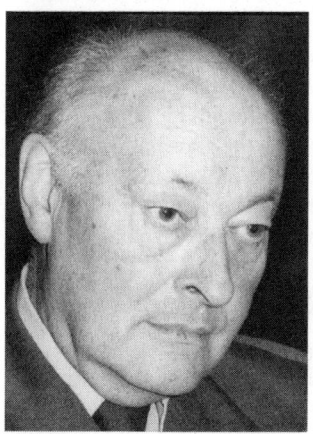

* 15.3.1914 in Köln; † 4.9.1994 in München.

Anthropologischer Psychiater, Phänomenologe.

Stationen seines Lebens und wichtige
theoretische Beiträge und Orientierungen

Stets stolz auf seine durch die Erziehung geförderte „germanische Latinität", studierte Tellenbach nach dem Abitur 1933 in Mönchengladbach Medizin und Philosophie in Freiburg, Königsberg („dem naiven Wunsche folgend, wenigstens von ferne die Atmosphäre Dostojewskijs zu spüren, dessen ganzes Werk ich damals – gleichsam als Kontrapunkt zu Heidegger – gelesen hatte"; aus unveröffentlichter autobiografischer Skizze) und Kiel, wo er 1938 in Philosophie mit einer Dissertation über „Aufgabe und Entwicklung im Menschenbild des jungen Nietzsche" promovierte. Noch im selben Jahr beendete er in München das Medizinstudium. Daneben hatte er alle Werke von Plato, Nietzsche und Stefan George gelesen. 1940–45 war er als Truppenarzt an der russischen und (nach einer schweren Verwundung) an der französischen Front. Anschließend kam er in amerikanische Kriegsgefangenschaft (Alabama) bis Weihnachten 1945. Diese Zeit mit ihren Begegnungen mit dem Menschen in Grenzsituationen hat seine Entscheidung für das Fach Psychiatrie bestätigt. Hatte er schon vor seinem Frontdienst, von Oswald Bumkes psychiatrischen Vorlesungen beeindruckt, bei ihm als Volontar-

arzt in der Psychiatrischen Klinik in München zu arbeiten begonnen, so kehrte er 1946 als Assistenzarzt dorthin zurück. 1939 heiratete er seine Kollegin, Ingeborg Goose, mit der er drei Kinder hatte. Zunächst war Tellenbach von der „logischen Struktur" der Neurologie „gefesselt" und habilitierte sich 1952 zum Thema „Zum Problem der allergischen Pathogenese peripherer Nerven-Schäden". Doch schon im selben Jahr entdeckte er sein Interesse an der phänomenologisch-anthropologischen Psychiatrie. So fand er in V. v. → Weizsäcker, L. → Binswanger, E. Minkowski, E. Straus und V.E. Freiherr v. → Gebsattel seine neuen Lehrer, wobei er vom christlichen Personalismus v. Gebsattels am nachhaltigsten beeinflusst wurde. 1956 wechselte er an die Psychiatrische Klinik Heidelberg zu W. v. Baeyer, wo er 1958 außerplanmäßiger Professor der Neurologie und Psychiatrie an der Psychiatrischen Klinik wurde. 1972–79 war er dann bis zu seiner Emeritierung Vorstand der dortigen Abteilung für Klinische Psychopathologie. Ab 1964 wurde Tellenbach von v. Gebsattel zum Mitherausgeber des „Jahrbuches für Psychologie, Psychotherapie und medizinischen Anthropologie" berufen. Von ihm erhielt er auch entscheidende Anstöße zu seinem Hauptwerk „Melancholie" (1961). Tellenbach war auch Herausgeber der „Zeitschrift für Klinische Psychologie und Psychotherapie" und im wissenschaftlichen Beirat von sechs weiteren Fachzeitschriften. Außerdem war er Ehrenmitglied von zehn psychiatrischen Fakultäten bzw. psychiatrischen oder psychotherapeutischen wissenschaftlichen Gesellschaften. Ab 1965 führten Tellenbach jährlich Vortragsreisen mehrfach nach Europa, Süd- und Nordamerika sowie nach Asien. Sein Hauptwerk, „Melancholie", zählt zu den Standardwerken und ist in die wichtigsten Weltsprachen übersetzt worden. Es war Anstoß für ein neues Verständnis der Krankheit und setzte maßgebliche Impulse für ihre weitere Erforschung. Ausgehend von der Beobachtung zahlreicher Depressionsfälle, die nicht in die klassische Einteilung „endogen – neurotisch – reaktiv" passten, kam Tellenbach zum Schluss, dass es eigentlich keine „endogene" Depression gäbe, die sich von einer „reaktiven" grundsätzlich unterscheidet. Beide sind korrekterweise als „endo-reaktiv" zu bezeichnen. Denn in jeder Depression sind eine endogene Tendenz und eine situative Belastung als Auslöser nachweisbar. Diese Wechselwirkung vermag bei jenen Personen, die zum „typus melancholicus" gehören, das Gleichgewicht zu durchbrechen und die Krankheit zum Ausbruch zu bringen. Tellenbach konnte aufzeigen, dass im Gegensatz zur gängigen Auffassung der depressiven Persönlichkeit mit ihren Symptomen des Pessimismus, der Passivität und des Vitalitätsmangels, der „typus melancholicus" sich durch eine Reihe von Zügen auszeichnet, die sich in einer modernen technologischen Gesellschaft besonders positiv auswirken (übergewissenhaft, lebenstüchtig, übergenau). Durch Beobachtungen endogen Melancholischer, die – „bei nachprüfbar intaktem Riechen und Schmecken – über das Unvermögen klagten, etwas zu riechen oder zu schmecken" (aus unveröffentlichter autobiografischer Skizze), entwickelte Tellenbach ein lebendiges Interesse für den Geschmacks- und Geruchssinn, sensibilisiert durch das VII. Buch der „Brüder Karamasow" von Dostojewskij. Tellenbach fasste seine Arbeiten in „Geschmack und Atmosphäre" (1968) zusammen. Daneben schrieb er auch über die Epilepsie, über den Wahn und über die psychiatrische Methodologie. Besonders am Herzen lagen Tellenbach die Seminare, die er über 20 Jahre hinweg an der Universität Heidelberg für Medizinstudenten und Hörer aller Fakultäten anbot. Sie galten der „Erziehung zu einer geistigen Medizin" und befassten sich mit Themen wie „Gestalten der Schwermut in der Literatur", „Gestalten des Wahns" in der griechischen Tragödie oder bei Shakespeare, „Eifersucht und Eifersuchtswahn in der Dichtung" und ein vielbeachtetes, in der Reflexion der 1968er-Studentenunruhen angesetztes, über vier Jahre dauerndes „Studium Generale" zum „Vaterbild" (publiziert 1976–79). Anlass dazu waren sowohl klinische Beobachtungen bei Hebephrenen, denen in der Entwicklung oftmals der Vater fehlte, wodurch die Mutter überfordert wurde, als auch Beobachtungen bei den Protagonisten der Studentenbewegung, die zum Teil Väter hatten, „die sich nicht auf ein Engagement mit ihren Söhnen einließen und zu vergessen schienen, daß ein Sohn verantwortet werden

muß" (aus unveröffentlichter autobiografischer Skizze). Tellenbach war ein großer Humanist, dessen wissenschaftliche Arbeit stets in die Weite der abendländischen Kultur eingebettet war. Er war ein präziser, strenger Phänomenologe und eine authentische, im Herzen gebildete Persönlichkeit. Er war die international unbestritten führende Persönlichkeit im Bereich der phänomenologisch-anthropologischen Richtung der Psychotherapie und Psychiatrie.

Wesentliche Publikationen

(1961) Melancholie. Berlin, Springer
(1968) Geschmack und Atmosphäre. Salzburg, Otto Müller
(1969) Estudios sobre la patogénesis de las perturbaciones psíquicas. Mexico, Fondo de Cultura Economica
(1987) Psychiatrie als geistige Medizin. München, Verlag für angewandte Wissenschaft
(1992) Schwermut, Wahn und Fallsucht in der abendländischen Dichtung. Hürtgenwald, Pressler
(Hg) (1976) Das Vaterbild in Mythos und Geschichte. Stuttgart, Kohlhammer
(Hg) (1978) Das Vaterbild im Abendland (2 Bde.). Stuttgart, Kohlhammer
(Hg) (1979) Vaterbilder in Kulturen Asiens, Afrikas und Ozeaniens. Stuttgart, Kohlhammer

Alfried Längle

Thomä, Helmut

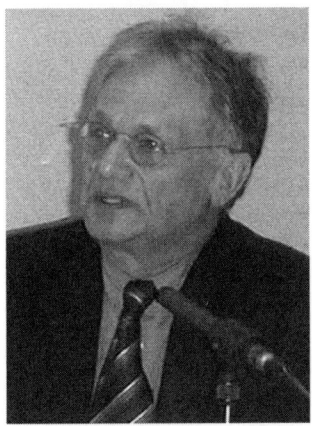

* 6.5.1921 in Stuttgart.

Thomäs Leitthema ist der Beitrag des Psychoanalytikers zur Therapie im Sinne einer kombinierten Verlaufs- und Ergebnisforschung.

*Stationen seines Lebens und wichtige
theoretische Beiträge und Orientierungen*

Er kam über Felix Schottländer zur Psychoanalyse. Dies war eher ein Zufall im Nachkriegsdeutschland, in dem es fast keine Analytiker, die der Interantionalen Psychoanalytischen Vereinigung zugehörten, mehr gab. Entscheidend für den weiteren Lebensweg war wohl der Schritt von Stuttgart nach Heidelberg, wo Thomä ab 1950 Mitarbeiter von Alexander Mitscherlich in der dortigen Psychosomatischen Universitätsklinik wurde. Die Heidelberger Klinik bot dem jungen Assistenten, der sich bislang vorwiegend autodidaktisch den Schriften → Freuds zugewandt hatte, eine geistige Heimat und eine Fülle von Anregungen. Man sagt, Thomä sei in dieser Zeit ein eher orthodox denkender Analytiker gewesen. Als er im Rahmen eines Fulbright-Stipendiums für ein Jahr in die Vereinigten Staaten ging (1955), war er dort bereits ein Vertreter der nachrückenden Generation von deutschen Psychoanalytikern. Damals legte er durch seine Kontakte zu Theodor Lidz und John Kafka den Grundstein für einen lebenslangen intensiven Gedankenaustausch mit nordamerikanischen Analytikern, die das klinische und theoretische Denken von Thomä ent-

scheidend bereichert haben. 1962 erhielt Thomä als erster Arzt an einer deutschen Universität nach seiner Habilitation die Lehrbefähigung für Psychosomatische Medizin und Psychoanalyse. Seine Habilitationsschrift über die Anorexia nervosa (1961) beeindruckte schon damals durch die sehr sorgfältige Darstellung von Krankengeschichten im Rahmen der Auseinandersetzung mit den klinischen Theorien. Thomäs Interesse an der psychoanalytischen Psychosomatik ist relativ wenig rezipiert worden. Vielleicht lag das an seiner Skepsis gegenüber allzu spekulativen Spezifitätshypothesen wie auch an seiner Vorsicht gegenüber Tendenzen, die Behandlungsprobleme bei psychosomatisch Kranken durch eine besondere Form der Regression erklären zu wollen (1980). Aus heutiger Sicht sind seine Arbeiten zur Psychosomatik recht „modern". Entscheidende Impulse für das klinische und theoretische Denken hat Thomä durch Michael → Balint gewonnen, auf den er im Rahmen eines Weiterbildungsstipendiums in London traf. Dabei hat Thomä weniger vom Objektbeziehungspsychologen Balint profitiert, der andere deutsche Analytiker so sehr inspiriert hat, als vom scharfsinnigen Beobachter des psychoanalytischen Prozesses. Mit Balint vollzog Thomä eine klare Wende hin zur analytischen Zwei-Personen-Psychologie. In den wissenschaftlichen Beiträgen hat Thomä seitdem vor allem das Handeln des Analytikers im Blickfeld gehabt mit seinen gewollten und ungewollten Auswirkungen auf den Verlauf der Behandlung (1974). Als Konsequenz seiner Londoner Erfahrungen begann er, als er nach Heidelberg zurückkehrte, mit einer Studie, die die Deutungen des Analytikers einer sorgfältigen Untersuchung unterzog. Diese Forschungsrichtung wurde nach dem Ruf auf den Lehrstuhl für Psychotherapie an der Medizinisch-Naturwissenschaftlichen Hochschule Ulm weiter systematisiert. Bahnbrechend war dabei die Einführung eines Tonbandgeräts in die psychoanalytische Situation – ein Schritt, der bis heute Gegenstand heftiger Kontroversen geblieben ist. Es gelang, in einer langjährigen Zusammenarbeit mit Horst → Kächele, ein Projekt durchzuführen, bei dem psychoanalytische und psychotherapeutische Prozesse auf verschiedenen Ebenen inhaltsanalytisch untersucht wurden (Kächele & Thomä, 1999). Thomäs spezielles Interesse galt dabei dem Konsensus-Problem unter Klinikern und Wissenschaftlern (1976) sowie der Begründung einer angemessenen wissenschaftstheoretischen Fundierung der Psychoanalyse (Thomä & Kächele, 1973). Die zweisprachige Veröffentlichung des Ulmer Lehrbuches der psychoanalytischen Therapie (Thomä & Kächele, 1985, 1988) basiert auf empirischen Untersuchungen therapeutischer Verläufe auf dem Gesamtgebiet der psychodynamischen Psychotherapie. Es gilt als Standardwerk, welches inzwischen in mehr als zehn Sprachen übersetzt wurde und zu den wichtigsten Beiträgen der deutschsprachigen Psychoanalyse zu zählen ist.

Wesentliche Publikationen

(1961) Anorexia nervosa: Geschichte, Klinik und Theorie der Pubertätsmagersucht. Bern/Stuttgart, Huber/Klett

(1963) Die Neo-Psychoanalyse Schultz-Henckes: Eine historische und kritische Betrachtung. Psyche 17: 44–128

(1974) Zur Rolle des Psychoanalytikers in psychotherapeutischen Interaktionen. Psyche 28: 381–394

(1980) Über die Unspezifität psychosomatischer Erkrankungen am Beispiel einer Neurodermitis mit zwanzigjähriger Katamnese. Psyche 34: 589–624

(1981) Schriften zur Praxis der Psychoanalyse: Vom spiegelnden zum aktiven Psychoanalytiker. Frankfurt/M., Suhrkamp

(1984) Der Beitrag des Psychoanalytikers zur Übertragung des Patienten. Psyche 38: 29–62

Dahl H, Kächele H, Thomä H (1988) Psychoanalytic process research strategies. Berlin, Springer

Kächele H, Thomä H (Hg) (1999) Lehrbuch der psychoanalytischen Therapie, Bd. 3: Forschung [Psychoanalytic practice, vol. 3: Research. Ulmer Textbank: URL http://sip.medizin.uni-ulm.de/]

Thomä H, Grünzig HJ, Böckenförde H, Kächele H (1976) Das Konsensusproblem in der Psychoanalyse. Psyche 30: 978–1027

Thomä H, Houben A (1967) Über die Validierung psychoanalytischer Theorien durch die Untersuchung von Deutungsaktionen. Psyche 21: 664–692

Thomä H, Kächele H (1973) Wissenschaftstheoretische und methodologische Probleme der klinisch-psychoanalytischen Forschung. Psyche 27: 205–236, 309–355

Thomä H, Kächele H (1985, 1996) Lehrbuch der psychoanalytischen Therapie, Bd. 1: Grundlagen, 2. Aufl. Berlin, Springer [engl.: (1987) Psychoanalytic practice, vol. 1: Principles. Berlin, Springer]

Thomä H, Kächele H (1988, 1997) Lehrbuch der psychoanalytischen Therapie, Bd. 2: Praxis, 2. Aufl. Berlin, Springer [engl.: (1992) Psychoanalytic practice, vol. 2: Clinical studies. Berlin, Springer]

Roderich Hohage

- U -

Uexküll, Thure von

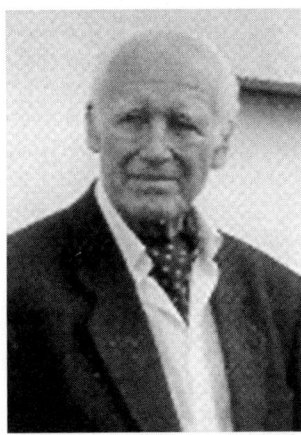

* 15.3.1908 in Heidelberg; † 29.9.2004 in Freiburg.

Bedeutender Vertreter der Psychosomatik.

Stationen seines Lebens

Er stammt aus einer alten estnischen Familie, Sohn des Biologen Jakob von Uexküll und der Gräfin Gudrun von Schwerin. Thure von Uexküll verbringt als mittleres von drei Geschwistern die frühe Kindheit in Heidelberg und Londorf (Hessen). Er wächst in einem weltoffenen familiären Klima auf. 1926 Abitur in Hamburg. Sein Interesse an Anthropologie, Biologie, Medizin und Philosophie bahnt die Berufswahl. 1929–35 studiert er in Hamburg, München, Innsbruck und Rostock Humanmedizin. Während einer schweren Typhuserkrankung vertieft sich in Uexküll das Bewusstsein, dass die „Welt des Kranken ein Problem ist, das in der Medizin nicht existiert" (Otte, 2001). Nach dem Staatsexamen 1935 im Krankenhaus Barmbeck beim Neurologen Max Nonne tätig, später in einer Berliner Frauenklinik. 1939 wird er Assistent, dann Oberarzt beim Internisten Gustav von Bergmann in der Berliner Charité.

In „dieser Oase der Humanität" kämpft er für „Änderungen im Menschenbild, welche tiefer gingen als politische Änderungen" (Otte, 2001). Der Bruder Gösta, ein regimekritischer Journalist, flieht ins schwedische Exil. Die Eltern leben ab 1940 in Capri, bis zum Tod des Vaters 1944 hält ein lebendiger Briefwechsel die intellektuelle Auseinandersetzung zwischen den drei Männern aufrecht (G. von Uexküll, 1964). Beginn der Freundschaft mit dem Philosophen Ernesto Grassi, gemeinsame wissenschaftstheoretische Schriften. 1946 in München Habilitation bei von Bergmann. Psychosomatische Forschungen zum Zusammenhang von Körperreaktionen, Stimmungen und Erlebnisbereitschaft. Während die Auseinandersetzung mit → Freuds Konzepten und die Psychoanalyse bei Fritz → Riemann bedeutenden Einfluss auf seine Gedanken zur ärztlichen Gesprächsführung haben, gewinnt er auf die Frage, wie psychische Konflikte eine körperliche Krankheit bewirkten, vorerst keine überzeugende Antwort. Im Rahmen des Rockefeller-Stipendiums 1952/53 in den USA lernt er Franz → Alexander, Flanders Dunbar, René → Spitz in bedeutenden psychosomatischen Zentren der USA kennen. 1955 Berufung an die Universität Gießen, Lehrstuhl für innere Medizin und Direktion der Poliklinik. Uexküll integriert in seine Arbeit verstärkt die Erforschung sozialer Faktoren des Krankheitsgeschehens. 1966–77 in Ulm Lehrstuhl für Innere Medizin, unter seiner Leitung Aufbau einer internistisch-psychosomatischen Abteilung, ebendort zwischenzeitlich Zusammenarbeit mit dem Psychoanalytiker Helmut → Thomä. Uexküll startet Initiativen zur Umgestaltung des Medizinstudiums, ist maßgeblich an der Einführung psychosozialer Fächer in die Approbationsordnung beteiligt. 1977 Umzug des Emeritus nach Freiburg im Breisgau, Fortsetzung seiner Forschungstätigkeit, Gründung des deutschen Kollegiums für Psychosomatische Medizin (DKPM) und der Akademie für integrierte Medizin (AIM). Ab 1985 Zusammenarbeit mit Marianne → Fuchs, der Begründerin der Funktionellen Entspannung, in der Arbeitsgruppe „Subjektive Anatomie" (Uexküll et al., 1994).

Wichtige theoretische Beiträge und Orientierungen

Thure von Uexküll prägte die psychosomatische Medizin in Theorie, Praxis und Ausbildung. Er zeigt, wie implizite Grundannahmen Einfluss auf die Entstehung wissenschaftlicher Fakten, die Behandlungspraxis und das Menschenbild haben. Daher brauche es eine Heilkunde, die den Menschen als biologisches, soziales und geistig-seelisches Wesen achtet. Dementsprechend basiert sein konstruktivistisches Modell der bio-psycho-sozialen Medizin auf der Systemtheorie (Uexküll & Wesiack, 1996) und der Zeichenlehre nach Charles S. Peirce (Uexküll, 1993). In einem Prozess stetiger Weiterentwicklung formuliert er die „Theorie der Humanmedizin" (Uexküll & Wesiack, 1988). Gerade in ihrer Intersubjektivität soll die Arzt-Patient-Beziehung einer wissenschaftlichen Beschreibung zugänglich gemacht werden: Wie vollzieht sich der Prozess, in welchem der Arzt die Klage des Kranken und dessen physische, psychische und soziale Bedürfnisse erfasst? In der frühen Schrift „Grundfragen der psychosomatischen Medizin" wird das schulmedizinische Einteilungsprinzip in „organische" und „funktionelle" Kranke aufgegeben. Von „funktionellen Syndromen" über „Ausdruckskrankheiten" bis zu „Bereitstellungsleiden" bestünden gleitende Übergänge, wobei vom Betroffenen jeweils die Verminderung von Angst durch eine Zunahme körperlicher Störungen erkauft werde. Die Kluft zwischen den Terminologien von Physiologie und Psychologie sucht Uexküll mittels der Informationstheorie aufzuheben (Uexküll, 1963). Das traditionelle Rollenverständnis erteile dem Arzt die Aufgabe des Experten, dem Patienten die des zu behandelnden Objektes ohne eigenes Krankheitsverständnis. Wo hingegen einander zwei Personen eigenständiges Erleben (als subjektive Wirklichkeitskonstruktion) bestätigen und sich

eine wirkungsvolle affektive Resonanz einstellt, komme ein lebendiger Prozess, der „diagnostisch-therapeutische Zirkel" in Gang (Uexküll & Wesiack, 1996). Implikationen für die Behandlungswirklichkeit zeigt Uexküll in seinen Publikationen zu „Patientenkarrieren", zur Anamnese- und Visitenforschung, zuletzt am „lernenden Modell einer reflektierten Kasuistik" (Uexküll et al., 2002) auf. Hier wird Kranksein als Passungsstörung der Einheit aus Organismus und Umwelt definiert. Wo vorerst im Paradigmenwechsel den Modellen „triviale Maschine Körper" und „psychischer Apparat" das „Situationskreismodell lebender Systeme" gegenübergestellt wird (Uexküll & Wesiack, 1996), entsteht schließlich ein Syntagma: Das gelingende therapeutische Bündnis weiß um uns Menschen gleichermaßen als „Körper-Seiende", repräsentiert im Modell des „geschlossenen Systems", und als „Körper-Habende", beschrieben im Modell des „offenen Systems" (Uexküll, 2002).

Wesentliche Publikationen

(1953) Der Mensch und die Natur. Bern, Francke
(1963) Grundfragen der Psychosomatischen Medizin. Reinbek bei Hamburg, Rowohlts deutsche Enzyklopädie
(1985) Der Körperbegriff als Problem der Psychoanalyse und der Somatischen Medizin. Praxis der Psychotherapie und Psychosomatik 30: 95–103
(1993) Die Bedeutung der Semiotik für die Medizin. In: Rusterholz P, Svilar M (Hg), Welt der Zeichen – Welt der Wirklichkeit (S 85–100). Bern, Berner Universitätsschriften
(2002) Integrierte Medizin: Ein lernendes Modell einer nicht-dualistischen Heilkunde. In: Uexküll Th v, Geigges W, Plassmann R (Hg), Integrierte Medizin: Modell und klinische Praxis (S 3–22). Stuttgart-New York, Schattauer
(Hg) (1979) Lehrbuch der psychosomatischen Medizin. München-Wien-Baltimore, Urban & Schwarzenberg [5., neu bearb. u. erw. Aufl.: Adler R, Herrmann JM, Köhle K, Schonecke OW, Uexküll Th v, Wesiack W (Hg) (1996) Psychosomatische Medizin. München-Wien-Baltimore, Urban & Schwarzenberg]
(Hg) (1981) Integrierte Psychosomatische Medizin. Stuttgart, Schattauer [2., überarb. Aufl.: Adler R, Bertram W, Haag A, Herrmann JM, Köhle K, Uexküll Th v (Hg) (1992) Integrierte Psychosomatische Medizin: Modelle in Praxis und Klinik. Stuttgart-New York, Schattauer; 3., erw. Aufl.: 1993]

Uexküll Th v, Fuchs M, Müller-Braunschweig H, Johnen R (Hg) (1994) Subjektive Anatomie: Theorie und Praxis körperbezogener Psychotherapie. Stuttgart, Schattauer

Uexküll Th v, Grassi E (Hg) (1945) Wirklichkeit als Geheimnis und Auftrag: Die Exaktheit der Naturwissenschaften und die philosophische Erfahrung. Bern, Francke

Uexküll Th v, Wesiack W (1988, 1998) Theorie der Humanmedizin. Grundlagen ärztlichen Denkens und Handelns, 3. Aufl. München-Wien-Baltimore, Urban & Schwarzenberg

Uexküll Th v, Wesiack W (1996) Wissenschaftstheorie: Ein bio-psycho-soziales Modell. In: Adler R, Herrmann JM, Köhle K, Schonecke OW, Uexküll Th v, Wesiack W (Hg), Psychosomatische Medizin, 5. Aufl. (S 13–52). München-Wien-Baltimore, Urban & Schwarzenberg

Literatur zu Biografie und Werk

Otte R (2001) Thure von Uexküll: Von der Psychosomatik zur Integrierten Medizin. Göttingen, Vandenhoeck & Ruprecht

Uexküll G v (1964) Jakob von Uexküll: Seine Welt und seine Umwelt. Eine Biographie. Hamburg, Christian Wegner Verlag

Brigitte Macke-Bruck

- V -

Varela, Francisco Javier

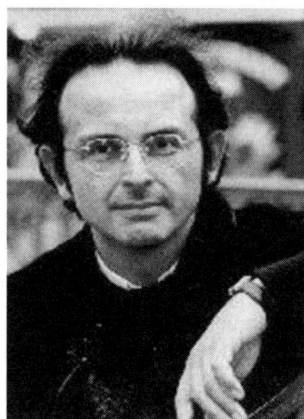

* 7.9.1946 in Talcahuano, Chile; † 28.5.2001 in Paris.

Mitbegründer des Autopoiese-Konzepts, das Ausgangspunkt für die theoretische Begründung der neueren Systemischen Therapie wurde.

Stationen seines Lebens

In Chile geboren und aufgewachsen, absolvierte Francisco J. Varela García seine schulische Laufbahn im Liceo Alemán (Deutsches Lyzeum) in Santiago. Auf das Abitur mit knapp 17 Jahren folgten drei Jahre Medizinstudium. Dabei kam er mit dem dortigen Dozenten Humberto → Maturana in Kontakt. 1965 folgte Varela seinem Lehrer Maturana und wurde zu seinem ersten eigentlichen Studenten der Neurobiologie an der Wissenschaftsfakultät der Universidad de Chile. Zwischen beiden begann eine intensive Zusammenarbeit, die Varelas Denken prägen sollte. Sie fing an mit experimentellen Arbeiten an der Optik von Insekten und kulminierte 1972 in der gemeinsamen Veröffentlichung des Büchleins „De máquinas y seres vivos", einer ersten umfassenden Niederlegung der Autopoiese-Theorie des Lebendigen. In-

zwischen hatte Varela zwischen 1968 und 1970 an der Harvard University zum Ph.D. in Biologie promoviert. 1984 veröffentlichten Maturana und Varela ihr letztes gemeinsames Buch, eine reinterpretierende Übersicht über das gesamte Spektrum biologischer Wissenschaft: „El árbol del conocimiento" („Der Baum der Erkenntnis"). 1970 kehrte er nach Chile zurück, um dort zu helfen, eine starke Wissenschaftlergemeinde aufzubauen, 1973 musste er aber nach dem Militärputsch gegen die sozialistische Regierung Allendes ins Ausland fliehen. In den Jahren 1973–80 war Varela hauptsächlich in den USA als Forscher und Hochschullehrer tätig. Während dieser Zeit widmete er sich in Colorado als Fakultätsangehöriger des Naropa-Instituts der buddhistischen Meditation und dem buddhistischen Denken. 1980 kehrte er erneut nach Chile zurück, um aber bereits 1984 als Humboldt-Stipendiat im Max Planck-Institut für Hirnforschung in Frankfurt zu arbeiten. Schließlich ließ er sich 1986 in Paris als Professor für Kognitionswissenschaft und Epistemologie an der Ecole Polytechnique nieder. Am Institut für Neurowissenschaften am Universitätsklinikum Salpêtrière der Universität von Paris verblieb er schließlich als Professor und Forschungsdirektor; nebenher war er Programmdirektor am „College Internationale de Philosophie". Neben seiner wissenschaftlichen Laufbahn war er Berater an verschiedenen wissenschaftlichen Institutionen in den USA, Italien, Frankreich und Deutschland sowie für marktführende Konzerne (u. a. Shell, London).

Wesentliche theoretische Beiträge und Orientierungen

Der wesentliche wissenschaftliche Beitrag Varelas betrifft das Feld der Kognitionswissenschaft und deren Folgen für Wissenschaft, Technik, Philosophie und Ethik. Obwohl er seinem Denken gemäß nicht zum main-stream gehörte, zeichnen sich seine empirischen Arbeiten durch eine mit gültigen Kriterien kompatible Methodologie aus. Er ist und bleibt empirischer Wissenschaftler, scheut aber nicht davor zurück, seine Ergebnisse aus Experimenten und Computersimulationen mit Fragen zum Hauptakteur der Forschung, dem Menschen, zu ergänzen. In einer ersten Phase seines Schaffens ist er, noch von Maturana inspiriert, an den Prozessen interessiert, die an der Autonomie lebender Wesen beteiligt sind. Aus dieser Zeit, stammt sein Buch „Principles of biological autonomy" (1979). In einer späteren, europäischen Schaffensperiode liegt sein Interesse neben der Beschäftigung mit dem Nervensystem in der Vereinbarung empirischer Forschung mit zeitgenössischer Phänomenologie und, darüber hinaus, mit der Denkwelt der buddhistischen Meditationspsychologie. Wichtige Impulse hierzu erhielt er einerseits von → Heidegger, → Merleau-Ponty und → Foucault, andererseits von seinen buddhistischen Lehrern. Ein kennzeichnender Aspekt seines Denkens imponiert als ein Balancieren zwischen den Positionen des Objektivismus und Subjektivismus, dabei deren grundsätzliche Korrelation beachtend, ohne der einen oder anderen Seite zu verfallen. Titel und Untertitel eines seiner Bücher fassen dies deutlich zusammen: „Der mittlere Weg der Erkenntnis: Der Brückenschlag zwischen wissenschaftlicher Theorie und menschlicher Erfahrung". Seine epistemologische Position lässt sich in die Tradition des modernen Konstruktivismus einreihen, zumal sie unmittelbar aus der Erkenntnis folgt, dass biologisch autonome Wesen nicht imstande sind, eine unabhängige Außenwelt innerlich zu repräsentieren. Bestechend war sein radikales Bekenntnis zur Bodenlosigkeit aller Existenz und Erkenntnis. Die Person – als in einem Feld von Praktiken konstituiert – sei in keinem stabilen Bezugsrahmen begründet, sondern immer nur temporal verkörpert und verortet. Dennoch – oder gerade deshalb – widmet er sich in seinen letzten Arbeiten intensiv dem Bewusstseinsproblem und betrachtet es als zwar persönliches Ereignis, jedoch nicht als bloß private, subjektive Erscheinung. In diesem Sinne plädiert er für eine phänomenologische Einstellung, einer Neurophänomenologie. Kognition

sei immer an den Kognizierenden gebunden („first person method"), die Grenzen aber einer zu eng gedachten Individualität (Introspektionsmethode) müssten überwunden werden; Kognition geschehe doch auf der Basis menschlich gemeinsamer Grundstrukturen. Als Biologe und Kognitionsforscher war er nur indirekt an den Phänomenen der Psychotherapie beteiligt. Im Bezug auf die Theorie der Systemischen Therapie entdeckt er jedoch Parallelen, die seine Aufmerksamkeit erregen. Seiner akademischen Redlichkeit verpflichtet, lässt er sich aber nicht dazu verführen, als „Laie" zu dieser Praxis Stellung zu nehmen. Eine Ausnahme bildet ein Vortrag vor dem Herausgeberbeirat der Zeitschrift „Family Process" (1989): Dort untersucht er die Berührungspunkte zwischen kognitiver Wissenschaft und Familientherapie. Sein bio-epistemologisch geprägtes Denken übte dennoch eine starke Anziehung auf die Theoretiker dieses Feldes aus und hatte darauf einen nachhaltigen Einfluss. Insbesondere sein Bekenntnis zur biologischen Autonomie schien der alten Sehnsucht von Psychotherapeuten nahe zu kommen, die eigene humanistische Haltung mit den Erkenntnissen einer dazu passenden Naturwissenschaft zu verbinden.

Wesentliche Publikationen

(1979) Principles of biological autonomy. New York, Elsevier

(1988) Connaître: Les sciences cognitives, tendences et perspectives. Paris, Editions du Seuil [dt.: (1990) Kognitionswissenschaften: Kognitionstechnik. Frankfurt/M., Suhrkamp]

Maturana HR, Varela FJ (1972) De máquinas y seres vivos. Santiago de Chile, Ed. Universitaria [dt.: (1982) Autopoietische Systeme: Eine Bestimmung der lebendigen Organisation. In: Maturana HR (Hg), Erkennen: Die Organisation und Verkörperung von Wirklichkeit (S 170–235). Braunschweig, Vieweg]

Maturana HR, Varela FJ (1984) El árbol del conocimiento. Santiago de Chile, Ed. Universitaria [dt.: (1987) Der Baum der Erkenntnis. München, Scherz]

Varela FJ (1992) Un know-how per l'ettica. Roma, Editrice La Terza [dt.: (1994) Ethisches Können. Frankfurt/M., Campus]

Varela FJ, Thompson E, Rosch E (1991) The embodied mind. Cambridge, MIT Press [dt.: (1992) Der mittlere Weg der Erkenntnis. München, Scherz]

Kurt Ludewig

Varga von Kibéd, Matthias

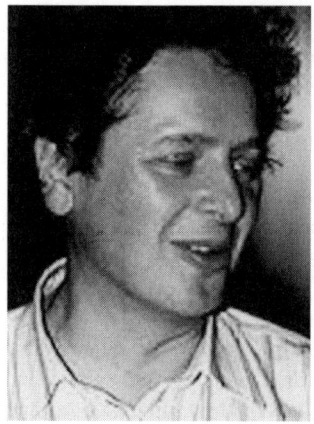

* 27.10.1950 in Bremen.

Gemeinsam mit Insa Sparrer Begründer der Systemischen Strukturaufstellung.

Stationen seines Lebens

Geboren als Sohn von Marieamalie (geb. Rudeloff-Hölbe) und Alexander Varga von Kibéd. Seine mütterliche Familie stammte aus Bremen und Thüringen, während der Vater als Ungar aus Siebenbürgen 1920 zunächst nach Szeged und Budapest und 1944 über Wien nach München floh. Der Vater forschte und lehrte als Professor der Philosophie mit den Schwerpunkten Erkenntnistheorie, Transzendental- und Religionsphilosophie; durch zahllose Gespräche vermittelte er seinem Sohn das Interesse sowohl an religiösen Fragen als auch an der (kantianischen) Frage nach den Möglichkeitsbedingungen der Erkenntnis. Auch die künstlerisch begabte Mutter, die malte, zeichnete und Kinderbücher schrieb und sich neben ihrem Kunststudium viel mit Goethe und Teilhard de Chardin beschäftigte, nahm mit ihrem Interesse für die Verbindung von Religion und Naturwissenschaft großen Einfluss auf die geistige Entwicklung des Sohnes. Seit 1951 wohnte die Familie in München, wo Matthias Varga zur Schule ging, Abitur machte, Mathematik und Philosophie studierte. 1976 promovierte er in Philosophie über intensionale Logik und Universalgrammatik, 1987 habilitierte er sich über formale Wahrheits- und Paradoxientheorie. Seine Lebensge-

fährtin Insa Sparrer lernte Matthias Varga von Kibéd 1976 kennen, als sie noch Mathematik studierte. Später wechselte sie zur Psychologie und ist heute als Psychotherapeutin und mit ihm in Lehre und Ausbildung tätig. Während seines Studiums wurde Varga von Kibéd besonders durch Wolfgang Stegmüller mit seiner Forschung über analytische Philosophie und Wissenschaftstheorie sowie seiner Leidenschaft für verständlichen Ausdruck komplizierter logischer Gedankengänge beeinflusst, bei dem er später auch promovierte. Auch Ulrich Blau und dessen Arbeiten zur logischen Grundlagenforschung und Paradoxientheorie beeinflussten Varga von Kibéds Denken und seine eigene Forschung entscheidend. Autoren, die seine Suche und seine Arbeit besonders geprägt haben, sind: Nagarjuna, Ibn al Arabi, Martin → Buber, Gregory → Bateson, Milton H. → Erickson, Charles S. Peirce, Kurt Goedel, Ludwig Wittgenstein, George Spencer-Brown, Raymond Smullyan, Willard Van Orman Quine. Als spirituelle Traditionen, die er von Anfang an in seine philosophischen und therapeutischen Arbeiten mit einbezog, sind Daoismus, Buddhismus, Tassawuff und Chassidismus zu nennen. Schon vor Abschluss seiner Studienzeit begann seine Beschäftigung mit der Psychotherapie, hier vor allen mit der Hypnotherapie (Michael Kahan, Gunther Schmidt, Steven Gilligan, Ernest → Rossi), mit der systemischen Familientherapie (Virginia → Satir; Mailänder Schule, Heidelberger Schule; Bert → Hellinger) und mit der lösungsfokussierten Kurzzeittherapie (Steve → de Shazer, Insoo Kim-Berg). Auf der Grundlage dieser Weiterbildungen und Selbsterfahrungsprozesse, der Auseinandersetzung mit den genannten Persönlichkeiten aus dem therapeutischen Bereich sowie seiner eigenen philosophischen Studien gründete er 1996 mit Insa Sparrer das bis heute bestehende Institut „SySt-Institut für systemische Ausbildung, Fortbildung und Forschung" in München. Seine derzeitige berufliche Tätigkeit erstreckt sich über Fortbildungscurricula für die von ihm gemeinsam mit Insa Sparrer entwickelten Systemischen Strukturaufstellungen in Graz, Berlin, Wien, Piran und München bis zu verschiedensten Lehraufträgen in Philosophie, Hypnotherapie und systemischer Therapie, Unternehmensberatung, Coaching und Mediation. Die vielfältigen Interessen und Themen Varga von Kibéds sind auch aus seinen derzeitigen Lehrtätigkeiten ersichtlich: Als außerplanmäßiger Professor für Logik und Wissenschaftstheorie an der Universität München, als Lehrbeauftragter am Institut für Medizinische Psychologie an der Universität München, als Lehrbeauftragter beim Lehrgang Bildnerisches Gestalten und Therapie an der Akademie der bildenden Künste in München, als Lehrbeauftragter bei der Drehbuch-Werkstatt an der Hochschule für Film und Fernsehen in München, sowie mit zeitweisen Lehrverpflichtungen als (Gast-)Professor bzw. Lehrstuhlvertreter in Wien, Graz, Konstanz, Ljubljana, Maribor und Tübingen.

Wichtige theoretische Beiträge und Orientierungen

Matthias Varga von Kibéds Bemühung um eine Grammatik der systemischen Familienaufstellungen führten ihn zusammen mit Insa Sparrer Ende der 1980er Jahre zur Entwicklung der „Systemischen Strukturaufstellungen"(SySt). Seitdem entwickeln Varga und Sparrer stetig neue Formen von Strukturaufstellungen, verfeinern die Aufstellungsmethodik, und vertiefen die Aufstellungsarbeit wesentlich durch die Entwicklung einer Theorie der Systemischen Strukturaufstellungen, die sie zunehmend explizieren. „Wittgensteins Bildtheorie des Satzes […] erlaubt es, die systemischen Aufstellungen als eine nicht verbale Sprache zu verstehen […], ein logisches Bild der Tatsachen" (1998: 54), einer Sprache, die sie später als „transverbale Sprache" charakterisierten. Der wesentliche methodische Vollzug der Aufstellungsarbeit besteht darin, „den eigenen Körper als Wahrnehmungsorgan für ein fremdes System zur Verfügung zu stellen" (S 51). Theorie und Methodik der Systemischen Strukturaufstellungen gehen zurück auf die Familienrekonstruktions- und Skulpturarbeit Virginia Satirs, die Hypnotherapie Milton H. Ericksons, das Familienstellen Bert Hellingers, den lösungsfokussierten Ansatz von de Shazer und Kim-Berg, die Übertragung grammatischer Prinzipien auf größere Systeme, die Paradoxientheorie sowie die konstruktivistische Erkenntnistheorie. Als Formen der Systemischen Strukturaufstellung, die von Varga von Kibéd und Sparrer entwickelt wurden, wären vor allem zu nennen: die Tetralemmaaufstellung, eine aus der buddhistischen Logik abgeleitete Symbolisierung menschlicher Entwicklungsschritte; die Problemaufstellung; die Glaubenspolaritätenaufstellung, eine Aufstellung mit den drei wichtigsten spirituellen Ressourcen des Menschen (Karma, Jnana und Bhakti, d. h. Struktur/Ordnung, Erkenntnis/Einsicht und Vertrauen/Liebe); die Körperstrukturaufstellung, in der Körperteile bzw. Organe sowie relevante Personen aufgestellt werden; die Organisationsstrukturaufstellung, bei der Repräsentanten nicht nur für Personen, sondern auch für Personengruppen, Organisationsanteile, Produkte bzw. Dienstleistungen sowie gegebenenfalls für Abstrakta aufgestellt werden, und die Drehbuchaufstellung. All diesen Aufstellungsformen gemeinsam sind die Problemdissoziation und Lösungsorientierung, die Repräsentation von Systemen durch in der Regel systemfremde (d. h. nicht involvierte) Repräsentanten, die Ermutigung und Herausforderung von Rollenspielern und Aufstellungsleitern zu ganz-leiblicher unterschiedsbetonter Wahrnehmung. Die Beachtung der systemischen Ordnungen nach Hellinger wird in der Strukturaufstellungsarbeit nach Sparrer und Varga von Kibéd ersetzt durch die heuristische Verwendung einer konstruktivistisch aufgefassten und systemtheoretisch begründeten systemischen Grammatik, zu deren Formulierung Varga von Kibéd und Sparrer selbst entscheidend beigetragen haben. Die gegenwärtigen Arbeits- und Forschungsansätze von Matthias Varga von Kibéd betreffen besonders die Erkenntnistheorie der „repräsentierenden Wahrnehmung" und anderer Wahrnehmungsformen, den Einsatz partiell unbekannter variabler Elemente in der Aufstellungsarbeit und schließlich die Ideen des Strukturebenenwechsels und der systematischen Ambiguität als methodisches Bindeglied der systemischen Praxis und der sprachphilosophischen Grundlagenforschung.

Wesentliche Publikationen

(1990) Aspekte der Negation in der buddhistischen und formalen Logik. Synthesis Philosophica 10: 581–593

(1995) Ganz im Gegenteil: Querdenken als Quelle der Veränderung. München, Graphic-Consult

(1998) Bemerkungen über philosophische Grundlagen und methodische Voraussetzungen der systemischen Aufstellungsarbeit. In: Weber G (Hg), Praxis des Familien-Stellens (S 51–60). Heidelberg, Carl-Auer-Systeme

(2000) Unterschiede und tiefere Gemeinsamkeiten der Aufstellungsarbeit mit Organisationen und der systemischen Familienaufstellungen. In: Weber G (Hg), Praxis der Organisationsaufstellungen (S 11–33). Heidelberg, Carl-Auer-Systeme

(2003) Zwischen den Menschen, zwischen den Kulturen. Über die Anwendung Systemischer Strukturaufstellungen in historischen und politischen Zusammenhängen. In: Mahr A (Hg), Konfliktfelder – wissende Felder (S 55–64). Heidelberg, Carl-Auer-Systeme

Sparrer I, Varga von Kibéd M (1998) Vom Familien-Stellen zur Systemischen Strukturaufstellungsarbeit. In: Weber G (Hg), Praxis des Familien-Stellens (S 394–404). Heidelberg, Carl-Auer-Systeme

Sparrer I, Varga von Kibéd M (2001) Systemische Strukturaufstellungen: Simulation von Systemen. Lernende Organisation IV: 6–15

Stegmüller W, Varga von Kibéd M (1984) Strukturtypen der Logik. Berlin, Springer

Varga von Kibéd M, Matzka R (1994) Motive und Grundgedanken der „Gesetze der Form". In: Baecker D (Hg), Kalkül der Form (S 58–85). Frankfurt/M., Suhrkamp

Varga von Kibéd M, Sparrer I (2000, 2004) Ganz im Gegenteil: Tetralemmaarbeit und andere Grundformen Systemischer Strukturaufstellungen – für Querdenker und solche, die es werden wollen, 5. Aufl. Heidelberg, Carl-Auer-Systeme

Varga von Kibéd M, Sparrer I (2001) Tetralemmaarbeit als eine Form Systemischer Strukturaufstellungen. In: Döring-Meijer H (Hg), Die entdeckte Wirklichkeit (S 49–76). Paderborn, Junfermann

Siegfried Essen

Vogt, Oskar

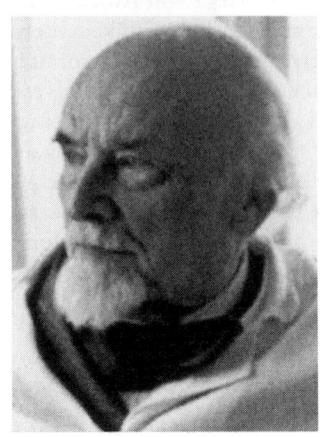

* 6.4.1870 in Husum; † 31.7.1959 in Freiburg, Breisgau.

Bekannter deutscher Hirn- und Hypnoseforscher.

Stationen seines Lebens

Vogt stammte aus einem evangelischen Pfarrhaus; mit neun Jahren verlor er seinen Vater. Seit frühester Kindheit zeigte er Interesse an der Naturwissenschaft. Großen Einfluss auf seine Entwicklung nahm der Soziologe und Philosoph Ferdinand Tönnies von der Christian-Albrechts-Universität Kiel. 1888 Beginn des Psychologiestudiums in Kiel, von wo er schon 1890 zum Medizinstudium nach Jena wechselte. Seit Beginn seines Studiums war er dem Leib-Seele-Problem verhaftet. In seinem Beitrag „Über die Errichtung neurologischer Centralstationen" schrieb er: „Die Vereinigung der hirnanatomischen und psychologischen Abtheilung in ein Institut erscheint mir deswegen nothwendig, weil Forschern Gelegenheit gegeben werden muss, sich auf beiden Gebieten zu orientiren. Nur so wird man allmählich eine richtige Werthschätzung einerseits der hirnanatomischen und andererseits der psychologischen Thatsachen und die heutige einseitige Bevorzugung, bald der einen, bald der anderen Wissenschaft bekämpfen können." In Jena zählte 1890 der Zoologe Ernst Haeckel zu seinen Lehrern, der sein breit gestreutes Interesse wesentlich unterstützte. Zu seinen wissenschaftlichen Gebieten gehörten neben der speziellen

Hirnanatomie und Pathologie (funktionsbezogene Hirnarchitektonik) der evolutionäre Aspekt und die Zoologie (einschließlich Insekten, vor allem Hummeln), ebenso aber Neuropathologie, Psychologie, Histologie und Psychiatrie, hier insbesondere auch die Hypnose. Enge Kontakte u. a. mit Otto und Robert Binswanger, August → Forel, W. Wundt, I.H. → Schultz; Forel übertrug Vogt die Redaktion der „Zeitschrift für Hypnotismus, Suggestionstherapie, Suggestionslehre und verwandte psychologische Forschungen", die er in „Zeitschrift für Hypnotismus, Psychotherapie sowie andere psychophysiologische und psychopathologische Forschungen" umbenannte. 1895 publizierte er hier die erste zusammenfassende Arbeit, „Zur Kenntnis des Wesens und der psychologischen Bedeutung des Hypnotismus". 1893 Beendigung des Medizinstudiums; 1894 Arbeit bei Forel im Burghölzli in Zürich; 1895 Leipzig; Diskussion der Assoziationslehre von Flechsig (Deutscher Psychiater und Hirnpathologe, 1847–1929); 1896 Leiter des neuropsychiatrischen Krankenhauses in Alexanderbad (Fichtelgebirge), wo er Margaretha Krupp, die Frau des Großindustriellen Friedrich Krupp, kennenlernte und den Hirnforscher Korbinian Brodmann als Assistenten anstellte. Nach der kurzen Tätigkeit in Alexanderbad ging er, dem Rat Forels folgend, nach Paris, wo er Cécile Mugnier traf, der er bei ihrer Doktorarbeit „Étude sur la myélinisation des hemisphères cérébraux" behilflich war. Sie beendete die Arbeit als Vogts Frau in Berlin und legte sie 1900 in Paris vor. Vogt leitete nach dem goldenen Zeitalter der Hypnose (1880–90) in Frankreich die „wissenschaftliche Ära des Hypnotismus", also die experimentelle und psychophysiologische Ära ein. Seit Beginn der Bekanntschaft enge wissenschaftliche Zusammenarbeit mit seiner Frau. Eines seiner Ziele war es, das „Verhältnis gegenseitiger Wechselbefruchtung zwischen Psychologie, Neurophysiologie und Neuroanatomie zu fördern". 1902: Sein privates Hirnforschungslabor wurde zum neurobiologischen Laboratorium der Universität Berlin. 1909: Gründung des Internationalen Vereins für medizinische Psychologie und Psychotherapie in Salzburg mit Forel und von Hattingberg. 1914: Leiter des Instituts für Hirnforschung der Kaiser Wilhelm-Gesellschaft zur Förderung der Wissenschaften. 1925 beauftragte ihn der Gesundheitskommissar N.A. Semaschko in Moskau, ein modernes Hirnforschungsinstitut zur Untersuchung des Gehirns Lenins einzurichten. 1928: Aufbau des Hirnforschungsinstituts in Berlin-Buch mit Unterstützung der Rockefeller Foundation, Krupp und anderen. Alfried Krupp von Bohlen und Halbach (1907–67) sollte für ihn von besonderer Bedeutung werden, denn nach 1933 begann die Verfolgung durch das Naziregime. 1935 zwangsweise Pensionierung; 1936 ermöglichte die Familie Krupp die Deutsche Hirnforschungs-Gesellschaft (Essen) und den Bau eines Hirnforschungsinstituts (Neustadt/Schwarzwald). Oskar Vogt war durch seine Vielseitigkeit prädestiniert dazu, mit Forschern wie Forel, Bleuler, Jan Friedrich Tönnies (erstes mechanisches EEG mit direkter Kurvenschreibung, 1931), Binswanger, etc., der Psychotherapie eine gründliche wissenschaftliche Basis zu geben und die Hypnose für die Schulmedizin akzeptabel zu machen. Auch die Sozialpsychiatrie wurde in diesem Kreis begründet. In Hypnose erzeugte er die erste künstliche Neurose und schuf mit dem „partiellen Wachsein" während des hypnotischen Zustands („fractionirte Methode") das „seelische Mikroskop" zur Erforschung der Psychodynamik. Er entwickelte die Methode der „prophylaktischen Ruhepausen", bei der der Patient mit Hypnose lernt, sich selbst in Hypnose zu versetzen. Daraus entwickelte I.H. Schultz später das Autogene Training. Bis zu seinem Tod hielt er seinen strengen Tagesablauf in Neustadt ein. An der Heinrich Heine-Universität Düsseldorf existiert ein C. und O. Vogt-Institut für Hirnforschung und in Fukuoka, Japan, an der Kyushu Universität ein Oskar Vogt-Institut.

Wesentliche Publikationen

(1894/95) Zur Kenntnis des Wesens und der psychologischen Bedeutung des Hypnotismus. Zeitschrift für Hypnotismus, Psychotherapie sowie andere psychophysiologische und psychopathologische Forschungen 3: 277–340

(1896) Hypnotische Experimente als psychologische Methode. Zeitschrift für Hypnotismus, Psychotherapie sowie andere psychophysiologische und psychopathologische Forschungen 4: 268

(1897) Die direkte psychologische Experimental-methode in hypnotischen Bewußtseinszuständen. Zeitschrift für Hypnotismus, Psychotherapie sowie andere psychophysiologische und psychopathologische Forschungen 5: 7–30, 180–218

(1898) Über die Natur der suggerierten Anästhesie. Zeitschrift für Hypnotismus, Psychotherapie sowie andere psychophysiologische und psychopathologische Forschungen 7: 330–341

(1912) Die neuen, allgemeinen Feststellungen der Rindenarchitektonik und ihre physiologische Bedeutung. In: Bericht über den V. Kongress für experimentelle Psychologie in Berlin, S 247–256. Leipzig, J.A. Barth

(1919) Allgemeine Ergebnisse unserer Hirnforschung. Journal für Psychologie und Neurologie 25 (Suppl. 1): 273–462

(1920) Zur Lehre der Erkrankungen des striären Systems. Journal für Psychologie und Neurologie 25 (Suppl. 3): 627–846

(1948) Der Erkenntniswert der heutigen Hirnanatomie: Zum 100. Geburtstag August Forels. Schweizerische Medizinische Wochenschrift 3: 121–131

Vogt O, Vogt C (1907) Zur Kenntnis der elektrisch erregbaren Hirnrinde-Gebiete bei den Säugetieren. Journal für Psychologie und Neurologie 18 (Suppl.)

Literatur zu Biografie und Werk

Luthe W (1970) The work of Oskar Vogt and autogenic therapy. Part I: Oskar Vogt 1870–1959. The Oskar Vogt Institute, Faculty of Medicine, Kyushu University, Fukuoka, Japan.

Spengler T (1991) Lenins Gehirn. Reinbek, Rowohlt

Kreutzberg GW, Klatzo I, Kleihues P (1992) Oskar and Cécile Vogt, Lenin's brain and the bumble bees of the Black Forest. Brain Pathology 2: 263–271

Satzinger H (1998) Die Geschichte der genetisch orientierten Hirnforschung von Cécile und Oskar Vogt (1875–1962, 1870–1959) in der Zeit von 1895 bis ca. 1927. Stuttgart, Deutscher Apotheker Verlag

Klatzo I (2002) Cécile and Oskar Vogt: The visionaries of modern neuroscience. New York, Springer

Heinrich Wallnöfer

Vygotskij, Lev Semjonovič

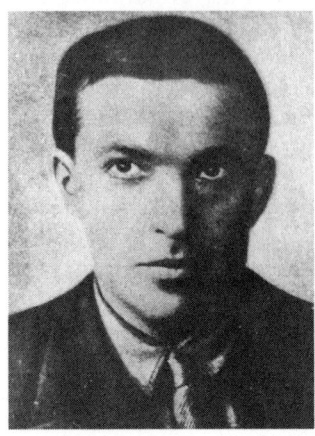

* 5.11. [alter Kalender = 17.11.] 1896 in Orša, Vitebsk; † 12.6.1934 in Moskau.

Psychologe, Pädagoge, Kulturtheoretiker, Begründer der kontextuellen Entwicklungspsychologie, Defektologe.

Stationen seines Lebens

Vygotskij wuchs in einer kultivierten, polyglotten jüdischen Familie auf (Vater Bankangestellter, Mutter Lehrerin, sieben Geschwister). Grund- und Gymnasialunterstufe im Hausunterricht, dann Gymnasium in Gomel, 1913 bestes Jahrgangsabitur; Jurastudium in Moskau, Abschluss 1917; ab 1914 auch Kultur- und Sozialwissenschaften, Philosophie, Psychologie, 1917 Abschlussdiplom über Hamlet, Grundlage seiner späteren Dissertation „Psychologie der Kunst" (1925). 1917 zurück in Gomel, Pflege von Mutter und Bruder (Tbc), Kriegswirren, deutsche Okkupation, Arbeit als Lehrer, Lektor, Literatur-, Theater- und Kunstkritiker, eine produktive, wenig beachtete Arbeitsperiode (vgl. die Biografie seiner Tochter Gita Vygotskaja 1996). Ab 1919 Vorlesungen zu Kinder-, Kunst-, Experimentalpsychologie, Philosophie, Pädagogik am pädagogischen Technikum Gomel, Einrichtung und Leitung eines experimentalpsychologischen Labors, Untersuchungen in Waisenhäusern und Schulen. Sein besonderes Interesse: körperlich und geistig Behinderte, deren sonderpädagogische/kindertherapeutische Förderung, kognitive Entwicklung, soziale

Ressourcen. 1924 Vortrag auf dem „Allrussischen Kongress für Psychoneurologie", Petrograd. Lurija, Sekretär des Instituts für Psychologie, ist begeistert und betreibt unmittelbar Vygotskijs Berufung nach Moskau. Er schreibt: „Leont'ev und ich schätzten die außergewöhnlichen Fähigkeiten Vygotskijs und waren sehr froh, als man ihm unserer Arbeitsgruppe zuordnete. Wir nannten sie dann die Troika." Vygotskijs Engagement für obdachlose, traumatisierte Kriegswaisen und Straßenkinder, taube, blinde und behinderte Kinder (u. a. als Sektionsleiter des wissenschaftliches Referates des Volkskommissariats, durch Ausbildung von Gehörlosen- und Sonderpädagogen, Kinderpsychologen und Kindertherapeuten) revolutioniert die Defektologie und Behindertenpädagogik. 1925 Vortrags- und Studienreisen in europäischen Ländern zu diesen Themen. Herbst 1925 Ausbruch seiner Tbc, Juni 1926 Teilinvalidität. 1926 Einrichtung und Leitung eines Behandlungs- und Forschungslaboratoriums an der medizinisch-pädagogischen Station (Pogodinskaja 8), dort wissenschaftlicher Leiter und Berater bis 1934. 1929 Gründung des experimentell-defektologischen Instituts, wo er im Juni 1934 einen letalen Blutsturz erlitt. Ab 1924 Forscher und Dozent (Moskau), 1931 Professor für genetische Psychologie (Char'kov) hinterließ Vygotskij – unermüdlich forschend, lehrend, praktisch defektologisch und kindertherapeutisch arbeitend und gesellschaftspolitisch aktiv trotz schwerer Lungentuberkulose – aus seinem kurzen Arbeitsleben über 270 Texte, deren Innovationskraft ihn als Kunst-, Sprach-, Entwicklungspsychologen weltberühmt machten, mit Ideen, die bis heute wegweisend sind. Nach seinem Tode wurden seine Arbeiten als reaktionär diskreditiert und verboten (ZK-Beschluss der KPDSU vom 4.7.1936). Nach dem Krieg begann ein Jahrzehnt dauernder Prozess der Rehabilitation und (ab 1956) der Publikation seiner Werke.

Wichtige theoretische Beiträge und Orientierungen

Vygotskijs psychologisches und kulturwissenschaftliches Werk ist so außerordentlich breit wie seine Interessen mit substanziellen Arbei-

ten zur Kunst- (1965), Gedächtnis- und Sprachpsychologie (1934), Pädagogik (1926), Defektologie und Behindertenpädagogik (1924), Verhaltens- (1995), Entwicklungspsychologie (1996), vergleichende Psychologie (2000), Grundlagenproblemen der Psychologie: Emotionen (1996), Bewusstsein (1925), Gesellschaftsfragen (1978). Über seine Schüler und Mitarbeiter (u. a. Lurija, Leont'ev, El'konin, Zankov, Gal'perin, → Lewins Doktorandin Zeigarnik – Psychologen von Weltruf) übte er großen Einfluss aus – z. B. auf den Psychophysiologen N. Bernstein, den Kulturtheoretiker M. Bakhtin, später auf die internationale Entwicklungspsychologie (Cole, Zazzo, Wertsch, Valsiner), wo er – Kritiker von → Freud, → Pawlow und Piaget – Leitfigur der „Kontexttheoretiker" (Bronfenbrenner, Bruner, Ratner, Rogoff) und Referenzautor der Tätigkeitspsychologen und Dialektiker (Holzkamp, Rubinstein, Riegel) wurde. Er beeinflusste die Kontexttheorie der Integrativen Therapie und Traumatherapie (Petzold, 2002). Vygotskij übertrug Marx-Engelsche politökonomische Prinzipien in die Psychologie: Kontexte, Sozial- und Produktionsverhältnisse, bestimmen bereits Wahrnehmung, Kognitionen, Emotionen, Denkstile, Realitätsauffassungen in Interaktionen von Kindern und entwickeln zugleich diese Interaktionen. Aus dieser Dialektik entstehen „kollektive Kognitionen", deren Inhalte Erwachsene verantwortlich weitergeben – eine Theorie „engagierter Sozialisation", die Entwicklung als geschichtlich gegründeten dialektischen Veränderungsprozess sieht, wo intermentale Kommunikation das Intramentale (Denken, Werte) formt – ein kollektiver Konstruktivismus. „Der Mensch bestimmt sich selbst von außen – durch psychologische Werkzeuge" (1981: 14), z. B. Sprach-, Zahlen- und Lernsysteme. So „wachsen Kinder in das geistige Leben der Menschen ihrer Umgebung hinein" (1978: 88), ist die Psyche sozialer Natur: Kind/Mensch und Umwelt in unlösbarer Verschränkung. „Der Weg vom Kind zum Objekt und vom Objekt zum Kind verläuft über eine andere Person" (1978: 30) in „Zonen proximaler Entwicklung" (ZOP). Diese sind prospektiv-prozessual bestimmt durch die Distanz der aktualen, selbständigen Problemlösungsfähigkeit des Kindes zu potenziellen, höheren Lösungsebenen, die es mit Hilfe von Mutter, Kameraden und Erwachsenen erreichen kann. Sie „bauen Brücken" durch „gelenkte Beteiligung" (Rogoff, 1990: 8), ein Kernmodell für Kindertherapie, die entwicklungszentriert sequenzierte Interaktionsereignisse fokussiert. Vygotskij vertritt eine prozessuale, dynamische Diagnostik und Beurteilung von Interaktionsleistungen (Performanzen in engen und weitgreifenden ZOPs) gegenüber momentfixierender Statusdiagnostik und entwickelte vielfältige Fördertechniken: Alltagsexperimente, Modellhandlungen, Spiele, Kreativitätstechniken, Aufmerksamkeitssteuerung, Erklärungsmethoden, Verstärkungspläne. Piaget zentrierte auf die Kind-Objekt-Interaktion, Vygotskij auf intersubjektive Aneignung. Sprache ist für ihn Handeln, Repräsentationsmedium komplexer Kognitionen, Handlungs- und Interaktionschemata. Gegen Piaget betont Vygotskij „egozentrisches Sprechen" als Unterstützung von Problemlösungen. Es verschwindet nicht, wird vielmehr „inneres Sprechen", das in pathologischen Ruminationen wiederaufleben, aber auch in narrativer Therapie genutzt werden kann (Petzold, 2002). „Kulturelle Differenzen" schaffen unterschiedliche kollektive Gedanken- und Bewertungswelten. Trauma und PTBS hat z. B. – in Vygotskijscher Perspektive (Miltenburg & Singer, 1999) – kulturspezifische Formen, erfordert kulturspezifische Therapie, das Nutzen kultureller Ressourcen, qualitativer Entwicklungen durch neues Lernen in neuen, gegebenenfalls eigens geschaffenen Kontexten, welche dysfunktionale Kontinuumstraditionen in neuer „Zukunftsgestaltung mit relevanten Anderen" verändern. Damit wird gegenüber der psychoanalytischen oder humanistisch-psychologischen Individuumszentrierung – gestützt auf den Reichtum empirischer, kontexttheoretischer Untersuchungen (1956) – ein gänzlich anderes Therapieparadigma entfaltet: Veränderung dysfunktionaler intramentaler Prozesse durch Angebote intermentaler Alternativen in Mehrpersonensettings (ressourcenorientierte Gruppen- und Netzwerktherapie) als ZOP-Praxisexperimente unter Wertschätzung und Nutzung der Problemlösungspotenziale und Selbstregulationskräfte der Klienten.

Die Arbeiten und Ideen Vygotskijs und seiner Schüler und Mitarbeiter haben in der westlichen Psychotherapie – anders als in Pädagogik und Behindertenpädagogik – aufgrund der schwierigen Publikationsgeschichte und Sprachbarriere unverdientermaßen lange wenig Beachtung gefunden. Sie haben das Potenzial, durch eine neue Entwicklungs- und Kontextorientierung Defizite der traditionellen Schulen zu ergänzen.

Wesentliche Publikationen

(1982–84) Gesammelte Werke in 6 Bänden (hg. von A.R. Lurija, A.N. Leont'ev, A.V. Zaporožec, V.V. Davydov). Moskau, Pedagogika

(1924–33, 1956) Izbrannye psichologičeskie isseldovanija [Ausgewählte psychologische Untersuchungen] (hg. von Leont'ev AN, Lurija AR). Moskau, Verlag der APW der RSFSR

(1924–34, 1995) Problemy defectologii. Moskau, Prosveščenie

(1925) Soznanie kak problema psichologii povedennija. In: Psychologija i marksizm 1: 175–198 [engl.: (1999) Consciousness as a problem in the psychology of behavior. In: Undiscovered Vygotsky: Etudes on the pre-history of cultural-historical psychology. European Studies in the History of Science and Ideas 8: 251–281]

(1925, 1965) Psichologia iskusstva. Moskau, Iskusstva [erg. u. korr. Aufl.: (1987) Moskau, Pedagogogika; dt.: (1976) Psychologie der Kunst. Dresden, Verlag der Kunst]

(1926) Pedagogičeskaja psychologija [Pädagogische Psychologie]. Moskau, Rabotnik proveščenija [Nachdruck: (1991) Moskau, Pedagogika]

(1930) Voobraženie i tvorčestvo v detskom vozraste (psichologičeskij očerk) [Fantasie und Kreativität im Kindesalter (ein psychologischer Abriß)]. Moskau-Leningrad, Giz (Nachdruck: (1967) Moskau, Prosveščenie; (1997) St. Petersburg, Sojuz]

(1931, 1992) Geschichte der höheren psychischen Funktionen. Münster, LIT-Verlag

(1931–1933, 1996) Emotionen und belebte Materie: Das spinozianische Programm der Psychologie. Münster, LIT-Verlag

(1932, 1982) Lekcii po psychologii. Gesammelte Werke, Bd. 2: 363–465 [dt. (1996) Vorlesungen über Psychologie. Marburg, BdWi-Verlag]

(1933–1934, 1996) Lekcii po pedologii [Vorlesungen zur Pädologie, d. i. Entwicklungspsychologie]. Iževsk, Verlag der Udmurtischen Universität

(1934) Myšlenie i reč. Mokau, Socegiz [engl.: (1962) Thought and language (eingeleitet von J.S. Bruner). Cambridge (MA), MIT Press; dt.: (1964) Denken und Sprechen. Berlin, Akademie Verlag; 6. korr. Aufl.: Frankfurt/M., Fischer, 1977]

(1978) Mind in society (ed. by M. Cole, V. John-Steiner, S. Scribner, and E. Souberman). Cambridge (MA), Havard University Press

(1981) The instrumental method in psychology. In: Wertsch JV (Ed), The concept of activity in Sovjet Psychology. Armonk (NY), Sharpe

(1985, 1987) Ausgewählte Schriften. Berlin, Volk und Wissen (Bd. I: 1985, Bd. 2: 1987)

(Hg) (1924) Voprosy vospitanija slepych, gluchnemych i umstvenno ostalych detey [Fragen der Erziehung blinder, gehörloser und geistig retardierter Kinder]. Izd. SPON NKP [Verlag für Sozial- und Rechtsschutz Minderjähriger beim Volkskommissariat für Bildung]

Literatur zu Biografie und Werk

Lompscher J (2000) Lev Semjonovi Vygotskij. Leben – Tätigkeit – Persönlichkeit. Hamburg, Verlag Dr. Kova [russ. Orig.: Vygodskaja GL, Lifanova TM (1996) Lev Semjonovič Vygotskij. Žizn'. Detal'nost'. Štrichi k portrtu. Moskau, Smysl]

Lurija AR (1979) The making of mind: A personal account of Sovjet Psychology (ed. by M. Cole and S. Cole). Cambridge (MA), Havard University Press

Miltenburg R, Singer E (1999) Culturally mediated learning and the development of self-regulation by survivors of child abuse: A Vigotskian approach to the support of survivors of child abuse. Human Development 42: 1–17

Petzold HG (2002) Biographiearbeit und Identität in Psychotherapie und Heilpädagogik [Sonderband Integrative Therapie]. Paderborn, Junfermann

Ratner C (1991) Vygotsky's sociocultural psychology and its contemporary applications. New York, Plenum Press

Rogoff B (1990) Apprenticeship in thinking: Cognitive development in social context. New York, Oxford University Press

Rogoff B, Wertsch JV (1984) (Eds) Children learning in the zone of proximal development. San Francisco, Jossey Bass

Van der Veer R, Valsiner J (1991) Understanding Vygotsky: A quest for synthesis. Oxford, Basil Blackwell

Wertsch JV (1985) Vygotsky and the social formation of mind. Cambridge (MA), Havard University Press

Zazzo R (1989) Vygotski (1896–1934). Enfance 1–2: 3–10

Hilarion G. Petzold & Johanna Sieper

- W -

Wälder, Robert

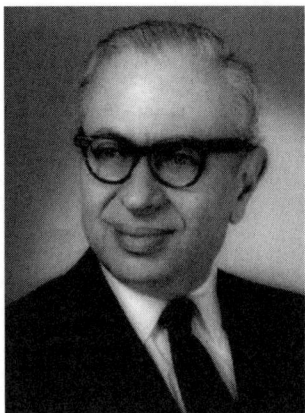

* 20.2.1900 in Wien; † 28.9.1967 in Broomall, Pennsylvania.

Systematiker der Psychoanalyse. Proponent der Anwendung psychoanalytischer Erkenntnisse auf soziale, insbesondere politische Entwicklungen.

Stationen seines Lebens

1918: Matura an einem Wiener Gymnasium, Inskription an der Philosophischen Fakultät der Universität Wien; 1921: Promotion zum Dr. phil. im Fach Physik. Wälder macht mit der von ihm erfundenen Adsorptionserhöhung von Kohle (für die er auch ein Patent anmeldet) Geschäfte; 1922: Wälder sucht aus therapeutischem Interesse Sigmund → Freud auf, der ihm eine Analyse bei Robert Hans Jokl empfiehlt. Er beginnt sich für die Psychoanalyse zu interessieren und unterzieht sich auch Analysen bei Hermann Nunberg (bis 1934) und Anna → Freud (bis 1938); 1924: Aufnahme Wälders in die Wiener Psychoanalytische Vereinigung (WPV), Publikation seiner ersten psychoanalytischen Arbeit („Über Mechanismen und Be-

einflussungsmöglichkeiten der Psychosen"). Wälder gilt als sehr gebildet und findet Freuds Wertschätzung, da er fähig ist, dessen Ideen und Konzeptionen zu systematisieren; 1925: Beginn der Lehrtätigkeit bei der WPV; 1928: Wälder wird Bibliothekar der WPV; 1930: Wälder wird Herausgeber der Zeitschrift „Imago" (bis 1937), Hochzeit mit Jenny Pollak, die ebenfalls Mitglied der WPV ist; 1933: Der britische Historiker Duncan Hall – zu dem er eine Freundschaft entwickelt – lädt Wälder zur Mitarbeit am League Institute of International Cooperation ein; 1934: Wälder wird Schriftführer der WPV und Mitglied des Lehrausschusses der Wiener Ortsgruppe; 1935: Reise nach London, wo Wälder die Kritik der Wiener Gruppe an Melanie → Kleins psychoanalytischen Auffassungen von psychischen Konflikten in der frühen Kindheit vorbringt und gleichzeitig einen Überbrückungsversuch (welcher misslingt) zwischen den beiden divergierenden Anschauungen unternimmt. Auf die Initiative Halls hin präsentiert Wälder vor dem Royal Institute of International Affairs seine Arbeit „The psychological aspects of international affairs", worin er eine Anwendung psychoanalytischer Konzepte auf das Studium des Kriegs aufzeigt; 1938: Der Einmarsch der Nationalsozialisten zwingt Wälder zur Emigration nach England, wo er sich jedoch aufgrund seiner oppositionellen Einstellung gegenüber der Schule Melanie Kleins nicht etablieren kann. Daraufhin verlässt er England und zieht nach Boston (Massachusetts, USA) und nimmt eine Lehrtätigkeit am dortigen psychoanalytischen Institut auf, Trennung von Jenny Wälder (die in zweiter Ehe mit Duncan Hall verheiratet ist); 1939: Das während der Zusammenarbeit mit Hall entstandene Werk „Psychoanalytical aspects of war and peace" erscheint; 1940: Wälder und Hall schlagen die Gründung eines Instituts für politische Psychologie vor; 1943: Übersiedlung nach Philadelphia, wo er Lehranalytiker des Philadelphia Psychoanalytic Institute wird, kurze Zusammenarbeit mit dem Department of Social Economy am Bryn Mawr College. Wälder wird am Institute of the Philadelphia Association for Psychoanalysis – welches nach der Spaltung der psychoanalytischen Ortsgruppe gegründet wird – tätig; 1953: Wälder wird Präsident des Instituts (bis 1955); 1963: Erhalt einer Professur für Psychoanalyse am Department of Psychiatry des Jefferson Medical College in Philadelphia; 1967: „Progress and revolution" erscheint, Wälder stirbt in Broomall, Pennsylvania.

Wichtige theoretische Beiträge und Orientierungen

Wälder beschäftigte sich neben klinischen Fragen der Psychoanalyse (insbesondere den Psychosen) auch mit der Systematisierung psychoanalytischer Konzepte, ohne neue Formulierungen vorzuschlagen. Er nahm eine entschieden anti-kleinianische Position ein. Bemerkenswert ist, dass Wälder, der als konservativ und bürgerlich eingestellt galt, sich intensiv mit politischen und sozialen Fragen auseinandersetzte, auf welche er psychoanalytische Ideen anwendete.

Wesentliche Publikationen

(1924) Über Mechanismen und Beeinflussungsmöglichkeiten der Psychosen. Internationale Zeitschrift für Psychoanalyse 10: 393–414
(1926) Über schizophrenes und schöpferisches Denken. Internationale Zeitschrift für Psychoanalyse 12: 298–308
(1935) Ätiologie und Verlauf der Massenpsychosen. Mit einem soziologischen Anhang: Über die geschichtliche Situation der Gegenwart. Imago 21: 67–91
(1936) Zur Frage der Genese der psychischen Konflikte im frühen Lebensalter. Internationale Zeitschrift für Psychoanalyse 22: 513–570
(1937) Die Bedeutung des Werkes Sigmund Freuds für die Sozial- und Rechtswissenschaften: Zu Sigmund Freuds 80. Geburtstag, 6. Mai 1936. Almanach der Psychoanalyse (1937): 130–159
(1939) Psychological aspects of war and peace. Genf, Geneva Research Centre
(1951) The structure of paranoid ideas: A critical survey of various theories. International Journal of Psycho-Analysis 32: 167–177
(1960) Basic theory of psychoanalysis. New York, International Universities Press [dt.: (1963) Die Grundlagen der Psychoanalyse. Bern, Huber]

(1967) Progress and revolution: A study of the issues of our age. New York, International Universities Press
(1976) Psychoanalysis: Observation, theory, application. Selected papers of Robert Waelder (ed. by S.A. Guttmann). New York, International Universities Press [dt.: (1980) Ansichten der Psychoanalyse: Eine Bestandsaufnahme. Stuttgart, Klett-Cotta]

Literatur zu Biografie und Werk

Fenichel O (1998) 119 Rundbriefe. Bd. 1: Europa (1934–1938); Bd. 2: Amerika (1938–1945) (hg. von E. Mühlleitner, J. Reichmayr). Basel-Frankfurt/M., Stroemfeld
Guttmann SA (1969) Obituary: Robert Waelder. International Journal of Psycho-Analysis 50: 269–273
Mühlleitner E (1992) Biographisches Lexikon der Psychoanalyse: Die Mitglieder der Psychologischen Mittwoch-Gesellschaft und der Wiener Psychoanalytischen Vereinigung 1902–1938. Tübingen, Edition diskord
Sterba R (1985) Erinnerungen eines Wiener Psychoanalytikers. Frankfurt/M., Fischer

Gernot Nieder

Wallnöfer, Heinrich

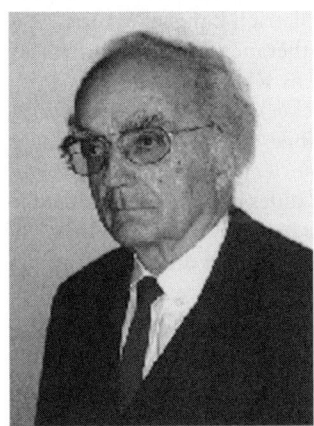

* 27.6.1920 in Klagenfurt.

Begründer des Autogenen Trainings / der Autogenen Psychotherapie (AT/ATP) als Psychotherapiemethode im engeren Sinn; Entwicklung der analytischen Oberstufe der ATP.

Stationen seines Lebens

Vater Seeoffizier der K. u. k. Kriegsmarine. Studium der Medizin ab 1939 in Wien, deutsche

Wehrmacht 1940–45, teilweise als Hilfsarzt; 1943: Heirat mit Lorenza, ebenfalls Ärztin und Psychotherapeutin. In den Nachkriegsjahren Direktor der Volkshochschulen Margareten und Wiener Urania; 1948 Promotion zum Doktor der Gesamten Heilkunde und Ordinationseröffnung als praktischer Arzt in Wien. Drei Kinder: Peter 1945, Maria Donata 1948, Anton 1954, fünf Enkelkinder. 1948–60 an der Wiener Herzstation (Aristid Kiss). 1952 Erteilung des Patentes für ein „Gerät zur elektrischen, schockartigen Reizung innerer menschlicher oder tierischer Organe" (Herzwiederbelebung mit E-Schock und Injektion); durch die Erfahrungen an der Herzstation Hinwendung zu Psychosomatik und Psychotherapie; ab 1953 Schüler und später Mitarbeiter von I.H. → Schultz, dem Begründer des Autogenen Trainings. 1959 erscheint das Buch „Der goldene Schatz der Chinesischen Medizin", verfasst mit Anna von Rottauscher. Seit der Zeit Studien über den Zusammenhang asiatischer Philosophie und Religion und westlicher Psychotherapie, und Studium der chinesischen Schrift. Lehrer u. a. der Sinologe und Arzt Franz Hübotter Berlin und Dietrich Langen, Mainz. 1963 Beginn des psychotherapeutischen Seminars an der Psychiatrischen Klinik Wien (Hans → Strotzka, Alois Becker), das später an der Wiener Universitätklinik für Tiefenpsychologie und Psychotherapie weitergeführt wird. 1965 Gründung der Landesstelle Österreich der Deutschen Gesellschaft für ärztliche Hypnose und Autogenes Training. Ab diesem Zeitpunkt Arbeit (Vorlesungen, Seminare, Kurse) an der Psychiatrischen Universitätsklinik Wien und am Neurologischen Institut der Universität Wien. 1968 Vorwort von I.H. Schultz zum Buch über Hypnose und AT („Seele ohne Angst", 1968); 1969 Gründung der gleichnamigen Österreichischen Gesellschaft (siehe 1965, heute: Österreichische Gesellschaft für angewandte Tiefenpsychologie und allgemeine Psychotherapie, ÖGATAP). Als Mitglieder werden Mediziner und Psychologen aller Studienstadien aufgenommen, was zu Differenzen mit der deutschen Schwestergesellschaft führt. 1970 erstes Seminar der Gesellschaft in Obertauern; ab 1970 Vorlesungen und Lehraufträge an den Universitäten Bochum, Fribourg, Innsbruck, Mainz, Tokio und Wien. 1971 Gründung des Internationalen Seminars und College für AT und allgemeine Psychotherapie in Badgastein. Zweck: Vermittlung von aktuellen Psychotherapiemethoden an Ärzte und Psychologen, später nach gesetzlichen Voraussetzungen. Beginn der Intensivierung der psychoanalytischen Arbeit im AT mit der Ausstellung „Aufdecken durch Gestalten vor und nach dem AT" an der Psychiatrischen Universitätsklinik Wien (eröffnet durch Hanscarl → Leuner). Mitarbeit bei der Entwicklung des Katathymen Bilderlebens (heute Katathym-Imaginative Psychotherapie). 1972 wird die analytische Oberstufe des AT mit der oben genannten Ausstellung bei den 22. Lindauer Psychotherapiewochen eingeführt (1988 bei den Norddeutschen Psychotherapietagen in Lübeck). 1973 wird die Ausarbeitung der ersten Ausbildungsordnung für Hypnose und Autogenes Training für Mediziner und Psychologen in der „Österreichischen Ärztezeitung" verlautbart. 1973–75 Psychoanalyse bei Alois Marksteiner; 1974 Begründung des „Journals für Autogenes Training und allgemeine Psychotherapie" (heute „Imagination)"; 1975–80 Großseminar Hypnose bei den Lindauer Psychotherapiewochen mit besonderer Berücksichtigung des psychoanalytischen Aspekts; 1980 Vorlesung über das gesamte AT an der Carrier Foundation Belle Mead (New Jersey Academy of Medicine) – „Nolan D.C. visiting Professor". 15.12.1982 Gründung des ECAAT (European Committee for the Advanced Analytical Autogenic Training) durch Luigi Peresson in Padua (Präsident). Seit 1994 Vorträge und Seminare in Japan; Ehrenpräsident der ÖGATAP; Ehren- bzw. korrespondierendes Mitglied der deutschen, englischen, schwedischen und japanischen AT- und Hypnose-Gesellschaft, langjähriger Präsident, jetzt Ehrenpräsident der italienischen. „Research Fellow" der Komazawa-Universität Tokyo; seit 1998 Vorträge in China mit Weiterbildung von chinesischen Kollegen über das Internet. Förderung der Umbenennung von „AT" in „Autogenes Training/ Autogene Psychotherapie" in Österreich; Neuem gegenüber aufgeschlossen, bastelt gerne, hat z. B. den Apparat für die Exner-Scheibe (zur Hypnose-Einleitung) nachgebaut; fasziniert von den Möglichkeiten des Computers inklusive globaler Vernetzung. Lag der Schwerpunkt seiner medizinischen Tätigkeit als praktischer Arzt bis 1960 auf der Kardiologie, so liegt er heute vorwiegend auf der Psychotherapie; ununterbrochene praktische Tätigkeit in Wien.

Theoretische Beiträge und Orientierungen

Wallnöfer hat das von W. Spiel, H.K. Boysen und H. Strotzka nach Österreich gebrachte Autogene Training weithin bekannt gemacht. Dem Grundgedanken folgend, war dazu auch immer eine gründliche Ausbildung in Hypnose nötig. Therapeuten sollten sowohl die tiefenpsychologischen als auch die biologischen Verbindungen erkennen und einsetzen (Bionomie). Einführung der Vorstufe zur analytischen Oberstufe des AT in Lindau 1972, ab 1973 Analytische Oberstufe des Autogenen Trainings, bei den Norddeutschen Psychotherapietagen Lübeck ab 1988. Wallnöfer öffnete von Anfang an die Ausbildung für AT/ATP und Hypnose für Ärzte und Psychologen (im Gegensatz zur rein ärztlichen Schwestergesellschaft in Deutschland); Erfolge mit AT/ATP bei Jugendlichen – mit dem Slogan „Autogenes Training hält, was Hasch verspricht"; spezielle AT/ATP-Gruppen für Manager seit über 30 Jahren; Aufzeigen inhaltlicher Verbindungen zwischen AT/ATP und östlichen Meditationsweisen, wie z.B. philosophischer Daoismus und Zen-Meditation; Seine Bücher und Arbeiten erschienen und erscheinen in Chinesisch, Deutsch, Englisch, Italienisch, Französisch, Japanisch, Schwedisch und Spanisch.

Wesentliche Publikationen

(1970a) Aufzeichnungen motorischer Entladungen im Autogenen Training. Ärztliche Praxis 23: 3243–3244
(1970b) Psychosomatik: Ein künftiger Schwerpunkt der Allgemeinpraxis. Ärztliche Praxis 22: 797–801
(1972a) Aufdecken durch Gestalten vor und nach dem Autogenen Training. In: Langen D (Hg), Hypnose und psychosomatische Medizin (S 110–124). Stuttgart, Thieme
(1972b) Autogenes Training für Manager. Praktische Psychologie 26: 169–177
(1973) Kathartisches und analytisches Geschehen im Autogenen Training. In: Binder H (Hg), 20 Jahre praktische und klinische Psychotherapie (S 73–96). München, Lehmans

(1975a) Kathartisches und analytisches Geschehen in der Therapie mit Autogenem Training (Vortrag an der Deutschen Akademie für Psychoanalyse, Berlin, 1973). Journal für Autogenes Training und allgemeine Psychotherapie 2: 27–52
(1975b) Kommunikation zwischen Psychotherapeut und Patient. In: Lüth P (Hg), Kommunikation in der Medizin: Aufsätze zu ihrer Theorie und Praxis (S 176–182). Stuttgart, Hippokrates
(1975c) Psychotherapie mit Autogenem Training. Journal für Autogenes Training und allgemeine Psychotherapie 2: 233–247
(1978) Analytische Techniken in der Oberstufe des Autogenen Trainings. Journal für Autogenes Training und allgemeine Psychotherapie 4: 75–96
(1985) Wissen vom langen Leben: Der Arzt in der indischen Medizin. Nienburg, Hannemann Verlag
(1987) Katathymes Bilderleben (Symboldrama) – Oberstufe des A.T.: Eine Gegenüberstellung. Ärztliche Praxis und Psychotherapie 9: 3–7
(1992a) Auf der Suche nach dem Ich: Psychotherapie, Meditation und seelische Gesundheit. Stuttgart, Naglschmid
(1992b) Autogenes Training als Psychotherapie. Imagination 14: 15–34
(1992c) Seele ohne Angst (Vorwort: I.H. Schultz). Stuttgart, Naglschmid
(2003) Gesund mit Autogenem Training und Autogener Psychotherapie. Horitschon, Novum
Wallnöfer H, Rottauscher A v (1959) Der goldene Schatz der Chinesischen Medizin. Stuttgart, Schuler
Wallnöfer H, Guttmann G (2004) Autogenes Training – Autogene Psychotherapie: Ein Interview von G. Guttmann [Video/DVD; Redaktion: M. Martin und H. Walter]. Wien, Multi-Media-Sound

Literatur zu Biografie und Werk

Österreichische Gesellschaft für Autogenes Training und allgemeine Psychotherapie (Hg) (1995) Festschrift für Heinrich Wallnöfer zum 75. Geburtstag (Redaktion: M. Martin und F. Sedlak). Imagination 17(2)

Marianne Martin

Walter, Hans-Jürgen

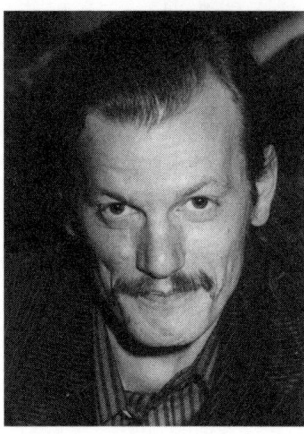

* 25.3.1944 in Weidenhausen, Kreis Biedenkopf an der Lahn, Deutschland.

Begründer der Gestalttheoretischen Psychotherapie.

Stationen seines Lebens

1965–71 Studium der Psychologie, zunächst auch der Germanistik, in Marburg und Frankfurt/M.; 1977 Promotion in Darmstadt („Die Gestalttheorie als wissenschaftliche Grundlage psychotherapeutischer Praxis und ihre Beziehung zu psychotherapeutischen Ansätzen der Gegenwart"); 1971–73 Psychotherapeut und stellvertretender Leiter in einer Heilstätte für Suchtkranke und Drogenabhängige; 1973–79 verantwortlicher Redakteur der Zeitschrift „Gruppendynamik" und Lektor für Sozialpsychologie und Psychotherapie im Verlag Klett-Cotta; maßgeblicher Initiator und Mitbegründer (nunmehr Ehrenvorsitzender) der 1978 ins Leben gerufenen internationalen wissenschaftlichen Gesellschaft für Gestalttheorie und ihre Anwendungen / Society for Gestalt Theory and its Applications (GTA) und ihrer multidisziplinären Zeitschrift „Gestalt Theory", die sich als führendes internationales Forum für gestalttheoretische Forschung und Anwendungspraxis etabliert hat; seit 1980 Psychotherapeut in freier Praxis in Deutschland und Österreich; Weiterbildungen in Klientenzentrierter Psychotherapie, Psychoanalyse, Psychodrama und Themenzentrierter Interaktion (TZI) sowie ge-

stalttherapeutische Ausbildung am Fritz-Perls-Institut (FPI), Düsseldorf. Lehrtätigkeit in Deutschland und Österreich u. a. als Lehrbeauftragter des FPI für Gestalt-Therapie (1975–79), als Gastdozent am C.G. Jung-Institut Stuttgart (1976–77), am Alfred Adler-Institut der „Deutschen Gesellschaft für Individualpsychologie" (1978, 1981), als Lektor am Institut für Psychologie der Universität Wien für Gestalttheoretische Psychotherapie (1986–93), vor allem (seit 1979) als Lehrtherapeut für Gestalttheoretische Psychotherapie in der GTA-Sektion Psychotherapie bzw. in der Österreichischen und Deutschen Arbeitsgemeinschaft für Gestalttheoretische Psychotherapie (ÖAGP, DAGP).

Wichtige theoretische Beiträge und Orientierungen

Zählt zu den profiliertesten Vertretern jener Nachkriegsgeneration von Wissenschaftlern und Psychotherapeuten im deutschen Sprachraum, die der vom Nazi-Regime aus Deutschland vertriebenen „Berliner Schule der (Gestalt-)Psychologie" wieder Heimat und Geltung in Europa verschaffen. Der Begründung und Entwicklung der Gestalttheoretischen Psychotherapie ging eine langjährige theoretische und praktische Auseinandersetzung mit verschiedenen psychotherapeutischen Ansätzen voraus. Vor ihm hatten schon andere namhafte Vertreter der Gestaltpsychologie der Berliner Schule, vor allem in den USA (Erwin Levy, Abraham S. Luchins, Erika Oppenheimer-Fromm, Molly Harrower, Junius F. Brown und andere Schüler von Kurt → Lewin), wesentliche Beiträge zur Anwendung der Gestalttheorie auf psychotherapeutische Fragestellungen geleistet. Walter kommt jedoch das Verdienst zu, erstmals in umfassender und stringenter Weise das theoretische und empirische Potenzial der Gestalttheorie für die Fundierung einer integrativen psychotherapeutischen Methode umfassend und originär genutzt zu haben. Er hat damit zugleich die Möglichkeit aufgezeigt, die auf Fritz → Perls zurückgehende Gestalttherapie, mit der die Gestalttheoretische Psychotherapie verwandt, jedoch nicht ident ist, auf gestalttheoretischer Grundlage konsistent theoretisch zu begründen und weiterzuentwickeln. Eines der hervorstechendsten Merkmale seines Ansatzes ist die Betonung der Rolle der erkenntnistheoretischen Grundposition der Gestalttheorie, des Kritischen Realismus, für alle wesentlichen theoretischen und praktischen Fragestellungen der Psychotherapie. Damit ist die Anwendung des methodologischen Ansatzes der Gestalttheorie (des ganzheitlichen, phänomenologischen und experimentellen Vorgehens), des systemtheoretischen Ansatzes der Gestalttheorie, des spezifischen psychophysischen und des psychologischen Ansatzes der Gestalttheorie in der Psychotherapie auf das Engste verbunden. Walter macht auf dieser Grundlage auch die jahrzehntelange Tradition der gestalttheoretischen experimentellen Forschung für die Psychotherapie systematisch fruchtbar. In diesem Bezugsrahmen wird auch eine konsistente Integration von Erkenntnissen verschiedener psychotherapeutischer Schulen, insbesondere der tiefenpsychologischen und der humanistischen Orientierung, möglich.

Wesentliche Publikationen

(1975) Der gestalttheoretische Ansatz in der Psychotherapie. In: Guss K (Hg), Gestalttheorie und Erziehung (S 227–256). Darmstadt, Steinkopff
(1977, 1985) Gestalttheorie und Psychotherapie: Zur integrativen Anwendung zeitgenössischer Therapieformen, 2., erw. Aufl. Opladen, Westdeutscher Verlag
(1977) Gestalt-Therapie, ein psychoanalytischer und gestalttheoretischer Ansatz. Gruppendynamik 1: 3–27
(1984) Was haben Gestalt-Therapie und Gestalttheorie miteinander zu tun? Gestalt Theory 6: 55–69
(1985) Gestalttheorie als klinisch-psychologische Theorie der Selbstorganisation. Gestalt Theory 7: 260–272
(1988) Sind Gestalttheorie und Theorie der Autopoiese miteinander vereinbar? Gestalt Theory 10: 57–70
(1996) Angewandte Gestalttheorie in Psychotherapie und Psychohygiene. Opladen, Westdeutscher Verlag
(1997) Cognitive behavior psychotherapy and gestalt theoretical psychotherapy. Gestalt 1: 17–44
(1999) What do gestalt therapy and gestalt theory have to do with each other? The Gestalt Journal 22: 45–68
(2001) Zur Bedeutung der Begriffe „physikalisch", „transphänomenal" und „Wirklichkeit im 1. Sinne". Gestalt Theory 23: 102–114
(Hg) (1991) Max Wertheimer: Zur Gestaltpsychologie menschlicher Werte. Opladen, Westdeutscher Verlag

Gerhard Stemberger

Watzlawick, Paul

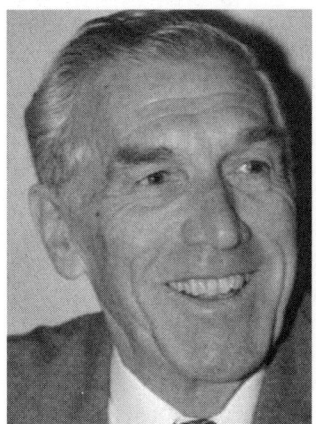

* 25.07.1921 in Villach, Österreich.

Kommunikationswissenschaftler und Mitbegründer der systemischen Kurztherapie.

Stationen seines Lebens

Studium der Philosophie und moderner Sprachen an der Universität Venedig; 1950–54 Ausbildung in Psychotherapie am C.G. Jung-Institut in Zürich, Analytikerdiplom; 1957–60: Professur für Psychotherapie in El Salvador, San Salvador; seit 1960 Mitglied des Mental Research Institute (MRI) in Palo Alto (Kalifornien); seit 1967 Lehrbeauftragter an der Stanford University (Kalifornien), Abteilung für Psychiatrie und Verhaltenswissenschaften; 1967: Gründung des Brief Therapy Center in Palo Alto mit John → Weakland, Arthur Bodin und Richard Fisch; weltweite Vortragstätigkeit.

Wichtige theoretische Beiträge und Orientierungen

Watzlawicks Verdienst besteht vor allem darin, die sprühenden Ideen der Forschergruppe in Palo Alto (Gregory → Bateson, Don → Jackson, John → Weakland, Jay → Haley u. a.) formuliert, mit Beispielen aus der Literatur und Fallbeispielen versehen und so einem weiten Publikum verständlich gemacht zu haben. Gegenstand der von Paul Watzlawick und seinen Kollegen vorgelegten Kommunikationstheorie sind redundante, im Kommunikationsablauf

497

entstehende Interaktionsmuster. Die klinisch-empirische Untersuchung zwischenmenschlichen Verhaltens zielte auf das Erfassen der Regeln, die diese Muster organisieren. Die für die Familientherapie und später für die systemische Therapie bedeutsame Kommunikationstheorie basiert einerseits auf der kybernetischen Informationstheorie, andererseits auf der Semiotik. Die Symptomatik oder das „verrückte" Verhalten eines Patienten werden nicht auf persönliche Eigenschaften sondern auf bestimmte Kommunikationsstrukturen der Familie zurückgeführt. Eine systematische und anschauliche Zusammenschau wesentlicher theoretischer Prämissen und pragmatischer Aspekte menschlicher Kommunikation bietet das zum Klassiker gewordene Buch „Menschliche Kommunikation" (Watzlawick et al., 1968). Es werden fünf „pragmatische Axiome" aufgestellt, die Grundzüge jeder funktionierenden zwischenmenschlichen Beziehung (aus systemischer Sicht) verdeutlichen: 1. Man kann nicht nicht kommunizieren. Verhalten hat kein Gegenteil, in einer zwischenmenschlichen Situation hat alles Verhalten Mitteilungscharakter. Wenn man als Material der Kommunikation Worte und paralinguistische Phänomene fasst, dann ist alles Verhalten in Gegenwart eines Zweiten kommunikativ. 2. Jede Kommunikation hat einen Inhalts- und einen Beziehungsaspekt; letzterer bestimmt den ersteren und ist daher eine Metakommunikation. 3. Die Natur einer Beziehung ist durch die Interpunktion der Kommunikationsabläufe seitens der Partner bedingt. Kommunikation ist kreisförmig, d. h. jedes Verhalten ist sowohl Ursache als auch Wirkung (Zirkularität). 4. Menschliche Kommunikation bedient sich digitaler und analoger Modalitäten. Inhaltsaspekte einer Beziehung werden eher digital, Beziehungsaspekte analog übermittelt. 5. Zwischenmenschliche Kommunikationsabläufe sind entweder symmetrisch oder komplementär, je nachdem, ob die Beziehung zwischen den Partnern auf Gleichheit oder Unterschiedlichkeit beruht. Im Fall symmetrischer Interaktion ist das Verhalten „spiegelbildlich": hier geht es um das Bemühen, Gleichheit herzustellen und zu bewahren; komplementäre Interaktionen basieren hingegen auf einander ergänzender Unterschiedlichkeit (z. B.

die Arzt-Patient-Beziehung). In beiden Fällen erleben die Interaktionspartner ihr eigenes Verhalten als durch das des anderen determiniert. In seinem nächsten Buch, „Lösungen" (Watzlawick et al., 1974) – einem Buch über Wandel 1., 2. und 3. Ordnung – macht Watzlawick deutlich, dass häufig nicht das Problem, sondern die Lösungsversuche das eigentliche Problem darstellen. „Interaktion" (Watzlawick & Weakland, 1977) beschreibt therapeutische Techniken der strategischen (Kurz-)Therapie; zahlreiche weitere Bücher sind der praktischen Anwendung der Systemtheorie und des Konstruktivismus in menschlichen Beziehungssystemen gewidmet, die von der Ehe bis zu großen Organisationen, Unternehmungen und internationalen Beziehungen reichen.

Wesentliche Publikationen

(1976) Wie wirklich ist die Wirklichkeit? Wahn – Täuschung – Verstehen. München, Piper
(1977) Die Möglichkeit des Andersseins: Zur Technik der therapeutischen Kommunikation. Bern, Huber
(1983) Anleitung zum Unglücklichsein. München, Piper
(1986) Vom Schlechten des Guten oder Hekates Lösungen. München, Piper
(1994) Münchhausens Zopf oder Psychotherapie und „Wirklichkeit". München, Piper
(1995) Vom Unsinn des Sinns oder vom Sinn des Unsinns. München, Piper
(Hg) (1981) Die erfundene Wirklichkeit: Wie wissen wir, was wir zu wissen glauben? Beiträge zum Konstruktivismus. München, Piper
Nardone G, Watzlawick P (1990, 1994) Irrwege, Umwege und Auswege: Zur Therapie versuchter Lösungen. Bern, Huber
Watzlawick P, Beavin JH, Jackson DD (1967, 1969) Menschliche Kommunikation: Formen, Störungen, Paradoxien. Bern, Huber
Watzlawick P, Weakland J (1977, 1980) Interaktion. Bern, Huber
Watzlawick P, Weakland J, Fisch R (1974, 1975) Lösungen: Zur Theorie und Praxis menschlichen Wandels. Bern, Huber

Andrea Brandl-Nebehay

Weakland, John H.

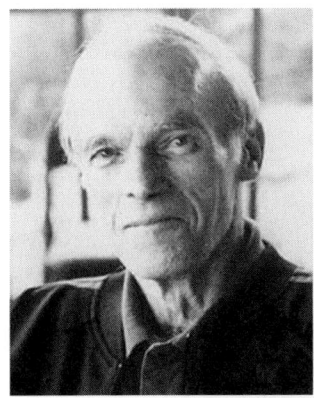

* 8.1.1919 in Charleston, West Virginia; † 8.7.1995 in Palo Alto, Kalifornien.

Kommunikationstheoretiker und Kommunikationsforscher, Pionier im Feld der systemischen Therapie.

Stationen seines Lebens

Ausbildung zum Chemiker und sechsjährige Arbeit als Chemie-Ingenieur; 1947 Wechsel ins Feld der Anthropologie und Soziologie, wo er u. a. mit Gregory → Bateson und Margaret Mead zusammentraf; 1953 holte Bateson seinen ehemaligen Schüler nach Palo Alto, um gemeinsam mit ihm, Jay → Haley, Don D. → Jackson und William Frey an einem großen Forschungsprojekt über menschliche Kommunikation zu arbeiten, das wenige Jahre später zur Doppelbindungstheorie der Schizophrenie führte; Arbeit im Veterans Administration Hospital in Menlo Park; ab 1959 Mitglied des Mental Research Institute (MRI) in Palo Alto, dessen Geschichte er als Senior Research Associate und als Ko-Direktor des Brief Therapy Center entscheidend prägte; bis zu seinem Tod Beratungstätigkeit als Clinical Associate Professor Emeritus am Department of Psychiatry and Behavioral Science der Stanford University.

Wichtige theoretische Beiträge und Orientierungen

In den späten 1950er Jahren beschrieben Bateson, Jackson, Haley und Weakland am Mental Research Institute, Palo Alto die Wirkung von Paradoxien in menschlicher Interaktion und formulierten die Doppelbindungstheorie menschlicher Kommunikation. Sie identifizierten (im Gegensatz zu bis dahin geltenden intrapsychischen Hypothesen) Beziehungsstrukturen, die in der Folge zu Verhaltensformen führen können, die als Schizophrenie bezeichnet werden, und prägten für diese den Ausdruck „double bind". Der Empfänger der Mitteilung kann der durch diese Aussage hergestellten Beziehungsstruktur durch Metakommunikation, Kommentar oder Rückzug aus der Beziehung nicht entgehen. Das durch Doppelbindungen verursachte paradoxe Verhalten hat doppelbindende Rückwirkung, was zu Verfestigung dieser Kommunikationsmuster führt. Weiters war Weakland maßgeblich an der Entwicklung des problemorientierten, strategischen Therapiemodells in der systemischen Therapie beteiligt. Dieser Ansatz richtet das Augenmerk auf jene Interaktionsmuster, die problematisches oder symptomatisches Verhalten aufrechterhalten und interessiert sich für den Kontext von „krankhaftem" oder problemerzeugendem Verhalten. Anders als bei strukturellen Familientherapeuten steht nicht das Interesse an Familienstrukturen und deren Veränderbarkeit im Vordergrund, sondern Weakland und seine Kollegen sehen in den „versuchten Lösungen" das eigentliche Problem. Gerade durch diejenigen Verhaltensweisen, die sie beseitigen sollten, werden Symptome und Probleme aufrechterhalten. Der Therapeut versucht daher möglichst genau jene Interaktionsmuster zu identifizieren, die sich rund um Symptome und Probleme ansiedeln; sie gilt es in der Therapie zu unterbrechen und durch neue, hilfreichere Interaktionen zu ersetzen. Gezielte, „strategisch" ausgeklügelte Interventionen sollen den Klienten punktgenau bei der Lösung des präsentierten Problems helfen (Weakland et al., 1974), indem neue Verhaltensweisen in Form von Vorschlägen, Experimenten oder Hausübungen angeboten werden. Weakland hat die „versuchten Lösungen" mit einer musikalischen Metapher beschrieben (Weakland 1995): Die Summe der Problemlösungsversuche ähneln etwa einer Sonate von Mozart, mit einem Grundthema und vielen, bunten Variationen, die alle nur Spielarten ein und desselben Themas sind. Dieses Grundthema aller Lösungsversuche zu erkennen, erleichtert die Interventionsplanung, denn seine Umkehrung (180 Grad in die entgegengesetzte Richtung) legt Verhaltensmuster nahe, die die alten mit großer Wahrscheinlichkeit unterbrechen. Im Rahmen der kreativen Forschergruppe um Gregory Bateson in Palo Alto bestand John Weaklands Beitrag zur Erforschung von grundlegenden Aspekten menschlicher Kommunikation einerseits im Studium der formalen Analogien zwischen Hypnose und Schizophrenie (mit Jay Haley), wobei vor allem die Hypnosetechniken Milton → Ericksons studiert und analysiert wurden. Andererseits widmete er sich mit besonderer Aufmerksamkeit Fragen der therapeutischen Beziehung (Kundenorientierung) in der Kurzzeittherapie, speziell auch im Bereich der Gerontologie (Weakland & Herr, 1984). Über seine kategorische Ablehnung eines Krankheitsmodells für die Erklärung und Behandlung psychischen Leidens profilierte sich Weakland auch als scharfer Kritiker der traditionellen Psychiatrie.

Wesentliche Publikationen

Bateson G, Jackson DD, Haley J, Weakland J (1956) Toward a theory of schizophrenia. Behavior Science 1: 251–264 [dt.: (1969) Auf dem Weg zu einer Schizophrenie-Theorie. In: Bateson G, Jackson DD, Laing R, Haley J (Hg), Schizophrenie und Familie (S 1–43). Frankfurt/M., Suhrkamp]
Fisch R, Weakland J, Segal L (1982, 1987) Strategien der Veränderung: Systemische Kurzzeittherapie. Stuttgart, Klett-Cotta
Watzlawick P, Weakland J (1977, 1980) Interaktion. Bern, Hans Huber
Weakland J, Herr JJ (1979, 1984) Beratung älterer Menschen und ihrer Familien: Die Praxis der angewandten Gerontologie. Bern, Hans Huber
Weakland J, Fisch R, Watzlawick P, Bodin A (1974) Brief therapy: Focused problem resolution. Family Process 16: 141–168
Weakland J (1977) „Family Somatics": A neglected edge. Family Process 16: 263–272
Weakland J (1995) Konversation – aber von welcher Art? Systeme 9: 6–15

Literatur zu Biografie und Werk

Haley J (1995) John Weakland: A personal note. Family Process 34: 1–6

Ray W, de Shazer S (Eds) (1998) Evolving brief therapies: In honor of John H. Weakland. Iowa City, Geist & Russell

Andrea Brandl-Nebehay

Weiss, Edoardo

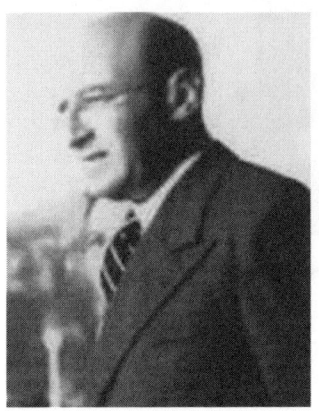

* 21.9.1889 in Triest; † 15.12.1970 in Chicago.

Pionier der Psychoanalyse in Italien.

Stationen seines Lebens

1909: Reifeprüfung in Triest. Weiss interessiert sich bereits vor der Aufnahme seines Medizinstudiums an der Universität Wien für die Psychoanalyse und beschließt, mit → Freud Kontakt aufzunehmen. Er besucht Freuds Vorlesungen und wird 1913 in die Wiener Psychoanalytische Vereinigung (WPV) aufgenommen, Lehranalyse bei Paul → Federn, mit dem ihn eine Freundschaft bis zu Federns Tod im Jahre 1950 verbindet; 1914: Promotion zum Dr. med. in Wien, Rückkehr nach Triest. Während des Ersten Weltkriegs dient Weiss als Militärarzt der österreichischen Armee; 1919: Arbeit am psychiatrischen Krankenhaus in Triest (bis 1927) und in einer psychoanalytischen Privatpraxis. Weiss übersetzt Freuds „Vorlesungen zur Einführung in die Psychoanalyse" ins Italienische, Kontakt mit Marco Levi-Bianchini, der im Jahre 1925 die erste psychoanalytische Vereinigung Italiens gründet; 1931: Übersiedlung nach Rom, Weiss gilt als der einzige praktizierende Psychoanalytiker in Italien, 1932: Weiss organisiert die Società Psicoanalitica Italiana neu und gründet die

Zeitschrift „Rivista Italiana di Psicoanalisi", welche 1934 wegen der faschistischen Repression eingestellt wird; 1936: Erteilung der Lehrbefugnis an Weiss, 1939: Emigration in die USA, er geht zunächst nach Topeka (Kansas) an die Klinik Karl Menningers, dann nach Chicago, wo er 1941 Mitglied der Chicago Psychoanalytical Society wird, Vortragstätigkeit an Universitäten und Kliniken; 1959: Gastprofessur an der Marquette University in Milwaukee; 1970: Weiss stirbt in Chicago.

Wichtige theoretische Beiträge und Orientierungen

Edoardo Weiss gilt als Begründer und Organisator der Psychoanalyse in Italien. Sein Hauptinteresse galt der psychoanalytischen Ichpsychologie und der Psychoanalyse der Psychosen, zwei Gebieten, auf denen sein Analytiker und Freund Paul Federn innovativ war. Federns phänomenologische Ichpsychologie, die in einigen Punkten von Freuds Lehre abweicht, wurde nach dessen Tod konsequent von Weiss weitergeführt und vertreten. Weiss' Verdienst ist es unter anderem, viel zum Verständnis des Prozesses der Identifizierung bei Psychosen beigetragen zu haben.

Wesentliche Publikationen

(1925) Die Psychoanalyse auf dem XVII. italienischen Psychiaterkongreß. Internationale Zeitschrift für Psychoanalyse 11: 498–499
(1931, 1985) Elementi di psicoanalisi. Pordenone, Ed. Studio Tesi
(1947) Projection, extrajection and objectivation. Psychoanalytic Quarterly 16: 357–377
(1950) Principles of psychodynamics. New York, Grune and Stratton
(1951) Paul Federn's contributions: In commemoration. International Journal of Psycho-Analysis 32: 283–290
(1957a) A comparative study of psycho-analytical ego concepts. International Journal of Psycho-Analysis 38: 209–222
(1957b) The phenomenon of „ego passage". Journal of the American Psychoanalytic Association 5: 267–281
(1960) The structure and dynamics of the human mind. New York, Grune and Stratton
(1963) Vicissitudes of internalized objects in paranoid schizophrenia and manicdepressive states. Psychoanalytic Review 50: 58–73

(1964) Agoraphobia in the light of ego psychology. New York, Grune and Stratton

Literatur zu Biografie und Werk

Federn E (1991) Die Beziehung von Edoardo Weiss zu Paul Federn aus historischer Sicht. Luzifer-Amor 7: 78–82
Gaddini E (1977) Psychoanalyse in Italien. In: Eicke D (Hg), Die Psychologie des 20. Jahrhunderts III: Freud und die Folgen (2) (S 73–90). Zürich, Kindler
Mühlleitner E (1992) Biographisches Lexikon der Psychoanalyse: Die Mitglieder der Psychologischen Mittwoch-Gesellschaft und der Wiener Psychoanalytischen Vereinigung 1902–1938. Tübingen, Edition diskord
Pollock GH (1971) Edoardo Weiss, M.D. 1889–1970: Obituary. Psychoanalytic Quarterly 40: 708–709
Roazen P (1991) Psychoanalytic ethics: Edoardo Weiss, Freud, and Mussolini. Journal of the History of the Behavioral Sciences 27: 366–374

Gernot Nieder

Weizsäcker, Viktor Freiherr von

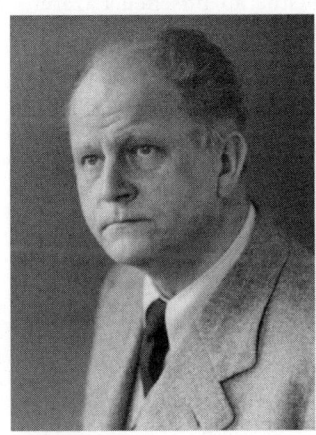

* 21.4.1886 in Stuttgart; † 9.1.1957 in Heidelberg.

Begründer der anthropologischen Medizin und namhafter Vertreter der Psychosomatischen Medizin (Heidelberger Schule der Psychosomatik).

Stationen seines Lebens

Dritter Sohn des späteren württembergischen Ministerpräsidenten Carl von Weizsäcker und Paula von Meibom; 1904: Nach seiner Militärzeit Studium der Medizin in Tübingen, Freiburg in Breisgau, Berlin und Heidelberg; 1907: Beginn seiner philosophischen Studien; 1910: Assistent am Physiologischen Institut in Freiburg bei Johannes von Kries und ein Jahr später an der Medizinischen Klinik in Heidelberg bei Ludolf von Krehl; 1914: Zusammenarbeit mit dem Physiologen und späteren Nobelpreisträger A. V. Hill in Cambridge; 1914: Truppenarzt in Frankreich und Polen; 1917: Arzt im Kriegslazarett in Montmédy; Fertigstellung seiner Habilitationsschrift über die Energetik des Herzmuskels; 1918: In französischer und amerikanischer Kriegsgefangenschaft in Virton (Belgien); 1919: Rückkehr an die Medizinische Klinik in Heidelberg; 1920: Heirat mit Olympia Curtius in Hamburg; 1920–41: Leiter der Nervenabteilung der Medizinischen Klinik in Heidelberg; 1926–30: Mitherausgeber der Vierteljahreschrift „Die Kreatur" gemeinsam mit Martin → Buber und Joseph Wittig; 1936: Verleihung der Erb-Medaille durch die Gesellschaft deutscher Neurologen und Psychiater; 1939: Errichtung und Leitung eines arbeitstherapeutischen Lazaretts für Hirnverletzte in Wieblingen bei Heidelberg und 1941 auch in Breslau; 1941–45: Ordinarius für Neurologie im Wenzel-Hanke-Krankenhaus und Direktor des Otfried-Foerster-Instituts für Neurologie in Breslau; Verlust von drei seiner vier Kinder während des Zweiten Weltkriegs bzw. kurz danach; 1945: in amerikanischer Kriegsgefangenschaft; 1946–52: Ordinarius an der Universität Heidelberg für Allgemeine Klinische Medizin; vom Gründungsjahr 1949 bis 1953 Vorsitzender der Deutschen Gesellschaft für Psychoanalyse, Psychotherapie, Psychosomatik und Tiefenpsychologie e.V. (DGPT); 1952: Emeritierung nach Parkinsonscher Erkrankung.

Wichtige theoretische Beiträge und
Orientierungen

Viktor von Weizsäcker, der die kaiserliche, die republikanische und die nationalsozialistische Zeit miterlebt und sein Leben als eine Art von betätigter medizinischer Anthropologie beschreibt, war zunächst im Bereich der physiologischen Forschung und schließlich als Neurologe tätig. Zeitlebens als Arzt und Wissenschaftler

in intensiver Auseinandersetzung mit philosophischen, religiösen und psychologischen Fragen und Erkenntnissen seiner Zeit, beschäftigte er sich mit der Entwicklung der sozialen Medizin, der öffentlichen Sozialarbeit und der individuellen Psychotherapie, um sich zunehmend der theoretischen Neurologie zuzuwenden. Die an der Neurologie orientierte Gestaltkreisforschung endet schließlich in der Konzeption des „Gestaltkreises" (1940), in einer Theorie der Einheit von Wahrnehmen und Bewegen, die in der Suche nach neuen Grundlagen, um den ganzen Menschen in den Mittelpunkt zu stellen, das Seelische und Körperliche im Menschen verbunden wissen möchte. Weizsäcker stellt den ontischen Erkenntniskategorien, die zur objektiven Darstellung der Dinge nötig sind, eine zweite Art von Kategorien gegenüber, die er die pathischen nennt. Das Ontische und das Pathische sind Teil unserer Existenz und diese Modalitäten stehen nicht nur im gegenseitigen Wechselspiel, sondern bringen auch den Gegensatz von Seiendem und Nichtseiendem zum Ausdruck. Der Begriff des Pathischen geht weit über den der Krankheit hinaus und besagt, dass hier die Existenz erlitten wird, dass die Entstehung von Krankheit eine Weise des Menschseins ist, die etwas mit seinem Leben zu tun hat. Der Mensch bzw. seine Krankheit ist als Teil seiner Biografie zu verstehen, die er nicht nur hat, sondern auch macht. Mit der Einführung der Psychologie in die Innere Medizin versuchte Weizsäcker eine neue Krankheitslehre zu entwickeln, die unübersehbar den großen Einfluss der psychoanalytischen Erkenntnisse Sigmund → Freuds zeigt, in weiterer Folge aber steht die Erforschung der Psychogenese von organischen Krankheiten im Vordergrund. Weizsäckers Anliegen war es, die akademische Medizin mit einer psychosomatischen Betrachtungsweise zu verbinden, den Einfluss des Seelischen auf körperliche Krankheiten, die Betrachtung der individuellen Lebensgeschichte eines Menschen, die im Zusammenhang mit seinen Lebensverhältnissen, seiner sozialen Situation gesehen werden muss, in den Mittelpunkt von Forschung und Behandlung zu stellen. Die Erkenntnis des Wesens des ganzen Menschen und die Frage nach dem biografischen Sinn von Krankheit zeigen Weizsäckers kritische Auseinandersetzung mit der naturwissenschaftlich orientierten Medizin, die schließlich mit der Einführung des Menschen als Subjekt in die Pathologie, der Beachtung des Leib-Seelischen und der Entstehung sozialer Begriffe zur anthropologischen Medizin führen. Im Gegensatz zur Naturwissenschaft, die den Menschen nicht in der existenziellen Weise seines Krankseins begreift, sondern nur das methodisch reduktiv Pathologische erfasst, sieht Weizsäcker Arzt und Patient in einem Mitsein, in einer Beziehung von Mensch zu Mensch, die es dem Arzt nicht nur ermöglicht, die Erkrankung als Teil einer Biografie zu erkennen, sondern dass in diesem therapeutischen Gestaltkreis auch der Körper über die Krankheit etwas mitzuteilen hat, das verstanden werden möchte. Die von Weizsäcker (1947) formulierte Einleitung zum Begriff der allgemeinen Medizin zeigt damals wie heute ihre Gültigkeit: „Die moderne Medizin ist dahin gelangt, ein fester Bestandteil der Wissenschaft und der Technik zu werden, ohne welche die Kulturvölker nicht mehr glauben auskommen zu können. Aber nicht mit der gleichen Sicherheit steht diese Medizin der Aufgabe gegenüber, dem Menschen als Menschen zu dienen."

Wesentliche Publikationen

(1933) Körpergeschehen und Neurose: Analytische Studie über somatische Symptombildungen. Internationale Zeitschrift für Psychoanalyse 19: 16–116

(1935) Studien zur Pathogenese. Schriftenreihe zur Deutschen medizinischen Wochenschrift, Heft 2. Leipzig, Thieme

(1940) Der Gestaltkreis: Theorie der Einheit von Wahrnehmen und Bewegen. Leipzig, Thieme

(1941a) Arzt und Kranker: I. Leipzig, Koehler & Amelang

(1941b) Klinische Vorstellungen. Hippokrates 12 (XXII): 287–288; 12 (XXIII): 400–402

(1942) Gestalt und Zeit. Die Gestalt, Heft 7. Halle, Niemeyer

(1946) Anonyma. Sammlung „Überlieferung und Auftrag". Reihe Schriften, Heft 4. Bern, Francke

(1947) Fälle und Probleme: Anthropologische Vorlesungen in der medizinischen Klinik. Beiträge aus der allgemeinen Medizin, Heft 3. Stuttgart, Enke

(1951a) Der kranke Mensch: Eine Einführung in die medizinische Anthropologie. Stuttgart, Köhler

(1951b) Medizin und Logik. Dialectica 5: 25–58

(1956) Pathosophie. Göttingen, Vandenhoeck & Ruprecht

(versch. Jahre) Gesammelte Schriften (hg. von P. Achilles, D. Janz, M. Schrenk, C. F. v. Weizsäcker). Frankfurt/M., Suhrkamp

Bd. I: Natur und Geist: Begegnungen und Entscheidungen (1986)

Bd. II: Empirie und Philosophie: Herzarbeit/Naturbegriff (1998)

Bd. III: Wahrnehmen und Bewegen: Die Tätigkeit des Nervensystems (1990)

Bd. IV: Der Gestaltkreis: Theorie der Einheit von Wahrnehmen und Bewegen (1997)

Bd. V: Der Arzt und Kranke: Stücke einer medizinischen Anthropologie (1987)

Bd. VI: Körpergeschehen und Neurose: Psychosomatische Medizin (1986)

Bd. VII: Allgemeine Medizin: Grundfragen medizinischer Anthropologie (1987)

Bd. VIII: Soziale Krankheit und soziale Gesundung (1986)

Bd. IX: Fälle und Probleme: Klinische Vorstellungen (1988)

Bd. X: Pathosophie (in Vorb.)

Literatur zu Biografie und Werk

Henkelmann T (1986) Viktor von Weizsäcker: Materialien zu Leben und Werk. Berlin, Springer

Jacob W (1991) Viktor von Weizsäcker (1886–1957). In: Engelhardt D v, Hartmann F (Hg), Klassiker der Medizin (S 366–387). München, Beck

Kütemeyer W (1957) Dem Gedächtnis an einen Wegbereiter neuer Medizin. Frankfurter Hefte, Zeitschrift für Kultur und Politik 12: 323–329

Sack M (1998) Viktor von Weizsäcker (1886–1957). In: Schliack H, Hippius H (Hg), Nervenärzte: Biographien (S 164–171). Stuttgart, Thieme

Sternberger D (1976) Nichts Psychisches hat keinen Leib. FAZ „Bilder und Zeiten" vom 24.04.1976 [Wiederabdruck, erweiterte Fassung in: Sternberger D (1987) Gang zwischen Meistern (S 167–179). Frankfurt/M., Insel]

Weizsäcker V v (1954) Natur und Geist: Erinnerungen eines Arztes. Göttingen, Vandenhoeck & Ruprecht

Weizsäcker V v (1955) Meines Lebens hauptsächliches Bemühen. In: Kern E (Hg), Wegweiser in der Zeitwende: Selbstzeugnisse bedeutender Menschen (S 243–263). München, Reinhardt

Nora Nemeskeri

Wexberg, Erwin

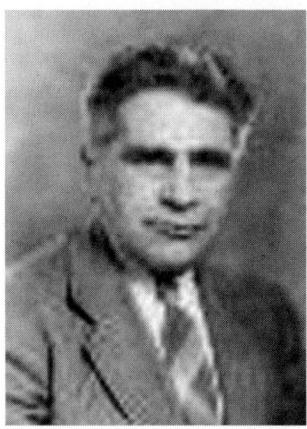

* 12.2.1889 in Wien; † 10.1.1957 in Washington, DC.

Früher Schüler Alfred → Adlers, der die individualpsychologische Theorie und Praxis systematisch mitentwickelte und darstellte.

Stationen seines Lebens und wichtige theoretische Beiträge und Orientierungen

Wexberg, der Medizin in Wien studierte und sich zum Psychiater ausbilden ließ, stellte im Dezember 1910 ein Aufnahmegesuch in die Wiener Psychoanalytische Vereinigung, das wegen seines jugendlichen Alters abgelehnt wurde. Er gehörte über Jahre zum persönlichen Kreis Alfred Adlers und nahm nach dessen Trennung von → Freud aktiv an den Sitzungen des Vereins für freie psychoanalytische Forschung teil, der im August 1911 gegründet wurde. Wie aus den Protokollen ersichtlich, beteiligte sich Wexberg lebhaft an den Diskussionen und hielt im Oktober 1912 einen Vortrag „Zur Psychologie der Angst" (Kretschmer, 1982). Durch sein sehr nahes Verhältnis zur klinischen Psychiatrie war er besonders dafür prädestiniert, eine systematische Darstellung der Individualpsychologie zu verfassen (Seif, 1928). Sein Lehrbuch zur Individualpsychologie erschien 1928 und sollte „die anwachsende Literatur der Individualpsychologie" zusammenfassen. Wexberg gehörte der Arbeitsgemeinschaft individualpsychologischer Ärzte an und war Vorsitzender der Arbeitsgemeinschaft der Berater und Erzieher bis 1932. In Fortbildungs- und Ausbildungsaktivitäten

eng eingebunden, publizierte er fast 90 Arbeiten zur Individualpsychologie, darunter zwölf Bücher, von denen einige auch ins Englische übersetzt worden sind. Besondere Bedeutung besitzt das von ihm in zwei Bänden herausgegebene Handbuch der Individualpsychologie, das 1926 erschien. Wexberg selbst hat hier ein umfangreiches Kapitel über „Die psychologische Struktur der Neurose" verfasst und dabei den Aspekt der zentralen Stellung der Angst aufgegriffen. Wexberg, der eine Praxis in Wien bis zu seiner Emigration in die USA 1934 unterhielt, beschäftigte sich intensiv mit theoretischen sowie praxeologischen Fragen, die für die Entwicklung der Individualpsychologie von grundlegender Bedeutung waren. In seinem Lehrbuch und dem Handbuch der Individualpsychologie gelang es, eine eigenständige individualpsychologische Identität in Theorie und Praxis herauszuarbeiten. Hierbei legte er besonderen Wert auf entwicklungspsychologische und entwicklungspsychopathologische Aspekte, die er mit Überlegungen zur Prävention verband. So gliedert sich sein Buch „Sorgenkinder", das nach Wexberg „sich an alle, denen ein genaueres Eingehen und vertieftes Verständnis für seelische Haltung und Lebensschwierigkeiten des Kindes ein Bedürfnis ist", wenden soll, in einen allgemeinen und speziellen Teil. Während im allgemeinen Teil grundlegende Faktoren der Umgebungseinflüsse abgehandelt werden, finden sich im speziellen Teil Kindertypen und Kinderfehler. Nach Darstellung dieser entwicklungspsychologischen Dimension werden Fragen der Erziehung und Heilpädagogik abgehandelt. Vor wenigen Jahren erschien das Anfang der 1950er Jahre geschriebene Buch „Moralität und seelische Gesundheit", in dem Wexberg die philosophischen Wurzeln und die Entstehung moralischer Einstellungen in der Entwicklung vom Kleinkind- zum Erwachsenenalter abhandelt. Die Wiener Sonn- und Montagszeitung veröffentlichte 1934 einen Beitrag über Wexberg mit dem Titel „Wiener Psychoanalytiker – Professor in Amerika". Aus dem Text geht hervor, dass Wexberg aufgrund seiner wissenschaftlichen hervorragenden Schriften eine Berufung nach Chicago erhalten hatte, sich aber nach kurzer Zeit entschloss, an die Universität New Orleans zu wechseln, wo er ein eigenes Institut leitete (Schiferer, 1995: 197). In seinen späteren Schriften beschäftigte er sich mit Fragen des Alkoholismus und der Arzneimittelsucht und verfasste eine Einführung in die Medizinpsychologie.

Wesentliche Publikationen

(1912) Zwei psychoanalytische Theorien. Zeitschrift für Psychothotherapie und Medizinische Psychologie 4: 96–109

(1914) Ängstliche Kinder. In: Adler A, Furtmüller C (Hg), Heilen und Bilden (S 267–277). München, Bergmann [Neuaufl.: (1973) Frankfurt/M., Fischer]

(1917) Das Problem der Homosexualität. München, Bergmann

(1924) Erziehung der Erzieher. Internationale Zeitschrift für Individualpsychologie 2: 41–45

(1925) Die Angst als Kernproblem der Neurose. Deutsche Zeitschrift für Nervenheilkunde 88: 271–285

(1926a) Das ängstliche Kind. Dresden, Am anderen Ufer

(1926b) Das nervöse Kind: Ein Leitfaden für Eltern und Erzieher. Wien-Leipzig, Perles

(1926c) Die psychologische Struktur der Neurose. In: Wexberg E (Hg), Handbuch der Individualpsychologie (S 419–459). München, Bergmann [Nachdruck: (1976) Amsterdam, Bonset]

(1926d) Die Rezeption der Individualpsychologie durch die Psychoanalyse. Internationale Zeitschrift für Individualpsychologie 4: 153–156

(1926e) Organminderwertigkeit, Angst und Minderwertigkeitsgefühl. Internationale Zeitschrift für Individualpsychologie 4: 174–182

(1926f) Seelische Entwicklungshemmungen. Wien-Leipzig, Perles

(1927a) Die individualpsychologische Behandlung. In: Birnbaum K (Hg), Die psychischen Heilmethoden (S 297–367). Leipzig, Thieme

(1927b) Your nervous child. New York, A. & C. Boni

(1928a) Ausdrucksformen des Seelenlebens. Celle, Kampmann

(1928b) Die Einwände gegen die Individualpsychologie. Internationale Zeitschrift für Individualpsychologie 6: 433–442

(1928c) Individualpsychologie: Eine systematische Darstellung. Leipzig, Hirzel [(1974) Stuttgart, Hirzel]

(1928d) Zur Frage der Psychosen. Internationale Zeitschrift für Individualpsychologie 6: 280–289

(1930) Einführung in die Psychologie des Geschlechtslebens. Leipzig, Hirzel

(1931) Sorgenkinder. Leipzig, Hirzel

(1932) Arbeit und Gemeinschaft. Leipzig, Hirzel

(1947) Introduction to medical psychology. New York, Grune & Stratton [(1948) London, Heinemann]

(1948) Outpatient treatment of alcoholics. American Journal of Psychiatry 104: 569–572

(1951) After care. In: Harms E (Ed), Handbook of child guidance (pp 315–330). New York, Child Care Public

(1998) Moralität und psychische Gesundheit. Frankfurt/M., Fischer

(Hg) (1926) Handbuch der Individualpsychologie. München, Bergmann

Furtmüller C, Wexberg E (1922) Zur Entwicklung der Individualpsychologie. In: Adler A, Furtmüller C (Hg), Heilen und Bilden (S 215–228). München, Bergmann

Wexberg E, Fritsch HE (1937) Our children in a changing world: An outline of practical guidance. New York, Macmillan

Literatur zu Biografie und Werk

Handlbauer B (1984) Die Entstehungsgeschichte der Individualpsychologie Alfred Adlers. Wien, Geyer

Handlbauer B (1988) „Lernt fleißig Englisch!" Die Emigration Alfred Adlers und der Wiener Individualpsychologen. In: Stadler F (Hg), Vertriebene Vernunft II (S 268–287). Wien-München, Jugend und Volk

Kretschmer W (1982) Über die Anfänge der Individualpsychologie als „freie Psychoanalyse". Zeitschrift für Individualpsychologie 7: 175–179

Lehmkuhl G (Hg) (1991) Erwin Wexberg: Zur Entwicklung der Individualpsychologie. Frankfurt/M., Fischer

Schiferer R (1995) Alfred Adler: Eine Bildbiographie. München, Reinhardt

Seif L (1928) Rezension von Wexberg: Individualpsychologie: Eine systematische Darstellung. Internationale Zeitschrift für Individualpsychologie 6: 503–504

Gerd Lehmkuhl

Whitaker, Carl Alanson

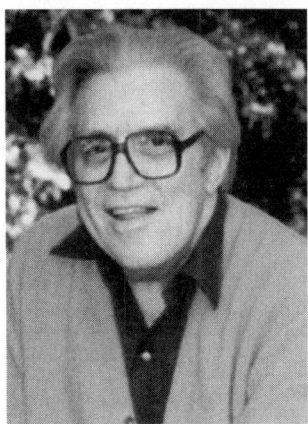

* 20.2.1912 in New York State; † 21.4.1995 in Nashota, Wisconsin.

Einer der Gründerväter der Familientherapie, der die aktive Rolle des Therapeuten sowie die Mehrgenerationenperspektive in der Therapie betonte und als einer der ersten mit Ko-Therapeuten arbeitete.

Stationen seines Lebens

Whitaker wuchs auf einem Bauernhof nördlich von New York auf. Die Familie übersiedelte von dort nach Syracuse, wo er die High School besuchen konnte. 1936 promovierte Whitaker als Arzt (M.D.) und begann an einer gynäkologischen Abteilung in einem Krankenhaus in einem Ghetto New Yorks zu arbeiten. Von dort wechselte er an das psychiatrische Krankenhaus in Louisville, Tennessee, wo er vor allem mit jugendlichen schizophrenen Patienten arbeitete. Whitaker hatte keine formale Ausbildung in Psychiatrie oder Psychotherapie, als er 1944 im Oak Ridge Hospital in Tennessee für die psychiatrische Versorgung von 75.000 Menschen verantwortlich wurde, die in diesem eingezäunten Zentrum der Plutoniumproduktion lebten und arbeiteten. Unter dem massiven Versorgungsdruck begann er mit Ko-Therapeuten (vor allem John Warkentin) zu arbeiten und sowohl Partner wie auch Kinder der Patienten in die Therapie einzubeziehen. 1946 wurde er im Alter von 34 Jahren zum Leiter der psychiatrischen Abteilung an der Emory

Universität in Atlanta berufen. 1948–55 organisierte er die insgesamt 10 berühmten Konferenzen über die Behandlung Schizophrener. In jener Pionierphase der amerikanischen Familientherapie ab Mitte der 1950er Jahre war Whitaker 1955 einer der ersten, der zusammen mit Kollegen von der Universität eine familientherapeutische Gemeinschaftspraxis gründete. Ab 1965 bis zu seiner Pensionierung 1982 war er Professor für Psychiatrie an der Universität von Wisconsin in Madison. Hier wurde er zum Ko-Therapeuten vieler junger wie auch bereits erfahrener Familientherapeuten in Aus- und Weiterbildung. Sein komplexer therapeutischer Ansatz wurde von David Keith, Gus Napier, John Neil, David Kniskern und Bill Bumberry teilweise in Form von Videobändern und Transkripten dokumentiert. In den 10 Jahren nach seiner Pensionierung leitete er zusammen mit seiner Frau Muriel viele Workshops. Obwohl Whitaker sich kaum an der professionellen Organisierung des familientherapeutischen Feldes beteiligte, war er 1972–90 Mitglied des Herausgeberbeirats der 1961 von Nathan → Ackerman und Don → Jackson gegründeten bedeutendsten familientherapeutischen Zeitschrift („Family Process").

Wichtige theoretische Beiträge und Orientierungen

Whitaker wird zusammen mit Lymann Wynne, Alfred Friedman, Ivan → Boszormenyi-Nagy und James Framo in der psychoanalytischen Tradition der Familientherapie gesehen. Diese Therapeuten werden als „Reagierer" bezeichnet – in Kontrast zu familientherapeutischen „Dirigenten" (z. B. Virginia → Satir, Nathan Ackerman, Murray → Bowen, Salvador → Minuchin, Norman Paul, John Bell). Die „Reagierer" verbindet die Annahme, dass der Einzelne eine nicht-rationale und unbewusste „Wahrheit" mit sich trägt, zu der er in Therapie Zugang finden kann und die ihn „befreit". Die Mitglieder dieser Gruppierung betonten besonders die Wichtigkeit der Arbeit mit Ko-Therapeuten. Whitakers spezifischer Ansatz wird als „symbolisch-experientelle Familientherapie" bezeichnet und gilt als Variante der wachstumsorientierten Therapie. Der Ansatz folgt psychoanalytischen Konzepten, in der Therapie werden jedoch direktive Techniken verwendet. Das Therapieziel ist die „(familien)bezogene Individuation", wobei die angestrebte Veränderung weniger durch rationale Einsicht sondern durch die in der Therapie gemachte emotionale „Erfahrung" bewirkt wird. Die Therapie soll den Familienmitgliedern eine gelenkte Regression ermöglichen und ihnen das Wechselspiel zwischen dem Gefühl der familiären Zusammengehörigkeit und der individuellen Freiheit erleichtern. Für die Wirksamkeit der Therapie ist die Persönlichkeit des Therapeuten – sein intuitives Selbst – wichtiger als bestimmte therapeutische Techniken. Familientherapie ist für Whitaker idealtypisch immer die Therapie der Mehrgenerationenfamilie. Er sieht sich in der therapeutischen Arbeit mit dem Ko-Therapeuten als Team, das als Teilnehmer an den psychologischen und sozialen Mustern der Familie dieser beim „auto-psychologischen Reparaturprozess" hilft. Er vergleicht Familientherapie mit einem großen chirurgischen Eingriff, der nur von einem Operationsteam erfolgreich durchgeführt werden kann. In der Therapie sieht sich Whitaker als „Aktivator". Seine Intention ist es, in die Familie einzudringen um damit Veränderungen anzustoßen. Er usurpiert entweder die Rolle eines Familienmitglieds oder zwingt die Familie in eine neue Rollenverteilung. So kann der Therapeut z. B. den Vater unterstützen, um diesen in eine dominante Rolle zu bringen; kann die Mutter „verführen", um den Vater eifersüchtig zu machen; oder kann einen offenen Konflikt zwischen den Generationen initiieren. Die Interventionen haben dabei oft etwas Spielerisches und Humorvolles und sollen auf der symbolischen Ebene vermitteln, dass familiäre Mythen nur bedingt gelten und dass es nicht nur eine Wahrheit gibt. Durch seine ständige Arbeit mit einem Ko-Therapeuten gewinnt er Freiheitsgrade im therapeutischen Zugang zur Familie. Diese therapeutische Vorgehensweisen des Therapeuten-Teams dienen auch als Modell für die Klienten, wie sie in die Familie „hineinzugehen" und sich aus der Familie „zurückzuziehen" können.

Wesentliche Publikationen

(1958) Psychotherapy with couples. American Journal of Psychotherapy 12: 18–23

(1975) Psychotherapy of the absurd: With a special emphasis on the psychotherapy of aggression. Family Process 14: 1–16

(1989) Midnight musing of a family therapist. New York, Norton

(Ed) (1958) Psychotherapy of chronic schizophrenic patients. Boston, Little-Brown

Keith DV, Whitaker CA (1981) Play therapy: A paradigm for work with families. Journal of Marital and Family Therapy 7: 243–254

Napier AY, Whitaker CA (1978) The family crucible. New York, Harper Row [dt.: (1979) Tatort Familie: Beispiel einer erfolgreichen Familientherapie. Düsseldorf, Diederichs; auch: (1982) Die Bergers: Beispiel einer erfolgreichen Familientherapie. Reinbek, Rowohlt]

Whitaker CA, Bumberry WM (1988) Dancing with the family: A symbolic-experiential approach. New York, Brunner/Mazel [dt.: (1992) Dancing with the family: Eine symbolische Erlebnistherapie. Mainz, Grünwald]

Whitaker CA, Keith DV (1981) Symbolic experiental family therapy. In: Gurman A, Kniskern DP (Eds), The handbook of family therapy (pp 187–225). New York, Brunner/Mazel

Whitaker CA, Malone TP (1953) The roots of psychotherapy. New York, Balkiston

Whitaker CA, Malone TP, Warkentin J (1956) Multiple therapy in psychotherapy. In: Moreno JL, Fromm-Reichmann F (Eds), Progress in psychotherapy, vol. I (pp 210–216). New York, Grune & Stratton

Literatur zu Biografie und Werk

Neill JR, Kniskern DP (1982) From psyche to system: The evolving therapy of Carl Whitaker. New York, Guilford Press

Wynne LC (1995) Carl A. Whitaker, M.D., 1912–1995: A fond farewell. Family Process 34(2): i–ii

Egbert Steiner

White, Michael

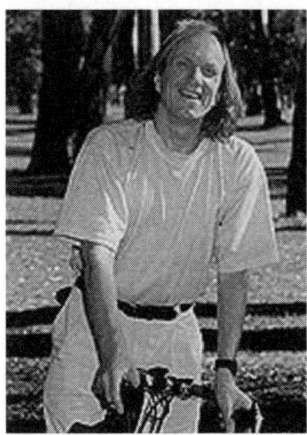

* 29.12.1948 in Adelaide, Australien.

Wegbereiter der narrativen Therapie.

Stationen seines Lebens

Michael White absolvierte von 1967–71 ein Studium der Sozialarbeit an der Universität von South Australia in Adelaide; ab 1971 war er im staatlichen Wohlfahrtsamt in der Kinderschutzarbeit und Bewährungshilfe tätig; ab 1973 arbeitete er in einer psychiatrischen Klinik mit Familien und Gruppen im Kontext der Thematiken Drogenmissbrauch und schizophrener Erkrankung – aus diesen Kontexten ergab sich die starke Gemeinwesenorientierung, die seine therapeutische Arbeit bis heute prägt. Nach einer kurzen Mitarbeit in einer Kinderschutzklinik war er mehrere Jahre im psychiatrischen Dienst des Kinderspitals von Adelaide tätig, wobei Familien- und Einzeltherapie mit jugendlichen Klienten bei psychosomatischen Problemstellungen den Arbeitsschwerpunkt darstellte. In diesem Zusammenhang nahm White ab 1977 seine Lehrtätigkeit in einem familientherapeutischen Ausbildungsprogramm auf. 1980 wechselte White in die private Praxis und entwickelte ein eigenständiges familientherapeutisches Ausbildungsprogramm; 1983 gründete er gemeinsam mit Cheryl White das Dulwich Centre in Adelaide, das seitdem als Trainingszentrum für narrative Therapie, als Praxis, als Publikationsstätte und als lokales Zentrum für Gemeinwe-

senarbeit dient. Seine Lehr- und Ausbildungstätigkeit führt ihn regelmäßig nach Amerika und Europa. Whites therapeutisches Denken und Arbeiten wurde wesentlich durch den Austausch mit seinem neuseeländischen Kollegen David Epston bereichert – beide teilen ein Interesse an Kulturanthropologie, kritischer Philosophie und Sprachtheorie, was u. a. in eine Reihe gemeinsamer Veröffentlichungen mündete. Neben den Schriften G. → Batesons stellen die konstruktionistischen Arbeiten von C. Geertz, V. Turner und J. Bruner sowie gemeinwesenorientierte Überlegungen und Arbeitsansätze wie jene von B. Myerhoff wesentliche Querbezüge und Quellen seiner therapeutischen Praxis und narrativen Modellbildung dar.

Wichtige theoretische Beiträge und Orientierungen

Michael Whites therapeutischer Ansatz lässt sich ebenso wie der seines Freundes und Wegbegleiters David Epston der „narrativen Therapie" zuordnen. Als konzeptionelles und therapiepragmatisches Umfeld lassen sich dialogfokussierende Therapiemodelle (H. → Goolishian, H. Anderson, T. → Andersen), lösungsorientierte Therapieansätze (S. → de Shazer, I.K. Berg) und hypnotherapeutisch geprägte Zugänge (S. Gilligan, B. O'Hanlon) verstehen. In der Theoriekonzeption Whites nimmt der Begriff der „Erzählung" eine zentrale Stellung ein: Erzählungen werden in Anlehnung an konstruktionistische Prämissen als narrative Grundstrukturen verstanden, durch die Individuen und soziale Systeme ihre Erfahrung, ihre Wahrnehmung von Wirklichkeit und ihr Handeln bzw. Interagieren organisieren. Michael Whites Überlegungen zum Problemsystem nehmen wesentlich auf die Arbeiten M. → Foucaults Bezug: er konzeptionalisiert Probleme als Ausdruck gesellschaftlich erzeugter und von Klienten internalisierter „Machtpraktiken" und „dominanter gesellschaftlicher Diskurse", die zu einengenden Lebensweisen und zu beschränkenden Erzählungen von Klienten rund um das eigene Selbst, rund um Probleme sowie rund um relevante Beziehungen führen. Der therapeutische Dialog wirkt dieser Internalisierung durch einen Zugang der (Problem-)

Externalisierung entgegen, die als „dekonstruierende Methode" eine befreiende Wirkung birgt und Klienten eine „Archäologie" ihres Lösungswissens ermöglicht: bislang ausgeschlossene Erzählungen können wieder aufgefunden und für Lösungsentwürfe genützt werden. Für die Rahmung des Therapieprozesses verwendet White die Metapher eines dreiphasigen Übergangsrituals, wobei hier abwechselnd dekonstruierende, konstruierende und bestätigende/authentizitierende Aspekte des Dialogs im Vordergrund stehen. Sein gemeinwesenorientierter Zugang wird in diesem Zusammenhang unter anderem darin deutlich, dass wesentliche soziale Bezugspersonen von Klienten oder Mitgliedern eines Reflektierenden Teams in Übergangsprozesse miteinbezogen werden – sie werden von Klienten eingeladen, als Zeugen ihrer Transformationserfahrungen zu fungieren und daran Anteil zu nehmen. Die Kooperation von Klient und Therapeut wird als gleichwertige „Ko-Autorenschaft" gedacht: sie tragen gemeinsam zu neuen Lebens- und Lösungserzählungen bei; der Therapeut verfügt über kein „priviligiertes Wissen". White reflektiert und hinterfragt die therapeutische Beziehung theoretisch wie therapiepragmatisch unter den Aspekten von Macht, Gender und hierarchischer Rollenverteilung. Über die vielfachen theoretischen Anregungen hinaus ist White ein kreativer Entwickler und Erweiterer dialogischer Therapiemethodik; dies wird u. a. in seiner Ausdifferenzierung von Fragetechniken sowie in der Nutzung von Ritualen, literarischen Medien und Metaphern sichtbar. Die Dichte seiner therapeutischen Dialogführung spiegelt sich auch in seinen therapeutischen Empfehlungen – häufig übermittelt er Klienten eine nachträgliche briefliche Zusammenfassung des Therapiedialogs, die weiterführende Fragen mit einschließt und/oder die Anregung spezifischer Erkundungen rund um lebensbiografisch bedeutsame Ereignisse, Einflüsse und Ressourcen birgt. Diese Erkundung kann u. a. die Form einer Befragung wichtiger sozialer Anderer rund um Fähigkeiten und bedeutsame Erfahrungen von Klienten annehmen; der Prozess und das Ergebnis dieser Erkundungen werden in der Folge in den weiteren Dialog eingearbeitet. Dies fördert zum einen Übergänge von so-genannten „thin descriptions" rund um persönlich bedeutsame Lebenserfahrungen von Klienten hin zu reichhaltigeren und „mehrstimmigen" Erzählungen; es unterstützt zum anderen die soziale Einbettung von Klienten, deren Lebenssituation häufig von Isolationserfahrungen gekennzeichnet ist. Der interventiven Mannigfaltigkeit seiner therapeutischen Dialogführung entspricht eine theoretische Auseinandersetzung mit einer Vielzahl therapeutischer Themen und Fragestellungen, die immer auch auf die soziale Verschränkung individueller Problematik verweisen und implizite wie explizite politische Querbezüge herstellt.

Wesentliche Publikationen

(1986) Negative explanation, restraint and double description. Family Process 25: 169–181
(1989) Der Vorgang der Befragung: Eine literarisch wertvolle Therapie? Familiendynamik 14: 114–127
(1991) Selected papers. Adelaide, Dulwich Centre Publications
(1992a) Die Zähmung der Monster. Heidelberg, Carl Auer Systeme
(1992b) Therapie als Dekonstruktion. In: Schweizer J, Retzer A, Fischer R (Hg), Systemische Praxis und Postmoderne (S 39–63). Frankfurt/M., Suhrkamp
(1995) Re-authoring lives. Adelaide, Dulwich Centre Publications
(1997) Narratives of therapists lives. Adelaide, Dulwich Centre Publications
(2000) Reflections on narrative practice. Adelaide, Dulwich Centre Publications
Epston D, White M (1992) Experience, contradiction, narrative & imagination. Adelaide, Dulwich Centre Publications
White M, Epston D (1989) Literate means to therapeutic ends. Adelaide, Dulwich Centre Publications

Konrad Grossmann

Wilber, Ken

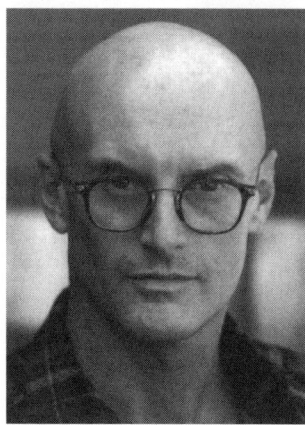

* 31.1.1949 in Oklahoma, USA.

Führender Theoretiker der Transpersonalen Psychologie und scharfer Kritiker ihrer oberflächlichen Elemente.

Stationen seines Lebens und wichtige theoretische Beiträge und Orientierungen

Er studierte Biochemie und erwarb autodidaktisch umfassende geisteswissenschaftliche Kenntnisse. Er meditiert viel (Zen, tibetischer Buddhismus u. a.) und hat praktische Erfahrung in moderner Psychotherapie. Sein Denken basiert auf der „philosophia perennis", dem Erfahrungswissen der Mystiker und Weisen in den Hochreligionen der Welt – Meister Eckart, Ramana Maharshi, Nagarjuna, Aurobindo u. v. a. – auf der Philosophie Platons, Plotins, Hegels, Schellings und Habermas und der Theorie und Praxis der modernen Entwicklungspsychologie, Psychotherapie und Naturwissenschaft. Mit 23 Jahren schrieb Wilber sein erstes Buch, danach erschienen in schneller Folge weitere. Außerdem war er Chefredakteur von „Revision", einer Zeitschrift, die moderne Denkströmungen, Naturwissenschaftliches und Transpersonales verbindet. Ab 1984 entstand eine lange Schaffenspause. Er pflegte seine krebskranke Frau und schrieb nach ihrem Tod (1989) eine Autobiografie über diese Jahre. 1995 erschien dann sein Hauptwerk „Eros, Kosmos, Logos", in dem Wilber ein umfassendes Welt- und Menschenbild der Postmoderne vorlegt.

1999/2000 kamen seine gesammelten Werke in acht Bänden heraus. Grundthemen von Wilbers Denken sind die Evolution des Bewusstseins und die Verbindung von Wissenschaft und Religion. Seine große Leistung ist die Integration unterschiedlichster Wissens- und Lebensgebiete zu einem differenziert gegliederten, sinnvollen Ganzen. Diese Integration sucht er auch in der Praxis zu fördern. Zu diesem Zweck gründete er 2000 das Integral Institute in Boulder. Die Evolution des Bewusstseins beschreibt Wilber in der Individualentwicklung des Menschen, in der Menschheitsentwicklung und schließlich als Gesamtentwicklung von der Materie zum Lebendigen, zum Geist („Große Kette des Seins"). Die menschliche Entwicklung gliedert Wilber in drei große Stufen: a) die präpersonale/prärationale; sie reicht in der Individualentwicklung etwa bis zum sechsten Lebensjahr, in der Menschheitsentwicklung etwa bis 2500 vor unserer Zeit; b) die personale/rationale, in der sich das Bewusstsein entfaltet und differenziert und sich eine urteilsfähige, selbstverantwortliche Persönlichkeit bilden kann; c) darüber hinaus bezeugen Heilige und Weise die Existenz eines überbewussten, transpersonalen Bereichs, der bis zum Einheitsbewusstsein der Mystiker, der Höchstform des Bewusstseins, reicht. Jeder neue Entwicklungsschritt übersteigt und umfasst die Vorhergehenden, die jedoch als notwendige Basis erhalten bleiben. Vor allem ist ein stabiles, rationales, autonomes Ich zu entwickeln, denn ein Bypass vom Magischen oder Mythischen der präpersonalen Stufe zur Spiritualität der transpersonalen führt leicht zur „transpersonalen Süchtigkeit". Analoges gilt in der Menschheitsentwicklung: Die vernunftbetonte Aufklärung ist Voraussetzung einer reifen Weiterentwicklung in den transpersonalen Bereich der erlebten und lebbaren Spiritualität. Auf allen Stufen, auch den transpersonalen, kann es zu Entwicklungsstörungen kommen. Bei Diagnose und Therapie sollte man weder alle Störungen auf Frühkindliches reduzieren, noch davon ausgehen, dass Meditation alles heilen kann. Den unmittelbar erfahrbaren „Innenansichten" der Bewusstseinsentwicklung fügt Wilber später die beobachtbaren „Außenseiten" hinzu: eine individuelle Entwicklungsreihe vom Atom bis zum komplexen menschlichen Gehirn und eine kollektive, die von den Horden der Jäger und Sammler bis zu modernen Wirtschafts- und Staatsformen reicht. Alle vier Entwicklungsreihen, Gehirn und individuelles Bewusstsein, Gesellschaftsform und Kultur, sind eng aufeinander bezogen. Die äußeren Entwicklungsreihen sind Gegenstand der Naturwissenschaften, die inneren Gegenstand der Geisteswissenschaften. Die aufgeklärte Moderne hat viel Positives gebracht: Demokratie, Rechtswesen, Frauenemanzipation, etc.; ihr Problem besteht für Wilber darin, dass sie sich einseitig auf Materielles konzentriert, auch in dem, was als wissenschaftlich gilt. Wilber will den individuellen und kollektiven Innenseiten wieder mehr Gewicht verschaffen und unserem Sein Sinn geben, indem wir uns auf dessen Ursprung und Ziel besinnen. Im Inneren Erfahrbares und im Außen Beobachtbares, Geist und Natur, sind zwei Seiten derselben Bewusstseinsentwicklung, die Wilber mit Plotin, Schelling, Aurobindo, de Chardin und anderen als „Werden Gottes" als „Gott in Aktion" begreift.

Wesentliche Publikationen

(1977, 1991) Das Spektrum des Bewusstseins. München, Scherz
(1979, 1984) Wege zum Selbst. München, Kösel
(1980, 1990) Das Atman Projekt. Paderborn, Junfermann
(1981, 1986) Halbzeit der Evolution. München, Scherz
(1983, 1988) Die drei Augen der Erkenntnis. München, Kösel
(1991, 1992) Mut und Gnade. München, Scherz
(1995, 1996) Eros, Kosmos, Logos. Frankfurt/M., Krüger
(1996, 1997) Eine kurze Geschichte des Kosmos. Frankfurt/M., Fischer
(1997a) Vom Tier zu den Göttern. Die große Kette des Seins (hg. von E. Zundel). Freiburg, Herder
(1997b, 1999) Das Wahre, Schöne, Gute. Frankfurt/M., Krüger
(1998, 1998) Naturwissenschaft und Religion. Frankfurt/M., Krüger
(1999–2000) Collected works (8 vols.). Boston, Shambhala
(1999a, 2001) Einfach das. Frankfurt/M., Fischer/Krüger
(1999b, 2001) Integrale Psychologie. Arbor, Freiamt
(2000, 2001) Ganzheitlich Denken. Arbor, Freiamt

Literatur zu Biografie und Werk

Visser F (2001) Ken Wilber: Denken als Passion. Petersberg, ViaNova
Zundel E (1987) Ken Wilber: Transpersonale Psychologie – Entwicklung des Bewußtseins. In: Zundel E, Zundel R (Hg), Leitfiguren der Psychotherapie. Leben und Werk (S 215–235). München, Kösel [(1991) Leitfiguren der neueren Psychotherapie. Leben und Werk. München, dtv]

Edith Zundel

Willi, Jürg

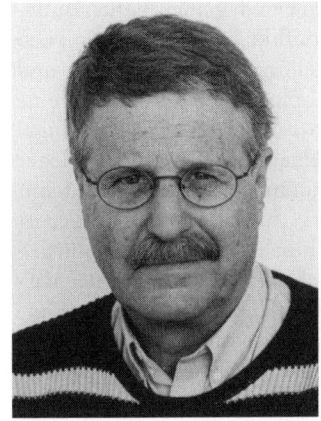

* 16.4.1934 in Zürich.

Wegbereiter der Systemischen Therapie im deutschsprachigen Raum, mit besonderer Bedeutung für die Entwicklung einer systemisch orientierten Paartherapie.

Stationen seines Lebens

1952 Matura in Zürich, Medizinstudium in Fribourg, Wien, Paris und Zürich. Staatsexamen 1959. Facharztausbildung Psychiatrie und Psychotherapie FMH an der Psychiatrischen Universitätsklinik Burghölzli und an der Psychiatrischen Poliklinik Zürich, 1967 Oberarzt der Psychotherapiestation der Psychiatrischen Poliklinik am Universitätsspital Zürich; 1971 Habilitation für das Gebiet der Psychiatrie, speziell Ehepsychologie und Ehetherapie; 1977 Extraordinarius für Psychosoziale Medizin, seit 1989 Direktor der Psychiatrischen Poliklinik am Universitätsspital Zürich und Ordinarius für Poliklinische Psychiatrie, Psychotherapie und Psychosomatische Krankheiten, Leiter des Ausbildungsinstituts für Ökologisch-systemische Therapie in Zürich. Er ist verheiratet mit der Objektkünstlerin Margaretha Dubach und Vater zweier Söhne.

Wichtige theoretische Beiträge und Orientierungen

Er wird als einer der Pioniere der systemischen Therapie gesehen, der 1975 als einer der ersten im deutschsprachigen Raum gestörte Zweierbeziehungen als unbewusstes Zusammenspiel zweier Menschen in einem gemeinsamen unbewältigten Grundkonflikt beschrieb. Er verließ damit die Patt-Stellung der Ursachen- und Schuldsuche beim Einzelnen und stellte eine Verbindung her zwischen den Entwicklungsdefiziten des Einzelnen und den immer wieder scheiternden Bemühungen, dieses Defizit mit Hilfe des Partners zu beseitigen. Angeregt durch H. Dicks beschrieb er vier kollusive Grundmuster: „Liebe als Einssein" in der narzisstischen Kollusion, „Liebe als Einander-Umsorgen" in der oralen Kollusion, „Liebe als Einander-ganz-Gehören" in der anal-sadistischen Kollusion und „Liebe als männliche Bestätigung" in der phallisch-ödipalen Kollusion. Er leitet diese Beschreibungen von den frühkindlichen Entwicklungsstufen ab, welche von der Tiefenpsychologie herausgearbeitet wurden und verband psychoanalytisches, kommunikationstheoretisches (→ Watzlawick) und familientherapeutisches (→ Minuchin) Gedankengut. Er berücksichtigte auch die Entwicklungsphasen der Ehe mit ihren typischen Krisen in Anlehnung an die Entwicklungsphasen der Persönlichkeit nach Erik → Erikson. In der Kollusion polarisieren sich die Partner häufig in ihrem Verhalten, etwa als Hilfebedürftiger und als Helfer in der oralen Kollusion, wobei der Helfer den Hilflosen oft hilflos erhält, um die von ihm erstrebte Überlegenheit zu wahren, der Hilflose seinerseits mit seiner Hilflosigkeit den Helfer ausbeutet. Das Ziel, dem Paar aus der Stagnation der Kollusionsbildung herauszuhelfen, entstand aus der Einsicht, dass beide Partner zu etwa gleichen Teilen zur Kollusion beitragen (zirkuläre Kausalität). Es wurden zunächst viele Erklärungsmöglichkeiten, jedoch

weniger Handlungsmöglichkeiten für den Therapeuten angeboten. Die Werthaltungen des Therapeuten, sein Geschlecht und seine Überzeugungen wurden als wesentliche Faktoren in der Paartherapie berücksichtigt. Das therapeutische Grundkonzept der einsichtsorientierten Konfliktverarbeitung wurde vor allem durch die Analyse der Gegenübertragungsphänomene in der Paartherapie erweitert: Leicht gerät der Therapeut mit einem der beiden Partner in einen ähnlichen Konflikt, wie die Partner untereinander. Willi zeigt, wie man diese „therapeutische Kollusion" therapeutisch nutzbar machen kann. Dem Therapeuten wurde eine aktivere, strukturierendere Rolle zugedacht, als es bisher in analytischen Kreisen üblich war. In seinem Buch „Ko-Evolution" (1985) betonte Willi, dass eine geglückte Selbstverwirklichung des Einzelnen nur in Beziehungen entstehen kann, im gegenseitigen Herausfordern, Begrenzen, Beantworten und Unterstützen. Er beschrieb den Menschen als zeitlich und räumlich vernetztes Wesen in Verbundenheit und Freude. Man kann dies als Reaktion des Vereinzelungseffektes des Selbstverwirklichungstrends in dieser Zeit sehen. Sein Buch „Was hält Paare zusammen" ging von der defizitorientierten Sicht („woran scheitern Beziehungen?") weg, hin zu den Ressourcen eines sinnvollen Zusammenlebens (gemeinsame innere und äußere Welten, einen gemeinsamen Erfahrungsschatz und gemeinsame Lebensziele). Spannungen, Konflikte, Streit und Auseinandersetzungen wurden als Lebenselixier einer gesunden Beziehung gesehen. Er betrachtete die Familie als soziale Nische, die Geborgenheit schenkt, als grundsätzlich unersetzbar und plädierte für „reflektierter" miteinander leben. 1996 beschrieb er in seinem Buch „Ökologische Psychotherapie" die Wechselwirkung zwischen der selbst geschaffenen Umwelt und inneren Prozessen des Menschen. Ziel des Menschen ist es, eine Umwelt zu erschaffen, die ihn in seiner Identität beantwortet. Die Beachtung der äußeren Wirkungen einer Person ist in seiner Stringenz ein neuer theoretischer Ansatz in der Psychotherapie. Selbstverwirklichung erfordert eine reale Verwirklichung des persönlichen Potenzials in der Umwelt. Der Mensch wird sich und anderen an seinen Wirkungen sichtbar. Die erzielten

Wirkungen sind die Leitplanken seines weiteren Lebenslaufes. Therapeutisch wichtig ist, dass Krisen und Symptome oft dann auftreten, wenn eine anstehende Entwicklung in der Beziehungsgestaltung nicht vollzogen wird, sich aber die äußeren Lebensumstände so verändert haben, dass der Vollzug dieser Entwicklung unaufschiebbar geworden ist. Der Druck der äußeren Umstände und die Erkenntnis, dass es so nicht weiter gehen kann, wird therapeutisch genutzt. In seinem neuesten Buch „Psychologie der Liebe: Persönliche Entwicklung durch Partnerbeziehungen" beschreibt Willi die zentrale Bedeutung der Liebesbeziehung für die Selbstverwirklichung. Menschen fühlen sich oft in ihrer Entfaltung nicht „wirklich", wenn sie sich darin nicht durch einen Liebespartner beantwortet fühlen. Das Angewiesensein auf eine differenzierte Beantwortung lässt die Selbstverwirklichung des Partners ebenso wichtig werden, wie die eigene. Da Partner von der Verwirklichung des andern persönlich betroffen sind, fordern sie sich wechselseitig in ihrer persönlichen Entwicklung kritisch heraus. Sie sind sich die kompetentesten und schonungslosesten Kritiker und konfrontieren einander mit Tendenzen, unangenehmen Situationen auszuweichen. Sie weisen einander als Stimme des Unbewussten, d. h. als Stimme des verdrängten Anteils, den Weg.

Wesentliche Publikationen

(1975) Die Zweierbeziehung: Spannungsursachen, Störungsmuster, Klärungsprozesse, Lösungsmodelle. Reinbek, Rowohlt
(1978) Therapie der Zweierbeziehung. Reinbek, Rowohlt
(1985) Ko-Evolution: Die Kunst gemeinsamen Wachsens. Reinbek, Rowohlt
(1991) Was hält Paare zusammen? Der Prozess des Zusammenlebens in psychoökologischer Sicht. Reinbek, Rowohlt
(1996) Ökologische Psychotherapie: Theorie und Praxis. Göttingen, Hogrefe
(2002) Psychologie der Liebe: Persönliche Entwicklung durch Partnerbeziehungen. Stuttgart, Klett-Cotta

Margarete Scholze

Winnicott, Donald Woods

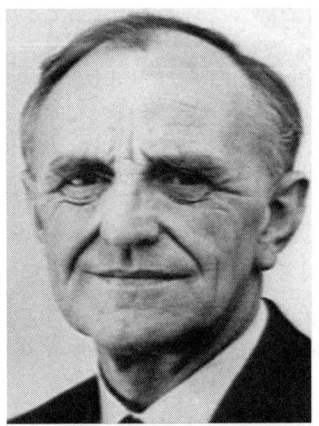

* 7.4.1896 in Plymouth; † 25.1.1971 in London.

Englischer Kinderarzt und Psychoanalytiker der Objektbeziehungsschule.

Stationen seines Lebens

Winnicott wächst als Sohn eines Kaufmanns und des langjährigen Bürgermeisters der Stadt Plymouth auf. Besuch der Volksschule in Plymouth und ab 1910 der Leys School in Cambridge, einer Internatsschule, wo er in Kontakt mit Darwins Werk „On the origin of species by means of natural selection" (1859) kommt; 1914: Studium der Medizin und Biologie am Jesus College, Cambridge, welches 1916 durch den Ersten Weltkrieg unterbrochen wird. Winnicott dient als angehender Arzt auf einem britischen Kriegsschiff; 1918: Fortsetzung des Studiums am St. Bartholomew's Hospital Medical College der Universität London. Einfluss von Dr. Thomas Jeeves Horder, einem renommierten Mediziner am dortigen Krankenhaus, der Winnicotts Interesse für das psychotherapeutische Feld weckt. Lektüre von Oskar Robert → Pfisters Werk „The psychoanalytic method" (1913) und Sigmund → Freuds Werk „Die Traumdeutung" (1900); Beschäftigung mit der psychoanalytischen Methode; 1920: Beendigung des Studiums, mit dem Spezialgebiet Kinderheilkunde; 1923: Anstellungen als Kinderarzt am Paddington Green Children's Hospital und am Queen's Hospital for Children in London. Heirat mit Alice Buxton Taylor. Beginn einer Analyse bei James Strachey, die bis 1933 andauert. Durch Strachey Kenntnis der Theorie Melanie → Kleins und ihres Werks „Die Psychoanalyse des Kindes" (1932); 1924: Eröffnung einer Privatpraxis in London; 1927: Anwärter zum Mitglied der British Psychoanalytical Society; 1933–38: Analyse bei Joan Riviere; 1934: Qualifikation für die Erwachsenenanalyse und 1935 für die Kinderanalyse. Winnicotts besonderes Interesse gilt der Behandlung von psychisch kranken Kindern und ihrer Beziehung zu den Müttern; 1935: Zusammentreffen mit Melanie Klein, die bis 1941 zum Teil die Supervision seiner klinischen Arbeit übernimmt. Ab 1936: Mitglied der British Psychoanalytical Society, mit der Schrift: „The manic defence". Vorträge zu Themen der Kinderpsychiatrie in verschiedenen Institutionen, mit dem Ziel, das psychoanalytische Denken einem breiten Publikum näherzubringen; 1939–62: Radiovorträge. Ab 1940: Lehranalytiker am Institut für Psychoanalyse in London. Stellung als beratender Psychiater für das Government Evacuation Scheme in Oxfordshire, wo Winnicott in einem Programm zur Evakuierung Londoner Kinder auf das Land arbeitet; 1941–45: Zuspitzung der Kontroversen zwischen Anna → Freud und Melanie Klein. Formierung zweier Gruppen in der British Psychoanalytical Society, wobei Winnicott, neben Michael → Balint, Ronald → Fairbairn, Silvia Payne und anderen, zur Gruppe der Unabhängigen („middle group") gezählt wird; 1949: Scheidung von seiner ersten Frau; 1951: Heirat mit Clare Britton, einer Sozialarbeiterin; 1956–59 und 1965–68: Präsident der British Psychoanalytical Society. Darüber hinaus übernimmt Winnicott zahlreiche weitere Aufgaben und ist unter anderem Vorsitzender der medizinischen Abteilung der British Psychoanalytical Society und Präsident der Pädiatrischen Abteilung der Royal Society of Medicine und der Gesellschaft für Kinderpsychologie und Psychiatrie; 1958: Veröffentlichung seines ersten Bandes von Gesammelten Werken: „Through paediatrics to psycho-analysis"; 1962/63: zwei Vortragsreisen durch die USA; 1965: Veröffentlichung des zweiten Bands der Gesammelten Werke („The maturational processes and the facilitating environment"). Bis kurz vor seinem Tod hält Winnicott „Thurs-day evening seminars" für Kollegen und Studenten; 1971: Tod in London.

Wichtige theoretische Beiträge und Orientierungen

Winnicott orientiert sich zu Beginn seiner Karriere an den Thesen Sigmund Freuds und Melanie Kleins, entwickelt jedoch zunehmend eigene Konzepte, die die Psychoanalyse – vor allem in Großbritannien – beeinflussen. In seiner Arbeit mit Kindern und Erwachsenen misst er der frühen emotionalen Entwicklung entscheidende Bedeutung bei, die wesentlich von der Qualität der Bindung des Kindes an die Mutter abhängt. Die „good-enough mother" besitzt bis einige Wochen nach der Geburt eine primäre Mütterlichkeit, die es ihr ermöglicht, sich vollständig auf die Bedürfnisse des Kindes einzustellen und ihm eine beschützende Umwelt („holding environment") zu schaffen. Im Kind entsteht die Illusion von Omnipotenz, welche zunehmend dem Realitätsprinzip unterworfen wird. Es folgt die Differenzierung in die „innere Welt" (Subjekt) und in die „äußere Welt" (Objekt). Die Stufen der Entwicklung bewegen sich von der absoluten Abhängigkeit (Haltephase) zur relativen Abhängigkeit (Zusammenleben von Mutter und Kind) bis hin zur relativen Unabhängigkeit (Zusammenleben von Vater, Mutter und Kind). Die Aggression stellt für Winnicott ein wesentliches Element menschlicher Beziehungen dar, die als Ergebnis eines inneren Verarbeitungsprozesses auftritt und dem Kind erst ermöglicht, sich als Individuum zu erleben. Dazu ist dosierter Widerstand von der Außenwelt nötig. Die von ihm beschriebene antisoziale Tendenz – mit den Formen des Stehlens und der Destruktivität – ist Ergebnis eines Vorgangs, bei dem ein inneres bzw. introjiziertes äußeres Objekt verloren geht, und die Ursache dafür in der Umwelt wahrgenommen wird. Diese soll sich aufgrund der abweichenden Verhaltensweisen verstärkt um das Individuum bemühen. Weiters entwickelt Winnicott das Konzept des wahren und falschen Selbst. Das wahre Selbst ist Resultat einer positiv durchlaufenen Entwicklung, mit entsprechendem Verhältnis zwischen Mutter und Kind; das falsche Selbst schafft Bedingungen, die das wahre Selbst verbergen bzw. vor Vernichtung bewahren. Übergangsphänomene und Übergangsobjekte werden als erste Annäherung an eine Objektbeziehung verstanden und bieten in Abwesenheit der Mutter Sicherheit und Schutz. In der Entstehung der Fähigkeit zur konstanten Objektbeziehung unterscheidet Winnicott die zwei Stufen der Objektbeziehung (object relating) und der Objektverwendung (object usage). Er beschreibt damit den Übergang vom subjektiv erfahrenen Objekt, zum Objekt, welches als äußeres Phänomen wahrgenommen wird. Sogenannte „potential spaces", die zwischen der „inneren" und „äußeren Welt" des Kindes angesiedelt sind, geben die Möglichkeit zur Entfaltung von Kreativität und Fantasie und besitzen in weiterer Folge eine wichtige Rolle in der Schaffung der Kultur.

Wesentliche Publikationen

(1931) Clinical notes on the disorders of childhood. London, William Heinemann
(1958) Collected papers: Through paediatrics to psycho-analysis. London, Tavistock Publications / New York, Basic Books [dt.: (1976) Von der Kinderheilkunde zur Psychoanalyse. München, Kindler]
(1964) The child, the family and the outside world. Harmondsworth, Penguin Books [dt.: (1969) Kind, Familie und Umwelt. München, Ernst Reinhardt]
(1965) Collected papers: The maturational processes and the facilitating environment. London, Hogarth Press and the Institute of Psycho-Analysis [dt.: (1974) Reifungsprozesse und fördernde Umwelt. München, Kindler]
(1971a) Playing and reality. London, Tavistock Publications [dt.: (1973) Vom Spiel zur Kreativität. Stuttgart, Klett-Cotta]
(1971b) Therapeutic consultations in child psychiatry. London, Hogarth Press and the Institute of Psycho-Analysis [dt.: (1973) Die therapeutische Arbeit mit Kindern. München, Kindler]
(1986) Home is where we start from: Essays by a psychoanalyst. London, Pelican Books [dt.: (1990) Der Anfang ist unsere Heimat. Stuttgart, Klett-Cotta]
(1987a) Babies and their mothers. London, Free Association Books [dt.: (1990) Babys und ihre Mütter. Stuttgart, Klett-Cotta]
(1987b) The spontaneous gesture: Selected letters of D.W. Winnicott. London / Cambridge (MA): Harvard University Press [dt.: (1995) Die spontane Geste: Ausgewählte Briefe. Stuttgart, Klett-Cotta]
(1988) Human nature. London, Free Association Books / New York, Schocken Books [dt.: (1994) Die menschliche Natur. Stuttgart, Klett-Cotta]

Literatur zu Biografie und Werk

Busch E (1992) Einführung in das Werk von D.W. Winnicott. Frankfurt/M., Peter Lang
Davis M (1983) Eine Einführung in das Werk von D.W. Winnicott. Stuttgart, Klett-Cotta
Kahr B (1996) D.W. Winnicott: A biographical portrait. London, Karnac Books
Moore BE (1990) Psychoanalytic terms and concepts. New Haven-London, Yale University Press
Phillips A (1988) Winnicott. London, Fontana Press

Ulrike Schlintl

Wolf, Alexander

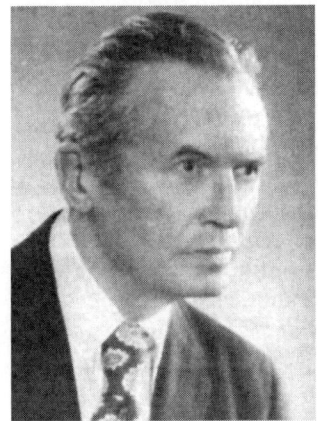

* 16.4.1907 in New York City; † 25.9.1997 in New York City.

Psychiater und Psychoanalytiker, einer der Klassiker der analytischen Gruppenpsychotherapie, Begründer des Ansatzes „Psychoanalyse in Gruppen".

Stationen seines Lebens

Studium der Medizin an der Cornell University (Dr. med., 1932). Psychoanalytische und psychiatrische Weiterbildung in New York (1932–37). Begann 1938 in seiner Privatpraxis als Analytiker mit Gruppen zu arbeiten und arbeitete seit 1948 fast nur mehr analytisch in Gruppen (reine Gruppenpraxis). Stellte 1949 zum ersten Mal seinen Ansatz „Psychoanalyse in Gruppen" vor, den er in den 1950er Jahren gemeinsam mit Emanuel K. Schwartz zu einem differenzierten gruppenanalytischen Verfahren entwickelte

(Wolf & Schwartz, 1962). Im Gegensatz zum in dieser Zeit vorherrschenden Paradigma, analytische Behandlungen in Gruppen hauptsächlich durch Evozierung und Interpretation von Gruppenphänomenen durchzuführen wie es insbesondere von W.R. → Bion und S.H. → Foulkes vertreten wurde, betonte A. Wolf schon früh, dass diese Vorgehensweise der analytischen Klärungsarbeit in Gruppen hinderlich sei. Wolf und E.K. Schwartz setzten sich auch öffentlich auf einem internationalen Gruppentherapeutenkongress mit S.H. Foulkes auseinander (Schwartz & Wolf, 1960). 1962 erschien das klassische Werk von Wolf und Schwartz, „Psychoanalysis in groups", sowie 1970 das Buch „Beyond the couch: Dialogues in teaching and learning psychoanalysis in groups", in denen sie eine Vielzahl behandlungstechnischer und theoretischer Fragen ihres nunmehr gemeinsamen Ansatzes anhand von transkribierten Dialogen der Supervision angehender Gruppentherapeuten diskutieren. Bemerkenswert ist, dass diese Autoren bereits in den 1960er Jahren Supervisionen in Form von Telefonkonferenzen durchführten, in denen weit entfernt wohnende angehende Gruppentherapeuten mit den Supervisoren ihre Gruppenarbeit diskutierten. Wolf hatte großen Einfluss auf die analytische Gruppentherapie in den USA: 1975 kam ihm zu Ehren ein Sammelband zum Thema „The leader in the group" heraus, in dem prominente Mitglieder der American Association of Group Psychotherapy, aber auch S.H. Foulkes und R. Battegay A. Wolf würdigten. Die Widmung dieses Buches lautet: „In honor of Alexander Wolf, MD, for his 35 years of outstanding teaching and supervision, and clinical practice". Es enthält im ersten Teil des Buches nicht weniger als 19 Beiträge von A.Wolf zum Thema „the leader in the group". Wolf war 25 Jahre Associate Clinical Professor of Psychiatry am New York Medical College und dort auch Lehranalytiker, Supervisor und Fakultätsmitglied. Er war Dekan und Direktor des Trainingsprogramms für analytische Gruppentherapie am Contemporary Center for Advanced Psychoanalytic Studies in New Jersey. Auch nach seiner Emeritierung war Wolf um die Weiterentwicklung seines Ansatzes bemüht: Er setzte sich mit der Problematik schwer gestör-

ter Patienten generell, insbesonders in Gruppen auseinander (Wolf, 1991) und ließ es sich nicht nehmen, noch im Alter von 86 Jahren gemeinsam mit einem Kollegen (Irwin L. Kutash) und einer Kollegin (Candice Nattland), beides junge Psychologen, die seine Enkel hätten sein können, eine überarbeitete Zusammenfassung seines Ansatzes vorzulegen, unter dem Titel „The primacy of the individual in psychoanalysis in groups", was seinen Ansatz viel prägnanter charakterisiert als die ursprüngliche Bezeichnung „Psychoanalyse in Gruppen" (Wolf, Kutash & Nattland, 1993).

Wichtige theoretische Beiträge und Orientierungen

In der Tradition der Gruppenanalyse von T. → Burrow entwickelte er seit 1938 in New York einen der klassischen Ansätze in der analytischen Gruppenpsychotherapie: „Psychoanalyse in Gruppen". Im Mittelpunkt stehen die Psychodynamik und Soziodynamik der Einzelnen im Rahmen einer analytischen Gruppe. Behandlungstechnisch gilt es, die individuellen Bewegungen der Gruppenteilnehmer durch Minderung des Angstpegels in der Gruppe zu fördern und wechselseitig zu analysieren. Hierbei tritt die individuelle Übertragungs- und Widerstandsdynamik besonders hervor, insbesondere die Übertragung auf den Gruppenleiter. Das Gruppensetting ermöglicht es in besonderer Weise die Problematik hierarchischer Überordnung und Unterordnung („Eltern – Kinder") anzugehen, wie dies in Einzelanalysen selten möglich ist. Durch eine spezifische Interventionstechnik (Ansprechen einzelner, Ermunterung zum wechselseitigen Austausch von Wahrnehmungen und Gefühlen, Vermeidung des Entstehens kollektiver Abwehrbewegungen in Gruppen sowie die Einführung alternativer Sitzungen ohne Gruppenanalytiker als fester Bestandteil des analytischen Gruppensettings) treten die individuellen Übertragungsverzerrungen besonders hervor und sind therapeutisch leichter veränderbar. Gemeinsam mit E.K. Schwartz setzte A. Wolf sich bereits 1960 kritisch mit dem gruppenzentrierten Ansatz von S.H. Foulkes auseinander (besonders dem Konzept der „Gruppenmatrix"). Sie sprechen vom

„Mythos der Gruppendynamik" und halten die besondere behandlungstechnische Evozierung von Gruppenphänomenen nicht günstig für die psychoanalytische und therapeutische Arbeit in Gruppen. 33 Jahre nach dem Erscheinen dieses Beitrags drückt Wolf dies noch schärfer aus: „Der Einzelne wird von der Gruppe quasi verschluckt, vom vorherrschenden Gruppenprozess mitgerissen. Teilnehmer, die die Dinge anders sehen, ziehen sich zurück und unterwerfen sich oder rebellieren. Gruppenzentrierte, die Gruppe als ganze betonende Behandlungstechnik, ist wie eine Diktatur, die vorgibt, die Einzelnen zu unterstützen, real aber missbraucht und sie daran hindert sich frei zu äußern. Die Beziehungen, die bei einer die Gruppe als ganze betonenden Arbeitsweise den Teilnehmern aufgedrängt werden, erzeugen eine Pseudokohäsion, während diese Beziehungen nur gelöst werden können, indem jeder das Recht des anderen schätzt sich frei zu äußern und sich der Tyrannei der Gruppe als ganzer entgegenzustellen. Denn erst wenn der (Gruppen-)Patient gestärkt ist, sein eigenes Ich sich entwickelt hat, ist er freundlich genug den anderen Mitgliedern gegenüber, um in diesen einen komplementären Prozess zu unterstützen der dem eigenen Prozess gleicht oder der völlig anders ist. Ein solcher Prozess ermöglicht es jedem einzelnen ein einzigartiges Selbst zu entwickeln, das zu einer wirklichen Einheit (mit anderen in der Gruppe) führt, nicht zu einer Pseudo-Einheit, die entsteht indem die Teilnehmer nur Futter für den Gruppenprozess sind, der dann leicht kontrolliert, einschränkt und jeden in seiner Individualität verschwinden läßt. Der Einzelne kann sich nicht von seinen (neurotischen) Lasten befreien durch einen offiziell auferlegten Gruppenprozess. In einer solchen Atmosphäre kann er nicht mit seinen eigenen Antworten und Urteilen in Erscheinung treten. Es ist fast unmöglich in einer Konstellation in der die Gruppe als ganze (emotional) vorherrscht selbst zu sehen, zu hören und zu denken" (Wolf, Kutash & Nattland, 1993: xiv).

Wesentliche Publikationen

(1971) Psychoanalyse in Gruppen. In: de Schill S (Hg), Psychoanalytische Therapie in Gruppen (S 145–199). Stuttgart, Klett

(1991) Psychotherapy of the submerged personality. New York, Jason Aronson

Schwartz EK, Wolf A (1960) Psychoanalysis in groups: The mystique of group dynamics. In: Stokvis B (Ed), Topical problems of psychotherapy, vol. II (pp 119–154). Basel, Karger

Wolf A , Schwartz EK, Mc Carty G, Goldberg IA (1970) Beyond the couch: Dialogues in teaching and learning psychoanalysis in groups. New York, Science House

Wolf A, Kutash IL, Nattland C (1993) The primacy of the individual in psychoanalysis in groups. Northvale/London, Aronson

Wolf A, Schwartz EK (1962) Psychoanalysis in groups. New York, Grune and Stratton

Wolf A, Schwartz EK (1971a) Psychoanalysis in groups. In: Kaplan H, Sadock BJ (Eds), Comprehensive group psychotherapy (pp 241–291). Baltimore, Williams & Wilkins

Literatur zu Biografie und Werk

Liff ZA (Ed) (1975) The leader in the group. New York, Jason Aronson [enthält auch eine Bibliographie der Veröffentlichungen von A. Wolf, 1931–75]

Sandner D (1995) Gruppenanalyse: Analytische Behandlung oder gemeinsame analytische Klärungsarbeit? Gruppenpsychotherapie und Gruppendynamik 31: 315–330

Sandner D (2001) Die Begründung der Gruppenanalyse durch Trigant Burrow: Seine Bedeutung für die moderne Gruppenanalyse. In: Pritz A, Vykoukal E (Hg), Gruppenpsychoanalyse (S 135–160). Wien, Facultas

Dieter Sandner

Wolpe, Joseph

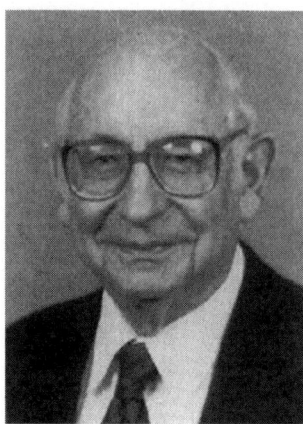

* 20.4.1915 in Johannesburg; † 4.12.1997 in Los Angeles.

Entwickelte die praktisch klinische Anwendung von Lerntheorien im Rahmen der Verhaltenstherapie.

Stationen seines Lebens

Als ältester Sohn einer jüdisch-litauischen Immigrantenfamilie geboren. Sein Großvater war mit den Kindern um die Jahrhundertwende nach Südafrika gekommen, um hier eine neue Chance zu suchen. Die Familie war geprägt durch ein bildungsorientiertes, aber auch sozialen Problemen gegenüber aufgeschlossenes Klima, politische Fragen wurden oft diskutiert, insbesondere natürlich die Apartheid-Politik der Regierung. Der jüngere Bruder Harold profilierte sich als politischer Aktivist und verteidigte als Rechtsanwalt Mitglieder der Anti-Apartheid-Bewegung. 1938 beendete Wolpe das Medizinstudium an der Universität Witwatersrand. Psychiatrie war anfänglich keineswegs ein Fach, welches er in die engere Wahl seiner medizinischen Spezialisierung zog. Dies änderte sich jedoch, als Wolpe während des Zweiten Weltkriegs als Militärarzt volontierte. Hier wurde er mit den sogenannten „Kriegsneurosen" konfrontiert – Soldaten, welche durch traumatische Kriegsereignisse (heutzutage vermutlich posttraumatische Belastungsreaktonen) psychisch beeinträchtigt waren. Auch Wolpe vertrat damals die allgemein vorherrschende Auffassung, dass nach der Theorie → Freuds Neurosen durch unbewusste Konflikte bedingt und durch Aufdeckung zu behandeln seien. Er selbst hatte in einer Art Eigenanalyse versucht, seine Träume zu analysieren. In der sogenannten Narkoanalyse wurden Patienten unter Einwirkung von Penthotal befragt und das so aufgedeckte Material entsprechend interpretiert und bearbeitet. Sein Interesse an psychiatrischen Fragen war geweckt, und er beschloss, sich nach Kriegsende als Psychiater zu spezialisieren. Obwohl beeinflusst durch experimentell orientierte Lerntheoretiker, hatten für Wolpe Theorien nur insoweit Interesse, als auch eine praktische Anwendbarkeit gegeben war, d. h., wenn sie konkrete Hilfe für Patienten brachten. Während seiner Tätigkeit als niedergelassener Psychiater in Kapstadt versuchte er Techniken auf lerntheoretischer Basis zu entwickeln, insbesondere zur Behandlung von Angststörungen. Durch wissenschaftliche Dokumentation und Publikation seiner Ergebnisse fand Wolpe auch bald eine Resonanz über Südafrika hinaus. Entscheidend war aber das Angebot der Temple University, Philadelphia, 1966, zur Etablierung einer eigenen verhaltenstherapeutisch orientierten Abteilung, der Behavior Therapy Unit (BTU), welche bald zu einem Zentrum für alle an der Entwicklung dieser neuen Therapieform Interessierten wurde. Hier arbeitete Wolpe anfänglich auch mit Arnold → Lazarus zusammen, dessen Dissertation er betreut hatte. Bald kam es jedoch zu einer Auseinanderentwicklung, da Lazarus eine eigene, pragmatisch konzipierte Therapieform, die Multimodale Verhaltenstherapie (1976) entwickelte, welche sich zum Eklektizismus bekannte und auf die Grundlage eines einheitlichen Theoriekonzepts verzichtete. 1979 würdigte die American Psychological Association Wolpe mit der Auszeichnung Distinguished Scientific Award for the Applications of Psychology, wobei er in der Begründung als Pionier auf dem Gebiet der praktischen Anwendung psychologischer Prinzipien anerkannt wurde. Nach den Präsidentenwahlen 1980 wurde die Situation der BTU insofern problematisch, als einesteils Kürzungen im Gesundheitsbereich die Finanzierung durch Patientenhonorare notwendig machten und anderenteils Kontroversen im psychiatrischen Department die Autonomie der BTU in Frage stellten.

Wolpe emeritierte 1982, zwar wurden ihm als Emeritus in Hinblick auf seine Verdienste weitere Wirkungsmöglichkeiten zugestanden, er nahm aber schließlich einen Ruf der Pepperdine University in Los Angeles an, wo er bis zu seinem Tod 1997 lehrend und auch publikatorisch tätig blieb. Wolpe war zweimal verheiratet, aus erster Ehe hat er zwei Söhne, von denen der ältere als Augenarzt tätig ist und der jüngere eine Karriere als Bühnenschriftsteller einschlug.

Wichtige theoretische Beiträge und Orientierungen

Beeindruckt durch den wissenschaftlichen Optimismus, aber auch von der Systematik und methodischen Stringenz der amerikanischen Lerntheoretiker machte Wolpe es sich zum Anliegen, eine empirisch fundierte wissenschaftliche Methodik auch für psychotherapeutische Verfahren zu fordern. Dabei war ihm einesteils die Entwicklung effektiver, auch in der psychiatrischen Praxis anwendbarer Verfahren wichtig, welche auf dem soliden Grund empirischer Forschung stehen sollten, andernteils die Evaluierung von Therapieergebnissen, welche eine objektive Vergleichbarkeit ermöglichen sollten. Mit der 1958 publizierten Technik der Desensibilisierung konnte Wolpe als erster ein gut praktikables, aber auch wissenschaftlich dokumentiertes Verfahren auf lerntheoretischer Grundlage zur Behandlung von Angststörungen zur Verfügung stellen. Grundsätzlich war Wolpe gegenüber neuen Therapieansätze durchaus offen, und auch zu Diskussionen immer bereit, allerdings kritisch gegenüber allen „mentalistischen" Tendenzen in der Psychotherapie, d.h. in seinen Augen allzu spekulativen Annahmen über geistig-seelische Vorgänge, welche seinem positivistisch-deterministischen Weltbild nicht entsprachen und in der Praxis die Therapie zu einer individuell-subjektiven Ermessensfrage ohne jede wissenschaftliche Beweismöglichkeit machten. Daher war seine Haltung auch gegenüber der sogenannten „kognitiven Wende" skeptisch, da er meinte, dass die Verhaltenstherapie nach seinem Konzept Kognitionen ausreichend Rechnung trug und die Flut der neuen Therapieformen im besten Falle unnötig war, im schlimmeren aber zur

Desorientierung beitrug. Sein Verdienst war es, abgesehen von der Entwicklung neuer Therapietechniken, für ein breites Spektrum psychischer Störungen etwas in Bewegung gebracht zu haben. So war doch sein Beitrag ein wesentlicher Anstoß für manchmal auch heftig geführte Auseinandersetzungen im Bereich der Psychotherapie: „He was a major force in steering psychotherapy in the direction of empirical science. [...] He inspired and encouraged the direct comparison of carefully specified psychotherapy procedures by means of clear measurements of the therapy's outcome" (Poppen, 1995: 190).

Wesentliche Publikationen

(1950) Need reduction, drive reduction, and reinforcement: A neurophysiological view. Psychological Review 57: 19–26

(1958) *Psychotherapy by reciprocal inhibition.* Stanford (CA), Stanford University Press

(1964) The conditioning therapies: The challenge in psychotherapy. New York, Holt, Rinehart and Winston

(1969) *The practice of behavior therapy.* New York, Pergamon [dt.: (1972) Praxis der Verhaltenstherapie. Bern, Huber]

(1976) Theme and variations: A behavior therapy casebook. New York, Pergamon Press

(1986) Individualization: The categorical imperative of behavior therapy practice. Journal of Behavior Therapy & Experimental Psychiatry 17: 145–153

Wolpe J, Abrams J (1991) Post-traumatic stress disorder overcome by eye-movement desensitization: A case report. Journal of Behavior Therapy & Experimental Psychiatry 22: 39–43

Wolpe J, Lazarus AA (1966) Behavior therapy technique. New York, Pergamon

Wolpe J, Plaud JJ (1997) Pavlov's contributions to behavior therapy: The obvious and not so obvious. American Psychologist 52: 966–972

Wolpe J, Reyna LJ (1976) Behavior therapy in psychiatric practice: The use of behavioral procedures by psychiatrists. New York, Pergamon Press

Wolpe J, Wolpe D (1981) Our useless fears. Boston, Houghton Mifflin [dt.: (1984) Unsere sinnlosen Ängste: Wege zu ihrer Überwindung. Düsseldorf, Econ]

Wolpe J, Wolpe D (1988) Life without fear. Oakland (CA), New Harbinger Publications

Literatur zu Biografie und Werk

Poppen R (1995) Joseph Wolpe. London, Sage

Irmgard Oberhummer

Wurmser, Leon

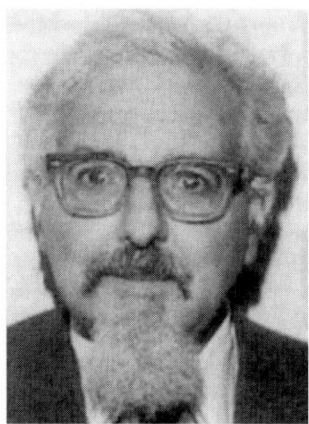

* 31.1.1931 in Zürich.

Psychoanalytiker mit besonderen Verdiensten um die Behandlung schwerer psychischer Krankheiten mittels Analyse der Affekte und des Über-Ich.

Stationen seines Lebens und wichtige theoretische Beiträge und Orientierungen

Er absolvierte eine Ausbildung zum Psychiater (Schweiz) und zum Psychoanalytiker (USA). Lawrence S. Kubie, Jenny Waelder-Hall, Paul Grey und Joseph → Lichtenberg waren seine wesentlichen Mentoren. Zunächst Professor für Psychiatrie an der Universität von Maryland; dort auch Direktor des Alkohol- und Drogenmissbrauchsprogramms und Direktor des Zentrums für Psychosoziale Studien; gleichzeitig klinischer Assistenzprofessor (Psychologie, Johns Hopkins-Universität); derzeit Professor für Psychiatrie und Psychoanalyse (Universität von West Virginia). Lehranalytiker und Kontrollanalytiker der Freudian Society (New York) sowie in freier Praxis (Baltimore County) tätig. Ehrungen: Preis der American Mental Health Foundation, Lewis B. Hill-Award des Instituts für Psychoanalyse in Baltimore; Preis der Margrit-Egner-Stiftung für Leistungen in anthropologischer Psychiatrie und Psychologie. Während seiner klinischen Ausbildung in den 1950er Jahren war Wurmser beeindruckt von der Pionierarbeit Gaetano → Benedettis, der psychotherapeutisch mit hospitalisierten Patienten mit den Diagnosen Schizophrenie oder Borderline-Störung arbeitete. Beobachtungen an diesen Patienten lenkten seine Aufmerksamkeit auf die Bedeutung von Scham und Schamkonflikten für die Psychodynamik dieser Klientel. Dieser Eindruck wurde durch spätere Arbeit (1962–65) am Sheppard Pratt Hospital verstärkt. Seine diesbezüglichen Erkenntnisse publizierte er 1981 („The mask of shame"). Er untersuchte darin sowohl den Einfluss des inneren Konflikts auf die Entwicklung dieses Affekts, wie auch jene Konflikte, die aus der Ausgestaltung des Schamaffekts erwuchsen. Er erkannte dem Schamaffekt sowohl negative Funktionen zu wie auch eine Schutzfunktion für Wertvorstellungen und Idealbildungen. In dieser Periode beschäftigte er sich theoretisch und praktisch intensiv mit dem Phänomen der Sucht. Er behandelte drogenabhängige Personen sowohl in Behandlungsprogrammen (speziell: Substitutionsprogrammen) als auch individuell mit psychoanalytisch orientierter Psychotherapie. Einzelne geeignete Fälle wurden von ihm auch mittels klassischer Psychoanalyse behandelt. Das Buch „The hidden dimension", das aus dieser Arbeit entstand, zählt zu den klassischen Texten psychoanalytischer Suchttheorie. Wurmser trug entscheidend dazu bei, dass süchtige Drogeneinnahme als komplexe Kompromissbildung gilt, der, soweit sie imstande ist, überwältigende Affekte zu blockieren, selbsttherapeutische Funktion zukommt. Auch in der Sucht erkannte Wurmser Scham und Schuld als dynamisch wirksam. Die Bücher Wurmsers sind dadurch charakterisiert, dass er die Darstellung umfassender Erfahrungen aus Analysen mit illustrativen Beispielen aus Literatur und Philosophie verbindet. In einer späteren Phase wandte sich Wurmser, selbst jüdischem Schicksal verpflichtet, vermehrt dem Thema des Judentums zu. Sein Interesse gilt dabei den Zusammenhängen zwischen Judentum und Psychoanalyse und der Interpretation und Aufarbeitung der Traumata der jüdischen Schicksalsgemeinschaft. Wurmser hat sich vorrangig mit den psychologischen Problembereichen Affekte und Über-Ich auseinandergesetzt. Hinsichtlich der Affekte befasste er sich zentral mit Scham und Schuld. Er verfolgte die Bedeutung dieser Affekte in gleicher Weise für das

Individuum wie für die Kultur, als Schutz ebenso wie als Motor psychotischen Zusammenbruchs. Von besonderer Bedeutung wurde für diesen Erkenntnisprozess die Auseinandersetzung mit Suchtphänomenen, schweren Neurosen und Perversionen. Er erkannte die Bedeutung von Schuld und Scham, den Spannungen (Dilemmas), die zwischen diesen beiden Affekten entstehen und von verwandten Gewissenskonflikten (z. B. Loyalitätskonflikte). In seiner Auseinandersetzung mit Suchtphänomenen erkannte er frühzeitig, dass Drogengebrauch als Abwehr gegenüber den Ansprüchen des Über-Ich funktioniert und sprach in diesem Kontext von einer „Flucht vor dem Gewissen". Diesen Titel behielt er bei, als er später die Analyse von Über-Ich und Abwehr im Kontext schwerer Neurosen darstellte. In seinem späteren Werk über den Masochismus ordnete er dann der Perversion eine entsprechende Abwehrfunktion zu. Er interpretiert die geläufige sexualisierte masochistische Einstellung (den erogenen Masochismus Freudscher Prägung) als Art großartiger Abwehrstruktur gegenüber Problemen des Über-Ich und eine weitere Form des Masochismus, die sich in einer bestimmten Beziehungsstruktur als Suche nach dominanten quälenden Partnern manifestiert, als das Ergebnis einer Re-Externalisierung eines inneren Konflikts und in besonderer Weise eines quälenden Anspruchs des Über-Ichs. Aus seinen Erfahrungen aus der analytische Arbeit mit schweren Neurosen, Süchten und Perversionen leitete er ab, dass weder die theoretischen Ausführungen → Kohuts und → Kernbergs, noch die Ratschläge, die diese beiden Autoren für die Praxis ableiten, den Ansprüchen der Behandlung schwer gestörter Patienten entsprechen. Insbesondere die Erkenntnisse aus sorgfältiger Über-Ich-Analyse und das Studium der Bedeutung des Über-Ich für Übertragung und Gegenübertragung bilden für Wurmser die Grundlage die geläufigen Konzepte des Narzissmus in der Theorie des Selbst und der Borderline-Pathologie neu zu überdenken. Die Bedeutung Wurmsers für die therapeutische Anwendung der Psychoanalyse besteht darin, dass er eine zusammenhängende Lehre über Theorie und Technik der Analyse von Über-Ich-Übertragung und Über-Ich-Gegenübertragung entwickelt hat. Er geht davon aus, dass auch für schwere Fälle, die im allgemeinen als der Psychoanalyse nicht zugänglich gelten, die klassische hochfrequente und langdauernde Analyse als therapeutische Methode der Wahl gelten muss (allerdings technisch modifiziert). Die Analyse solcher Fälle muss einem langwierigen gemeinsamen Erkenntnisprozess des Analytikers und seines Patienten entsprechen, der Behandlungsstil ist dabei relativ aktiv, eventuell „belehrend", jedoch nicht, wie Wurmser betont, in moralisch autoritärer Weise, sondern derart, dass der Analytiker als „Lehrer des selbst-beobachtenden Anteils der Persönlichkeit" als Hilfe für die Ich-Funktion der Selbstprüfung fungiert und stets den Prinzipien der Spontaneität und Zurückhaltung verpflichtet bleibt.

Wesentliche Publikationen

(1978) The hidden dimension. New York, Aronson
(1981) The mask of shame. Baltimore, Johns Hopkins University Press [dt.: (1990) Die Maske der Scham: Die Psychoanalyse von Schamaffekten und Schamkonflikten. Berlin, Springer]
(1987) Flucht vor dem Gewissen: Analyse von Über-Ich und Abwehr bei schweren Neurosen. Berlin, Springer
(1989) Die zerbrochene Wirklichkeit: Psychoanalyse als Studium von Konflikt und Komplementarität. Berlin, Springer
(1993) Das Rätsel des Masochismus: Psychoanalytische Untersuchung von Über-Ich-Konflikten und Masochismus. Berlin, Springer

Alfred Springer

- Y -

Yablonsky, Lewis

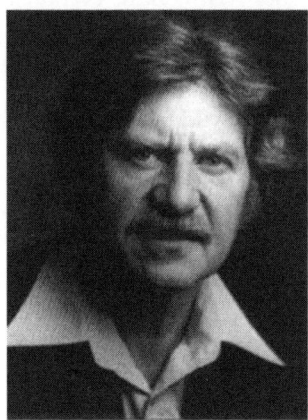

* 23.11.1924 in Newark, New Jersey.

Wegbereiter der psychotherapeutischen Arbeit im klinischen Feld; konnte dabei die Wirkfaktoren der psychodramatischen Arbeit mit Randgruppen darlegen.

Stationen seines Lebens und wichtige theoretische Beiträge und Orientierungen

Er war schon früh an dem Studium von Gangs in seiner Nachbarschaft interessiert – er wuchs im Ghetto von Newark, New Jersey, auf und hatte es als Weißer in seiner von schwarzen Gangs dominierten Schule schwer, sich durchzusetzen. Diese frühen Eindrücke begleiteten ihn in seiner Forschung zu kriminalsoziologischen Aspekten innerhalb der amerikanischen Gesellschaft, und er erarbeitete Konzepte zur Behandlungsmöglichkeit von fehlgeleiteten Verhaltensmustern. Schon in der Navy (1943–46) arbeitete er an der Theorie, dass das Selbstwertgefühl in Gruppen gestärkt werden kann. Später vertiefte sich dieser Grundgedanke dank der psychodramatischen Theorie: Er war schon 1949 Mitglied der American Society of Group Psychotherapy and Psychodrama und war später dort Leiter von gruppentherapeutischen Projekten (Präsident: 1958). 1949/50 Forschungstätigkeit über jugendliche Straftäter (Graduate Department of Sociology); 1951–53 Arbeit mit Delikt- und Angehörigengruppen (New York City's Rikers Island Prison) und Drogenbehandlung im Riverside Hospital; aufgrund seiner erfolgreichen praxisorientierten Arbeit in diesen Problemfeldern wurde er 1958 Berater von Nelson Rockefeller (Kandidat und späterer Gouverneur des Staates New York) zur Entwicklung von Lösungsmöglichkeiten für die steigende Kriminalitätsrate; ab 1965 Präsident des kalifornischen Psychodrama-Instituts (Los Angeles), Ausbildungsinstitut für Psychodramatiker und Gruppentherapeuten; Entwicklung von Behandlungs- und Trainingsprogrammen mittels Psychodrama für verschiedene Arten von Randgruppen; 1965–82 Supervisor und Trainer von Psychodrama-Leitern im klinischen Bereich (California State Hospital, Metropolitan State Hospital, etc.); 1983–94 leitete er Psychodramagruppen in der Psychiatrie (Westwood Psychiatric Hospital) und entwickelte Trainerprogramme für therapeutische Gemeinschaften, als deren Wegbereiter er gilt. Seit 1985 an Trainingsinstituten in Europa (therapeutische Gemeinschaften in Rom, Turin, Berlin und Athen) und Japan, wobei er u. a. seine Lehrtätigkeit im Justizministerium in Tokio umsetzen konnte. In den therapeutischen Gemeinschaften in Turin arbeitete er als einer der ersten mit HIV-positiven Patienten. 1992 wurde er für seine zahlreichen psychodramatischen Tätigkeiten und Impulse mit der Auszeichnung des Dr. J.L. Moreno Award in der American Society of Group Psychotherapy and Psychodrama geehrt. 1994–96 war er als Professor für Soziologie und Kriminologie in der Universität Texas ACM University-Commerce tätig.

Wesentliche Publikationen

(1962) The violent gang. New York, Macmillan

(1965) The tunnel back: Synanon. New York, Macmillan [dt.: (1975) Synanon: Selbsthilfe der Süchtigen und Kriminellen. Stuttgart, Klett]

(1968) The hippie trip. New York, Pegasus

(1972) Robopaths: People as machines. Indianapolis, Bobbs-Merrill

(1976) Psychodrama: Resolving emotional problems through role-playing. New York, Basic Books [dt.: (1992) Psychodrama: Die Lösung emotionaler Probleme durch Rollenspiel. Frankfurt/M., Fischer]

(1982) Fathers and sons. New York, Simon and Schuster [dt.: (1991) Du bist ich: Die unendliche Vater-Sohn-Beziehung. Köln, Edition Humanistische Psychologie]

(1989) The therapeutic community: A successful approach for treating substance abusers. New York, Gardner Press [dt.: (1990) Die Therapeutische Gemeinschaft. Ein erfolgreicher Weg aus der Drogenabhängigkeit. Weinheim, Beltz]

(1997) Gangsters: 50 years of madness, drugs and death on the street of America. New York, New York University Press

(2000) Juvenile delinquency: Into the 21st century. Belmont (CA), Wadsworth

Haskell MR, Yablonski L (1970) Crime and delinquency. Chicago, Rand McNally

Haskell MR, Yablonski L (1974) Criminology: Crime and criminality. Chicago, Rand McNally

Haskell MR, Yablonski L (1974) Juvenile delinquency. Chicago, Rand McNally

Christian Jorda

Yalom, Irvin D.

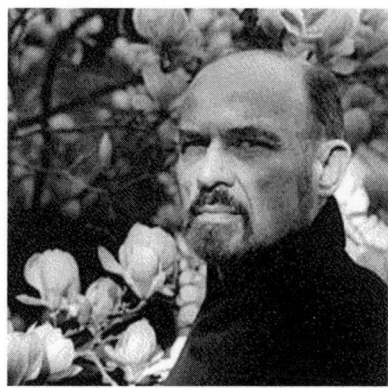

*13.6.1931 in Washington, DC.

Bekannt sowohl durch seine Arbeiten zur Gruppenpsychotherapie und existenziellen Psychotherapie als auch durch seine Kurzgeschichten und Romane, die den Ablauf der Psychotherapie in einer unterhaltsamen und akkuraten Weise darstellen. Er verbindet wissenschaftliche Bemühungen mit einer rigorosen Erforschung der inneren Welt von Psychotherapeuten und Patienten, indem er Objektivität und Subjektivität vermengt.

Stationen seines Lebens und wichtige theoretische Beiträge und Orientierungen

Seine Eltern waren Einwanderer aus Russland (aus einem kleinen Dorf namens Celtz nahe der polnischen Grenze), die kurz nach dem Ersten Weltkrieg in die USA kamen. Er wuchs in einer kleinen Wohnung über dem Lebensmittelgeschäft seiner Eltern auf. Seine Kindheit verbrachte er inmitten einer ärmlichen Nachbarschaft, wo das Leben auf der Straße oft gefährlich war. Er suchte Zuflucht im Lesen und machte sich zweimal die Woche mit dem Fahrrad auf den Weg zur öffentlichen Bibliothek, um seinen Lesevorrat aufzustocken. 1952 erhielt er seinen Abschluss als Bakkalaureus der Philosophischen Fakultät der George Washington University in Washington (DC) und 1956 den Doktor der Medizin an der Boston University School of Medicine. Er absolvierte seinen Turnus am Mount Sinai Hospital in New York und seine psychiatrische Assistenzzeit, die er

1960 beendete, an der Phipps Clinic, Johns Hopkins Hospital. Er diente von 1960–62 in der US-Army als Hauptmann im US-Army Tripler General Hospital in Honolulu, Hawaii. Danach begann er seine lebenslang andauernde Karriere an der Stanford University School of Medicine, wo er von der Position eines Lehrers aufstieg, bis er das Amt eines ordentlichen Professors bekleidete. Yaloms erste Veröffentlichungen waren wissenschaftliche Beiträge in Fachzeitschriften wie „Archives of General Psychiatry". Sein erstes Buch, „The theory and practice of group psychotherapy" (1970), ist ein Klassiker auf diesem Gebiet, ein Paradebeispiel einer Kombination wissenschaftlicher Forschung über Gruppen, gepaart mit klinischem Wissen und einer klaren Ausdrucksweise. Viele Studenten sind der Meinung, dass sich dieses fundiert recherchierte und versiert verfasste Werk wie ein Roman liest. Der Leser fühlt sich in eine persönliche Beziehung mit dem Autor versetzt, der Wissen über Gruppen vermittelt und sich durchgehend um Patienten und Psychotherapeuten sorgt. Das Buch hat breite Verwendung als Textunterlage für die Ausbildung von Psychotherapeuten gefunden (mit einer Auflage von über 700.000 Exemplaren). Es wurde in zwölf Sprachen übersetzt und befindet sich bereits in vierter Auflage. Eine Umfrage unter Psychiatern, veröffentlicht im „American Journal of Psychiatry", bezeichnete es als eines der zehn einflussreichsten Bücher der amerikanischen Psychiatrie. Weitere Texte folgten (bis dato fünfzehn Bücher), „Existential psychotherapy" (1980) kam als nächstes. Obwohl in dem Buch ein sehr komplexes Thema behandelt wird, ist es erstaunlich klar geschrieben, und Yaloms breite und tiefe Belesenheit auf dem Gebiet der Phänomenologie macht das Buch aus philosophischer und klinischer Sicht sehr ansprechend. Andere wichtige Werke waren „Inpatient group psychotherapy" (1983), ein Leitfaden für das Arbeiten mit Gruppen in stationären psychiatrischen Abteilungen, und „Encounter groups: First facts" (1973), eine Forschungsmonografie. Im späteren Verlauf seiner Karriere kehrte Yalom zu den Vorlieben seiner Kindheit, den Geschichten, zurück, und beschloss, die Aspekte der existenziellen Psychotherapie in Romanform zu vermitteln. Er

schrieb zwei überaus erfolgreiche Werke mit Therapiegeschichten: „Love's executioner" (1989), eine Sammlung von Kurzgeschichten, die psychotherapeutische Interaktionen beschreibt und eine bemerkenswerte Einsicht in das Denken von Psychotherapeuten gibt. Kürzlich erschienen ist „Momma and the meaning of life" (1999), eine Sammlung von wahren und fiktiven Geschichten aus dem Therapiebereich. Yalom hat aber auch Werke in voller Romanlänge geschrieben und zwei Lehrromane herausgegeben. Der erste, „When Nietzsche wept" (1991), ist ein einfallsreicher Bericht darüber, was passiert wäre, wenn Josef → Breuer, → Freuds Kollege, Nietzsche behandelt hätte. Für dieses Werk erhielt er 1992 die Commonwealth Goldmedaille für die Kategorie „Bester Roman" und war in vielen Ländern auf der Bestsellerliste (in Israel für mehr als vier Jahre); nun wird dieses Werk verfilmt. „Lying on the couch" (1996) ist eine geistreiche Analyse von Täuschung in der Psychotherapie. Seine beträchtlichen Fähigkeiten als Pokerspieler prägen größere Abschnitte des Buches. Die Anthologie „The Yalom reader" erschien 1997. Zusätzlich zu den wichtigsten Exzerpten aus seinen übrigen Büchern enthält sie zahlreiche neue persönliche Aufsätze, die eine Einführung für Fachleute im Bereich seelischer Gesundheit zu „Love's executioner", „When Nietzsche wept" und „Lying on the couch" bilden. Ein Buch mit Ratschlägen für Psychotherapeuten („The gift of therapy") ist 2001 erschienen. Zur Zeit arbeitet Yalom an einem Roman über Schopenhauer. Unter den vielen Auszeichnungen, die Yalom erhalten hat, sind der Oscar Pfister Award für Beiträge zu Religion und Psychiatrie (2001) und der Foundation's Fund Award for Research in Psychiatry (1976), verliehen von der American Psychiatric Association. Er ist auch der Träger des prestigeträchtigen Edward Strecker Award für herausragende Beiträge im Bereich der psychiatrischen Betreuung und Behandlung in den USA, überreicht vom Institute of the Pennsylvania Hospital im Jahre 1974. Darüber hinaus wurde er zum Göttinger Literatur-Festival im Jahre 2001 eingeladen. Seine Frau Marilyn erhielt ihren Doktortitel auf dem Gebiet der vergleichenden Literatur (Französisch und Deutsch) von der Johns Hopkins University und absolvierte eine äußerst erfolgreiche Karriere als Universitätsprofessorin und Schriftstellerin. Seine vier Kinder leben alle in der San Francisco Bay Area und sind in verschiedenen Berufsfeldern tätig – Medizin, Fotografie, kreatives Schreiben, Theaterregie und klinische Psychologie.

Wesentliche Publikationen

(1970, 1999) Theorie und Praxis der Gruppenpsychotherapie: Ein Lehrbuch, 5. Aufl. Stuttgart, Klett-Cotta

(1974, 2001) Jeden Tag ein bisschen näher: Eine ungewöhnliche Geschichte. München, Goldmann

(1980, 1989) Existentielle Psychotherapie. Köln, Edition Humanistische Psychologie

(1983) Inpatient group psychotherapy. New York, Basic Books

(1989, 1993) Die Liebe und ihr Henker und andere Geschichten aus der Psychotherapie. München, Goldmann

(1991, 1996) Und Nietzsche weinte. München, Goldmann

(1996, 1998) Die rote Couch. München, Goldmann

(1998) The Yalom reader. New York, Basic Books

(1999, 2000) Die Reise mit Paula. München, Goldmann

(2001, 2002) Der Panama-Hut oder Was einen guten Therapeuten ausmacht. München, Goldmann

Lieberman MA, Yalom ID, Miles MB (1973) Encounter groups: First facts. New York, Basic Books

Yalom ID, Vinogradov S (1989) Concise guide to group psychotherapy. Washington (DC), American Psychiatric Press

David Spiegel
(Übers. aus dem amerik.
Orig. vom Autor durchgesehen)

- Z -

Zeig, Jeff

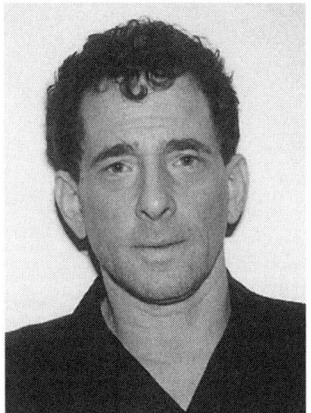

* 6.11.1947 in New York.

Bedeutender Vertreter der Erickson'schen Hypnotherapie, Weiterentwicklung des von Milton → Erickson entworfenen Utilisationskonzepts, Gründer der Milton Erickson Foundation.

Stationen seines Lebens

Kindheit in New York, 1969 Bachelor of Science an der Michigan State University, East Lansing. Studium der Klinischen Psychologie, 1973 Master of Sience an der San Francisco State University; Studium der Transaktionsanalyse mit Bob und Mary → Goulding in Kalifornien, bzw. der Familientherapie mit → Minuchin, → Whitaker und → Satir. 1973 Arbeit als Eheberater. Im Dezember 1973 erster persönlicher Kontakt mit Milton H. Erickson in Phoenix, Arizona. Diese Begegnung, die Arbeit Ericksons und die fachlichen Diskussionen beeindruckten ihn nachhaltig. In den folgenden sechs Jahren studierte Jeff Zeig intensiv die Arbeiten Milton Ericksons; 1977 Ph.D. an der Georgia State University in Atlanta; erstmalige schriftli-

che Auseinandersetzung mit Hypnose in seiner Dissertation „Tympanic temperature, hypnosis and laterality", anschließend Tätigkeit am Veterans Hospital in Martinez, Kalifornien; 1978 Übersiedlung nach Phoenix und Eröffnung einer eigenen Praxis als Psychologe mit zunehmendem Schwerpunkt in Erickson'scher Hypnotherapie; 1979 Gründung der Phoenix Society of Hypnosis und der Milton Erickson Foundation; 1980 erste Veröffentlichung: „A teaching seminar with Milton H. Erickson" (in acht Sprachen übersetzt), in der er eines der berühmten Lehrseminare von M.H. Erickson transkribierte und kommentierte, insbesondere die „Mehrebenenkommunikation" und den Gebrauch von Metaphern; Heirat mit Sherron Peters, von der er 1987 geschieden wurde. Im selben Jahr erhält er den Milton H. Erickson Award for Outstanding Contributions to the Field of Hypnosis von der Netherland Society of Clinical Hypnosis. In den folgenden Büchern wie „Experiencing Erickson" analysierte er die Arbeit M.H. Ericksons und strukturierte wesentliche Elemente der Hypnotherapie. Seit 1980 Organisator der International Congresses on Ericksonian Approaches to Hypnosis and Psychotherapy und seit 1985 der Konferenzen Evolution of Psychotherapy. Diese waren erstmals Tagungen zur Begegnung und Vernetzung namhafter Psychotherapeuten. Zunehmendes Interesse an Kurzzeittherapie („Brief therapy: Myths, methods and metaphors", 1990) und der Effizienzsteigerung psychotherapeutischer Arbeit; seit 1993 Organisator der „Brief therapy conferences"; weltweit rege Lehrtätigkeit (Vorträge, Workshops).

Wichtige theoretische Schwerpunkte und Verdienste

Zeigs Verdienst besteht vor allem in der Erklärung, Systematisierung und Strukturierung der

Hypnotherapie Ericksons. Mit der Gründung der Erickson Foundation, seinen zahlreichen Veröffentlichungen und der internationalen Lehrtätigkeit hat er maßgeblich zur Entwicklung und Verbreitung der Hypnotherapie nach M.H. Erickson beigetragen. Zudem hat er die Utilisationsmethode weiterentwickelt: Schwerpunkt dieses Ansatzes ist es, die individuellen Eigenschaften des Klienten oder auch seines Problems zu utilisieren (nutzen), um daraus Lösungen zu konstruieren: „Was immer ein Klient anbietet, wird für die Lösung genutzt." Ein weiteres zentrales Element der Arbeit Zeigs ist die individuelle Entwicklung des Psychotherapeuten, seiner Wahrnehmungsfähigkeit und seiner Effizienz in seinem Arbeitsbereich, als „development of the therapist" oder auch „psychoaerobics" bezeichnet. Dies kann als eine Weiterführung des Ansatzes M.H. Ericksons gesehen werden, indem die Entwicklung der Ressourcen des Psychotherapeuten im Vordergrund stehen.

Wesentliche Publikationen

(1985) Erfahrungen mit Milton H. Erickson: Eigentherapie, Supervision und Fallgeschichten. In: Peter B (Hg), Hypnose und Hypnotherapie nach Milton H. Erickson (S 112–127). München, Pfeiffer
(1985) Experiencing Erickson. New York, Brunner/Mazel [dt.: (2002) Einzelunterricht bei Erickson: Hypnotherapeutische Lektionen bei Milton H. Erickson. Heidelberg, Carl-Auer-Systeme]
(Ed) (1980) A teaching seminar with Milton H. Erickson. New York, Brunner/Mazel [dt.: (1985) Meine Stimme begleitet Sie überallhin: Ein Lehrseminar mit Milton H. Erickson (hg. u. kommentiert von J.K. Zeig). Stuttgart, Klett-Cotta]
(Ed) (1982) Ericksonian approaches to hypnosis and psychotherapy. New York, Brunner/Mazel
(Ed) (1987) The evolution of psychotherapy. New York, Brunner/Mazel [dt.: (1991) Psychotherapie: Entwicklungslinien und Geschichte. Tübingen, DGVT]
(Ed) (1994) Ericksonian methods: The essence of the story. New York, Brunner/Mazel
(Ed) (2002) Brief therapy, lasting impressions. Phoenix, Milton H. Erickson Foundation
(Ed) (2003) The evolution of psychotherapy: A meeting of the minds. Phoenix, Milton H. Erickson Foundation
Zeig JK, Geary B (Eds) (2000) The letters of Milton H. Erickson. Phoenix, Zeig, Tucker & Theisen
Zeig JK, Geary B (Eds) (2001) The handbook of Ericksonian psychotherapy. Phoenix, Milton H. Erickson Foundation

Zeig JK, Gilligan S (Eds) (1990) Brief therapy: myths, methods and metaphors. New York, Brunner/Mazel
Zeig JK, Lankton S (Eds) (1988) Developing Ericksonian therapy: state of the art. New York, Brunner/Mazel
Zeig JK, Munion WM (Eds) (1990) What is psychotherapy? Contemporary perspectives. San Francisco, Jossey-Bass
Zeig JK, Munion WM (1999) Milton H. Erickson. London, Sage

Charlotte Wirl

Zulliger, Hans

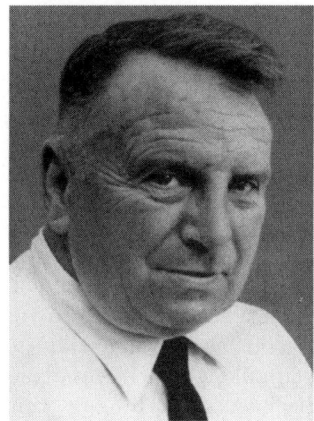

* 21.2.1893 in Mett bei Biel; † 18.10.1965 in Ittingen bei Bern.

Pionier der psychoanalytischen Kinderpsychotherapie.

Stationen seines Lebens und wichtige theoretische Beiträge und Orientierungen

1908: Beginn der Ausbildung zum Primarlehrer im Anschluss an den Besuch des Progymnasiums in Biel (Schweiz); Ernst Schneider, der Leiter des Ausbildungsseminars und spätere Mitbegründer der „Zeitschrift für psychoanalytische Pädagogik", weckt Zulligers Interesse für Psychoanalyse; 1912: Beginn der Tätigkeit als Volksschullehrer in Ittingen (bis 1959); in der Folge erhält Zulliger von Oskar → Pfister entscheidende Anstöße und Anregungen zur intensiven Befassung mit Psychoanalyse; 1921: Veröffentlichung des Buchs „Psychoanalytische Erfahrungen aus der Volksschulpraxis" und Aufnahme in die Schweizerische Gesellschaft für Psychoanalyse; es folgen Publikationen zur Psychoanalytischen Pädagogik, psychoanalytischen Entwicklungspsychologie und Erziehungshilfe, die sich bereits durch eine anschauliche Bezugnahme auf Fallberichte auszeichnen; seine Veröffentlichungen über die psychoanalytische Arbeit mit Kindern und Jugendlichen, die krankheitswertige Symptome aufweisen, zählen zu den Pionierarbeiten der Kinder- und Jugendlichenpsychotherapie; nach 1950: Zulliger präzisiert in mehreren Veröffentlichungen seine Methode der deutungsfreien Kinderpsychotherapie, insbesondere in seinen Publikationen „Heilende Kräfte im kindlichen Spiel" (1952), „Bausteine der Kinderpsychotherapie" (1957a), „Psychoanalyse und Pädagogik" (1957b) und „Die deutungsfreie psychoanalytische Kinderpsychotherapie" (1969, posthum); diese Methode grenzt Zulliger insbesondere von der kinderpsychoanalytischen Technik Melanie → Kleins ab; ein zweiter Schwerpunkt seiner späten Studien ist der fortgesetzten Auseinandersetzung mit verschiedenen Fragen der kindlichen Entwicklung, der Erziehung sowie der Elternberatung und Elternarbeit gewidmet; einen dritter Schwerpunkt gilt der Ausarbeitung und dem diagnostischen Einsatz von Formdeutungsverfahren im Anschluss an Rorschach; ab 1952: akademische Ehrungen durch die Verleihung des Ehrendiploms der historisch-philosophischen Fakultät der Universität Bern (1952) und die Verleihung des Ehrendoktorats der medizinischen Fakultät der Universität Heidelberg (1958).

Wesentliche Publikationen

(1921) Psychoanalytische Erfahrungen aus der Volksschulpraxis. Bern, Bircher

(1952) Heilende Kräfte im kindlichen Spiel. Stuttgart, Klett

(1953) Umgang mit dem kindlichen Gewissen. Stuttgart, Klett

(1956) Helfen statt strafen auch bei jugendlichen Dieben. Stuttgart, Klett

(1957a) Bausteine der Kinderpsychotherapie. Bern, Huber

(1957b, 1971) Psychoanalyse und Pädagogik. In: Cremerius J (Hg), Psychoanalyse und Erziehungspraxis (S 112–123). Frankfurt/M., Fischer

(1960) Gespräche über Erziehung. Bern, Huber

(1962) Der Zulliger-Tafeln-Z-Test. Bern, Huber

(1963) Schwierige Kinder. Bern, Huber

(1969) Die deutungsfreie psychoanalytische Kinderpsychotherapie. In: Biermann G (Hg), Handbuch der Kinderpsychotherapie, Bd. I (S 192–198). München, Reinhardt

Literatur zu Biografie und Werk

Bittner G (1995) Hans Zulliger. In: Fatke R, Scarbath H (Hg), Pioniere psychoanalytischer Pädagogik (S 53–66). Frankfurt/M., Peter Lang

Datler W (1995, 2005) Deutungsfreies Handeln und psychische Strukturveränderung: Über Zulligers Methode des deutungsfreien Arbeitens als Anstoß zur Veränderung von innerpsychischen Repräsentanzen und Apperzeptionstendenzen. In: Bilden und Heilen: Auf dem Weg zu einer pädagogischen Theorie psychoanalytischer Praxis (S 173–184). Empirie Verlag, Wien

Kasser W (Hg) (1963) Hans Zulliger: Eine Biographie und Würdigungen seines Wirkens. Bern-Stuttgart, Huber

Müller PW (1993) Hans Zulliger. In: Kinderseele zwischen Analyse und Erziehung: Die Auseinandersetzung der Psychoanalyse mit der Pädagogik (S 52–59). Zürich, Pro Juventute

Rehm W (1971) Hans Zulliger. In: Die psychoanalytische Erziehungslehre: Anfänge und Entwicklung (S 139–146). München, Piper

Schneeberger F (1969) Zulliger, Hans. In: Heese G, Wegener H (Hg), Enzyklopädisches Handbuch der Sonderpädagogik und ihrer Grenzgebiete, Bd. 3 (S 3855–3856). Berlin, Carl Marhold

Steger-Hain Z (1992) Die Kinderpsychotherapie Hans Zulligers. In: Biermann G (Hg), Handbuch der Kinderpsychotherapie, Bd. V (S 624–635). München, Reinhardt

Wilfried Datler

Zuretti, Mónica

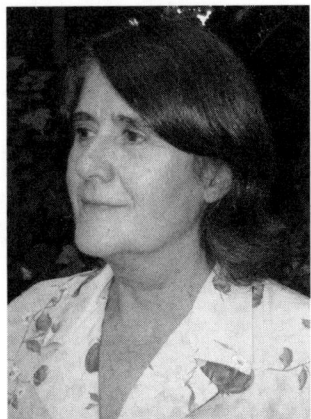

* 11.10.1941 in Buenos Aires.

Hauptvertreterin eines radikal ganzheitlichen, psychodramatischen Ansatzes.

Stationen ihres Lebens

Wächst gemeinsam mit ihrer Schwester in einer intellektuellen, katholischen, mittelständischen Familie auf. Der Vater ist Zivilingenieur, die Mutter Englischübersetzerin an der Universität von Buenos Aires. Aus der väterlichen Familie, die italienischen Ursprungs ist, erbt sie die künstlerische Ader. Berühmte Bildhauer, Maler, Völkerkundler und Fotografen gehören zu ihren Vorfahren. Gepaart mit der politischen und naturwissenschaftlichen Tradition der mütterlichen Linie ist es ihr in der toleranten, weltoffenen und fördernden Atmosphäre der Familie möglich, eine für argentinische Frauen außergewöhnliche, weil medizinische Laufbahn einzuschlagen. Die Kinder werden dazu ermutigt, sich kreativ auszudrücken. Sie besucht zuerst die von geistlichen Schwestern geführte Mallinckrot-Schule und beginnt anschließend ihr Medizinstudium an der Universität von Buenos Aires, das sie 1964 abschließt. Während ihrer Arbeit in einem Kinderkrankenhaus lernt sie Psychodrama erstmals als wirksame Methode in der Arbeit mit Gruppen kennen. Zerka → Moreno bietet ihr ein Stipendium für die Fortsetzung ihrer Psychodrama-Ausbildung in Beacon (New York) an, die sie 1970 als Psychodramaleiterin abschließt. 1963–75 kommen ihre

vier Kinder zur Welt. Wesentliche berufliche Schritte folgen. Sie wird Direktorin des Psychodrama-Instituts Centro de Psicodrama y Sociodrama Zerka T. Moreno, Beraterin in der Cooperativa de Solidarietà Social II Germoglio in Iseo (Brescia, Italien) seit 1988. Seit 1989 hält sie Seminare über Psychodrama an der Universität in Bilbao (Spanien). Sie wird Vizepräsidentin der Internationalen Gesellschaft für Gruppentherapie (IAGP) und hat 1992–95 weitere Funktionen innerhalb des Präsidiums inne. Zuretti wird aufgrund ihrer speziellen Arbeitsweise in zahlreiche Länder zur Leitung von Symposien, Workshops und Kursen eingeladen. Sie ist Mitherausgeberin der Schriftensammlung „Colección encuentro". 1995 wirkt sie als Vorsitzende des wissenschaftlichen Komitees bei der Organisation des 12. Internationalen Kongresses des IAGP in Buenos Aires entscheidend mit.

Wichtige theoretische Beiträge und Orientierungen

Zurettis Schwerpunkte sind die Beziehungen von Menschen untereinander (Soziometrie) und deren Bezug zum Gesamten, was sowohl in ihrer praktischen Arbeitsweise als auch in ihrem theoretischen Wirken zum Ausdruck kommt. Die naturwissenschaftlichen Erkenntnisse verbindet sie in kreativer Weise mit J.L. → Morenos Beziehungslehre zu einer neuen Theorie. In dem Beziehungsmodell, das sie unter dem Titel „La armonía química de los grupos" 1998 beim VII. Congreso Internacional de Psiquiatria de Enlace, Psicología Médica y Psicoterapia in Buenos Aires präsentiert, stellt sie einen Zusammenhang zwischen pythagoreischer Zahlenlehre, chemischen Elementen und soziometrischen Rollen her und zeigt deren Zusammenwirken und die Umsetzung in die praktische Arbeit. Sie bezieht sich dabei auf Arbeiten von J.L. Moreno, Stephen Hawking und Thomas Taylor.

Wesentliche Publikationen

(1985) Sociodrama. Journal of the British Psychodrama Association 2: 9–14
(1987) Sangre, odio y amor: Sociodrama en América. Buenos Aires, Docencia

Zuretti, Mónica

(1991) El color de la mezcla. Buenos Aires, Docencia

(1994) The co-unconscious. In: Holmes P, Karp M, Watson M (Eds), Psychodrama since Moreno: Innovations in theory and practice (pp 213–229). London, Routledge

(1995a) El hombre y los grupos: SocioPsicodrama. Buenos Aires, Lumen

(1995b) El color sera el del jazmin. Buenos Aires, Docencia

Zuretti M, Mennegazzo C (1995) Diccionario de psicodrama. São Paulo, Agora

Jutta Fürst

Herausgeber

Gumhalter, Paul, *1956, Dipl.-Sozialarbeiter, Psychotherapeut (Systemische Familientherapie), Weiterbildungen in Hypnotherapie nach Milton Erickson und in systemischer Supervision, Leiter der Familienberatungsstelle Bruck/Leitha des Niederösterreichischen Hilfswerks sowie Tätigkeit in freier Praxis mit Schwerpunkt Paar-, Kinder- und Jugendlichenpsychotherapie; Wien.

Nemeskeri, Nora, *1955, Dr. phil., Personenzentrierte Psychotherapeutin und Supervisorin in freier Praxis, Klinische Psychologin und Gesundheitspsychologin, Ausbildnerin der Sektion Forum in der Arbeitsgemeinschaft Personenzentrierte Psychotherapie, Gesprächsführung und Supervision (APG); Wien.

Pritz, Alfred, *1952, Hon.-Prof. Dr. phil., Psychotherapeut (Psychoanalyse, Gruppenanalyse), Klinischer und Gesundheitspsychologe; Mitbegründer des österreichischen Psychotherapiegesetzes und der Sozialgesetzgebung zur Psychotherapie auf Krankenschein in Österreich; Herausgeber zahlreicher psychotherapierelevanter Bücher; Generalsekretär des Europäischen Verbands für Psychotherapie (EAP), Präsident des Weltverbands für Psychotherapie (WCP); Wien.

Stumm, Gerhard, *1950, Dr. phil., Klinischer und Gesundheitspsychologe, Personenzentrierter Psychotherapeut in freier Praxis, Ausbildner der Arbeitsgemeinschaft Personenzentrierte Psychotherapie, Gesprächsführung und Supervision (APG); Wien.

Voracek, Martin, *1966, Dr. rer. nat., Dr. phil., Mag. rer. nat., Mag. phil., Psychologe, Institut für psychologische Grundlagenforschung, Fakultät für Psychologie, Universität Wien.

Autoren

Aknin, Nicole, *1951, lebte bis 1965 in Marokko; Studien in Toulouse (Frankreich), wo sie 1970 ihr paramedizinisches Zertifikat erhielt; Ausbildung in Analytischer Psychologie nach C.G. Jung und in Psychoanalyse und Transaktionsanalyse; verschiedene Artikel in medizinischen Zeitschriften; Forscherin jener Prozesse, die die Erhöhung des menschlichen Bewusstseins zum Ziel haben; Paris.

Amendt-Lyon, Nancy, *1950, Dr. phil., M.A., Psychotherapeutin und Supervisorin in freier Praxis, Klinische und Gesundheitspsychologin, Lehrtherapeutin für Integrative Gestalttherapie, Gruppenanalyse und Supervision im Österreichischen Arbeitskreis für Gruppendynamik und Gruppentherapie (ÖAGG), Chairperson des Extended Board of Directors der European Association for Gestalt Therapy (EAGT); Wien.

Bartosch, Erwin, *1945, Dr. theol., Psychoanalytiker, Lehranalytiker und Supervisor in freier Praxis, Gründer des Wiener Kreises für Psychoanalyse und Selbstpsychologie (1987), seitdem Leiter dieses 1995 als fachspezifische Ausbildungseinrichtung anerkannten Vereins, Gründer des Verlags Neue Psychoanalyse Wien; zahlreiche Veröffentlichungen zur Selbstpsychologie, Mitglied des International Council for Self Psychology; Wien.

Berger, Ina, *1976, Dipl.-Sozialarbeiterin an der Universitätsklinik für Psychiatrie, AKH / Medizinische Fakultät der Universität Wien.

Bergin, Allen E., *1934, Ph.D. (Stanford University), Kinischer Psychologie, unterrichtete 11 Jahre an der Columbia University in New York und 27 Jahre an der Brigham Young University in Utah; ein Dutzend Bücher und mehr als 100 Artikel, nationale und internationale Auszeichnungen für Studien zu Psychotherapieforschung, Religion und Gesundheit; American Fork, Utah.

Binter, Gerald, *1957, Dr. jur., Psychotherapeut, Supervisor und Coach in freier Praxis, Lehrtherapeut für systemische Familientherapie an der Lehranstalt für systemische Familientherapie (LASF), Wien.

Boadella, David, *1931, B.A., M.Ed., Dr. h.c., Psychotherapeut (Schweizer Psychotherapeuten-Verband und United Kingdom Council for Psychotherapy), Begründer der Biosynthese, lebt in Heiden in der Schweiz.

Bock, Rudolf, *1928, Dr. phil., Psychoanalytiker, Psychotherapeut (Analytische Psychologie), Lehranalytiker und Supervisor beider Richtungen, Gründungsmitglied der Salzburger Gesellschaft für Tiefenpsychologie – C.G. Jung-Institut, Lehrbeauftragter für Tiefenpsychologie an der Universität Salzburg, freie Praxistätigkeit in Salzburg.

Bolen, Inge, *1940, Dr. phil., Klinische und Gesundheitspsychologin, Psychotherapeutin und Supervisorin in freier Praxis in Wien und Niederösterreich, Lehrtätigkeit in Integrativer Gestalttherapie, Gruppendynamik und Supervision im Österreichischen Arbeitskreis für Gruppentherapie und Gruppendynamik (ÖAGG); Wien und Forsthartl.

Brandl-Nebehay, Andrea, *1953, Mag. rer. soc., Dipl.-Sozialarbeiterin, Soziologin, Psychotherapeutin (systemische Familientherapie), Mitarbeiterin des Instituts für Ehe- und Familientherapie Wien, Lehrtherapeutin der Österreichischen Arbeitsgemeinschaft für systemische Therapie und systemische Studien (ÖAS); Wien.

Bruder-Bezzel, Almuth, *1944, Dr. Dipl.-Psych., Psychologische Psychotherapeutin, Psychoanalytikerin (DGIP) in freier Praxis, zahlreiche Veröffentlichungen zur Geschichte und Theorie der Individualpsychologie, Dozentin und Lehranalytikerin am Alfred-Adler-Institut Berlin.

Bürgi-Meyer, Karl, *1942, Dr. phil., Studium der Klinischen Psychologie, Religionsgeschichte und Philosophie an der Universität Zürich; 1971-86 Mitarbeiter von Leopold Szondi; 1977-91 Ausbildungsleiter des Szondi-Institutes, Zürich; bis 1995 Mitarbeiter der Stiftung Szondi-Institut Zürich; zahlreiche Artikel über Werk und Leben von Leopold Szondi in der Zeitschrift Szondiana (Stiftung Szondi-Institut Zürich). Dozenturen: Universität Fribourg (1974-81), Institut für Angewandte Psychologie (IAP), Zürich (1973-94); seit 1974 psychotherapeutische Praxis in Ebikon/ Luzern (Schweiz).

Condrau, Gion, *1919, Professor, Dr. med., Dr. phil., Mitbegründer der Schweizerischen Gesellschaft für Daseinsanalyse (SGDA) und des Schweizerischen Fachverbands für daseinsanalytische Psychotherapie (SFDP) sowie der Internationalen Vereinigung für Daseinsanalyse (IVDA), deren Präsident seit 1989; Mitbegründer des Instituts für daseinsanalytische Psychotherapie und Psychosomatik in Zürich (1971; seit 1973 Medard Boss-Stiftung) und dessen Direktor 1971–2001; emeritierter Privatdozent an der Philosophisch-Historischen Fakultät Freiburg (Schweiz) und an der Medizinischen Fakultät Zürich; Dozent am Institut für Angewandte Psychologie in Zürich; ehemaliger Präsident der Schweizerischen Gesellschaft katholischer Psychotherapeuten; in eigener Praxis als Spezialarzt für Neurologie, Psychiatrie und Psychotherapie (FMH) seit 1953; Zürich.

Datler, Wilfried, *1957, Ao. Univ.-Prof., Dr. phil., Leiter der Forschungseinheit Psychoanalytische Pädagogik und der Arbeitsgruppe für Sonder- und Heilpädagogik am Institut für Bildungswissenschaft der Universität Wien, Lehranalytiker im Österreichischen Verein für Individualpsychologie (ÖVIP), stellvertretender Vorsitzender der Wiener Arbeitsgemeinschaft für Psychoanalytische Pädagogik (APP), Mitglied des Vorstands der Kommission Psychoanalytische Pädagogik der Deutschen Gesellschaft für Erziehungswissenschaft (DGfE); Wien.

deCarvalho, Roy, *1955, Dr., Associate Professor für Geschichte an der University of North Texas, im Editorial Board der Fachzeitschrift „Journal of Humanistic Psychology"; Autor von „The founders of humanistic psychology" und einer Reihe von Artikeln zur Geschichte der Psychologie; Denton, Texas.

Dornes, Martin, *1950, Dr. phil., Soziologe, Entwicklungspsychologe und Gruppenanalytiker, Privatdozent für psychoanalytische Psychologie an der Universität Kassel und Kollegiumsmitglied des Instituts für Sozialforschung in Frankfurt a. M.

Ehrmann, Wilfried, *1953, Mag. phil., Dr. phil., Psychotherapeut mit Ausbildung in Personzentrierter Psychotherapie, Atemtherapeut und Ausbildner für Integrative Atemtherapie, Mitglied des Integrity Committees der International Breathwork Foundation, Herausgeber der „ATMAN-Zeitung für Integrative Atemtherapie", Fortbildung in Körpertherapie, Systemischer Strukturaufstellung, Meditation; freie Praxis in Wien und Pressbaum (Niederösterreich).

Erich, Theresia, *1966, Mag.phil., Psychologin, dreijährige Ausbildung in Psychodrama (ÖAGG), dann psychoanalytische Ausbildung an der Section Clinique des Champ Freudien/Ecole de la Cause Freudienne, Arbeit in der Kinder- und Jugendpsychiatrie in Brüssel, seit 1996 als Psychotherapeutin im Centre de Santé Mentale in Namur/Wallonien tätig. Diplôme d'Etudes supérieures am Département de Psychanalyse/Paris VIII. Mitglied der Association de la Cause Freudienne-Belgique. Assoziiertes Mitglied der 2003 gegründeten N.L.S. (New Lacanian School), Namur.

Erlacher-Farkas, Barbara, *1936, Dr. phil., Klinische Psychologin und Gesundheitspsychologin, Psychotherapeutin (Psychodrama, Psychoanalyse, Verhaltenstherapie) in freier Praxis in Wien und Niederösterreich (Perchtoldsdorf); Lehrsupervisorin, Lehrtherapeutin der Sektion Psychodrama, Soziometrie und Rollenspiel des Österreichischen Arbeitskreises für Gruppentherapie und Gruppendynamik (ÖAGG), ab 2000 Mitglied des Schiedsgerichtes; ehem. Vorstandsmitglied und Leiterin des Referats Interkulturelle Beratung beim Berufsverband Österreichischer Psychologinnen und Psychologen (BÖP); Wien.

Ertl, Michael, *1957, Dr. med., Facharzt für Psychiatrie und Neurologie, Psychotherapeut, Supervisor, Gruppentrainer und Gruppenanalytiker im Österreichischen Arbeitskreis für Gruppentherapie und Gruppenndynamik (ÖAGG), Oberarzt einer psychiatrischen Rehabilitationsabteilung im Sozialmedizinischen Zentrum Ost (SMZ-Ost) / Donauspital, Lehrtätigkeit an mehreren psychotherapeutischen Ausbildungseinrichtungen; Wien.

Essen, Siegfried, *1940, Dipl.-Psych., Dipl.-Theol., Psychotherapeut in freier Praxis (Systemische Familientherapie, Integrative Gestalttherapie, Individualpsychologie), Lehrtherapeut für systemische Familientherapie im ÖAGG; Arbeits- und Denkschwerpunkte: Systemische Therapie, System- und Strukturaufstellungen, Familienrekonstruktionen, Spirituell-systemische Psychotherapie; St. Bartholomä (Steiermark).

Finke, Jobst, *1937, Dr. med., Facharzt für Psychotherapeutische Medizin sowie für Neurologie und Psychiatrie, Weiterbilder und Supervisor an der Klinik für Psychiatrie und Psychotherapie der Universität Essen, Klientenzentrierter Psychotherapeut, Stv. Vorsitzender der Ärztlichen Gesellschaft für Gesprächspsychotherapie (ÄGG) und Ausbildner in der Gesellschaft für wissenschaftliche Gesprächspsychotherapie (GwG); Essen.

Foerster, Hans-Dieter, *1944, Dr. med., Arzt und Ambulatoriumsleiter-Stellvertreter im Kuratorium für Psychosoziale Dienste (PSD) in Wien, Psychotherapeut in freier Praxis, Präsident des Österreichischen Daseinsanalytischen Instituts für Psychotherapie, Psychosomatik und Grundlagenforschung; Wien.

Friedman, Maurice, *1921, Ph.D., emeritierter Professor für religiöse Studien, Philosophie und vergleichende Literatur an der San Diego State University und Co-Director des Institute for Dialogical Psychotherapy; Solana Beach, Kalifornien.

Fürst, Jutta, *1953, Dr. phil., Klinische Psychologin und Gesundheitspsychologin, Psychotherapeutin für Psychodrama und Katathym-Imaginative Psychotherapie sowie für Kinder- und Jugendlichenpsychotherapie; freie Praxis in Hall in Tirol, Lehrtherapeutin für Psychodrama im Österreichischen Arbeitskreis für Gruppentherapie und Gruppendynamik (ÖAGG) und am Institut für Kommunikation im Berufsleben und Psychotherapie an der Universität Innsbruck; wissenschaftliche Leitung des Universitätslehrgangs für Psychodrama an der Universität Innsbruck.

Garfield, Sol, *1918, Dr. phil., Klinischer Psychologe und Psychotherapeut, Leitung von drei Doktoratsstudien in Klinischer Psychologie, Herausgeber des „Journal of Consulting and Clinical Psychology", Autor und Ko-Autor von elf Büchern (1986–2003), Professor Emeritus der Washington University, St. Louis, Missouri, seit 2003 im Ruhestand; Cleveland.

Gerber, Gisela, *1941, Ao. Univ.-Prof., Dr. phil., Mitbegründerin und Lehrtherapeutin der Österreichischen ARGE für Funktionelle Entspannung (Ö.A.F.E.), Psychotherapeutin (Individualpsychologie), Dozentin für Katathym-Imaginative Psychotherapie und Autogenes Training, Klinische und Gesundheitspsychologin, Institut für Erziehungswissenschaften (Arbeitsgruppe Sonder- und Heilpädagogik) der Universität Wien.

Goldbeter-Merinfeld, Edith, *1947, Dr., Klinische Psychologin, Familientherapeutin in freier Praxis und in der Ambulanz der Psychiatrischen Abteilung des Erasmus Universitary Hospital (Université Libre de Bruxelles, ULB), Leitung der Abteilung für Familientherapie an diesem Spital, Ausbildungsleiterin für Familientherapie am „Institut d'Etudes de la famille et des systèmes humains" (Direktor; M. Elkaïm), Professorin für Systemische Familientherapie an der Fakultät für Psychologie an der Universität von Mons-Hainaut (Belgien) und an der Fakultät für Psychologie und Medizin der ULB; 1990-2001 Sekretärin der EFTA (European Family Therapy Association) und danach Mitglied des Vorstands der Abteilung für Individuelle Mitglieder; Herausgeberin des Journals „Cahiers critiques de thérapie familiale et de pratiques de réseaux"; Brüssel.

Greenberg, Ramon, *1930, M.D., Psychoanalytiker, Boston Psychoanalytic Institute; Associate Professor für Pychiatrie, Harvard University (Massachusetts Mental Health Center); Brookline, Massachusetts.

Grimm, Margarethe, *1954, Dipl.-Sozialarbeiterin, Psychoanalytikerin, Psychotherapeutin in freier Praxis; über 25 Jahre berufliche Erfahrung in psychoanalytischer Psychotherapie mit Kindern und Erwachsenen, Erziehungsberatung und Paartherapie, langjährige Tätigkeit als Seminarleiterin, Lehranalytikerin (IPA) und Supervisorin, diverse Publikationen zu psychoanalytischen Themen; Wien.

Grossmann, Konrad Peter, *1958, Dr., Psychologe, systemischer Familientherapeut, psychotherapeutische Tätigkeit am Institut für Familienberatung und in freier Praxis in Linz, Lehrtherapeut (Lehranstalt für Systemische Familientherapie) und Lehrbeauftragter (Österreichischer Arbeitskreis für Gruppentherapie und Gruppendynamik) für Systemische Familientherapie; Altenberg bei Linz.

Gstach, Johannes, *1959, Dr. phil., Ass.-Prof. an der Arbeitsgruppe für Sonder- und Heilpädagogik und an der Forschungseinheit Psychoanalytische Pädagogik am Institut für Bildungswissenschaft der Universität Wien und Absolvent der Ausbildung zum psychoanalytisch-pädagogischen Erziehungsberater der Wiener Arbeitsgemeinschaft für Psychoanalytische Pädagogik; arbeitet zur Geschichte der Psychoanalytischen Pädagogik, zur Erziehungsberatung sowie zur Geschichte der Jugendfürsorge; Wien.

Gumhalter, Paul (siehe Herausgeber).

Hain, Peter, *1955, Dr. phil., Klinischer Psychologe und Psychotherapeut (FSP und SPV) in freier Praxis in Zürich und Bremgarten (Schweiz) für Kinder, Jugendliche, Erwachsene und Familien. Ausbildung in Klientzentrierter, Hypno-, systemischer Paar- und Familientherapie sowie Provokativer Therapie; Präsident und Ausbildner der Gesellschaft für klinische Hypnose, Schweiz; wissenschaftliche Leitung der Humorkongresse in Basel, Arosa (Schweiz) und Stuttgart; Zürich.

Hartmann, Hans-Peter, *1949, Priv.-Doz., Dr. med., Dipl.-Psych., Psychoanalytiker (DPV), Facharzt für Neurologie und Psychiatrie, Facharzt für Psychiatrie und Psychotherapie, Facharzt für Psychotherapeutische Medizin; ärztlicher Direktor der Klinik für Psychiatrie und Psychotherapie des Zentrums für Soziale Psychiatrie Bergstraße; Heppenheim.

Hellgardt, Hermann, *1930, Dr. med., Nervenarzt, Psychoanalyse und Psychotherapie (DGIP) in freier Praxis in München; Gründungsmitglied, Mitarbeiter und Lehranalytiker am Alfred-Adler-Institut München.

Heydwolff, Andreas von, *1960, Dr. med., Facharzt für Psychiatrie in freier Praxis in Wien; ÖÄK-Diplom Psychotherapeutische Medizin, Psychotherapeut (Analytische Psychologie), Mitglied der Internationalen Gesellschaft für Analytische Psychologie (IAAP), Vorsitzender, Lehranalytiker und Supervisor der Salzburger Gesellschaft für Tiefenpsychologie – C.G. Jung-Institut.

Hilkert, Fred G., *1929, M.D., psychiatrische Ausbildung am Walter Reed Army Hospital, psychoanalytische Ausbildung am Washington Psychoanalytic Institute; vormals Dozent an der Washington School of Psychiatry, gegenwärtig Associate Clinical Professor an der George Washington University und Dozent an der Georgetown University; Lehranalytiker am Washington Psychoanalytic Institute und Gründungsmitglied, Dozent und gegenwärtiger Leiter der psychoanalytischen Ausbildung des „Institute of Contemporary Psychotherapy and Psychoanalysis"; seit 1963 private Praxis für Psychiatrie und Psychoanalyse in Washington (DC).

Hofer-Moser, Otto, *1956, Dr. med., Arzt für Allgemeinmedizin, Psychotherapeut in freier Praxis, Analytische Körperpsychotherapie, Mitbegründer des Arbeitskreises für analytische körperbezogene Psychotherapie (AKP), Integrative Gestalttherapie; Rosegg in Kärnten.

Hofreiter, Michael, *1951, Dr. med., Arzt für Allgemeinmedizin, Psychotherapie und Psychosomatik (ÖÄK-Diplom Psy 3), Psychotherapeut in freier Praxis in Langenlebarn (NÖ).

Hohage, Roderich, *1941, Dr. med., Facharzt für Psychotherapeutische Medizin, Psychoanalyse (IPV); niedergelassen in Blaustein/Ulm.

Höll, Kathleen, *1945, M.A. (Politikwissenschaft und Soziologie); Psychotherapeutin und Supervisorin in freier Praxis in Wien; Lehrtherapeutin für Integrative Gestalttherapie im Österreichischen Arbeitskreis für Gruppentherapie und Gruppendynamik (ÖAGG); Lehrbeauftragte für Politische Psychologie am Institut für Politikwissenschaft der Universität Wien.

Holzhey-Kunz, Alice, *1943, Dr. phil., praktizierende Daseinsanalytikerin, Präsidentin der Schweizerischen Gesellschaft für Daseinsanalyse, Zürich.

Iost-Peter, Alida, *1949, Dipl.-Psych., Mitbegründerin der Milton-Erickson-Gesellschaft für klinische Hypnose (M.E.G.), von der Bayerischen Landesärztekammer anerkannte Ausbildnerin in AT und PME; München.

Itten, Theodor, *1952, Psychologe und Psychotherapeut; studierte mit R.D. Laing 1976–81 in London und war in Folge, bis zu Laings Tod, freundschaftlich mit ihm verbunden; St. Gallen, Schweiz.

Jandl-Jager, Elisabeth, *1948, Ao. Univ.-Prof., Mag. rer. soc. oec., Dr. phil., Soziologin und Psychotherapeutin (Klientenzentrierte Psychotherapie und Psychoanalyse), Supervisorin, Universitätsklinik für Tiefenpsychologie und Psychotherapie der Medizin Universität Wien; Wien.

Jelem, Helmut, *1952, Dr. med., Facharzt für Psychiatrie und Neurologie, Psychotherapeut, Supervisor, Oberarzt und suppl. Leiter der Abteilung für spezielle psychiatrische Rehabilitation im Sozialmedizinischen Zentrum Baumgartner Höhe – Otto Wagner Spital – der Stadt Wien, Lehrtherapeut der Österreichischen Ärztekammer, NLP-Lehrtrainer am Österreichischen Trainingszentrum für Neurolinguistisches Programmieren (ÖTZNLP); Wien.

Jorda, Christian, *1955, Dr., Klinischer Psychologe und Gesundheitspsychologe, Psychodrama-Psychotherapeut, psychotherapeutische Tätigkeit in freier Praxis in Wien und am Institut für Psychotherapie im Wagner-Jauregg-Krankenhaus in Linz (Oberösterreich), Ausbildungsleiter in der Sektion Psychodrama, Rollenspiel und Soziometrie des Österreichischen Arbeitskreises für Gruppentherapie und Gruppendynamik (ÖAGG); Wien.

Jüster, Markus, *1963, Prof., Dr. phil., Diplom-Sozialpädagoge, Diplom-Supervisor; Studium der Pädagogik, Soziologie, Supervision, lehrt an der Fachhochschule Kempten, Allgäu, Fachbereich Sozialwirtschaft; Organisationsberater, Coach; Kempten.

Kächele, Horst, *1944, Univ.-Prof., Dr. med., Facharzt für Psychotherapeutische Medizin, Psychoanalyse (IPV); ärztlicher Direktor der Universitätsklinik Psychosomatische Medizin und Psychotherapie, Universität Ulm.

Kenner, Clara, *1967, Dr., Historikerin, Studium der Geschichte und Spanischen Philologie in Graz, Absolventin des Psychotherapeutischen Propädeutikums, Arbeiten über den argentinischen Autor Jorge Luis Borges sowie über Emigration und Exil der Mitglieder des Wiener Vereins für Individualpsychologie; Forschungsschwerpunkte: Wissenschaftsemigration, Frauenbiografie; Wien.

Klautzer, Tanja, *1978, Mag. rer. nat., Dipl.-Psych., in Ausbildung zur Klinischen und Gesundheitspsychologin, dzt. in der Rehabilitationsklinik für Seelische Gesundheit in Klagenfurt tätig.

Koellreuter, Anna, *1948, Dr. phil., Dipl.-Psych., Klinische Psychologin (SPV), Psychoanalytikerin, Psychotherapeutin, Supervisorin, eigene Praxen in Zürich und in Biel; diverse Publikationen zur Geschlechterdifferenz und zur psychoanalytischen Triebtheorie; Zürich und Biel.

Kohlhaas-Reith, Anne, *1949, Dr. med., Fachärztin für Psychotherapeutische Medizin, psychotherapeutische Tätigkeit in eigener Praxis, Lehrtherapeutin und Lehrsupervisorin (Deutsche Gesellschaft für Transaktionsanalyse sowie EATA und ITAA), Waldkirch (Deutschland).

König, Walter, *1948, Dr. med., Facharzt für Psychiatrie und Neurologie, Psychotherapeut (Gesprächs-, Integrative Gestalt- und Systemische Familientherapie), Lehrbeauftragter für Paar-, Sexualtherapie und Supervision, Psychoonkologe, Arbeit mit medizinischen, vor allem onkologischen Teams. Vorsitzender der Öst. Ges. f. somatische und psychosoziale Onkologie und Hämatologie; Wien.

Krause, Wolf-Rainer, *1949, Dr. med., Facharzt für Neurologie und Psychiatrie, Facharzt für Psychiatrie und Psychotherapie, Chefarzt, Gesundheitspolitiker, Gutachter, Schriftführer der

Deutschen Gesellschaft für ärztliche Hypnose und autogenes Training, ärztlicher Beirat der Alzheimer-Gesellschaft Sachsen-Anhalt; Blankenburg/Harz.

Kumnig, Martin, *1980, Mag. rer. nat., Psychologiestudium (Alpen-Adria-Universität Klagenfurt, 2002) und Humanmedizinstudium (Leopold-Franzens-Universität Innsbruck, seit 2001); Arbeits- und Forschungstätigkeit: Biologische Psychologie, Neurokognition, Notfallpsychologie und Krisenintervention, Essstörungen, psychosomatische Störungen; Innsbruck.

Lahoda, Ines, *1974, Mag. phil., Psychologiestudium an den Universitäten Wien und Klagenfurt mit Schwerpunkt klinisch-psychologische Interventionen und Psychotherapie. Weitere Ausbildung am Institut für Psychologische Astrologie, München; freie Praxis als Psychologische Astrologin in Klagenfurt.

Lang, Gerhard, *1953, Dipl.-Ing., Psychotherapeut, Feldsupervisor (ÖBVP), Ausbildungen in Biodynamik und Core Energetik, arbeitet seit 1983 in freier Praxis in Wien, 1986-96 Ausbildner in Zusammenarbeit mit dem Gerda Boyesen Institut (GBI), seit 1998 Mitarbeit beim Arbeitskreis für analytische körperbezogene Psychotherapie (AKP); Wien.

Lang-Prechtl, Andrea, *1956, Dipl.-Sozialarbeiterin, seit 1981 Tätigkeit als Bewährungshelferin mit straffälligen Jugendlichen, Psychotherapeutin in freier Praxis, Ausbildung in Core Energetik bei John Pierrakos, Dynamische Gruppenpsychotherapeutin (Österreichischer Arbeitskreis für Gruppentherapie und Gruppendynamik); Wien.

Langer, Inghard, *1943, Dr. phil., Univ.-Prof. am Fachbereich Psychologie der Universität Hamburg, Arbeitsbereich Persönlichkeitsförderung in Gruppen. Schwerpunkte: Klinische Psychologie, Pädagogische Psychologie, psychologische Forschungsmethoden; Hamburg.

Längle, Alfried, *1951, Dr. med., Dr. phil., DDr. h.c., Psychotherapeut (Existenzanalyse), Arzt für Allgemeinmedizin, Klinischer Psychologe und Gesundheitspsychologe, Präsident der Gesellschaft für Logotherapie und Existenzanalyse International (GLE) in Wien, Lehrbeauftragter an in- und ausländischen Universitäten, Psychotherapeut und Supervisor in freier Praxis, Lehrtherapeut; Forschungsschwerpunkt: Persönlichkeitsstörungen, Methodik in der Psychotherapie; Wien.

Larcher, Reinhard, *1947, Dr. phil., Klinischer Psychologe, Gesundheitspsychologe, Psychotherapeut (Psychoanalyse, Gruppenpsychoanalyse, Dynamische Gruppenpsychotherapie); Leiter der Psychologischen Beratungsstelle für Studierende Salzburg; Universitätslektor; Dozent an der Wiesbadener Akademie für Psychotherapie; langjährige Tätigkeit als Supervisor, Lehranalytiker und Gruppendynamiker; diverse Publikationen zu Gesundheitswesen, Psychoanalyse, Gruppendynamik, Studentenberatung; Salzburg.

Lehmkuhl, Gerd, *1948, Univ.-Prof., Dr. med., Dipl.-Psych., Psychoanalytiker/Lehranalytiker (DGIP, DGPT), Direktor der Klinik und Poliklinik für Psychiatrie und Psychotherapie des Kindes- und Jugendalters der Universität zu Köln, verantwortlicher Herausgeber der Zeitschrift für Individualpsychologie; Köln.

Leithner, Katharina, *1967, Dr. med., Fachärztin für Psychiatrie und Neurologie, Psychoanalytikerin, Assistenzärztin an der Universitätsklinik für Tiefenpsychologie und Psychotherapie, Leiterin der Psychosomatischen Frauenambulanz (Allgemeines Krankenhaus Wien); Forschungsschwerpunkte: Psychosexualität der Frau, psychoanalytische Psychotherapie/Psychoanalyse mit Psychosen; Wien.

Leitner, Egon Christian, *1961, Mitbegründer von Raisons d'agir Graz-Steiermark, Studium der Philosophie und Klassischen Philologie, freier Schriftsteller; Graz.

Lemche, Erwin, *1962, Dr. phil., Dipl.-Psych., Psychologischer Psychotherapeut (IPA), Entwicklungspsychologe mit Schwerpunkt Entwicklungspsychobiologie sowie kognitive Neurowissenschaft, wissenschaftliche Tätigkeit an der Freien Universität Berlin, University of Colorado Health Sciences Center, Denver, und dzt. Technische Universität Dresden; lebt in Berlin und arbeitet in Dresden.

Lenz, Gerhard, *1945, Univ.-Prof., Dr. med., Facharzt für Psychiatrie, Psychotherapeut (Verhaltenstherapie), Leiter der Ambulanz und der Station für Kognitive Verhaltenstherapie an der Universitätsklinik für Psychiatrie (AKH Wien); Spezialgebiete: Psychotherapie und Pharmakotherapie unipolarer und bipolarer Affektiver Störungen, therapieresistente Depression, Borderline-Störungen; Tätigkeit auch in freier Praxis; Wien.

Lischke, Ursula, *1949, Dr. phil., Psychologin, Psychoanalytikerin, Bewegungsanalytikerin und Supervisorin in freier Praxis; Lehrtherapeutin und wissenschaftliche Mitarbeiterin am Institut für Bewegungsanalyse, Studien und Publikationen zum Thema Umgang mit Fremdem und Fremden; Wien und Überlingen.

Loomans, Pieter, *1954, Dipl.Psych., psychologischer Psychotherapeut, seit 1981 in Todtmoos-Rütte tätig; seit 1992 Leitung des Rütte-Forums, Zentrum für Psychotherapie, Selbsterfahrung und Weiterbildung in der Transpersonalen Psychologie und Initiatischen Therapie; seit 1997 Erster Vorsitzender des Spiritual Emergence Network, Deutschland; Todtmoos-Rütte.

Ludewig, Kurt, *1942, Dr. phil., Dipl.-Psych., Psychologischer und Kinder- und Jugendlichenpsychotherapeut; 1974-92 Dozent an der Abteilung für Kinder- und Jugendpsychiatrie der Universität Hamburg; seit 1992 Leitender Psychologe der Klinik für Psychiatrie und Psychotherapie des Kindes- und Jugendalters des Universitätsklinikums Münster; Lehrtherapeut für systemische Therapie und Beratung; Mitgründer des Instituts für systemische Studien Hamburg und des Westfälischen Instituts für systemische Therapie und Beratung Münster; Gründungsvorsitzender der deutschen Systemischen Gesellschaft, Mitglied im Vorstand der European Family Therapy Association (EFTA); zahlreiche Publikationen zur systemischen Theorie und Praxis; Münster.

Macke-Bruck, Brigitte, *1960, Dr. med., Personzentrierte Psychotherapeutin und Supervisorin in freier Praxis in Wien; bis 1993 im stationären Bereich als Ärztin für Allgemeinmedizin tätig; Ausbilderin in der Sektion Forum der Arbeitsgemeinschaft Personenzentrierte Psychotherapie, Gesprächsführung und Supervision (APG), Wien; Lehrbeauftragte und a. o. Mitglied der Universität Klagenfurt, Fakultät für Interdisziplinäre Forschung und Fortbildung, Abt. Palliative „Care und Organisations-Ethik", Wien.

Martin, Marianne, *1949, Dr. phil., Klinische Psychologin und Gesundheitspsychologin, Psychotherapeutin für Autogene Psychotherapie (ATP), Hypnose und Katathym-Imaginative Psychotherapie; EMDR; psychotherapeutische Praxis in Wien, Lehrtherapeutin für ATP bei der Österreichischen Gesellschaft für angewandte Tiefenpsychologie und allgemeine Psychotherapie; kooperative wissenschaftliche Leitung von Weiterbildungscurricula für Medizinische Hypnose und Kommunikation, Vorstandsmitglied der European Society of Hypnosis (ESH) 1996–2002, Vizepräsidentin der International Society of Research and Education in Communication-Cooperation-Liaison-Strategies (ISOREC) seit 1998; Wien.

Marx, Gabriele, *1947, Diplom-Psychologin, psychologische Psychotherapeutin, Arbeit mit Erwachsenen, Schwerpunkt Einzelpsychotherapie, seit 1980 in freier Praxis, davor 6 Jahre an einer Klinik für Suchtkranke; Ausbildung in tiefenpsychologisch fundierter Psychotherapie bei Heigl/Heigl-Evers (Tiefenbrunn) und Integrativer Therapie am Fritz-Perls-Institut (Hilarion Petzold); seit 12 Jahren engagiert in der Neuen Phänomenologie, Vorträge und Teilnahme an kasuistischer Arbeitsgruppe, die sich regelmäßig mit Hermann Schmitz trifft; Hamburg.

Messier, Marco, *1972, Mag. phil., Studium der Psychologie mit besonderer Berücksichtigung der Psychoanalyse an der Universität Klagenfurt, Beschäftigung mit Kulturpsychologie, psychoanalytische Sozialpsychologie, Ethnopsychoanalyse und Psychotraumatologie; Arbeit an einer Dissertation zum Thema Orientalismus, Psychoanalyse und Islam.

Mühlleitner, Elke, *1966, Mag. phil., Dr. phil., MSSc., Psychologin und Sozialwissenschafterin; Forschung, Lehre und Publikationen in der Wissenschaftsgeschichte der Psychoanalyse und Psychotherapie, arbeitet dzt. an einer Biografie Otto Fenichels; Gießen.

Munk, Hermann, *1944, Dipl.-Psych., approbierter Psychotherapeut, Ausbildung in Primärtherapie am Feeling Training Center, Los Angeles; Erfahrungen in vielen Richtungen der Humanistischen Psychologie; 1996 Fortbildung am International Primal Center, Los Angeles, unter der Leitung von Arthur Janov; Ausbildnertätigkeit in Primärtherapie; seit 1976 Leiter des Center Chiemgau, eines Instituts für Primärtherapie, Chieming (Deutschland).

Nagler, Norbert, *1948–†2004, Mag. phil., Dr. phil., Psychoanalytiker mit Fortbildungen in Bioenergetischer Analyse, Bewegungs- und Kreativitätspsychotherapie, Gruppenpsychoanalyse; Mitherausgeber der Zeitschrift *Integrative Therapie;* zahlreiche Publikationen über verschiedene Gebiete der internationalen Psychotherapieforschung; Salzburg.

Nemeskeri, Nora (siehe Herausgeber).

Nieder, Gernot Andreas, *1973, Studium der Psychologie in Wien, Salzburg und Klagenfurt, Beschäftigung mit Kulturpsychologie, Ethnopsychoanalyse, Psychologiegeschichte, Geschichte der Psychoanalyse und Psychotherapie sowie Exilforschung; derzeit Arbeit an der Diplomarbeit; Klagenfurt.

Oberhummer, Irmgard, *1941, Dr. med., Ausbildung in Verhaltenstherapie unter Professor Wolpe in Philadelphia, über 20 Jahre in psychiatrischer Praxis mit dem Schwerpunkt Phobien und Zwangssyndrome, Konsiliartätigkeit für Psychiatrie und Neurologie, langjährige Lehrtätigkeit im Rahmen der verhaltenstherapeutischen Ausbildung; Wien.

Ornstein, Paul, *1924, M.D., Psychoanalytiker, emeritierter Professor für Psychiatrie und emeritierter Professor für Psychoanalyse an der University of Cincinnati; Lehr- und Kontrollanalytiker am Cincinnati Psychoanalytic Institute, Co-Director des International Center for the Study of Psychoanalytic Selfpsychology, Lecturer in Psychiatry an der Harvard University (Massachusetts Mental Health Center), Mitglied der Faculty am Psychoanalytic Institute in New England East (PINE) und am Boston Psychoanalytic Institute; Brookline, Massachusetts.

Padrutt, Hanspeter, *1939, Dr. med., Facharzt für Psychiatrie und Psychotherapie (FMH), dipl. ärztlicher Psychotherapeut und dipl. Daseinsanalytiker, Buchautor, 1985-91 Präsident der Schweizerischen Gesellschaft für Daseinsanalyse; eigene Praxis in Zürich.

Parfy, Erwin, *1964, Dr. phil., Mag. phil., Klinischer Psychologe, Psychotherapeut (Verhaltenstherapie) in freier Praxis in Wien, Vorstandsmitglied und Lehrtherapeut der Österreichischen Gesellschaft für Verhaltenstherapie (ÖGVT), Vertreter im Psychotherapiebeirat, Leitungsmitglied der Sektion Psychotherapie des Berufsverbands Österreichischer Psychologinnen und Psychologen (BÖP); Wien.

Pawlowsky, Gerhard M., *1943, Dr. phil., Personenzentrierter Psychotherapeut und Psychoanalytiker in freier Praxis, Klinischer und Gesundheitspsychologe, Mitgründer und Lehrtherapeut der Arbeitsgemeinschaft Personenzentrierte Psychotherapie und Gesprächsführung (1979-94), seit 1994 der Vereinigung Rogerianische Psychotherapie; seit 1994 auch Lehranalytiker im Wiener Kreis für Psychoanalyse und Selbstpsychologie; Wien.

Perner, Rotraud A., *1944, Prof., Mag., Dr. iur., dipl. Erwachsenenbildnerin, Psychotherapeutin (Psychoanalyse) mit eigener Praxis in Wien; jahrelange praktische Erfahrung mit Personzentriertem Ansatz und systemischer Sexualtherapie in diversen Beratungseinrichtungen, Supervisorin, Dozentin für Sexualpädagogik und -beratung an der Wiener Internationalen Akademie für Ganzheitsmedizin, zahlreiche Lehraufträge an verschiedenen österreichischen Universitäten, Gerichtssachverständige für Psychotherapie, umfangreiche Fachpublizistik zu Problemen sexueller Gewalt; Wien.

Peter, Burkhard, *1949, Dr. phil., Dipl.-Psych., Psychologischer Psychotherapeut, Klinischer Psychologe und Supervisior (BDP), Gesprächspsychotherapeut (GwG), Ausbildner und Supervisor bei anerkannten Verhaltenstherapieausbildungsinstituten (BAP, AVM), in der Milton-Erickson-Gesellschaft für klinische Hypnose (M.E.G.) und anderen Hypnosegesellschaften, von der Bayerischen Landesärztekammer anerkannter Ausbildner in Hypnose, PME, AT und GT; Gründungsvorsitzender der M.E.G. 1978-84; Board Member der International Society of Hypnosis (ISH) 1992–2000; Fellow der American Society of Clinical Hypnosis (ASCH); 1999 Lifetime Achievement Award for Outstanding Contributions to the Field of Psychotherapy durch die Milton H. Erickson Foundation, Phoenix (Arizona); 2004 Pierre Janet Award for Clinical Excellence der International Society of Hypnosis (ISH); München.

Petzold, Hilarion G., *1944, Univ.-Prof., Dr. phil. (Paris, 1971: Psychologie/Philosophie), Dr. phil. (Frankfurt/M., 1979: Heilpädagogik/Erziehungswissenschaften), Dr. iur. can. (Paris, 1968: Kirchenrecht); Lehrstuhlinhaber für Psychologie und Klinische Bewegungstherapie und Psychomotorik, Leiter des Zentrums für Integrative Bewegungstherapie (IBT) mit den postgradualen Studiengängen für Integrative Therapie und Supervision an der Freien Universität Amsterdam, Visiting Professor für Psychotraumatologie und Supervision am Zentrum für psychosoziale Medizin, Donau-Universität Krems, Professor für klinische Philosophie und Psychologie am Institut St. Denis, Paris; Begründer der Integrativen Therapie und der Integrativen Bewegungs- und Leibtherapie; Bundesverdienstkreuz wegen der Beiträge zu Psychotherapie und Suchtkrankenhilfe; wissenschaftlicher Leiter der Europäischen Akademie für psychosoziale Gesundheit (EAG) in Hückeswagen (BRD).

Pieper, Barbara, *1945, Dr. rer. pol., Sozialwissenschaftlerin, langjährige Tätigkeit an der Universität München in Lehre, Wissenschaftsverwaltung und Forschung; Feldenkrais-Ausbildung 1986–89 (unter der Leitung von Gaby Yaron); arbeitet seither als Feldenkrais-Lehrerin in freier Praxis in Gräfelfing bei München; seit 1999 Assistenz-Trainerin in internationalen Feldenkrais-Ausbildungen; Mitherausgeberin der Fachzeitschrift feldenkrais zeit – Journal für somatisches Lernen; Mitarbeiterin der Lindauer Psychotherapiewochen; Mitglied der Feldenkrais-Gilde Deutschland e. V., im Vorstand der International Feldenkrais Federation (IFF) seit 2002, Gräfelfing bei München.

Pitzal, Werner, *1959, Psychotherapeut, Certified Radix Körperpsychotherapeut, Lehrtherapeut für körperorientierte Psychotherapie, Human Design Coach und Ausbildner, Leiter des Vienna Institute for Human Design Body Psychotherapy, Wien.

Pokorny, Veronika, *1942, Mag. rer. nat., Dr. phil., Psychotherapeutin, Klinische Psychologin, Gesundheitspsychologin, Lehrtherapeutin für Autogenes Training, Lehrtherapeutin für Konzentrative Bewegungstherapie, tätig in freier Praxis in Wien.

Rath, Ingo, *1941, Prof., Mag. rer. nat., Dr. rer. nat., Psychotherapeut, Klinischer Psychologe, psychotherapeutische Tätigkeit in freier Praxis in Linz, Lehrtherapeut und Ausbildner des Österreichischen Arbeitskreises für Tiefenpsychologische Transaktionsanalyse (ÖATA); Linz.

Rauscher-Gföhler, Billie, *1956, Dipl.-Sozialarbeiterin, Psychotherapeutin (Systemische Familientherapie), Lehrtherapeutin für Systemische Familientherapie, Lehrtrainerin für Supervision,

Coaching, Mediation, Organisationsentwicklung. Praxis für Psychotherapie, Supervision, Coaching, Organisationsentwicklung; Wien.

Ray, Wendel A., *1953, Ph.D., M.S.W., B.S., Gründer und Direktor des Don D. Jackson Archive, Professor für Ehe- und Familientherapie an der University of Louisiana (Monroe), Direktor des Mental Research Institute (MRI) in Palo Alto, in privater Praxis als Einzel-, Paar und Familientherapeut tätig; Monroe (Louisiana) und Palo Alto (Kalifornien).

Reichmayr, Johannes, *1947, Dr. phil., Psychologe, Ausbildung in Psychoanalyse, Wissenschaftshistoriker, Dozent für Psychologie mit besonderer Berücksichtigung der Psychoanalyse. Lehr- und Forschungsschwerpunkte sowie zahlreiche Publikationen auf dem Gebiet der Ethnopsychoanalyse und der Geschichte der psychoanalytischen Bewegung, interkulturelle Psychotherapiepraxis. Wien.

Reinhaus, Shirley, *1956, Dipl.-Psychol., Dipl. Ehe-, Familien- und Lebensberaterin, Psychologische Psychotherapeutin, Verhaltens- und Gestalttherapie, Supervisorin (BDP), Lehrbeauftragte am Ruth Cohn Institute for TCI international, Tätigkeit im Kinderzentrum Mönchengladbach sowie in Therapie, Beratung und Supervision von Einzelnen, Paaren und Familien sowie Institutionen; Mönchengladbach.

Reisel, Barbara, *1961, Dr., Klinische Psychologin und Gesundheitspsychologin, Personenzentrierte Psychotherapeutin und Supervisorin. 1992 bis 2004 Universitätsassistentin an der Station für Heilpädagogik und Psychosomatik der Universitätsklinik für Kinder- und Jugendheilkunde Wien; Psychotherapie-Ausbildnerin der Sektion Forum in der Arbeitsgemeinschaft Personenzentrierte Psychotherapie, Gesprächsführung und Supervision (APG); psychotherapeutische Arbeit in freier Praxis mit Kindern, Jugendlichen, Familien und Erwachsenen; Wien.

Reith, Richard R., *1952, Rechtsanwalt, Transaktionsanalytiker im Bereich Beratung in Waldkirch (Deutschland), Lehrtrainer und Lehrsupervisor unter Supervision (Deutsche Gesellschaft für Transaktionsanalyse, European Association for TA); Waldkirch (Deutschland).

Riedler-Singer, Renate, *1943, Dr., Klinische Psychologin und Gesundheitspsychologin, Systemische Familientherapeutin in freier Praxis, Lehrtherapeutin für Systemische Familientherapie (Österreichischer Arbeitskreis für Gruppentherapie und Gruppendynamik) und Feldsupervisorin (Berufsverband Österreichischer Psychologinnen und Psychologen, Österreichischer Bundesverband für Psychotherapie). Lehrbeauftragte an der Universität Klagenfurt mit dem Schwerpunkt Ethik und Grundhaltungen in der Psychotherapie; Wien.

Rieken, Bernd, *1955, Priv.-Doz., Mag. Dr. Dr. phil., Studium der Deutschen Philologie, Geschichte, Wiss. Politik, Philosophie, Psychologie (Lehramt) und Volkskunde an den Universitäten Mannheim und Wien, freiberuflicher Psychotherapeut (Individualpsychologie), 2001–2005 Generalsekretär des Österreichischen Vereins für Individualpsychologie, 2005 Habilitation für Europäische Ethnologie (Volkskunde) an der Universität Wien mit einer Arbeit über Sturmflutkatastrophen und ihre Bedeutung für die Mentalitätsgeschichte der Friesen; Wien.

Rüedi, Jürg, *1952, Dr. phil., Lehrerausbildung und Studium der Psychologie, Psychopathologie und Pädagogik; Individualpsychologischer Psychotherapeut und Lehranalytiker der Schweizerischen Gesellschaft für Individualpsychologie; Vorsitzender des Wissenschaftlichen Ausschusses; Dozent für Erziehungswissenschaft an der Hochschule für Pädagogik und Soziale Arbeit beider Basel/Liestal.

Ruhs, August, *1946, Univ.-Prof., Dr. med., Facharzt für Psychiatrie und Neurologie, Lehranalytiker im Wiener Arbeitskreis für Psychoanalyse, Gruppenpsychoanalytiker und Psychodramalehrtherapeut im Österreichischen Arbeitskreis für Gruppentherapie und Gruppendynamik

(ÖAGG), stellvertretender Vorstand der Wiener Universitätsklinik für Tiefenpsychologie und Psychotherapie, Mitbegründer der Neuen Wiener Gruppe/Lacan-Schule, Gründungsmitglied der Assoziation für die Freudsche Psychoanalyse (AFP), ehemaliges Vorstandsmitglied der Sigmund-Freud-Gesellschaft Wien.

Saltiel, Aron, *1949, Mag. phil., Aus- und Fortbildung in Psychosynthese, systemischer Therapie und Methoden der Humanistischen Psychologie; Psychotherapeut und Feldsupervisor im ÖBVP, Lehrer für Breema Körperarbeit, in freier Praxis; Graz.

Sammer, Ulrike, *1944, Dr., Klinische Psychologin, Gesundheitspsychologin, Psychotherapeutin in freier Praxis, seit über 26 Jahren psychotherapeutische Arbeit u. a. unter Anwendung der Progressiven Muskelentspannung (nach Jacobson) sowohl für Einzelklienten als auch in Gruppen; seit einigen Jahren Weiterbildungsangebot zur Vermittlung der Progressiven Muskelentspannung; Wien.

Sandner, Dieter, *1945, Univ.-Doz., Dr., Dipl. Psych, M.A. (Soziologie), Psychoanalytiker und Gruppenanalytiker in freier Praxis, Habilitation für Psychologie mit besonderer Berücksichtigung der Psychoanalyse an der Fakultät für Kulturwissenschaften der Universität Klagenfurt (1995), lehrt analytische Kulturpsychologie und Gruppenanalyse an den Universitäten Innsbruck und Klagenfurt, tätig in der postgradualen Weiterbildung für Diplom-Psychologen und Ärzte für Psychotherapie, Psychoanalyse und analytische Gruppenpsychotherapie in München.

Schiferer, Rüdiger, *1939–†2002, Dr. phil., Mitarbeiter der Österreichischen Nationalbibliothek, wissenschaftliche Arbeiten über Alfred Adler und Jakob L. Moreno; Wien.

Schlintl, Ulrike, *1978, Mag. phil., Studium der Psychologie an der Universität Klagenfurt mit dem Schwerpunkt klinisch-psychologische Interventionen und Psychotherapie, Beschäftigung mit dem Thema der Bindungstheorie in Verbindung mit der Psychoanalyse; Klagenfurt.

Schmelzer, Christina, *1981, Studentin der Psychologie an der Universität Erlangen, angehende Journalistin; Erlangen.

Schmelzer, Dieter, *1952, Dr. phil., Dipl.-Psych., Psychologischer Psychotherapeut (Verhaltenstherapie) mit eigener Praxis in Nürnberg; über 25 Jahre praktische verhaltenstherapeutische Erfahrung, langjährige Tätigkeit als Dozent, Lehrtherapeut, Supervisor und Selbsterfahrungs-Leiter, diverse Publikationen zu den Grundlagen der Verhaltenstherapie; Nürnberg.

Schmidt, Gunther, *1945, Dr. med., Dipl. rer. pol., Arzt-Psychotherapie; Leiter des Milton-Erickson-Instituts Heidelberg; Leiter der Abteilung systemisch-hypnotherapeutische Psychosomatik der Fachklinik am Hardberg, Siedelsbrunn; Mitbegründer der und Lehrtherapeut an der Internationalen Gesellschaft für Systemische Therapie (IGST); Ausbilder für klinische Hypnose der Milton-Erickson-Gesellschaft (M.E.G.); Heidelberg.

Schmidt, Rainer, *1930, Dr. med., Facharzt für Psychotherapeutische Medizin, Psychoanalytiker (DGIP, DGPT); Tätigkeit in freier Praxis und als Dozent am Alfred-Adler-Institut Aachen-Köln; 1974–87 Vorsitzender der Deutschen Gesellschaft für Individualpsychologie; bis 2000 ärztlich-wissenschaftlicher Leiter des Alfred-Adler-Instituts Aachen-Köln.

Schneider, Kirk J., *1956, Ph.D., Psychologe, zur Zeit Präsident des Existential-Humanistic Institute in San Francisco, Kalifornien; Fellow der American Psychological Association und Adjunct Faculty Member an der Saybrook Graduate School und dem California Institute of Integral Studies; Chief editor des „Journal of Humanistic Psychology" und im Editorial Board von „Review of Existential Psychology and Psychiatry"; Autor einer Reihe von einschlägigen Werken („The paradoxical self", „Horror and the holy", „Rediscovery of awe: Splendor, mystery, and the fluid center of life", „The psychology of existence" [gemeinsam mit Rollo May] und als Senior

Editor „The handbook of humanistic psychology" [gemeinsam mit James Bugental und J. Fraser Pierson]; San Francisco.

Scholze, Margarete, *1941, Klientenzentrierte Psychotherapeutin, Systemische Familientherapeutin, Leiterin der Lehranstalt für systemische Familientherapie 1983-99, Lehrtherapeutin für systemische Familientherapie, psychotherapeutische Tätigkeit in Niederösterreich und Wien.

Schuch, Bibiana, *1947, Dr. phil., Klinische Psychologin an der Universitätsklinik für Neuropsychiatrie des Kindes- und Jugendalters in Wien; Verhaltenstherapeutin mit eigener Praxis; seit 30 Jahren verhaltenstherapeutisch tätig; Lehrtherapeutin der Österreichischen Gesellschaft für Verhaltenstherapie (ÖGVT); Publikationen aus dem Bereich Verhaltenstherapie; Wien.

Schwarze, Renate, *1940, Therapeutin für Konzentrative Bewegungstherapie (KBT), Lehrbeauftragte, Supervisorin und Prüferin im Deutschen Arbeitskreis für Konzentrative Bewegungstherapie (DAKBT), Dozentin im Ärztlich-Psychologischen Weiterbildungskreis (ÄPK) für KBT; München.

Sieper, Johanna, *1941, Prof., Dr. phil., Lic. theol., studierte 1958-63 Graphik und Kunst (Düsseldorf), 1964–71 Philosophie, Psychologie, Pädagogik und Theologie (Paris); Professur für Kunstpsychologie, Kunsttherapie und Ikonologie, Institut St. Denis, Paris; Psychotherapeutin (Integrative Therapie, Gestalttherapie, Psychodrama, Kunsttherapie), Supervisorin; Mitbegründerin des Fritz-Perls-Instituts, 1998 Bundesverdienstkreuz der BRD (Verdienste um Psychotherapie); pädagogische Leiterin der Europäischen Akademie für psychosoziale Gesundheit (Hückeswagen).

Skolek, Reinhard, *1949, Mag., Dr., Psychotherapeut (Analytische Psychologie), Lehranalytiker und Vorsitzender der Österreichischen Gesellschaft für Analytische Psychologie, Leiter des Zentrums für Psychotherapie und psychosoziale Gesundheit an der NÖ Landesakademie (St. Pölten).

Sonneck, Gernot, *1942, O. Univ.-Prof., Dr. med., Facharzt für Psychiatrie und Neurologie, Psychotherapeut (Individualpsychologie), Gruppentherapeut, Lehranalytiker im Österreichischen Verein für Individualpsychologie, Leiter der Abteilung Krisenforschung des Ludwig Boltzmann-Instituts für Sozialpsychiatrie, Vorstand des Instituts für Medizinische Psychologie an der Medizin Universität Wien.

Speidel, Hubert, *1934, Univ.-Prof., Dr. med., Facharzt für Psychiatrie, Facharzt für Psychotherapeutische Medizin, Psychoanalyse (IPV), ehemalig ärztlicher Direktor der Abteilung Psychosomatik und Psychotherapie, Universität Kiel.

Spiegel, David, *1945, Dr. med., Professor und Associate Chair für Psychiatrie und Verhaltenswissenschaften, Direktor des Psychosocial Treatment Laboratory und medizinischer Leiter der Complementary Medicine Clinic an der Stanford University School of Medicine; Fellow der American Psychiatric Association, des American College of Psychiatrists und vormals Präsident der Society for Clinical and Experimental Hypnosis; 1995 Gewinner des Edward A. Strecker Award für bedeutende Beiträge zur klinischen Psychiatrie in den USA; 1997 Burroughs Welcome Visiting Professor an der Royal Society of Medicine in Großbritannien; Forschungsarbeit mit Krebspatienten; sechs Bücher und über 300 Artikel zu Psychoonkologie, Hypnose, posttraumatischem Stress und Psychotherapie; Stanford.

Sponsel, Rudolf, *1944, Dipl.-Psych., Dr. phil., Psychologischer Psychotherapeut (Verhaltenstherapie), forensischer Psychologe und Verkehrspsychologe in freier Praxis, Veröffentlichungen zur allgemeinen und integrativen Psychotherapie; Erlangen.

Springer, Alfred, *1941, Ao. Univ.-Prof., Dr. med., Facharzt für Psychiatrie und Neurologie, Psychoanalytiker (Wiener Psychoanalytische Vereinigung und International Psychoanalytical

Association), Psychotherapeut und Diplom der Österreichischen Ärztekammer für psychotherapeutische Medizin, Leiter des Ludwig Boltzmann-Instituts für Suchtforschung, Vorsitzender der Wiener Berufsbörse und der Wiener Sozialprojekte, Herausgeber der Wiener Zeitschrift für Suchtforschung (gemeinsam mit Rudolf Mader); mehr als 100 Buch- und Zeitschriftenpublikationen zu Themen aus der Suchtforschung, Medizingeschichte und Geschichte der Rauschmittel, Drogenpolitik, Psychoanalyse und Geschichte der Psychoanalyse, Kulturforschung unter besonderer Berücksichtigung der Jugendkulturen und der Populärkultur sowie zu sexualwissenschaftlichen Fragestellungen; Wien.

Springer-Kremser, Marianne, *1940, O. Univ.-Prof., Dr. med., Vorstand der Universitätsklinik für Tiefenpsychologie und Psychotherapie (AKH/Medizin Universität Wien), Fachärztin für Psychiatrie und Neurologie, Mitglied der Wiener Psychoanalytischen Vereinigung und der International Psychoanalytical Association und Lehranalytikerin, Psychotherapeutin, Diplom der Österreichischen Ärztekammer für Psychotherapeutische Medizin, Begründerin und seither Leiterin der Psychosomatischen Frauenambulanz an der Universitätsklinik für Frauenheilkunde; 1995–2002 Leiterin der Koordinationsstelle für österreichische Psychotherapieforschung, Vertreterin der österreichischen Rektorenkonferenz im österreichischen Psychotherapiebeirat, über 130 Buch- und Zeitschriftenpublikationen zu Themen der weiblichen Psychosexualität, Psychosomatik unter Berücksichtigung ethischer Fragestellungen, Psychotherapieforschung, insbesondere psychoanalytischer Liaison-Psychotherapie und Gender-Problematik in der Psychiatrie; Wien.

Sprinz, Elisabeth, *1957, Dr. med., Ärztin für Allgemeinmedizin, Psychotherapeutin in Konzentrativer Bewegungstherapie, psychotherapeutische Tätigkeit in freier Praxis in Salzburg.

Sreckovic, Milan, *1949, Ph.D., Studium der Psychologie in Bonn; Promotion in Klinischer Psychologie in den USA; langjährige Tätigkeit als Gestalttherapeut, Lehrtherapeut, Supervisor und Ausbildner an mehreren Gestalt-Ausbildungsinstituten sowie als akademischer Lehrbeauftragter, Organisationsberater und Verleger; Leiter des „Laura Perls Circle"; Nice (Frankreich).

Steiner, Egbert, *1946, Dokumentation und Evaluation psychotherapeutischer und psychiatrischer Versorgung im Rahmen des Psychosozialen Dienstes Wien.

Steinhardt, Kornelia, *1961, Mag. phil., Dr. phil., Erziehungswissenschaftlerin, Psychotherapeutin (Gruppenanalyse und Psychoanalyse i.A.) und Supervisorin (ÖVS), Universitätsassistentin an der Arbeitsgruppe Sonder- und Heilpädagogik, Forschungsbereich Psychoanalytische Pädagogik am Institut für Bildungswissenschaft der Universität Wien.

Stemberger, Gerhard, *1947, Dr. phil., Soziologe und Psychotherapeut (Gestalttheoretische Psychotherapie), Leiter der Sozialwissenschaftlichen Abteilung der AK Wien, Psychotherapeut und Supervisor (ÖBVP) in freier Praxis in Wien und Purkersdorf (Niederösterreich); Lehrtherapeut der Österreichischen Arbeitsgemeinschaft für Gestalttheoretische Psychotherapie (ÖAGP) und der Sektion Psychotherapie der internationalen Gesellschaft für Gestalttheorie und ihre Anwendungen (GTA), Vorsitzender der GTA und Geschäftsführender Herausgeber der multidisziplinären Zeitschrift Gestalt Theory; Wien.

Stöger, Peter, *1946, Dr. phil., tit. Ao. Univ.-Prof., habilitiert für Erziehungswissenschaften unter besonderer Berücksichtigung der Pädagogischen Anthropologie und der Ethnopädagogik an der Universität Innsbruck, Professor für Erziehungswissenschaften an der Pädagogischen Akademie der Diözese Innsbruck in Stams, Gastvorlesungen in Mexiko an den Universitäten Cholula, Puebla Tlaxcala und an der Pädagogischen Hochschule Szombathely; Lehrbeauftragter der Universität Klagenfurt, Ehrenmitgliedschaft des Arbeitskreises für Tiefenpsychologie von Buenos Aires der Internationalen Föderation der Arbeitskreise für Tiefenpsychologie; Beiträge zu I. Caruso, M. Buber, zur Ikonologischen und zur Interkulturellen Pädagogik; Innsbruck.

Stumm, Gerhard (siehe Herausgeber).

Szyszkowitz, Traudl, *1944, Dr. phil., Biologin, Psychotherapeutin in freier Praxis (Klientenzentrierte Psychotherapie und Familienaufstellungen), ehemalige Vizepräsidentin und dzt. Europadelegierte des Österreichischen Bundesverbands für Psychotherapie (ÖBVP); Vorsitzende des European Training Standard Committee (ETSC) des EAP (European Association of Psychotherapy); Graz.

Teichmann-Wirth, Beatrix, *1956, Dr. phil., Klinische Psychologin und Gesundheitspsychologin, Personenzentrierte Psychotherapeutin, Ausbildungen in Bewegungsanalytischer Therapie nach C. Rick und Vegetotherapie nach Wilhelm Reich, Ausbildnerin in der Sektion Forum der Arbeitsgemeinschaft Personenzentrierte Psychotherapie, Gesprächsführung und Supervision (APG), psychotherapeutische Tätigkeit in freier Praxis; Wien.

Tesch, Barbara, *1960, Dr. phil., Psychologin, Ausbildung in klientenzentrierter Gesprächs- und Körpertherapie und Focusing, Ausbildung in Transpersonaler Psychologie und Holotroper Atemarbeit bei Stanislav Grof (certified trainer of holotropic breathwork), selbständige Management-Trainerin (Tesch-Trainings) in Wien mit den Schwerpunkten Persönlichkeits-, Team- und Führungskräfte-Entwicklung); Wien.

Teutsch, Hans-Rainer, *1944, Dr. med., Facharzt für Innere Medizin, Dynamischer Gruppenpsychotherapeut im ÖAGG, psychotherapeutische und supervisorische Tätigkeit in freier Praxis in Linz und Kirchdorf/Krems (Oberösterreich).

Trop, Jeffrey L., *1946, M.D., Lehr- und Kontrollanalytiker am Institute of Contemporary Psychoanalysis in Los Angeles, Associate Clinical Professor für Psychiatrie der UCLA School of Medicine, private Praxis für Psychotherapie und Psychoanalyse; Los Angeles.

Trost, Alexander, *1951, Prof., Dr. med., Facharzt für Kinder- und Jugendpsychiatrie und für Psychotherapeutische Medizin, Systemischer Lehrtherapeut (DGSF), Supervisor (DGSv), NLP-Master-Practitioner, diplomierter TZI-Gruppenleiter, Tätigkeit in Hochschule und eigener Praxis, Weiterbildung und Supervision; Mönchengladbach.

Tschuschke, Volker, *1947, Univ.-Prof., Dr. rer. biol. hum., Dipl.-Psych., Hochschullehrer, Psychoanalytiker, Praxistätigkeit in Einzel- und Gruppenpsychotherapie, Lehrstuhlinhaber für Medizinische Psychologie am Universitätsklinikum Köln, Lehranalytiker und Supervisor an verschiedenen Ausbildungsinstituten, Forschungen in Psychotherapie und Psychoonkologie; Bonn und Köln.

Ulbing, Madelaine, *1951–†2003, Dr., Klinische und Gesundheitspsychologin, Psychotherapeutin (Integrative Gestalttherapie und Klientenzentrierte Psychotherapie) und Supervisorin in freier Praxis, Fortbildung in Gestalttherapie bei Miriam und Erving Polster in den USA, Lehrbeauftragte für Integrative Gestalttherapie im Österreichischen Arbeitskreis für Gruppendynamik und Gruppentherapie (ÖAGG) sowie Lehrsupervisorin im Berufsverband Österreichischer Psychologinnen und Psychologen (BÖP); Wien.

Vetter, Helmuth, *1942, Dr., Ao. Univ.-Prof. am Institut für Philosophie der Universität Wien, Präsident der Österreichischen Gesellschaft für Phänomenologie, Autor und Herausgeber von Büchern und Aufsätzen zur Phänomenologie und zum Verhältnis von Psychotherapie und Philosophie; Wien.

Voracek, Martin (siehe Herausgeber).

Walach, Harald *1957, PD Dr. Dr. phil., Dipl.-Psych., Leiter der Sektion Komplementärmedizinische Evaluationsforschung am Universitätsklinikum Freiburg und des europäischen Büros des Samueli Instituts. Hauptschriftleiter der Zeitschrift Forschende Komplementärmedizin und Klassische Naturheilkunde; zweiter Vorsitzender des "Deutschen Kollegiums für Transpersonale Psychologie und Psychotherapie". Wissenschaftliche Beschäftigung mit der Schnittstelle zwischen Bewusstsein und den Auswirkungen auf den Körper und die Gesundheit. Aktuelle Forschungsschwerpunkte: Wirkungen von Akupunktur und Geistheilung, Wirkung von Achtsamkeitsmeditation auf die Gesundheit; Grundlagenforschung zur Entstehung des Placebo-Effekts; Transpersonale Psychologie; Freiburg.

Wallnöfer, Heinrich, *1920, OMR, Dr. med., Univ.-Lektor, praktischer Arzt, Psychotherapeut; Diplome der Österreichischen Ärztekammer für psychotherapeutische Medizin, Psychosomatik und psychosoziale Medizin; Gründer, Alt- und Ehrenpräsident der Österreichischen Gesellschaft für angewandte Tiefenpsychologie und allgemeine Psychotherapie (ÖGATAP); Wien.

Watson, Jeanne, *1956, Ph.D (C.Psych.), Associate Professor im „Department of Adult Education, Community Development and Counselling Psychology" am „Ontario Institute for Studies in Education" der „University of Toronto"; auch tätig in freier Praxis in Toronto, Canada.

Weidinger, Hans Peter, *1958, Dr. med., Facharzt für Psychiatrie und Neurologie, Psychotherapeut (Integrative Gestalttherapie), psychotherapeutische Tätigkeit in freier Praxis in Wien, Lehrtherapeut für Integrative Gestalttherapie (IG-Wien), Supervisor (ÖBVP), Vorsitzender des Österreichischen Arbeitskreises für Transpersonale Psychologie und Psychotherapie; Wien.

Weise, Sylvia, *1957, Physiotherapeutin, Feldenkrais-Lehrerin, Assistenz-Trainerin in Feldenkrais-Ausbildungen, Supervisorin; Feldenkrais-Ausbildung 1989-92 (unter Leitung von Chava Shelhav); 2000–02 erste Vorsitzende der Feldenkrais-Gilde Deutschland, Mitherausgeberin der Fachzeitschrift feldenkraiszeit – Journal für somatisches Lernen; arbeitet in freier Praxis in Hofheim bei Frankfurt/M.

Wieser, Michael, *1962, Mag. Dr. phil., Assistenzprofessor am Institut für Psychologie der Alpen-Adria-Universität Klagenfurt, Psychotherapeut (Psychodrama) mit partieller Lehrbefugnis im ÖAGG; koordinierende Funktion zur Psychodramaforschung in Österreich, Europa und weltweit; beteiligt an der Planung für ein Moreno Museum, Archiv und Forschungsstelle in Bad Vöslau und Wien. http://www.uni-klu.ac.at/~mwieser

Wild-Missong, Agnes, *1931, Dr. phil., Psychologin und Psychotherapeutin in Zürich, Gründungsmitglied der GwG (Gesellschaft für wissenschaftliche Gesprächspsychotherapie) und der SGGT (Schweizerische Gesellschaft für Gesprächspsychotherapie), gegenwärtiger Arbeitsschwerpunkt: Focusing in Verbindung mit Spiritualität und Schamanismus; Zürich.

Wilke, Eberhard, *1943, Dr. med., Internist und Facharzt für Psychotherapeutische Medizin, Chefarzt der Curtius-Klinik, Klinik für Psychosomatik und Psychotherapeutische Medizin in Bad Malente-Gremsmühlen, Vorsitzender der Deutschen Gesellschaft für Katathym-Imaginative Psychotherapie (DGKIP), Präsident der Internationalen Gesellschaft für KIP und imaginative Verfahren in Psychologie und Psychotherapie (IGKB); Malente.

Wiltschko, Johannes, *1950, Dr. phil., Klinischer Psychologe, Psychotherapeut und Supervisor; Gründer und – zusammen mit Klaus Renn – Leiter des Deutschen Ausbildungsinstituts für Focusing und Focusing-Therapie (DAF) in Würzburg und der Internationalen Focusing Sommerschule; zahlreiche Veröffentlichungen über Klientenzentrierte Psychotherapie, Focusing und Focusing-Therapie, Eggelsberg (Oberösterreich).

Wirl, Charlotte, *1957, Dr. med., Ärztin, Psychotherapeutin, Hypnosetherapeutin, Supervisorin; psychotherapeutische Tätigkeit in freier Praxis in Wien (Hypnose und Hypnotherapie), Schulärztin, Lehrtherapeutin für Hypnotherapie für Erwachsene und Kinder; Diplome der Österreichischen Ärztekammer für psychotherapeutische, psychosomatische und psychosoziale Medizin; Vorsitzende der Milton-Erickson-Gesellschaft für Klinische Hypnose und Kurztherapie, Austria (MEGA); Wien.

Wolf, Ferdinand, *1955, Dr. phil., Klinischer Psychologe und Gesundheitspsychologe, Systemischer Familientherapeut, psychologisch-psychotherapeutische Tätigkeit im Bereich des Magistrats der Stadt Wien sowie in freier Praxis in Hornstein, Lehrtherapeut und Ausbildungsleiter für das psychotherapeutische Fachspezifikum Systemische Familientherapie der Österreichischen Arbeitsgemeinschaft für Systemische Therapie und Systemische Studien (ÖAS); Dozent am FH-Campus Wien und an der PEF-Privatuniversität für Management Wien; Wien und Hornstein.

Wolfram-Ertl, Eva, *1962, Dr. phil., Mag. rer. nat., Klinische Psychologin, Psychoanalytikerin, Gruppenanalytikerin, Lehrbeauftragte in der Ausbildung für Klinische Psychologie (Gesellschaft Kritischer Psychologinnen und Psychologen, GKPP), Leiterin der Informationsstelle für Psychotherapie im Wiener Landesverband für Psychotherapie (WLP), Supervisorin in freier Praxis; Wien.

Worm, Gisela, 1937, Dipl.-Psych., Psychoanalytikerin (DPV, DGPT), seit 1968 in freier Praxis tätig; gegenwärtiger Arbeitsschwerpunkt: Entwicklung theoretischer und praktischer Konzepte zur Integration körpertherapeutischer und psychoanalytischer Interventionsweisen; Veröffentlichungen zu verschiedenen Teilaspekten zu dieser Thematik; tätig in Supervision und Fortbildung; Badenweiler.

Wyk van, Juliane Eva, Fachärztin für Psychotherapeutische Medizin (Deutsche Gesellschaft für Psychotherapeutische Medizin), Psychoanalytikerin und Gruppenanalytikerin (DAGG) in eigener Praxis; Dozentin, Supervisorin und Lehranalytikerin (Deutsche Gesellschaft für Psychoanalyse, Psychotherapie, Psychosomatik und Tiefenpsychologie) am Institut für analytische Psychotherapie im Rheinland.

Zapotoczky, Hans Georg, *1932, ao. Univ.-Prof., Dr. med., Facharzt für Psychiatrie und Neurologie, Zusatzfacharzttitel für Neuropsychiatrie des Kinder- und Jugendalters, individualpsychologische und verhaltenstherapeutische Psychotherapie-Ausbildung; 1991–2000 Vorstand der Universitätsklinik für Psychiatrie in Graz.

Zimansl, Simone, *1975, Dipl.-Logopädin, Studentin der Psychologie an der Universität Klagenfurt.

Zimprich, Vera, *1944, Dr., Praktikum im Department of Child Psychiatry im Hospital Cornell Medical Center (New York); Psychotherapieausbildung und Psychologiestudium; Aufbau der Weiterbildung für Kinder- und Jugendlichenpsychotherapie im Österreichischen Arbeitskreis für Gruppentherapie und Gruppendynamik (ÖAGG); Aufbau der Arbeitsgruppe Dialog: Psychotherapie und Schule im Österreichischen Bundesverband für Psychotherapie (ÖBVP) zur Verbesserung der Unterrichtsqualität im österreichischen Schulsystem; Koordinatorin der Kinder- und Jugendlichenpsychotherapie im EAP und WCP; 1999 Aufbau einer Weiterbildung für Kinder- und Jugendlichenpsychotherapie in Moskau und in der Ukraine; Wien.

Zundel, Edith, *1928, Prof., Dr. phil., Dipl.-Psych., Soziologin, Psychotherapeutin, ehemalige Professorin an der FH Köln, psychotherapeutische Tätigkeit in freier Praxis, 2. Vorsitzende des Spiritual Emergence Network; Bonn.

SpringerPsychotherapie

Gerhard Stumm, Alfred Pritz (Hrsg.)

Wörterbuch der Psychotherapie

Unter Mitarbeit von Martin Voracek und Paul Gumhalter.

2000. X, 854 Seiten.

Gebunden **EUR 96,95**, sFr 153,50

ISBN 3-211-83248-3

Das „Wörterbuch der Psychotherapie" beschreibt methodenüber-greifend und methodenbezogen in 1315 Stichwörtern die wesent-lichen Begriffe der modernen Psychotherapie. 360 Autoren/innen aus 14 Ländern haben sich an diesem Werk beteiligt, das 51 Fachbereiche bzw. psychotherapeutische Ansätze mit einbezieht. Die Begriffe sind mit Querverweisen vernetzt und bieten 4500 weiterführende Quellen-angaben. Das „Wörterbuch der Psychotherapie" ist ein wertvolles Nach-schlagewerk für alle, die im psychotherapeutischen bzw. psychosozialen Bereich tätig sind oder sich dafür interessieren.

„... Gerade in Zeiten der Entwicklung Allgemeiner Psychotherapie bzw. Integrativer Psychotherapie ist ein Wörterbuch als eine Gesamtschau von Psychotherapie in der hier vorgelegten komprimierten Form mit der großen Bandbreite und der gut verständlichen Darstellung beson-ders hilfreich."

Gruppenpsychotherapie und Gruppendynamik

„... Logisch und übersichtlich gestaltet, ist das ‚Wörterbuch der Psycho-therapie' ein wertvolles Nachschlagewerk für alle, die psychotherapeu-tisch bzw. psychosozial tätig sind oder sich für diesen Bereich interes-sieren ..."

Medical Tribune

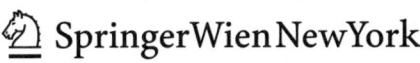 **SpringerWienNewYork**

P.O. Box 89, Sachsenplatz 4–6, 1201 Wien, Österreich, Fax +43.1.330 24 26, books@springer.at, **springer.at**
Haberstraße 7, 69126 Heidelberg, Deutschland, Fax +49.6221.345-4229, SDC-bookorder@springer-sbm.com, springer.de
P.O. Box 2485, Secaucus, NJ 07096-2485, USA, Fax +1.201.348-4505, orders@springer-ny.com, springeronline.com
Eastern Book Service, 3–13, Hongo 3-chome, Bunkyo-ku, Tokyo 113, Japan, Fax +81.3.38 18 08 64, orders@svt-ebs.co.jp
Preisänderungen und Irrtümer vorbehalten.

SpringerPsychologie

Elisabeth Roudinesco, Michel Plon

Wörterbuch der Psychoanalyse

Namen, Länder, Werke, Begriffe

Aus dem Französischen übersetzt von Christoph Eissing-Christophersen,
Marion Müllerburg, Renate Nentwig, Michel Ramaharomanana,
Franziska Roelcke und Michael Wiesmüller.
2004. XII, 1261 Seiten.
Gebunden **EUR 78,–**, sFr 129,–
ISBN 3-211-83748-5

Das Wörterbuch der Psychoanalyse informiert über die wichtigsten Elemente des psychoanalytischen Denkens: die wesentlichen Begriffe, die wichtigsten Länder, in denen die Psychoanalyse Fuß fassen konnte, die Biographien ihrer Autoren, psychopathologische Theorien und andere Wissensbereiche oder intellektuelle, politische und religiöse Bewegungen, die von der Psychoanalyse beeinflusst wurden, die wichtigen ersten Fallbeschreibungen, die Behandlungstechniken sowie die Ansichten der Psychoanalyse zu Geburt, Familie, Geschlecht und Wahn.

Es behandelt auch den Freudianismus selbst, seine Geschichte und seine unterschiedlichen Schulen, und gibt einen Überblick über die wichtigsten Werke Freuds. Es schließt die Familie Freuds mit ein, außerdem seine Lehrer sowie Schriftsteller und Künstler, mit denen er Briefwechsel unterhielt. Jeder Artikel enthält eine Bibliographie mit den wichtigsten Quellen. Eine Zeittafel mit den bedeutendsten Ereignissen der Geschichte der Psychoanalyse rundet dieses Wörterbuch ab.

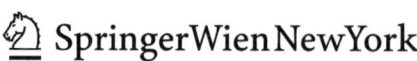 SpringerWienNewYork

P.O. Box 89, Sachsenplatz 4–6, 1201 Wien, Österreich, Fax +43.1.330 24 26, books@springer.at, **springer.at**
Haberstraße 7, 69126 Heidelberg, Deutschland, Fax +49.6221.345-4229, SDC-bookorder@springer-sbm.com, springer.de
P.O. Box 2485, Secaucus, NJ 07096-2485, USA, Fax +1.201.348-4505, orders@springer-ny.com, springeronline.com
Eastern Book Service, 3–13, Hongo 3-chome, Bunkyo-ku, Tokyo 113, Japan, Fax +81.3.38 18 08 64, orders@svt-ebs.co.jp
Preisänderungen und Irrtümer vorbehalten.

Springer und Umwelt